€12,99

Diät-Tracker-App
mit Lebensmittelfotos!

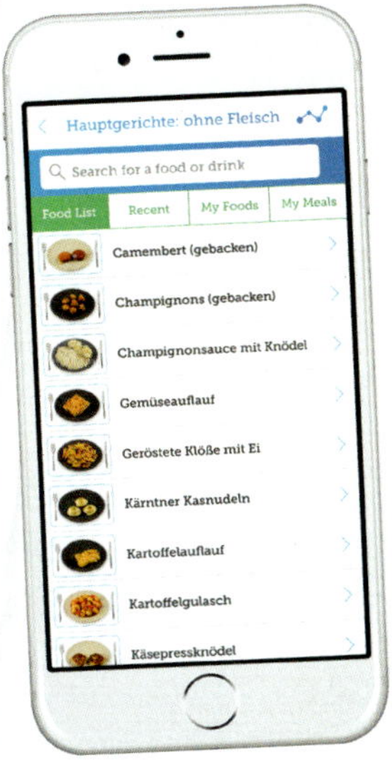

- Enthält alle Lebensmittel und Fotos aus diesem Buch!
- Perfekt zu Gewichtsabnahme, Portionskontrolle und bei Diabetes
- Der ultimative tragbare Kalorienzähler

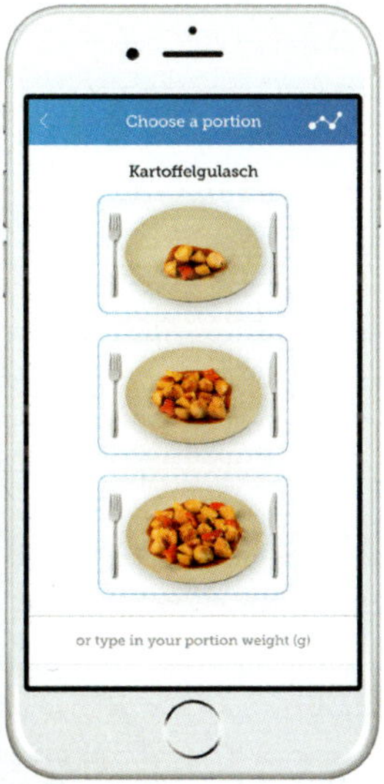

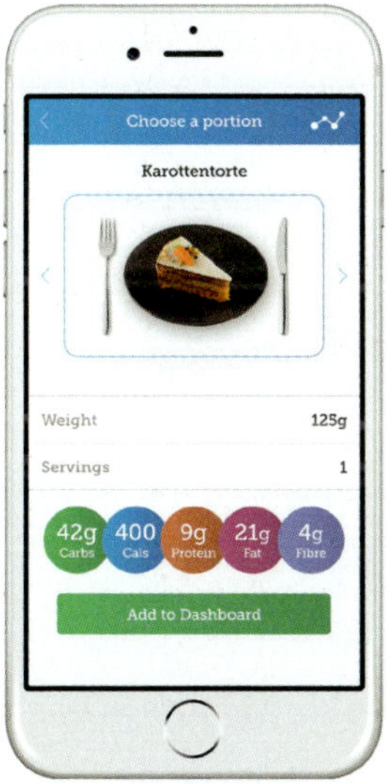

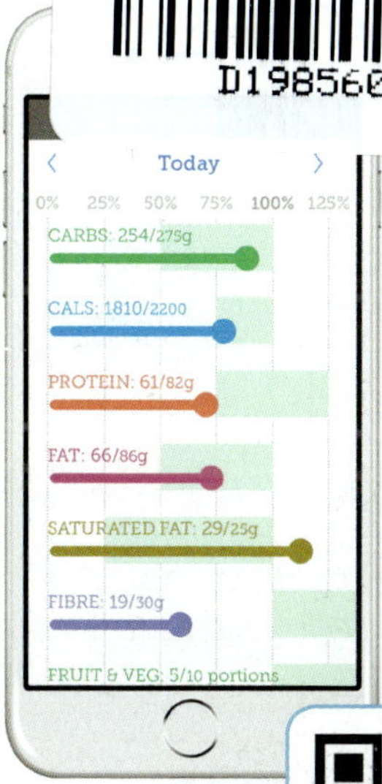

Für iOS & Android verfügbar

Scannen Sie den QR-Code mit Ihrem Mobiltelefon oder suchen Sie nach der „Carbs & Cals" App im App Store/Google Play

Inhalt

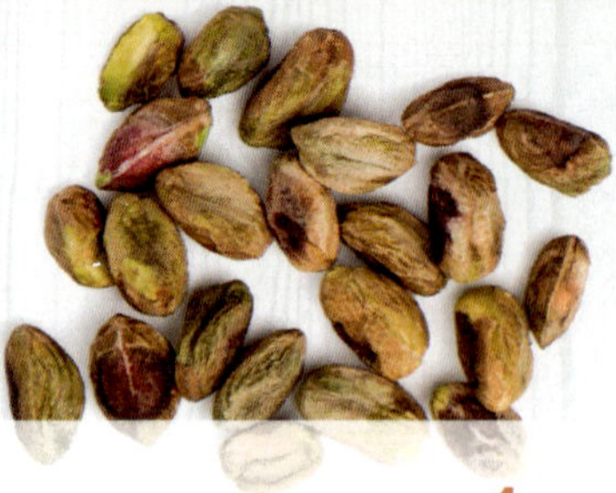

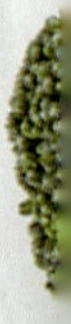

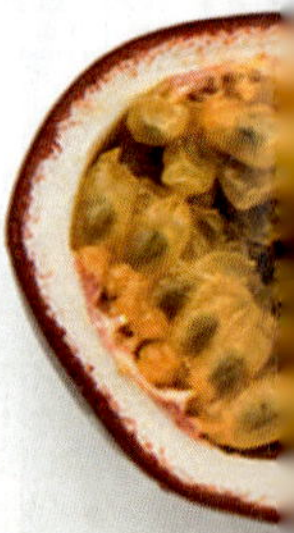

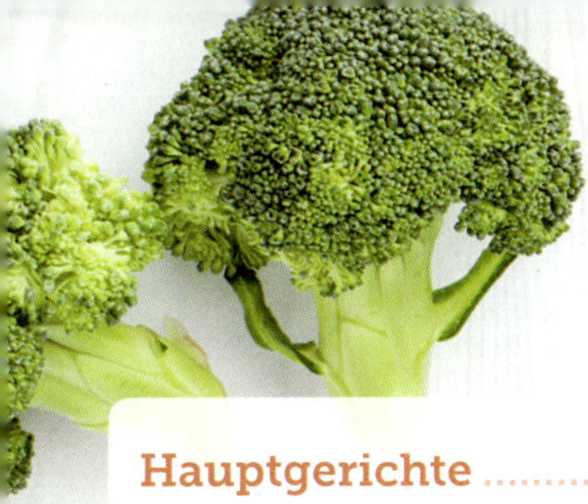

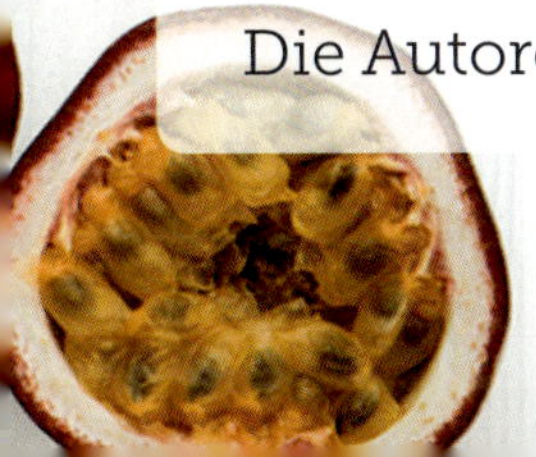

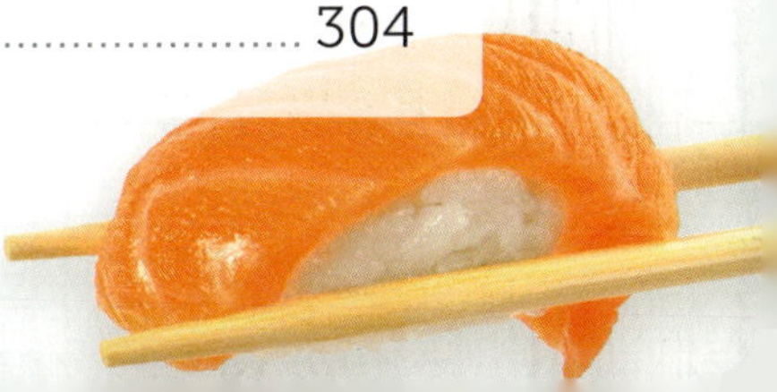

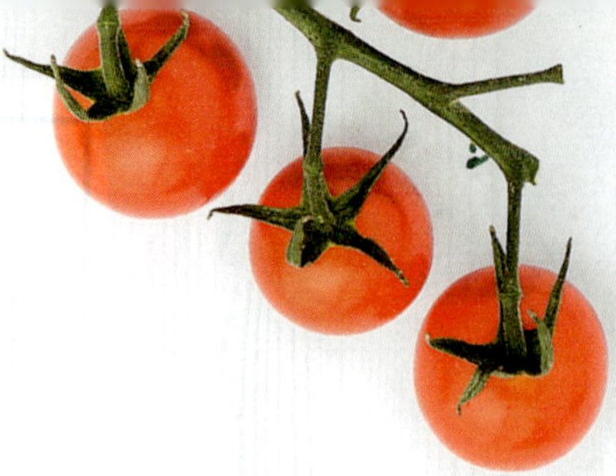

Einleitung

Liebe Leserin, lieber Leser,

herzlich willkommen bei *Der einfachste Kalorienzähler für Diabetiker*.

In Industrienationen werden Portionen immer größer. Größere Portionen bedeuten meist auch eine erhöhte Zufuhr an Energie, die letztlich in unseren Fettdepots gespeichert wird und zu Übergewicht beiträgt (**1**). Das Abschätzen von Portionen und Kohlenhydraten in Lebensmitteln ist auch für Diabetikerinnen und Diabetiker wichtig. Die eigenen Portionsgrößen im Auge zu behalten, kann eine erfolgreiche Strategie für die Stabilisierung von Gewicht und Blutzuckerspiegel darstellen (**2**). Kein leichtes Unterfangen – Portionen und Energiezufuhr abzuschätzen ist nicht einfach. Dieses Buch bietet Ihnen Unterstützung. Mit Fotos von über 1 500 beliebten Speisen und Getränken in unterschiedlichen Portionsgrößen können Sie Ihre Portionen und den Nährstoffgehalt von Lebensmitteln und Getränken besser einschätzen.

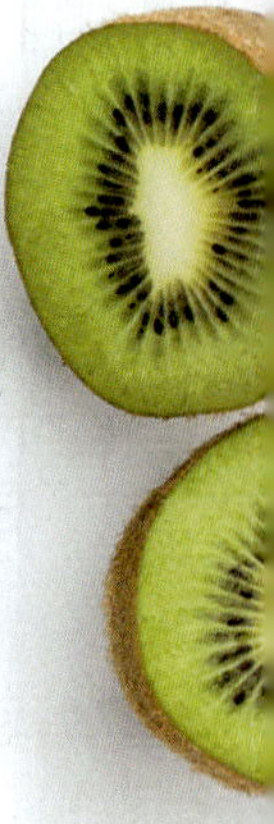

Dieses Buch ist daher ein perfekter Begleiter, wenn Sie

- Diabetikerin/Diabetiker sind und Ihre Kohlenhydrate schätzen müssen
- Gewicht abnehmen wollen
- Ihre Portionsgrößen im Auge behalten möchten
- sich generell bewusster und ausgewogener ernähren wollen

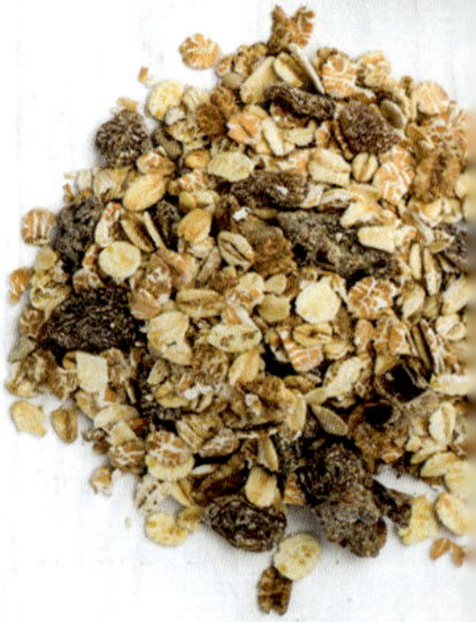

Energie (Kilokalorien, kcal), Kohlenhydrate (KH), Eiweiß (Ew), Fett, gesättigte Fettsäuren (gFS), Ballaststoffe (Ba), Kohlenhydrateinheiten (KHE) sowie Broteinheiten (BE) werden übersichtlich in farbigen Registerkarten bei jedem Bild angezeigt.

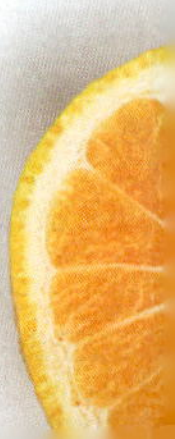

Wie Sie dieses Buch verwenden

Dieses Buch hat vor allem ein Ziel – Ihnen als Praxishandbuch eine ausgewogene Ernährung einfacher zu machen. Folgende Schritte helfen Ihnen:

1. Entscheiden Sie, was Sie essen oder trinken wollen. Suchen Sie das entsprechende Gericht, Lebensmittel oder Getränk in diesem Buch. Eine Speise besteht meist aus mehreren Komponenten z. B. ein Wiener Schnitzel mit Pommes frites.

2. Sie finden im Buch die Komponenten, beispielsweise Ihr Wiener Schnitzel auf Seite 191, die Pommes auf Seite 238 und den Salat auf Seite 251. Schätzen Sie Ihre Portionsgröße, indem Sie das vor Ihnen liegenden Menü mit den entsprechenden Bildern im Buch vergleichen z. B. direkt zu Hause oder im Restaurant. Dadurch erhalten Sie Informationen zum Nährstoff- und Energiegehalt Ihrer Portion. Jedes Lebensmittel verfügt über ein oder mehrere Bilder zu verschiedenen Portionsgrößen.

Pommes (frittiert)

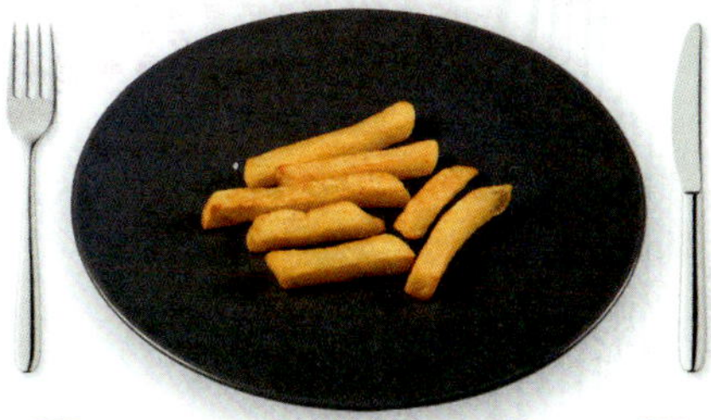

23g KH	65g		2½ KHE	2 BE
190 kcal	3g Ew	9g Fett	2g gFS	2g Ba

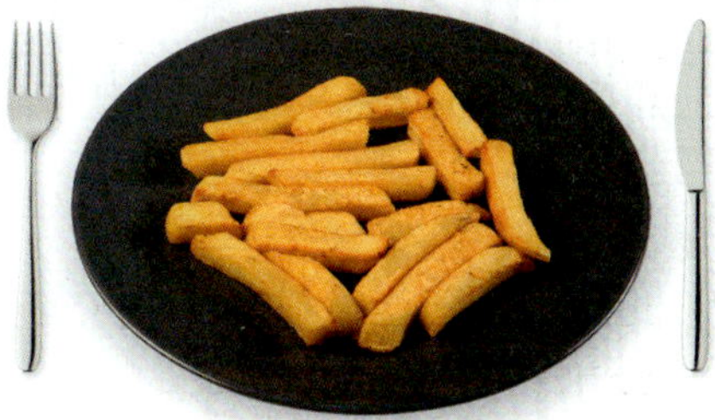

61g KH	170g		6 KHE	5 BE
495 kcal	7g Ew	25g Fett	4g gFS	4g Ba

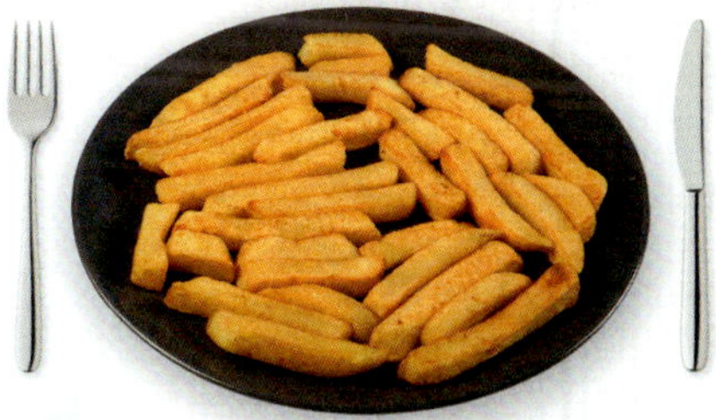

107g KH	300g		10½ KHE	9 BE
875 kcal	13g Ew	44g Fett	8g gFS	8g Ba

3. In den Registerkarten der Bilder finden Sie die Informationen zu Portionsgröße, Energie (kcal), Kohlenhydraten (KH), Eiweiß (Ew), Fett, gesättigten Fettsäuren (gFS), Ballaststoffen (Ba), Kohlenhydrateinheiten (KHE) sowie Broteinheiten (BE). Die Nährwerte der einzelnen Komponenten können Sie für die Gesamtnährwerte der Speise addieren, oder Sie verwenden „Carbs & Cals" die Diät-Tracker-App (Seite 1) auf Ihrem Mobiltelefon, die alle im Buch enthaltenen Fotos enthält und Ihnen das Rechnen erspart.

Wiener Schnitzel

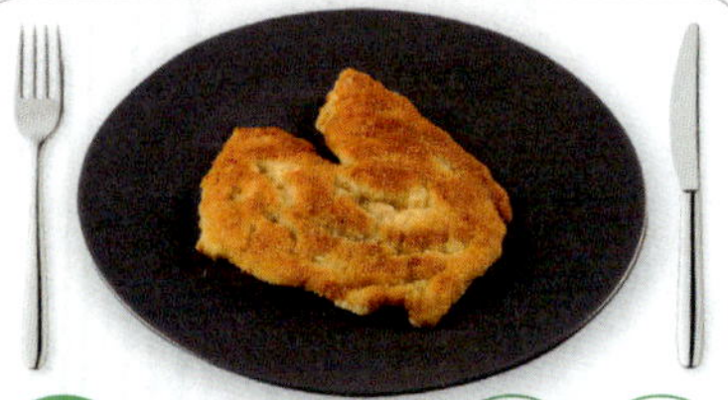

26g KH	150g		2½ KHE	2 BE
300 kcal	27g Ew	10g Fett	7g gFS	2g Ba

Pommes (frittiert)

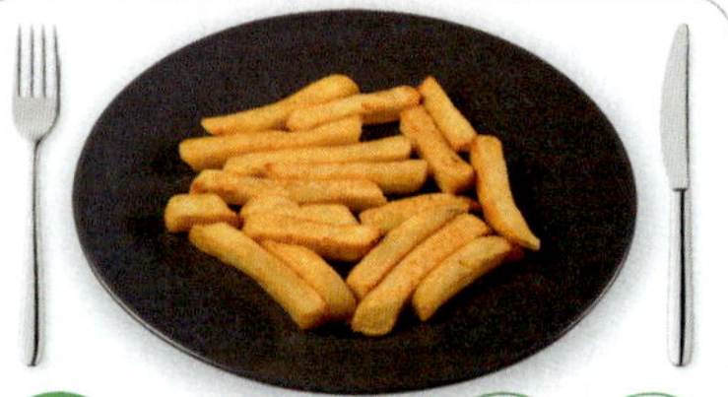

61g KH	170g		6 KHE	5 BE
495 kcal	7g Ew	25g Fett	4g gFS	4g Ba

Blattsalat (mit Essig und Öl)

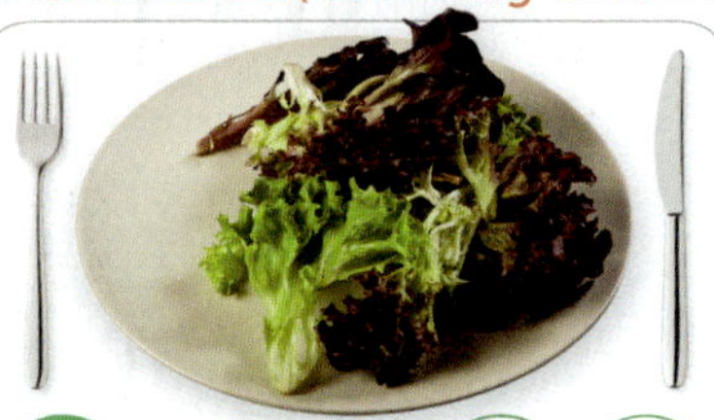

1g KH	40g		0 KHE	0 BE
30 kcal	1g Ew	3g Fett	0g gFS	1g Ba

Gesamt

88g KH	825 kcal	
8½ KHE	7 BE	7g Ba
35g Ew	38g Fett	11g gFS

4. Addieren Sie die entsprechenden Nährwerte in Ihrem Ernährungsprotokoll, um Ihre Tageszufuhr an Energie und Nährwerten zu erhalten. Diabetikerinnen und Diabetikern hilft das Wissen um die tägliche Kohlenhydratzufuhr für die Einstellung der erforderlichen Insulindosis. Bei der Gewichtsreduktion kann das Wissen um die eigene Energie- und Nährstoffzufuhr helfen, das Wunschgewicht zu erreichen.

Geschirr – wie groß sind die Teller im Buch?

Alle Lebensmittel wurden auf Tellern und Schalen einer Geschirrgröße abgebildet, damit Sie die Tellergrößen mit Ihrem Geschirr zu Hause vergleichen können. Die Information finden Sie am Kopf jeder Buchseite, die Angaben beziehen sich auf den Durchmesser des Geschirrs:

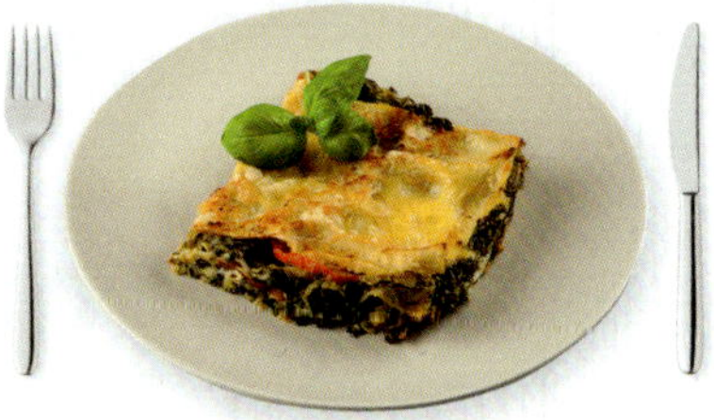

26-cm-großer Teller

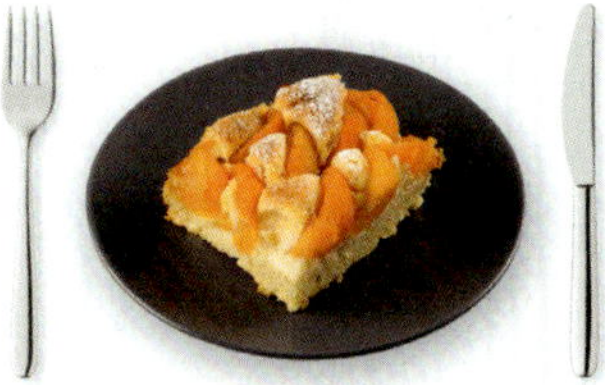

20-cm-kleiner Teller

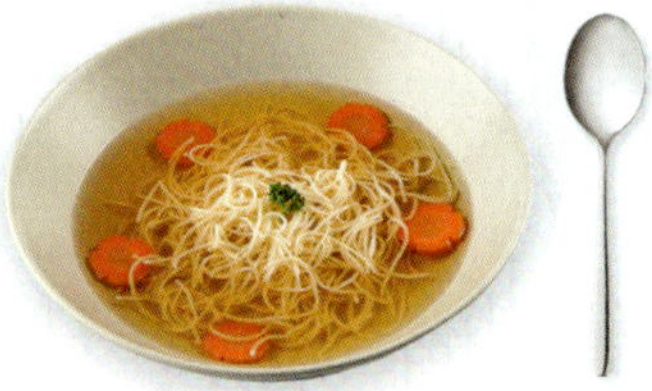

22-cm-große Schale

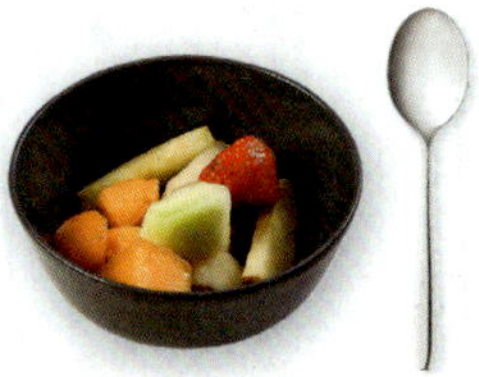

14-cm-kleine Schüssel

Unter jedem Foto finden Sie Angaben zum Gewicht jeder gekochten Speise bzw. jedes essfertigen Lebensmittels. Die Nährwertangaben wurden anhand von Standardrezepturen mit dem Bundeslebensmittelschlüssel BLS Version 3.02 berechnet und sind als Schätzwerte zu verstehen.

Bitte beachten Sie, dass die Nährwerte für Kohlenhydrate, Eiweiß, Fett, gesättigte Fettsäuren und Ballaststoffe auf das nächste Gramm gerundet angegeben werden. Enthält ein Lebensmittel 0,4 g Fett, wird der Fettgehalt mit 0 g aufgelistet. Wenn ein Lebensmittel 0,6 g Fett enthält, wird 1 g Fett angegeben. BE und KHE werden auf halbe und ganze Einheiten gerundet. Enthält ein Lebensmittel beispielsweise 0,8 KHE, wird eine ganze KHE angegeben.

Auf den folgenden Seiten finden Sie Wissenswertes zur ausgewogenen Ernährung sowie Tipps zur Gewichtsreduktion und Informationen zur Ernährung bei Diabetes mellitus.

Was ist Diabetes?

Bei der Blutzuckerkrankheit, auch Diabetes mellitus genannt, sind die Zuckerwerte im Blut dauerhaft zu hoch. Der Körper kann den Zucker (= Glukose) aus den Kohlenhydraten unserer Nahrung und Getränke nicht mehr in die Körperzellen transportieren – der Blutzuckerspiegel steigt infolge dessen an. Hohe Blutzuckerspiegel werden häufig erst spät erkannt, da sie oft nicht spürbar bzw. unspezifisch sind. Schwäche, Müdigkeit, Antriebslosigkeit, häufiges Harnlassen und großer Durst können erste Anzeichen eines zu hohen Blutzuckerspiegels sein.

Regelmäßige medizinische Kontrollen des Gesundheitszustands z. B. einmal jährlich sind empfehlenswert, um Diabetes früh zu erkennen und Folgekrankheiten zu vermeiden. Ein dauerhaft zu hoher Blutzuckerspiegel schädigt die Augen, Nerven, Nieren und erhöht das Risiko für Herz-Kreislauf-Erkrankungen.

Mithilfe einer Ernährungsumstellung, ausreichend Bewegung und Einnahme von Medikamenten können Sie diese Komplikationen verhindern bzw. das Risiko dafür reduzieren. Das Ziel sind normale und stabile Blutzucker-, Blutfett- und Blutdruckwerte. Man unterscheidet zwei Haupttypen von Diabetes: Typ 1 und Typ 2.

Typ-1-Diabetes

Wenn das körpereigene Immunsystem die Zellen der Bauchspeicheldrüse angreift, spricht man vom Typ-1-Diabetes. In der Folge wird in der Bauchspeicheldrüse kein Insulin mehr produziert. Insulin sorgt als Hormon für den Transport von Glukose (= Einfachzucker) in die Körperzellen, wo es als Energie für z. B. Muskelarbeit und Denkleistung benötigt wird. Bei einem Mangel an körpereigenem Insulin verbleibt der Zucker aus der Nahrung im Blut (= erhöhter Blutzuckerspiegel).

Insulin muss daher täglich durch Injektionen oder eine Pumpe verabreicht/gespritzt werden, um den Blutzuckerspiegel zu normalisieren. Es gibt verschiedene Arten von Insulin und Ihr Diabetes-Team passt Ihre Therapie auf Ihre individuellen Bedürfnisse an.

Typ-2-Diabetes

Typ-2-Diabetes ist eine sehr häufige Erkrankung in Industrienationen und gilt als eine Epidemie des 21. Jahrhunderts. Entweder produziert die Bauchspeicheldrüse nicht genug Insulin, oder die Körperzellen sprechen auf das Hormon nicht ausreichend an (= Insulinresistenz).

Typ-2-Diabetes tritt in der Regel nach dem Alter von 40 Jahren auf, aufgrund von Übergewicht sind aber immer mehr junge Erwachsene und auch Jugendliche von Typ-2-Diabetes betroffen. Aufgrund des hohen Körperfettanteils bei Übergewicht kann das Insulin nicht mehr effektiv wirken und hohe Blutzuckerwerte sind das Resultat.

Dieser Diabetes-Typ ist vor allem mit einer ausgewogenen Ernährung und körperlicher Aktivität behandelbar. Reicht die Umstellung von Ernährung und Bewegung nicht aus, um den Blutzuckerspiegel zu normalisieren, können Medikamente und/oder Insulin die Therapie unterstützen.

Diabetes und Gewichtsmanagement

Ein zu hoher Körperfettanteil, zu wenig Bewegung oder eine zu hohe Zufuhr an Kohlenhydraten kann die Wirkung von Insulin negativ beeinträchtigen. Falls Sie übergewichtig sind, ist eine Reduktion des Körpergewichts eine wichtige Maßnahme, um den Blutzuckerspiegel zu normalisieren. Steigende Portionsgrößen in den Industrienationen und damit einhergehend eine höhere Energiezufuhr können zu Übergewicht und Fettleibigkeit führen. Das Abschätzen von Portionsgrößen und der Energie- und Nährstoffzufuhr kann eine erfolgreiche Methode für die Gewichtsreduktion darstellen. Generell kann sowohl über eine fett- als auch kohlenhydratreduzierte Ernährung (low fat oder low carb) erfolgreich Gewicht abgenommen werden, wenn die Qualität der Lebensmittelauswahl hoch ist (**3**). Nähere Informationen dazu finden Sie in den nächsten Kapiteln.

Was ist Übergewicht?

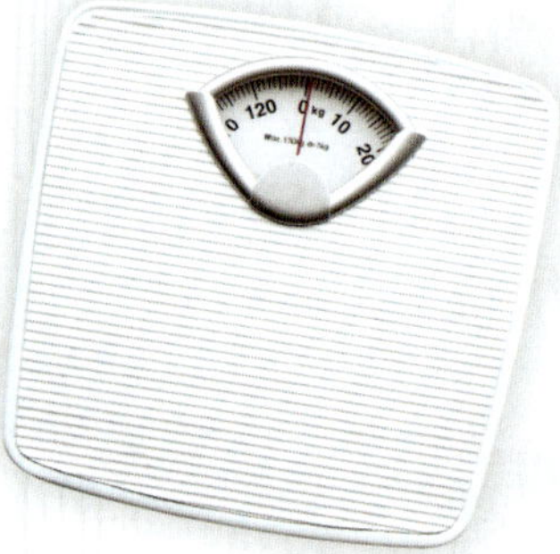

Ist im Vergleich zur Körpergröße das Gewicht zu hoch, spricht man von Übergewicht. Ein grober Richtwert zur Einteilung von Unter-, Normal- oder Übergewicht ist der Body-Mass-Index (BMI).

Mit folgender Formel können Sie Ihren BMI selbst berechnen:

BMI = Gewicht (kg) ÷ Körpergröße (m)²

Ein Beispiel: Ihr Gewicht beträgt 72 kg und Ihre Körpergröße beträgt 1,68 m: BMI = 72 kg ÷ (1,68 m x 1,68 m) = 25,5 kg/m².

Sobald Sie Ihren BMI errechnet haben, können Sie anhand der Tabelle sehen, in welcher Kategorie Sie liegen (**4**):

BMI (kg/m²)	Kategorie
Kleiner als 18,5	Untergewicht
18,5 – 24,9 **Asiaten: 18,5 – 22,9**	**Normalgewicht**
25 – 29,9	Übergewicht
30 – 35	Adipositas
Größer als 35	Morbide Adipositas

Die Verwendung des BMI hat auch Schwächen: Das Ergebnis gibt keine Auskunft über die Körperfettverteilung und Körperzusammensetzung, also beispielsweise wie viel Muskelmasse und Fettmasse der Körper aufweist. Ein Beispiel: ein hoher Anteil an Muskelmasse und gleichzeitig wenig Körperfett ist sehr positiv, führt aber möglicherweise zu einem zu hohen BMI, obwohl Sie eine sehr gute Körperzusammensetzung aufweisen. Hier kann Ihnen beispielsweise eine bioelektrische Impedanzanalyse zur Messung der Körperzusammensetzung Auskunft geben.

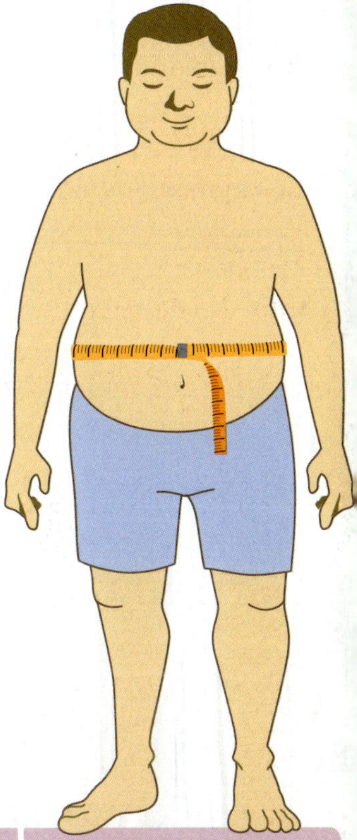

Für eine Analyse und Beratung zu Ihrer Körperzusammensetzung fragen Sie Ihre Ärztin odern Ihren Arzt, oder die Ernährungsfachkraft Ihres Vertrauens.

Einen Hinweis auf die Körperfettverteilung liefert der Bauch- bzw. Taillenumfang. Messen Sie den Taillenumfang mit einem Maßband an der Stelle zwischen dem Beckenknochen und dem untersten Rippenbogen. Ein einfacher Orientierungspunkt ist der Bauchnabel.

Eine Fetteinlagerung am Bauch erhöht das Risiko für bestimmte Erkrankungen wie beispielsweise Typ-2-Diabetes, Herz-Kreislauf-Erkrankungen, nicht alkoholische Fettleber, manche Krebserkrankungen und Schlaganfall.

Bauchumfang	Erhöhtes Risiko	Hohes Risiko
Männer	Mehr als 94 cm Asiaten: mehr als 90 cm	Mehr als 102 cm
Frauen	Mehr als 80 cm	Mehr als 88 cm

Wie groß ist groß genug? Portionsgrößen im Fokus

Wie bereits erwähnt, können Portionsgrößen unser Körpergewicht beeinflussen und zu einer erhöhten Energiezufuhr beitragen. Eine ausgewogene und vielfältige Auswahl an Lebensmitteln fördert Gesundheit.

Aber wie sieht eine abwechslungsreiche Ernährung in der Praxis aus? Ernährungsempfehlungen für gesunde Erwachsene aus Deutschland, Österreich und der Schweiz (**5, 6, 7**) geben eine gute Orientierung, wie eine ausgewogene Ernährung für einen gesunden Erwachsenen aussehen kann. Diese Empfehlungen beruhen auf dem Energiebedarf eines durchschnittlichen Erwachsenen mit 2 000 kcal und sollen lediglich als Orientierung dienen. Beispielsweise können die Mengen für eine Gewichtsreduktion zu hoch sein, bzw. für Diabetikerinnen und Diabetiker die Getreidemengen je nach Therapie angepasst werden. Für eine Berechnung Ihres Energie- und Nährstoffbedarfs fragen Sie Ihre Sie beratende Ernährungsfachkraft.

Empfohlene Lebensmittel pro Woche für einen gesunden Erwachsenen mit 2 000 kcal Energiebedarf:

Fisch	1–2 Portionen zu je 150 g
Fleisch und Wurst	Maximal 3 Portionen zu je 100–120 g Frischgewicht Insgesamt maximal 300–600 g
Eier	2–3 Stück pro Woche

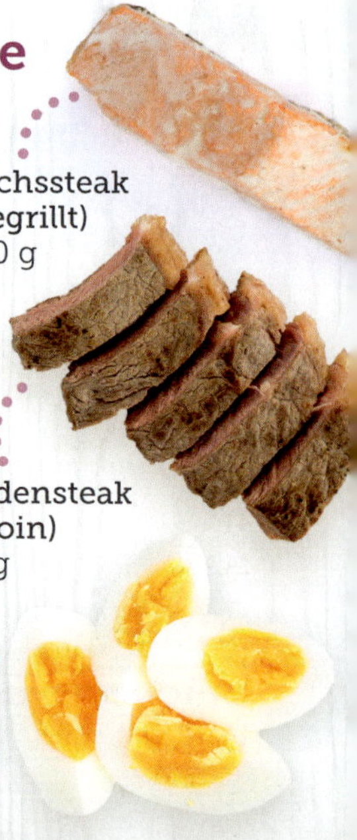

Lachssteak (gegrillt) 130 g

Lendensteak (Sirloin) 110 g

1 Ei (gekochtes)

Täglich empfohlene Lebensmittel für einen gesunden Erwachsenen mit 2 000 kcal Energiebedarf:

Getränke	Mindestens 1,5 Liter, bevorzugt energiearme Getränke wie Wasser, Tee.
Gemüse	Mindestens ca. 400 g, beispielsweise 300 g gegartes Gemüse + 100 g Salat/Rohkost **oder** 200 g gekochte Hülsenfrüchte + 100 g gegartes Gemüse + 100 g Salat/Rohkost
Obst	Optimal 2 Portionen zu je 120–150 g Obst
Getreide, Kartoffeln	Insgesamt 200–300 g, beispielsweise 180–300 g Kartoffeln gegart **oder** 150 g Vollkornnudeln gegart + 45 g Getreideflocken **oder** 150 g Vollkornbrot (ca. 2–3 Scheiben) + 45 g Getreideflocken
Fette und Öle	1–2 Esslöffel an Pflanzenöl, 20–30 g ungesalzene Nüsse, Kerne oder Samen 10–20 g Streichfett (Butter, Margarine)
Salz	Maximal 6 g Kochsalz pro Tag!
Milchprodukte & Käse	200–250 g Milch/Milchprodukt (Milch, Joghurt, Quark/Topfen, Hüttenkäse) + 50–60 g Weichkäse oder 30 g Hartkäse

Wasser

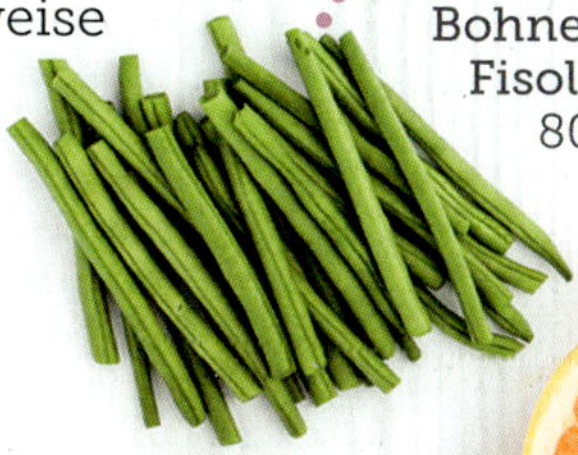
Grüne Bohnen/Fisolen 80 g

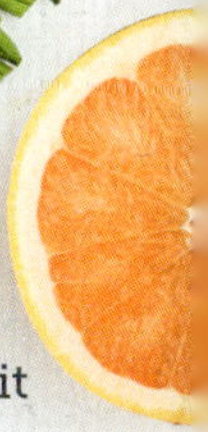
Grapefruit 120 g

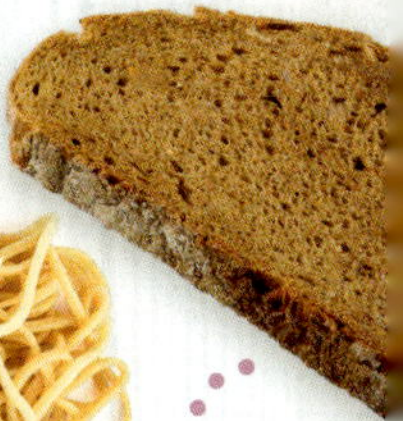
Mischbrot 50 g

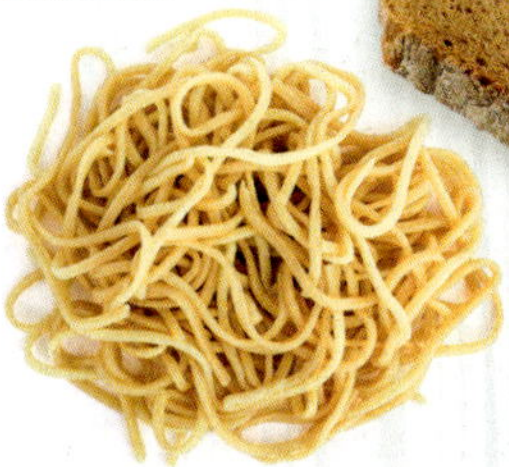
Spaghetti 100 g

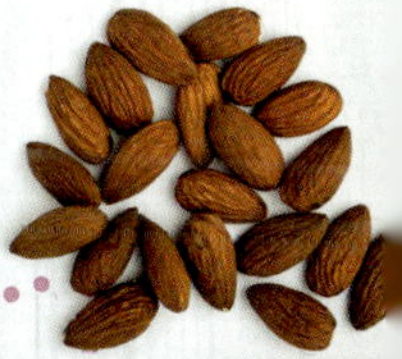
Mandeln 20 g

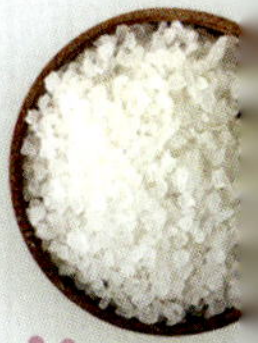
Salz

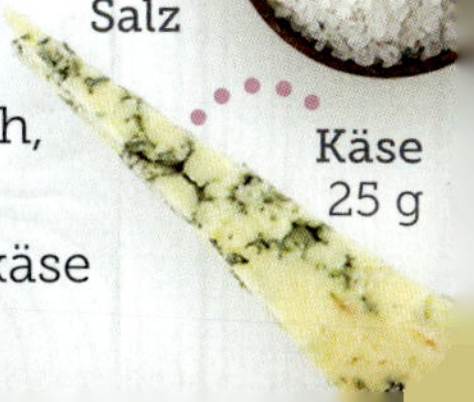
Käse 25 g

Wissenswertes – unsere Nährstoffe

Kohlenhydrate

Bei der Verdauung werden die Kohlenhydrate aus Getreide, Brot, Nudeln, Kartoffeln, Milch, Obst und Gemüse in Einfachzucker (= Glukose) abgebaut. Der Einfachzucker wird vom Hormon Insulin aus dem Blut in die Körperzellen geschleust, wo er als Energiequelle für Gehirn- und Muskelzellen dient. Kohlenhydrate können in zwei Hauptgruppen unterteilt werden: ballaststoffreiche Kohlenhydrate und Zucker.

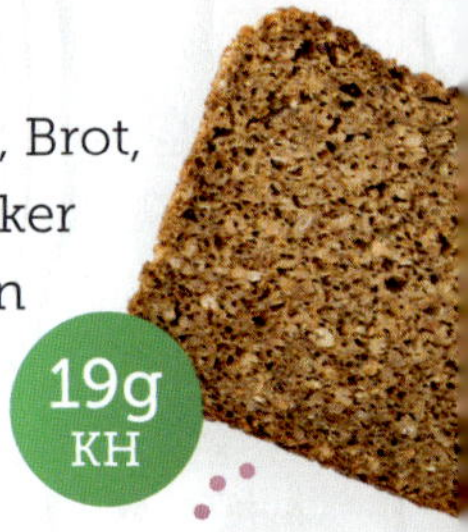

Roggenvollkornbrot
50 g

Ballaststoffreiche Kohlenhydrate sind in Lebensmitteln wie Vollkornbrot, Vollkornnudeln, Kartoffeln, Naturreis, Hülsenfrüchten und Vollkorngetreide enthalten. Gesunde Erwachsene sollten täglich zumindest 30 Gramm Ballaststoffe essen, da sie moderat den HbA1c, den Cholesterinspiegel und den Blutdruck senken können (**8**).Der Gehalt an Ballaststoffen ist daher bei jedem Lebensmittel in diesem Buch angegeben.

Zucker kann eingeteilt werden in natürlich vorkommende Zucker und Zuckerzusätze. Natürlich vorkommende Zucker sind unter anderem enthalten in:

- **Früchten und Gemüse** (Fruchtzucker = Fruktose)
- **Milch und Milchprodukten** (Milchzucker = Laktose)

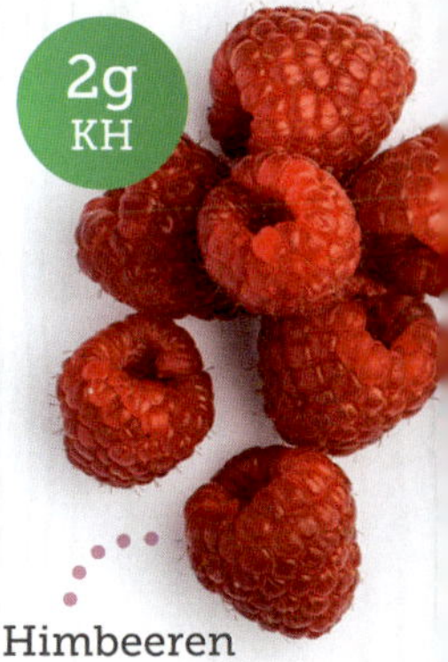

Himbeeren
40 g

Zuckerzusätze sind unter anderem Haushaltszucker wie z. B. Staubzucker und Kristallzucker, Glukose, Glukosesirup, Invertzuckersirup und Honig. Aber auch Fruchtzucker oder Milchzucker können einem Lebensmittel zugesetzt werden, wie beispielsweise bei Fruchtjoghurts etc. Werfen Sie einen Blick auf das Etikett: steht die Bezeichnung für Zucker sehr weit zu Beginn der Zutatenliste, ist dieser zu einem großen Anteil enthalten. Bei zugesetztem Fruchtzucker sollten Sie besonders achtsam sein, denn dieser wird oft als gesund eingeschätzt, wirkt im Übermaß aber genauso schädlich wie Haushaltszucker.

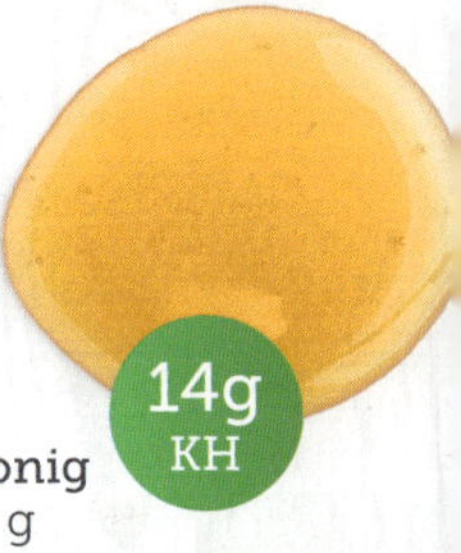

Honig
18 g

Wie viel Kohlenhydrate sollten Sie täglich essen?

Ihr Bedarf an Kohlenhydraten ist abhängig von Alter, Geschlecht, Gewicht und körperlicher Aktivität. Die Ernährungsgesellschaften Deutschlands, Österreichs und der Schweiz empfehlen gesunden Erwachsenen, die Hälfte des Gesamtenergiebedarfes über Kohlenhydrate zu decken (**5, 6, 7**), Low-Carb-Diäten empfehlen maximal 26 % oder 130 g (**9**).

Gesunde Kohlenhydratquellen sind Gemüse, Hülsenfrüchte, Obst, Vollkorngetreide und Vollkornprodukte. Zuckerreiche Speisen und Getränke sollten nur gelegentlich und in kleinen Mengen genossen werden, beispielsweise Süßigkeiten, Mehlspeisen, Limonaden etc. Durchschnittlich haben erwachsene Frauen einen Bedarf an ca. 230 g Kohlenhydraten pro Tag, erwachsene Männer benötigen ca. 300 g pro Tag, dies entspricht einem Anteil von circa 50 Prozent der Gesamtenergie (**10**).

Bei vorliegender Diabetes-Erkrankung und/oder Übergewicht kann für eine optimale Nährstoffversorgung der Anteil an Kohlenhydraten auch geringer als 50 % der Gesamtenergie sein und zwischen 40–45 % liegen (**10**). Wesentlich ist die Qualität der ausgewählten ballaststoffreichen Kohlenhydrate (Vollkornprodukte, Hülsenfrüchte, Gemüse und Obst).

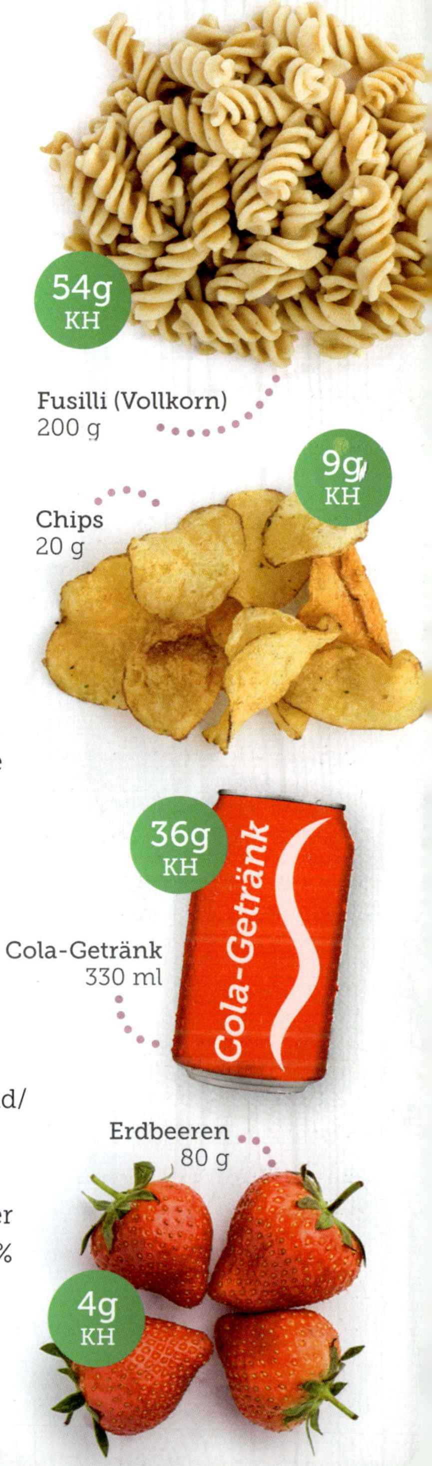

Kohlenhydrate bei Diabetes mit Insulintherapie beachten

Kohlenhydrate lassen den Blutzuckerspiegel ansteigen, was gerade bei körperlicher und geistiger Anstrengung wichtig ist. Beim gesunden Menschen wirkt das Hormon Insulin blutzuckersenkend – der Blutzucker gelangt in die Körperzelle, wo er für die Energiebereitstellung benötigt wird. Wenn Insulin nicht mehr ausreichend produziert wird, kann dieses Hormon über Injektionen verabreicht werden. Generell müssen die Insulindosis und die Kohlenhydratzufuhr abgestimmt sein, um eine Über- oder Unterzuckerung zu vermeiden. Eine Überzuckerung (= zu hoher Blutzuckerspiegel) schädigt Nerven und Gefäße, eine Unterzuckerung kann zu Bewusstlosigkeit führen.

Bei einer intensivierten oder flexiblen Insulintherapie werden Kohlenhydrate in Form von Kohlenhydrateinheiten (KHE, Deutschland) bzw. Broteinheiten (BE, Österreich) geschätzt. Diese Strategie soll das Abstimmen von Insulin und Kohlenhydraten erleichtern und Komplikationen durch Über- und Unterzuckerungen vermeiden. Das lang wirksame Insulin oder auch Verzögerungsinsulin (Basalinsulin) beeinflusst den Blutzuckerspiegel nüchtern und zwischen den Mahlzeiten, indem es vor allem auf die in der Leber produzierte Glukose wirkt. Das schnell wirkende Bolusinsulin wird zu den Mahlzeiten gespritzt, um die Glukose aus den Mahlzeiten zu regulieren. Wenn eine kohlenhydratfreie Mahlzeit oder vernachlässigbare Mengen an Kohlenhydraten gegessen wird, muss zumeist kein schnell wirkendes Insulin gespritzt werden. Aus diesem Grund ist es für Menschen mit dieser Form der Insulintherapie besonders wichtig zu wissen, wie viele Kohlenhydrate in welchen Lebensmitteln enthalten sind.

Bei einer konventionellen Insulintherapie wird meist zweimal am Tag, z. B. vor dem Frühstück und vor dem Abendessen, ein Mischinsulin gespritzt, das aus einem lang wirksamen und einem schnell wirkenden Insulin besteht. Wichtig ist hier ein regelmäßiger Tagesrhythmus mit 3 Mahlzeiten pro Tag, um einen konstanten Blutzuckerverlauf sicherzustellen. Die Mittagsmahlzeit sollte bei dieser Therapieform weniger Kohlenhydrate enthalten. Besonders wichtig ist eine ausgewogene Energiebilanz, um Übergewicht zu vermeiden.

Eine zu hohe Kohlenhydratzufuhr zieht einen vermehrten Insulinbedarf nach sich, was eine Gewichtszunahme fördern kann. Basierend auf einer gut eingestellten Insulintherapie sollte bei einer optimalen Kohlenhydratmenge der Blutzucker 1,5–2 Stunden nach einer Mahlzeit unter 140 mg/dl liegen. Besprechen Sie daher Ihre Diabetestherapie mit Ihrer Ärztin/Ihrem Arzt sowie der Ernährungsfachkraft Ihres Vertrauens.

Wie viel Insulin pro gegessenen Kohlenhydrateinheiten/Broteinheiten benötigt wird, um den Blutzucker zu normalisieren, variiert von Person zu Person und kann auch zu verschiedenen Zeiten des Tages variieren. Ihre Ärztin/Ihr Arzt unterstützt Sie dabei, Ihr persönliches Verhältnis von Insulin-zu-Kohlenhydraten zu finden. Oft werden bei Insulintherapie Kohlenhydrate in Form von Kohlenhydrateinheiten (KHE, Deutschland) bzw. Broteinheiten (BE, Österreich) geschätzt. Diese Strategie soll das Abstimmen von Insulin und Kohlenhydraten erleichtern.

Eine KHE enthält in der Regel 10 g Kohlenhydrate, eine BE wird mit 12 g Kohlenhydraten berechnet. Zum Beispiel enthalten 170 g Backofen-Pommes-frites 49 g Kohlenhydrate, das entspricht also 5 KHE oder 4 BE. Manche Menschen arbeiten mit den Gramm-Angaben der Kohlenhydrate und einige rechnen mit KHE oder BE. Jede Methode hat dabei Vor- und Nachteile, eine Diabetesschulung unterstützt Sie darin, mit einer Methode zu arbeiten.

Dieses Buch zeigt den Kohlenhydratgehalt von Speisen und Getränken in Gramm sowie die Kohlenhydrateinheit als KHE als auch Broteinheit mit BE.

Müsli mit Joghurt

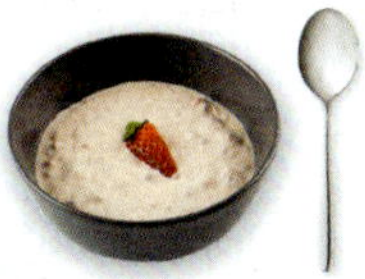

38g KH	250g		4 KHE	3 BE
305 kcal	13g Ew	10g Fett	5g gFS	5g Ba

Banane

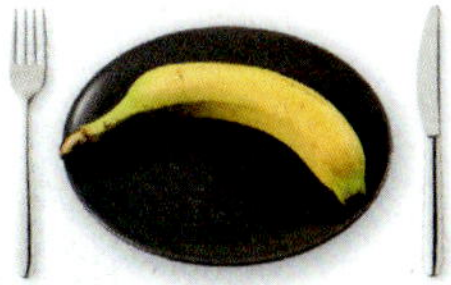

17g KH	130g		1½ KHE	1½ BE
75 kcal	1g Ew	0g Fett	0g gFS	2g Ba

Orangensaft

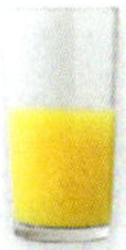

11g KH	125g		1 KHE	1 BE
55 kcal	1g Ew	0g Fett	0g gFS	1g Ba

Müsli: 38g KH + Banane: 17g KH + Orangensaft: 11g KH = 66g KH 5½ BE

Bitte beachten Sie: Der Zuckergehalt mancher Lebensmittel geht nur sehr langsam ins Blut über und daher benötigen Sie bei diesen Lebensmitteln kein Insulin, bzw. eine geringere Dosis oder verzögerte Gabe. Beispielsweise Hülsenfrüchte (Erbsen, Bohnen, Linsen) oder Gemüse wie Kürbis oder Pastinake. Wir empfehlen Ihnen ein Beratungsgespräch mit Ihrem Diabetesteam zu diesen Lebensmitteln und Ihrem Insulinbedarf, da dieser für jede Person unterschiedlich sein kann und auch von der Portionsgröße abhängt.

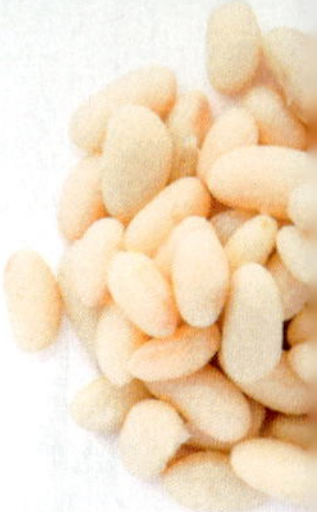

Bohnen

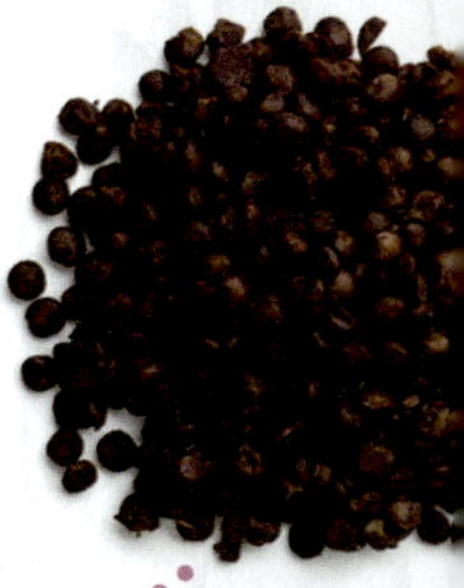

Linsen

Das Schätzen des Kohlenhydratgehalts von Speisen und Getränken ist eine wertvolle Fähigkeit. Je geübter Sie werden, desto einfacher ist die Praxis. Häufig ist das Schätzen des Kohlenhydratgehalts der Mahlzeiten im Restaurant oder bei der Essenseinladung bei Freunden am schwierigsten. Mit der Zeit und der richtigen Unterstützung durch eine Diabetesschulung ist das Einschätzen des Kohlenhydratgehalts nurmehr eine Frage der Übung. Ein Esstagebuch (z. B. elektronisch über die Diät-Tracker-App, erhältlich im App-Store siehe Seite 1) und die Dokumentation von Sport und Blutzuckerwerten kann eine gute Möglichkeit darstellen, Ihren Körper kennen zu lernen.

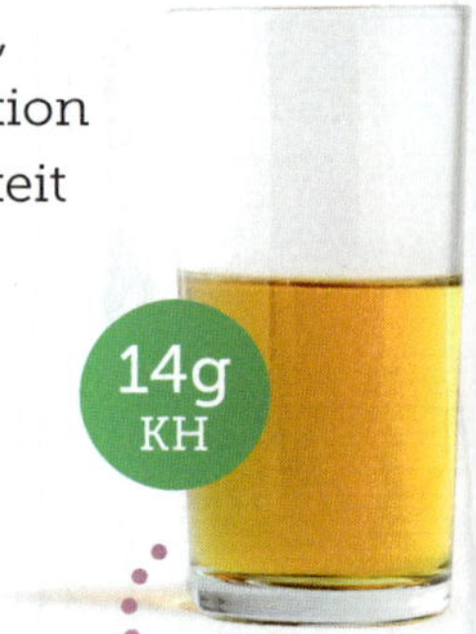

Apfelsaft
125 ml

Der glykämische Index (GI) wird beim Zählen der Kohlenhydrate nicht berücksichtigt, d. h. wie schnell die Kohlenhydrate den Blutzuckerspiegel ansteigen lassen. Beispielsweise wirken sich 10 g Zucker im Apfelsaft viel schneller auf den Blutzuckerspiegel aus, als dieselbe Menge Zucker in ganzen Äpfeln, da der Körper beim Obst noch Verdauungsaufwand betreiben muss. Lebensmittel mit einem hohen Anteil an Ballaststoffen wirken sich zumeist viel langsamer auf den Blutzuckerspiegel aus. Eine Orientierungshilfe zur Beurteilung der Kohlenhydratqualität stellt der Quotient aus Kohlenhydraten und Ballaststoffen geringer als 5:1 dar (**11**). Die Angaben zu den Ballaststoffen finden Sie in diesem Buch bei jedem Lebensmittel.

Apfel
130 g

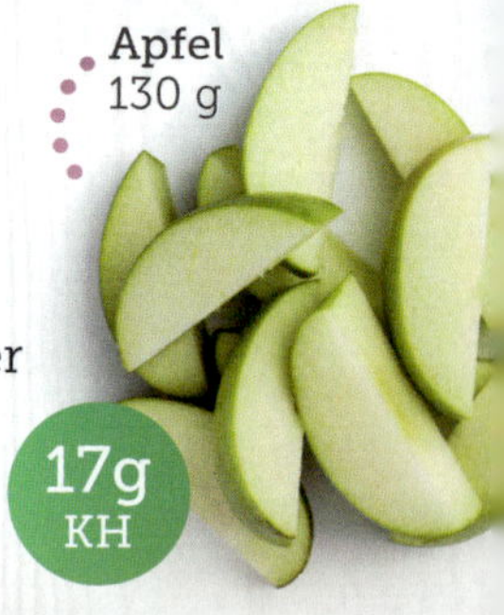

Vielleicht verlieren Sie beim Zählen von Kohlenhydraten die gesamte Nährstoffzusammensetzung der Ernährung aus den Augen. Dieses Buch liefert neben der Information über die Kohlenhydratmenge auch den Energie- und Fettgehalt, falls Sie Lebensmittel oder Speisen austauschen wollen.

Ein Beispiel: Eine Portion Vanilleeis mit Schokohülle enthält nur 19 g Kohlenhydrate, aber es liefert 22 g Fett und 285 kcal. Im Gegensatz dazu liefert eine Portion Sorbet zwar mehr Kohlenhydrate, aber viel weniger Kalorien und Fett. Wollen Sie Kohlenhydrate einsparen, wählen Sie das Vanilleeis, wollen Sie Fett einsparen, wählen Sie das Sorbet. Wollen Sie sich generell gesünder ernähren, wählen Sie vielleicht ein Stück Obst, ein Milchprodukt oder Schokolade mit einem hohen Kakaoanteil als Alternative.

Vanilleeis mit Schokohülle

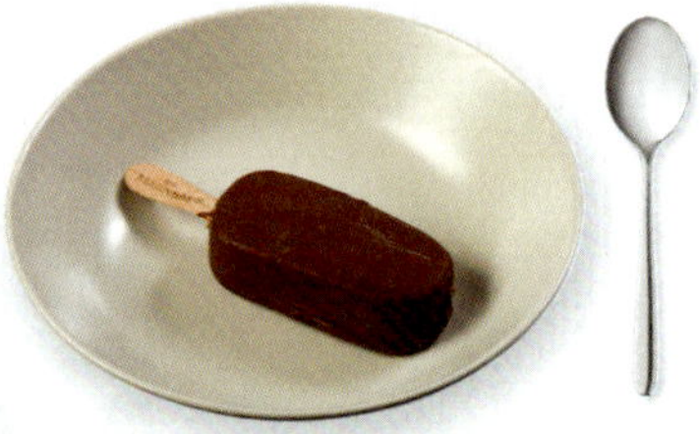

19g KH	90g		2 KHE	1½ BE
285 kcal	3g Ew	22g Fett	13g gFS	2g Ba

Sorbet (Himbeer)

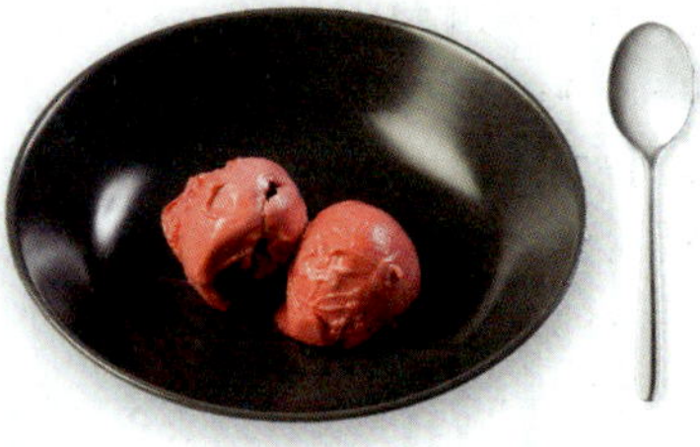

29g KH	90g		3 KHE	2½ BE
125 kcal	0g Ew	0g Fett	0g gFS	0g Ba

Dieses Buch bietet keine Anleitung, wie Sie Insulin einstellen sollten – dazu benötigen Sie unbedingt die Unterstützung von entsprechend geschultem Personal, einer Fachärztin/einem Facharzt für Diabetes, auf Diabetes spezialisierte Gesundheits- und Krankenpflegekräfte und Ernährungsfachkräfte. Viele Krankenhäuser bieten strukturierte Diabetes-Schulungsprogramme an, an denen Sie teilnehmen können. Damit lernen Sie in der Gruppe, wie Sie mit Ihrem Diabetes umgehen und Langzeitschäden vermeiden können.

Ballaststoffe

Ballaststoffe zählen zur Gruppe der Kohlenhydrate und kommen nur in pflanzlichen Lebensmitteln wie Obst, Gemüse, Getreide und Hülsenfrüchten vor. Man unterscheidet lösliche und unlösliche Ballaststoffe.

Lösliche Ballaststoffe, wie das Pektin im Apfel, können von den Darmbakterien abgebaut werden. Sie liefern einen kleinen Anteil an Energie und Nahrung für die wichtigen Darmbakterien. Lösliche Ballaststoffe findet man in Hafer, Hülsenfrüchten, Obst und Gemüse. Sie senken den Cholesterinspiegel und verlangsamen die Aufnahme von Zucker in die Blutbahn.

Unlösliche Ballaststoffe verlassen den Darm weitgehend unverdaut und liefern keine Energie. Sie haben viele gesundheitliche Vorteile und sind daher in unserer Ernährung von großer Bedeutung. Unlösliche Ballaststoffe findet man in Obst und Gemüse, Hülsenfrüchten und Vollkorngetreide. Ballaststoffe binden Flüssigkeit im Darm, trinken Sie daher bei ballaststoffreicher Ernährung ausreichend Flüssigkeit in Form von Wasser und Tee.

Erwachsene sollten täglich zumindest 30 g Ballaststoffe essen (**12**), für Menschen mit Diabetes mellitus werden sogar 40 g Ballaststoffe pro Tag empfohlen (**8**). Bei allen Lebensmittelfotos ist auch der Ballaststoffgehalt angegeben, um Sie beim Einschätzen Ihrer täglichen Ballaststoffzufuhr zu unterstützen.

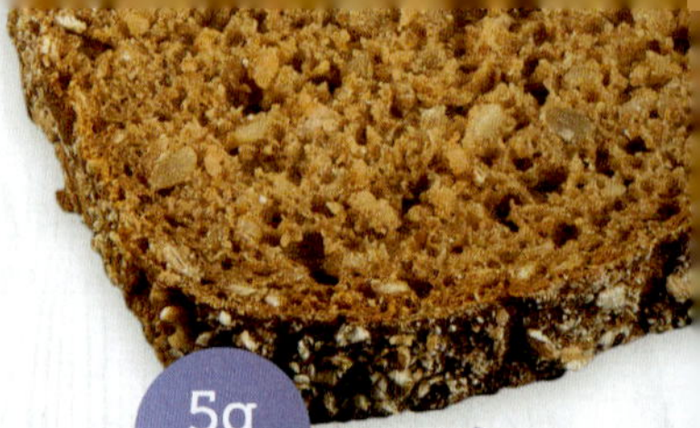

Dinkelvollkornbrot
60 g

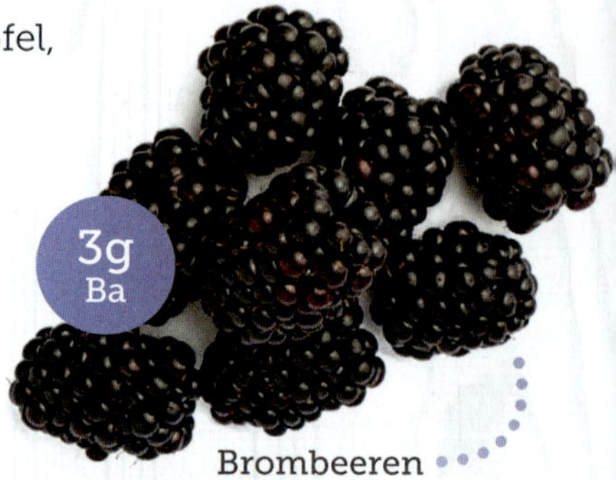

Brombeeren
80 g

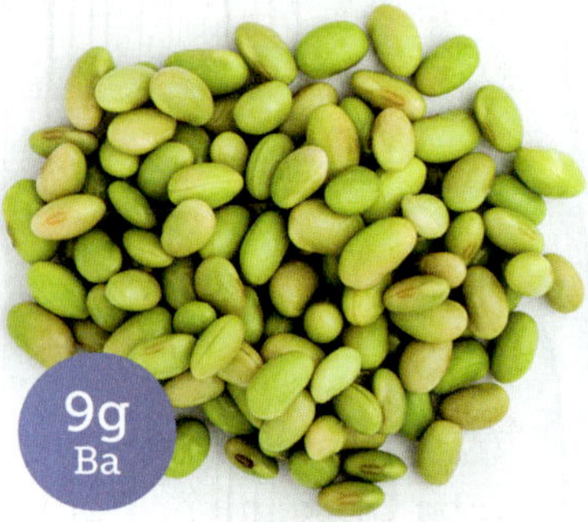

Sojabohnen
90 g

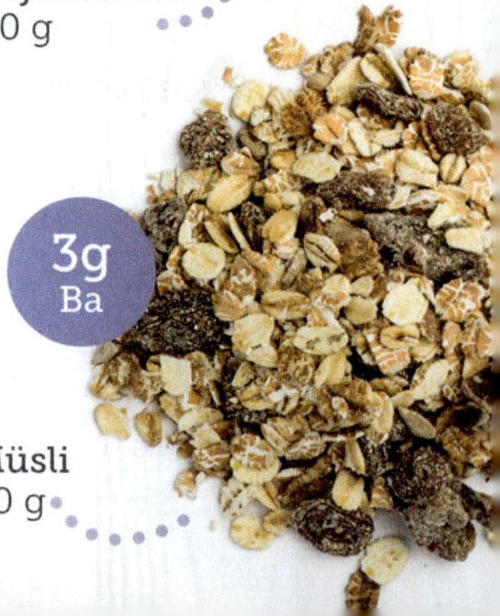

Müsli
30 g

Eiweiß/Protein

Unser Körper benötigt Eiweiß für das Zellwachstum, deren Instandhaltung und Reparatur, für die Produktion von Hormonen und Enzymen und für das reibungslose Funktionieren des Immunsystems. Eiweiß ist sowohl in tierischen als auch in pflanzlichen Lebensmitteln enthalten und trägt zur Sättigung bei. Hervorragende Eiweißquellen sind Fleisch, Fisch, Milchprodukte, Eier, Getreide, Bohnen, Linsen, Erbsen, Tofu und Soja.

Im Sinne der Nachhaltigkeit wird empfohlen, vermehrt pflanzliche Eiweißlieferanten zu wählen. Gemüse liefert zwar deutlich weniger Eiweiß als Fleisch und Fisch, durch eine gute Kombination von pflanzlichen und tierischen Eiweißquellen lässt sich aber eine hohe biologische Wertigkeit für unseren Körper erzielen. Besonders gute Kombinationen, um eine höhere Verwertbarkeit von Eiweiß zu erzielen, sind Gerichte mit Vollei und Kartoffeln/Erdäpfeln, Vollei und Milchprodukten, Milchprodukte mit Weizen- oder Dinkelmehl, Vollei und Soja sowie Milchprodukte und Kartoffeln/Erdäpfel.

Zur Deckung des täglichen Eiweißbedarfs sind für die meisten Erwachsenen 0,8 bis 1,2 Gramm Eiweiß pro kg Körpergewicht ausreichend (**8**), bei einem Körpergewicht von 70 kg entspricht dies einem Bedarf von 70–84 g Eiweiß. Sprechen Sie mit Ihrer Ärztin/Ihrem Arzt. Falls eine Nierenerkrankung vorliegt, ist möglicherweise eine geringere Eiweißzufuhr notwendig.

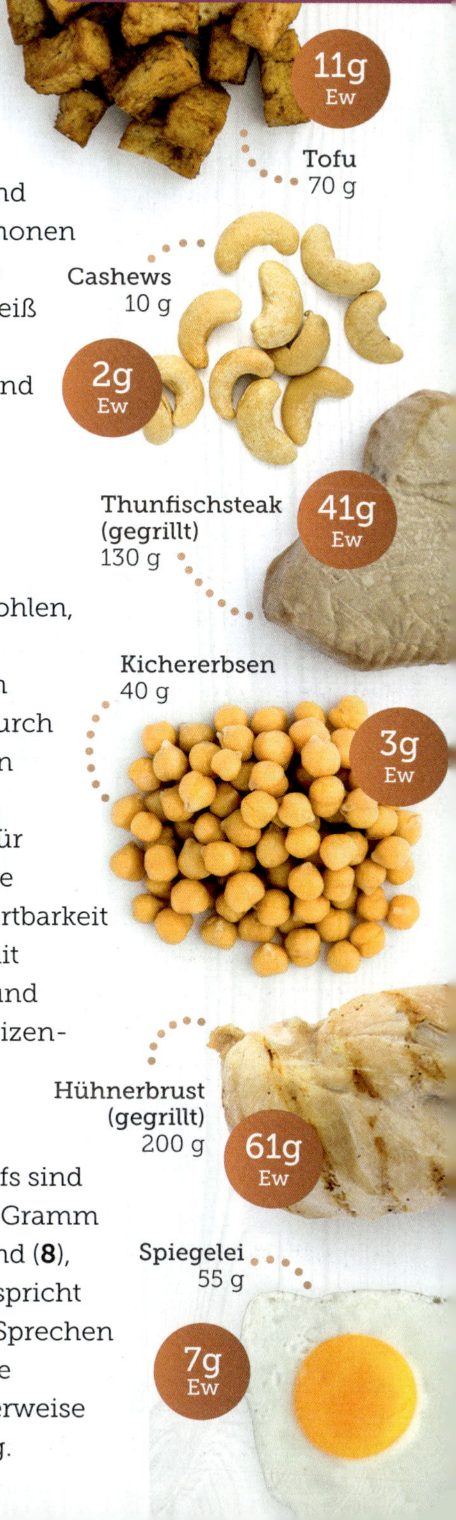

Ausdauer- und Kraftsportler benötigen je nach Training höhere Mengen an Eiweiß in ihrer Nahrung (bis zu 1,7 g pro kg Körpergewicht pro Tag). Eiweiß dient als zusätzliche Energiequelle und liefert auch die Bausteine für den Muskelaufbau. Essen Sie größere Mengen an Eiweiß ohne entsprechendes Training, so hat dies keinen Einfluss auf die sportliche Leistung oder auf eine Erhöhung der Muskelmasse. Der Körper kann nur eine bestimmte Menge an Nahrungseiweiß nutzen, daher bietet ein Zuviel an Eiweiß keinen Mehrwert. Im Gegenteil: bei Menschen mit Nierenerkrankungen kann eine hohe Eiweißzufuhr die Nierenfunktion weiter verschlechtern.

Diätologen, Diätassistenten oder Ernährungswissenschaftler/Ökotrophologen können Ihren persönlichen Eiweißbedarf berechnen.

Alkohol

Obwohl manchen alkoholischen Getränken wie Rotwein gesundheitsfördernde Eigenschaften zugesprochen werden, empfehlen die Ernährungsgesellschaften Deutschlands, Österreichs und der Schweiz einen moderaten Alkoholkonsum (**5, 6, 7**). Von einem moderaten Alkoholkonsum spricht man bei Männern von max. 20 g Alkohol und bei Frauen bei weniger als 10 g Alkohol täglich.

Beispiele gängiger Drinks und deren Alkoholgehalt (ca.):

125 ml Wein mit 11 Vol.-%

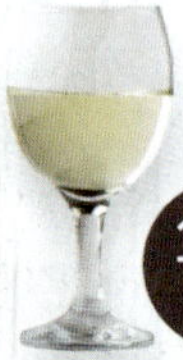

14g Alk

20 ml Schnaps mit 18 Vol.-%

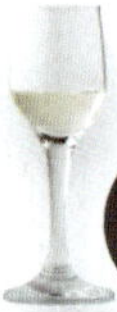

4g Alk

330 ml Bier mit 5 Vol.-%

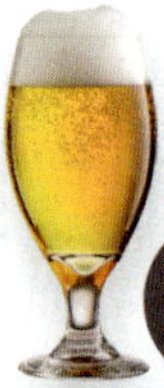

17g Alk

250 ml Wein mit 11 Vol.-%

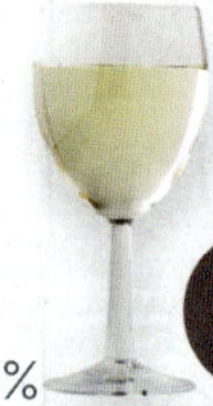

28g Alk

40 ml Schnaps mit 18 Vol.-%

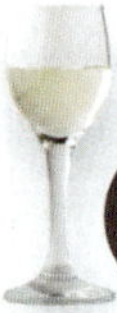

7g Alk

500 ml Bier mit 5 Vol.-%

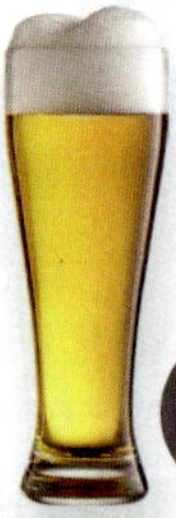

25g Alk

Ein Zuviel an alkoholischen Getränken trägt durch den hohen Energiegehalt und die appetitanregende Wirkung zu Übergewicht bei, eine Alkoholreduktion ist für das Gewichtsmanagement und bei erhöhten Triglyzerid- und Harnsäurewerten im Blut daher wichtig. Ein Gramm Alkohol liefert in etwa 7 „leere“ kcal, die keinen Mehrwert für den Körper bedeuten. Alkohol wird beispielsweise in Cocktails gemischt mit zuckerhaltigen Getränken, Sahne bzw. Obers oder Fruchtsaft, wodurch sich der Kaloriengehalt weiter erhöht.

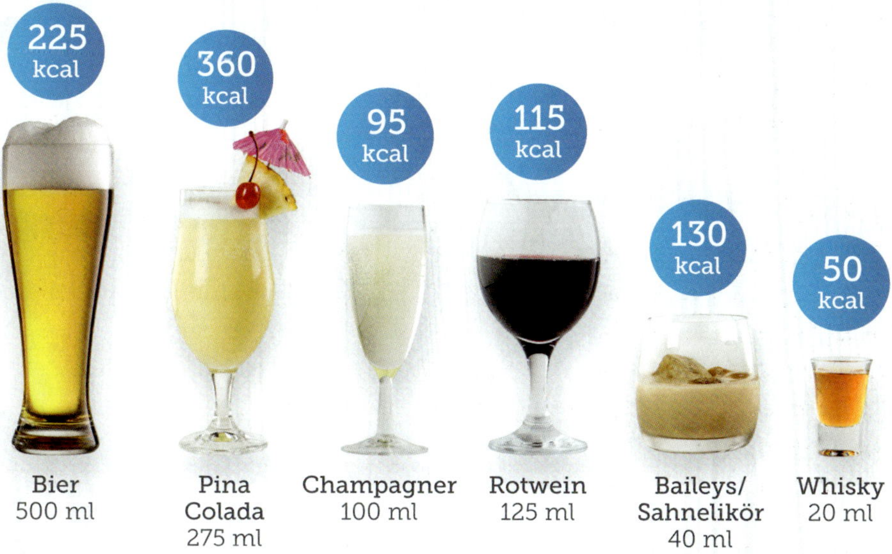

Alkohol und Diabetes

Dieses Buch enthält eine Vielzahl von alkoholischen Getränken und zeigt deren Kohlenhydratwerte. Wenn Sie Kohlenhydrate zählen und Insulin spritzen, sollten Sie diese Werte nur zur Information heranziehen, aber keinesfalls diese Werte den Insulindosen anpassen. Alkohol blockiert die Glukose-Freisetzung in der Leber, und die Gefahr einer lebensgefährlichen Unterzuckerung (= Hypoglykämie) bei Diabetes steigt. Trinken Sie daher Alkohol nur in kleinen Mengen zu einer Mahlzeit, und niemals auf nüchternen Magen! Bitte sprechen Sie mit Ihrem Diabetesteam über Ihre Insulintherapie und gelegentlichen Alkoholkonsum.

Energie und Kalorien

Wussten Sie, dass eine Kalorie der benötigten Energie entspricht, um ein Kilogramm Wasser um ein Grad Celsius zu erwärmen? Bei Lebensmitteln verwenden wir die Einheit Kilokalorien (kcal), um die Menge von Energie in Nahrungsmitteln und Getränken zu messen. Je nach der Nahrungszusammensetzung variiert der Energiegehalt.

Fett liefert die meisten Kalorien pro Gramm. Wenn Sie also vor allem fettreichen Lebensmitteln nicht widerstehen können, nehmen Sie bei kleinen Portionen trotzdem viel Energie zu sich.

1 g Kohlenhydrate = 4 kcal
1 g Eiweiß = 4 kcal
1 g Fett = 9 kcal
1 g Alkohol = 7 kcal

Bei Kohlenhydraten und Eiweiß können Sie größere Portionen essen, um auf denselben Energiegehalt wie Fett zu gelangen, Eiweiß und Fett wird aber ein besserer Sättigungsgrad zugesprochen.

Wie viel Energie brauche ich am Tag?

Ihr persönlicher Energiebedarf hängt von einer Reihe von Faktoren ab, beispielsweise Alter, Geschlecht, Ihrer körperlichen Aktivität, ob Sie gerade ab- oder zunehmen oder auch Ihr Gewicht halten wollen. Ab dem 40. Lebensjahr bauen wir verstärkt Muskelmasse ab und benötigen daher weniger Energie (**13**). Aus diesem Grund steigt das Gewicht mit dem Älterwerden auch oft an, wenn wir gleich viel essen. Neben einer ausgewogenen Ernährung spielt hier besonders das Kraft- und Ausdauertraining eine wichtige Rolle für den Erhalt der Muskeln und der Stabilisierung des Energieverbrauchs.

Wenn Sie mehr über Ihren Energiebedarf erfahren möchten, empfehlen wir ein Beratungsgespräch mit einer Ernährungsfachkraft, z. B. einer Diätassistentin, einer Ernährungswissenschaftlerin oder einem Oecotrophologen. Durchschnittlich benötigt eine erwachsene Frau 2 000 kcal und ein erwachsener Mann durchschnittlich 2 500 kcal (**14**).

Wenn Sie Gewicht verlieren oder zunehmen wollen, ist das Verständnis für Kalorien in der Nahrung und in Getränken hilfreich. Die Kenntnis des Kalorien- und Nährwertgehalts in der Nahrung kann Ihnen bei der Auswahl von Lebensmitteln, Speisen oder Getränken helfen, in der Abschätzung der Portionsgrößen unterstützen und gesündere Optionen aufzeigen.

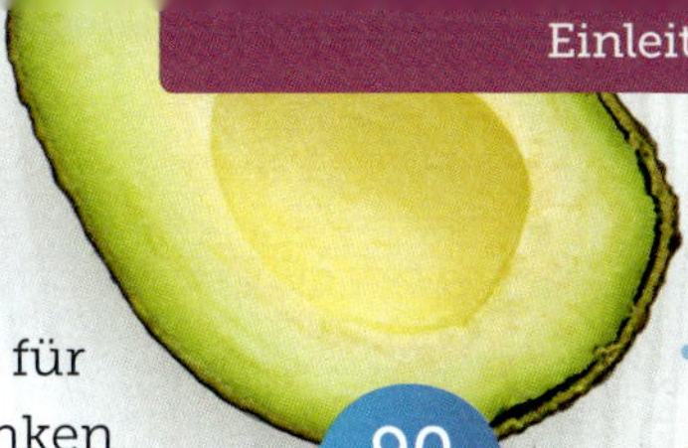

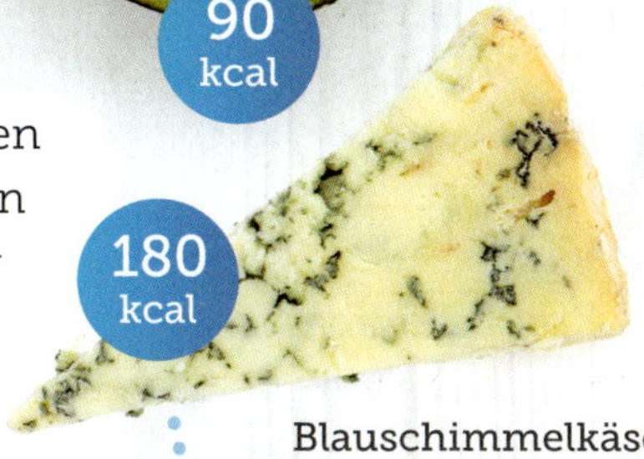

Ihre Energiebalance können Sie anhand der Waage oder einer bioelektrischen Impedanzmessung erkennen: nehmen Sie an Gewicht bzw. an Körperfettmasse zu, ist die Energiezufuhr höher als der Energieverbrauch. Dieses Plus an Energie ist sehr schnell erreicht – und Achtung: Der Teufel liegt meist im Detail! Wenn Sie nur 100 kcal pro Tag mehr essen, als Sie verbrauchen (z. B. zwei Schokokekse pro Tag), entspricht dies in einem Jahr 36 500 kcal. Nachdem 1 kg Körperfett ca. 7 000 kcal entspricht, wäre das eine Gewichtszunahme von 5 kg pro Jahr. Das sind täglich nur zwei Soft Cakes zu viel, also ein kleines Detail im Speiseplan, das schnell vergessen ist.

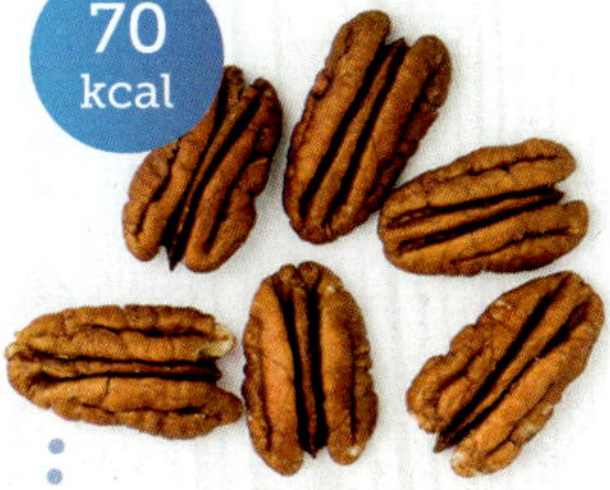

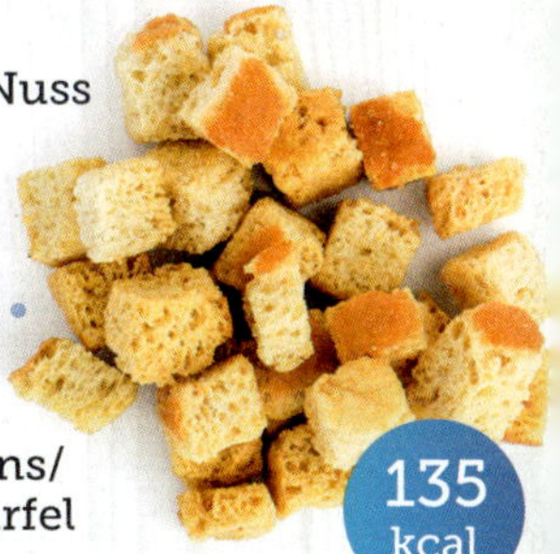

100 kcal pro Tag mehr = **36 500 kcal** in einem Jahr = Gewichtszunahme von **5 kg** in einem Jahr

Dieses Buch kann Ihnen helfen, genau diesem Teufel im Detail ein Schnippchen zu schlagen. Indem Sie beispielsweise Portionsgrößen reduzieren oder zu Alternativen mit geringerem Fett-, Zucker- und Kaloriengehalt greifen.

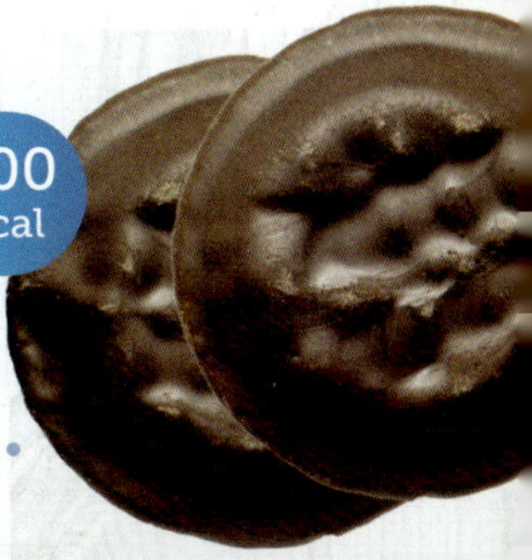

Gesund Gewicht reduzieren

Im Hinblick auf eine erfolgreiche Gewichtsabnahme sollten Sie Ihre Gesamtenergiezufuhr im Auge behalten, ob über eine Low-Fat- oder Low-Carb-Ernährung, Intervallfasten oder Formuladiäten (**4**). Ihre Gesamtenergie können Sie aber auch über einen erhöhten Energieverbrauch steuern, indem Sie aktiver werden und gezielt Ausdauer- und Krafttraining in Ihre wöchentliche Routine einbauen.

Die Leitlinien bei Übergewicht empfehlen eine Gewichtsreduktion von 5–10 % des Körpergewichts, um erhebliche gesundheitliche Vorteile erwarten zu können. Vor allem das Risiko eines erhöhten Blutdrucks, erhöhter Blutfette wie Cholesterin und Triglyzeride, wie auch das Risiko eines Typ-2-Diabetes und einer nicht alkoholischen Fettleber wird reduziert (**4**). Achten Sie bei der Gewichtsreduktion darauf, Körperfettmasse abzubauen und Körpermuskelmasse zu stabilisieren, damit Sie langfristig Ihr Gewicht halten können. Eine Messung der Körperzusammensetzung mittels bioelektrischer Impedanzanalyse kann Ihnen helfen, Ihre Gewichtsabnahme gesund zu steuern, um Weight-Cycling zu vermeiden.

Diabetes und Gewichtsmanagement

Bei Übergewicht kann ein Gewichtsverlust die Einstellung des Blutzuckerspiegels vereinfachen, da zu viel Körperfett die Insulinwirkung hemmt. Bis heute ist es immer noch unklar, welche die langfristig effektivste Möglichkeit ist, Gewicht zu reduzieren, und welches Verhältnis an Kohlenhydraten, Eiweiß und Fett für die Gewichtsreduktion optimal ist (**4**). Sprechen Sie vor einer Diät mit Ihrem Arzt oder Ärztin oder Ihrer Sie beratenden Ernährungsfachkraft, um eine für Sie optimale Strategie zu finden. Seien Sie besonders vorsichtig, wenn Diäten sehr einseitig sind oder langfristig nicht durchführbar erscheinen.

Top-Tips für eine ausgewogene Ernährung

1. Essen Sie regelmäßig

Achten Sie auf eine regelmäßige Mahlzeitenverteilung über den Tag. Dies erreichen Sie, indem Sie Frühstück, Mittag- und Abendessen zu möglichst regelmäßigen Zeiten einplanen. Sind 3 oder 5 Mahlzeiten besser für die Gewichtsreduktion geeignet? Studien zeigen, dass eine erfolgreiche Gewichtsreduktion mit 3 oder 5 Mahlzeiten gleichermaßen erfolgversprechend sein kann (**15**). Unser Tipp: Beobachten Sie am besten anhand eines Ernährungsprotokolls, ob Zwischenmahlzeiten bei Ihnen Heißhungerattacken verhindern, oder ob diese eher zu snacken – und damit einer übermäßigen Energiezufuhr – führen. Eine Beratung mit einer Ernährungsfachkraft kann Ihnen dabei helfen!

Portionsgrößen sind ganz entscheidend für Ihre Energiebilanz. Anhand der Bilder in diesem Buch können Sie leicht erkennen, welchen Einfluss eine kleine, mittlere oder große Portion auf Ihre Energiebilanz hat. Oft bieten Restaurants auf Wunsch kleinere Portionen an, die zu einem angenehmen Sättigungsgefühl führen. Das schont nicht nur Ihre Energiebilanz, sondern auch die Geldtasche bzw. Börse. Zudem gibt es einen Trend zu sehr großen Portionen, und nach einem üppigen Essen ist die Motivation zur Bewegung oft besonders gering, weil der Körper die Energie für die Verdauungsleistung benötigt. Ein Teufelskreis ...

Hinweis für Menschen mit Diabetes mellitus

Bitte beachten Sie die Empfehlungen Ihrer Ärztin/Ihres Arztes bzgl. der Mahlzeitenverteilung. Je nach Therapie (z. B. Insulin, Medikamente) kann ein anderer Mahlzeitenrhythmus wichtig sein!

2. Trinken Sie täglich 1,5 bis 2 Liter ungezuckerte Flüssigkeit

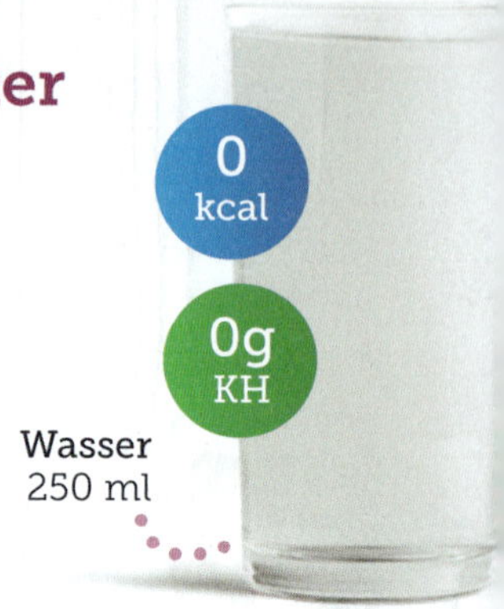

Wussten Sie, dass Erwachsene zu ca. 50–60 % aus Wasser bestehen (**16**)? Wasser dient als Transportmittel, wird für den Aufbau von Zellen benötigt, schwemmt über den Harn und Schweiß Mineralstoffe aus und kühlt den Körper. Am besten eignen sich Wasser oder ungezuckerter Tee, denn hier ist keine Energie (kcal) enthalten.

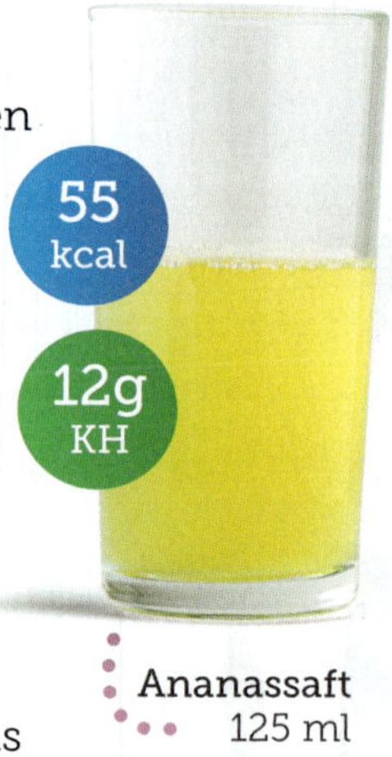

Gezuckerte Getränke wie Limonaden, aber auch sogenannte Wellnessgetränke sind keine geeigneten Durstlöscher, da sie einen hohen Zuckeranteil enthalten. Light-Limonaden sind zuckerfrei, aber auch Süßstoffe und Zuckeraustauschstoffe sollten nicht im Übermaß konsumiert werden.

Obst- und Gemüsesäfte enthalten Vitamine und Mineralstoffe, sind aber als Durstlöscher nur stark verdünnt geeignet, denn Sie trinken beispielsweise mit einem Glas Orangensaft die Energie aus ca. 3–4 Orangen. Trinken Sie höchstens 200 ml Obst- oder Gemüsesaft pro Tag, dies entspricht einer Portion Obst oder Gemüse.

Bei Diabetikern ist hier Vorsicht geboten: Obstsäfte lassen den Blutzuckerspiegel sehr rasch ansteigen und können damit eine Überzuckerung (= Hyperglykämie) verursachen.

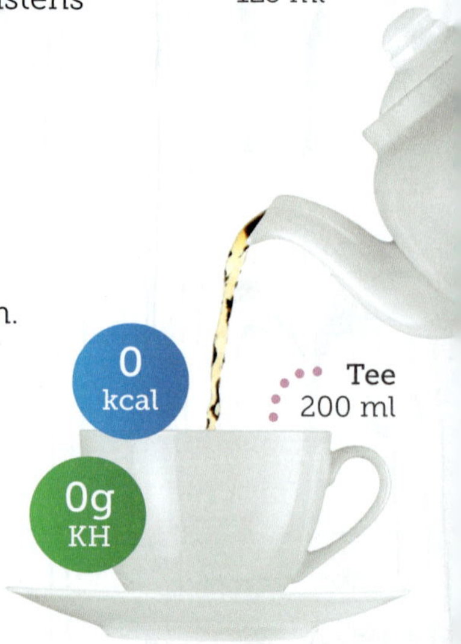

Getränke sind schnell konsumiert, oft ohne sie als Ursache für eine zu hohe Zucker- und Energiezufuhr wahrzunehmen. Werfen Sie einen Blick in die Rubrik „Getränke“, Getränke mit und ohne Alkohol schlagen ordentlich in der Energiebilanz zu Buche.

3. Essen Sie jeden Tag 3 Portionen Gemüse/Salat und 2 Portionen Obst

Obst und Gemüse sind vollgepackt mit Vitaminen, Mineralstoffen und sekundären Pflanzenstoffen. Sie sind zudem eine hervorragende Quelle für Ballaststoffe und sind fett- und kalorienarm. Die Ernährungsgesellschaften Deutschlands, Österreichs und der Schweiz (**5, 6, 7**) empfehlen, 2 Portionen Obst und 3 Portionen Gemüse pro Tag zu essen.

Die meisten Obst- und Gemüsesorten zählen zu den empfohlenen 5 Portionen täglich, abgesehen von Kartoffeln und Süßkartoffeln, die aufgrund ihres hohen Kohlenhydratgehalts zu den Sättigungsbeilagen gerechnet werden. Achten Sie darauf, viele unterschiedliche Obst- und Gemüsesorten zu essen, da jede Sorte unterschiedliche Vitamine und Mineralstoffe enthält.

Pro Tag sollten Sie höchstens eine Portion Obst mit 200 ml Obst- oder Gemüsesaft ersetzen, da der Körper durch den geringeren Verdauungsaufwand den Zucker schneller aufnimmt. Der Zuckeranteil geht somit auch schneller ins Blut, was bei Diabetes zu einer gefährlichen Überzuckerung führen kann. Saft ist zudem schneller getrunken als dieselbe Menge in Form von Obst gegessen wird – zu viel Obstsaft kann also zu einer überhöhten Energiezufuhr beitragen und Übergewicht begünstigen.

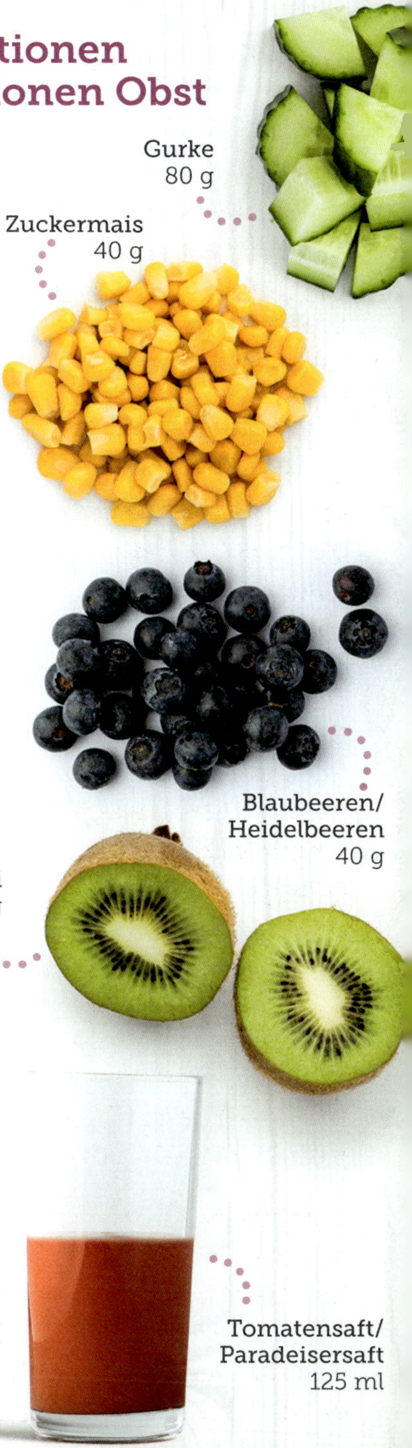

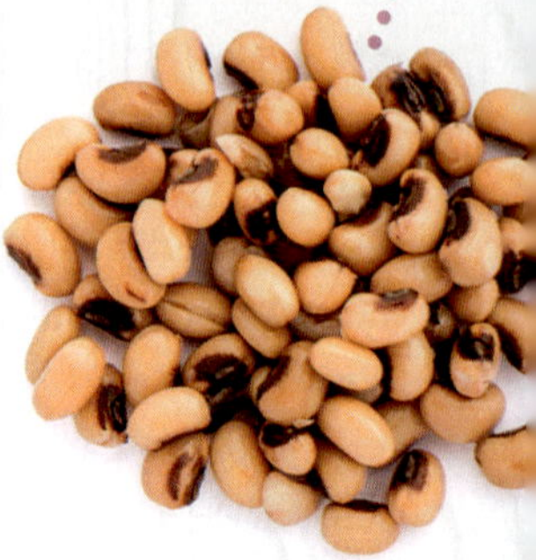

Hülsenfrüchte wie Erbsen, Linsen und Bohnen sind eine hochwertige pflanzliche Eiweißquelle, und somit eine tolle Alternative zu den tierischen Eiweißquellen. Bauen Sie diese Lebensmittel regelmäßig in Ihren Speiseplan ein. Hülsenfrüchte sind zwar reich an Kohlenhydraten, wirken sich aber nur gering auf den Blutzuckerspiegel aus. Diabetiker brauchen daher Hülsenfrüchte nicht für die Höhe der Insulindosis zu beachten.

Insgesamt sollten Erwachsene pro Tag ca. 400 g Gemüse und ca. 250 g Obst essen.

Ein Tagesbeispiel:

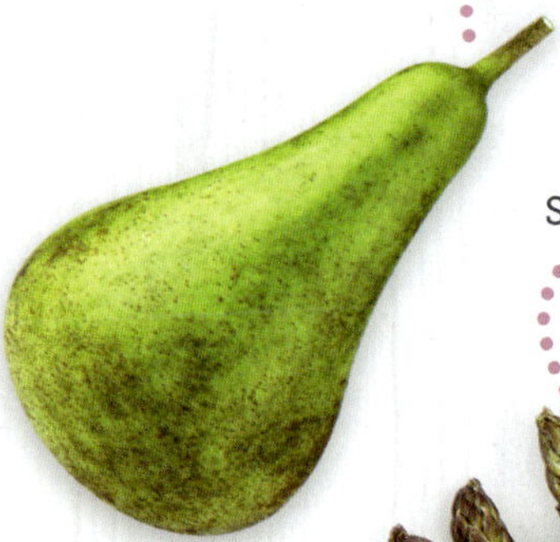

★ Frühstück

125 g Obst, zum Beispiel
eine kleine Birne im Müsli

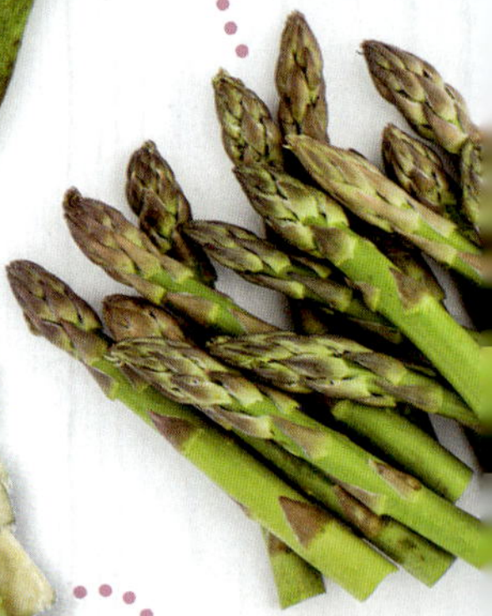

★ Mittags

100 g Gurkensalat als Beilage
200 g Gemüsebeilage
125 g Apfelmus als Dessert

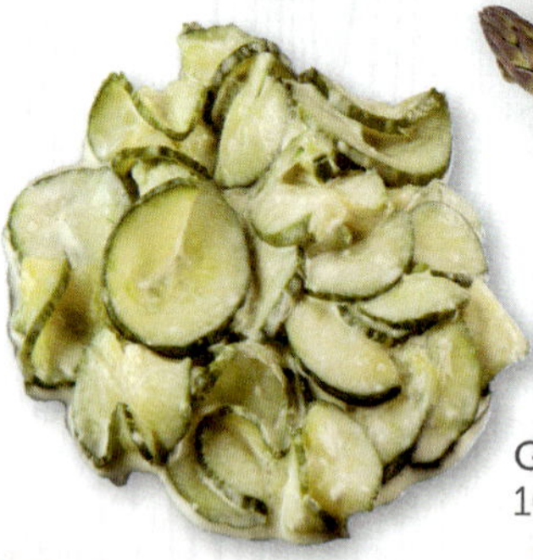

★ Abends

Käseplatte mit 100 g Rohkost (Möhren/Karotten, Kohlrabi, Paprika, etc.)

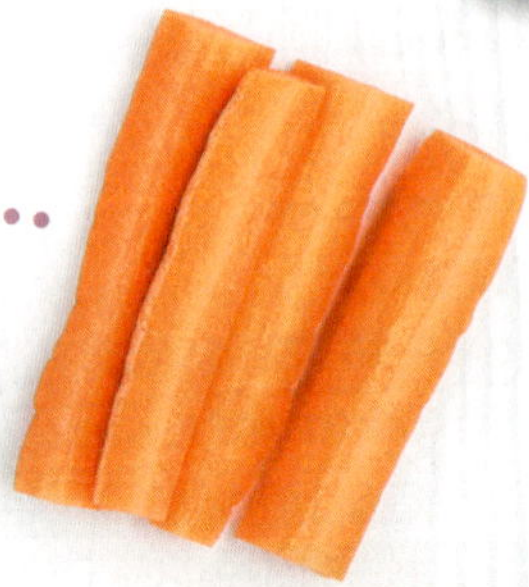

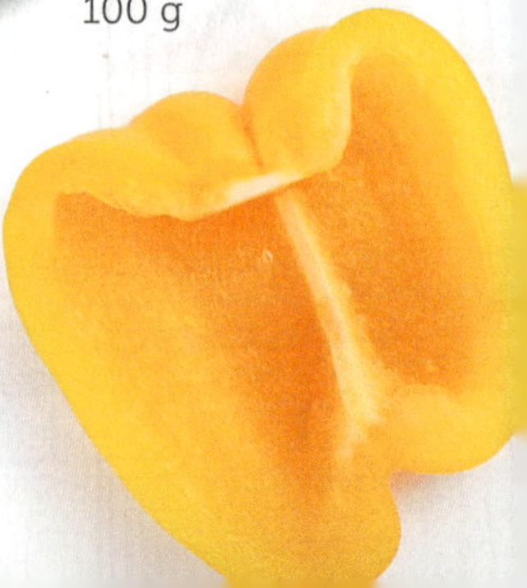

4. Vollkorn voraus

In der Auswahl Ihrer Kohlenhydratquellen empfehlen wir Ihnen die Vollkorn-Variante, da sie viel Mineralstoffe, Ballaststoffe, Vitamine und pflanzliches Eiweiß enthält.

Achten Sie auf echte Vollkornprodukte: ein Kornspitz sieht vielleicht nach Vollkorn aus, ist aber meist nur mit Malz eingefärbt und enthält wenig Ballaststoffe.

Vollkornprodukte enthalten mehr B-Vitamine und Ballaststoffe als Weißmehlprodukte. Ballaststoffe helfen, Nahrungscholesterin zu binden und damit den Cholesterinspiegel zu senken, sie trainieren den Darm und sind eine Nahrungsquelle für „gute" Darmbakterien. Fein vermahlene Ballaststoffe verlangsamen den Blutzuckeranstieg nur unwesentlich, wenn möglich, sollten Sie daher zu groben Vollkornprodukten wie z. B. zu Vollkornbrot mit groben Körnern greifen.

Erwachsene sollten zumindest 30 g Ballaststoffe pro Tag essen, Diabetikerinnen und Diabetiker sogar 40 g Ballaststoffe pro Tag. Sie können Ihre Lebensmittel im Buch vergleichen und so eine ballaststoffreichere Auswahl treffen: sehen Sie hier Vollkorntoastbrot und Toastbrot im Ballaststoff-Vergleich:

Dinkelbrot

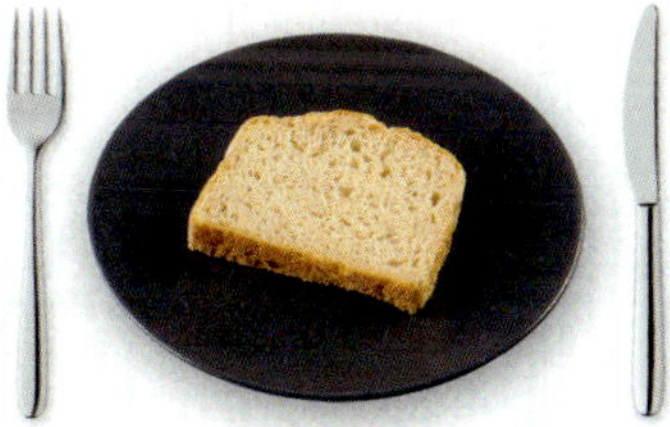

20g KH	50g	2 KHE	1½ BE
115 kcal	5g Ew	2g Fett	0g gFS	2g Ba

Dinkelvollkornbrot

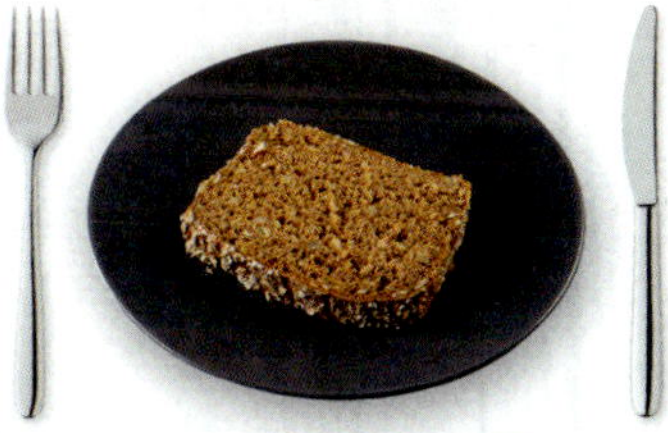

23g KH	60g	2½ KHE	2 BE
120 kcal	4g Ew	1g Fett	0g gFS	5g Ba

Beim Backen von Kuchen können Sie helles Mehl zum Beispiel zur Hälfte oder auch ganz durch Vollkornmehl ersetzen. Erhöhen Sie die Flüssigkeit mit z. B. einigen Esslöffeln Mineralwasser oder Milch, da Vollkornmehl durch den Ballaststoffgehalt mehr Flüssigkeit bindet.

Schon seit einiger Zeit haben kohlenhydratarme Diäten bei der Gewichtsreduktion große Aufmerksamkeit auf sich gezogen. Studien haben dabei gezeigt, dass kohlenhydratarme Diäten verglichen mit fettarmen aber kohlenhydratreichen Diäten keinen Unterschied in der Gewichtsreduktion beider Gruppen nach 12 Monaten haben (**3**). Das heißt, egal mit welcher der beiden Diätformen die Studienteilnehmer abgenommen haben, nach 12 Monaten haben beide Gruppen gleich viel an Gewicht reduziert. Wichtig ist zu beachten, dass vorwiegend pflanzliche Proteinquellen bzw. Milchprodukte und hochwertige Pflanzenöle für den höheren Fett- und Proteinanteil verwendet werden.

Eine Ernährungsfachkraft kann Sie dahingehend in einem persönlichen Gespräch über Vor- und Nachteile anhand Ihres Speiseplans, medizinischer Diagnosen und Blutwerten beraten.

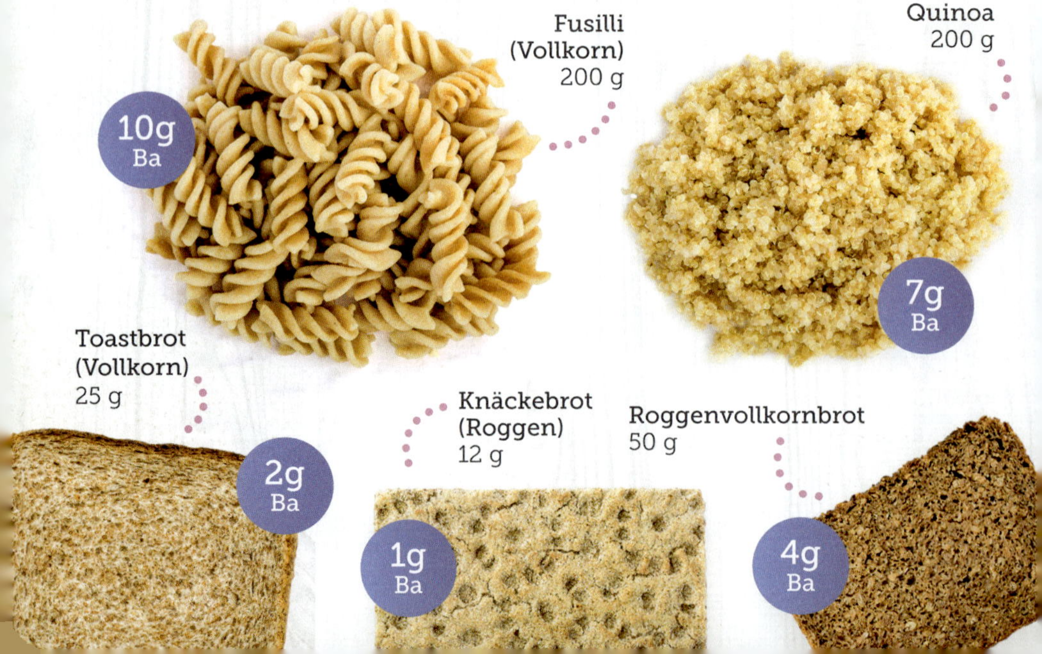

5. Low Carb oder Slow Carb?

Orangensaft

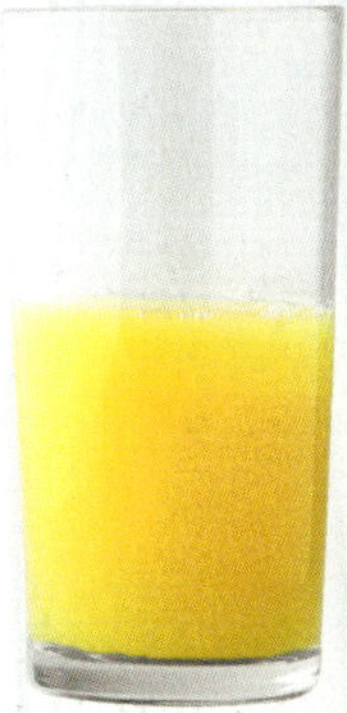

Der glykämische Index (GI)

Der glykämische Index (GI) beschreibt, wie schnell Kohlenhydrate abgebaut werden. Speisen oder Getränke mit einem hohen GI (wie Weißbrot, Kartoffelpüree, Cornflakes oder Reismilch) werden schnell abgebaut, was zu einem schnellen Anstieg des Blutzuckerspiegels führt. Lebensmittel mit einem niedrigen GI (z. B. Vollkornbrot mit ganzem Getreide, Hülsenfrüchte und Milchprodukte) lassen den Blutzuckerspiegel auch nur langsam ansteigen.

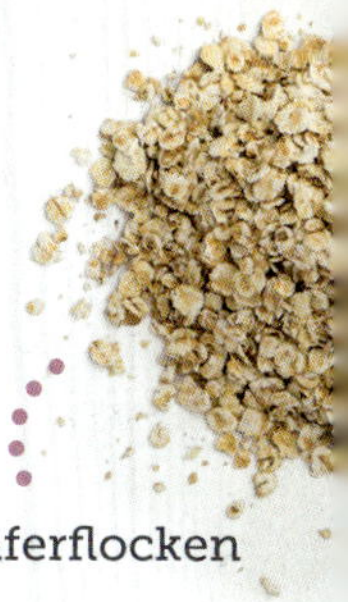

Haferflocken

Es ist wichtig zu bedenken, dass der GI nur isolierte Lebensmittel berücksichtigt, nicht aber Mahlzeiten mit verschiedenen Lebensmittelgruppen, z. B. Spaghetti mit Bolognese-Soße. Daher steht das Konzept des GI immer wieder in der Kritik und wird kontrovers diskutiert (**16**). Grundsätzlich können Sie sich daher immer am Ballaststoffgehalt einer Mahlzeit orientieren (Kohlenhydrat/Ballaststoffquotient <5:1), um hochwertige Kohlenhydratquellen auszuwählen (**10**).

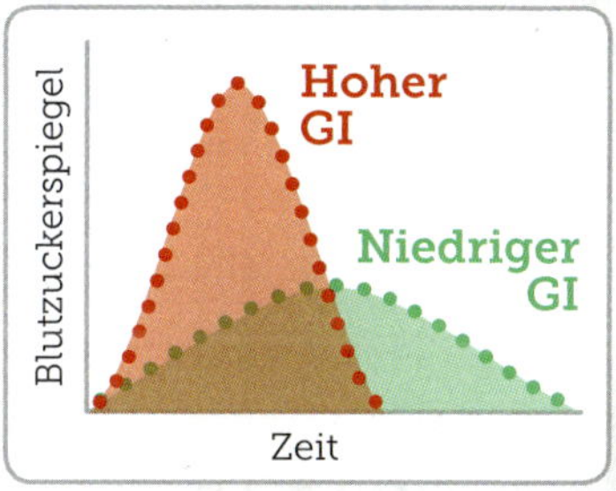

Es ist wichtig zu beachten, dass Kohlenhydrate in bestimmten Lebensmitteln nur sehr langsam abgebaut werden und kein Insulin benötigen, zum Beispiel bei Hülsenfrüchten wie Erbsen, Bohnen und Linsen.

Wir empfehlen Ihnen, eine Diabetesschulung in einem Krankenhaus/einem Diabeteszentrum in Ihrer Nähe zu besuchen, um mit diesen Ausnahmen ausreichend vertraut zu sein.

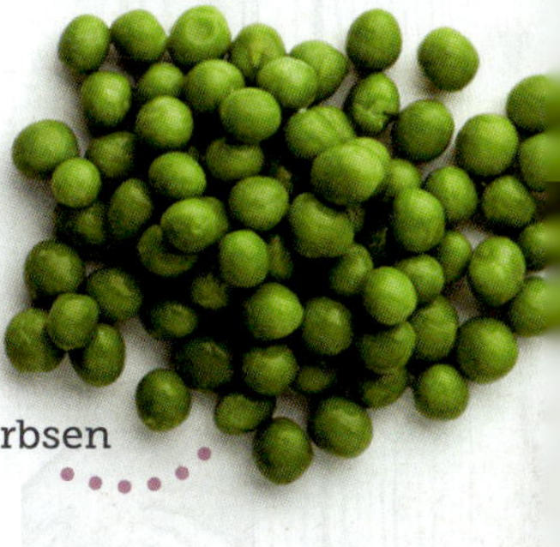

Erbsen

6. Essen Sie regelmäßig pflanzliche Eiweißlieferanten

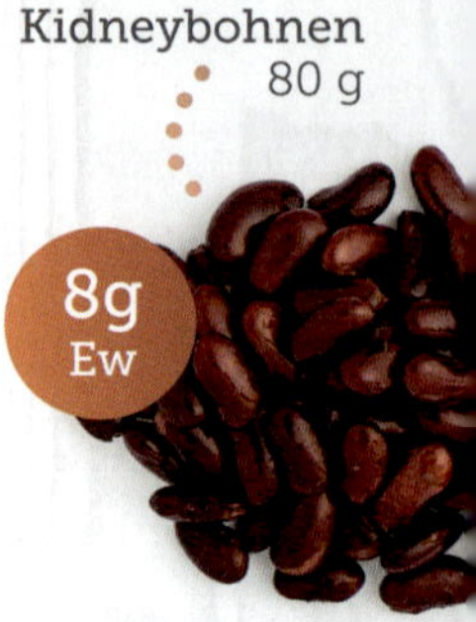

Meist denken wir bei eiweißhaltigen Lebensmitteln vor allem an tierische Produkte wie Milch- & Milchprodukte, Fleisch, Fisch, Wurst und Eier. Sorgen Sie auch hier für Abwechslung, indem Sie regelmäßig pflanzliche Eiweißlieferanten anstelle von Fleisch in Ihren Speiseplan einbauen. Beispielsweise Getreide oder Hülsenfrüchte wie Erbsen, Bohnen, Linsen und Soja liefern hochwertiges pflanzliches Eiweiß und helfen, aufgrund des Ballaststoffgehalts den Cholesterinspiegel zu senken.

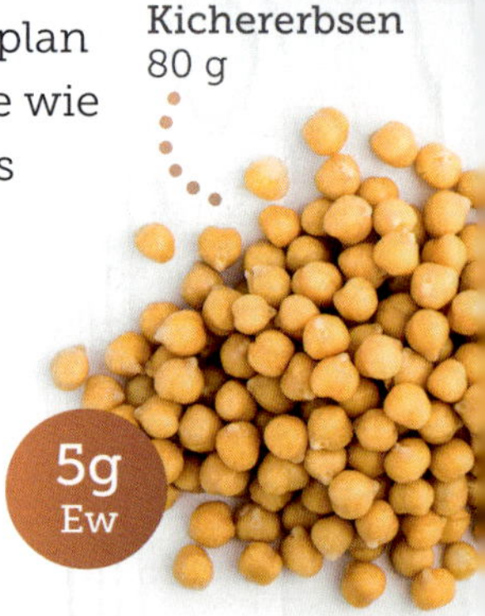

Im Sinne der Nachhaltigkeit wird empfohlen, vermehrt pflanzliche Eiweißlieferanten zu wählen. Gemüse liefert zwar deutlich weniger Eiweiß als Fleisch und Fisch, durch eine gute Kombination, von pflanzlichen und tierischen Eiweißquellen lässt sich aber eine hohe biologische Wertigkeit für unseren Körper erzielen. Besonders gute Kombinationen, um eine höhere Verwertbarkeit von Eiweiß zu erzielen, sind Gerichte mit Vollei und Kartoffeln/Erdäpfeln, Vollei und Milchprodukte, Milchprodukte mit Weizen- oder Dinkelmehl, Vollei und Soja sowie Milchprodukte und Kartoffeln/Erdäpfel. Versuchen Sie doch einmal ein Chili-sin-Carne oder ein Linsengulasch als Hauptgericht.

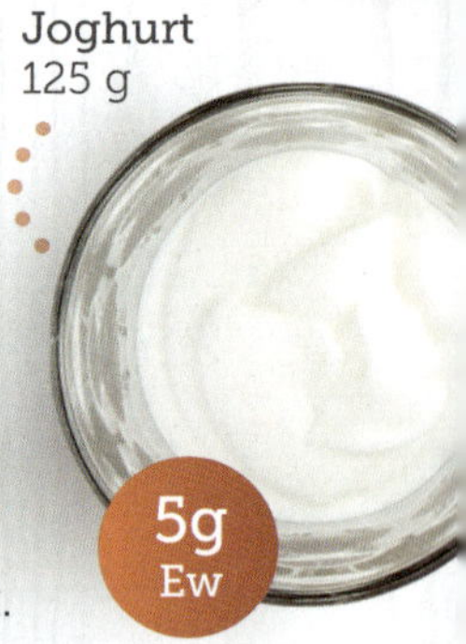

Täglich Milch- und Milchprodukte und eine Portion Käse versorgen Sie neben Eiweiß bzw. Protein mit Kalzium für Ihre Knochen.

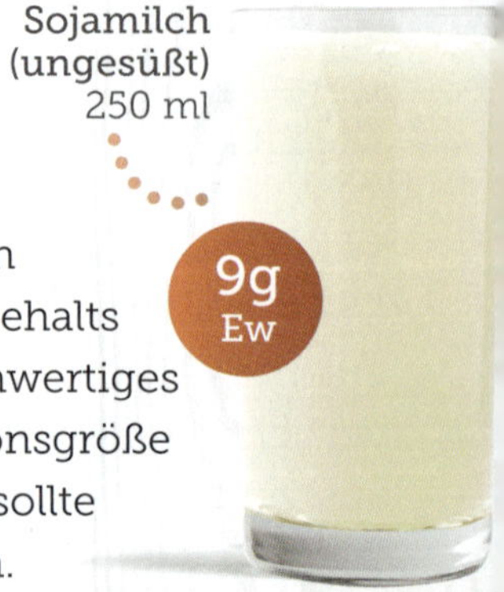

Wöchentlich sollten Sie höchstens drei Portionen an Fleisch und Wurst essen. Aufgrund des hohen Salzgehalts in Wurstwaren empfehlen wir Ihnen qualitativ hochwertiges Fleisch anstatt Wurstwaren auszuwählen. Die Portionsgröße kann sich dabei zwischen 120–150 g bewegen und sollte pro Woche insgesamt maximal 300–600 g betragen.

7. Essen Sie 1 bis 2-mal wöchentlich Fisch

Fisch ist eine gute Eiweißquelle und manche Fische liefern auch wertvolle Omega-3-Fettsäuren. Empfohlen werden 1 bis 2 Portionen Fisch pro Woche, die mit hochwertigen Ölen zubereitet werden sollten.

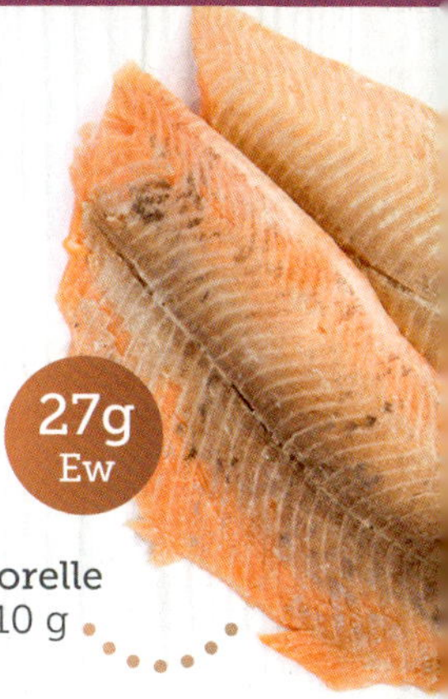

Forelle
110 g

Eine Portion sollte dabei aus einer fettreichen Fischsorte, wie etwa Saibling, Forelle, Makrele, Lachs oder Thunfisch bestehen. Diese fetten Fische enthalten Omega-3-Fettsäuren, welche den Triglyzeridspiegel senken und damit beim Schutz vor Herz-Kreislauf-Erkrankungen helfen.

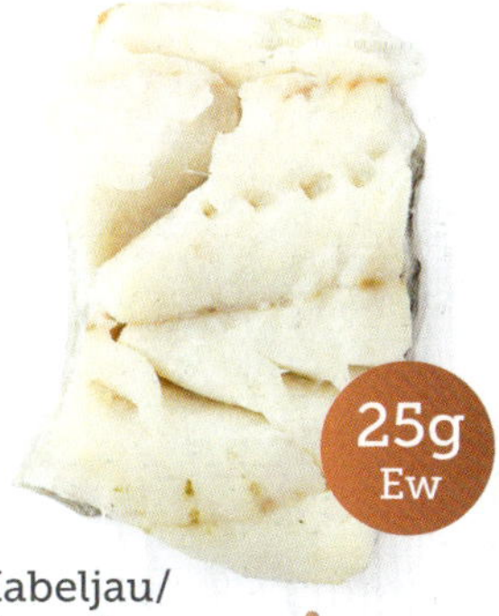

Kabeljau/
Dorsch
125 g

Einheimische Fischsorten wie Saibling oder Forelle enthalten zwar nicht so viele Omega-3-Fettsäuren wie im Vergleich Lachs, Makrele oder Hering, sind aber eine gute Alternative, um die Überfischung zu stoppen. Achten Sie beim Fischkauf zudem auf Zertifikate wie das Marine Stewardship Council (MSC).

Cola-Fläschchen

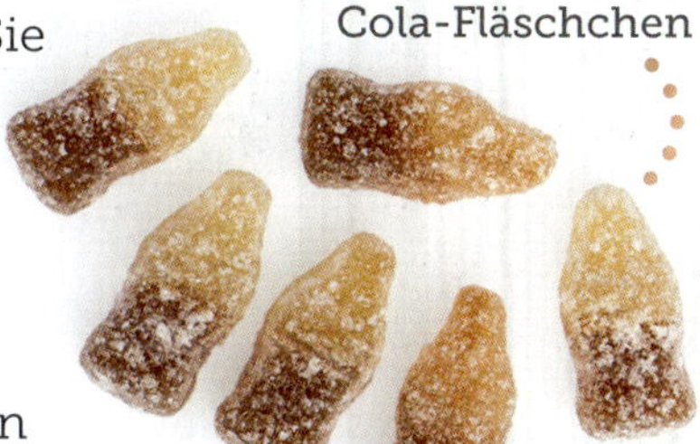

8. Weniger Zucker ist gut

In geringen Mengen kann Zucker genossen werden – doch die Ernährungsberichte aus Österreich und Deutschland zeigen, dass wir grundsätzlich zu viel Zucker essen.

Schokolade

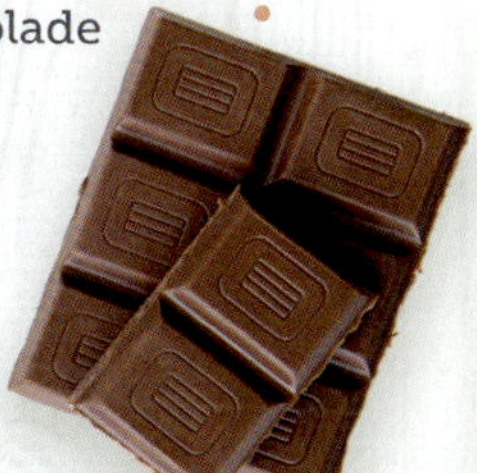

Süßigkeiten sind meist süß UND fett, und können zu Übergewicht beitragen, Ihren Blutzucker ungünstig beeinflussen und bei mangelnder Zahnpflege Karies verursachen. Vor allem in Limonaden, Fruchtsäften, Süßigkeiten, Mehlspeisen etc. steckt sehr viel Zucker.

Cola-Getränk Light
330 ml

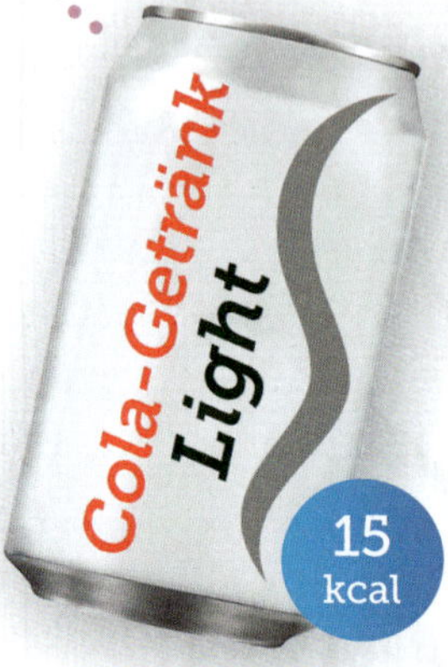

Wenn Sie auf süße Getränke gar nicht verzichten möchten, sind Light-Varianten bei den Getränken eine Alternative – aufgrund der vielen Zusatzstoffe sind Light-Limonaden dennoch nicht gesund und sollten nur gelegentlich getrunken werden. Darin enthaltene Süßstoffe wie Aspartam, Sucralose, Stevia, Acesulfam-K, Cyclamat und Saccharin enthalten keine Energie (kcal) und beeinflussen den Blutzuckerspiegel nicht.

9. Wie viel Salz ist gesund?

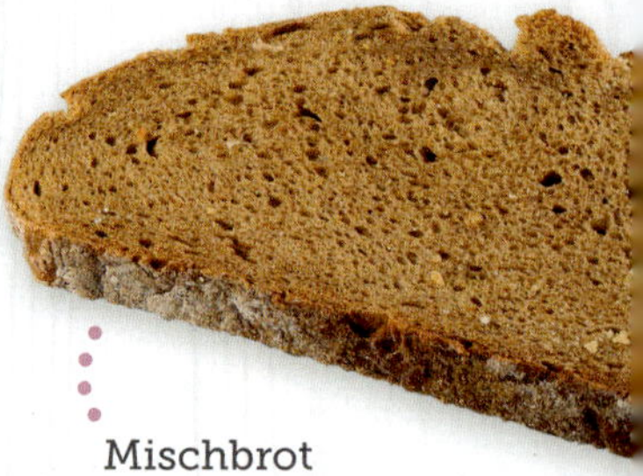

Mischbrot

Eine salzreiche Ernährung kann Ihren Blutdruck erhöhen, wodurch das Risiko von Schlaganfällen und Herz-Kreislauf-Erkrankungen erhöht wird. Empfohlen werden maximal 6 g Salz (Natriumchlorid) pro Tag, das ist die Menge eines Zuckerbriefchens im Kaffeehaus, oder 3 kleine gestrichene Teelöffel.

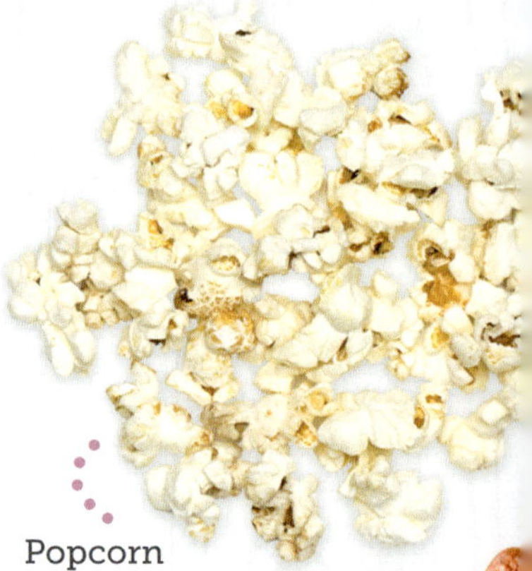

Popcorn

Ungefähr 80 % unseres täglichen Salzes nehmen wir über verarbeitete Produkte wie Brot, Wurst, Käse, Fertiggerichte und Snacks etc. auf. Essen Sie als Alternative zu Hartkäse oder Wurst beispielsweise selbst gemachte Topfenaufstriche, die Sie nur sparsam salzen aber großzügig mit Kräutern würzen.

Wurst

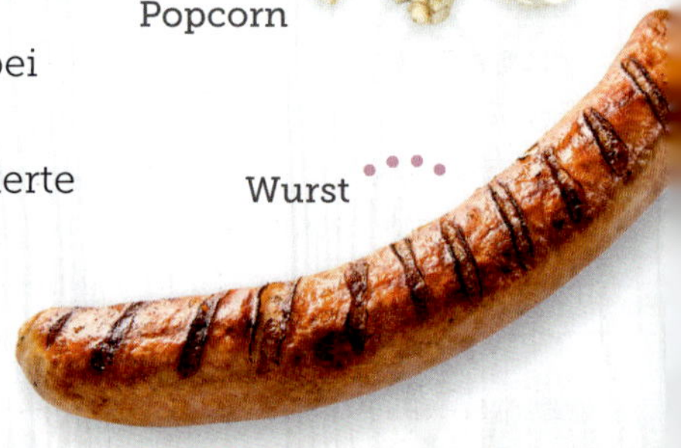

Auch selbst gebackenes, salzreduziertes Brot ist eine gute Alternative. Fragen Sie bei Ihrem Bäcker nach, immer mehr Bäcker bieten aufgrund der Nachfrage salzreduzierte Brotsorten an. Greifen Sie am Tisch nicht sofort zum Salzstreuer, sondern kosten Sie vorher. Auch Kräuter und Gewürze geben Ihren Speisen Geschmack.

10. Achten Sie auf die Fettqualität

Fett ist ein wichtiger Bestandteil unserer Ernährung und dient als Hauptenergiequelle für den Körper. Fett ist wesentlich für die Aufnahme der fettlöslichen Vitamine A, D, E und K verantwortlich. Es isoliert den Körper, bildet eine Schutzschicht um die lebensnotwendigen Organe und ist ein struktureller Bestandteil aller Zellmembranen. Fett hat von allen Nährstoffen die höchste Energiedichte, aber auch einen hohen Sättigungsgrad. Falls Sie einer Low-Fat-Ernährungsweise folgen, achten Sie auf die zugeführte Fettmenge, generell steht aber die Fettqualität über der Menge an zugeführtem Fett!

Manchmal muss man auf eine geliebte Speise nicht völlig verzichten, wenn die Zubereitungsart geändert wird. Zum Beispiel können Sie anstelle von frittierten Pommes die Backofen-Variante versuchen. Damit sparen Sie 175 kcal und 14 g Fett.

Pommes (frittiert)

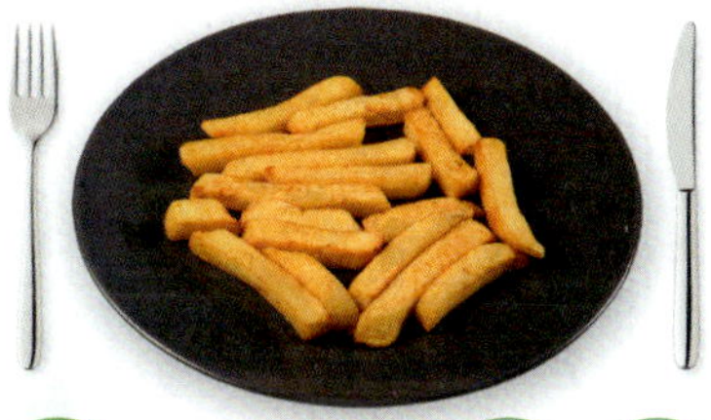

61g KH | 170g | 6 KHE | 5 BE
495 kcal | 7g Ew | 25g Fett | 4g gFS | 4g Ba

Pommes (im Ofen gebacken)

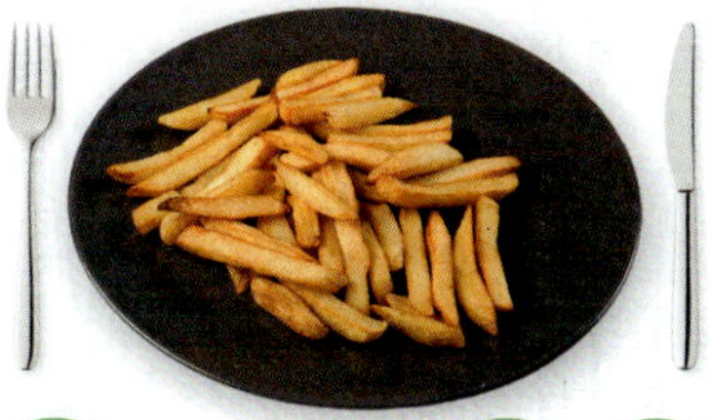

49g KH | 170g | 5 KHE | 4 BE
320 kcal | 5g Ew | 11g Fett | 3g gFS | 5g Ba

Qualität vor Quantität! Fett ist nicht gleich Fett, denn Fettsäuren wie gesättigte Fettsäuren oder Transfettsäuren erhöhen das Risiko für eine Herz-Kreislauf-Erkrankung. In Österreich reguliert seit 2009 die Transfettsäuren-Verordnung das Inverkehrbringen von Lebensmitteln mit gesundheitsschädlichen Mengen an künstlichen Transfettsäuren. Dadurch konnte der Gehalt an Transfettsäuren deutlich verringert werden. Günstig sind Fette und Öle, die einen hohen Gehalt an ungesättigten Fettsäuren haben, wie beispielsweise Raps-, Walnuss-, Soja- und Leinöl.

Gesättigte Fettsäuren finden Sie vor allem in Fleisch, Wurstwaren, Kokosöl, und Palmkernöl. Einzelne gesättigte Fettsäuren erhöhen den Gesamt-Cholesterinspiegel und den ungesunden LDL-Cholesterinspiegel. Damit steigt auch das Risiko von Herz-Kreislauf-Erkrankungen (**18**). Die Wirkung dieser Fettsäuren wird sehr kontrovers diskutiert und scheint immer mehr in den Hintergrund zu rücken (**11**), obwohl internationale Fachgesellschaften deren Zufuhr nach wie vor auf <10 Energieprozent beschränken.

Ein prominenter Lieferant von gesättigten Fettsäuren, das Kokosfett bzw. Kokosöl, wird derzeit stark gehypt. Es liefert mehr als doppelt so viele gesättigte Fettsäuren wie Schweineschmalz und 62 % mehr als Butter. Kokosfett liefert allerdings mehr mittelkettige Fettsäuren, die schneller ins Blut aufgenommen und zur Energiegewinnung herangezogen werden und weniger in Fettreserven landen. Ökologisch ist Kokosöl aber genauso bedenklich wie Palmöl und daher nur in geringen Mengen zu empfehlen. Achten Sie beim Kauf auf natives Kokosöl in Bioqualität, und verwenden Sie zum Kochen und für Salate heimische Öle wie Raps-, Sonnenblumen- oder Walnussöl.

Informationen über den Gehalt an gesättigten Fettsäuren in Lebensmitteln finden Sie in diesem Buch.

Ungesättigte Fettsäuren können einfach oder mehrfach ungesättigt sein. Einfach ungesättigte Fettsäuren sind bei Raumtemperatur normalerweise flüssig und kommen vor allem in Oliven- und Rapsöl vor sowie in Nüssen (Haselnuss, Erdnuss) und Samen. Sie senken den ungesunden LDL-Cholesterinspiegel, ohne dabei den gesunden HDL-Spiegel zu senken. Damit können Sie das Risiko von Herz-Kreislauf-Erkrankungen senken.

Mehrfach ungesättigte Fette finden Sie in einigen Pflanzenölen (Distel-, Leinöl) und Brotaufstrichen/Margarinen, Nüssen und Samen. Sie senken den ungesunden LDL-Cholesterinspiegel, senken bei zu hoher Zufuhr aber auch den gesunden HDL-Cholesterinspiegel. Sie kommen auch in fettem Fisch als Omega-3-Fettsäuren vor, welche den Triglyzeridspiegel im Blut senken.

11. Was motiviert Sie?

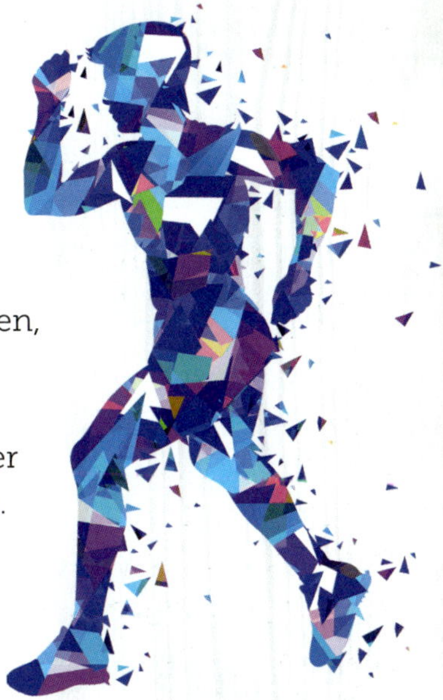

Bevor Sie Ihren Lebensstil verändern, denken Sie über Ihre Motivation und Erwartungen nach. Wenn Sie sich über Ihre Motivation im Klaren sind, können Sie sich das immer wieder in Erinnerung rufen, wenn es mit der Gewichtsreduktion gerade nicht so klappen will. Und jedes erfolgreiche Vorhaben hat realistische Ziele, die sich in der vorgenommenen Zeit auch umsetzen lassen.

Eine schnelle Gewichtsreduktion kann die Motivation erhöhen – achten Sie aber bei jeder Gewichtsreduktion darauf, dass Sie vor allem Körperfett und nicht wichtige Muskulatur abbauen, was bei einseitigen Diäten ohne Kraft- und Ausdauersport schnell passieren kann.

Abnehmen auf gesunde Weise ist eine große Herausforderung für sich, und das Gewicht zu halten erfordert besonders viel Aufmerksamkeit. Wenn Sie im ersten Anlauf Ihr Ziel nicht erreichen, oder Sie etwas von dem abgenommenen Gewicht wieder zunehmen: nicht verzweifeln! Studien konnten zeigen, dass vor allem nach einem halben Jahr häufig wieder Gewicht zugenommen wird. Planen Sie daher regelmäßige Check-ups bei der Sie beratenden Ernährungsfachkraft um eingeschlichene Verhaltensmuster zu erkennen, und einer Gewichtszunahme entgegenzuwirken. Akzeptieren Sie die gelegentlichen Ausrutscher als eine Lernerfahrung, konzentrieren sich auf Ihr Ziel und freuen Sie sich über jeden Fortschritt.

Besprechen Sie Ihr Vorhaben mit Ihrer Ärztin/Ihrem Arzt und machen Sie einen medizinischen Check. Eine kompetente Ernährungsfachkraft kann Sie anhand einer Ernährungsanamnese über die wichtigsten Schritte zu Ihrem Wunschgewicht beraten und praktische Tipps zur Umsetzung geben.

20-cm-kleiner Teller

Baguette

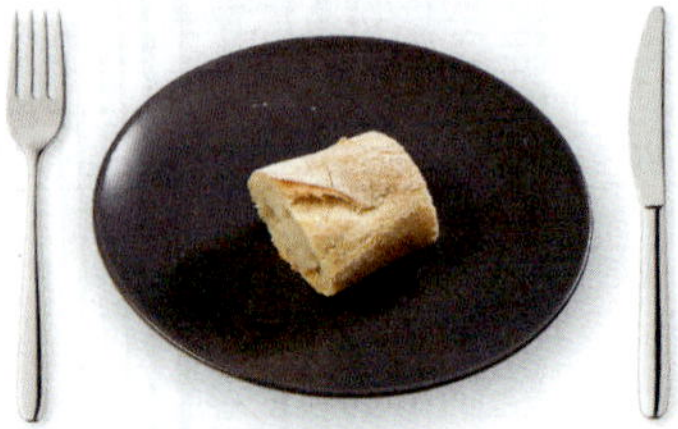

Menge	KH	KHE	BE	kcal	Ew	Fett	gFS	Ba
30g	17g	1½	1½	85	3g	1g	0g	1g

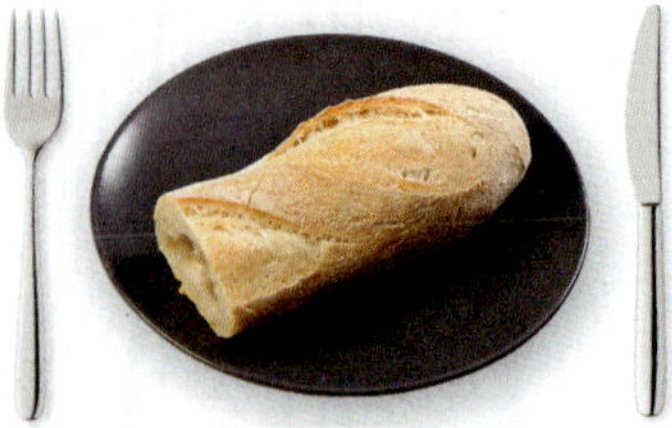

Menge	KH	KHE	BE	kcal	Ew	Fett	gFS	Ba
85g	48g	5	4	240	9g	2g	0g	3g

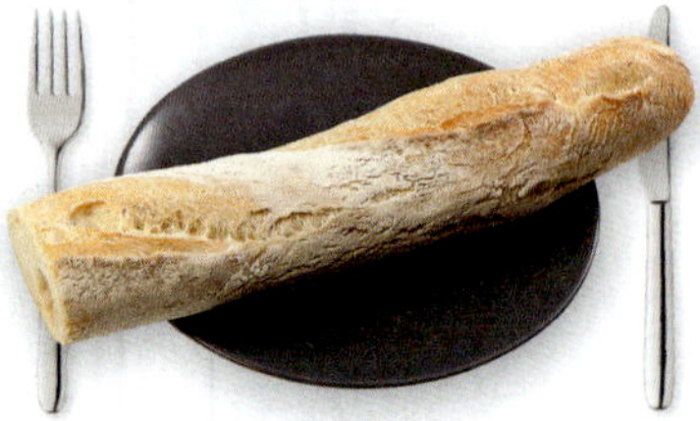

Menge	KH	KHE	BE	kcal	Ew	Fett	gFS	Ba
170g	95g	9½	8	485	17g	3g	1g	6g

Baguette mit Knoblauchbutter

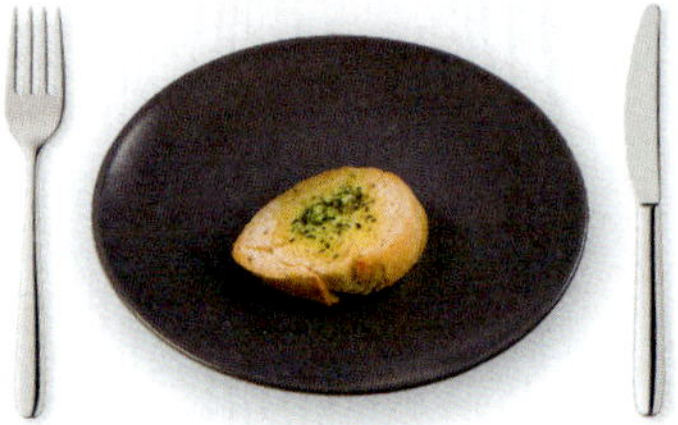

Menge	KH	KHE	BE	kcal	Ew	Fett	gFS	Ba
22g	10g	1	1	60	2g	1g	1g	1g

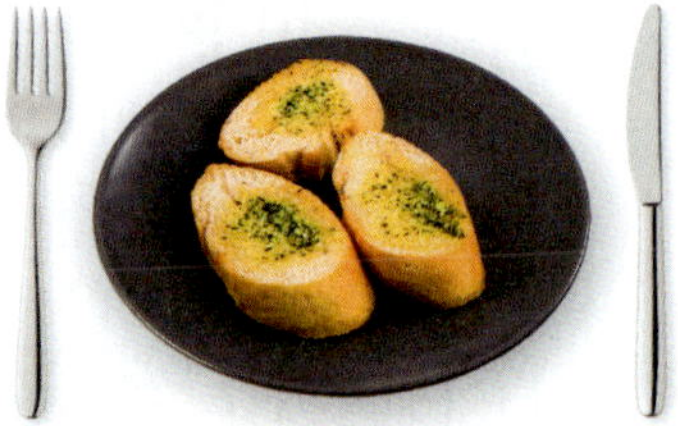

Menge	KH	KHE	BE	kcal	Ew	Fett	gFS	Ba
66g	31g	3	2½	180	6g	4g	2g	3g

Bagel

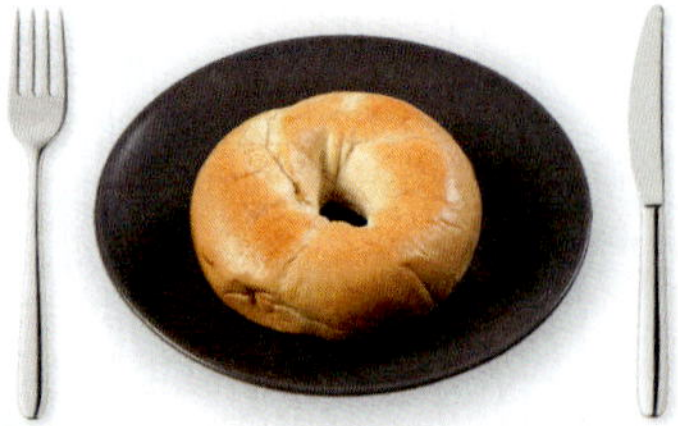

Menge	KH	KHE	BE	kcal	Ew	Fett	gFS	Ba
85g	43g	4½	3½	225	7g	2g	1g	1g

Burgerbrötchen • Burgerweckerl

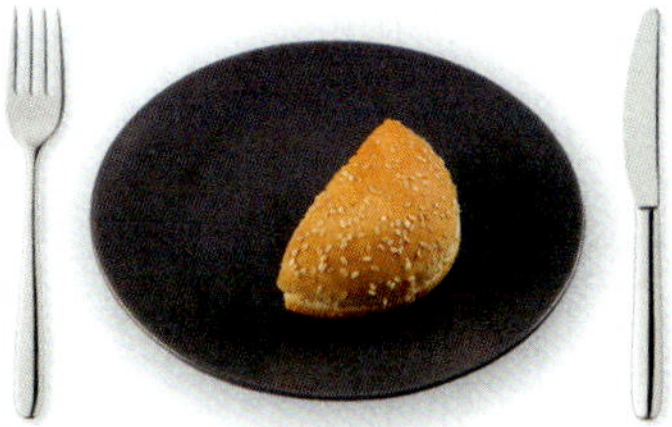

KH	Menge	KHE	BE
12g	25g	1	1

kcal	Ew	Fett	gFS	Ba
65	2g	1g	0g	1g

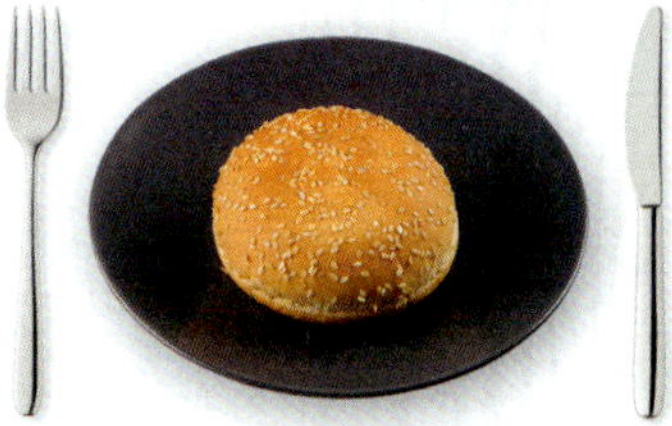

KH	Menge	KHE	BE
23g	50g	2½	2

kcal	Ew	Fett	gFS	Ba
135	5g	2g	0g	2g

Bosner-Brötchen • Hot Dog

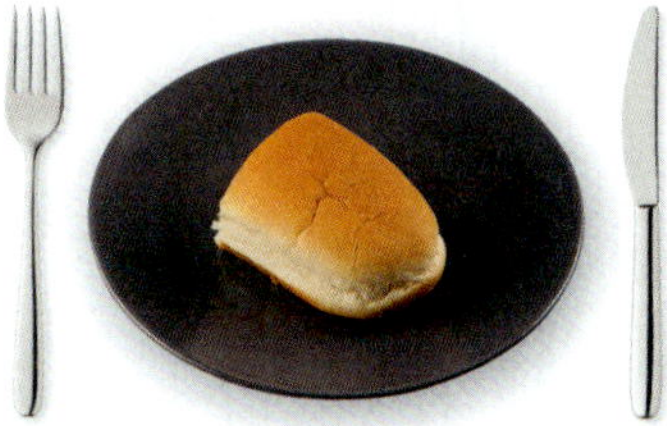

KH	Menge	KHE	BE
17g	30g	1½	1½

kcal	Ew	Fett	gFS	Ba
85	3g	1g	0g	1g

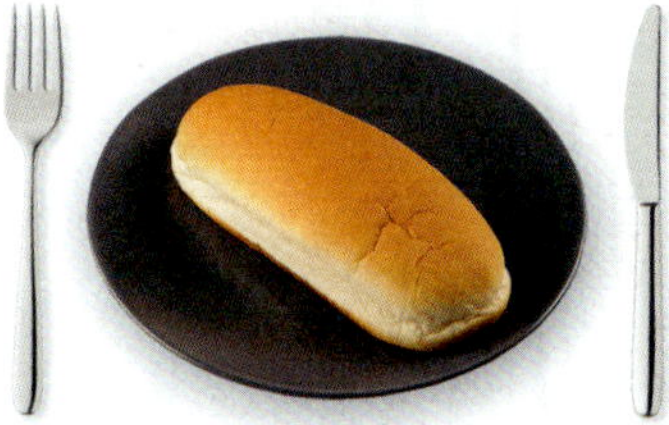

KH	Menge	KHE	BE
34g	60g	3½	3

kcal	Ew	Fett	gFS	Ba
170	6g	1g	0g	2g

Brezel

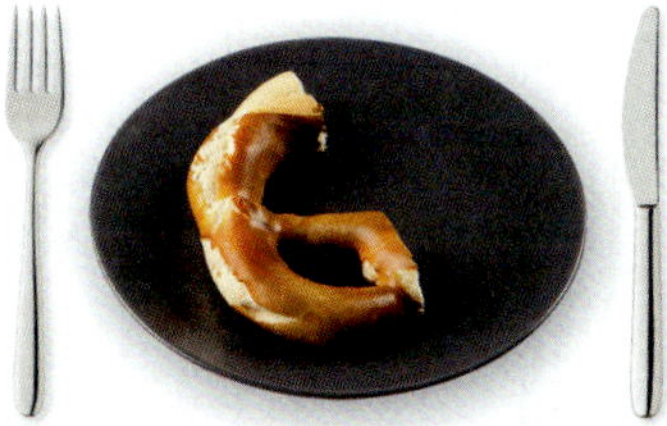

KH	Menge	KHE	BE
22g	40g	2	2

kcal	Ew	Fett	gFS	Ba
120	4g	2g	0g	1g

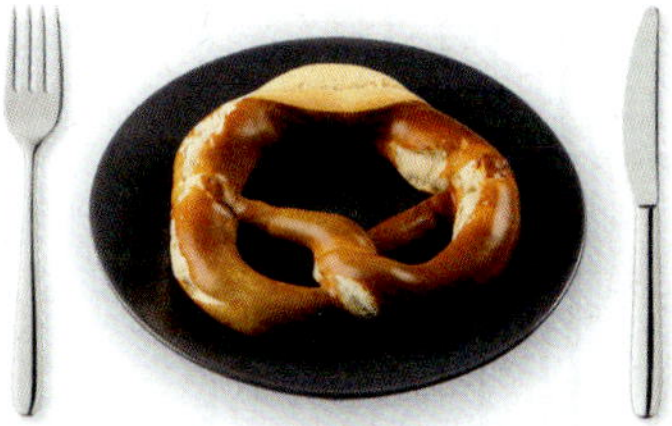

KH	Menge	KHE	BE
45g	80g	4½	3½

kcal	Ew	Fett	gFS	Ba
240	7g	3g	1g	3g

20-cm-kleiner Teller

Bauernbrot

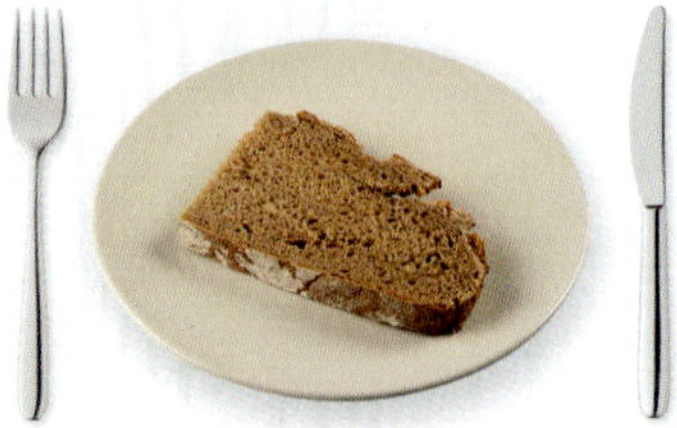

45g				
21g KH	2 KHE	1½ BE		
100 kcal	3g Ew	0g Fett	0g gFS	3g Ba

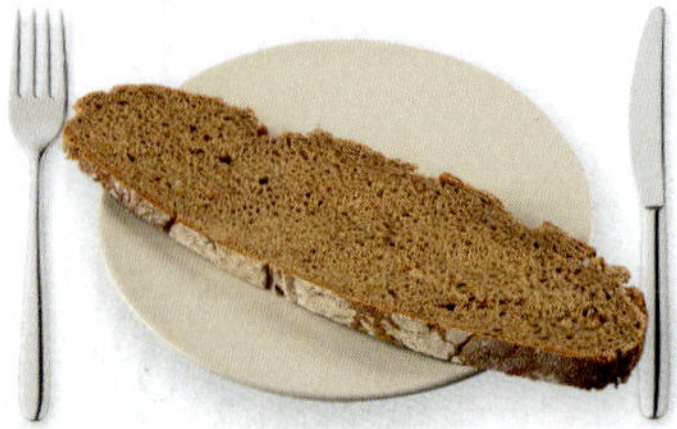

90g				
41g KH	4 KHE	3½ BE		
205 kcal	7g Ew	1g Fett	0g gFS	5g Ba

Roggenvollkornbrot

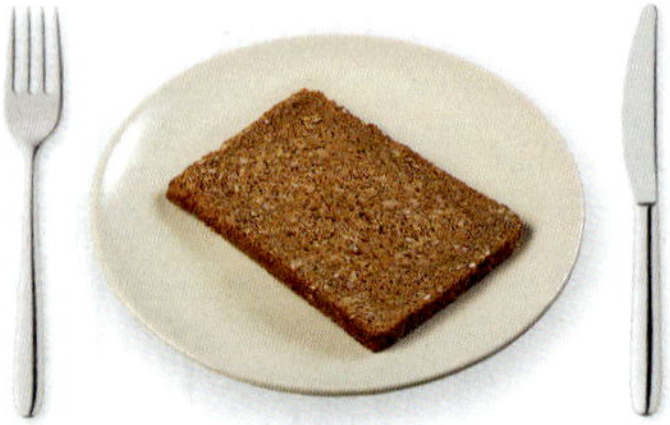

50g				
19g KH	2 KHE	1½ BE		
100 kcal	4g Ew	1g Fett	0g gFS	4g Ba

Mischbrot

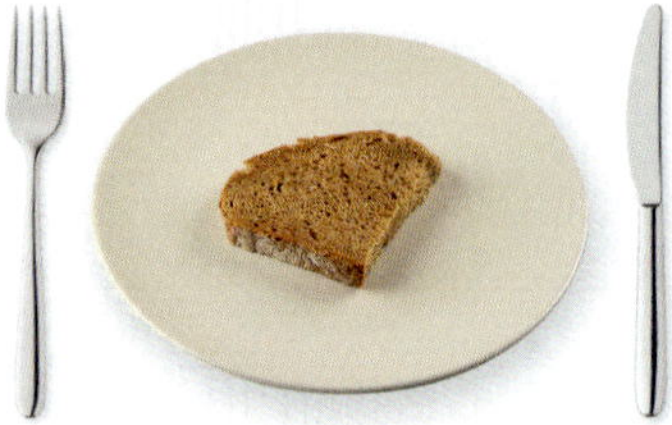

25g				
11g KH	1 KHE	1 BE		
55 kcal	2g Ew	0g Fett	0g gFS	2g Ba

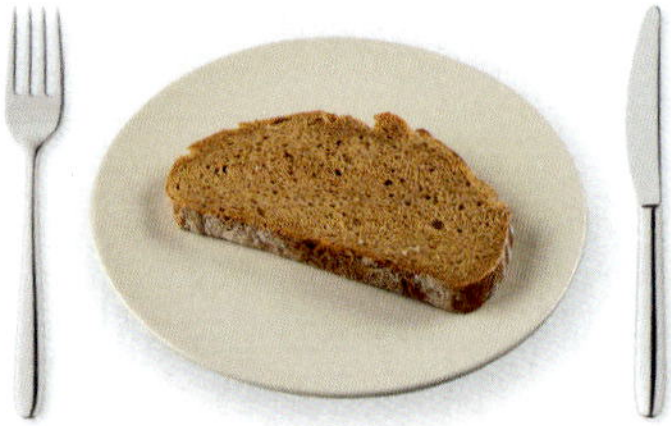

50g				
23g KH	2½ KHE	2 BE		
115 kcal	4g Ew	1g Fett	0g gFS	3g Ba

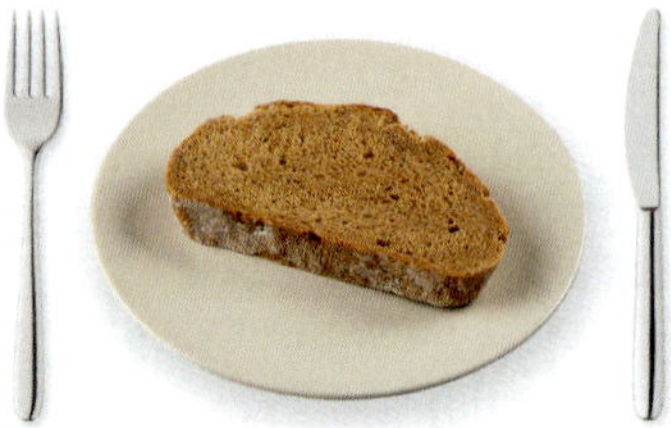

75g				
34g KH	3½ KHE	3 BE		
170 kcal	6g Ew	1g Fett	0g gFS	5g Ba

Dinkelbrot

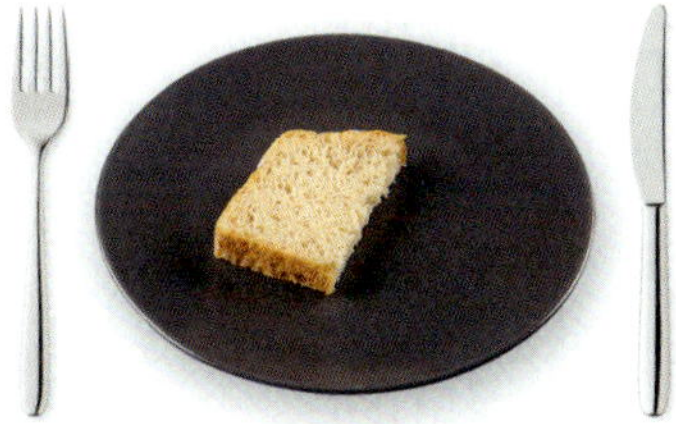

KH	Menge	KHE	BE	kcal	Ew	Fett	gFS	Ba
10g	25g	1	1	60	3g	1g	0g	1g

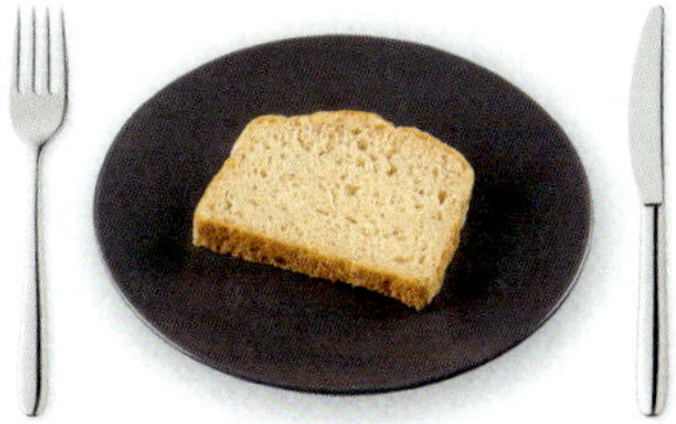

KH	Menge	KHE	BE	kcal	Ew	Fett	gFS	Ba
20g	50g	2	1½	115	5g	2g	0g	2g

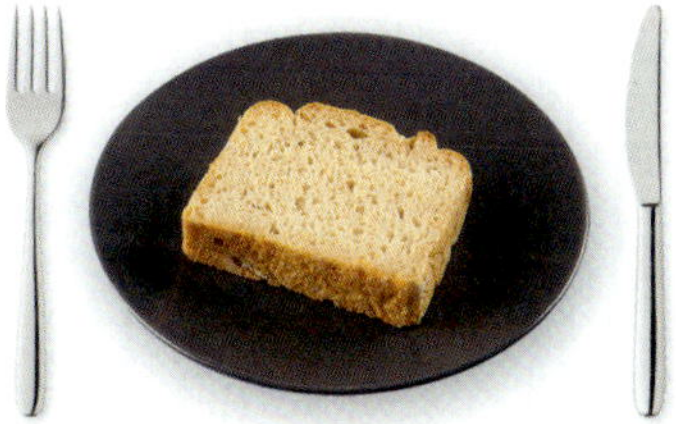

KH	Menge	KHE	BE	kcal	Ew	Fett	gFS	Ba
30g	75g	3	2½	175	8g	3g	0g	3g

Dinkelvollkornbrot

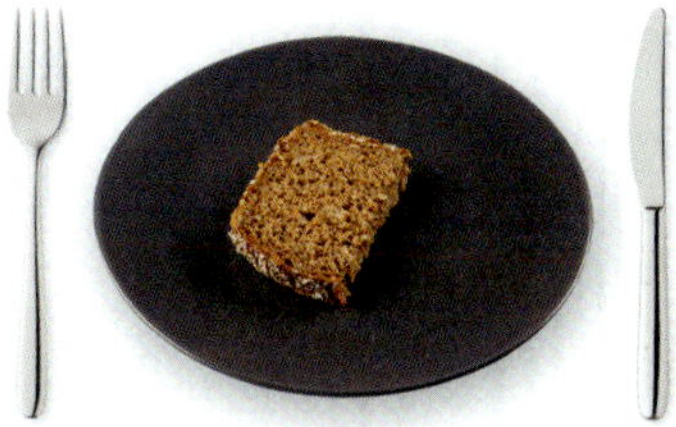

KH	Menge	KHE	BE	kcal	Ew	Fett	gFS	Ba
12g	30g	1	1	60	2g	0g	0g	2g

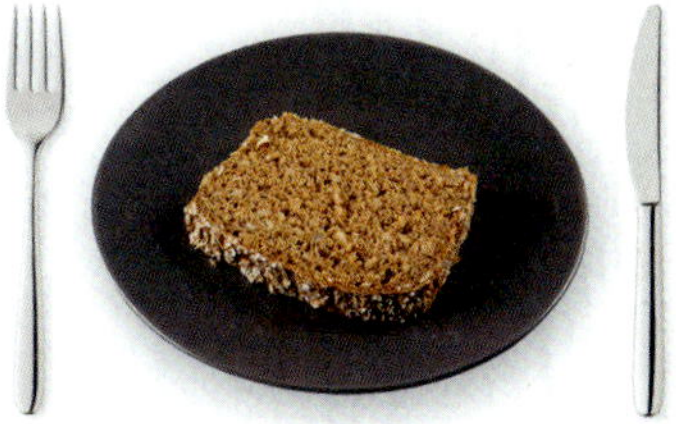

KH	Menge	KHE	BE	kcal	Ew	Fett	gFS	Ba
23g	60g	2½	2	120	4g	1g	0g	5g

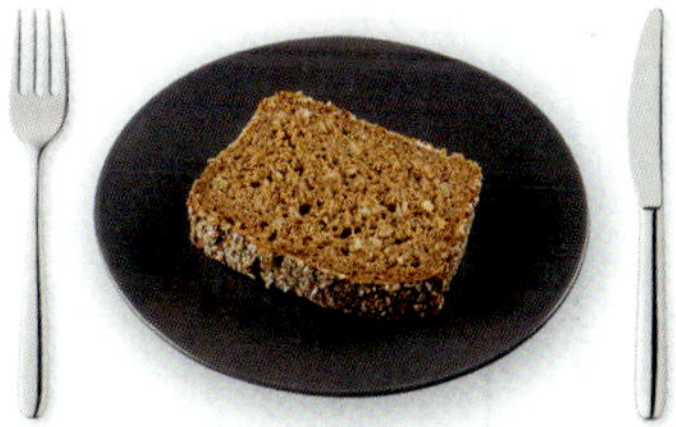

KH	Menge	KHE	BE	kcal	Ew	Fett	gFS	Ba
35g	90g	3½	3	180	7g	1g	0g	7g

20-cm-kleiner Teller

Sonnenblumenbrot

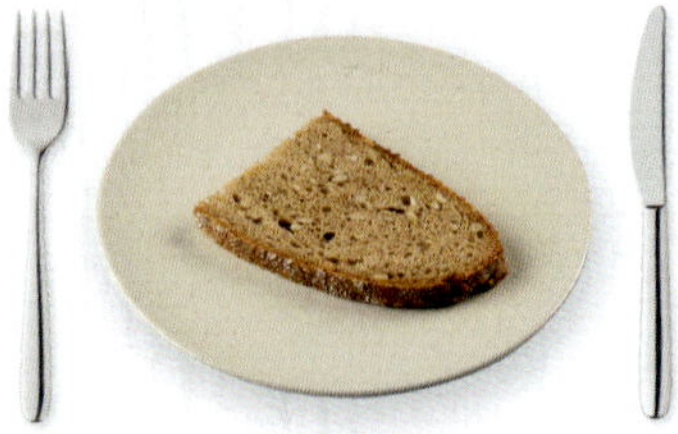

12g KH	30g		1 KHE	1 BE
65 kcal	3g Ew	1g Fett	0g gFS	2g Ba

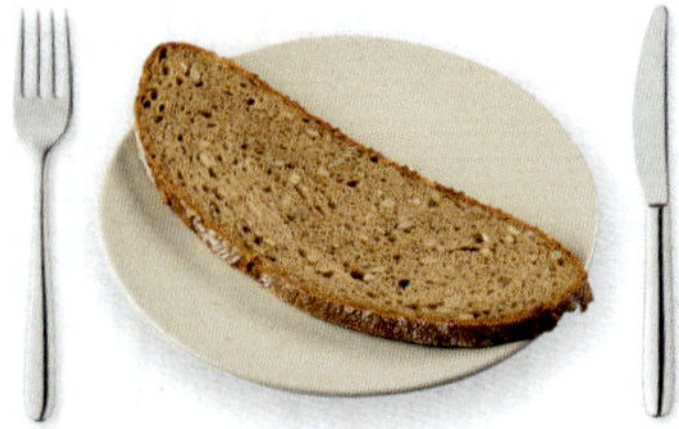

23g KH	60g		2½ KHE	2 BE
130 kcal	5g Ew	2g Fett	0g gFS	5g Ba

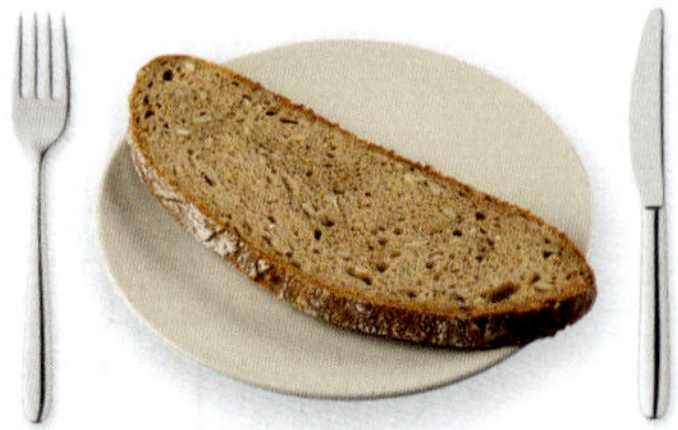

35g KH	90g		3½ KHE	3 BE
195 kcal	8g Ew	3g Fett	0g gFS	7g Ba

Brötchen • Semmel

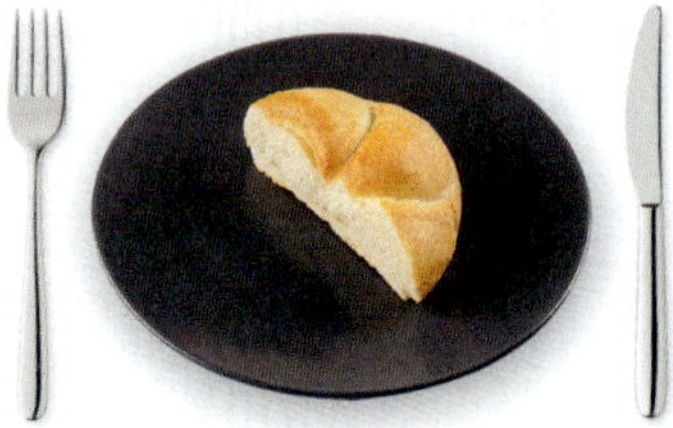

18g KH	32g		2 KHE	1½ BE
90 kcal	3g Ew	1g Fett	0g gFS	1g Ba

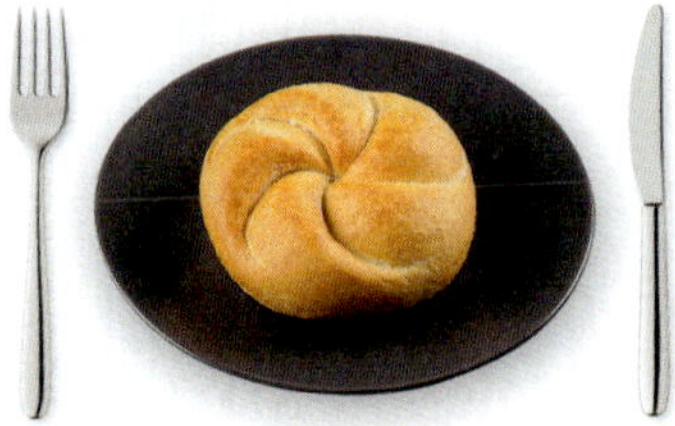

36g KH	65g		3½ KHE	3 BE
185 kcal	7g Ew	1g Fett	0g gFS	2g Ba

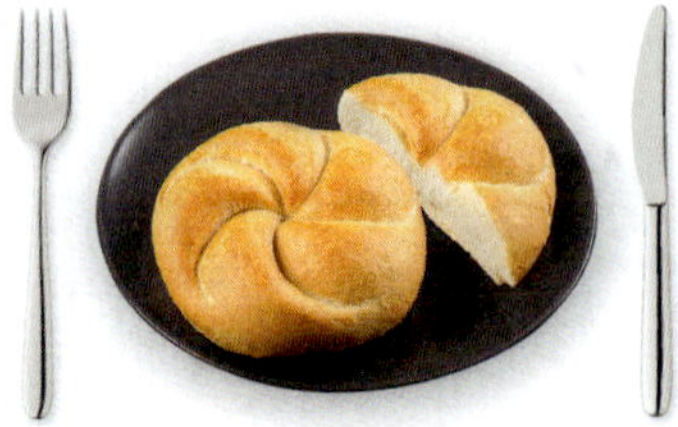

53g KH	95g		5½ KHE	4½ BE
270 kcal	10g Ew	2g Fett	0g gFS	3g Ba

20-cm-kleiner Teller

Brötchen mit Samen • Kornspitz

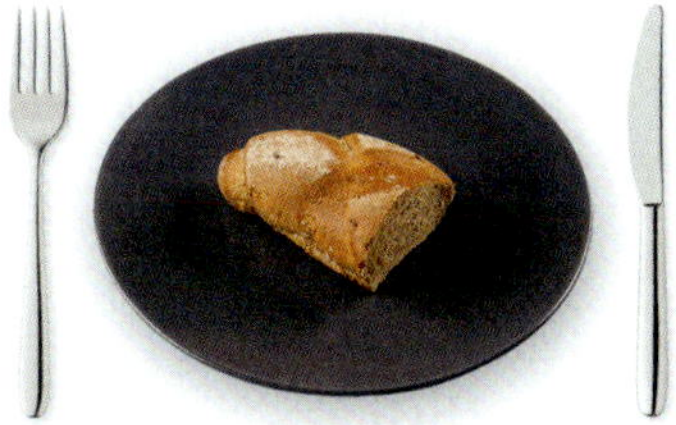

14g KH	30g	1½ KHE	1 BE
85 kcal	3g Ew	2g Fett	0g gFS	1g Ba

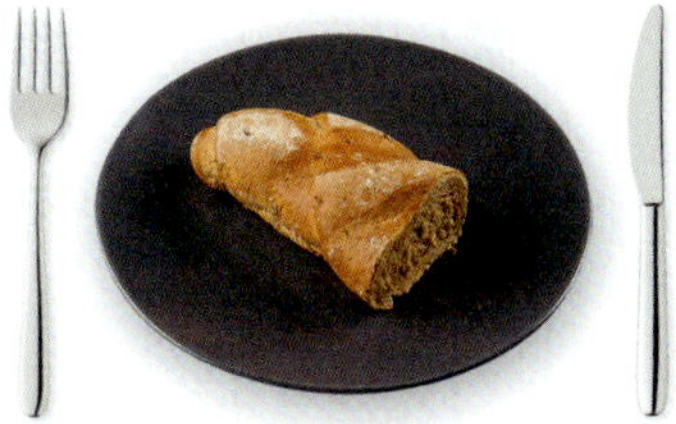

22g KH	45g	2 KHE	2 BE
125 kcal	4g Ew	2g Fett	0g gFS	2g Ba

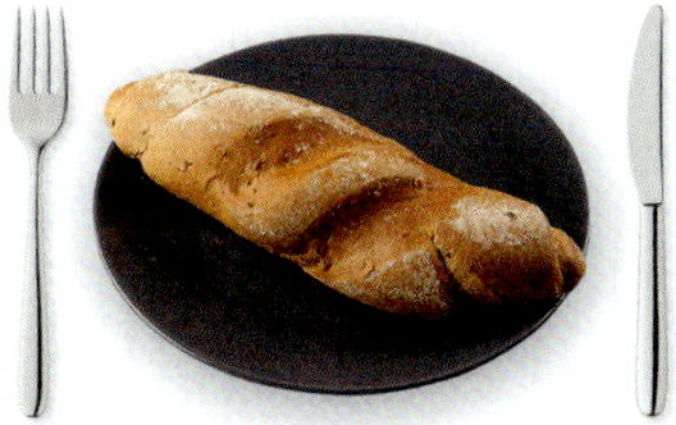

43g KH	90g	4½ KHE	3½ BE
250 kcal	9g Ew	5g Fett	1g gFS	4g Ba

Vollkornbrötchen • Vollkornweckerl

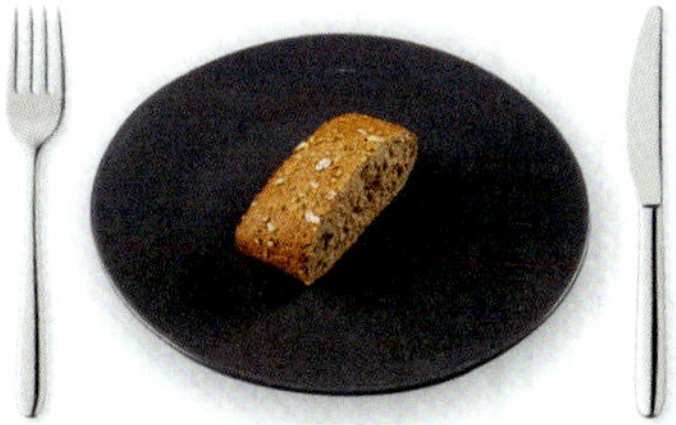

13g KH	30g	1½ KHE	1 BE
65 kcal	2g Ew	0g Fett	0g gFS	2g Ba

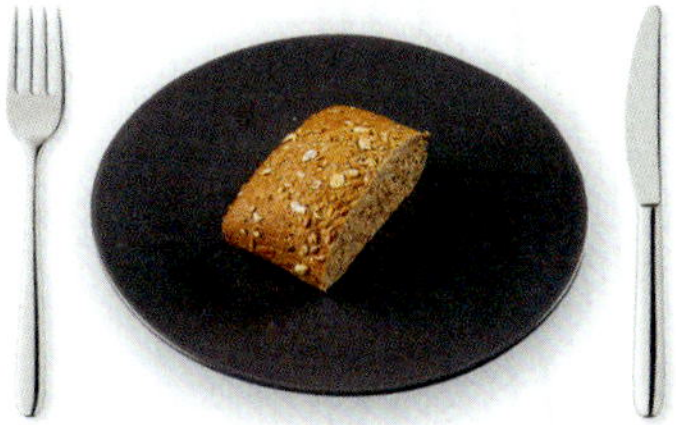

19g KH	45g	2 KHE	1½ BE
100 kcal	4g Ew	1g Fett	0g gFS	3g Ba

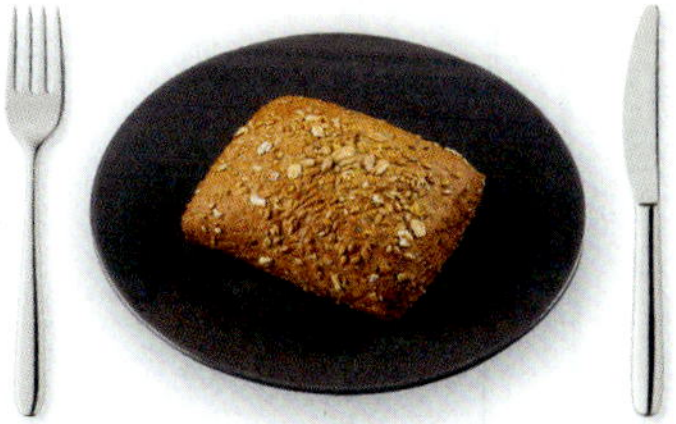

38g KH	90g	4 KHE	3 BE
195 kcal	7g Ew	1g Fett	0g gFS	6g Ba

20-cm-kleiner Teller

Laugen-Croissant

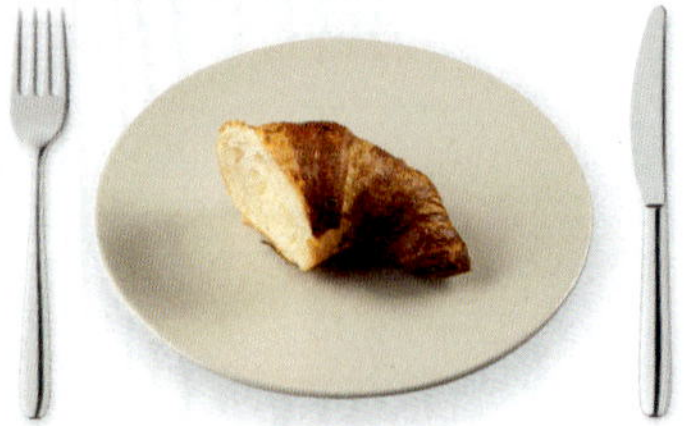

11g KH	25g		1 KHE	1 BE
100 kcal	2g Ew	6g Fett	3g gFS	0g Ba

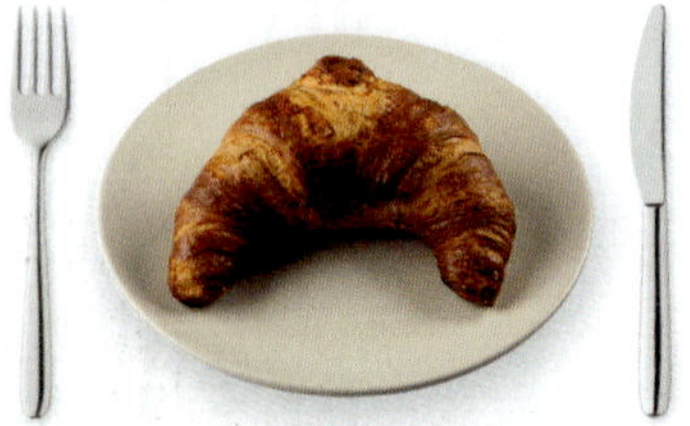

21g KH	50g		2 KHE	2 BE
200 kcal	3g Ew	12g Fett	5g gFS	1g Ba

Butter-Croissant

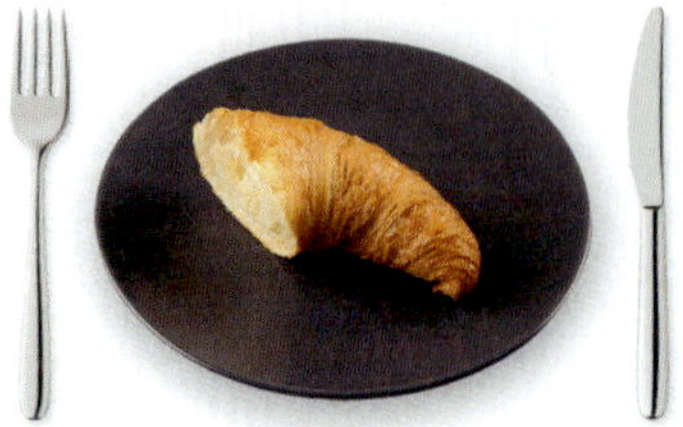

11g KH	25g		1 KHE	1 BE
130 kcal	2g Ew	8g Fett	4g gFS	1g Ba

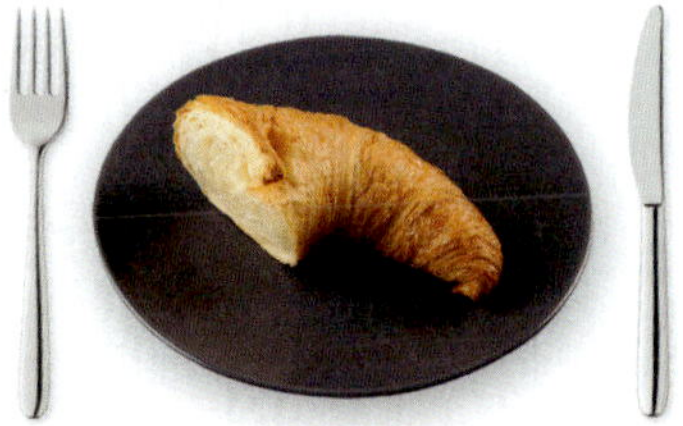

16g KH	35g		1½ KHE	1½ BE
180 kcal	3g Ew	12g Fett	5g gFS	1g Ba

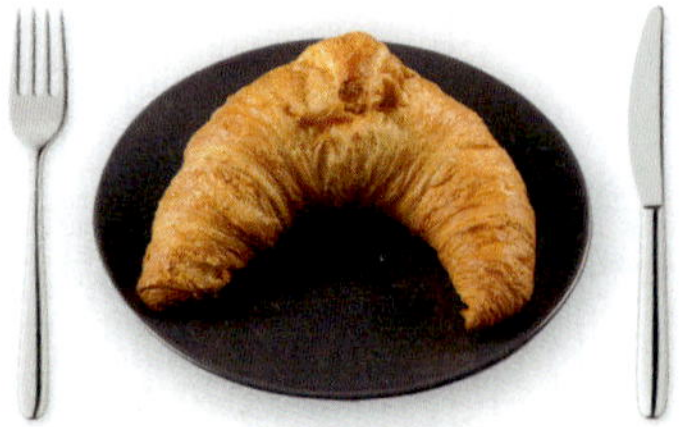

29g KH	65g		3 KHE	2½ BE
330 kcal	5g Ew	22g Fett	10g gFS	1g Ba

Panini

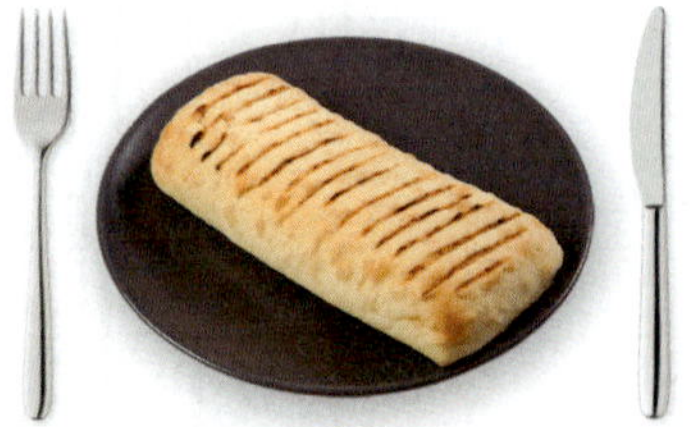

49g KH	100g		5 KHE	4 BE
240 kcal	8g Ew	1g Fett	0g gFS	3g Ba

Ciabatta (Scheibe)

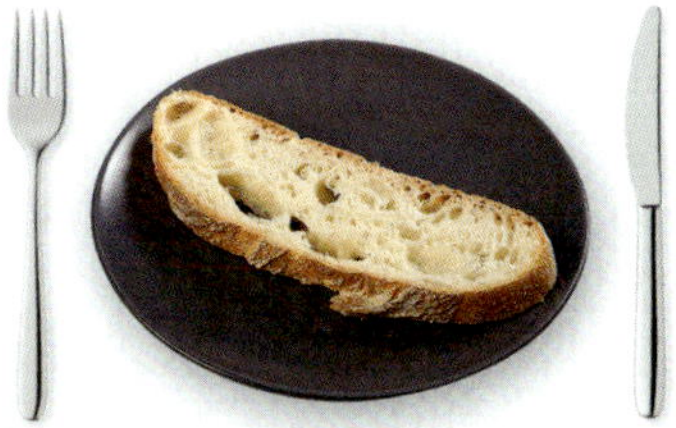

KH	Menge	KHE	BE
15g	30g	1½	1

kcal	Ew	Fett	gFS	Ba
75	2g	0g	0g	1g

Ciabatta

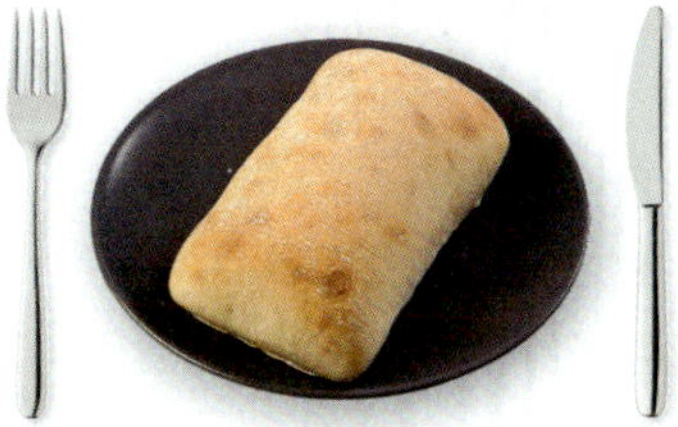

KH	Menge	KHE	BE
49g	100g	5	4

kcal	Ew	Fett	gFS	Ba
240	8g	1g	0g	3g

Focaccia

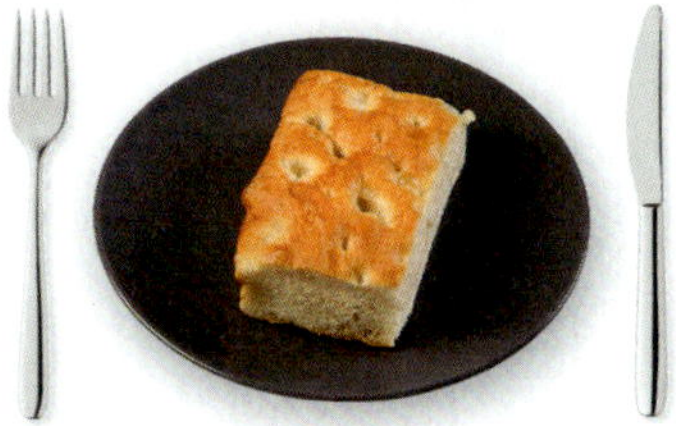

KH	Menge	KHE	BE
26g	60g	2½	2

kcal	Ew	Fett	gFS	Ba
165	5g	4g	1g	1g

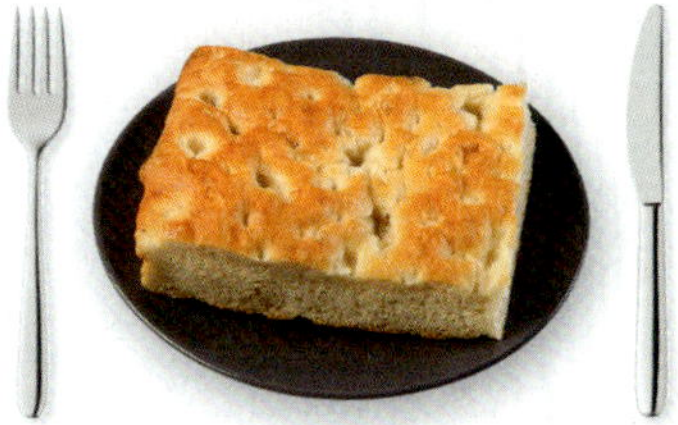

KH	Menge	KHE	BE
53g	120g	5½	4½

kcal	Ew	Fett	gFS	Ba
330	10g	8g	1g	2g

Pitta-Brot

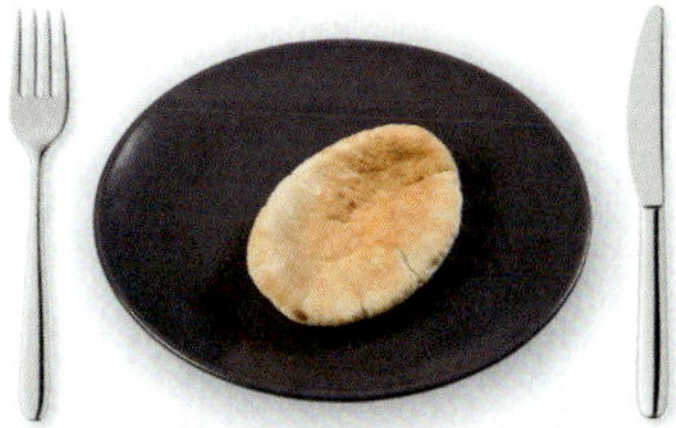

KH	Menge	KHE	BE
17g	35g	1½	1½

kcal	Ew	Fett	gFS	Ba
85	3g	0g	0g	1g

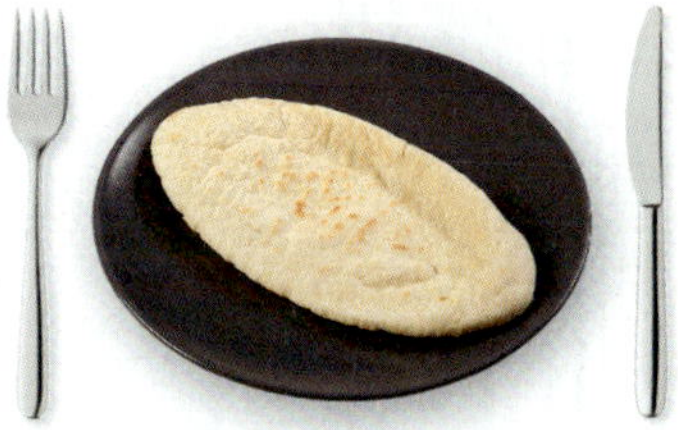

KH	Menge	KHE	BE
34g	70g	3½	3

kcal	Ew	Fett	gFS	Ba
170	6g	1g	0g	2g

20-cm-kleiner Teller, 26-cm-großer Teller

Grahambrötchen • Grahamweckerl

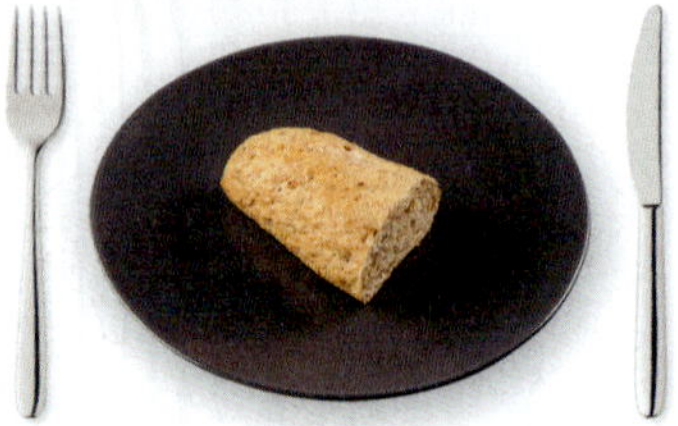

15g KH	30g	1½ KHE	1½ BE
75 kcal	2g Ew	0g Fett	0g gFS
			1g Ba

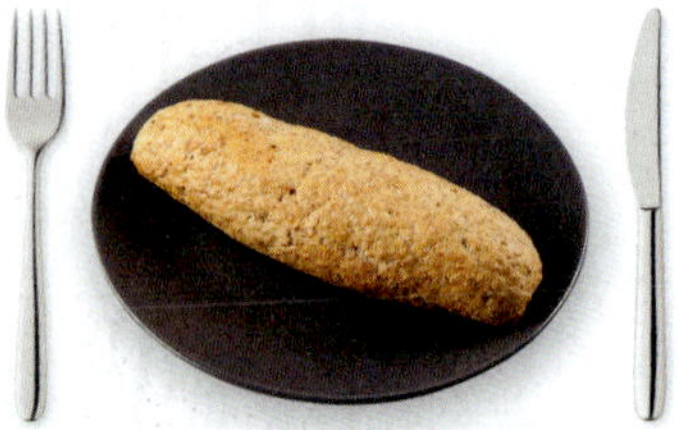

35g KH	70g	3½ KHE	3 BE
175 kcal	5g Ew	1g Fett	0g gFS
			2g Ba

Fladenbrot

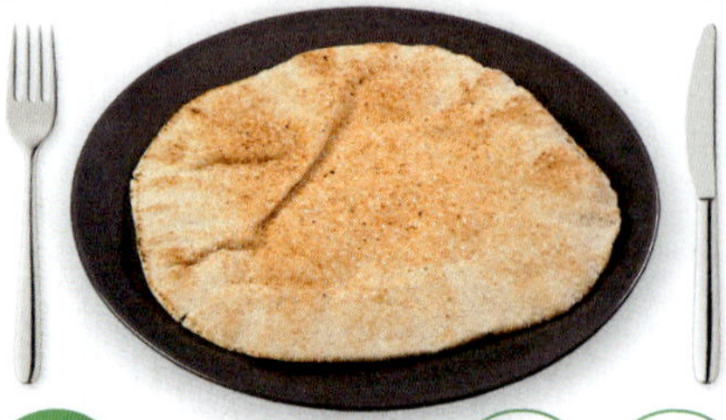

29g KH	60g	3 KHE	2½ BE
145 kcal	5g Ew	1g Fett	0g gFS
			2g Ba

Gebäck mit Mohn • Mohnflesserl

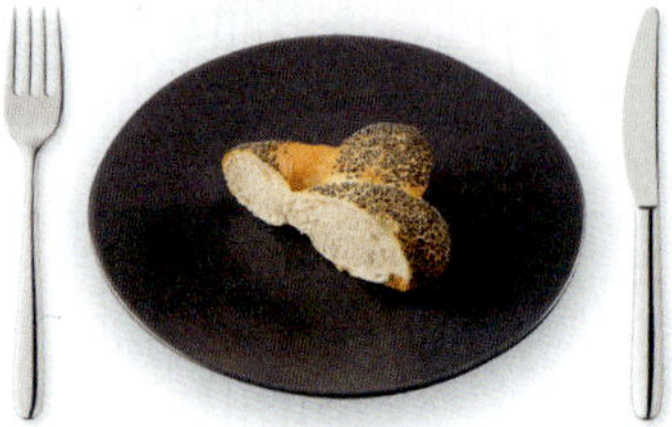

12g KH	25g	1 KHE	1 BE
65 kcal	2g Ew	1g Fett	0g gFS
			1g Ba

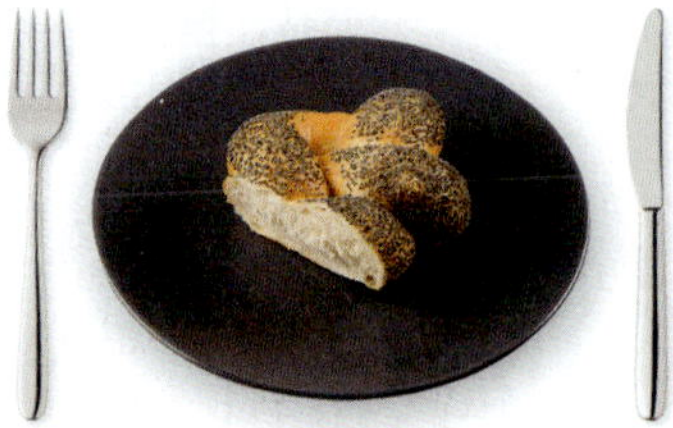

20g KH	42g	2 KHE	1½ BE
105 kcal	4g Ew	1g Fett	0g gFS
			2g Ba

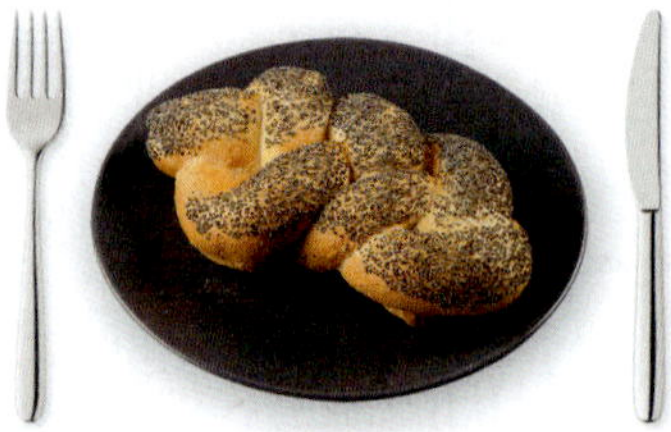

40g KH	85g	4 KHE	3½ BE
215 kcal	8g Ew	3g Fett	0g gFS
			3g Ba

Laugengebäck

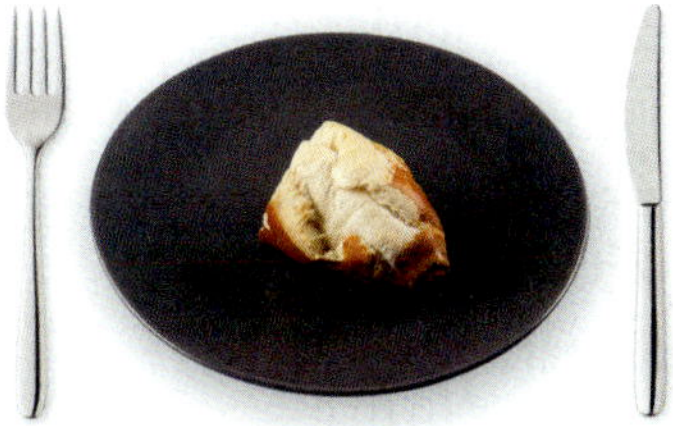

16g KH · 30g · 1½ KHE · 1½ BE

80 kcal · 3g Ew · 1g Fett · 0g gFS · 0g Ba

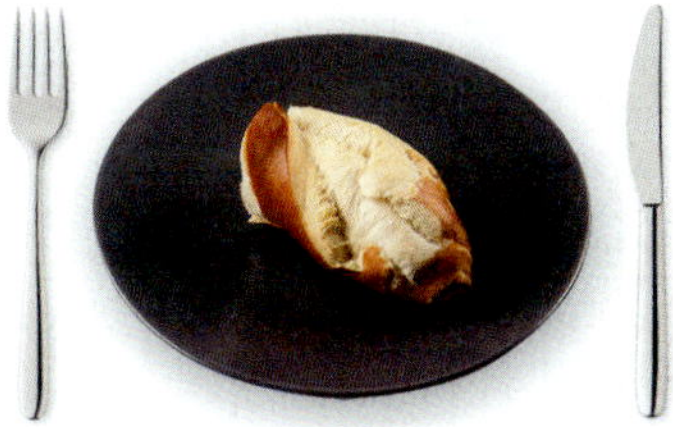

23g KH · 45g · 2½ KHE · 2 BE

120 kcal · 4g Ew · 1g Fett · 1g gFS · 1g Ba

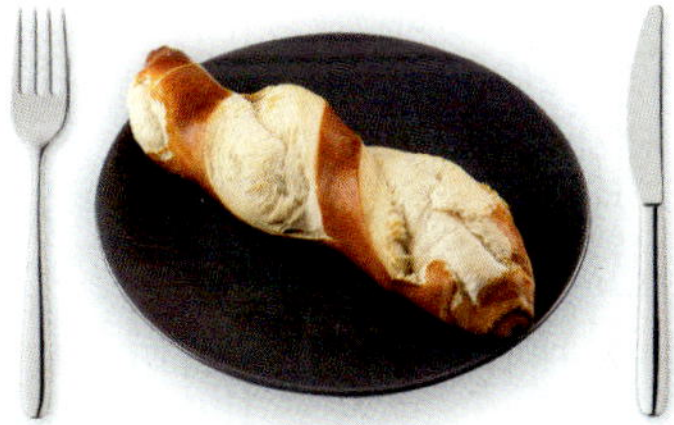

47g KH · 90g · 4½ KHE · 4 BE

240 kcal · 8g Ew · 2g Fett · 1g gFS · 1g Ba

Salzgebäck • Salzstangerl

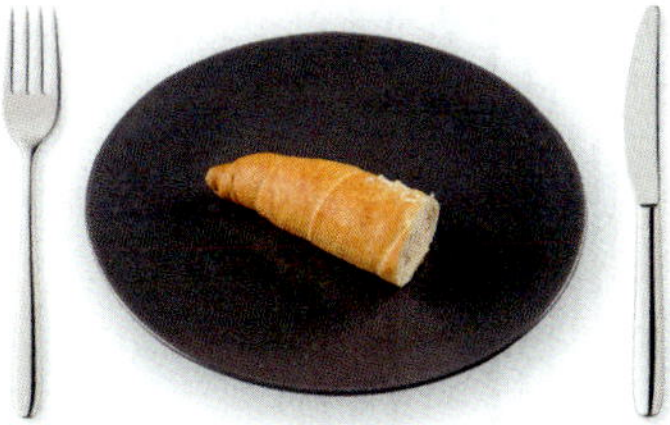

10g KH · 20g · 1 KHE · 1 BE

55 kcal · 2g Ew · 1g Fett · 0g gFS · 1g Ba

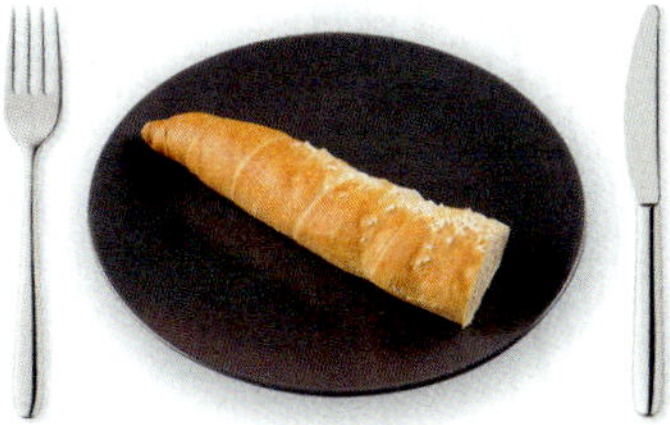

20g KH · 40g · 2 KHE · 1½ BE

105 kcal · 3g Ew · 1g Fett · 0g gFS · 1g Ba

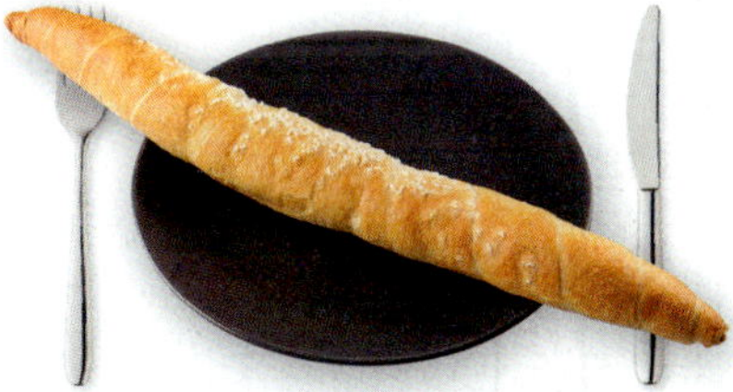

40g KH · 80g · 4 KHE · 3½ BE

210 kcal · 7g Ew · 2g Fett · 0g gFS · 3g Ba

20-cm-kleiner Teller

Knäckebrot

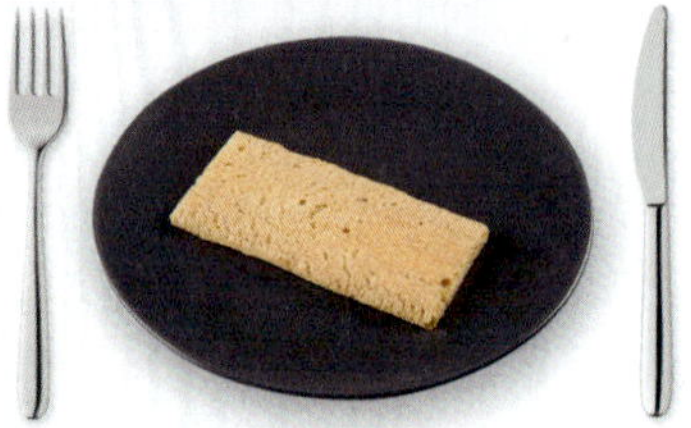

4g KH	7g		½ KHE	½ BE
25 kcal	1g Ew	0g Fett	0g gFS	1g Ba

Knäckebrot (Roggen)

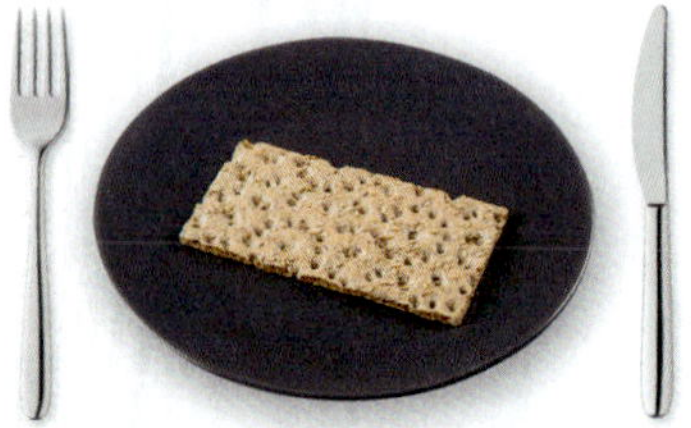

8g KH	12g		1 KHE	½ BE
40 kcal	1g Ew	0g Fett	0g gFS	1g Ba

Knäckebrot (Vollkorn)

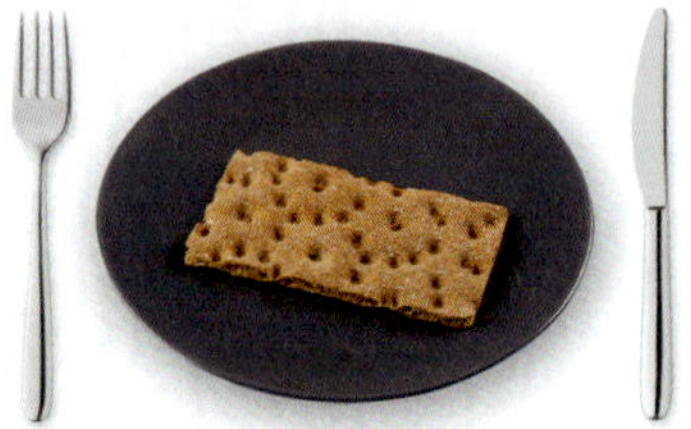

9g KH	12g		1 KHE	½ BE
40 kcal	1g Ew	0g Fett	0g gFS	1g Ba

Pumpernickel

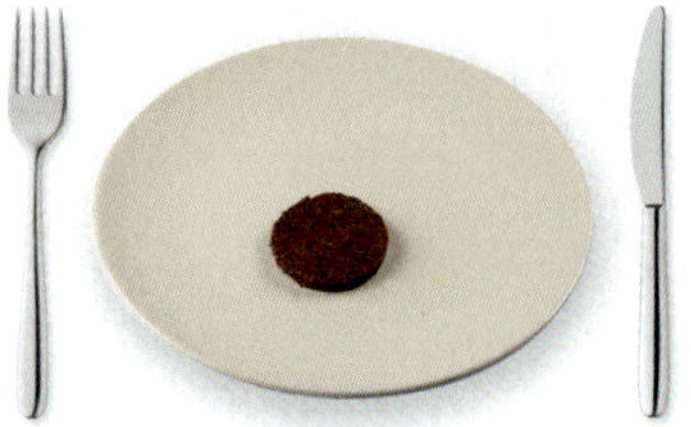

4g KH	9g		½ KHE	½ BE
20 kcal	0g Ew	0g Fett	0g gFS	1g Ba

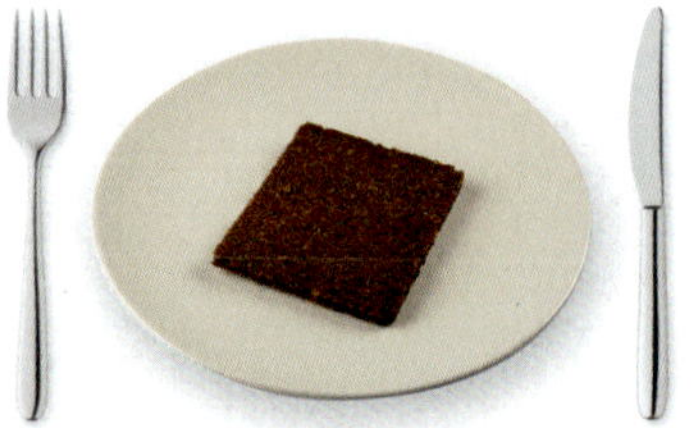

13g KH	33g		1½ KHE	1 BE
65 kcal	2g Ew	0g Fett	0g gFS	3g Ba

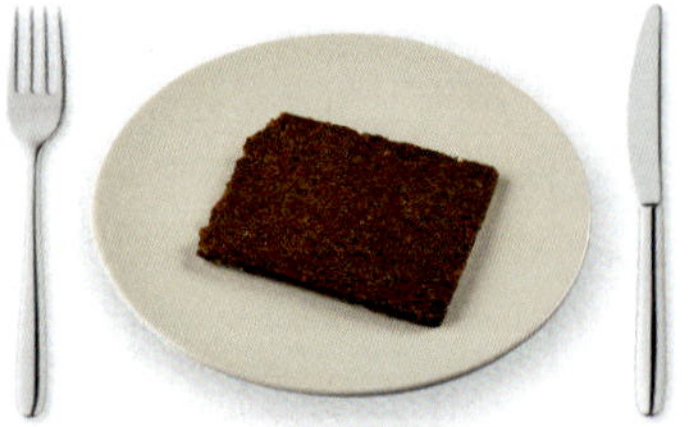

18g KH	45g		2 KHE	1½ BE
90 kcal	2g Ew	1g Fett	0g gFS	4g Ba

26-cm-großer Teller, 20-cm-kleiner Teller

Taco-Schale

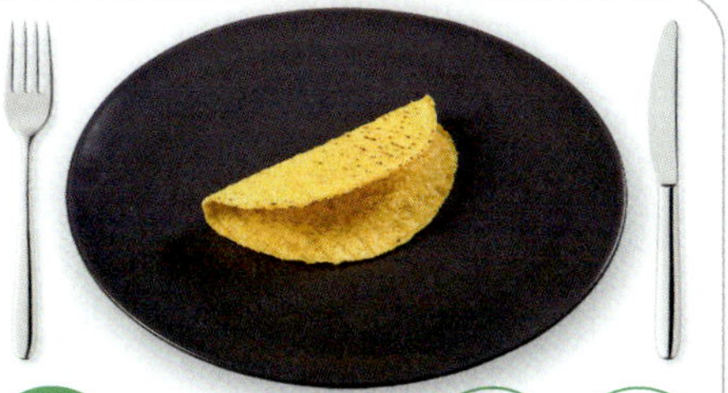

KH	Menge	KHE	BE	kcal	Ew	Fett	gFS	Ba
10g	15g	1	1	70	1g	3g	1g	1g

Toastbrot (Sandwich)

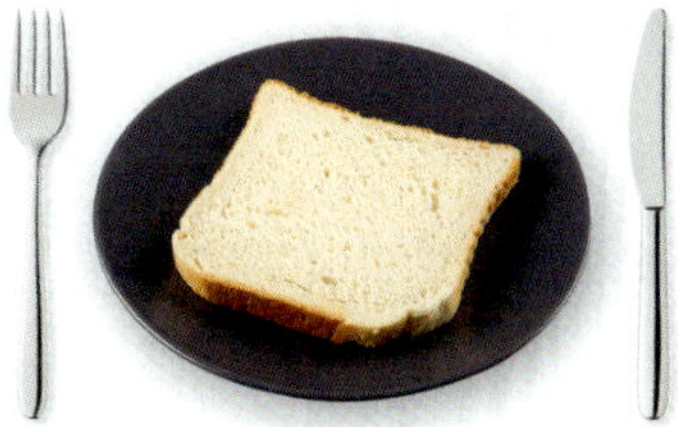

KH	Menge	KHE	BE	kcal	Ew	Fett	gFS	Ba
19g	40g	2	1½	105	3g	1g	1g	1g

Tortilla

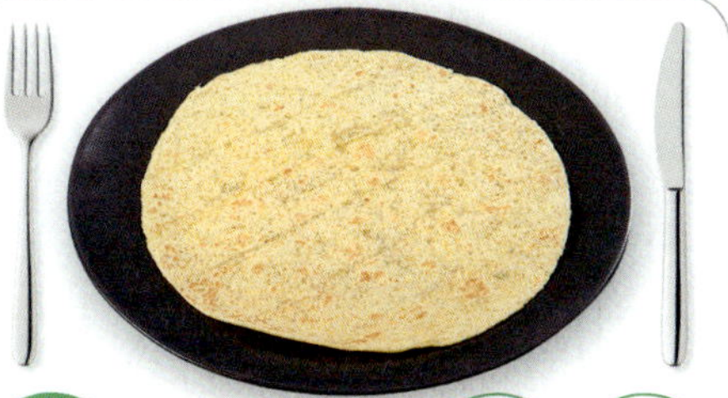

KH	Menge	KHE	BE	kcal	Ew	Fett	gFS	Ba
27g	50g	2½	2	160	4g	4g	1g	1g

Toastbrot (Vollkorn)

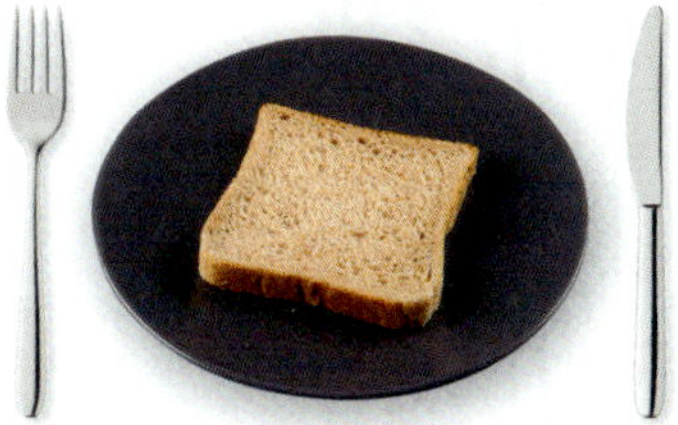

KH	Menge	KHE	BE	kcal	Ew	Fett	gFS	Ba
12g	25g	1	1	65	2g	1g	0g	2g

Tortilla (Vollkorn)

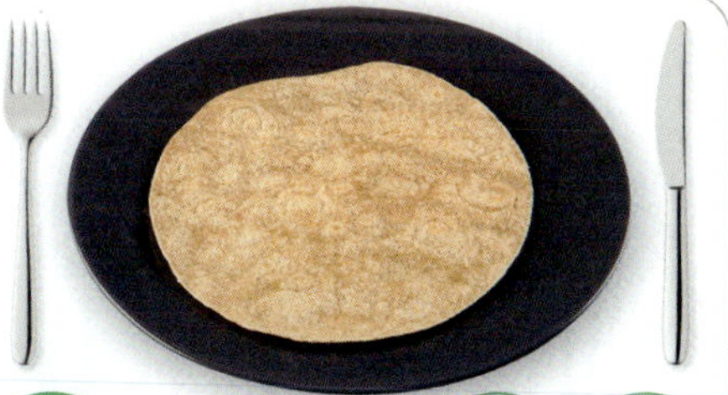

KH	Menge	KHE	BE	kcal	Ew	Fett	gFS	Ba
20g	45g	2	1½	100	3g	1g	0g	3g

Toastbrot (Weißbrot)

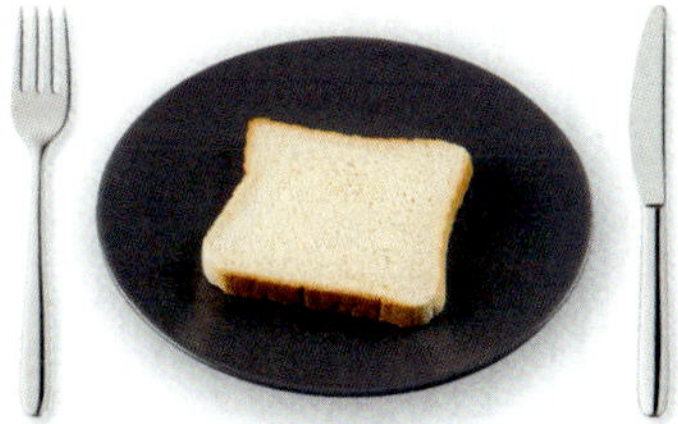

KH	Menge	KHE	BE	kcal	Ew	Fett	gFS	Ba
12g	25g	1	1	65	2g	1g	1g	1g

20-cm-kleiner Teller

Croutons • Brotwürfel

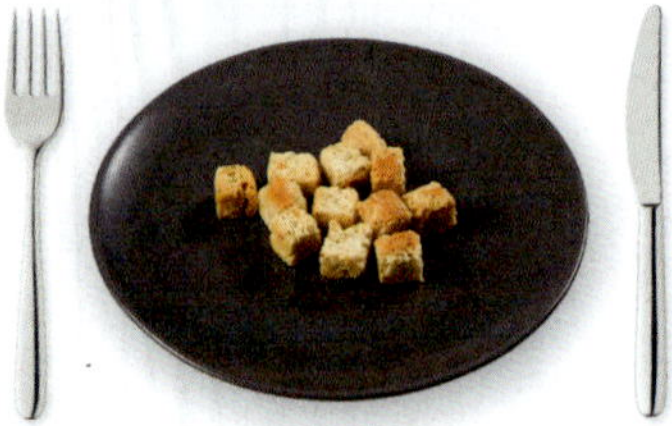

9g KH	15g	1 KHE	½ BE	
70 kcal	2g Ew	3g Fett	1g gFS	1g Ba

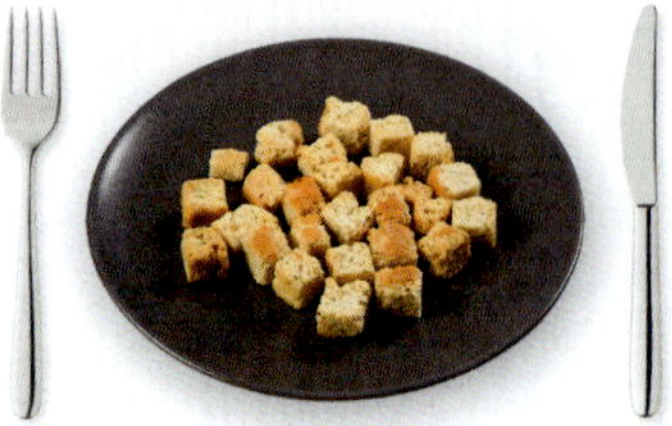

18g KH	30g	2 KHE	1½ BE	
135 kcal	3g Ew	6g Fett	2g gFS	1g Ba

Zwieback

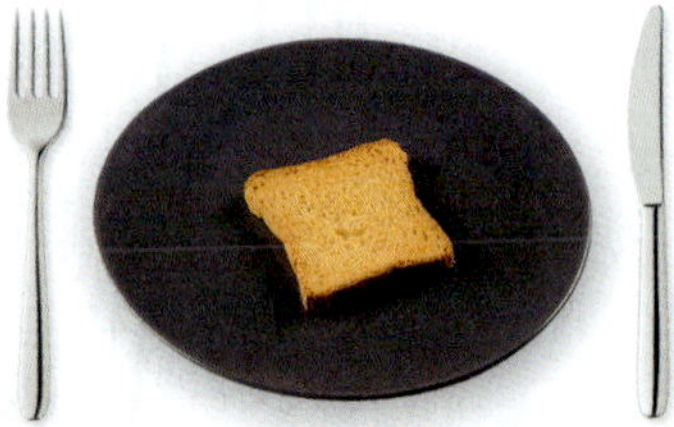

7g KH	9g	½ KHE	½ BE	
35 kcal	1g Ew	0g Fett	0g gFS	0g Ba

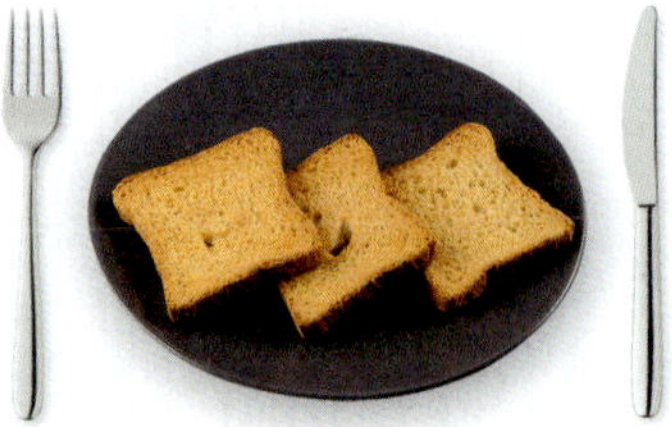

20g KH	27g	2 KHE	1½ BE	
100 kcal	3g Ew	1g Fett	0g gFS	1g Ba

Zwieback (Vollkorn)

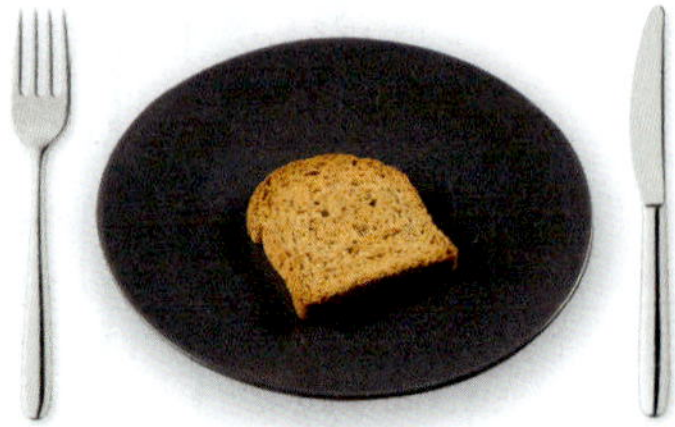

6g KH	9g	½ KHE	½ BE	
35 kcal	1g Ew	1g Fett	0g gFS	1g Ba

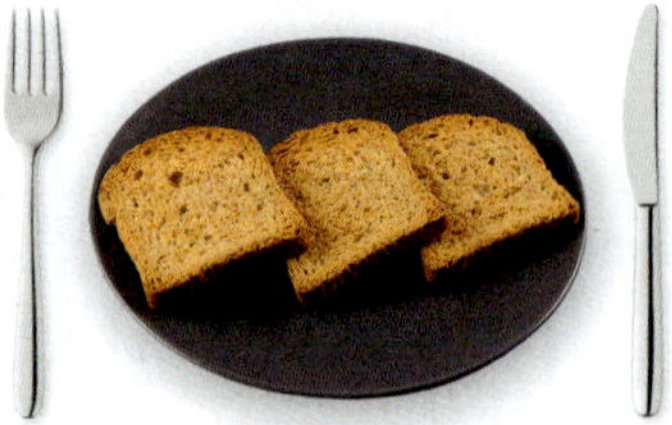

18g KH	27g	2 KHE	1½ BE	
105 kcal	4g Ew	2g Fett	1g gFS	2g Ba

Butter

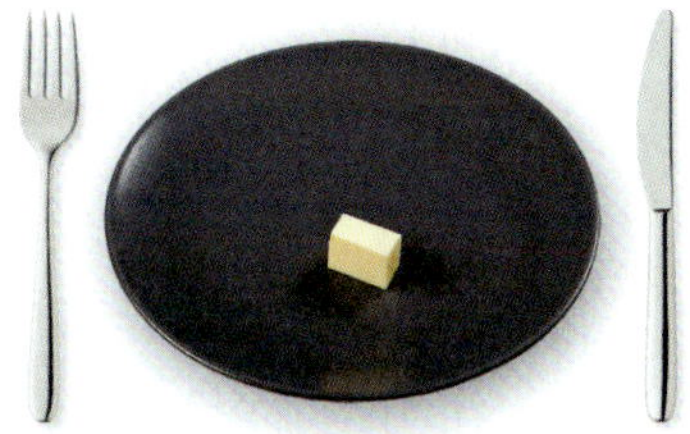

KH	Menge	KHE	BE	kcal	Ew	Fett	gFS	Ba
0g	5g, 1 TL	0	0	35	0g	4g	3g	0g

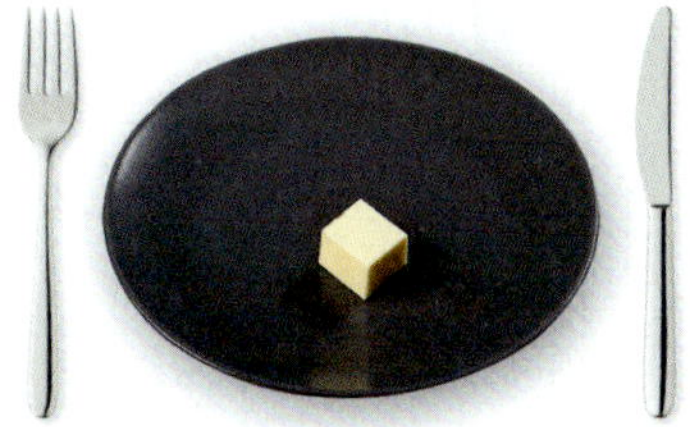

KH	Menge	KHE	BE	kcal	Ew	Fett	gFS	Ba
0g	10g, 2 TL	0	0	75	0g	8g	5g	0g

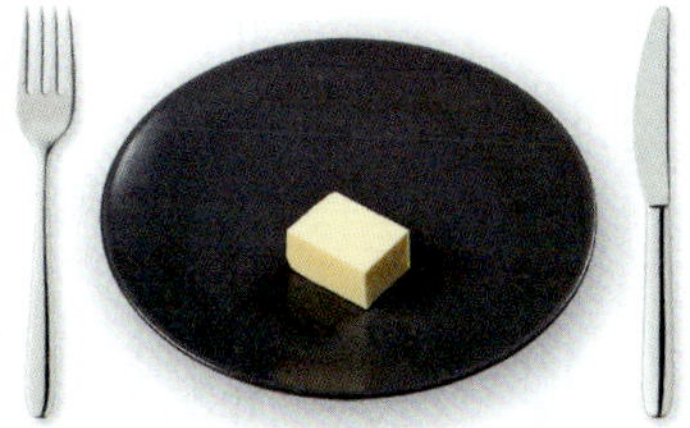

KH	Menge	KHE	BE	kcal	Ew	Fett	gFS	Ba
0g	20g, 4 TL	0	0	150	0g	17g	11g	0g

Joghurtbutter

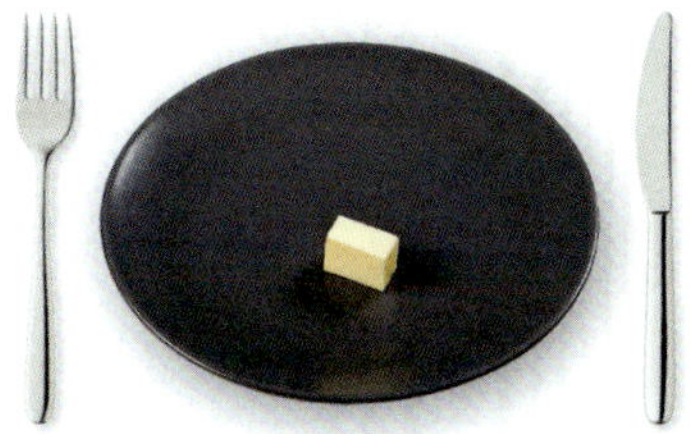

KH	Menge	KHE	BE	kcal	Ew	Fett	gFS	Ba
0g	5g, 1 TL	0	0	30	0g	3g	2g	0g

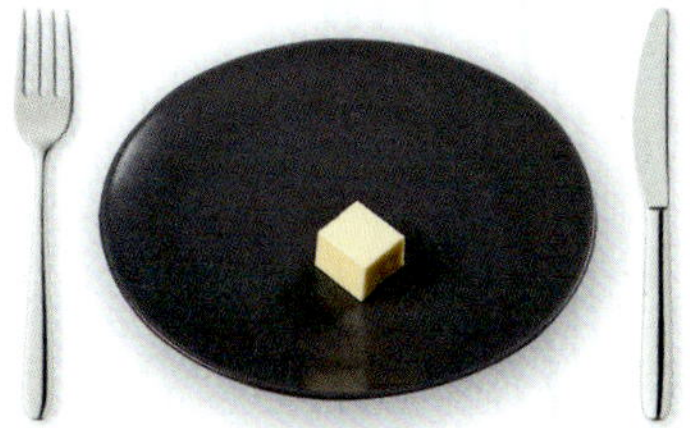

KH	Menge	KHE	BE	kcal	Ew	Fett	gFS	Ba
0g	10g, 2 TL	0	0	60	0g	7g	4g	0g

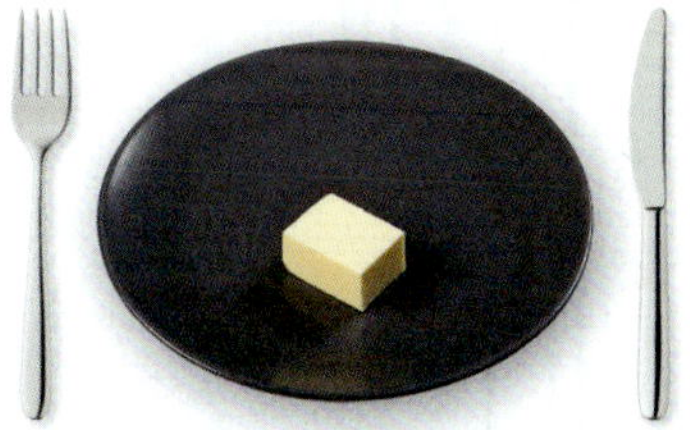

KH	Menge	KHE	BE	kcal	Ew	Fett	gFS	Ba
0g	20g, 4 TL	0	0	120	0g	13g	9g	0g

20-cm-kleiner Teller

Margarine

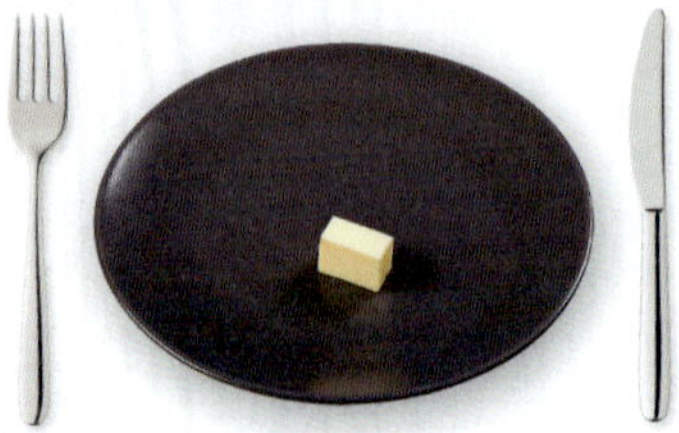

5g, 1 TL

0g KH	0 KHE	0 BE

35 kcal	0g Ew	4g Fett	2g gFS	0g Ba

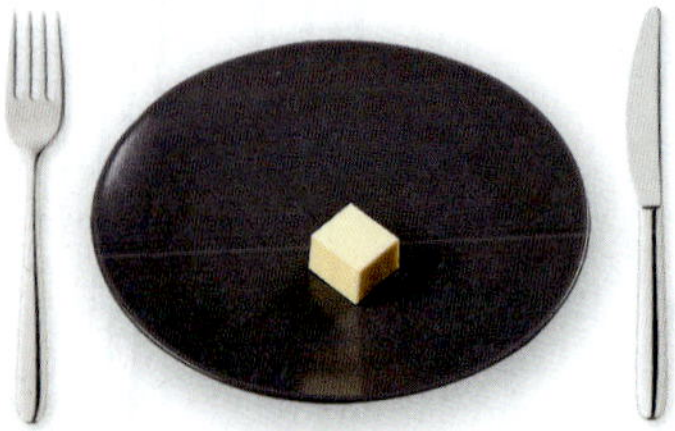

10g, 2 TL

0g KH	0 KHE	0 BE

70 kcal	0g Ew	8g Fett	3g gFS	0g Ba

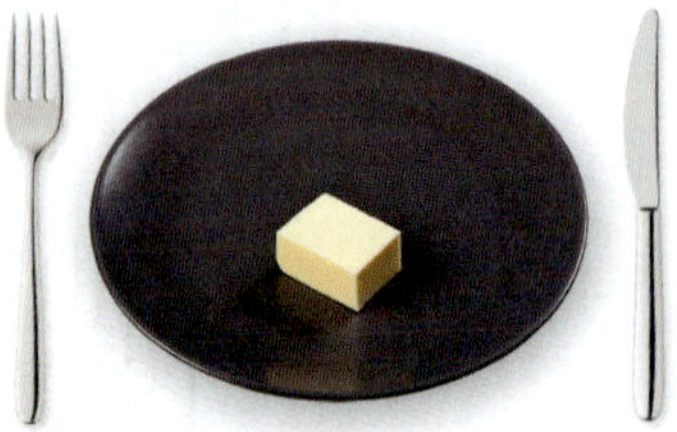

20g, 4 TL

0g KH	0 KHE	0 BE

140 kcal	0g Ew	16g Fett	6g gFS	0g Ba

Diät-Halbfettmargarine

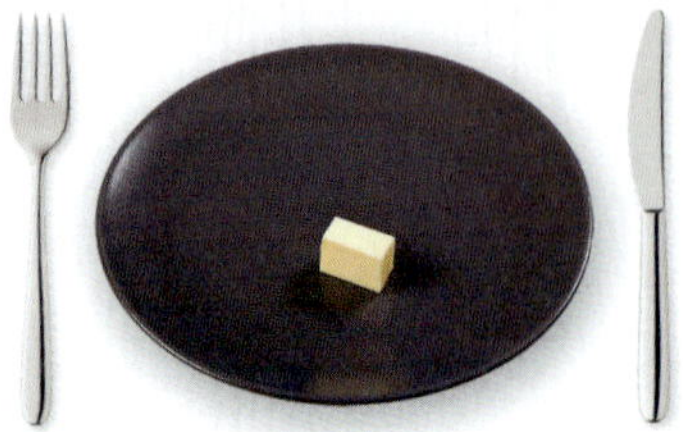

5g, 1 TL

0g KH	0 KHE	0 BE

20 kcal	0g Ew	2g Fett	1g gFS	0g Ba

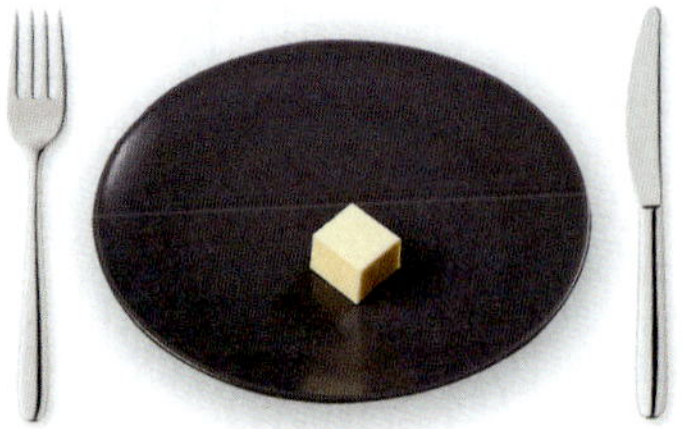

10g, 2 TL

0g KH	0 KHE	0 BE

35 kcal	0g Ew	4g Fett	1g gFS	0g Ba

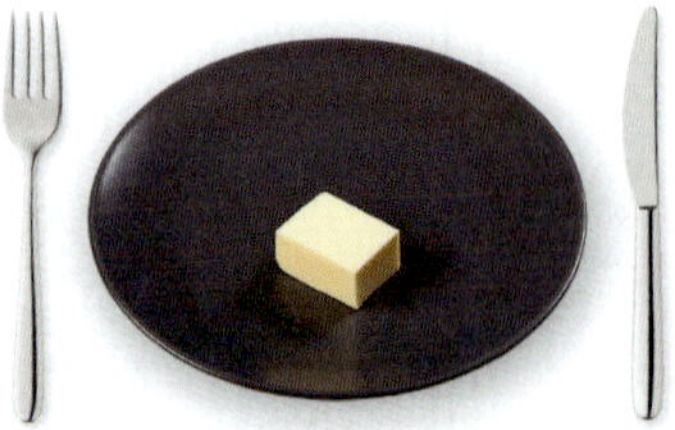

20g, 4 TL

0g KH	0 KHE	0 BE

70 kcal	0g Ew	8g Fett	2g gFS	0g Ba

Geflügelpastete

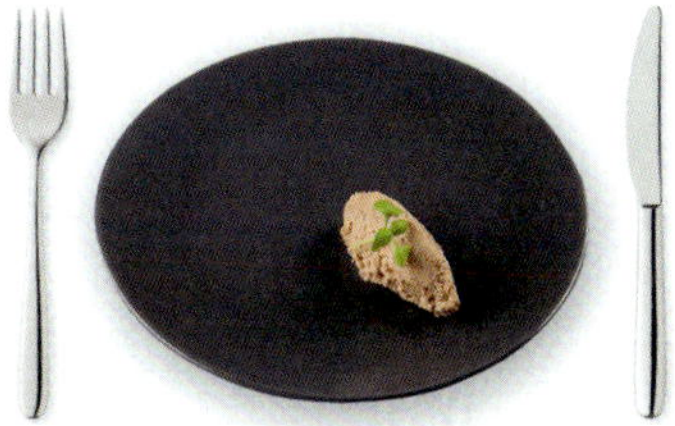

1g KH	25g		0 KHE	0 BE
60 kcal	5g Ew	4g Fett	2g gFS	0g Ba

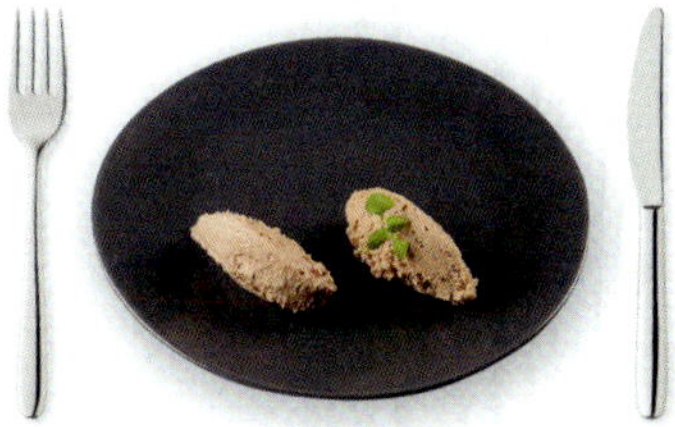

1g KH	50g		0 KHE	0 BE
120 kcal	10g Ew	8g Fett	3g gFS	0g Ba

Kochkäse • Gelundener

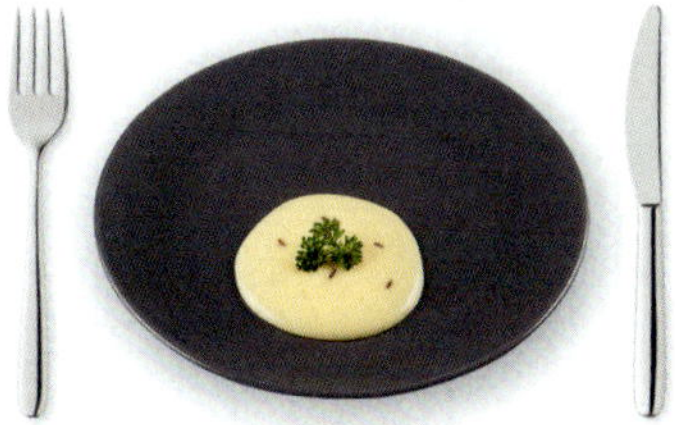

1g KH	25g		0 KHE	0 BE
85 kcal	3g Ew	8g Fett	5g gFS	0g Ba

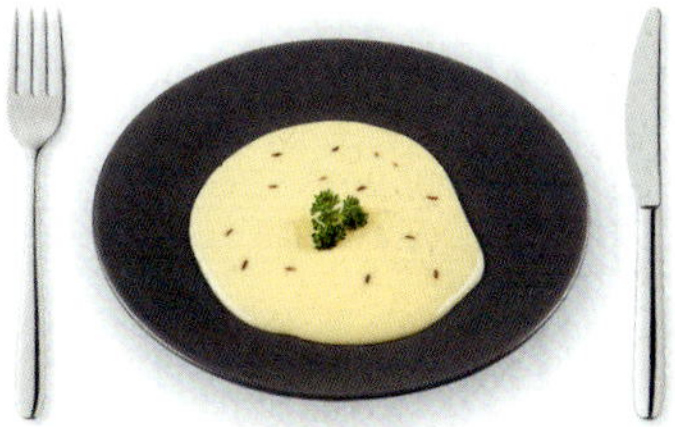

1g KH	50g		0 KHE	0 BE
170 kcal	6g Ew	16g Fett	10g gFS	0g Ba

Leberpastete

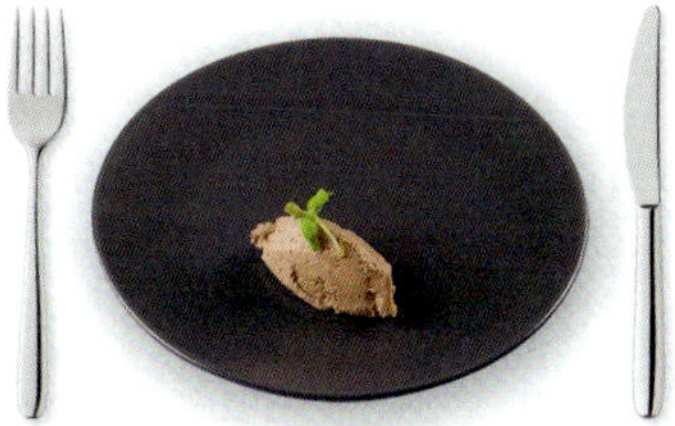

0g KH	25g		0 KHE	0 BE
80 kcal	4g Ew	7g Fett	3g gFS	0g Ba

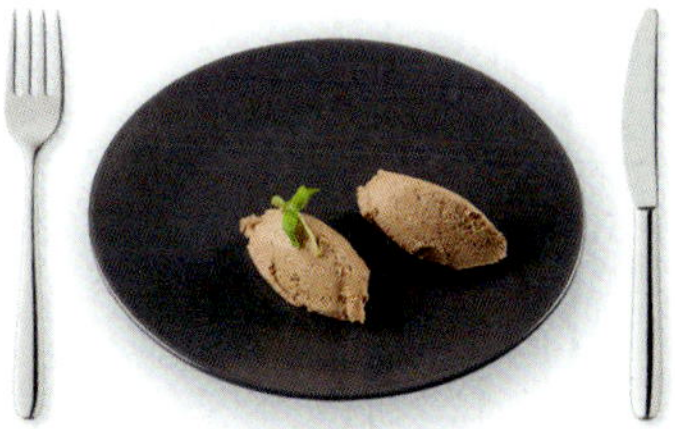

0g KH	50g		0 KHE	0 BE
155 kcal	7g Ew	14g Fett	6g gFS	0g Ba

20-cm-kleiner Teller

Erdnussbutter (grob)

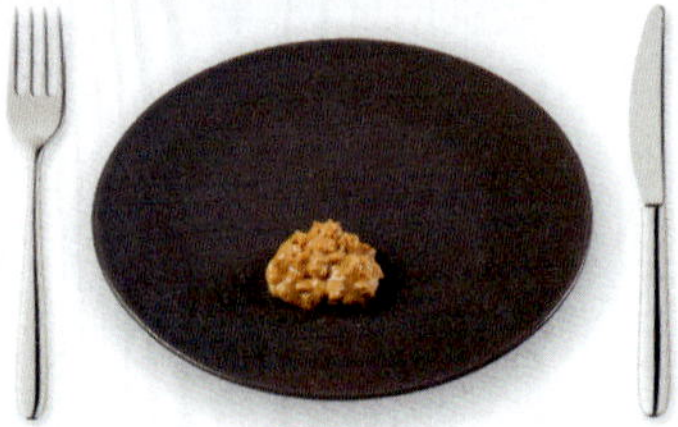

2g KH	15g, 1 EL	0 KHE	0 BE

85 kcal	4g Ew	7g Fett	1g gFS	1g Ba

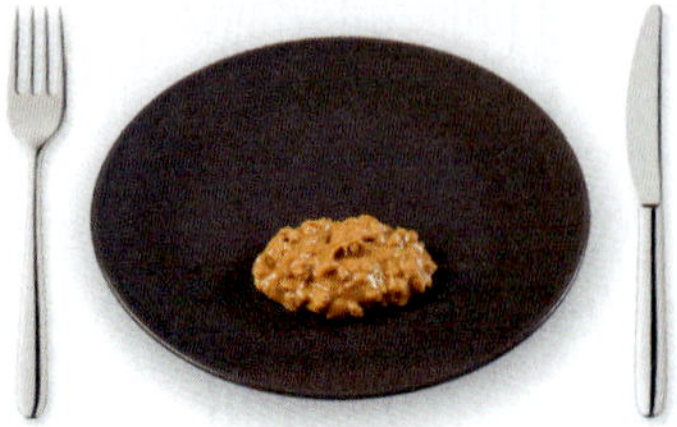

4g KH	30g, 2 EL	½ KHE	½ BE

170 kcal	8g Ew	14g Fett	3g gFS	2g Ba

Erdnussbutter (fein)

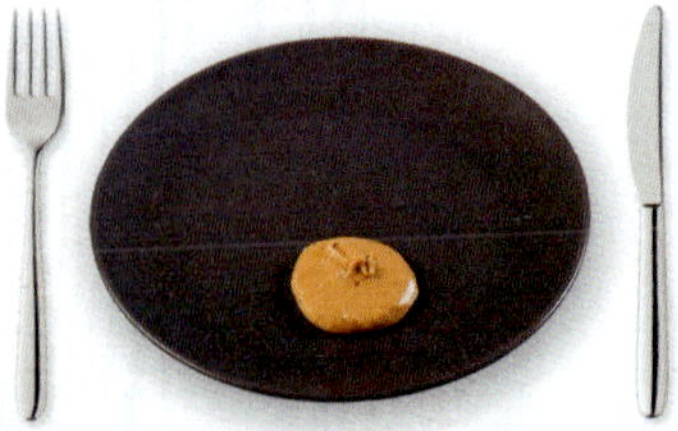

2g KH	15g, 1 EL	0 KHE	0 BE

85 kcal	4g Ew	7g Fett	1g gFS	1g Ba

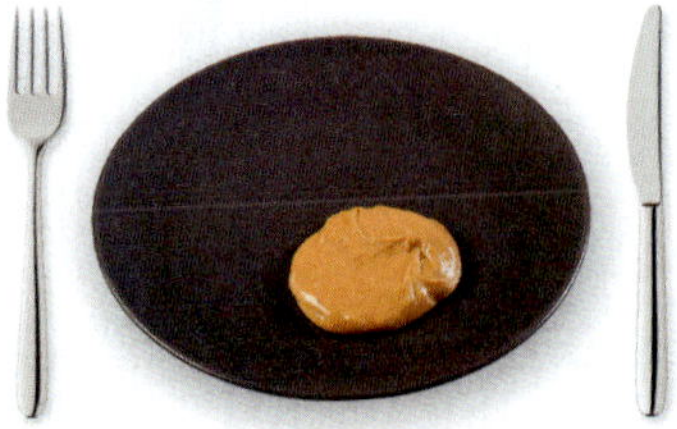

4g KH	30g, 2 EL	½ KHE	½ BE

170 kcal	8g Ew	14g Fett	3g gFS	2g Ba

Honig

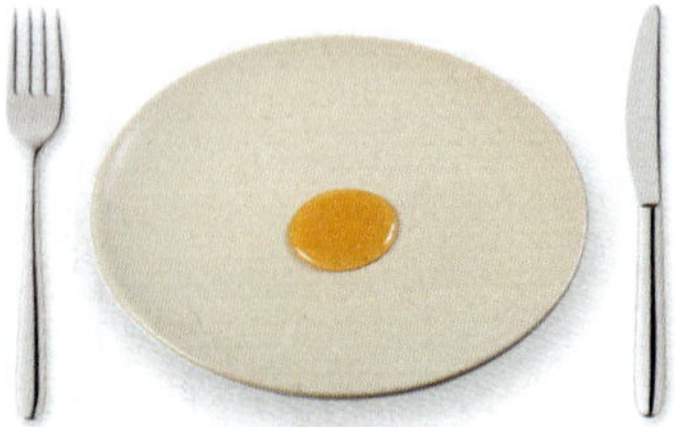

5g KH	6g, 1 TL	½ KHE	½ BE

20 kcal	0g Ew	0g Fett	0g gFS	0g Ba

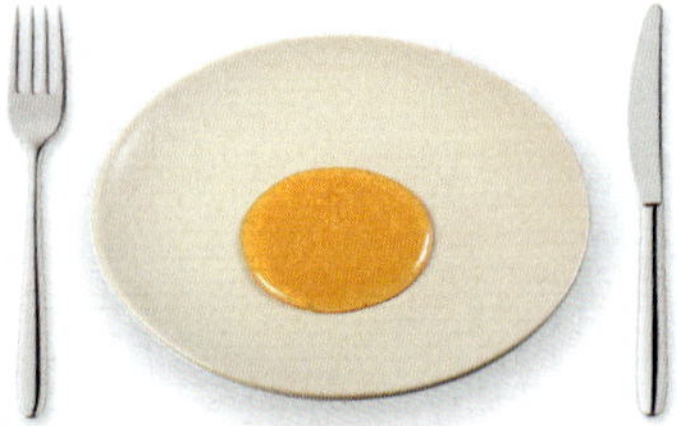

14g KH	18g, 1 EL	1½ KHE	1 BE

55 kcal	0g Ew	0g Fett	0g gFS	0g Ba

Konfitüre • Marmelade

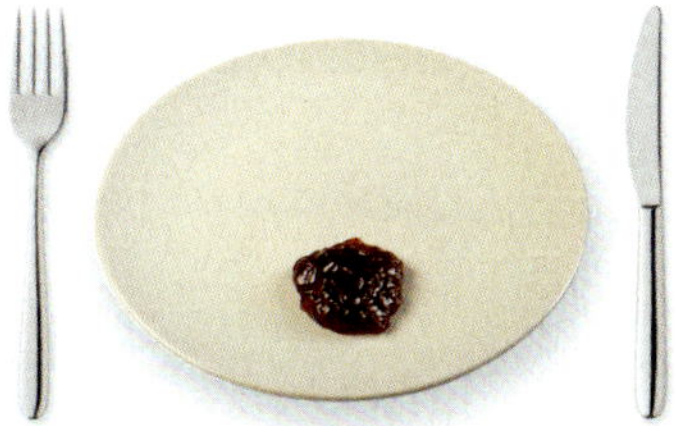

14g KH	20g, 1 EL		1½ KHE	1 BE
55 kcal	0g Ew	0g Fett	0g gFS	0g Ba

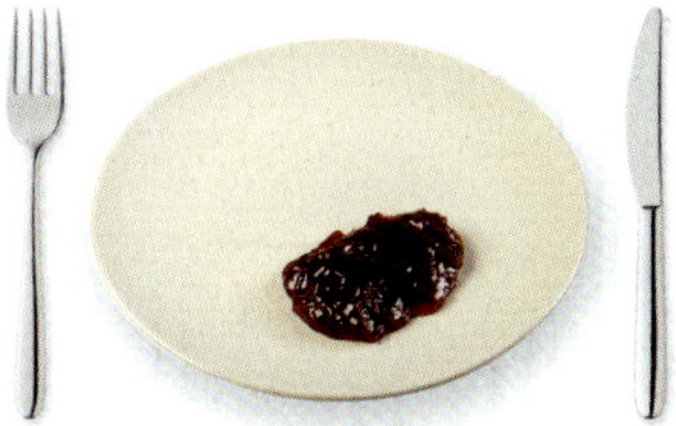

28g KH	40g, 2 EL		3 KHE	2½ BE
115 kcal	0g Ew	0g Fett	0g gFS	0g Ba

Konfitüre • Marmelade (zuckerreduziert)

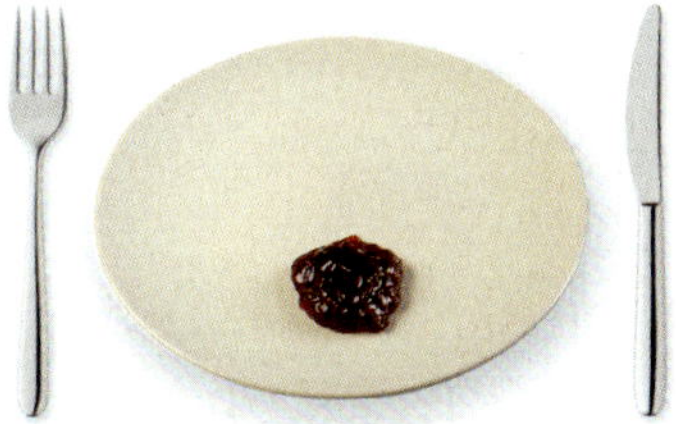

8g KH	20g, 1 EL		1 KHE	½ BE
30 kcal	0g Ew	0g Fett	0g gFS	0g Ba

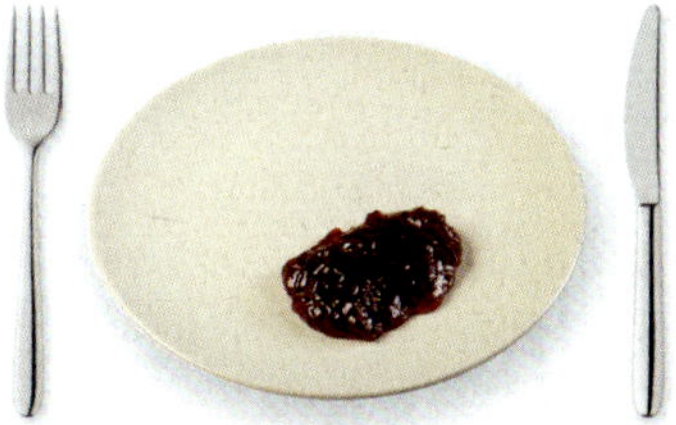

16g KH	40g, 2 EL		1½ KHE	1½ BE
65 kcal	0g Ew	0g Fett	0g gFS	0g Ba

Nuss-Nougat-Aufstrich

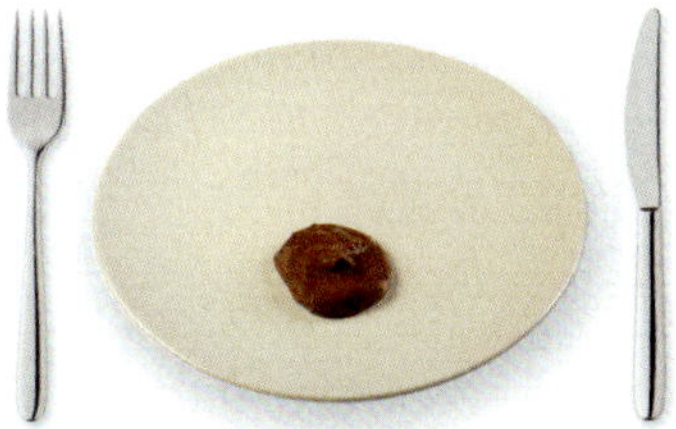

10g KH	17g, 1 EL		1 KHE	1 BE
90 kcal	1g Ew	5g Fett	3g gFS	1g Ba

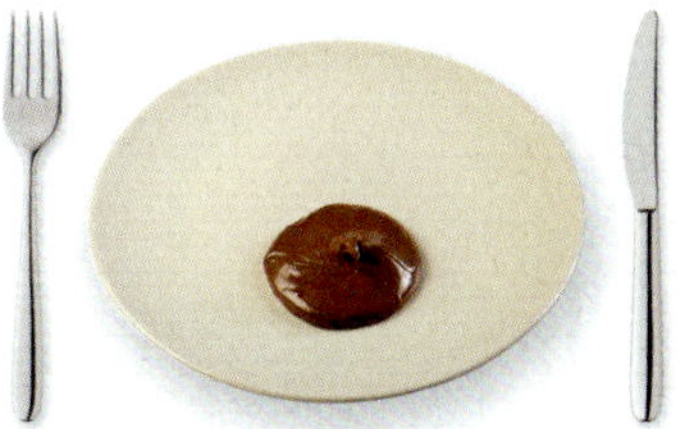

20g KH	35g, 2 EL		2 KHE	1½ BE
185 kcal	2g Ew	11g Fett	7g gFS	1g Ba

20-cm-kleiner Teller

Hummus

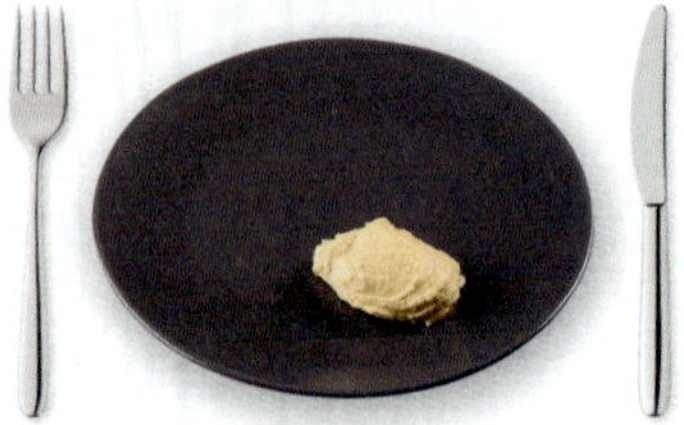

25g				
4g KH			½ KHE	½ BE
80 kcal	2g Ew	6g Fett	1g gFS	0g Ba

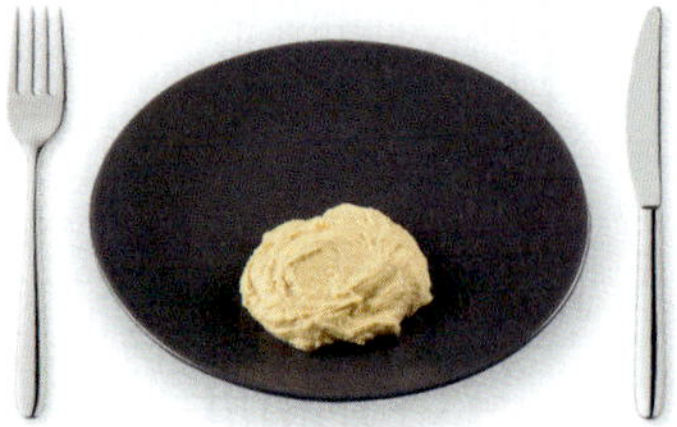

50g				
8g KH			1 KHE	½ BE
155 kcal	4g Ew	12g Fett	2g gFS	1g Ba

Kartoffelaufstrich • Erdäpfelkäse

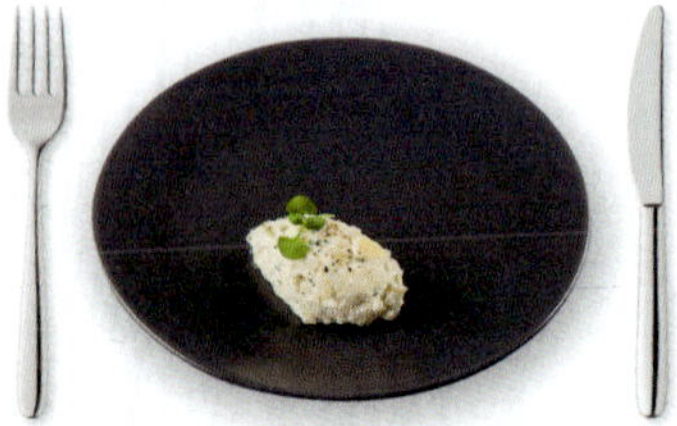

25g				
3g KH			½ KHE	0 BE
30 kcal	1g Ew	2g Fett	1g gFS	0g Ba

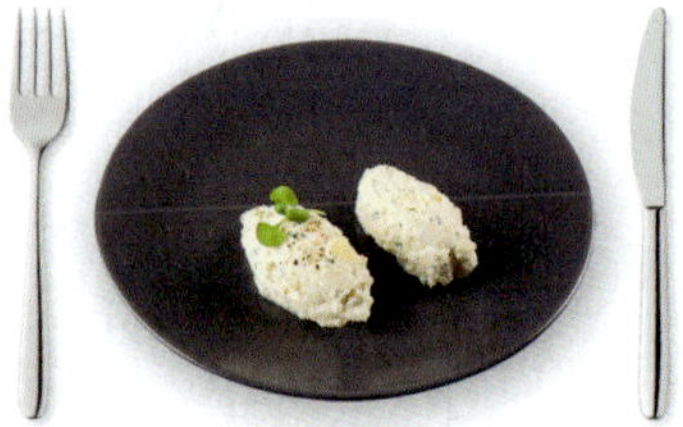

50g				
5g KH			½ KHE	½ BE
60 kcal	1g Ew	4g Fett	2g gFS	0g Ba

Kräuteraufstrich

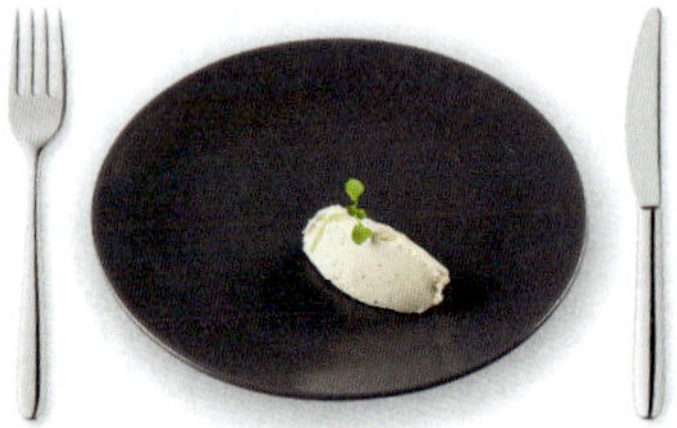

25g				
1g KH			0 KHE	0 BE
60 kcal	2g Ew	6g Fett	4g gFS	0g Ba

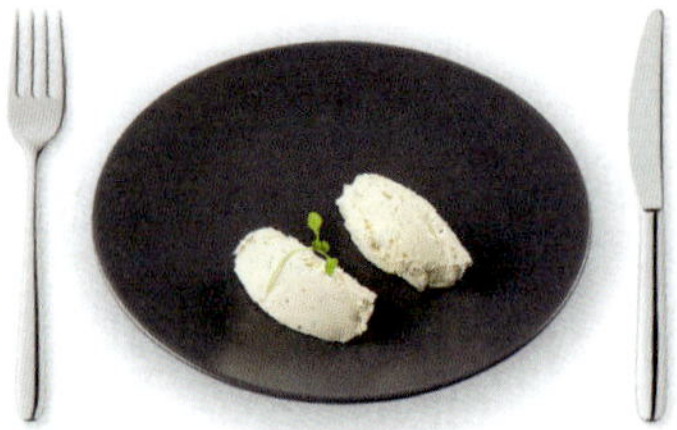

50g				
1g KH			0 KHE	0 BE
125 kcal	4g Ew	12g Fett	7g gFS	0g Ba

Liptauer Aufstrich

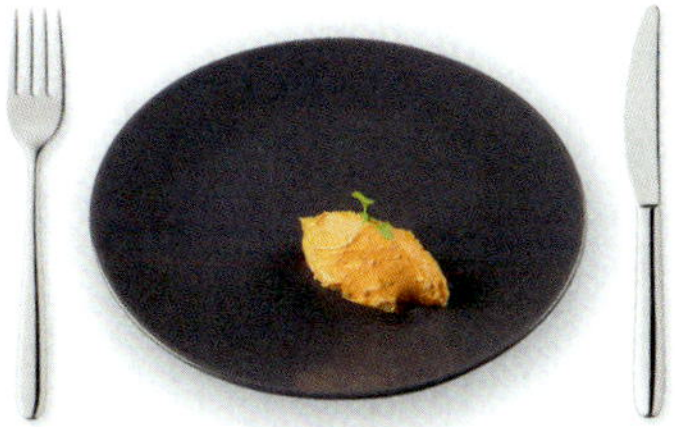

1g KH	25g		0 KHE	0 BE
65 kcal	2g Ew	6g Fett	4g gFS	0g Ba

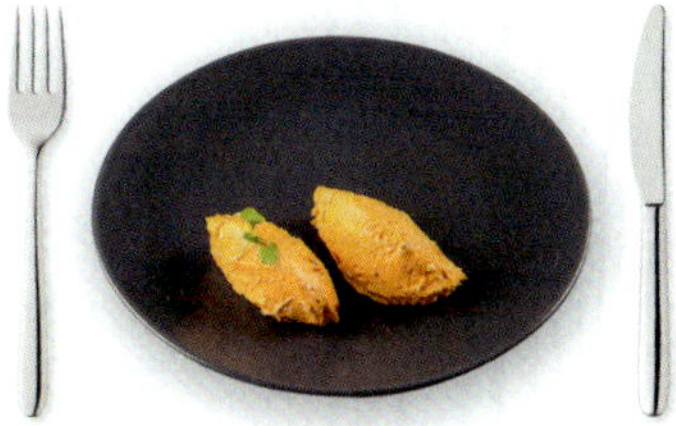

2g KH	50g		0 KHE	0 BE
135 kcal	3g Ew	13g Fett	8g gFS	0g Ba

Obazda

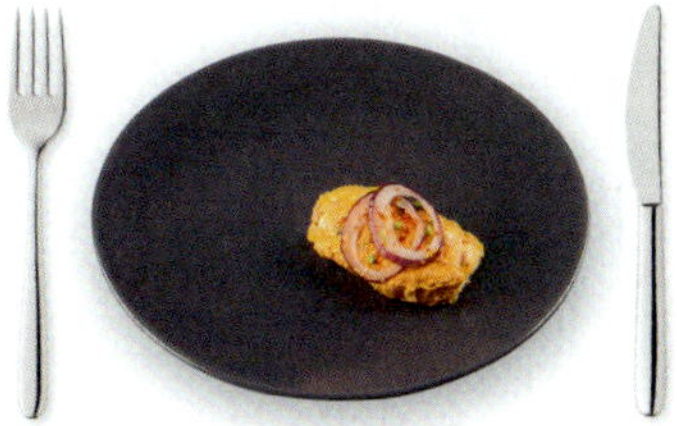

1g KH	25g		0 KHE	0 BE
75 kcal	4g Ew	7g Fett	4g gFS	0g Ba

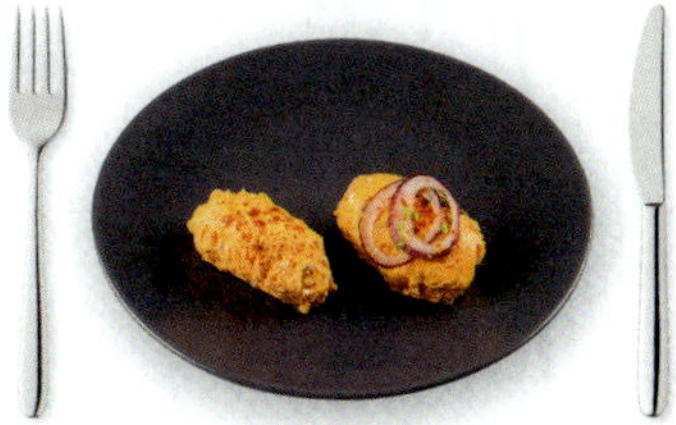

1g KH	50g		0 KHE	0 BE
150 kcal	7g Ew	13g Fett	8g gFS	0g Ba

Tsatsiki

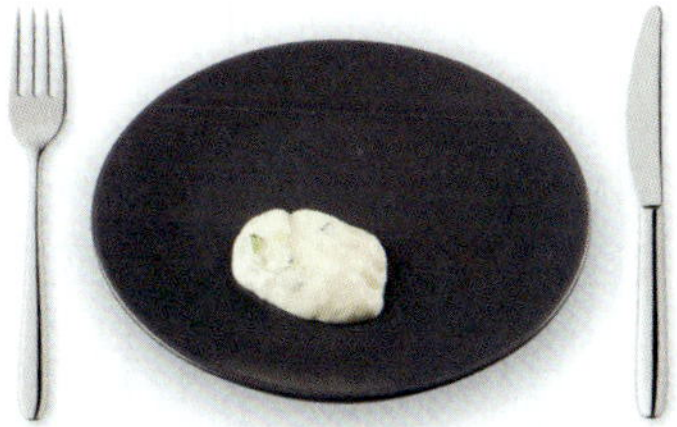

1g KH	25g		0 KHE	0 BE
15 kcal	2g Ew	0g Fett	0g gFS	0g Ba

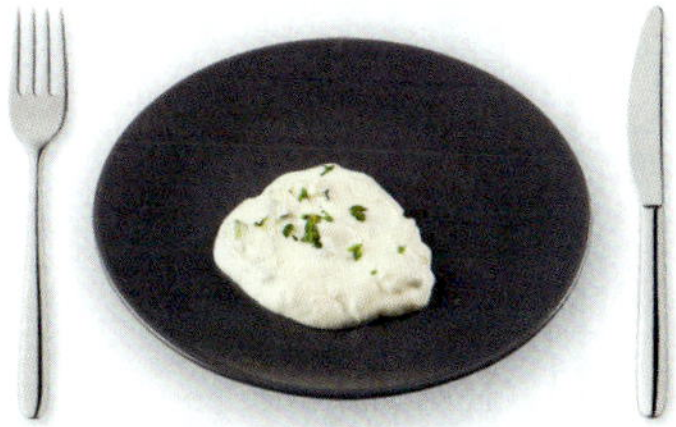

2g KH	50g		0 KHE	0 BE
25 kcal	4g Ew	0g Fett	0g gFS	0g Ba

26-cm-großer Teller

Gekochtes Ei

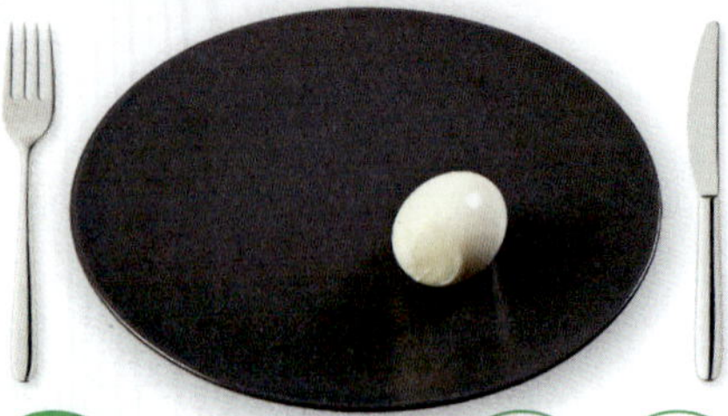

1g KH	60g		0 KHE	0 BE
80 kcal	7g Ew	6g Fett	2g gFS	0g Ba

Spiegelei

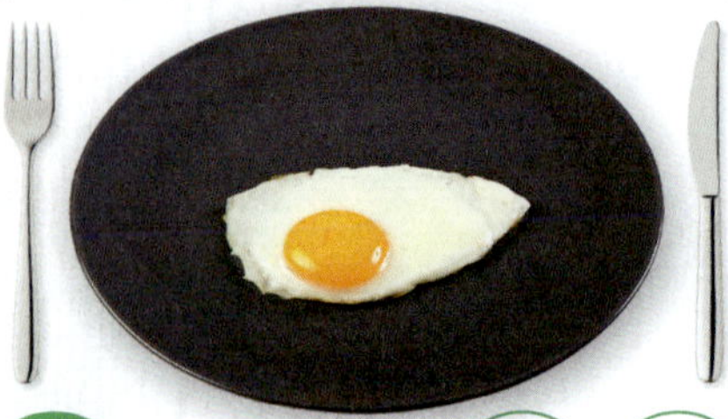

1g KH	55g		0 KHE	0 BE
100 kcal	7g Ew	8g Fett	2g gFS	0g Ba

Weiches Ei

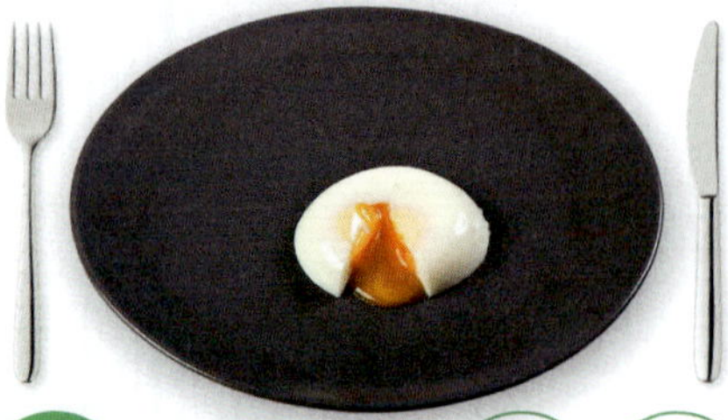

1g KH	50g		0 KHE	0 BE
70 kcal	6g Ew	5g Fett	1g gFS	0g Ba

Rührei • Eierspeise (mit Vollmilch)

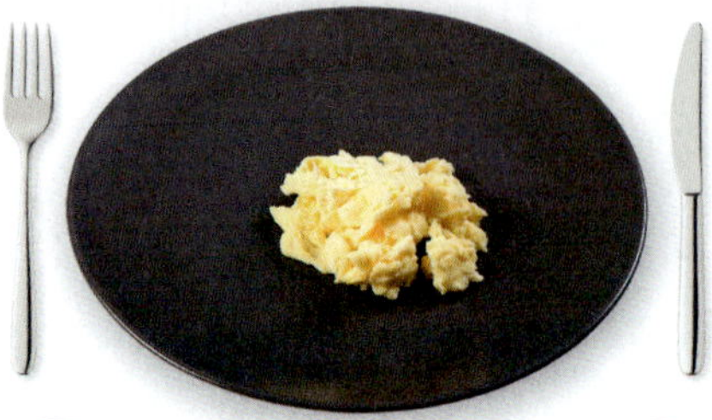

1g KH	60g		0 KHE	0 BE
95 kcal	6g Ew	7g Fett	2g gFS	0g Ba

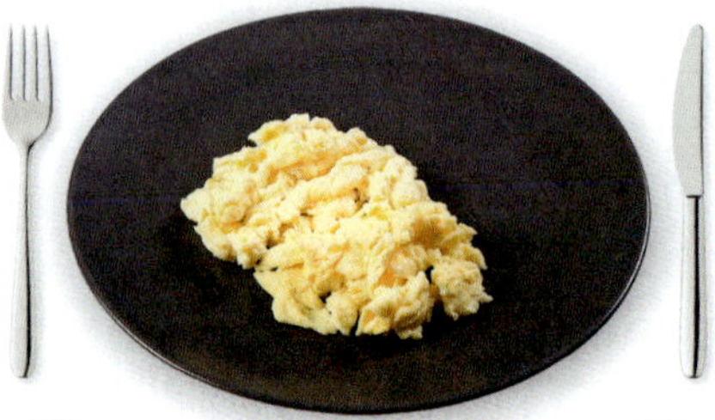

2g KH	120g		0 KHE	0 BE
195 kcal	13g Ew	15g Fett	4g gFS	0g Ba

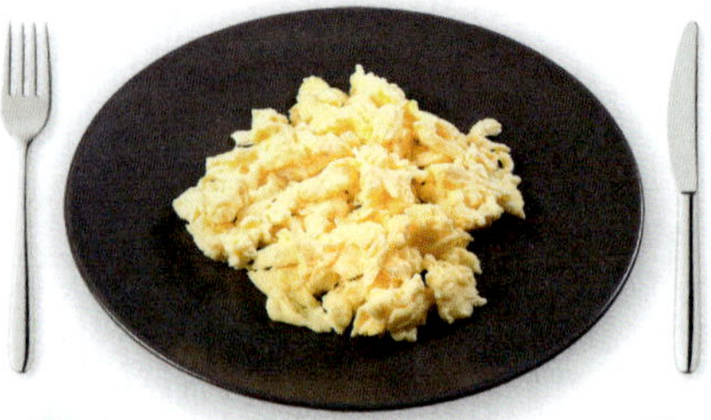

4g KH	180g		½ KHE	½ BE
290 kcal	19g Ew	22g Fett	6g gFS	0g Ba

Käseomelette

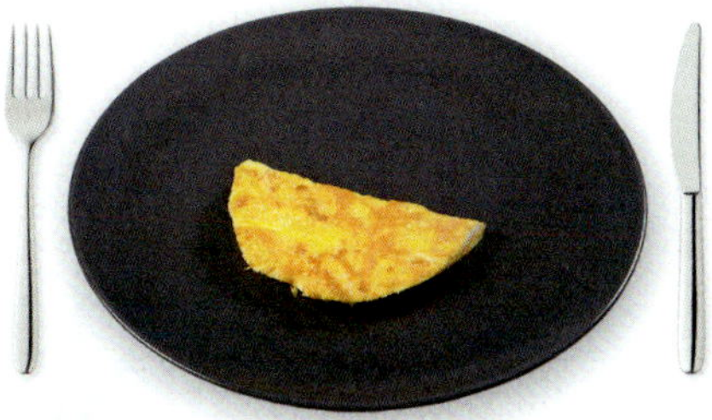

KH	Menge	KHE	BE	kcal	Ew	Fett	gFS	Ba
1g	65g	0	0	135	8g	11g	5g	0g

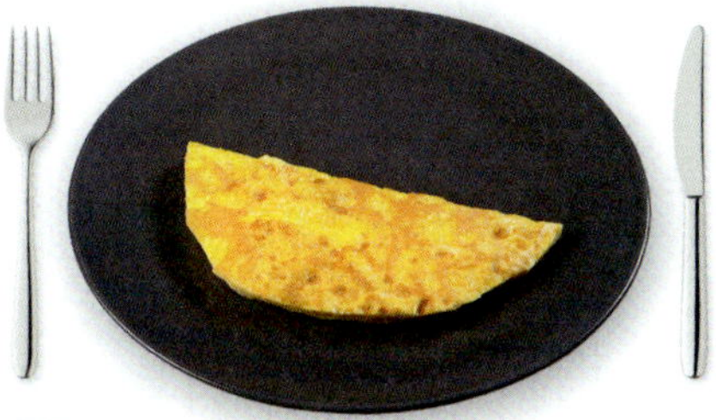

KH	Menge	KHE	BE	kcal	Ew	Fett	gFS	Ba
2g	130g	0	0	270	16g	22g	11g	0g

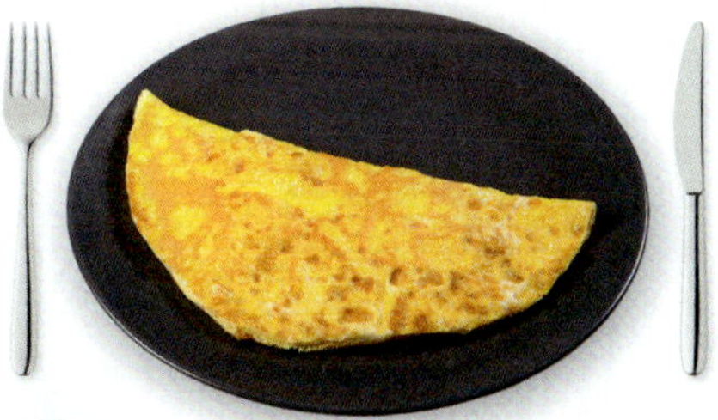

KH	Menge	KHE	BE	kcal	Ew	Fett	gFS	Ba
2g	195g	0	0	405	24g	34g	16g	0g

Omelette

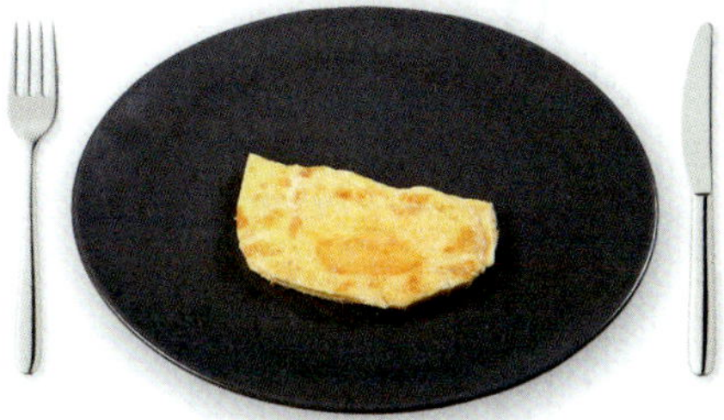

KH	Menge	KHE	BE	kcal	Ew	Fett	gFS	Ba
1g	55g	0	0	100	7g	8g	3g	0g

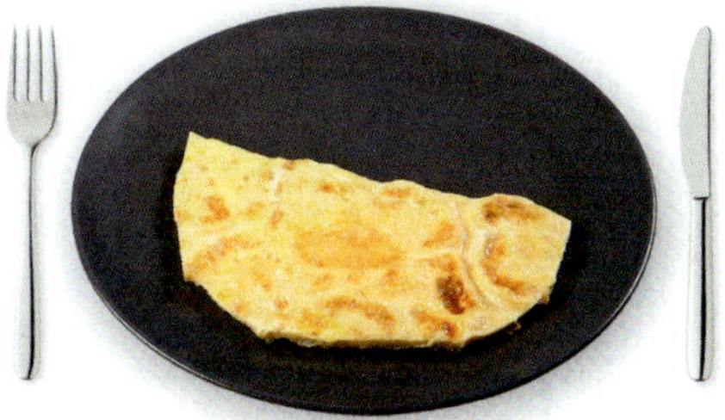

KH	Menge	KHE	BE	kcal	Ew	Fett	gFS	Ba
2g	110g	0	0	195	13g	15g	6g	0g

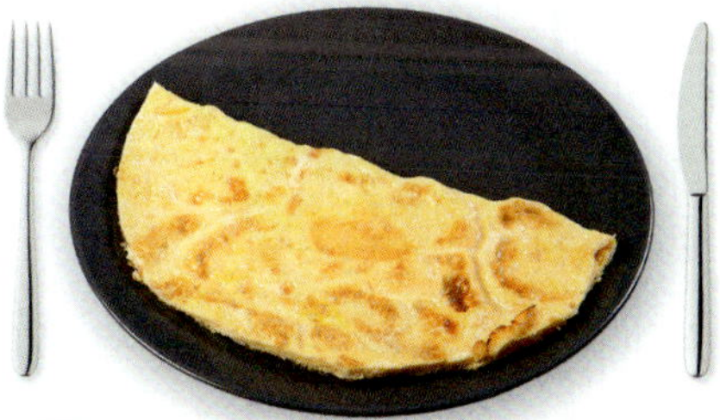

KH	Menge	KHE	BE	kcal	Ew	Fett	gFS	Ba
3g	165g	½	0	295	20g	23g	9g	0g

14-cm-kleine Schüssel

Cornflakes

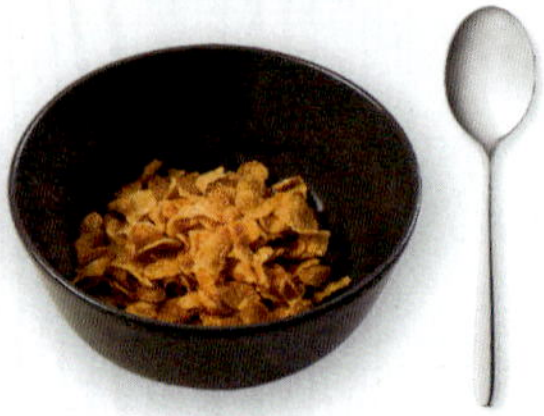

KH	Menge	KHE	BE
12g	15g	1	1

kcal	Ew	Fett	gFS	Ba
55	1g	0g	0g	1g

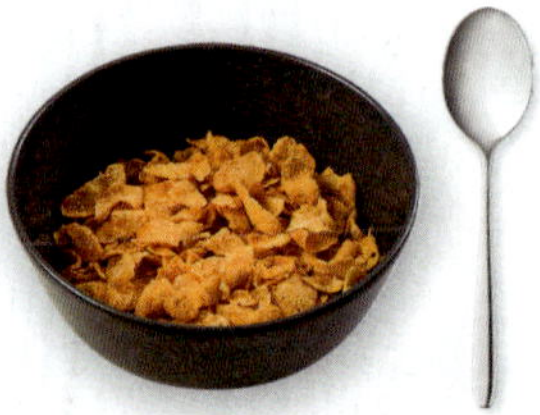

KH	Menge	KHE	BE
24g	30g	2½	2

kcal	Ew	Fett	gFS	Ba
110	2g	0g	0g	1g

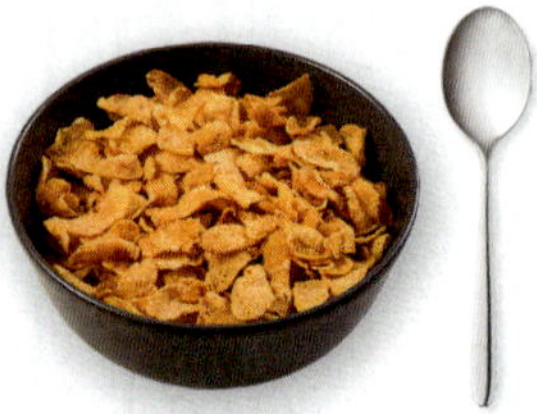

KH	Menge	KHE	BE
48g	60g	5	4

kcal	Ew	Fett	gFS	Ba
215	5g	0g	0g	2g

Cornflakes (Vollkorn)

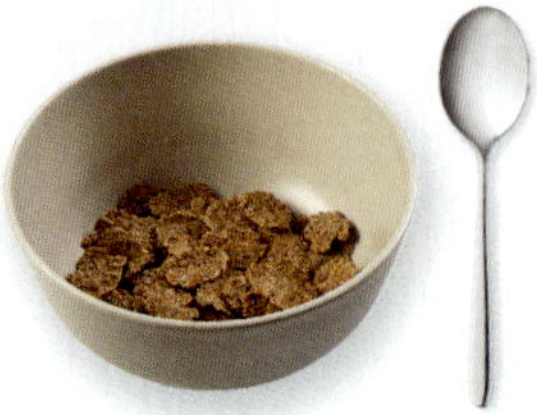

KH	Menge	KHE	BE
11g	15g	1	1

kcal	Ew	Fett	gFS	Ba
55	1g	0g	0g	1g

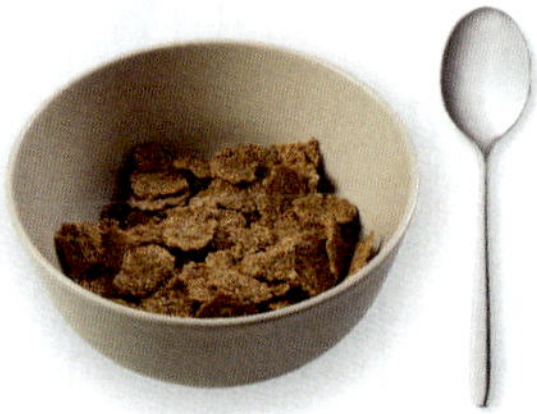

KH	Menge	KHE	BE
23g	30g	2½	2

kcal	Ew	Fett	gFS	Ba
115	3g	1g	0g	2g

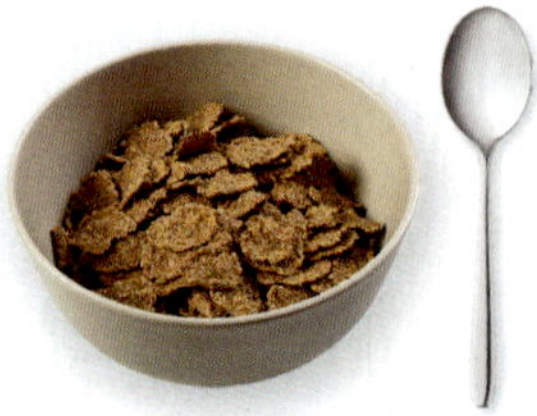

KH	Menge	KHE	BE
46g	60g	4½	4

kcal	Ew	Fett	gFS	Ba
225	5g	1g	0g	5g

14-cm-kleine Schüssel

Froot Loops

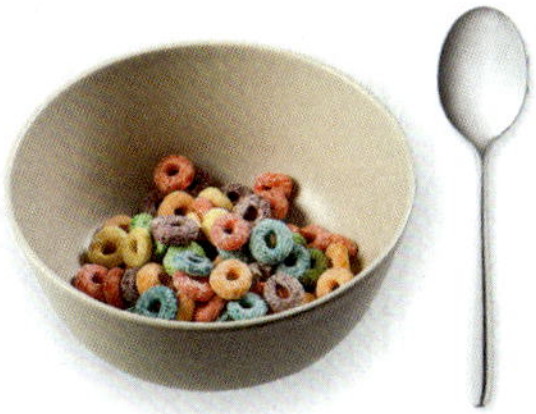

12g KH	15g		1 KHE	1 BE
60 kcal	1g Ew	1g Fett	0g gFS	1g Ba

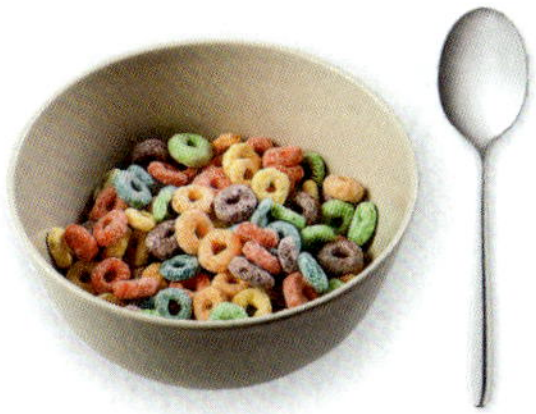

24g KH	30g		2½ KHE	2 BE
115 kcal	2g Ew	1g Fett	0g gFS	1g Ba

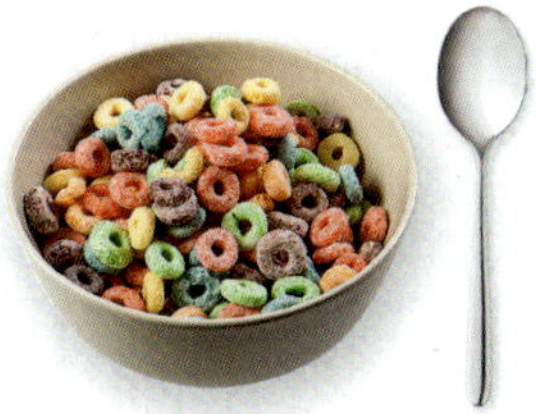

48g KH	60g		5 KHE	4 BE
235 kcal	5g Ew	2g Fett	1g gFS	2g Ba

Fruit'n'Fibre

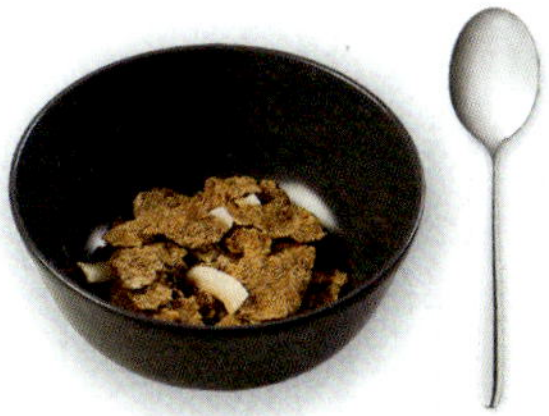

14g KH	20g		1½ KHE	1 BE
75 kcal	2g Ew	1g Fett	1g gFS	2g Ba

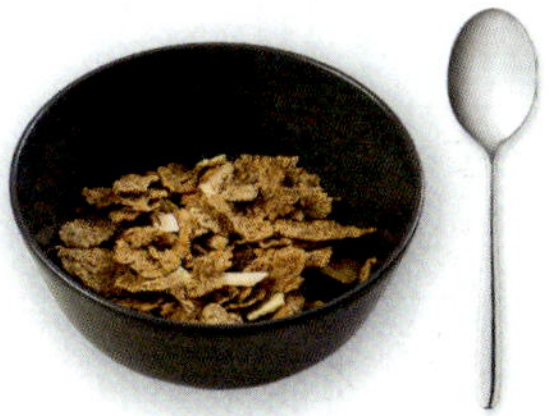

28g KH	40g		3 KHE	2½ BE
150 kcal	3g Ew	2g Fett	1g gFS	4g Ba

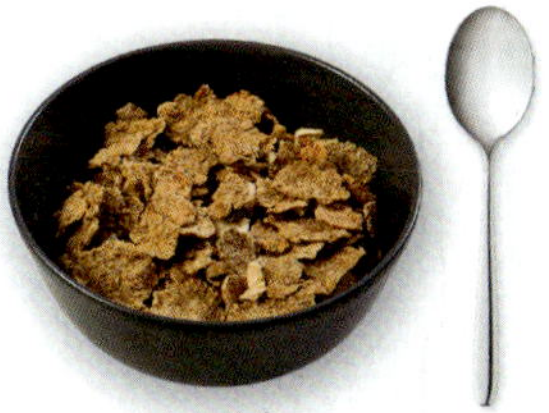

55g KH	80g		5½ KHE	4½ BE
305 kcal	6g Ew	5g Fett	3g gFS	7g Ba

14-cm-kleine Schüssel

Honig-Pops

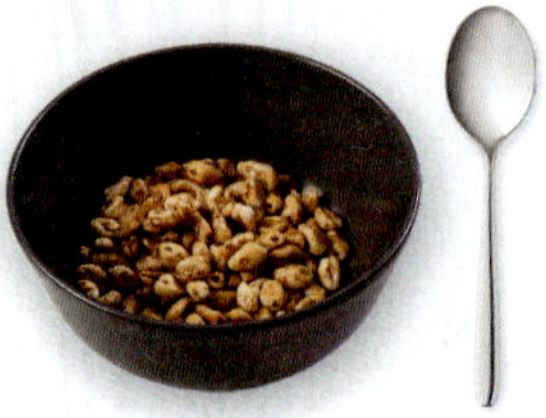

15g		
13g KH	1½ KHE	1 BE
55 kcal	1g Ew	0g Fett
0g gFS	1g Ba	

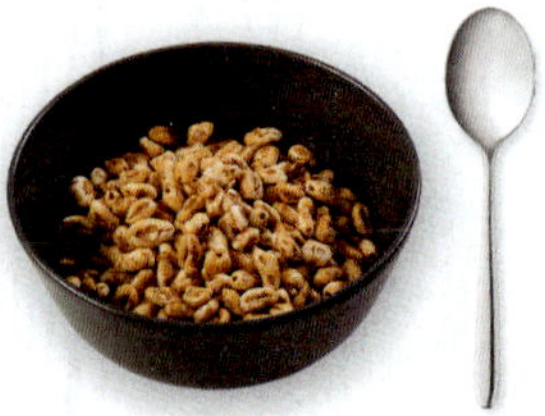

30g		
26g KH	2½ KHE	2 BE
115 kcal	2g Ew	0g Fett
0g gFS	1g Ba	

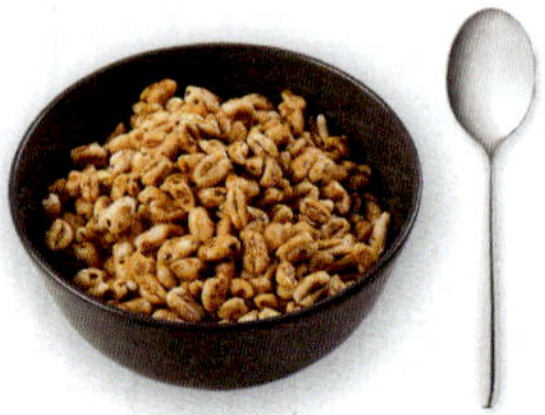

60g		
51g KH	5 KHE	4½ BE
230 kcal	3g Ew	1g Fett
0g gFS	2g Ba	

Schokokrispies

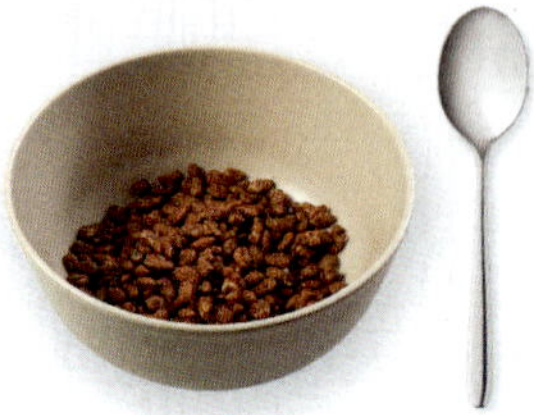

15g		
13g KH	1½ KHE	1 BE
60 kcal	1g Ew	0g Fett
0g gFS	0g Ba	

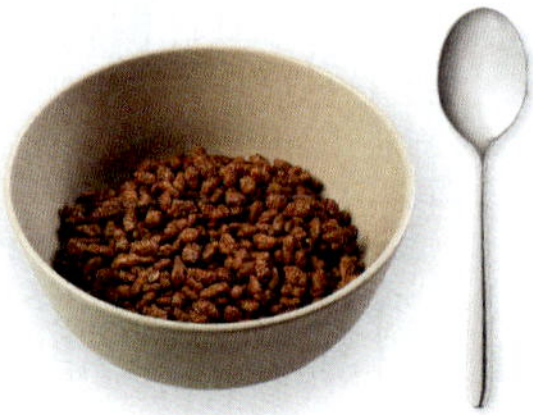

30g		
25g KH	2½ KHE	2 BE
115 kcal	2g Ew	1g Fett
0g gFS	1g Ba	

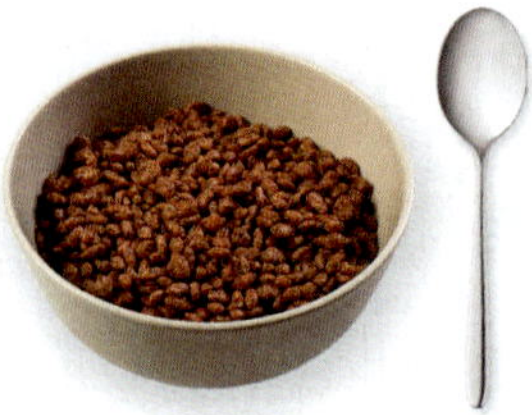

60g		
50g KH	5 KHE	4 BE
230 kcal	3g Ew	2g Fett
1g gFS	2g Ba	

14-cm-kleine Schüssel

Special K mit Beeren

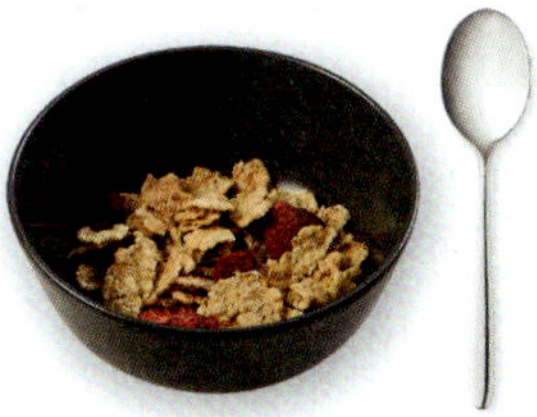

12g KH	15g	1 KHE	1 BE
55 kcal	1g Ew	0g Fett	0g gFS	1g Ba

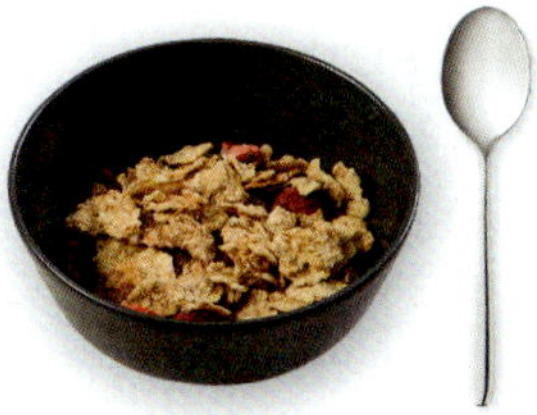

24g KH	30g	2½ KHE	2 BE
115 kcal	3g Ew	0g Fett	0g gFS	2g Ba

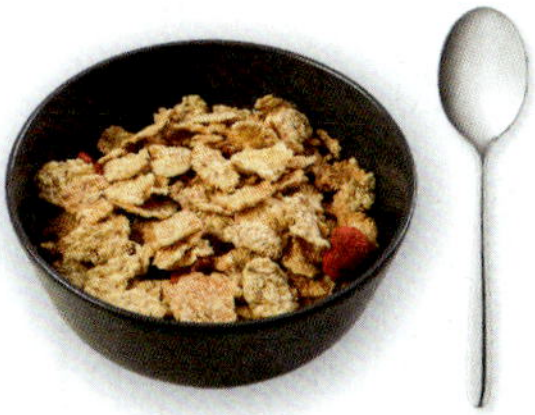

47g KH	60g	4½ KHE	4 BE
225 kcal	6g Ew	1g Fett	0g gFS	3g Ba

Toppas

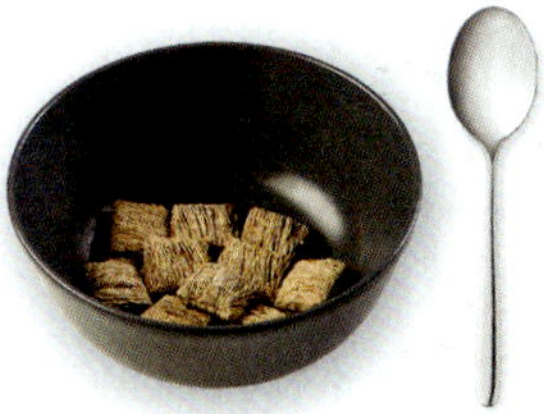

18g KH	25g	2 KHE	1½ BE
90 kcal	3g Ew	1g Fett	0g gFS	2g Ba

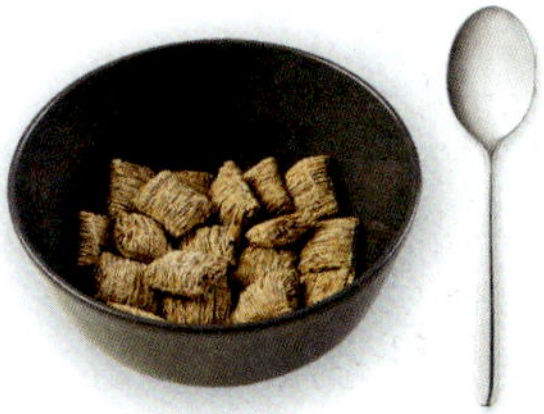

36g KH	50g	3½ KHE	3 BE
180 kcal	5g Ew	1g Fett	0g gFS	5g Ba

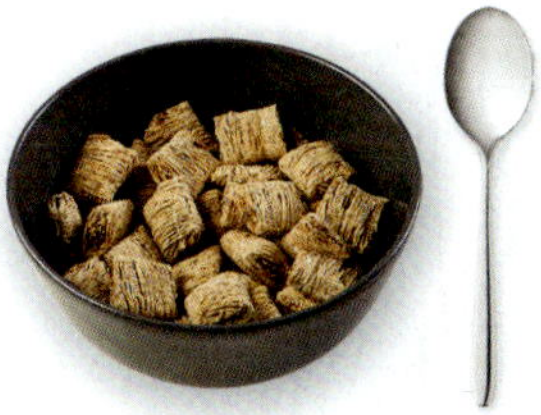

72g KH	100g	7 KHE	6 BE
365 kcal	10g Ew	2g Fett	1g gFS	9g Ba

14-cm-kleine Schüssel

Haferbrei (mit Vollmilch)

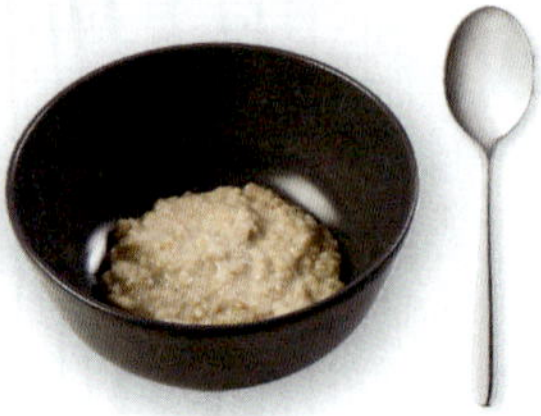

9g KH	75g	1 KHE	½ BE
60 kcal	2g Ew	2g Fett	1g gFS	1g Ba

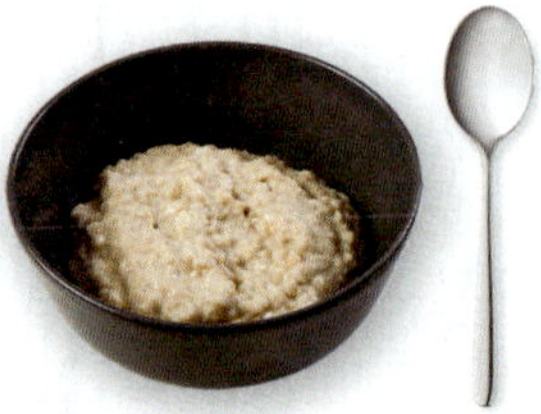

25g KH	220g	2½ KHE	2 BE
170 kcal	7g Ew	5g Fett	2g gFS	4g Ba

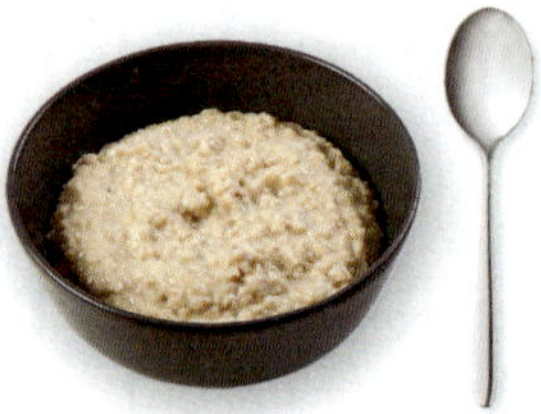

42g KH	365g	4 KHE	3½ BE
285 kcal	12g Ew	8g Fett	3g gFS	6g Ba

Haferbrei (mit Wasser)

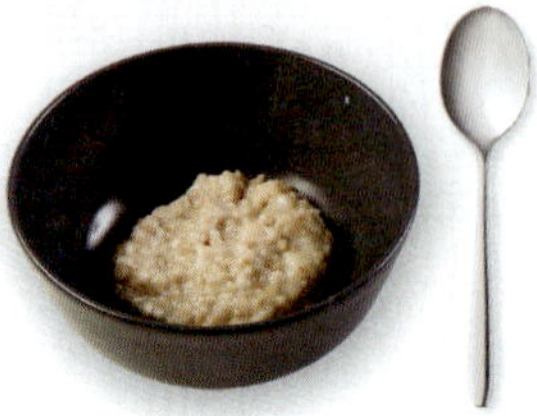

8g KH	75g	1 KHE	½ BE
45 kcal	2g Ew	1g Fett	0g gFS	1g Ba

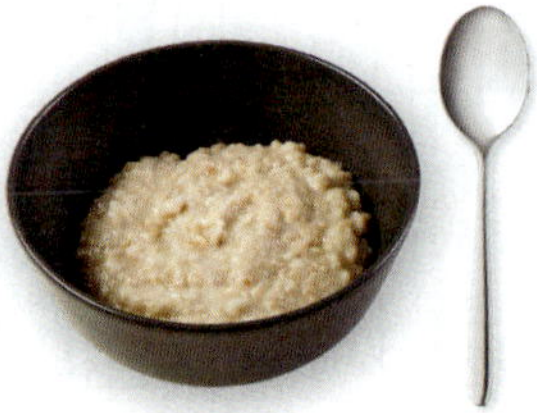

23g KH	220g	2½ KHE	2 BE
140 kcal	6g Ew	2g Fett	0g gFS	4g Ba

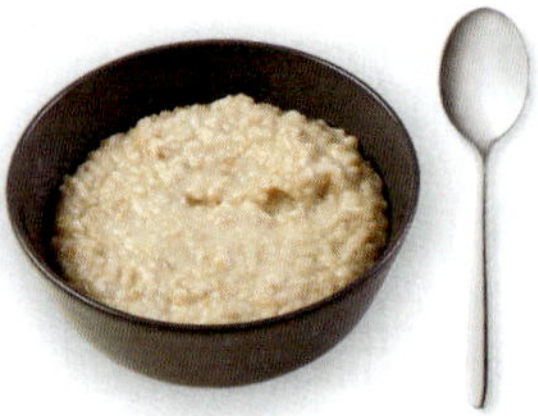

38g KH	365g	4 KHE	3 BE
230 kcal	10g Ew	4g Fett	1g gFS	6g Ba

14-cm-kleine Schüssel

Müsli mit Joghurt

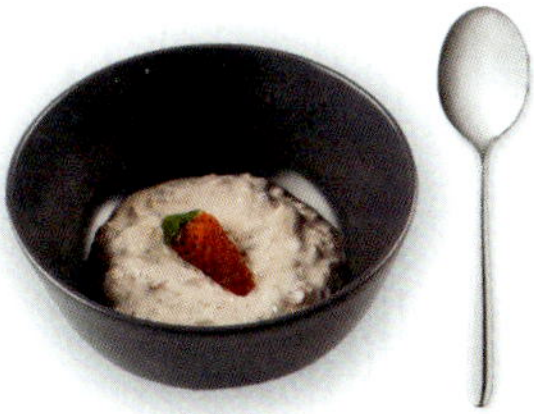

11g KH	75g	1 KHE	1 BE	
90 kcal	4g Ew	3g Fett	2g gFS	2g Ba

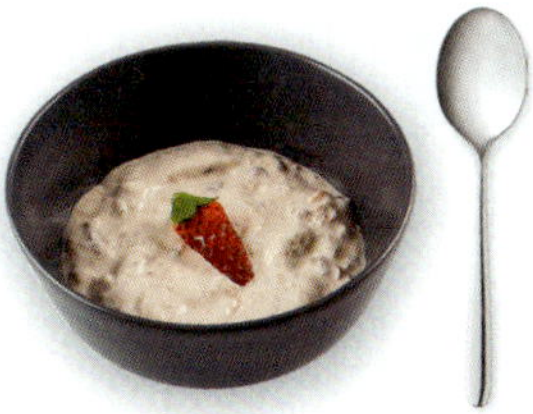

23g KH	150g	2½ KHE	2 BE	
185 kcal	8g Ew	6g Fett	3g gFS	3g Ba

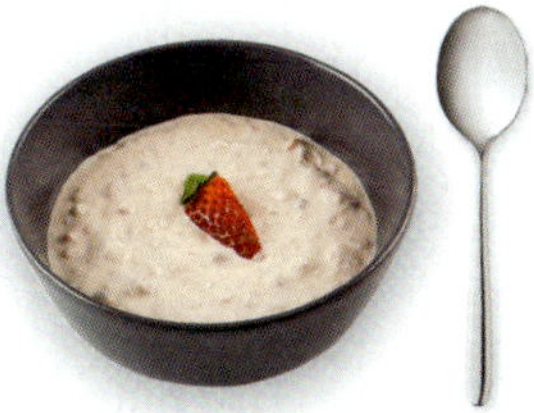

38g KH	250g	4 KHE	3 BE	
305 kcal	13g Ew	10g Fett	5g gFS	5g Ba

Müsli mit Trockenfrüchten

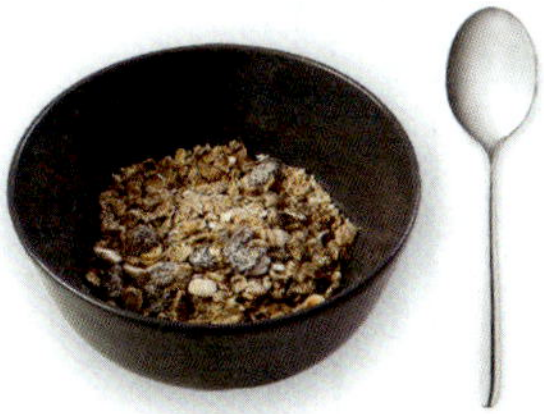

18g KH	30g	2 KHE	1½ BE	
100 kcal	3g Ew	2g Fett	0g gFS	3g Ba

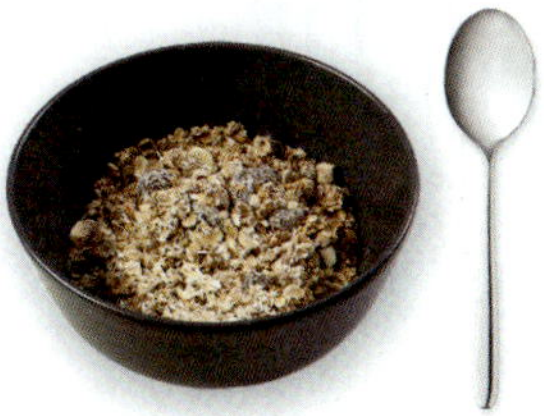

35g KH	60g	3½ KHE	3 BE	
200 kcal	6g Ew	3g Fett	0g gFS	6g Ba

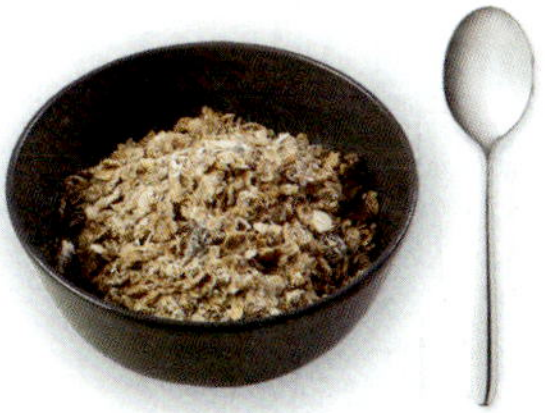

71g KH	120g	7 KHE	6 BE	
400 kcal	12g Ew	7g Fett	1g gFS	12g Ba

14-cm-kleine Schüssel, 26-cm-großer Teller

Vollmilch (3,5 % Fett)

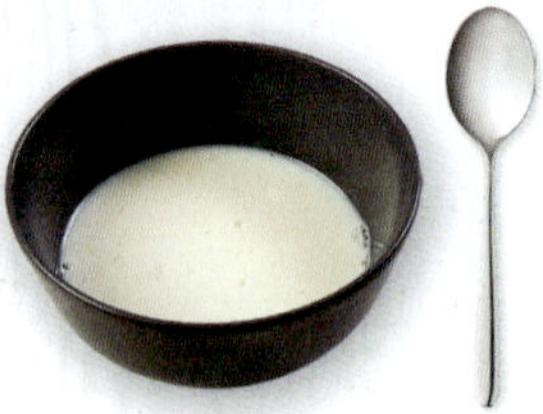

5g KH	100ml	½ KHE	½ BE	
65 kcal	3g Ew	4g Fett	2g gFS	0g Ba

Halbfettmilch (1,5 % Fett)

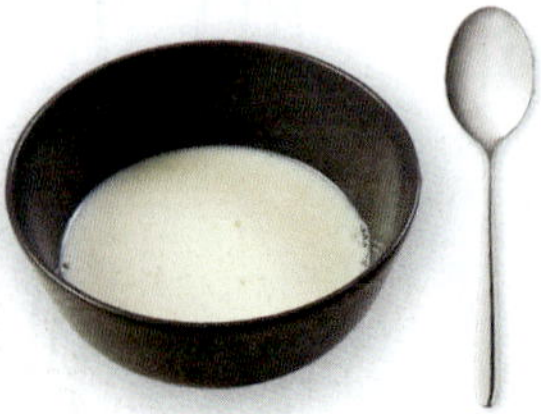

5g KH	100ml	½ KHE	½ BE	
50 kcal	3g Ew	2g Fett	1g gFS	0g Ba

Magermilch (weniger als 1 % Fett)

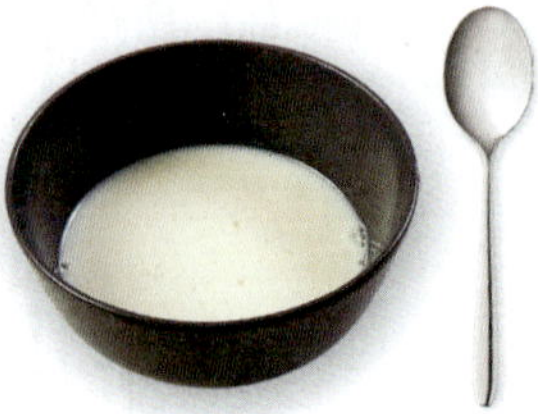

5g KH	100ml	½ KHE	½ BE	
35 kcal	4g Ew	0g Fett	0g gFS	0g Ba

Pancake • Eierkuchen

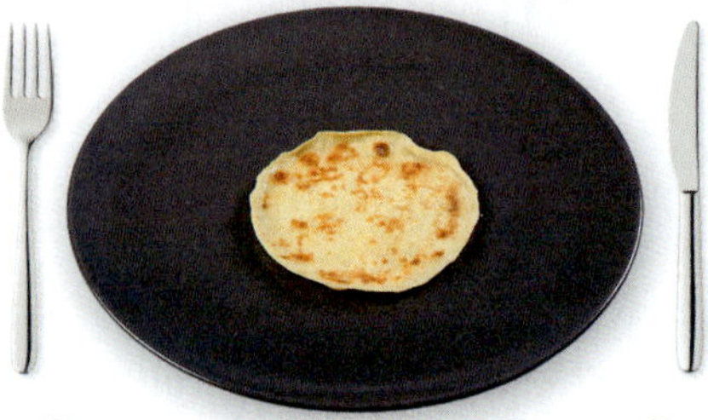

6g KH	25g	½ KHE	½ BE	
50 kcal	2g Ew	2g Fett	1g gFS	0g Ba

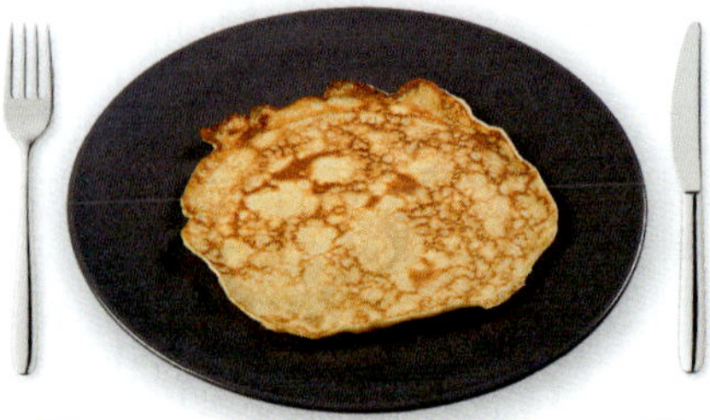

12g KH	45g	1 KHE	1 BE	
90 kcal	3g Ew	4g Fett	2g gFS	0g Ba

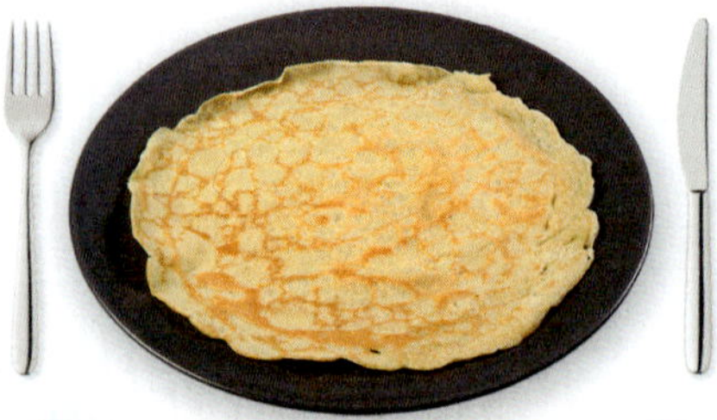

22g KH	85g	2 KHE	2 BE	
175 kcal	6g Ew	7g Fett	4g gFS	1g Ba

26-cm-großer Teller

Pancake • Eierkuchen mit Ahornsirup

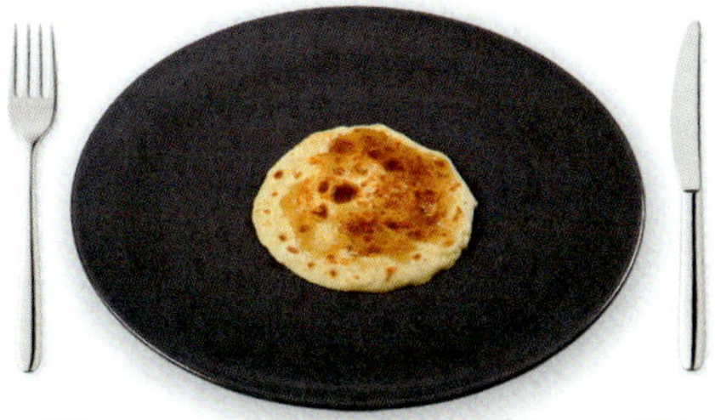

KH	Menge	KHE	BE	kcal	Ew	Fett	gFS	Ba
10g	30g	1	1	65	2g	2g	1g	0g

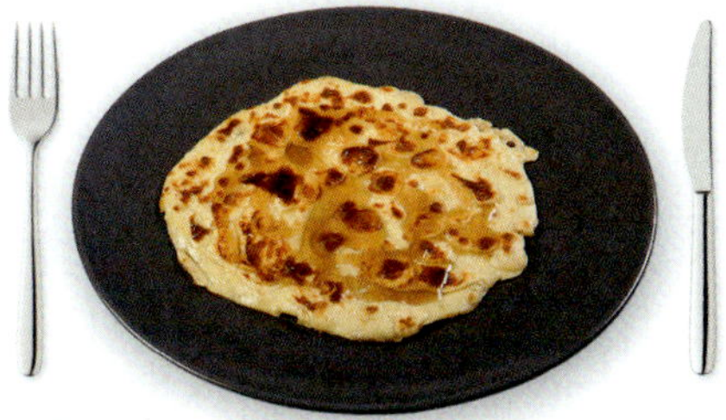

KH	Menge	KHE	BE	kcal	Ew	Fett	gFS	Ba
18g	55g	2	1½	120	3g	4g	2g	0g

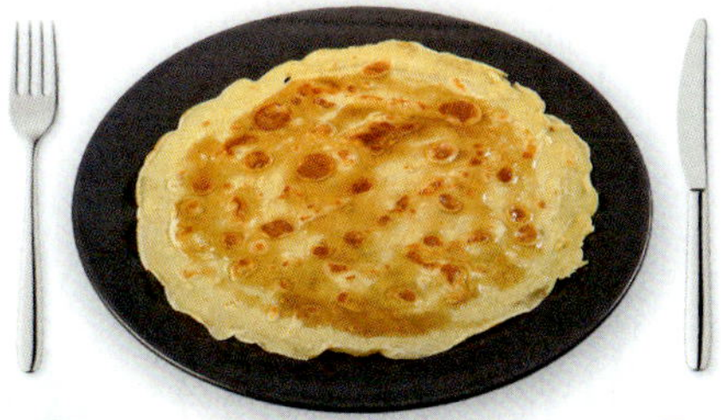

KH	Menge	KHE	BE	kcal	Ew	Fett	gFS	Ba
33g	100g	3½	3	215	5g	7g	4g	1g

Pancake • Eierkuchen mit Haselnusscreme

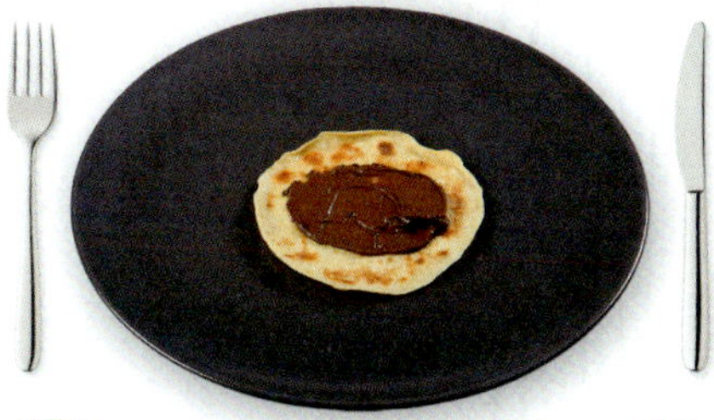

KH	Menge	KHE	BE	kcal	Ew	Fett	gFS	Ba
9g	30g	1	1	80	2g	4g	2g	0g

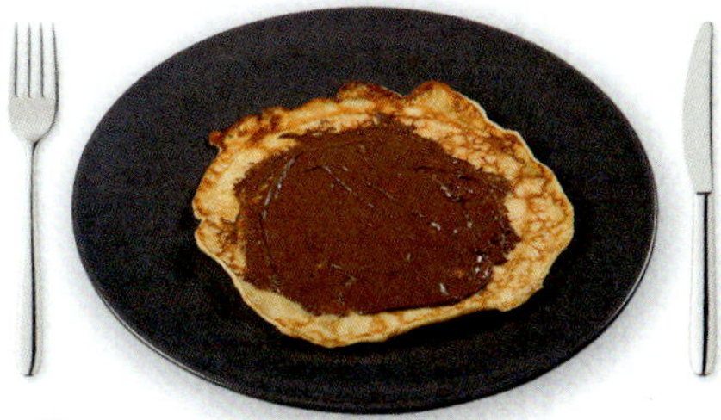

KH	Menge	KHE	BE	kcal	Ew	Fett	gFS	Ba
17g	55g	1½	1½	145	3g	7g	4g	1g

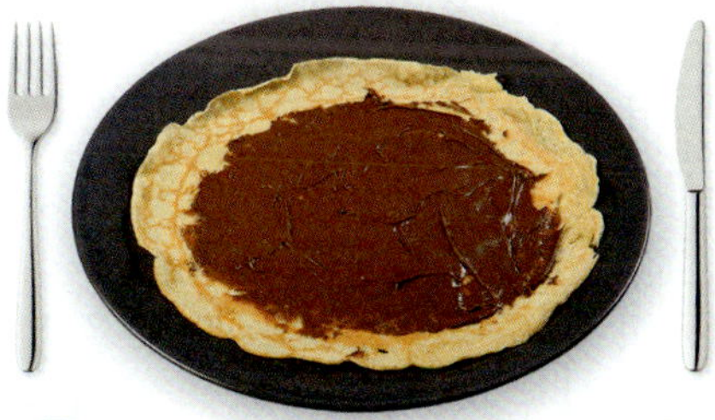

KH	Menge	KHE	BE	kcal	Ew	Fett	gFS	Ba
32g	100g	3	2½	265	6g	12g	7g	1g

20-cm-kleiner Teller

VK*-Brot mit Honig und Butter

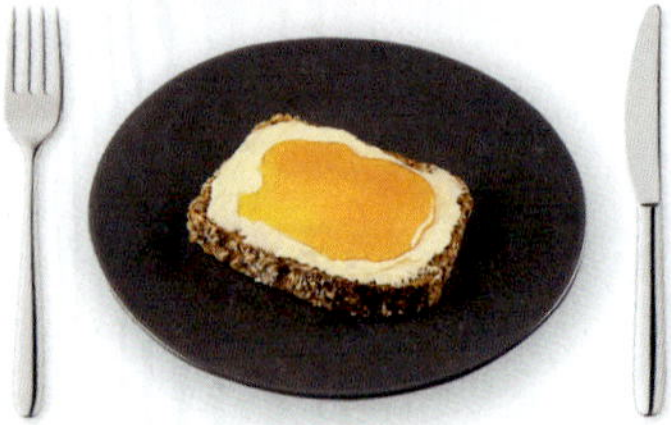

31g KH	90g		3 KHE	2½ BE
300 kcal	5g Ew	17g Fett	11g gFS	5g Ba

VK-Brot mit Honig und Halbfettmargarine

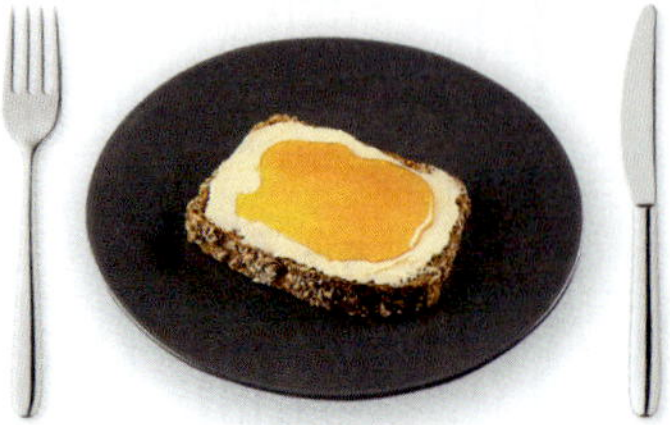

31g KH	90g		3 KHE	2½ BE
220 kcal	5g Ew	9g Fett	2g gFS	5g Ba

VK-Brot mit Konfitüre/ Marmelade und Butter

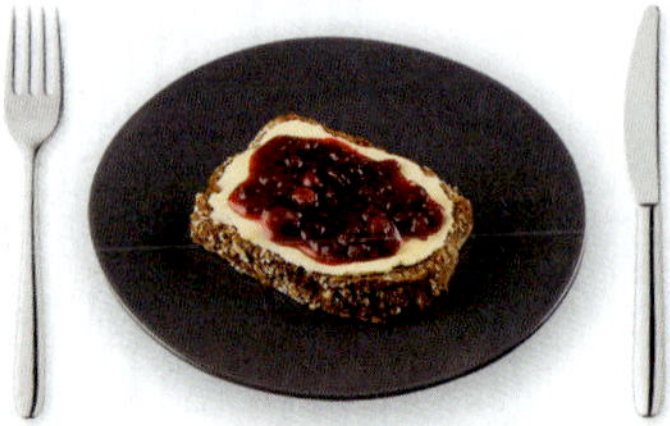

30g KH	90g		3 KHE	2½ BE
295 kcal	5g Ew	17g Fett	11g gFS	5g Ba

VK-Brot, Konfitüre/Marmelade und Halbfettmargarine

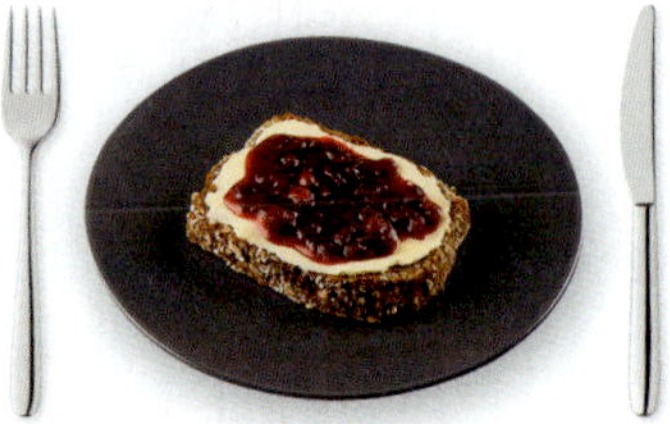

30g KH	90g		3 KHE	2½ BE
220 kcal	5g Ew	9g Fett	2g gFS	5g Ba

VK-Brot mit Nougatcreme und Butter

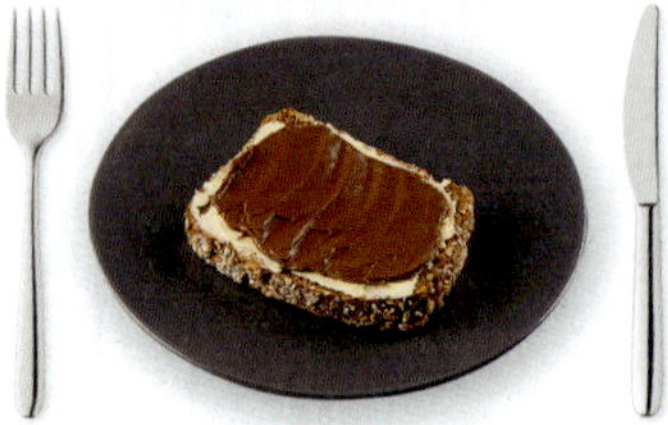

25g KH	90g		2½ KHE	2 BE
290 kcal	5g Ew	19g Fett	12g gFS	5g Ba

VK-Brot mit Nougatcreme und Halbfettmargarine

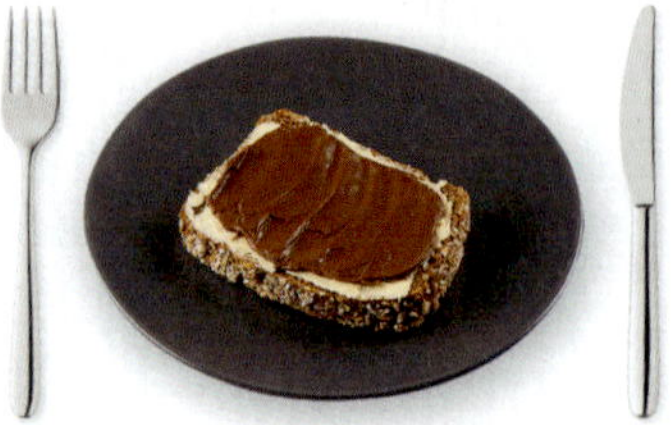

25g KH	90g		2½ KHE	2 BE
215 kcal	5g Ew	11g Fett	3g gFS	5g Ba

*VK = Vollkorn

20-cm-kleiner Teller

VK-Toast mit Honig und Butter

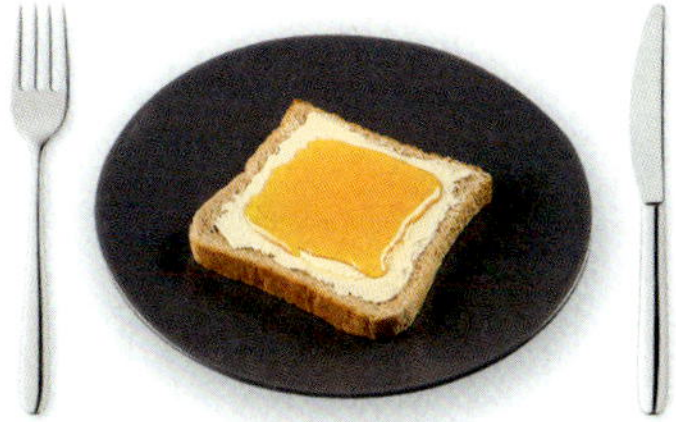

20g KH	55g		2 KHE	1½ BE
240 kcal	2g Ew	17g Fett	11g gFS	1g Ba

VK-Toast mit Honig und Halbfettmargarine

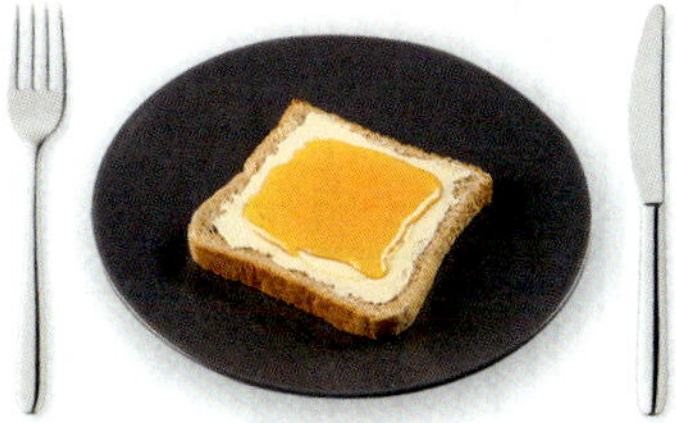

20g KH	55g		2 KHE	1½ BE
165 kcal	2g Ew	9g Fett	2g gFS	1g Ba

VK-Toast mit Konfitüre/ Marmelade und Butter

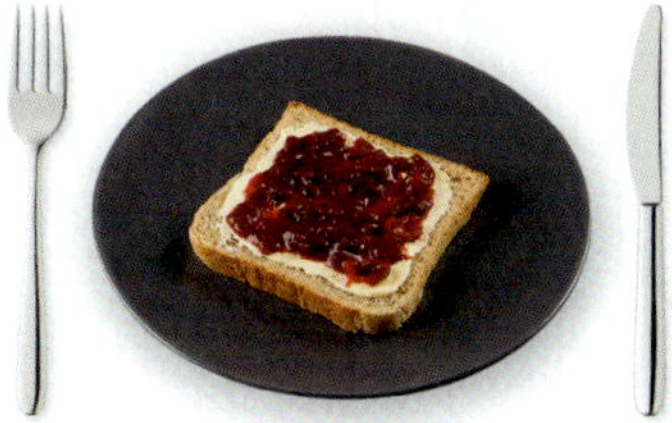

19g KH	55g		2 KHE	1½ BE
240 kcal	2g Ew	17g Fett	11g gFS	1g Ba

VK-Toast, Konfitüre/Marmelade und Halbfettmargarine

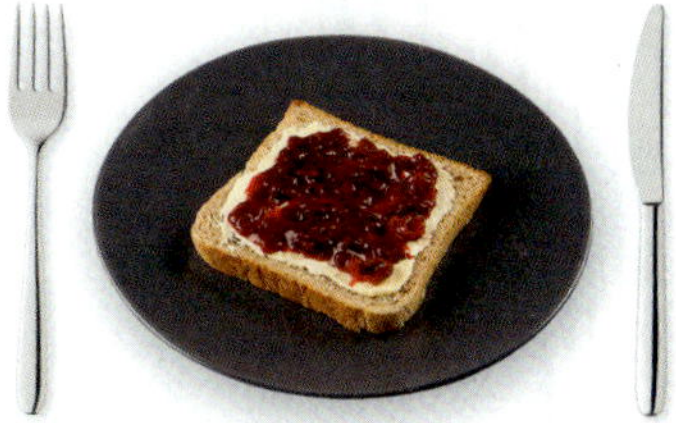

19g KH	55g		2 KHE	1½ BE
165 kcal	2g Ew	9g Fett	2g gFS	1g Ba

VK-Toast mit Nougatcreme und Butter

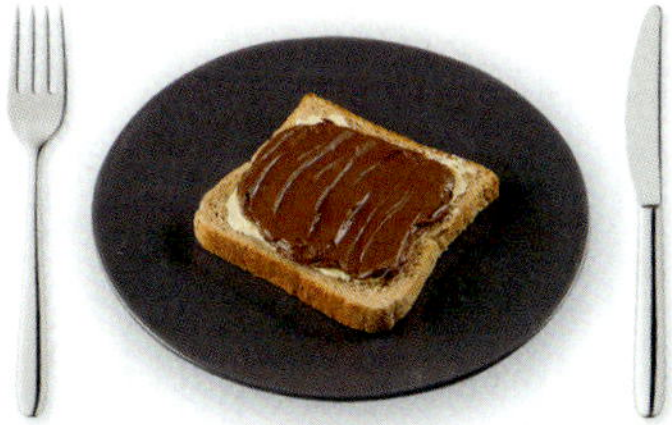

14g KH	55g		1½ KHE	1 BE
235 kcal	3g Ew	19g Fett	12g gFS	1g Ba

VK-Toast mit Nougatcreme und Halbfettmargarine

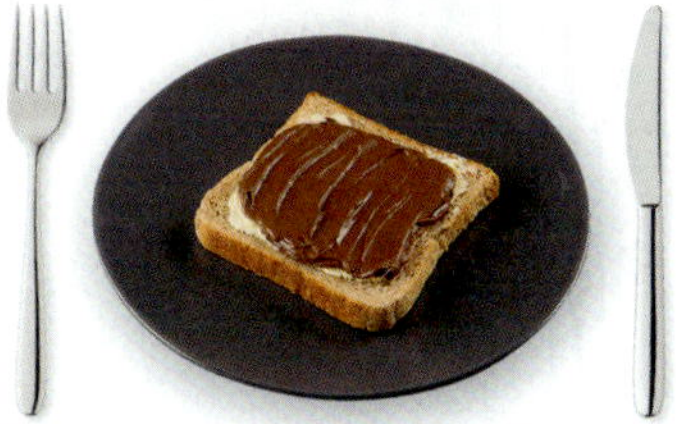

14g KH	55g		1½ KHE	1 BE
160 kcal	3g Ew	11g Fett	3g gFS	1g Ba

26-cm-großer Teller, 14-cm-kleine Schüssel

Frühstück (pikant)

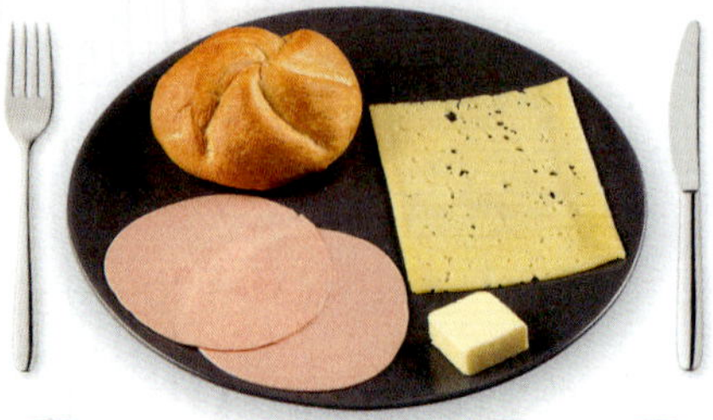

KH	Menge	KHE	BE
37g	125g	3½	3

kcal	Ew	Fett	gFS	Ba
425	16g	24g	13g	2g

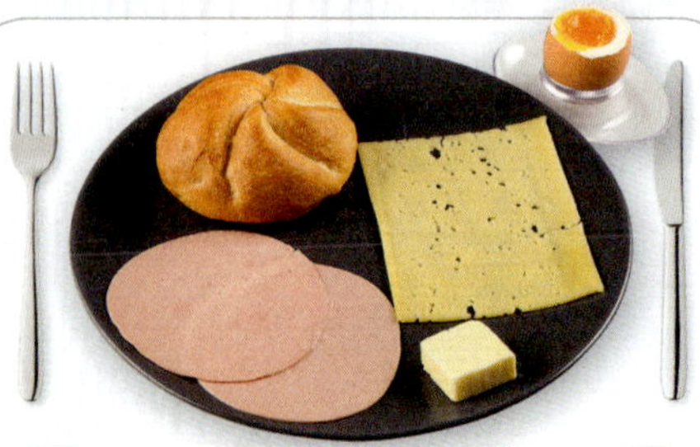

KH	Menge	KHE	BE
38g	185g	4	3

kcal	Ew	Fett	gFS	Ba
505	23g	29g	14g	2g

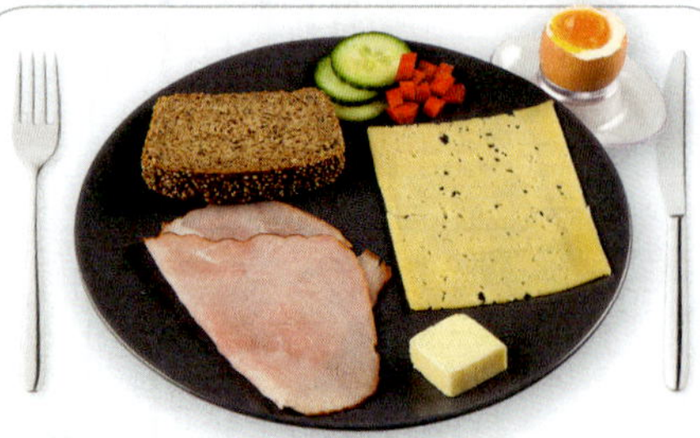

KH	Menge	KHE	BE
24g	195g	2½	2

kcal	Ew	Fett	gFS	Ba
480	29g	30g	14g	5g

Frühstück (süß)

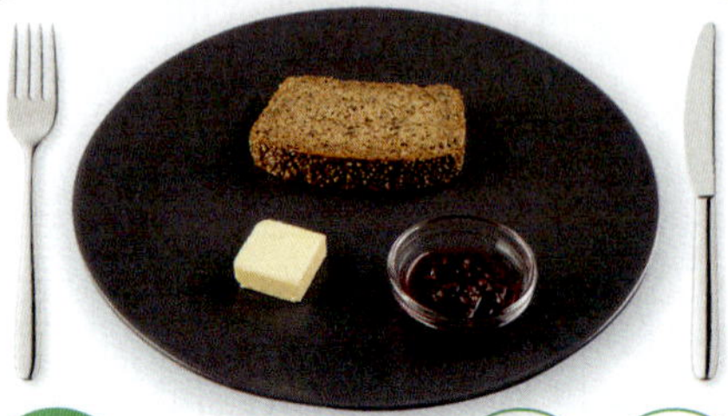

KH	Menge	KHE	BE
40g	95g	4	3½

kcal	Ew	Fett	gFS	Ba
275	5g	10g	6g	5g

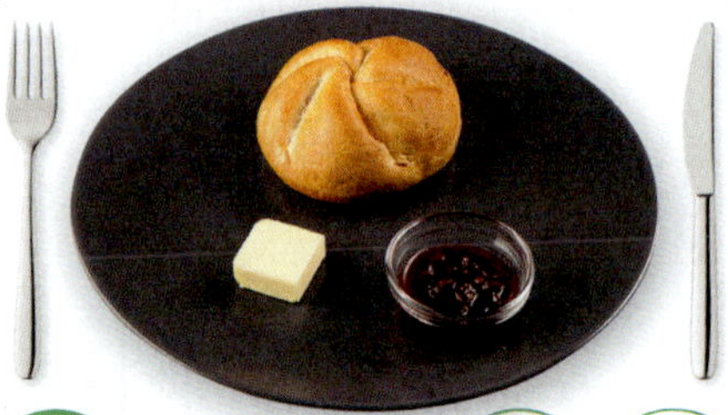

KH	Menge	KHE	BE
54g	100g	5½	4½

kcal	Ew	Fett	gFS	Ba
330	7g	10g	6g	3g

Frühstück (Müsli)

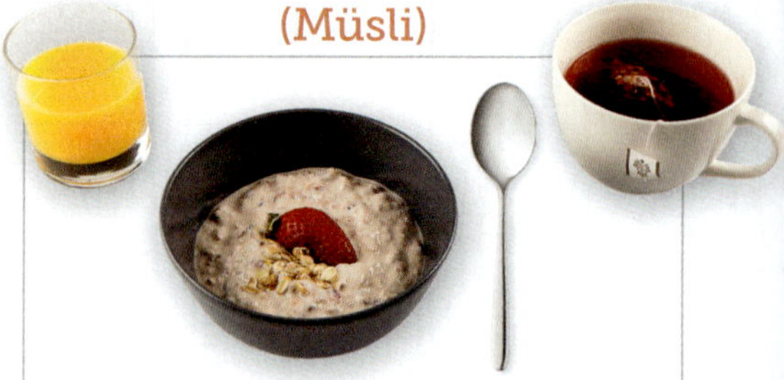

KH	Menge	KHE	BE
49g	625g	5	4

kcal	Ew	Fett	gFS	Ba
355	14g	11g	5g	6g

Waffel

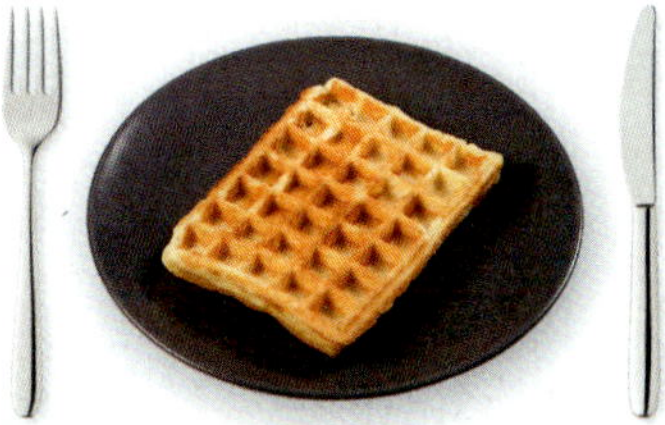

KH	Menge	KHE	BE	kcal	Ew	Fett	gFS	Ba
11g	40g	1	1	120	2g	7g	5g	0g

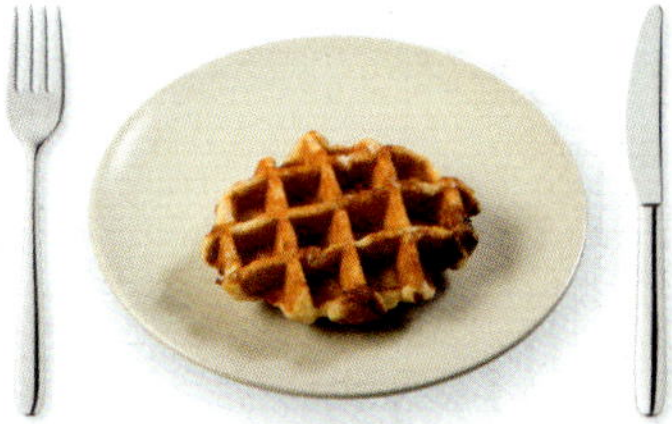

KH	Menge	KHE	BE	kcal	Ew	Fett	gFS	Ba
17g	60g	1½	1½	185	4g	11g	7g	0g

Weizenkleie

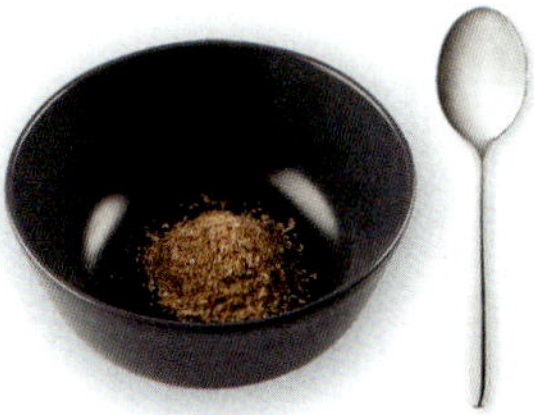

KH	Menge	KHE	BE	kcal	Ew	Fett	gFS	Ba
1g	3g, 1 EL	0	0	5	0g	0g	0g	1g

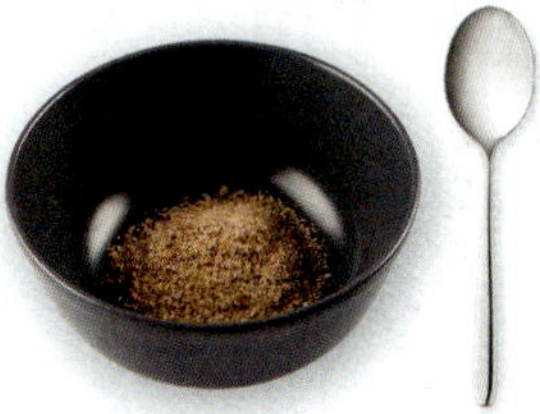

KH	Menge	KHE	BE	kcal	Ew	Fett	gFS	Ba
1g	6g, 2 EL	0	0	10	1g	0g	0g	3g

Leinsamen

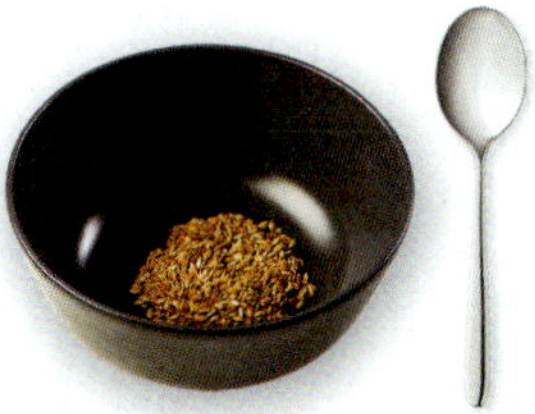

KH	Menge	KHE	BE	kcal	Ew	Fett	gFS	Ba
1g	11g, 1 EL	0	0	50	2g	4g	0g	2g

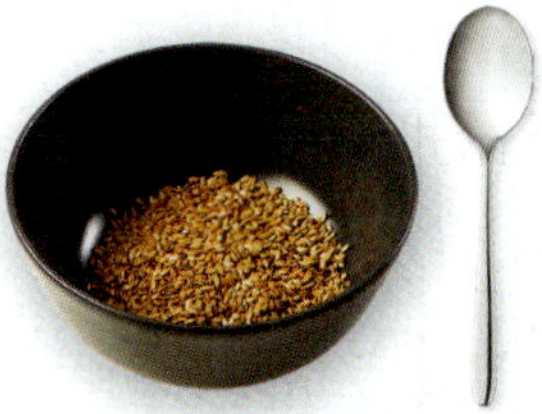

KH	Menge	KHE	BE	kcal	Ew	Fett	gFS	Ba
2g	30g	0	0	135	7g	11g	1g	7g

Caffè Latte (mit Vollmilch)

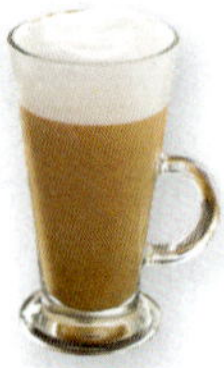

8g KH	250ml		1 KHE	½ BE
105 kcal	6g Ew	6g Fett	4g gFS	0g Ba

Caffè Latte (mit Magermilch)

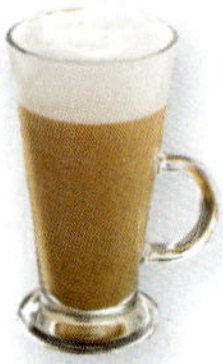

8g KH	250ml		1 KHE	½ BE
60 kcal	6g Ew	0g Fett	0g gFS	0g Ba

Cappuccino (mit Vollmilch)

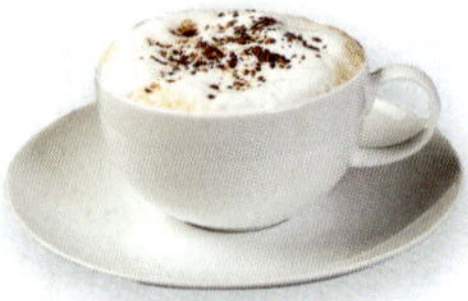

6g KH	250ml		½ KHE	½ BE
80 kcal	4g Ew	5g Fett	3g gFS	0g Ba

Cappuccino (mit Magermilch)

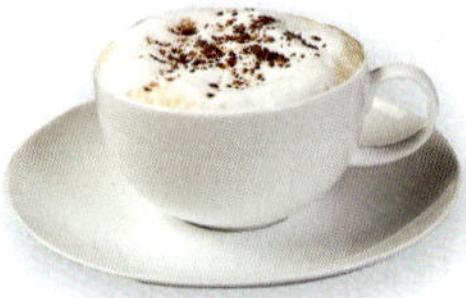

6g KH	250ml		½ KHE	½ BE
45 kcal	4g Ew	0g Fett	0g gFS	0g Ba

Latte Macchiato (mit Vollmilch)

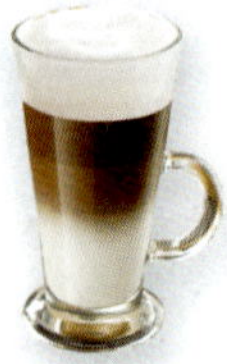

8g KH	250ml		1 KHE	½ BE
105 kcal	6g Ew	6g Fett	4g gFS	0g Ba

Latte Macchiato (mit Magermilch)

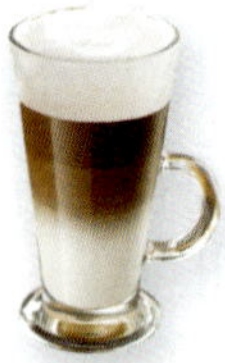

8g KH	250ml		1 KHE	½ BE
60 kcal	6g Ew	0g Fett	0g gFS	0g Ba

Heiße Schokolade (mit Vollmilch)

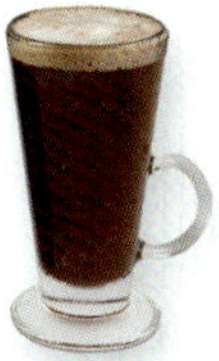

19g KH	250ml		2 KHE	1½ BE
230 kcal	12g Ew	12g Fett	8g gFS	4g Ba

Heiße Schokolade (mit Magermilch)

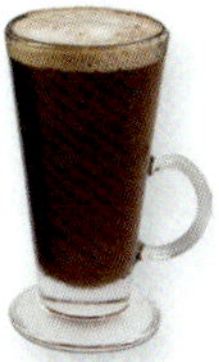

19g KH	250ml		2 KHE	1½ BE
160 kcal	12g Ew	3g Fett	2g gFS	4g Ba

Schwarzer Tee (mit Vollmilch)

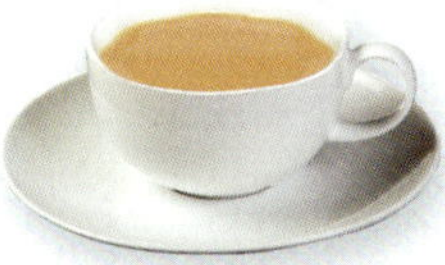

1g KH	200ml		0 KHE	0 BE
10 kcal	1g Ew	1g Fett	0g gFS	0g Ba

Schwarzer Tee (mit Vollmilch & Zucker)

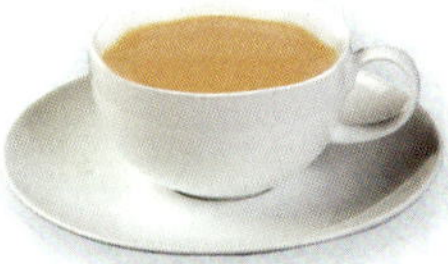

6g KH	200ml		½ KHE	½ BE
30 kcal	1g Ew	1g Fett	0g gFS	0g Ba

Tee

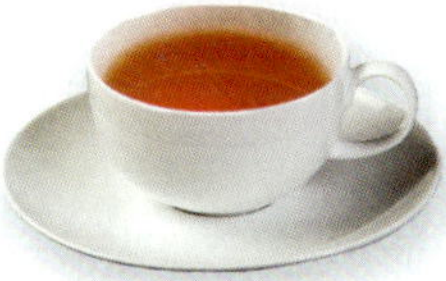

0g KH	200ml		0 KHE	0 BE
0 kcal	0g Ew	0g Fett	0g gFS	0g Ba

Espresso (schwarz)

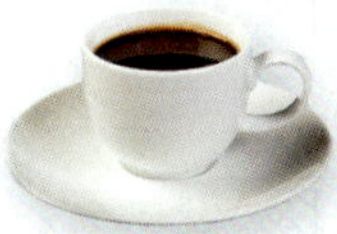

0g KH	60ml		0 KHE	0 BE
0 kcal	0g Ew	0g Fett	0g gFS	0g Ba

Schuss Milch

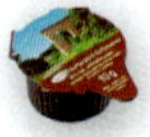

0g KH	10ml, 2 TL	0 KHE	0 BE

5 kcal	0g Ew	0g Fett	0g gFS	0g Ba

Schuss Kaffeesahne

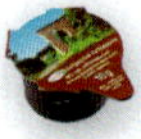

1g KH	10ml, 2 TL	0 KHE	0 BE

30 kcal	0g Ew	3g Fett	2g gFS	0g Ba

Zucker (weiß)

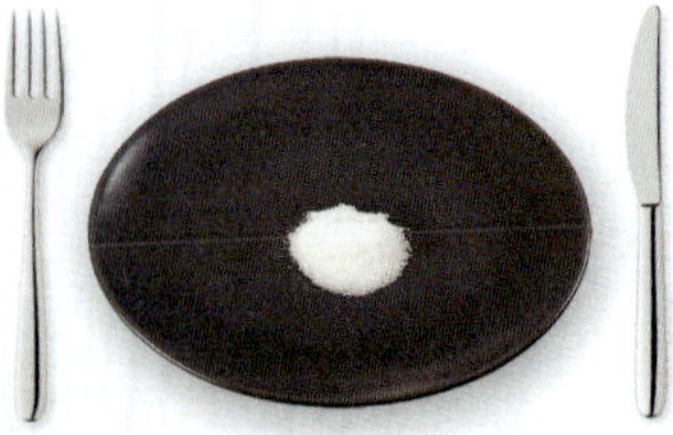

5g KH	5g, 1 TL	½ KHE	½ BE

20 kcal	0g Ew	0g Fett	0g gFS	0g Ba

Zucker (braun)

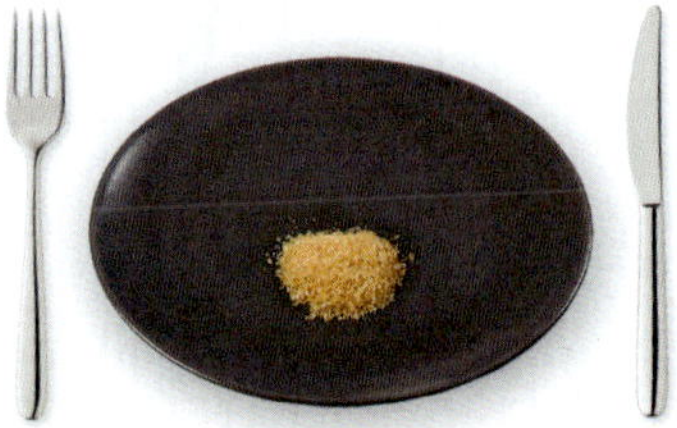

5g KH	5g, 1 TL	½ KHE	½ BE

20 kcal	0g Ew	0g Fett	0g gFS	0g Ba

Streusüße (Süßstoff)

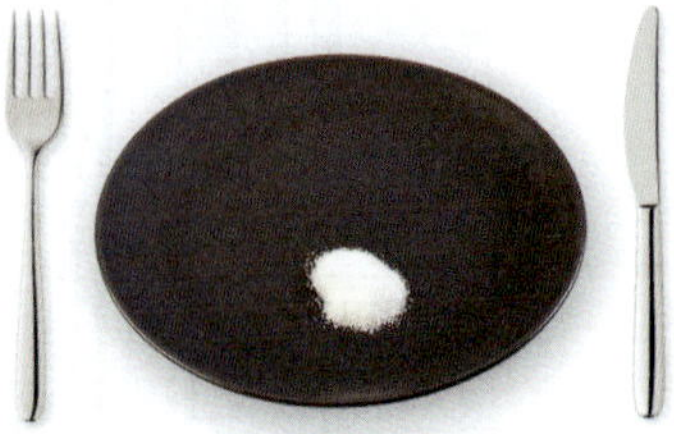

0g KH	0,5g, 1 TL	0 KHE	0 BE

0 kcal	0g Ew	0g Fett	0g gFS	0g Ba

Zuckerwürfel

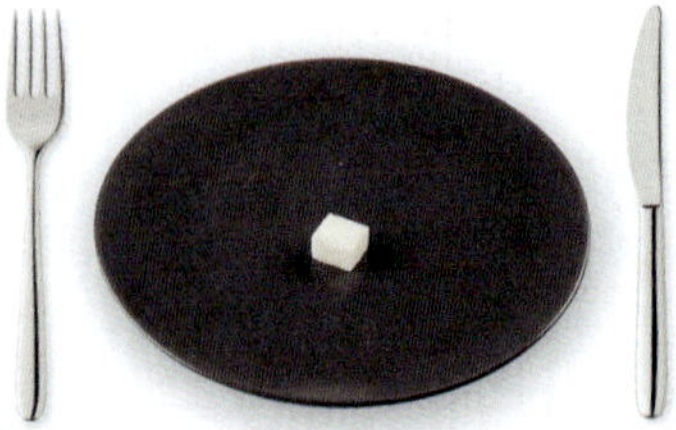

3g KH	3g	½ KHE	0 BE

10 kcal	0g Ew	0g Fett	0g gFS	0g Ba

Ananassaft

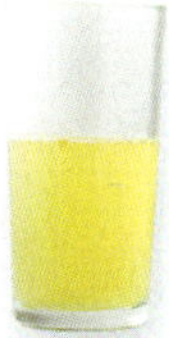

12g KH	125ml		1 KHE	1 BE
55 kcal	1g Ew	0g Fett	0g gFS	0g Ba

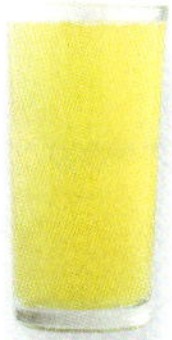

24g KH	250ml		2½ KHE	2 BE
110 kcal	1g Ew	0g Fett	0g gFS	0g Ba

Apfelsaft

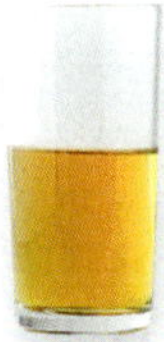

14g KH	125ml		1½ KHE	1 BE
60 kcal	0g Ew	0g Fett	0g gFS	0g Ba

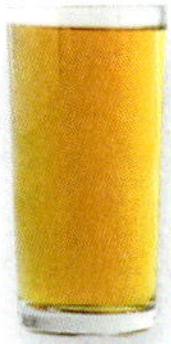

28g KH	250ml		3 KHE	2½ BE
120 kcal	0g Ew	0g Fett	0g gFS	0g Ba

Grapefruitsaft

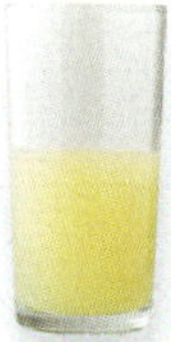

13g KH	125ml		1½ KHE	1 BE
60 kcal	1g Ew	0g Fett	0g gFS	0g Ba

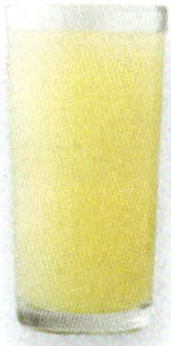

25g KH	250ml		2½ KHE	2 BE
120 kcal	1g Ew	0g Fett	0g gFS	0g Ba

Johannisbeersaft

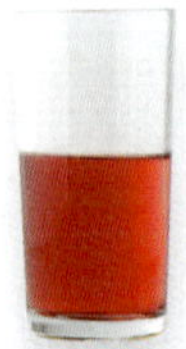

125ml				
7g KH			½ KHE	½ BE
40 kcal	1g Ew	0g Fett	0g gFS	0g Ba

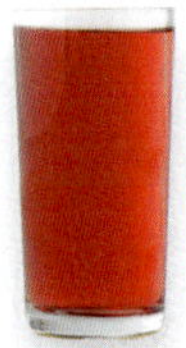

250ml				
15g KH			1½ KHE	1 BE
80 kcal	3g Ew	1g Fett	0g gFS	0g Ba

Kirschsaft

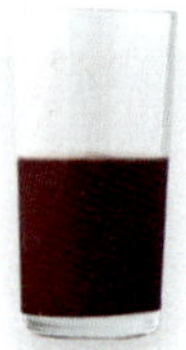

125ml				
14g KH			1½ KHE	1 BE
65 kcal	0g Ew	0g Fett	0g gFS	0g Ba

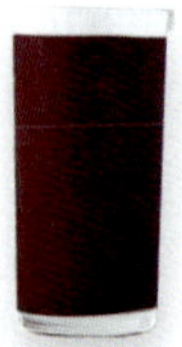

250ml				
29g KH			3 KHE	2½ BE
125 kcal	0g Ew	0g Fett	0g gFS	0g Ba

Möhrensaft • Karottensaft

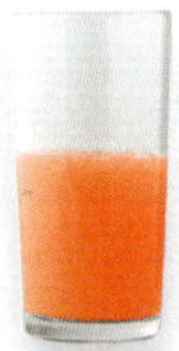

125ml				
6g KH			½ KHE	½ BE
30 kcal	1g Ew	0g Fett	0g gFS	0g Ba

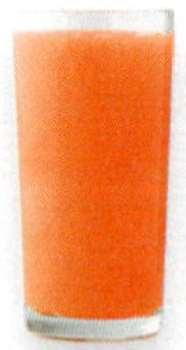

250ml				
12g KH			1 KHE	1 BE
60 kcal	2g Ew	1g Fett	0g gFS	1g Ba

Orangensaft

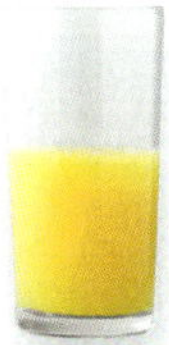

11g KH	125ml		1 KHE	1 BE
55 kcal	1g Ew	0g Fett	0g gFS	1g Ba

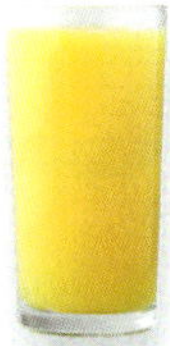

22g KH	250ml		2 KHE	2 BE
105 kcal	2g Ew	0g Fett	0g gFS	1g Ba

Pflaumensaft • Zwetschgensaft

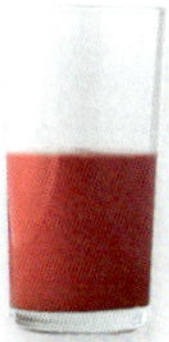

13g KH	125ml		1½ KHE	1 BE
60 kcal	1g Ew	0g Fett	0g gFS	0g Ba

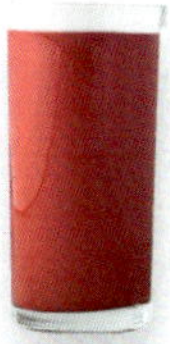

25g KH	250ml		2½ KHE	2 BE
120 kcal	1g Ew	0g Fett	0g gFS	0g Ba

Tomatensaft • Paradeisersaft

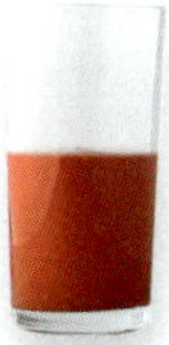

4g KH	125ml		½ KHE	½ BE
20 kcal	1g Ew	0g Fett	0g gFS	0g Ba

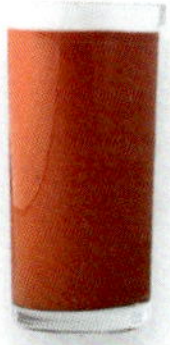

8g KH	250ml		1 KHE	½ BE
40 kcal	2g Ew	0g Fett	0g gFS	0g Ba

Traubensaft

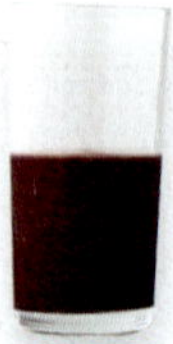

KH	Menge	KHE	BE	kcal	Ew	Fett	gFS	Ba
21g	125ml	2	1½	95	0g	0g	0g	0g

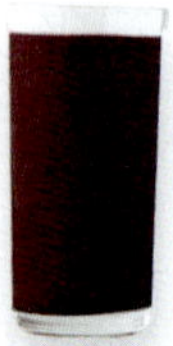

KH	Menge	KHE	BE	kcal	Ew	Fett	gFS	Ba
42g	250ml	4	3½	185	1g	1g	0g	0g

Smoothie

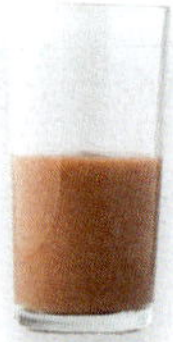

KH	Menge	KHE	BE	kcal	Ew	Fett	gFS	Ba
15g	125ml	1½	1½	70	1g	0g	0g	1g

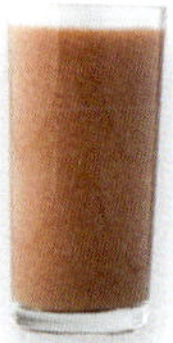

KH	Menge	KHE	BE	kcal	Ew	Fett	gFS	Ba
31g	250ml	3	2½	135	1g	0g	0g	2g

Ginger Ale

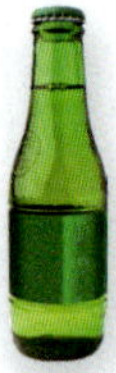

KH	Menge	KHE	BE	kcal	Ew	Fett	gFS	Ba
18g	200ml	2	1½	75	0g	0g	0g	0g

Tonic Water

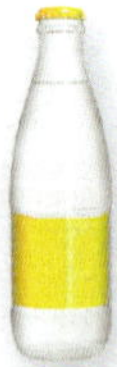

KH	Menge	KHE	BE	kcal	Ew	Fett	gFS	Ba
18g	200ml	2	1½	75	0g	0g	0g	0g

Energy Drink

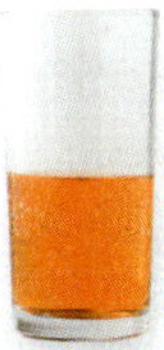

14g KH | 125ml | 1½ KHE | 1 BE
55 kcal | 0g Ew | 0g Fett | 0g gFS | 0g Ba

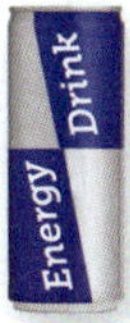

28g KH | 250ml | 3 KHE | 2½ BE
115 kcal | 0g Ew | 0g Fett | 0g gFS | 0g Ba

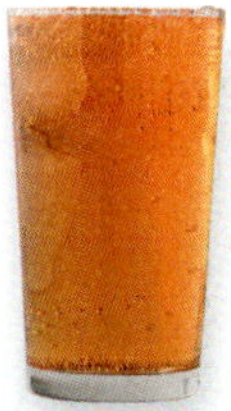

55g KH | 500ml | 5½ KHE | 4½ BE
225 kcal | 0g Ew | 0g Fett | 0g gFS | 0g Ba

Isostar

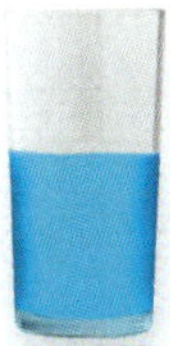

9g KH | 125ml | 1 KHE | ½ BE
35 kcal | 0g Ew | 0g Fett | 0g gFS | 0g Ba

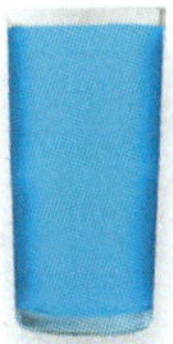

18g KH | 250ml | 2 KHE | 1½ BE
75 kcal | 0g Ew | 0g Fett | 0g gFS | 0g Ba

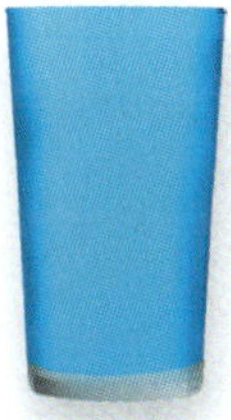

35g KH | 500ml | 3½ KHE | 3 BE
150 kcal | 0g Ew | 0g Fett | 0g gFS | 0g Ba

Cola-Getränk

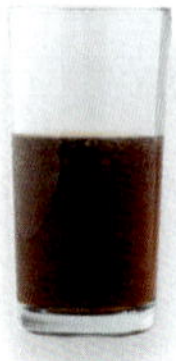

18g KH	165ml		2 KHE	1½ BE
80 kcal	0g Ew	0g Fett	0g gFS	0g Ba

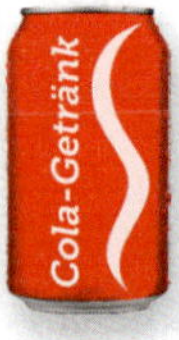

36g KH	330ml		3½ KHE	3 BE
155 kcal	0g Ew	0g Fett	0g gFS	0g Ba

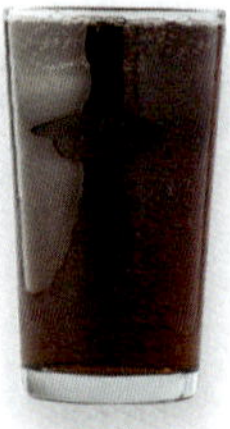

55g KH	500ml		5½ KHE	4½ BE
235 kcal	0g Ew	0g Fett	0g gFS	0g Ba

Cola-Getränk (light)

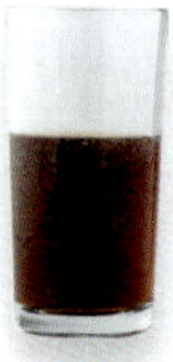

0g KH	165ml		0 KHE	0 BE
5 kcal	0g Ew	0g Fett	0g gFS	0g Ba

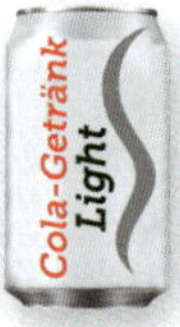

1g KH	330ml		0 KHE	0 BE
15 kcal	0g Ew	0g Fett	0g gFS	0g Ba

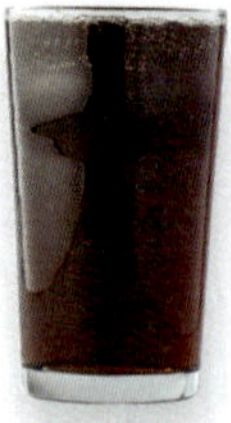

2g KH	500ml		0 KHE	0 BE
20 kcal	0g Ew	0g Fett	0g gFS	0g Ba

Limonade

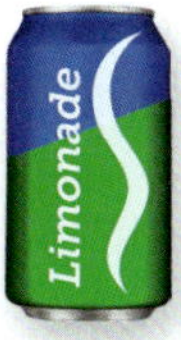

KH	Menge	KHE	BE	kcal	Ew	Fett	gFS	Ba
33g	330ml	3½	3	140	0g	0g	0g	0g

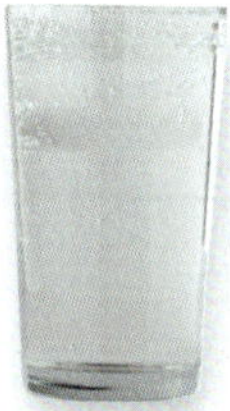

KH	Menge	KHE	BE	kcal	Ew	Fett	gFS	Ba
50g	500ml	5	4	210	0g	0g	0g	0g

Eistee

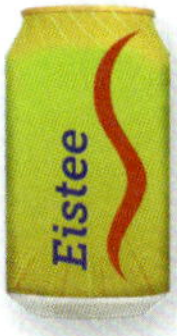

KH	Menge	KHE	BE	kcal	Ew	Fett	gFS	Ba
38g	330ml	4	3	155	1g	1g	0g	0g

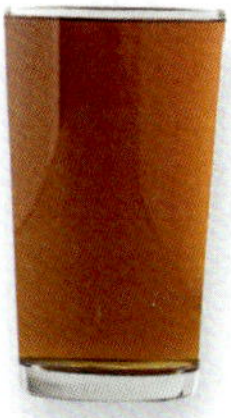

KH	Menge	KHE	BE	kcal	Ew	Fett	gFS	Ba
58g	500ml	6	5	235	2g	1g	0g	0g

Eiskaffee

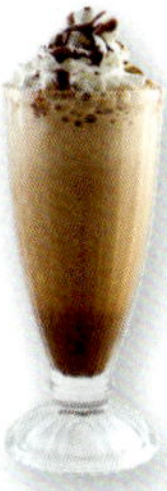

KH	Menge	KHE	BE	kcal	Ew	Fett	gFS	Ba
44g	350ml	4½	3½	475	9g	29g	17g	0g

Eiskaffee (Fertiggetränk)

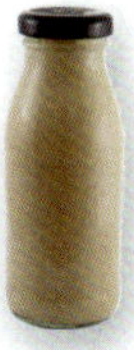

KH	Menge	KHE	BE	kcal	Ew	Fett	gFS	Ba
22g	250ml	2	2	145	7g	3g	2g	1g

Bubble Tea (Kaffee)

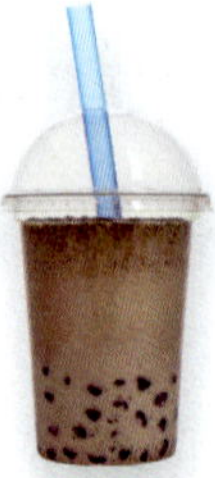

51g KH	300ml	5 KHE	4½ BE
280 kcal	5g Ew	6g Fett	3g gFS
			0g Ba

Bubble Tea (Milch)

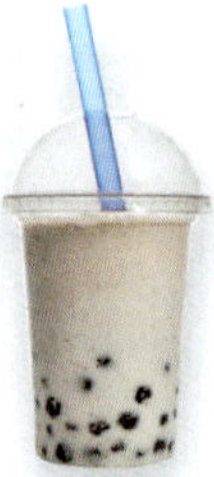

51g KH	300ml	5 KHE	4½ BE
280 kcal	5g Ew	5g Fett	3g gFS
			0g Ba

Bubble Tea (Obst)

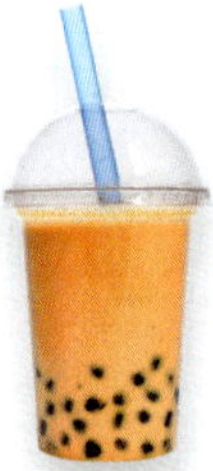

53g KH	300ml	5½ KHE	4½ BE
240 kcal	2g Ew	2g Fett	1g gFS
			2g Ba

Bier (alkoholfrei)

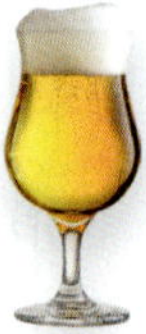

9g KH	165ml	1 KHE	½ BE
40 kcal	1g Ew	0g Fett	0g gFS
			0g Ba

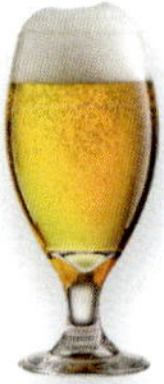

18g KH	330ml	2 KHE	1½ BE
85 kcal	1g Ew	0g Fett	0g gFS
			0g Ba

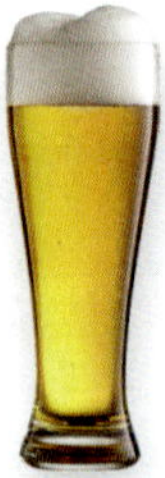

27g KH	500ml	2½ KHE	2½ BE
125 kcal	2g Ew	0g Fett	0g gFS
			0g Ba

Bier (Pils, 5 Vol.-%)

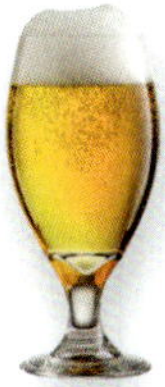

330ml	17g Alk	10g KH	150 kcal	2g Ew	0g Fett	0g gFS	0g Ba	1 KHE	1 BE

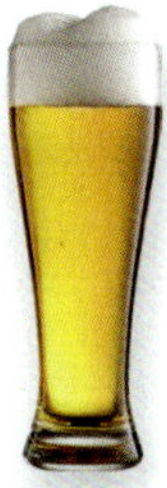

500ml	25g Alk	16g KH	225 kcal	3g Ew	0g Fett	0g gFS	0g Ba	1½ KHE	1½ BE

Weißbier (5 Vol.-%)

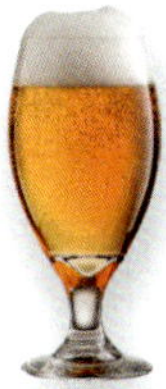

330ml	17g Alk	10g KH	145 kcal	1g Ew	0g Fett	0g gFS	0g Ba	1 KHE	1 BE

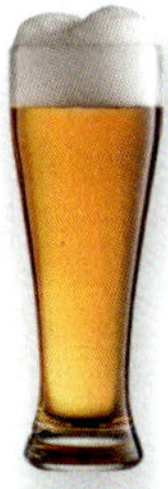

500ml	25g Alk	15g KH	220 kcal	2g Ew	0g Fett	0g gFS	0g Ba	1½ KHE	1½ BE

Weizenbier (dunkel, 5 Vol.-%)

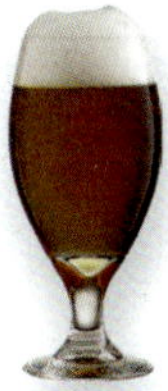

330ml	17g Alk	10g KH	145 kcal	1g Ew	0g Fett	0g gFS	0g Ba	1 KHE	1 BE

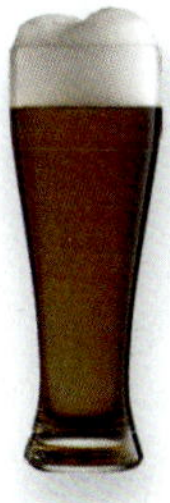

500ml	25g Alk	15g KH	220 kcal	2g Ew	0g Fett	0g gFS	0g Ba	1½ KHE	1½ BE

Most (6 Vol.-%)

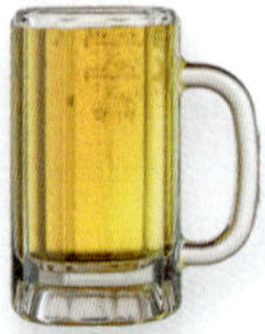

250ml	
Alk	15g
KH	3g
kcal	105
KHE	½
BE	0
Ew	0g
Fett	0g
gFS	0g
Ba	0g

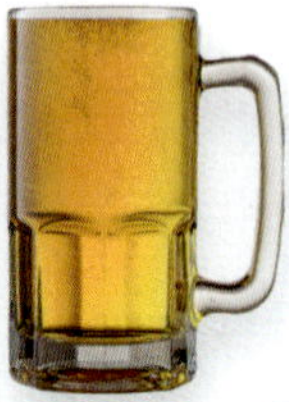

500ml	
Alk	30g
KH	5g
kcal	210
KHE	½
BE	½
Ew	0g
Fett	0g
gFS	0g
Ba	0g

Weißwein (lieblich, 11 Vol.-%)

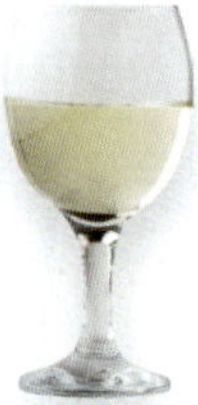

125ml	
Alk	14g
KH	7g
kcal	125
KHE	½
BE	½
Ew	0g
Fett	0g
gFS	0g
Ba	0g

Weißwein (trocken, 11 Vol.-%)

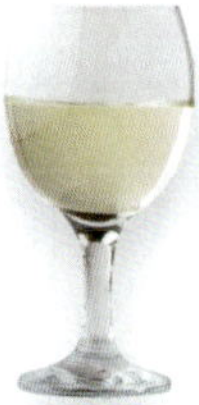

125ml	
Alk	14g
KH	0g
kcal	90
KHE	0
BE	0
Ew	0g
Fett	0g
gFS	0g
Ba	0g

Rotwein (trocken, 13 Vol.-%)

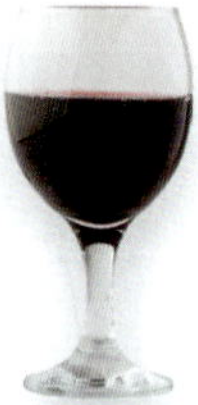

125ml	
Alk	16g
KH	3g
kcal	115
KHE	½
BE	½
Ew	0g
Fett	0g
gFS	0g
Ba	0g

Rotwein (schwer, 13 Vol.-%)

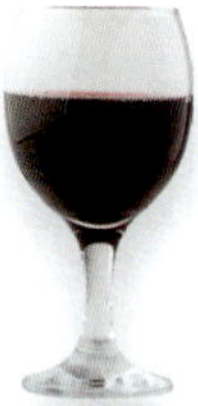

125ml	
Alk	16g
KH	3g
kcal	115
KHE	½
BE	½
Ew	0g
Fett	0g
gFS	0g
Ba	0g

Champagner (trocken, 12 Vol.-%)

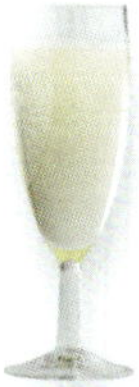

12g Alk
5g KH · 100ml · ½ KHE · ½ BE
95 kcal · 0g Ew · 0g Fett · 0g gFS · 0g Ba

Sekt (trocken, 12 Vol.-%)

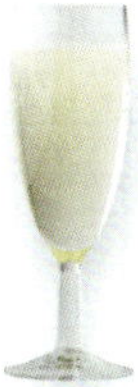

12g Alk
5g KH · 100ml · ½ KHE · ½ BE
95 kcal · 0g Ew · 0g Fett · 0g gFS · 0g Ba

Baileys • Sahnelikör (17 Vol.-%)

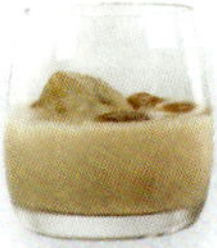

7g Alk
10g KH · 40ml · 1 KHE · 1 BE
130 kcal · 1g Ew · 5g Fett · 3g gFS · 0g Ba

Cognac (40 Vol.-%)

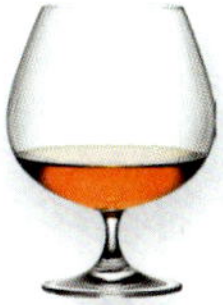

8g Alk
0g KH · 20ml · 0 KHE · 0 BE
55 kcal · 0g Ew · 0g Fett · 0g gFS · 0g Ba

Eierlikör (20 Vol.-%)

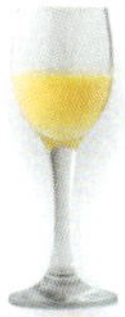

8g Alk
11g KH · 40ml · 1 KHE · 1 BE
120 kcal · 2g Ew · 3g Fett · 1g gFS · 0g Ba

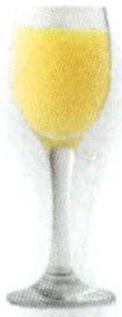

16g Alk
22g KH · 80ml · 2 KHE · 2 BE
240 kcal · 3g Ew · 6g Fett · 2g gFS · 0g Ba

Likör (18 Vol.-%)

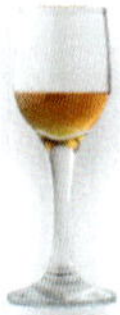

20ml				
4g Alk				
6g KH			½ KHE	½ BE
50 kcal	0g Ew	0g Fett	0g gFS	0g Ba

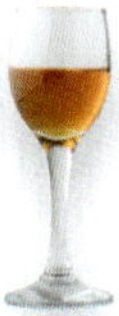

40ml				
7g Alk				
12g KH			1 KHE	1 BE
95 kcal	0g Ew	0g Fett	0g gFS	0g Ba

Portwein (20 Vol.-%)

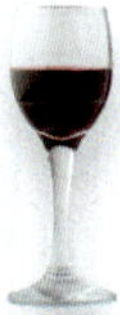

40ml				
8g Alk				
5g KH			½ KHE	½ BE
70 kcal	0g Ew	0g Fett	0g gFS	0g Ba

Sherry (süß, 17 Vol.-%)

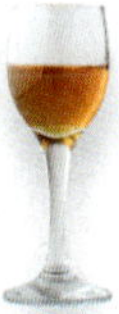

40ml				
7g Alk				
3g KH			½ KHE	0 BE
55 kcal	0g Ew	0g Fett	0g gFS	0g Ba

Schnaps • Obstler (18 Vol.-%)

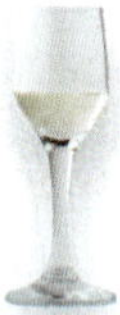

20ml				
4g Alk				
0g KH			0 KHE	0 BE
30 kcal	0g Ew	0g Fett	0g gFS	0g Ba

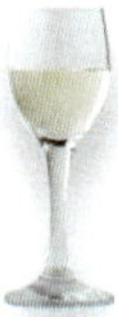

40ml				
7g Alk				
0g KH			0 KHE	0 BE
55 kcal	0g Ew	0g Fett	0g gFS	0g Ba

Whisky (40 Vol.-%)

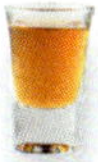

20ml

Alk	KH	KHE	BE	kcal	Ew	Fett	gFS	Ba
8g	0g	0	0	50	0g	0g	0g	0g

Wodka (40 Vol.-%)

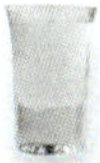

20ml

Alk	KH	KHE	BE	kcal	Ew	Fett	gFS	Ba
8g	0g	0	0	50	0g	0g	0g	0g

Long Island Ice Tea

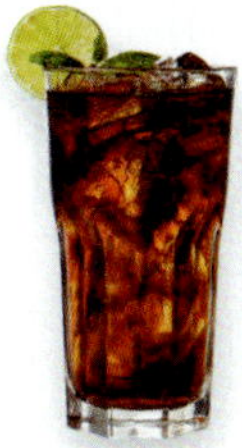

250ml + Eis

Alk	KH	KHE	BE	kcal	Ew	Fett	gFS	Ba
26g	33g	3½	3	315	0g	0g	0g	0g

Margarita

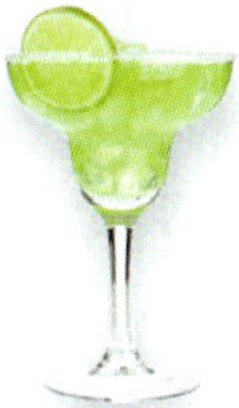

100ml

Alk	KH	KHE	BE	kcal	Ew	Fett	gFS	Ba
22g	9g	1	1	190	0g	1g	0g	0g

Mojito

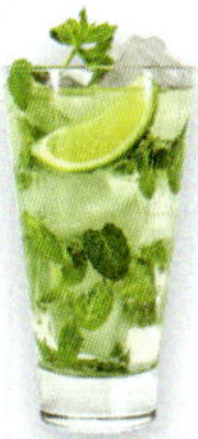

200ml + Eis

Alk	KH	KHE	BE	kcal	Ew	Fett	gFS	Ba
20g	28g	3	2½	255	0g	1g	0g	0g

Piña Colada

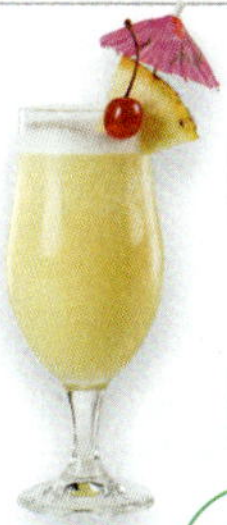

275ml

Alk	KH	KHE	BE	kcal	Ew	Fett	gFS	Ba
24g	14g	1½	1	360	2g	16g	10g	0g

26-cm-großer Teller

Babybel

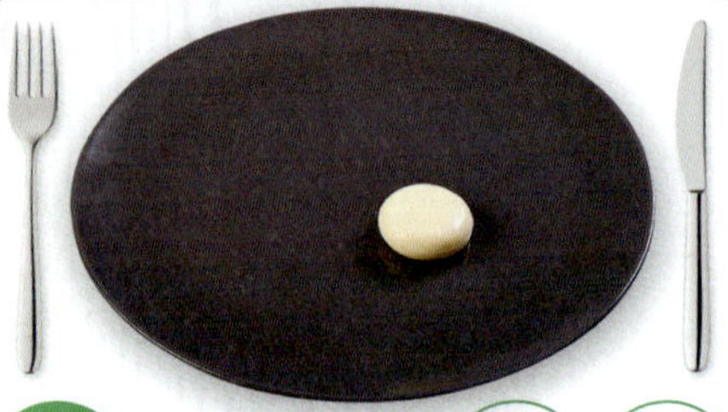

0g KH	20g		0 KHE	0 BE
60 kcal	4g Ew	5g Fett	3g gFS	0g Ba

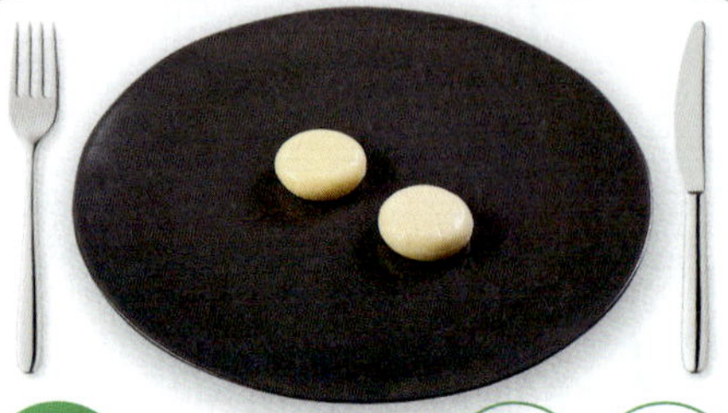

0g KH	40g		0 KHE	0 BE
120 kcal	9g Ew	9g Fett	6g gFS	0g Ba

Babybel (light)

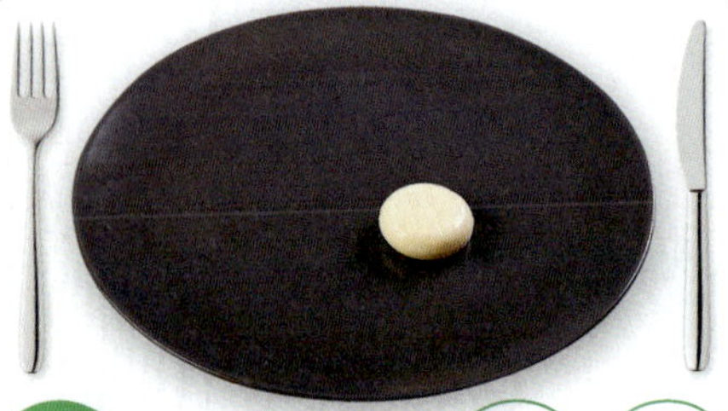

0g KH	20g		0 KHE	0 BE
40 kcal	5g Ew	2g Fett	2g gFS	0g Ba

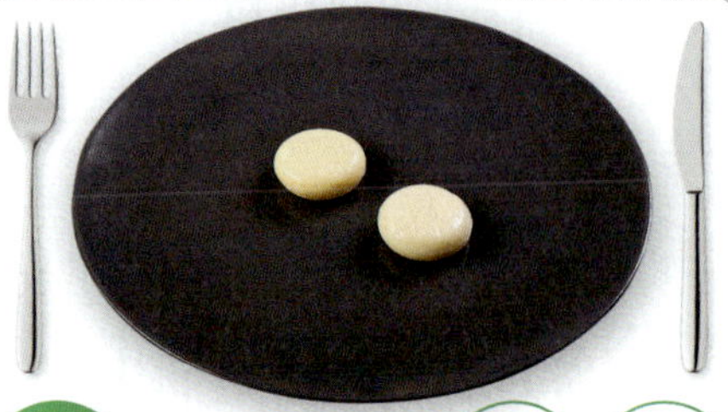

0g KH	40g		0 KHE	0 BE
85 kcal	10g Ew	5g Fett	3g gFS	0g Ba

Eckerlkäse

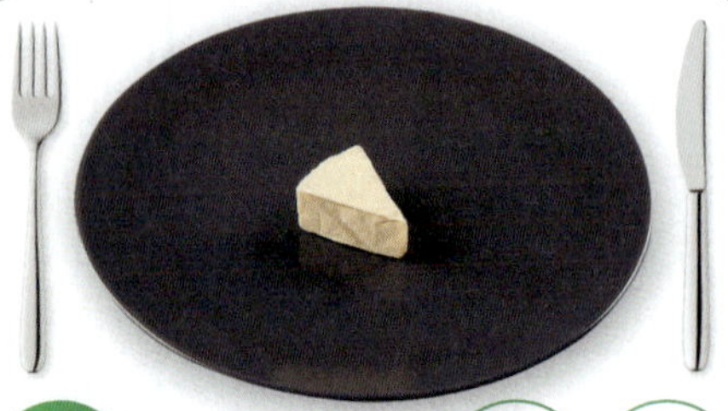

2g KH	30g		0 KHE	0 BE
85 kcal	5g Ew	7g Fett	4g gFS	0g Ba

Harzer • Quargel • Graukäse

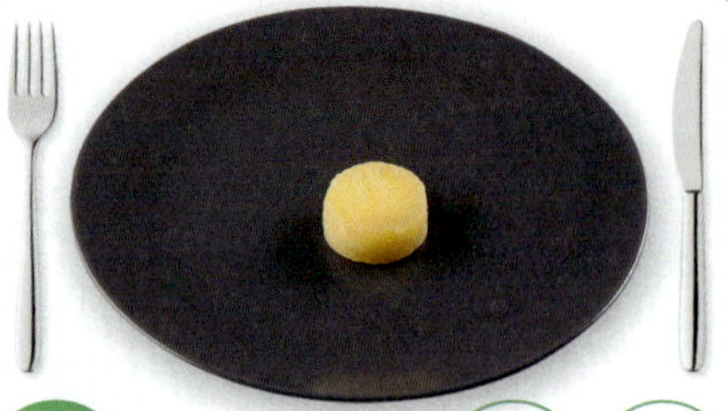

0g KH	40g		0 KHE	0 BE
50 kcal	12g Ew	0g Fett	0g gFS	0g Ba

Bergbaron (45 % F. i. T.)

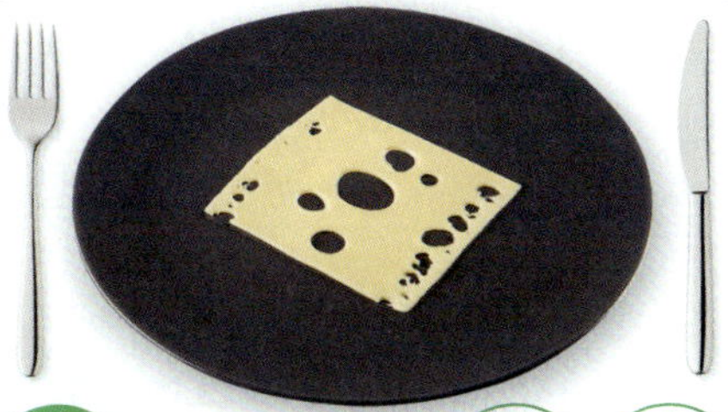

KH	Menge	KHE	BE
0g	17g	0	0

kcal	Ew	Fett	gFS	Ba
60	5g	4g	3g	0g

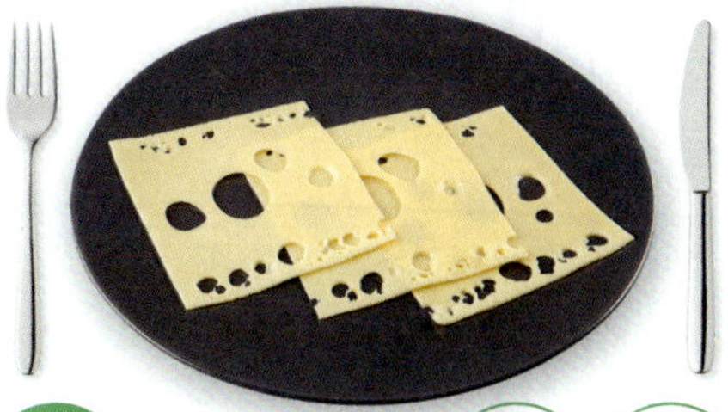

KH	Menge	KHE	BE
0g	50g	0	0

kcal	Ew	Fett	gFS	Ba
170	14g	13g	9g	0g

Bergbaron (fettreduziert)

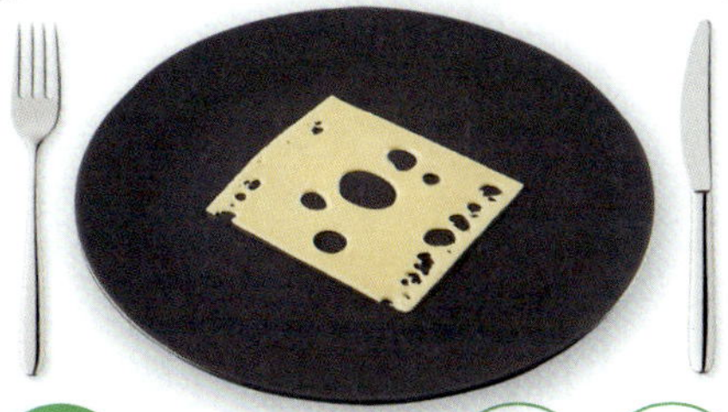

KH	Menge	KHE	BE
0g	17g	0	0

kcal	Ew	Fett	gFS	Ba
40	5g	3g	2g	0g

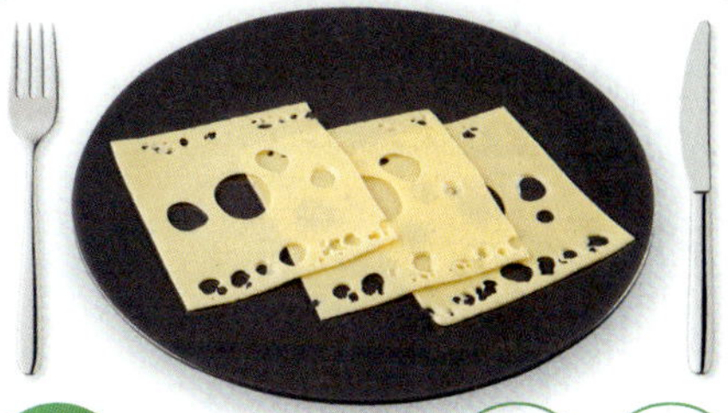

KH	Menge	KHE	BE
0g	50g	0	0

kcal	Ew	Fett	gFS	Ba
120	13g	8g	5g	0g

Blauschimmelkäse (50 % F. i. T.)

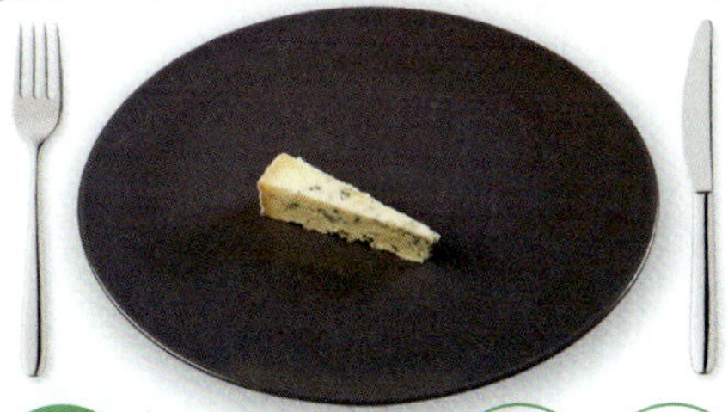

KH	Menge	KHE	BE
0g	25g	0	0

kcal	Ew	Fett	gFS	Ba
90	5g	7g	5g	0g

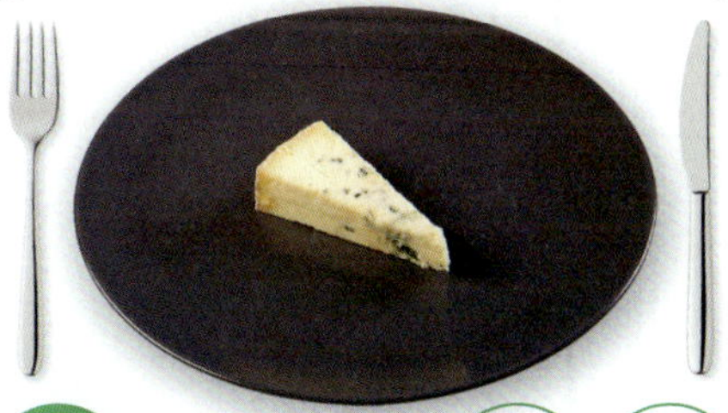

KH	Menge	KHE	BE
1g	50g	0	0

kcal	Ew	Fett	gFS	Ba
180	11g	15g	9g	0g

26-cm-großer Teller

Brie (60 % F. i. T.)

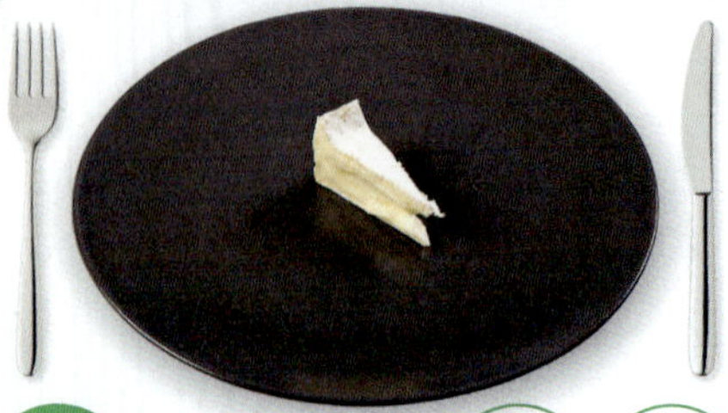

0g KH	25g		0 KHE	0 BE
90 kcal	4g Ew	8g Fett	5g gFS	0g Ba

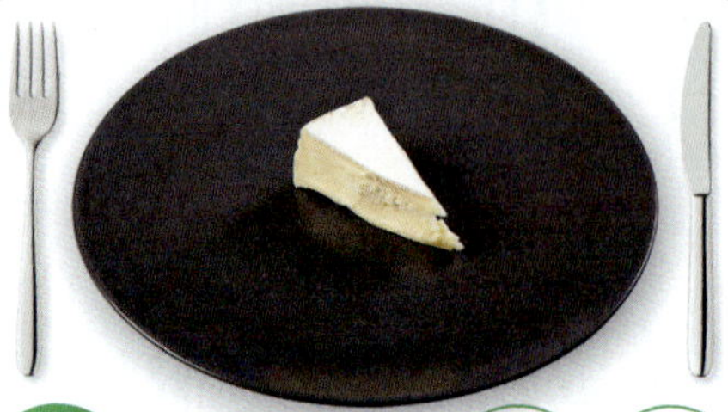

0g KH	50g		0 KHE	0 BE
180 kcal	8g Ew	17g Fett	10g gFS	0g Ba

Camembert (45 % F. i. T.)

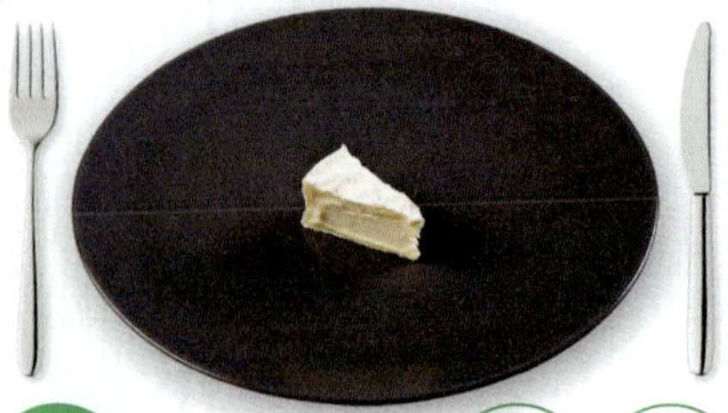

0g KH	25g		0 KHE	0 BE
70 kcal	5g Ew	6g Fett	3g gFS	0g Ba

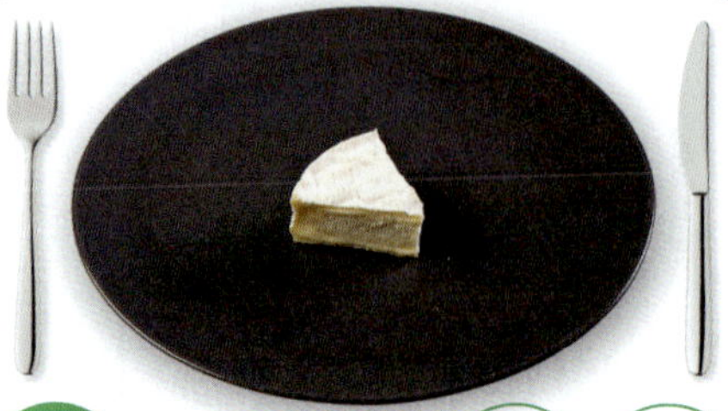

0g KH	50g		0 KHE	0 BE
140 kcal	11g Ew	11g Fett	7g gFS	0g Ba

Emmentaler (45 % F. i. T.)

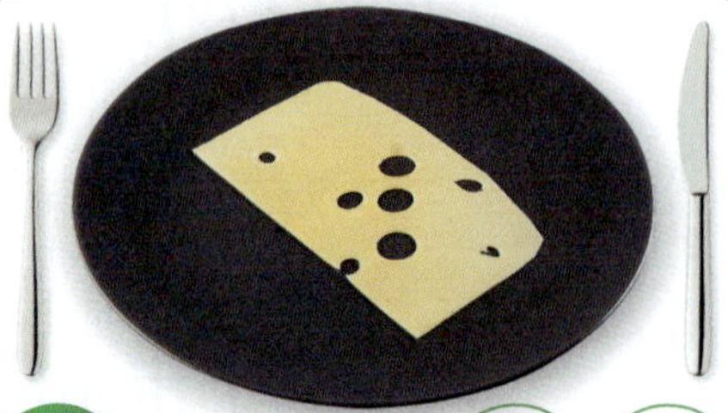

0g KH	25g		0 KHE	0 BE
95 kcal	7g Ew	7g Fett	5g gFS	0g Ba

Emmentaler (fettreduziert)

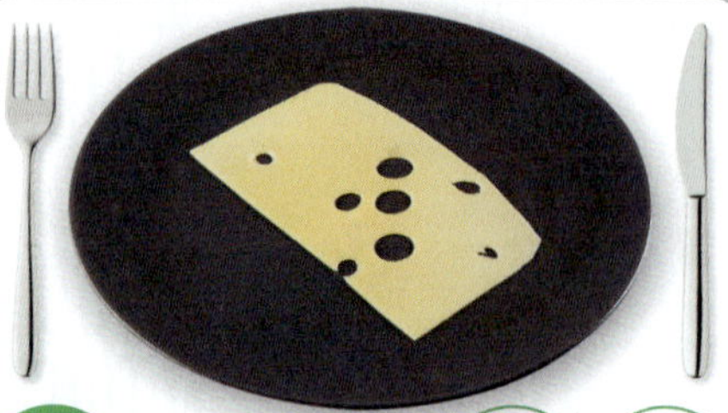

0g KH	25g		0 KHE	0 BE
60 kcal	8g Ew	3g Fett	2g gFS	0g Ba

Körniger Frischkäse • Hüttenkäse • Cottage Cheese

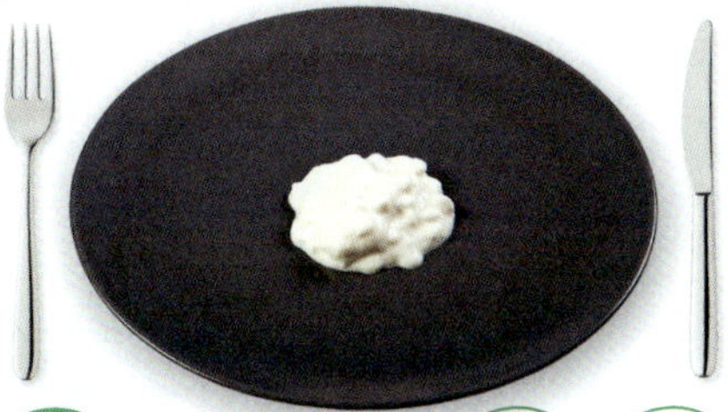

KH	Menge	KHE	BE
2g	50g	0	0

kcal	Ew	Fett	gFS	Ba
50	6g	2g	1g	0g

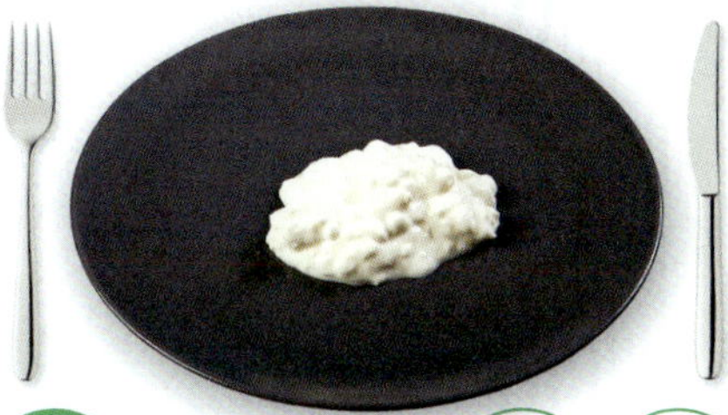

KH	Menge	KHE	BE
3g	100g	½	½

kcal	Ew	Fett	gFS	Ba
105	12g	4g	2g	0g

Frischkäse (Doppelrahmstufe, 60 % F. i. T.)

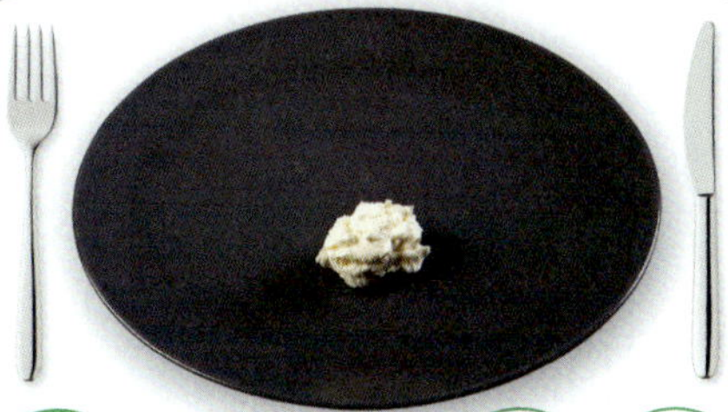

KH	Menge	KHE	BE
1g	25g	0	0

kcal	Ew	Fett	gFS	Ba
85	3g	8g	5g	0g

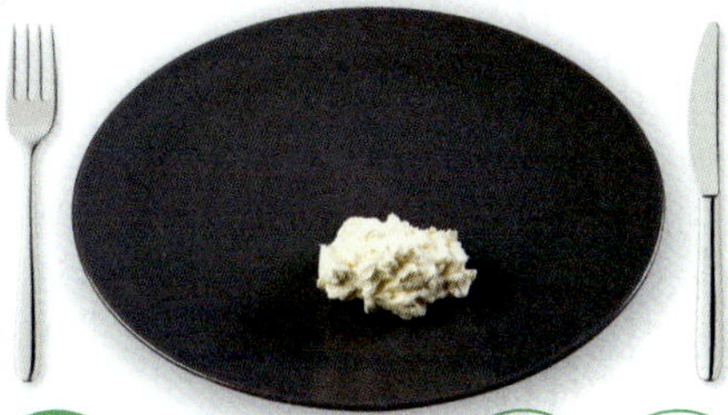

KH	Menge	KHE	BE
1g	50g	0	0

kcal	Ew	Fett	gFS	Ba
170	6g	16g	10g	0g

Frischkäse (mager, 10 % F. i. T.)

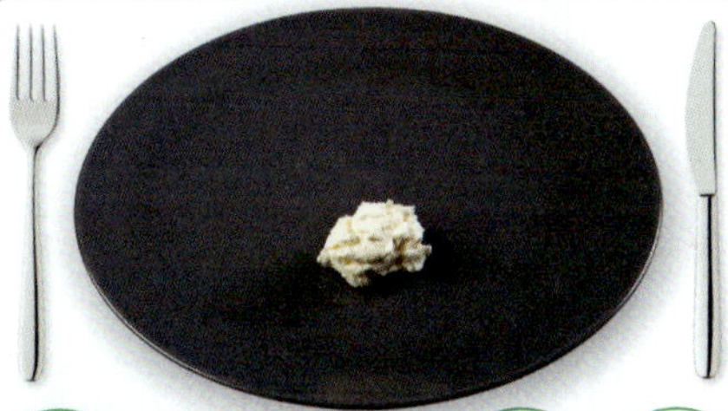

KH	Menge	KHE	BE
1g	25g	0	0

kcal	Ew	Fett	gFS	Ba
20	3g	1g	0g	0g

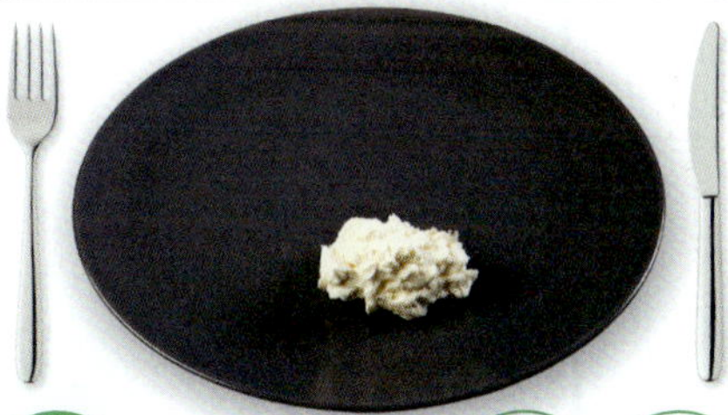

KH	Menge	KHE	BE
2g	50g	0	0

kcal	Ew	Fett	gFS	Ba
45	6g	1g	1g	0g

26-cm-großer Teller

Feta (45 % F. i. T.)

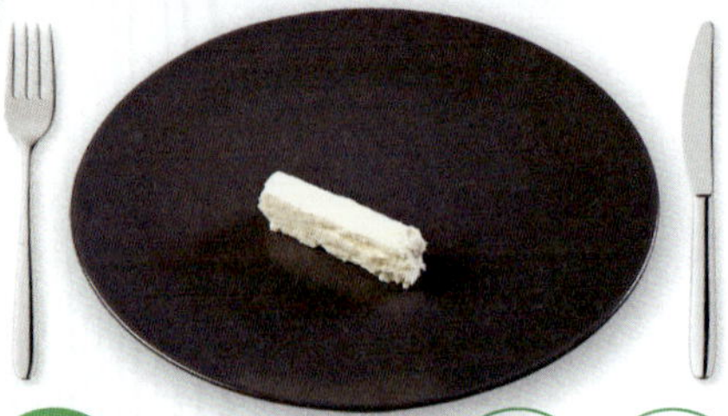

25g

KH	KHE	BE	kcal	Ew	Fett	gFS	Ba
0g	0	0	70	4g	6g	4g	0g

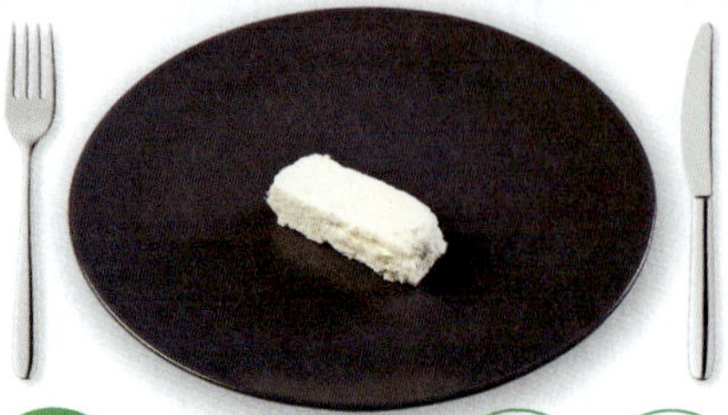

50g

KH	KHE	BE	kcal	Ew	Fett	gFS	Ba
0g	0	0	140	8g	12g	8g	0g

Halloumi

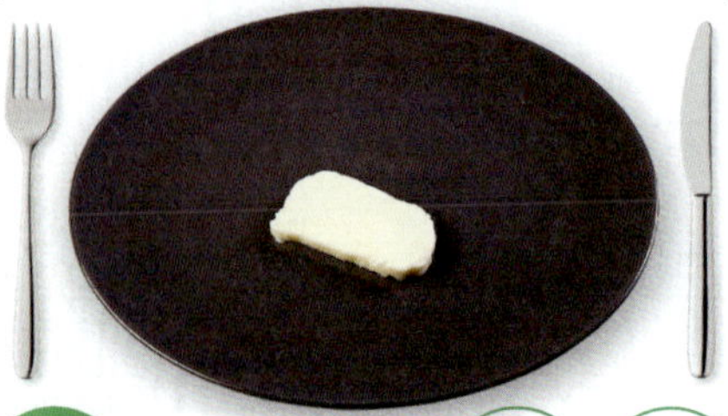

25g

KH	KHE	BE	kcal	Ew	Fett	gFS	Ba
0g	0	0	90	7g	7g	5g	0g

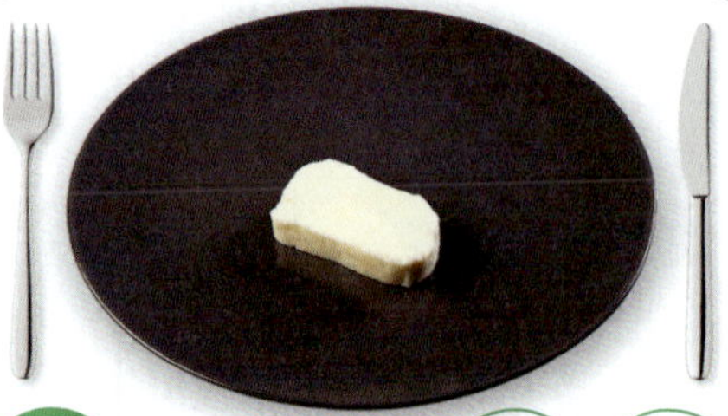

50g

KH	KHE	BE	kcal	Ew	Fett	gFS	Ba
0g	0	0	185	14g	14g	10g	0g

Burrata (50 % F. i. T.)

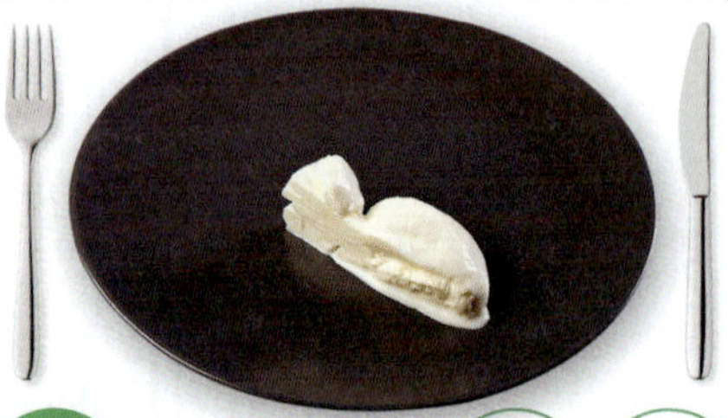

70g

KH	KHE	BE	kcal	Ew	Fett	gFS	Ba
1g	0	0	180	6g	17g	11g	0g

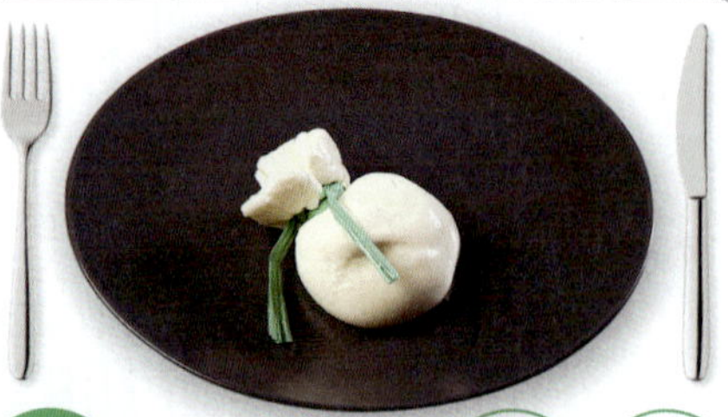

140g

KH	KHE	BE	kcal	Ew	Fett	gFS	Ba
3g	½	0	360	11g	34g	21g	0g

Mozzarella (45 % F. i. T.)

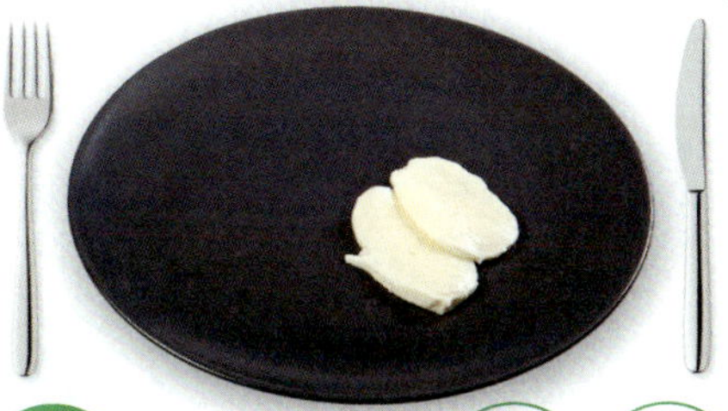

KH	Menge	KHE	BE	kcal	Ew	Fett	gFS	Ba
0g	25g	0	0	65	4g	5g	4g	0g

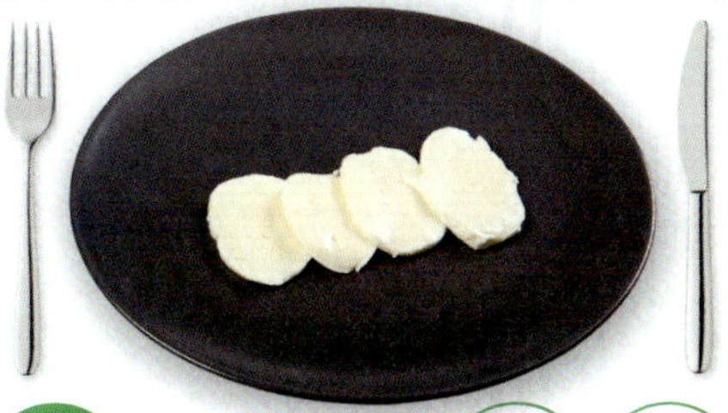

KH	Menge	KHE	BE	kcal	Ew	Fett	gFS	Ba
1g	50g	0	0	130	9g	11g	7g	0g

Mozzarella (light)

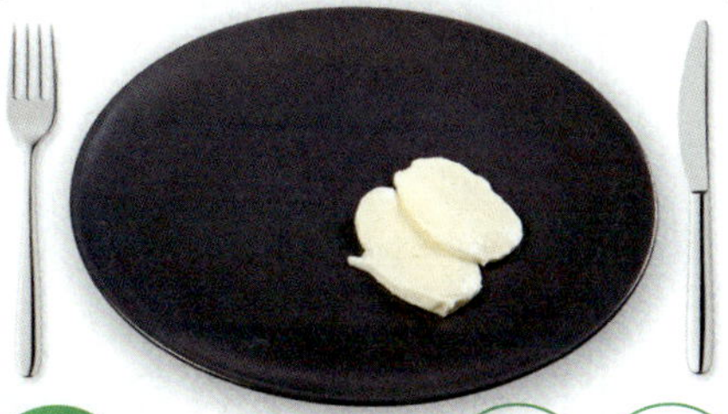

KH	Menge	KHE	BE	kcal	Ew	Fett	gFS	Ba
1g	25g	0	0	45	6g	2g	1g	0g

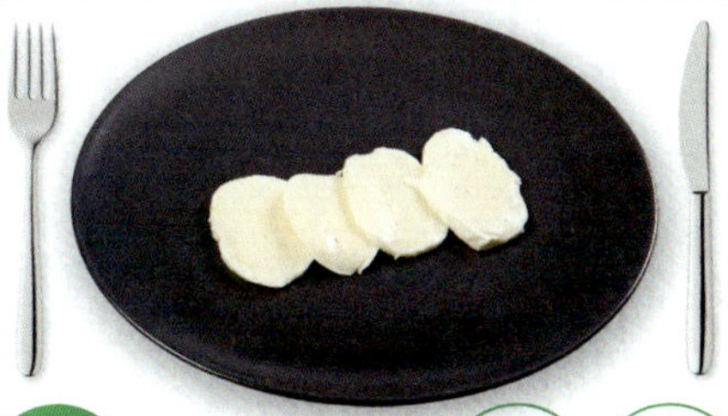

KH	Menge	KHE	BE	kcal	Ew	Fett	gFS	Ba
1g	50g	0	0	90	12g	5g	3g	0g

Mozzarella (ganze Kugel)

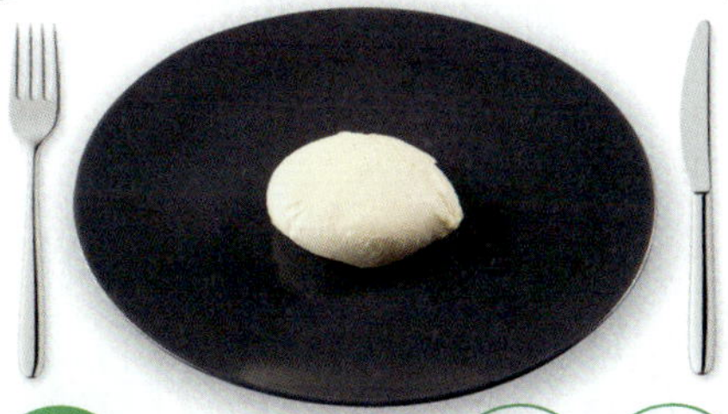

KH	Menge	KHE	BE	kcal	Ew	Fett	gFS	Ba
2g	125g	0	0	330	21g	26g	18g	0g

Mozzarella (light, ganze Kugel)

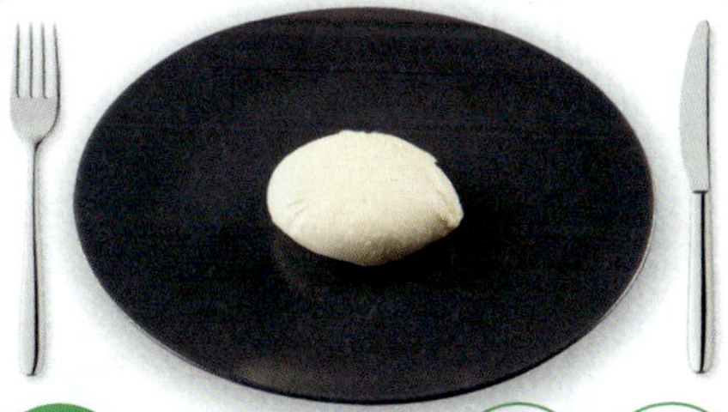

KH	Menge	KHE	BE	kcal	Ew	Fett	gFS	Ba
3g	125g	½	0	225	30g	11g	7g	0g

26-cm-großer Teller

Parmesan (45 % F. i. T.)

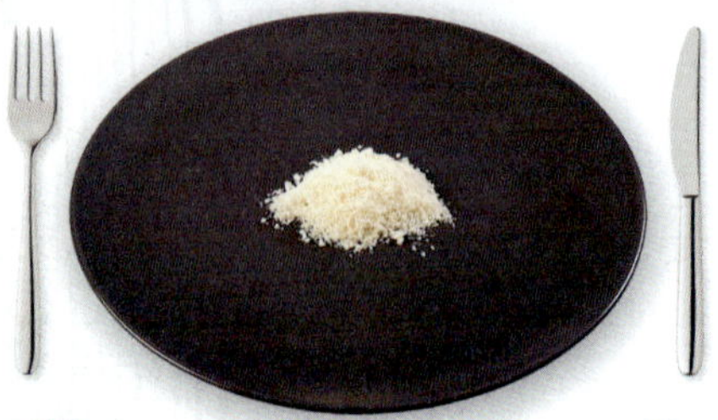

10g				
0g KH			0 KHE	0 BE
40 kcal	3g Ew	3g Fett	1g gFS	0g Ba

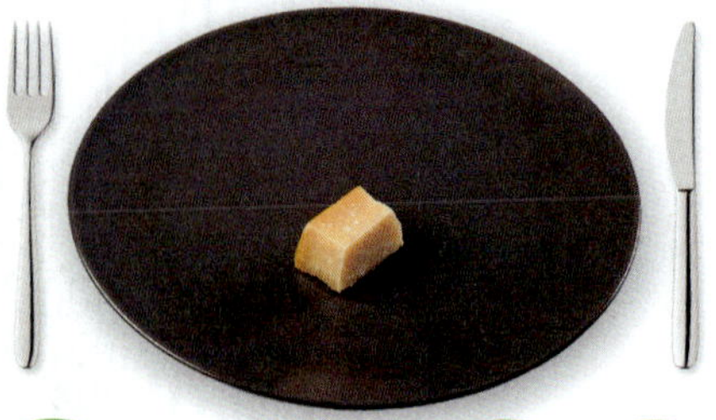

25g				
0g KH			0 KHE	0 BE
100 kcal	8g Ew	8g Fett	4g gFS	0g Ba

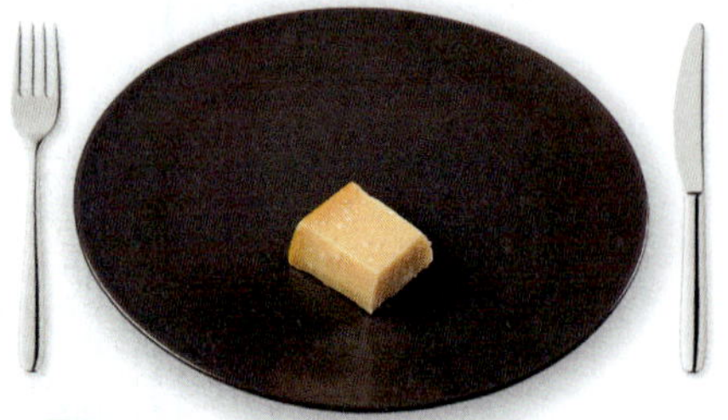

50g				
0g KH			0 KHE	0 BE
200 kcal	15g Ew	15g Fett	7g gFS	0g Ba

Pecorino (45 % F. i. T.)

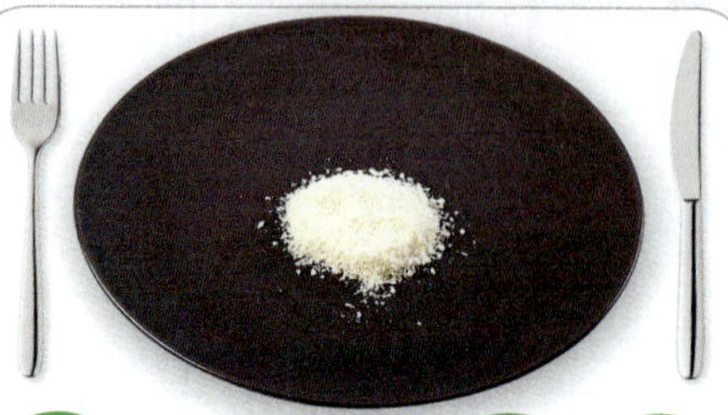

10g				
0g KH			0 KHE	0 BE
40 kcal	3g Ew	3g Fett	2g gFS	0g Ba

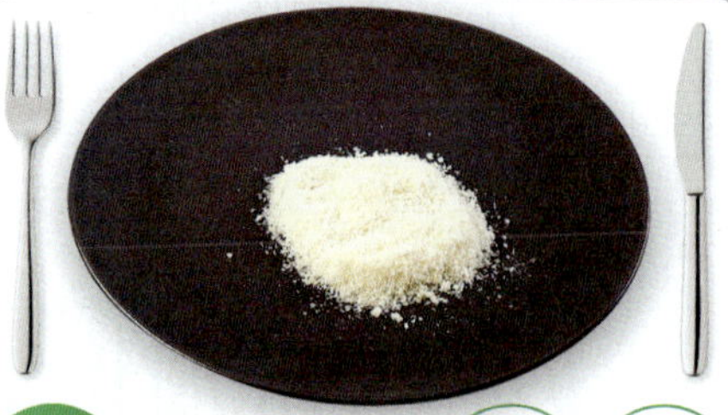

20g				
0g KH			0 KHE	0 BE
75 kcal	6g Ew	6g Fett	4g gFS	0g Ba

Schmelzkäse (45 % F. i. T.)

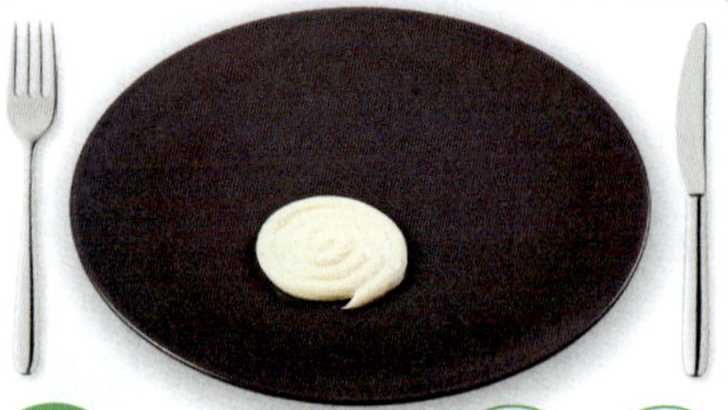

25g				
2g KH			0 KHE	0 BE
70 kcal	4g Ew	5g Fett	3g gFS	0g Ba

Quark • Topfen (20 % F. i. T.)

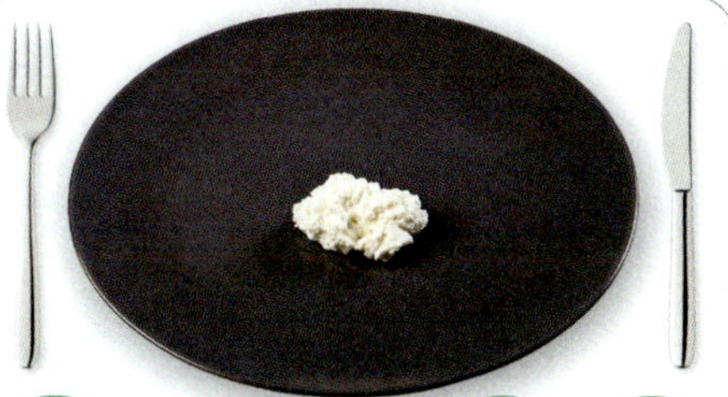

1g KH	25g	0 KHE	0 BE	
25 kcal	3g Ew	1g Fett	1g gFS	0g Ba

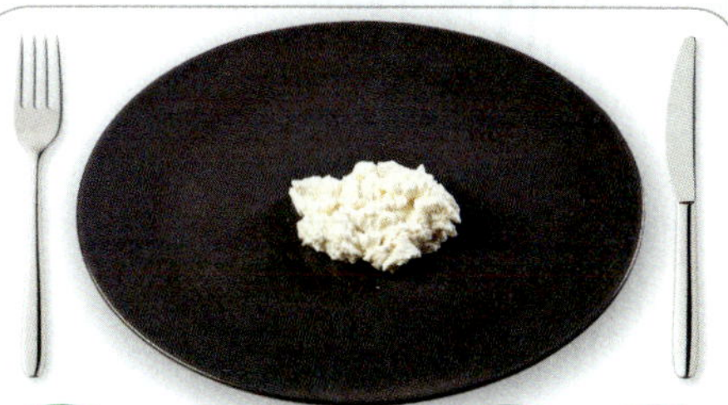

1g KH	50g	0 KHE	0 BE	
55 kcal	6g Ew	3g Fett	1g gFS	0g Ba

Tilsitter (45 % F. i. T.)

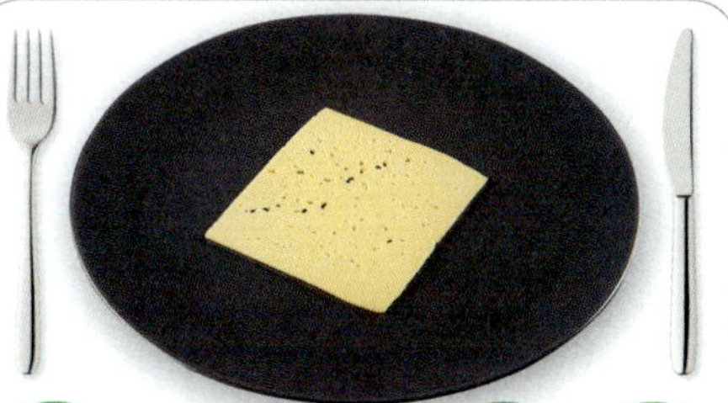

0g KH	25g	0 KHE	0 BE	
90 kcal	7g Ew	7g Fett	4g gFS	0g Ba

Tilsitter (fettreduziert)

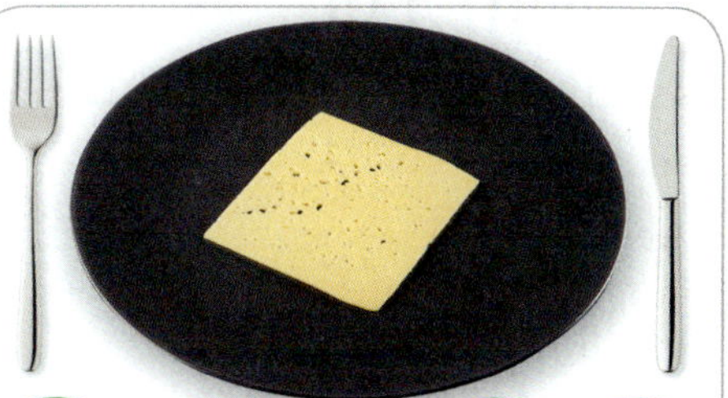

0g KH	25g	0 KHE	0 BE	
55 kcal	7g Ew	3g Fett	2g gFS	0g Ba

Ziegenkäse (45 % F. i. T.)

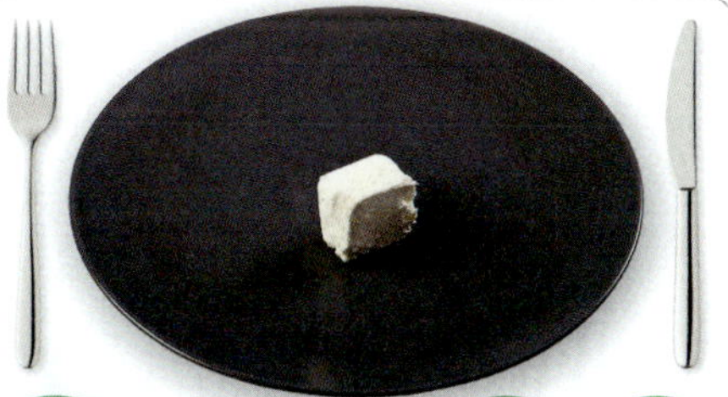

0g KH	25g	0 KHE	0 BE	
85 kcal	6g Ew	7g Fett	4g gFS	0g Ba

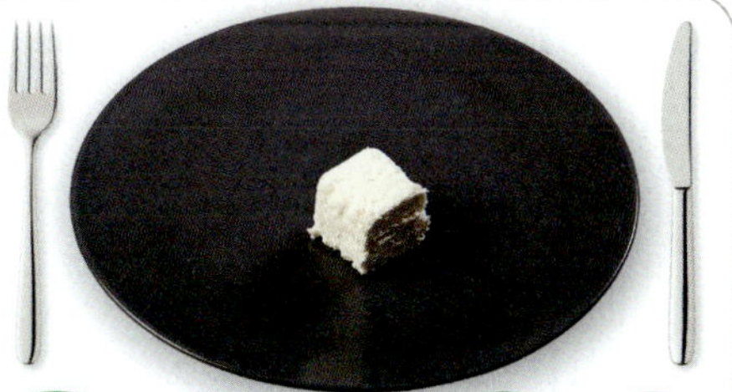

0g KH	50g	0 KHE	0 BE	
170 kcal	13g Ew	14g Fett	9g gFS	0g Ba

Vollmilch (3,5 % Fett)

KH	Menge	KHE	BE	kcal	Ew	Fett	gFS	Ba
6g	125ml	½	½	80	4g	5g	3g	0g

KH	Menge	KHE	BE	kcal	Ew	Fett	gFS	Ba
12g	250ml	1	1	165	9g	9g	6g	0g

Halbfettmilch (1,5 % Fett)

KH	Menge	KHE	BE	kcal	Ew	Fett	gFS	Ba
6g	125ml	½	½	60	4g	2g	1g	0g

KH	Menge	KHE	BE	kcal	Ew	Fett	gFS	Ba
12g	250ml	1	1	120	9g	4g	3g	0g

Magermilch (weniger als 1 % Fett)

KH	Menge	KHE	BE	kcal	Ew	Fett	gFS	Ba
6g	125ml	½	½	45	4g	0g	0g	0g

KH	Menge	KHE	BE	kcal	Ew	Fett	gFS	Ba
12g	250ml	1	1	90	9g	0g	0g	0g

Sojamilch (ungesüßt)

2g KH	125ml		0 KHE	0 BE
35 kcal	4g Ew	1g Fett	0g gFS	1g Ba

4g KH	250ml		½ KHE	½ BE
70 kcal	9g Ew	2g Fett	0g gFS	3g Ba

Schafsmilch

6g KH	125ml		½ KHE	½ BE
120 kcal	7g Ew	8g Fett	5g gFS	0g Ba

12g KH	250ml		1 KHE	1 BE
235 kcal	13g Ew	15g Fett	9g gFS	0g Ba

Ziegenmilch

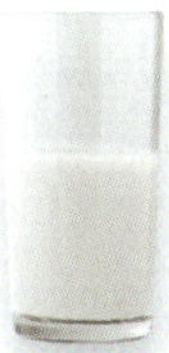

5g KH	125ml		½ KHE	½ BE
85 kcal	5g Ew	5g Fett	3g gFS	0g Ba

11g KH	250ml		1 KHE	1 BE
170 kcal	9g Ew	10g Fett	7g gFS	0g Ba

Schokoladenmilch • Kakaogetränk

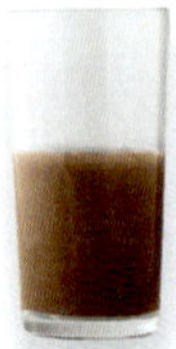

14g KH	125ml		1½ KHE	1 BE
110 kcal	4g Ew	4g Fett	3g gFS	1g Ba

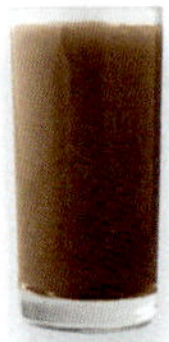

28g KH	250ml		3 KHE	2½ BE
225 kcal	8g Ew	8g Fett	5g gFS	1g Ba

Buttermilch natur (1 % Fett)

5g KH	125ml		½ KHE	½ BE
45 kcal	4g Ew	1g Fett	0g gFS	0g Ba

10g KH	250ml		1 KHE	1 BE
95 kcal	9g Ew	1g Fett	1g gFS	0g Ba

Buttermilch mit Frucht (1 % Fett)

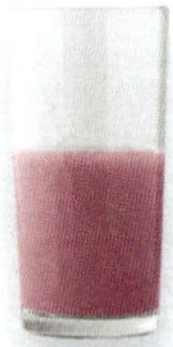

14g KH	125ml		1½ KHE	1 BE
75 kcal	3g Ew	1g Fett	0g gFS	0g Ba

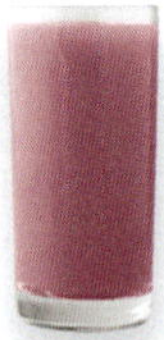

29g KH	250ml		3 KHE	2½ BE
155 kcal	7g Ew	1g Fett	1g gFS	0g Ba

Molke, natur

125ml				
6g KH	½ KHE	½ BE		
30 kcal	1g Ew	0g Fett	0g gFS	0g Ba

250ml				
12g KH	1 KHE	1 BE		
65 kcal	2g Ew	1g Fett	0g gFS	0g Ba

Molkegetränk mit Frucht

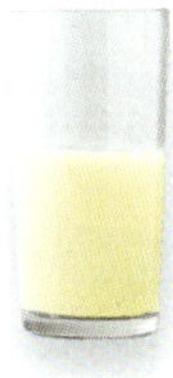

125ml				
11g KH	1 KHE	1 BE		
50 kcal	1g Ew	0g Fett	0g gFS	0g Ba

250ml				
22g KH	2 KHE	2 BE		
100 kcal	2g Ew	1g Fett	0g gFS	0g Ba

Milch-Shake

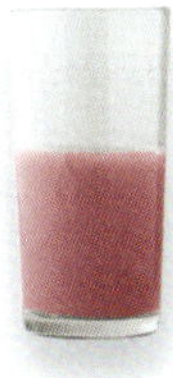

125ml				
19g KH	2 KHE	1½ BE		
125 kcal	4g Ew	4g Fett	3g gFS	0g Ba

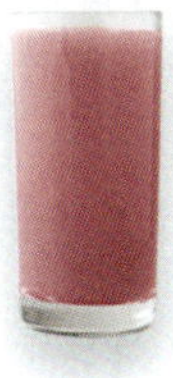

250ml				
37g KH	3½ KHE	3 BE		
250 kcal	7g Ew	8g Fett	5g gFS	0g Ba

14-cm-kleine Schüssel

Joghurt, griechisch (10 % Fett)

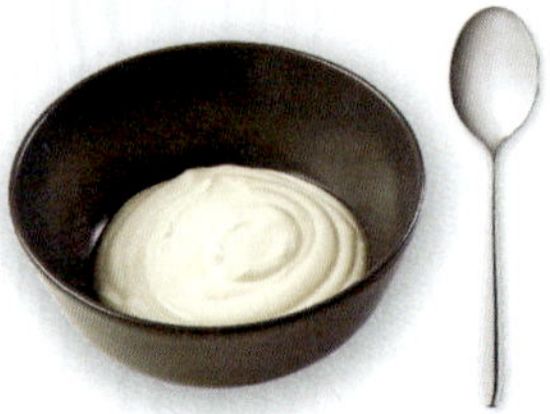

125g				
5g KH	½ KHE	½ BE		
150 kcal	4g Ew	13g Fett	8g gFS	0g Ba

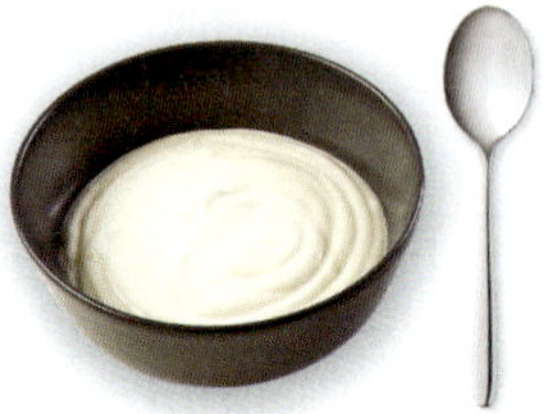

250g				
9g KH	1 KHE	1 BE		
295 kcal	8g Ew	25g Fett	15g gFS	0g Ba

Joghurt, natur (3,5 % Fett)

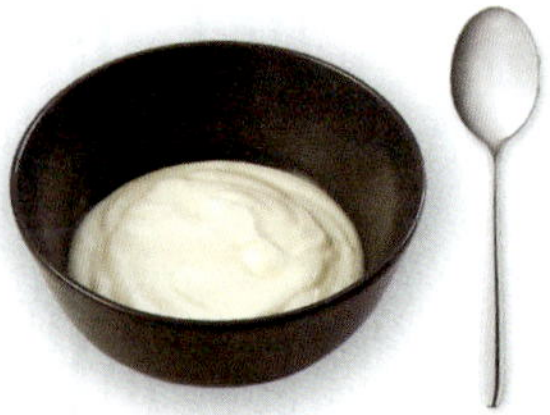

125g				
6g KH	½ KHE	½ BE		
85 kcal	5g Ew	5g Fett	3g gFS	0g Ba

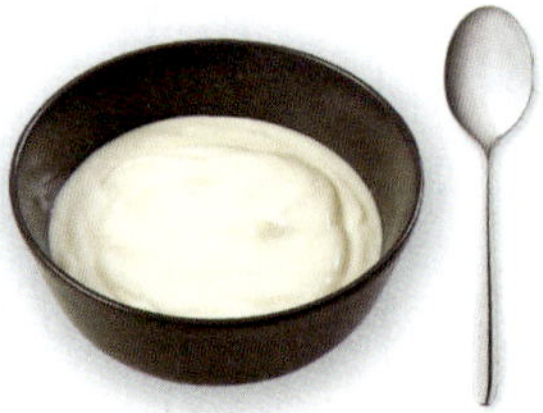

250g				
11g KH	1 KHE	1 BE		
175 kcal	10g Ew	10g Fett	6g gFS	0g Ba

Joghurt, natur (1 % Fett)

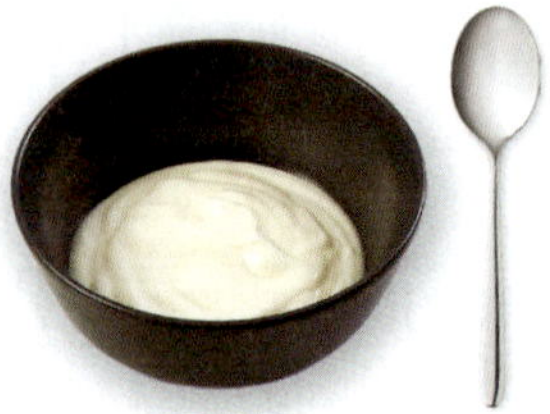

125g				
6g KH	½ KHE	½ BE		
60 kcal	5g Ew	2g Fett	1g gFS	0g Ba

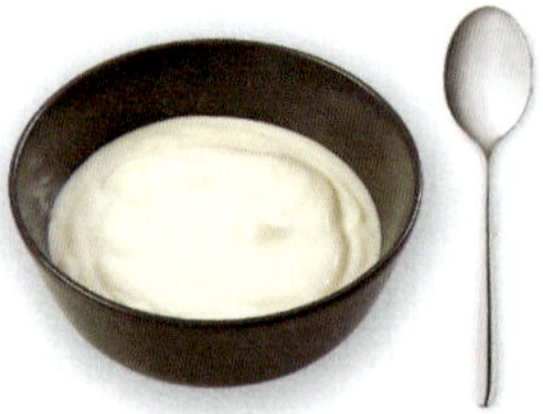

250g				
11g KH	1 KHE	1 BE		
125 kcal	9g Ew	4g Fett	3g gFS	0g Ba

Fruchtjoghurt (3,5 % Fett)

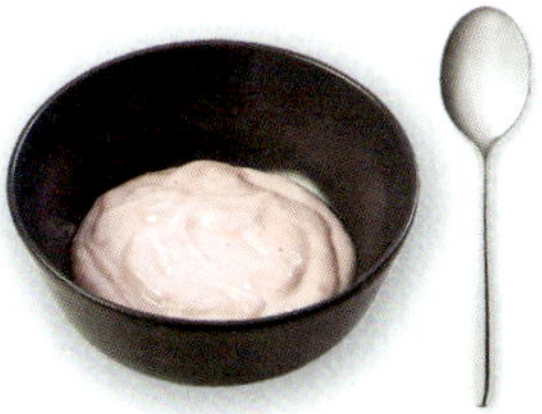

125g				
19g KH			2 KHE	1½ BE
130 kcal	5g Ew	3g Fett	2g gFS	1g Ba

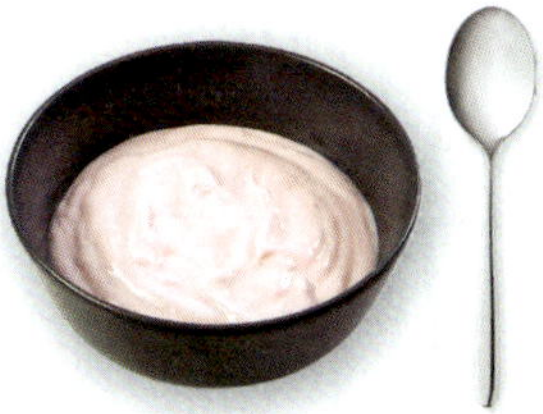

250g				
39g KH			4 KHE	3 BE
260 kcal	10g Ew	7g Fett	4g gFS	1g Ba

Fruchtjoghurt (1 % Fett)

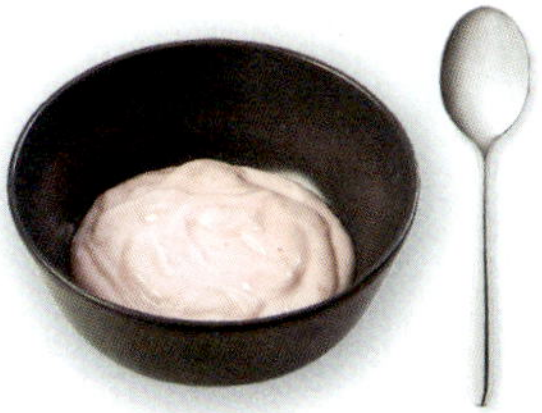

125g				
17g KH			1½ KHE	1½ BE
105 kcal	4g Ew	2g Fett	1g gFS	1g Ba

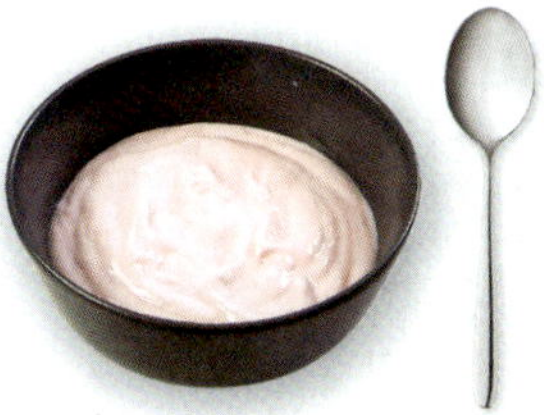

250g				
34g KH			3½ KHE	3 BE
210 kcal	9g Ew	3g Fett	2g gFS	1g Ba

Soja-Joghurt (ungesüßt)

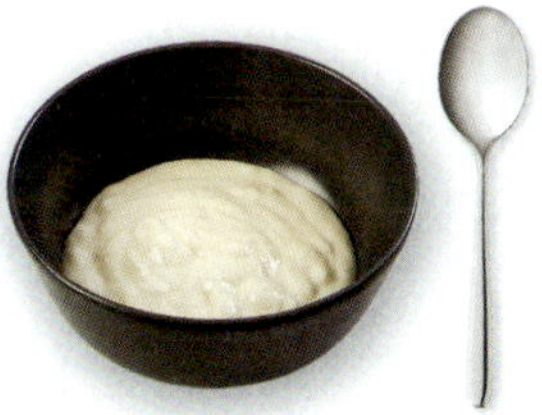

125g				
2g KH			0 KHE	0 BE
60 kcal	5g Ew	3g Fett	1g gFS	1g Ba

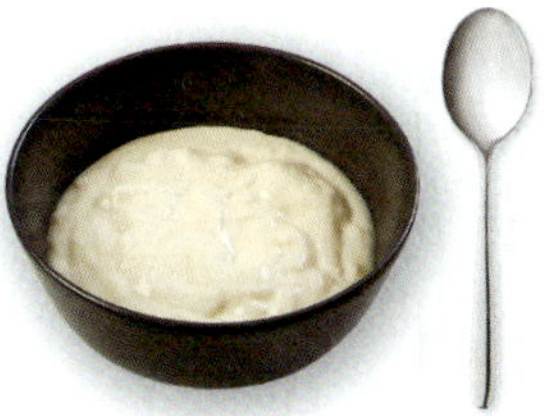

250g				
4g KH			½ KHE	½ BE
120 kcal	11g Ew	6g Fett	1g gFS	1g Ba

20-cm-kleiner Teller

Sprühsahne (36 % Fett)

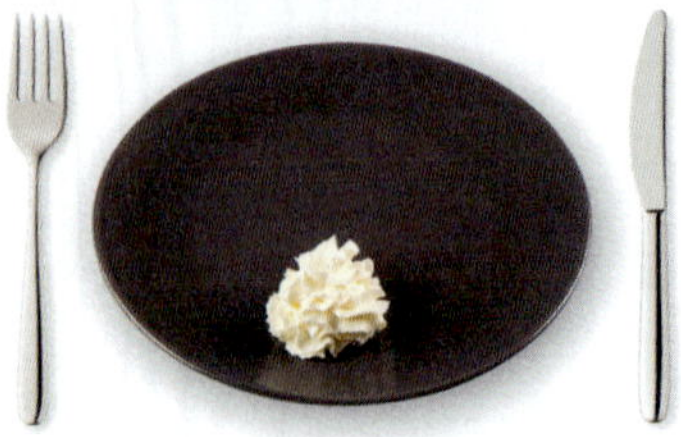

0g KH	5g		0 KHE	0 BE
15 kcal	0g Ew	2g Fett	1g gFS	0g Ba

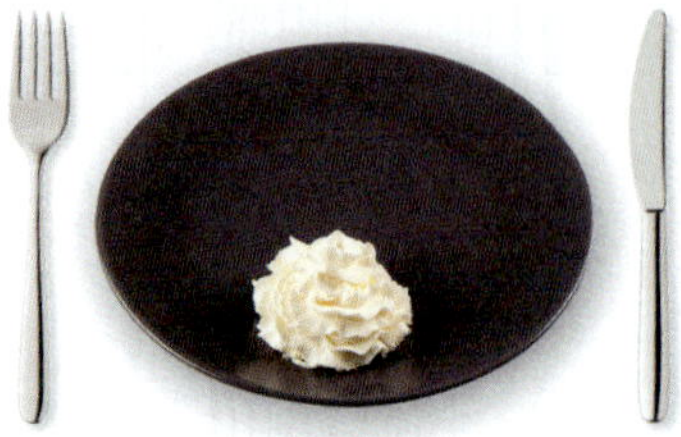

0g KH	10g		0 KHE	0 BE
30 kcal	0g Ew	3g Fett	2g gFS	0g Ba

Sahne • Schlagobers, geschlagen (36 % Fett)

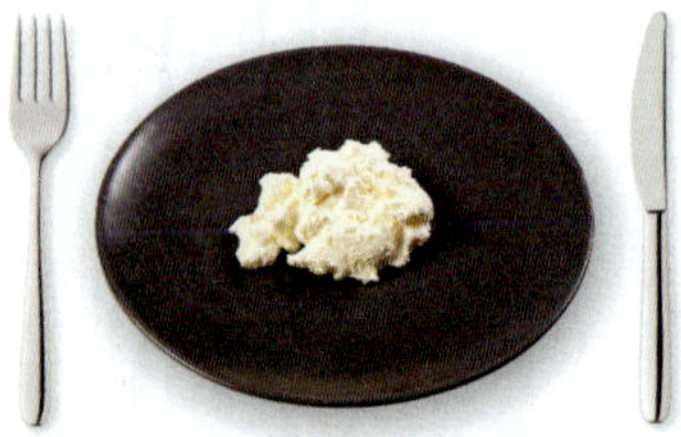

1g KH	30g		0 KHE	0 BE
90 kcal	1g Ew	10g Fett	5g gFS	0g Ba

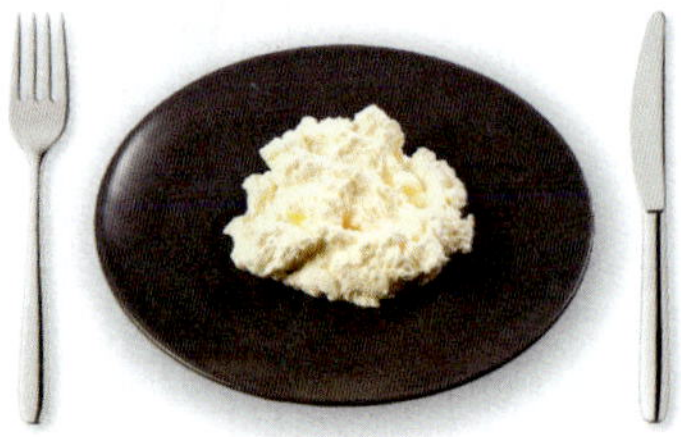

2g KH	60g		0 KHE	0 BE
180 kcal	1g Ew	19g Fett	11g gFS	0g Ba

Sauerrahm (18 % Fett)

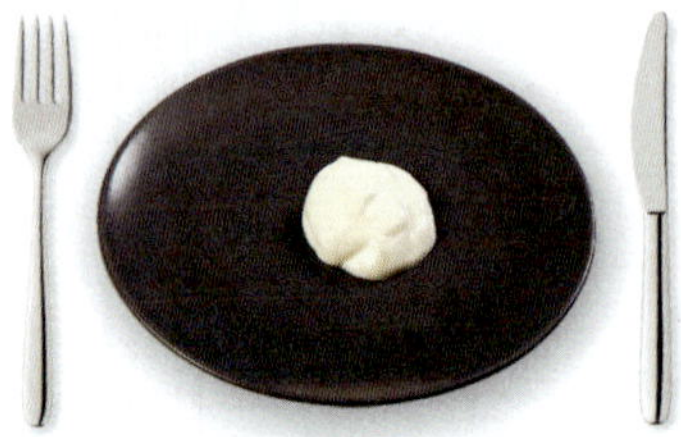

1g KH	30g, 2 EL		0 KHE	0 BE
55 kcal	1g Ew	5g Fett	3g gFS	0g Ba

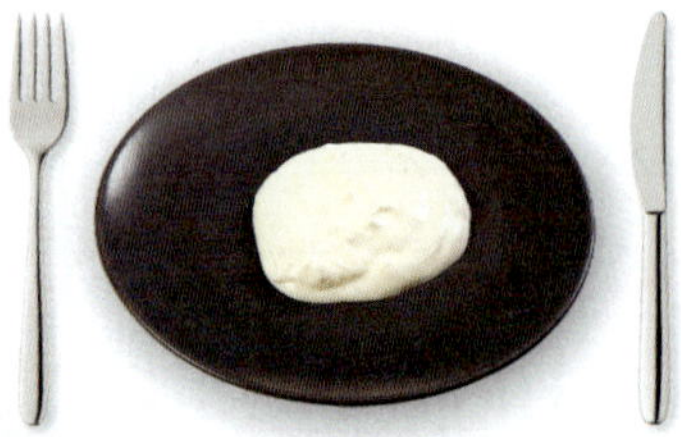

2g KH	60g, 4 EL		0 KHE	0 BE
110 kcal	2g Ew	11g Fett	6g gFS	0g Ba

Ananas

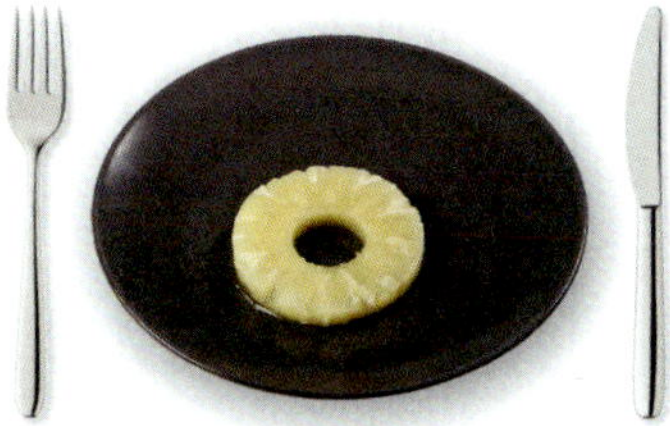

5g KH	40g	½ KHE	½ BE	
20 kcal	0g Ew	0g Fett	0g gFS	1g Ba

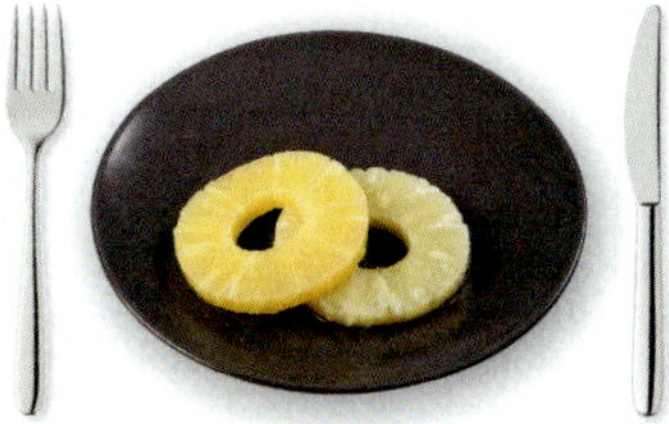

10g KH	80g	1 KHE	1 BE	
45 kcal	0g Ew	0g Fett	0g gFS	1g Ba

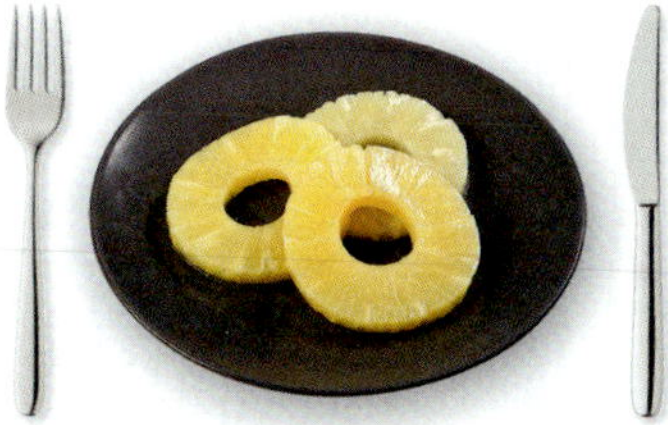

15g KH	120g	1½ KHE	1 BE	
65 kcal	1g Ew	0g Fett	0g gFS	2g Ba

Ananas (gesüßt, aus der Dose)

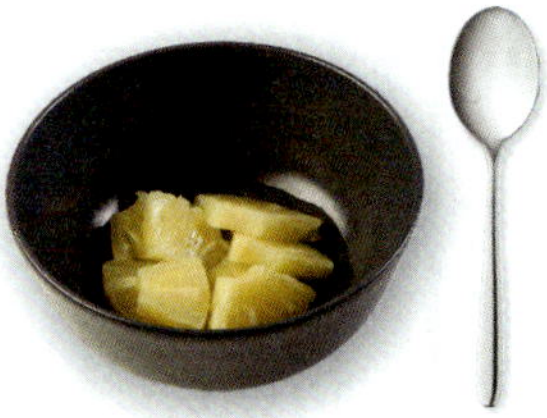

16g KH	80g	1½ KHE	1½ BE	
70 kcal	0g Ew	0g Fett	0g gFS	1g Ba

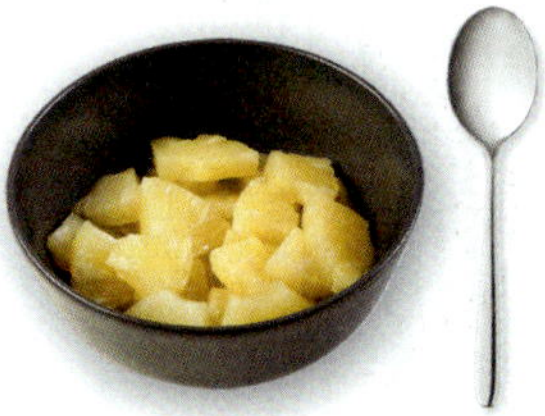

41g KH	200g	4 KHE	3½ BE	
170 kcal	0g Ew	0g Fett	0g gFS	2g Ba

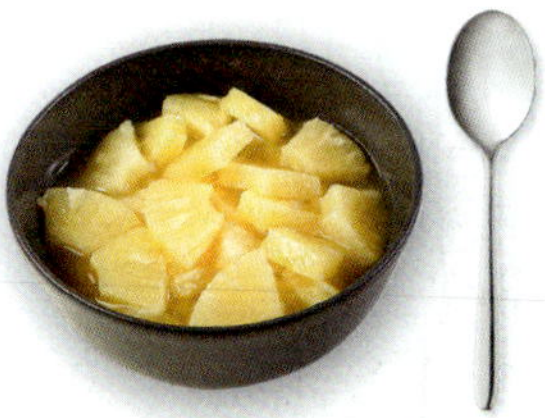

82g KH	400g	8 KHE	7 BE	
345 kcal	1g Ew	0g Fett	0g gFS	3g Ba

20-cm-kleiner Teller

Apfelsine • Orange

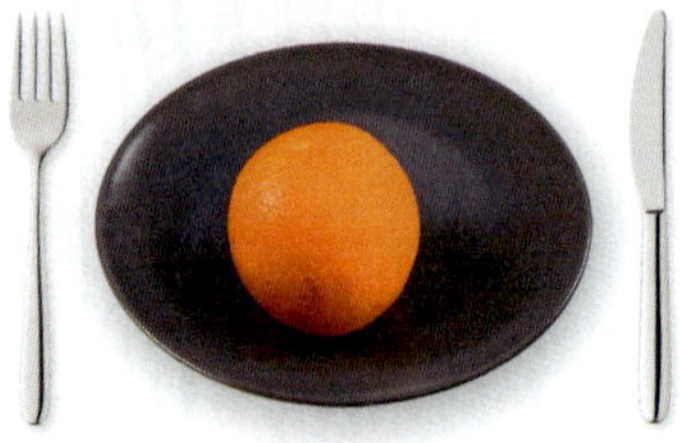

KH	Menge	KHE	BE	kcal	Ew	Fett	gFS	Ba
8g	140g	1	½	40	1g	0g	0g	2g

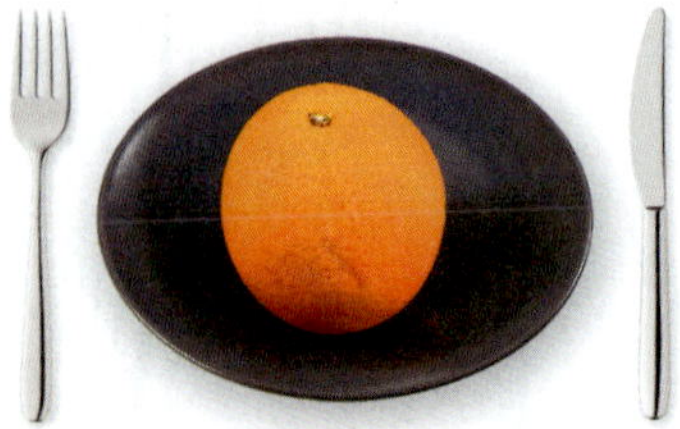

KH	Menge	KHE	BE	kcal	Ew	Fett	gFS	Ba
14g	230g	1½	1	70	2g	0g	0g	4g

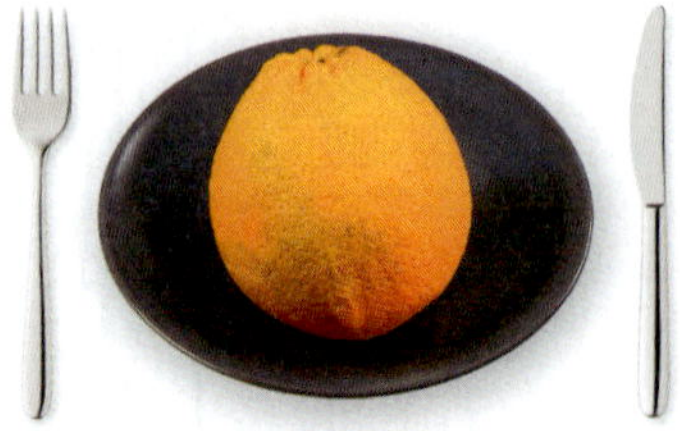

KH	Menge	KHE	BE	kcal	Ew	Fett	gFS	Ba
21g	350g	2	1½	105	2g	0g	0g	6g

Apfel

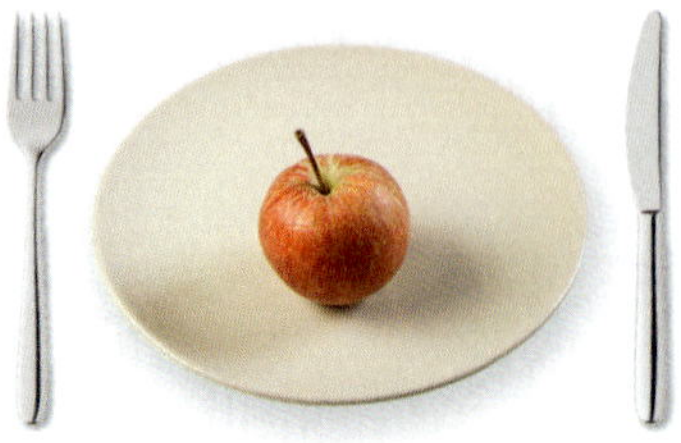

KH	Menge	KHE	BE	kcal	Ew	Fett	gFS	Ba
11g	85g	1	1	50	0g	0g	0g	2g

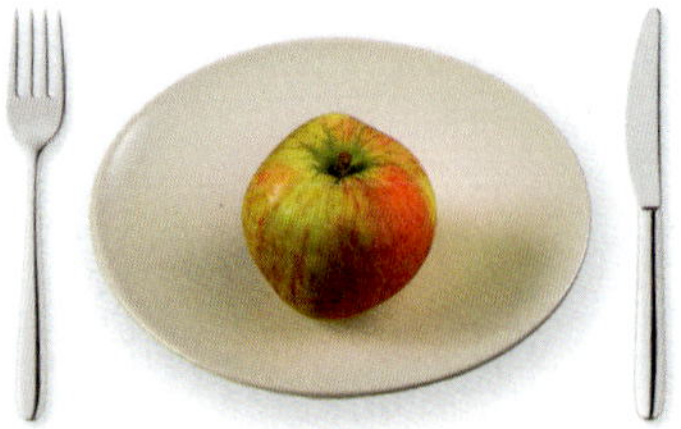

KH	Menge	KHE	BE	kcal	Ew	Fett	gFS	Ba
17g	130g	1½	1½	75	0g	0g	0g	2g

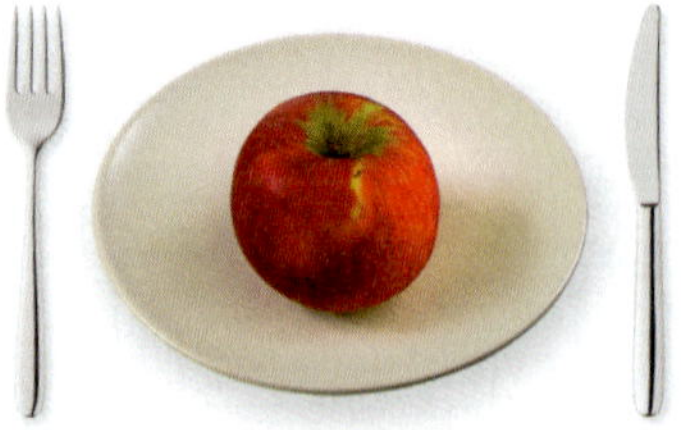

KH	Menge	KHE	BE	kcal	Ew	Fett	gFS	Ba
23g	175g	2½	2	100	1g	0g	0g	3g

Apfelkompott (gesüßt)

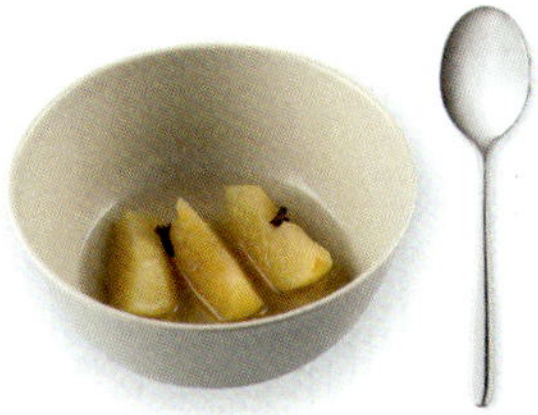

11g KH	75g	1 KHE	1 BE
50 kcal	0g Ew	0g Fett	0g gFS	1g Ba

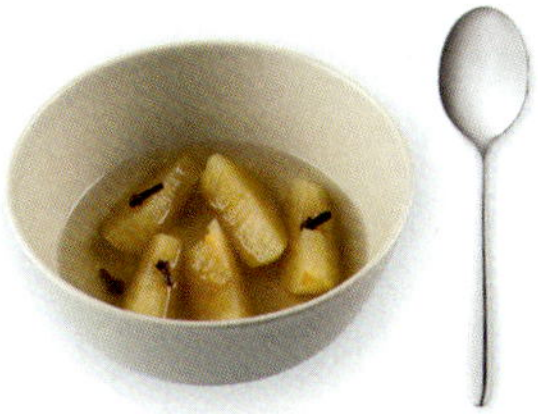

23g KH	150g	2½ KHE	2 BE
100 kcal	0g Ew	1g Fett	0g gFS	2g Ba

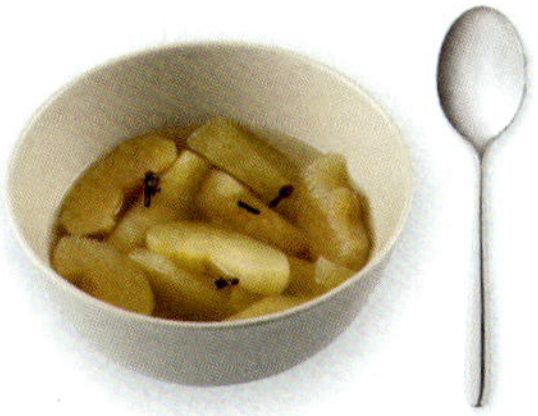

38g KH	250g	4 KHE	3 BE
165 kcal	1g Ew	1g Fett	0g gFS	3g Ba

Apfelmus (ungesüßt)

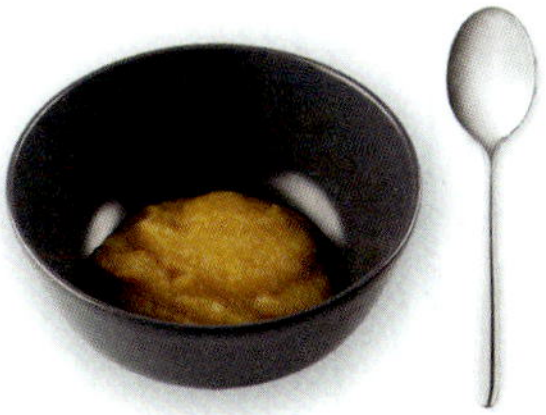

8g KH	75g	1 KHE	½ BE
35 kcal	0g Ew	0g Fett	0g gFS	1g Ba

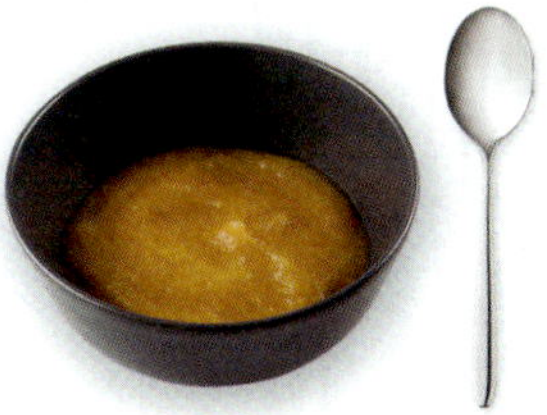

17g KH	150g	1½ KHE	1½ BE
70 kcal	0g Ew	0g Fett	0g gFS	2g Ba

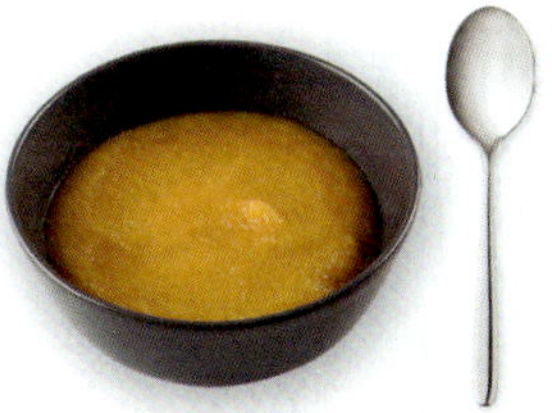

33g KH	300g	3½ KHE	3 BE
140 kcal	1g Ew	0g Fett	0g gFS	5g Ba

20-cm-kleiner Teller, 26-cm-großer Teller

Aprikose • Marille

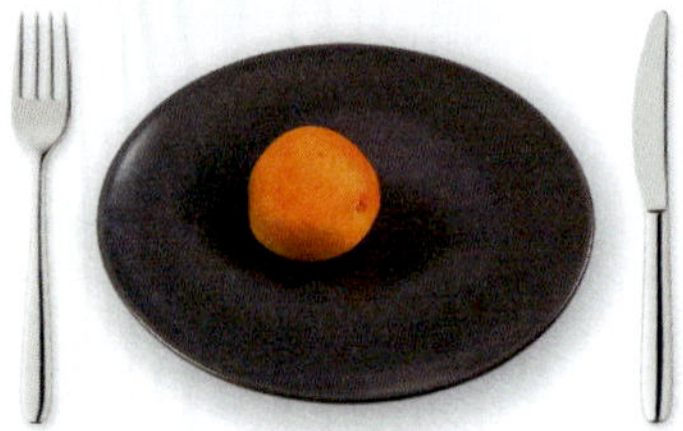

KH	Menge	KHE	BE
5g	55g	½	½

kcal	Ew	Fett	gFS	Ba
25	0g	0g	0g	1g

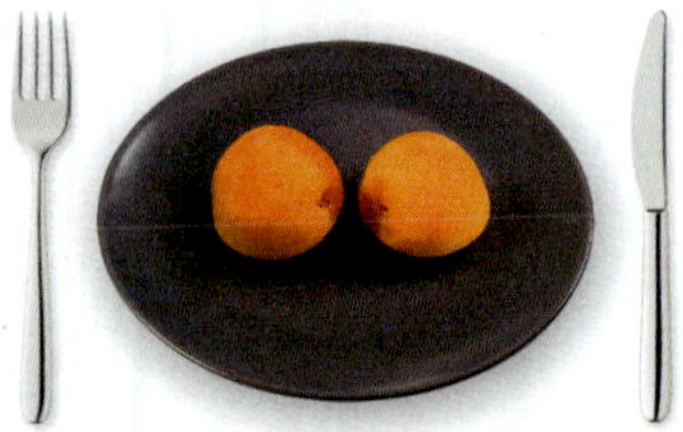

KH	Menge	KHE	BE
9g	110g	1	1

kcal	Ew	Fett	gFS	Ba
45	1g	0g	0g	2g

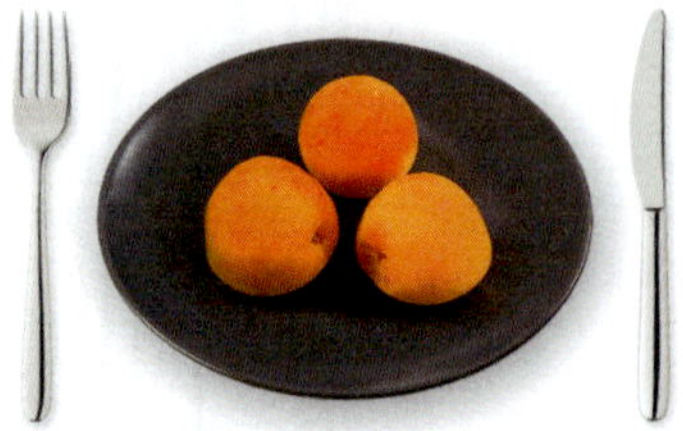

KH	Menge	KHE	BE
14g	165g	1½	1

kcal	Ew	Fett	gFS	Ba
70	1g	0g	0g	2g

Avocado

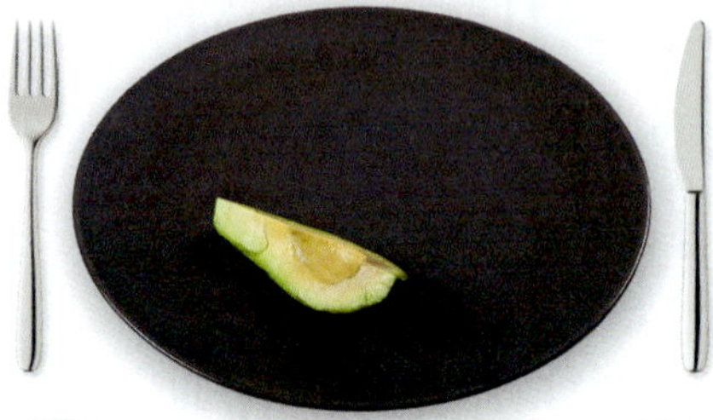

KH	Menge	KHE	BE
1g	35g	0	0

kcal	Ew	Fett	gFS	Ba
45	0g	4g	1g	1g

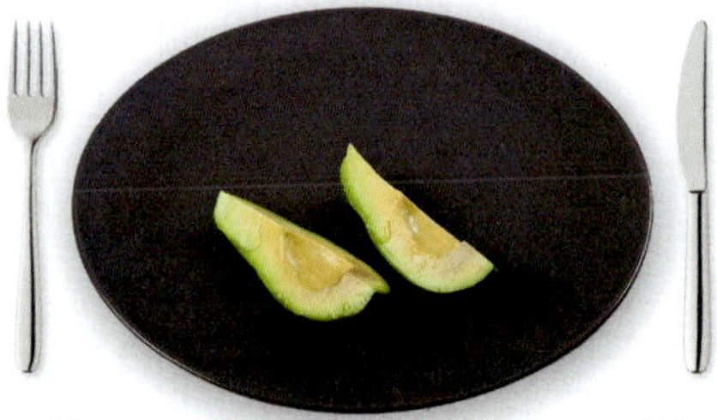

KH	Menge	KHE	BE
3g	70g	½	0

kcal	Ew	Fett	gFS	Ba
90	1g	9g	2g	3g

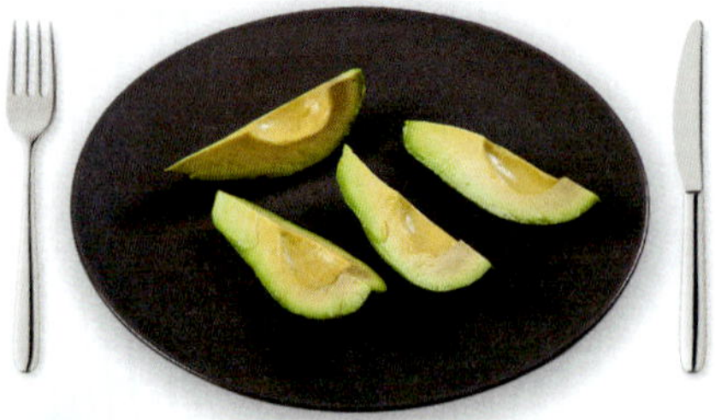

KH	Menge	KHE	BE
5g	140g	½	½

kcal	Ew	Fett	gFS	Ba
180	2g	18g	4g	6g

Banane (mit Schale)

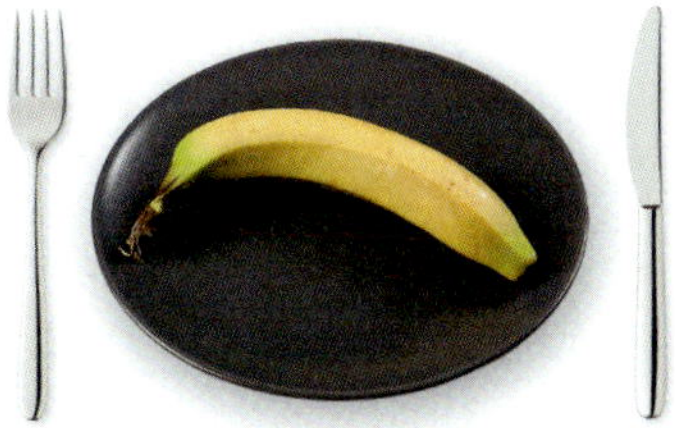

KH	Menge	KHE	BE	kcal	Ew	Fett	gFS	Ba
12g	90g	1	1	55	1g	0g	0g	1g

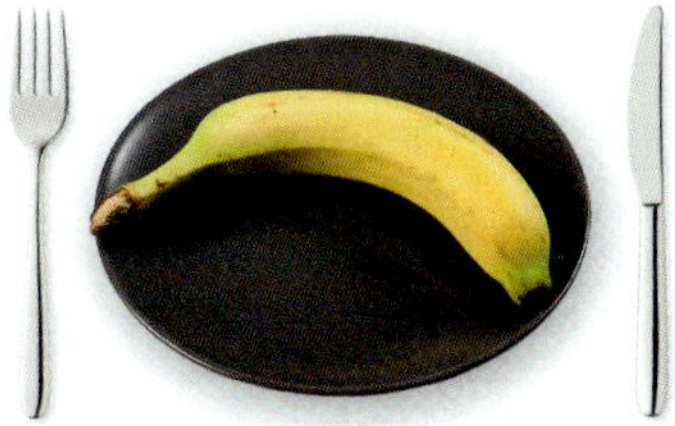

KH	Menge	KHE	BE	kcal	Ew	Fett	gFS	Ba
17g	130g	1½	1½	75	1g	0g	0g	2g

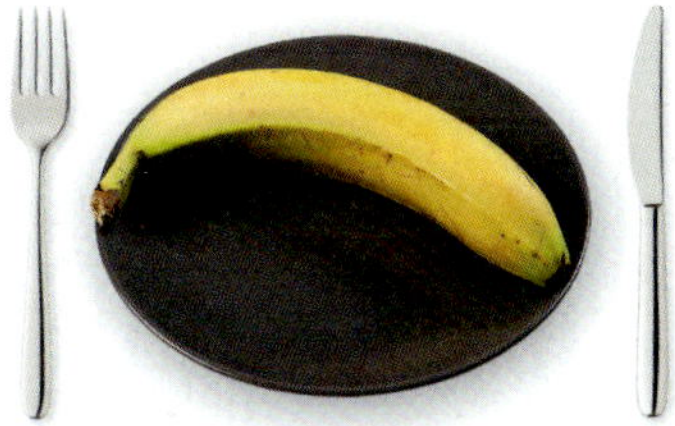

KH	Menge	KHE	BE	kcal	Ew	Fett	gFS	Ba
26g	195g	2½	2	115	2g	0g	0g	3g

Banane (ohne Schale)

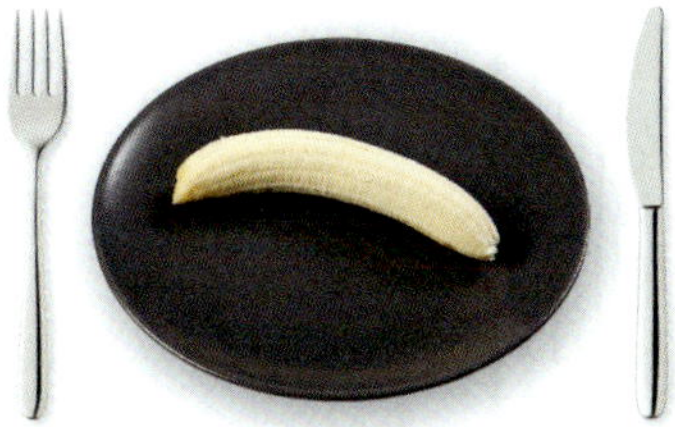

KH	Menge	KHE	BE	kcal	Ew	Fett	gFS	Ba
12g	60g	1	1	55	1g	0g	0g	1g

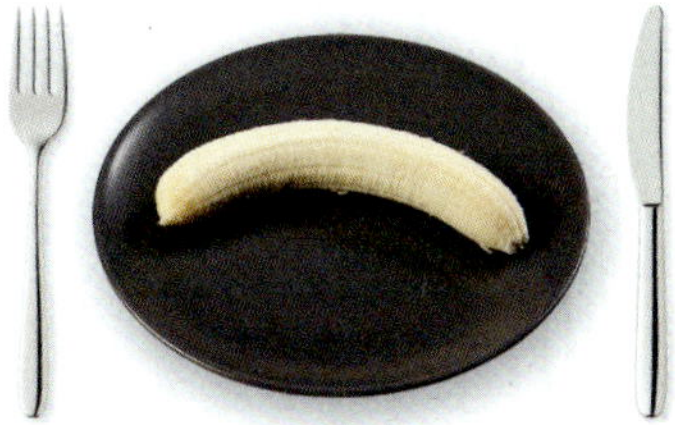

KH	Menge	KHE	BE	kcal	Ew	Fett	gFS	Ba
17g	85g	1½	1½	75	1g	0g	0g	2g

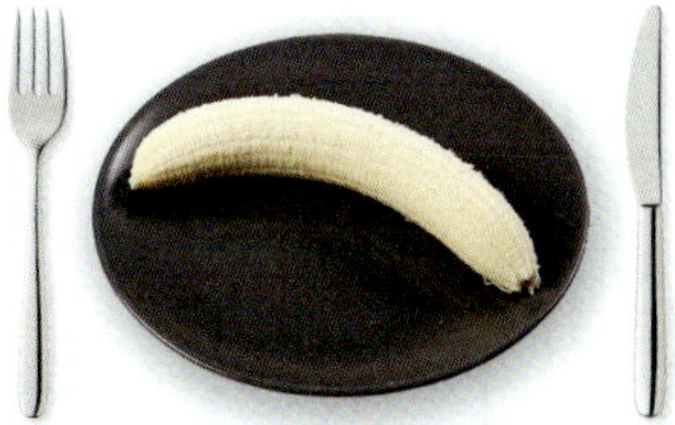

KH	Menge	KHE	BE	kcal	Ew	Fett	gFS	Ba
26g	130g	2½	2	115	2g	0g	0g	3g

20-cm-kleiner Teller, 14-cm-kleine Schüssel

Birne

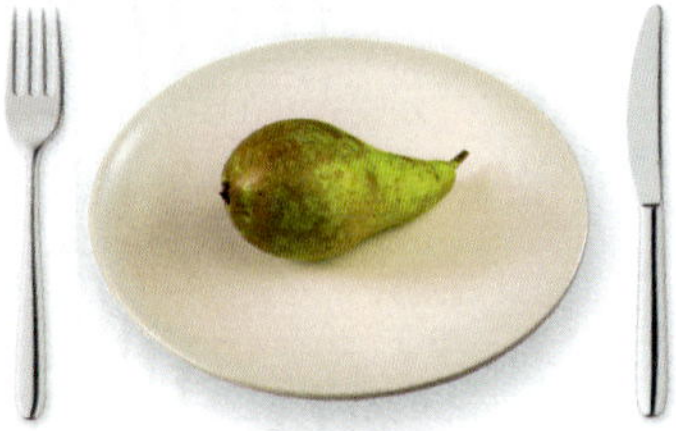

12g KH	100g		1 KHE	1 BE
50 kcal	1g Ew	0g Fett	0g gFS	3g Ba

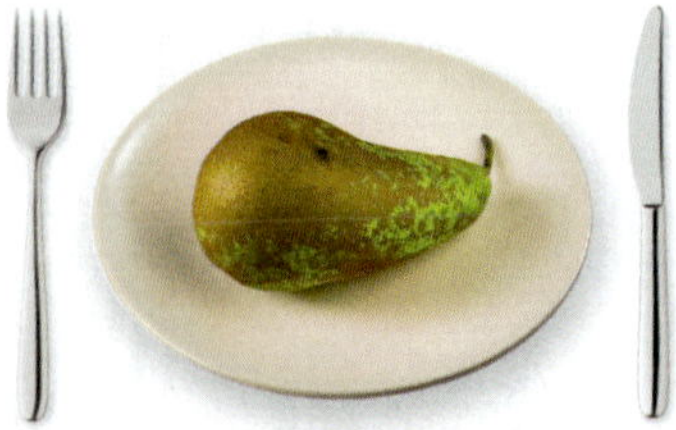

25g KH	200g		2½ KHE	2 BE
105 kcal	1g Ew	1g Fett	0g gFS	6g Ba

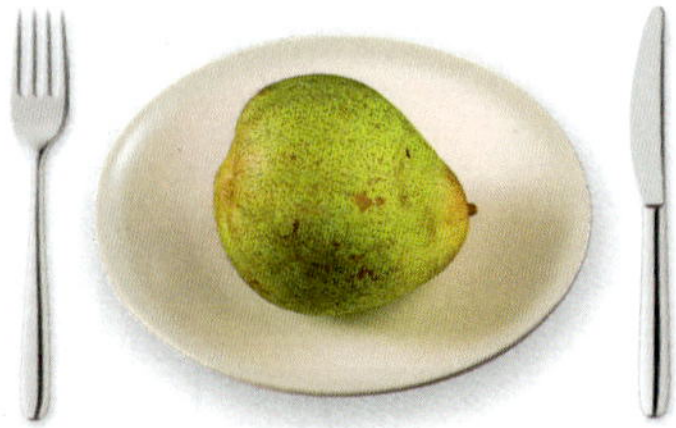

37g KH	300g		3½ KHE	3 BE
155 kcal	2g Ew	1g Fett	0g gFS	8g Ba

Birne (gesüßt, aus der Dose)

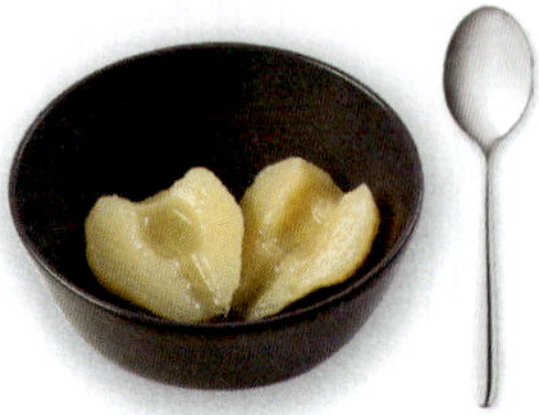

19g KH	115g		2 KHE	1½ BE
75 kcal	0g Ew	0g Fett	0g gFS	2g Ba

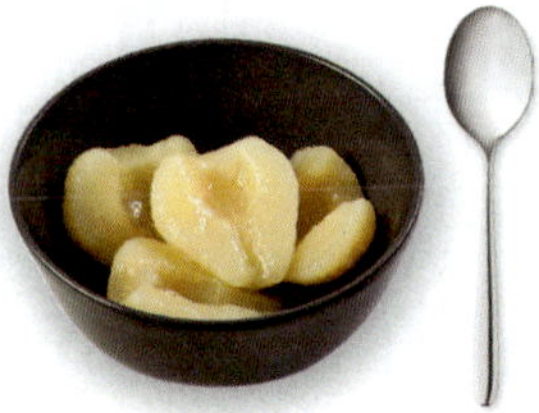

37g KH	230g		3½ KHE	3 BE
150 kcal	1g Ew	0g Fett	0g gFS	3g Ba

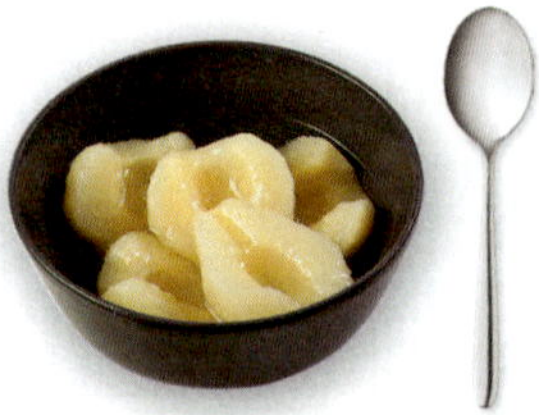

57g KH	355g		5½ KHE	5 BE
235 kcal	1g Ew	0g Fett	0g gFS	5g Ba

14-cm-kleine Schüssel

Birnenkompott (gesüßt)

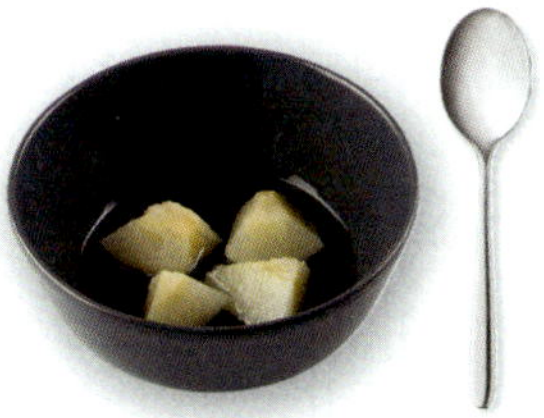

9g KH	75g		1 KHE	½ BE
35 kcal	0g Ew	0g Fett	0g gFS	1g Ba

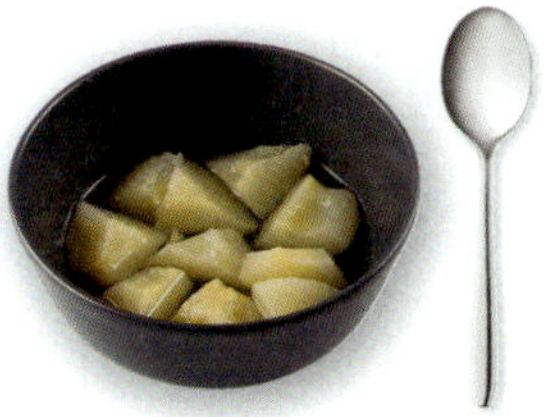

18g KH	150g		2 KHE	1½ BE
75 kcal	0g Ew	0g Fett	0g gFS	2g Ba

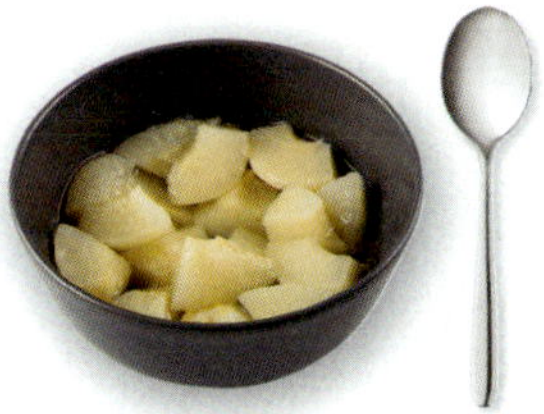

29g KH	250g		3 KHE	2½ BE
125 kcal	1g Ew	1g Fett	0g gFS	4g Ba

Blaubeeren • Heidelbeeren

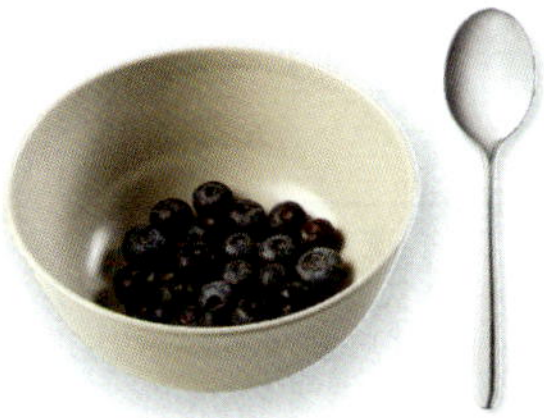

4g KH	40g		½ KHE	½ BE
20 kcal	0g Ew	0g Fett	0g gFS	2g Ba

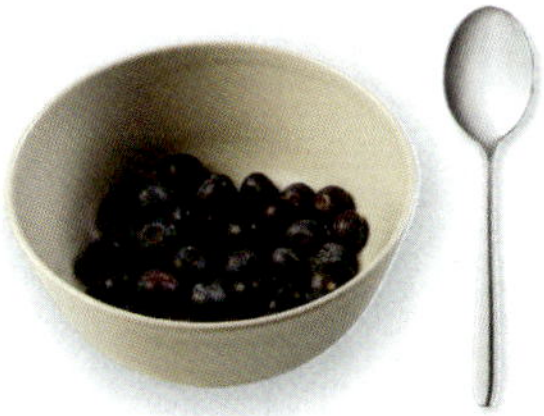

7g KH	80g		½ KHE	½ BE
35 kcal	1g Ew	0g Fett	0g gFS	3g Ba

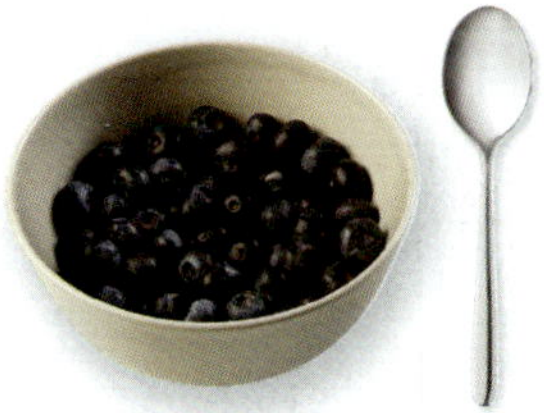

15g KH	160g		1½ KHE	1 BE
75 kcal	1g Ew	1g Fett	0g gFS	7g Ba

14-cm-kleine Schüssel, 20-cm-kleiner Teller

Brombeeren

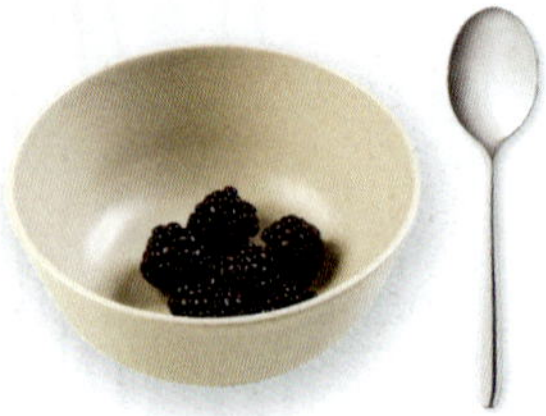

2g KH	40g	0 KHE	0 BE	
15 kcal	0g Ew	0g Fett	0g gFS	1g Ba

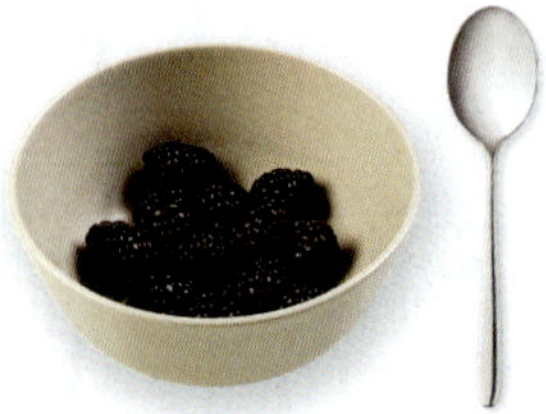

5g KH	80g	½ KHE	½ BE	
30 kcal	1g Ew	1g Fett	0g gFS	3g Ba

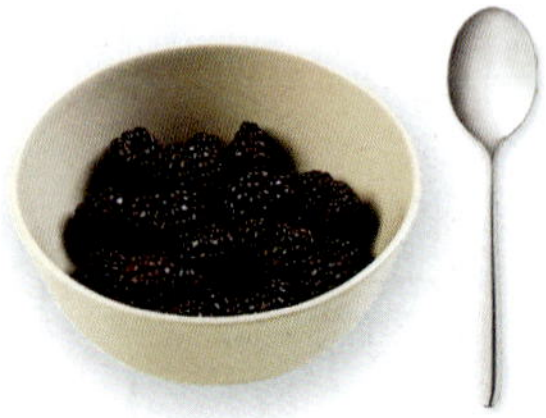

10g KH	160g	1 KHE	1 BE	
60 kcal	2g Ew	2g Fett	0g gFS	5g Ba

Cantaloup-Melone

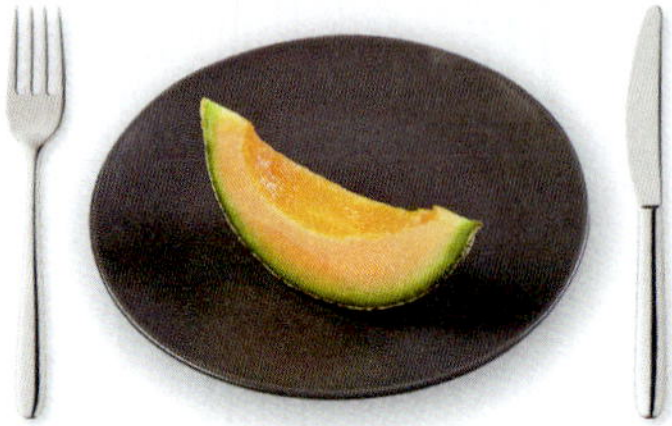

7g KH	80g	½ KHE	½ BE	
30 kcal	0g Ew	0g Fett	0g gFS	0g Ba

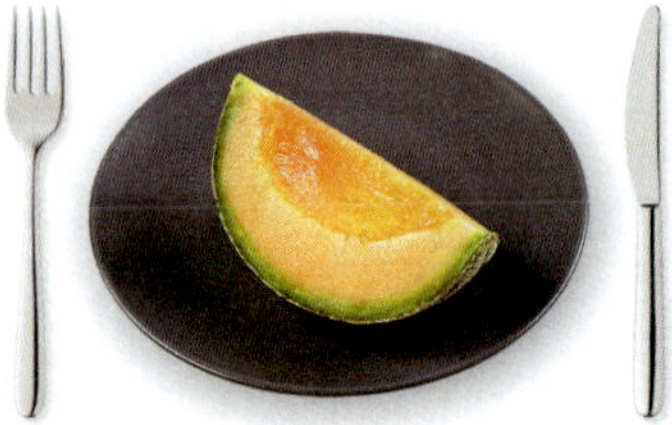

15g KH	175g	1½ KHE	1½ BE	
65 kcal	1g Ew	0g Fett	0g gFS	1g Ba

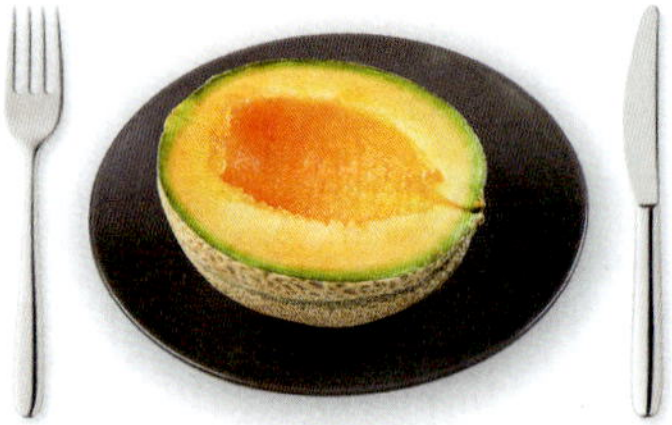

30g KH	350g	3 KHE	2½ BE	
135 kcal	2g Ew	0g Fett	0g gFS	2g Ba

Erdbeeren

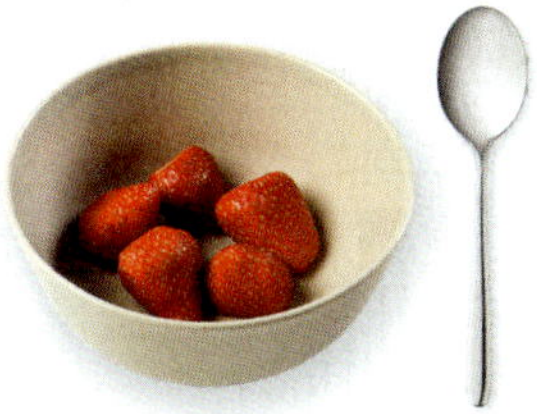

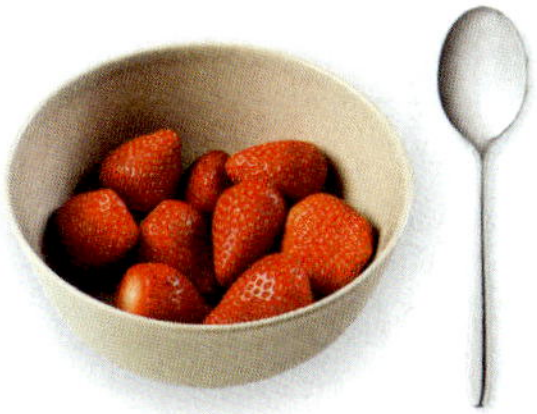

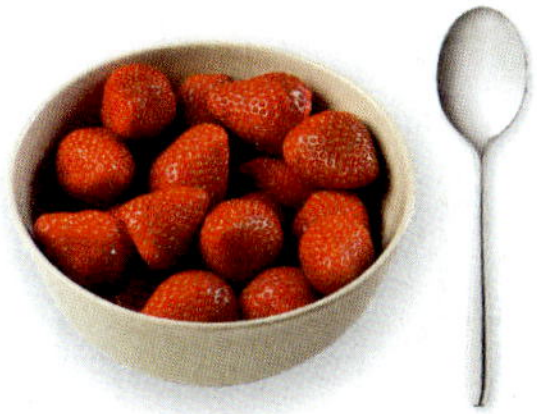

Menge	KH	KHE	BE	kcal	Ew	Fett	gFS	Ba
80g	4g	½	½	25	1g	0g	0g	2g
140g	8g	1	½	45	1g	1g	0g	3g
280g	15g	1½	1½	90	2g	1g	0g	6g

Feige

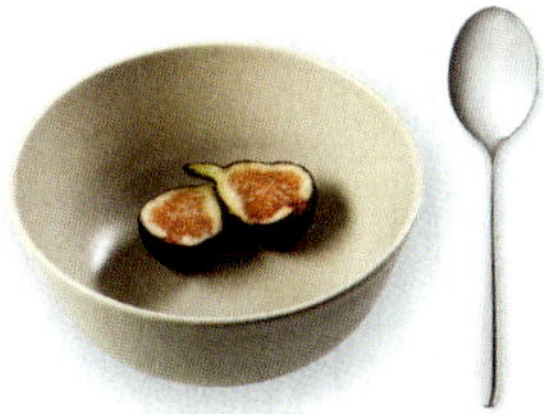

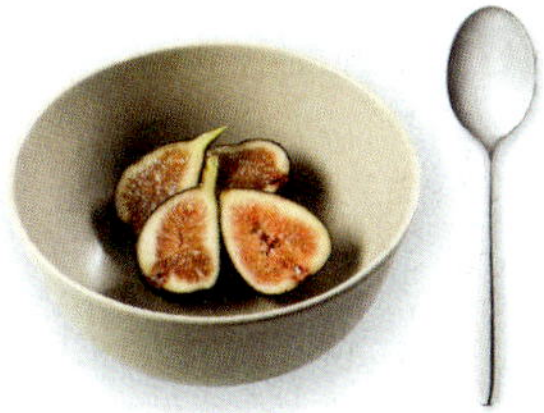

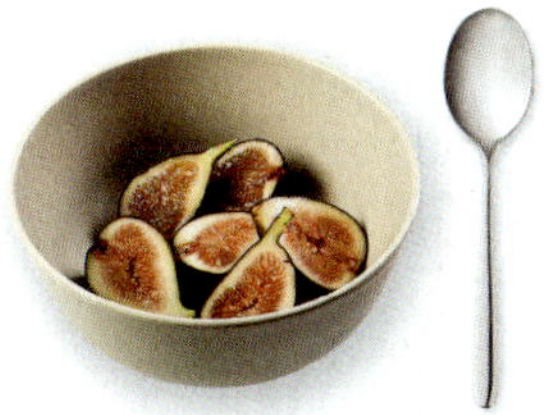

Menge	KH	KHE	BE	kcal	Ew	Fett	gFS	Ba
30g	4g	½	½	20	0g	0g	0g	1g
60g	8g	1	½	40	1g	0g	0g	1g
90g	12g	1	1	55	1g	0g	0g	2g

14-cm-kleine Schüssel

Fruchtcocktail (gesüßt, aus der Dose)

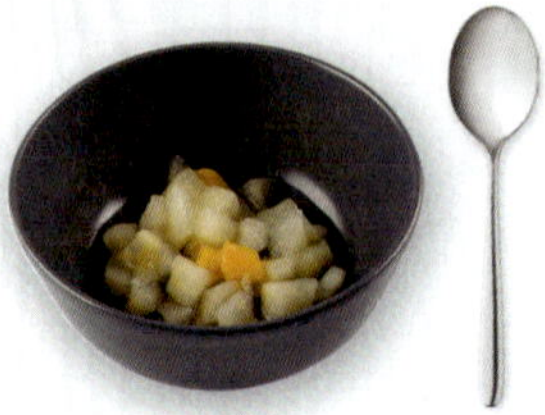

KH	Menge	KHE	BE	kcal	Ew	Fett	gFS	Ba
19g	75g	2	1½	75	0g	0g	0g	0g

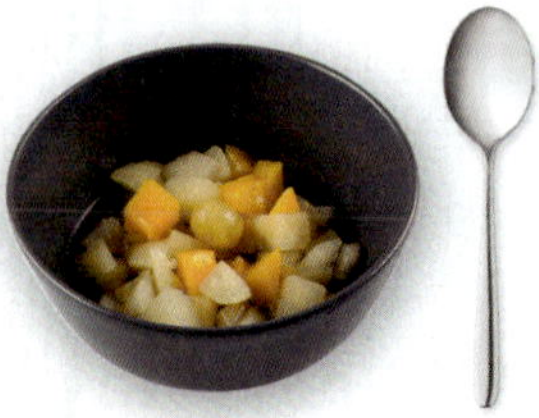

KH	Menge	KHE	BE	kcal	Ew	Fett	gFS	Ba
37g	150g	3½	3	155	0g	0g	0g	1g

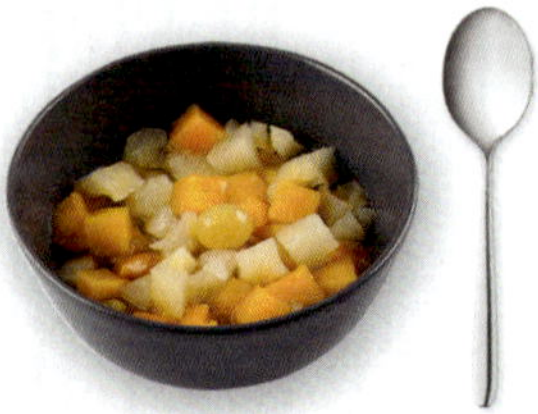

KH	Menge	KHE	BE	kcal	Ew	Fett	gFS	Ba
62g	250g	6	5	255	1g	0g	0g	2g

Fruchtsalat

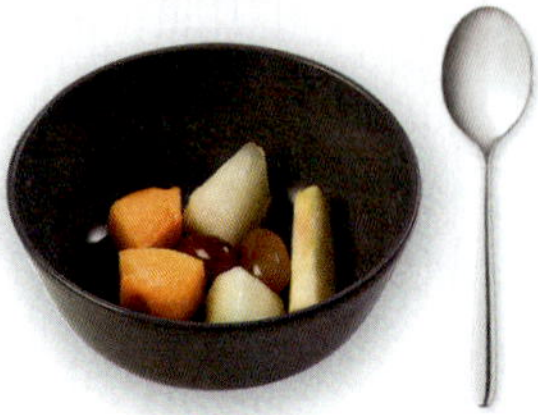

KH	Menge	KHE	BE	kcal	Ew	Fett	gFS	Ba
12g	75g	1	1	55	1g	0g	0g	2g

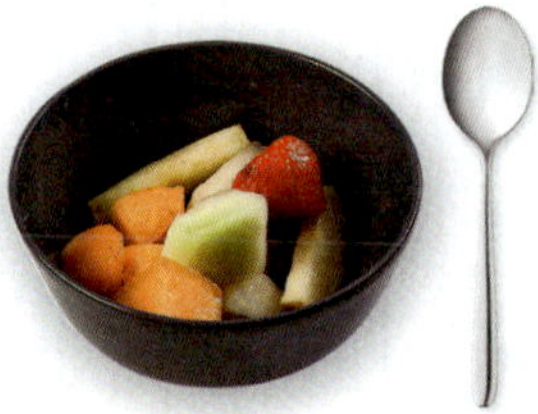

KH	Menge	KHE	BE	kcal	Ew	Fett	gFS	Ba
24g	150g	2½	2	105	1g	0g	0g	3g

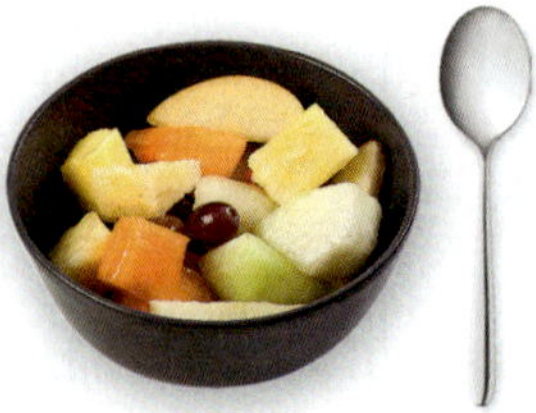

KH	Menge	KHE	BE	kcal	Ew	Fett	gFS	Ba
48g	300g	5	4	215	2g	1g	0g	6g

Grapefruit

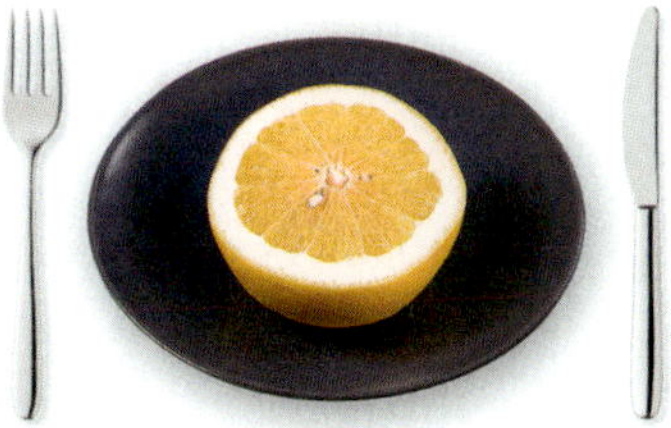

KH	Menge	KHE	BE
6g	120g	½	½

kcal	Ew	Fett	gFS	Ba
30	0g	0g	0g	0g

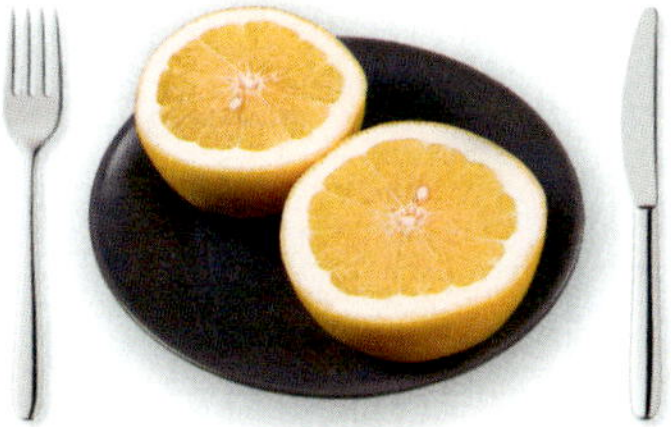

KH	Menge	KHE	BE
12g	240g	1	1

kcal	Ew	Fett	gFS	Ba
60	1g	0g	0g	1g

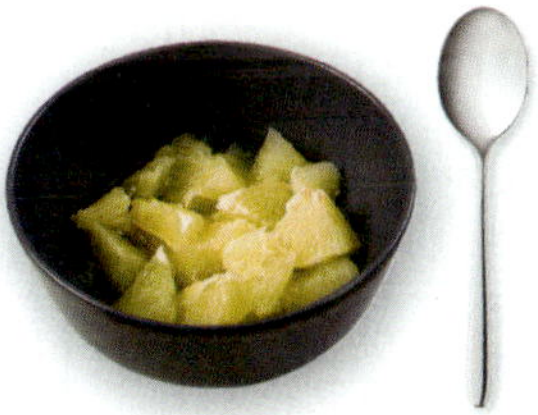

KH	Menge	KHE	BE
12g	140g	1	1

kcal	Ew	Fett	gFS	Ba
60	1g	0g	0g	1g

Himbeeren

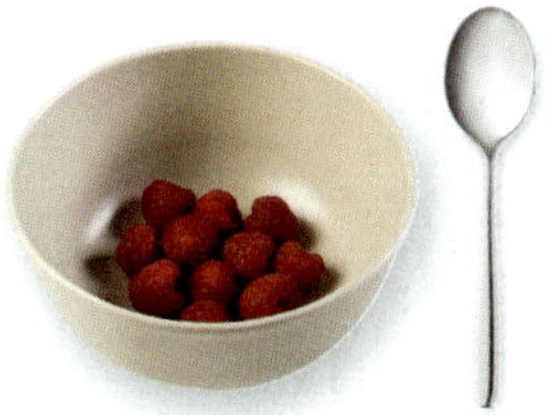

KH	Menge	KHE	BE
2g	40g	0	0

kcal	Ew	Fett	gFS	Ba
10	1g	0g	0g	2g

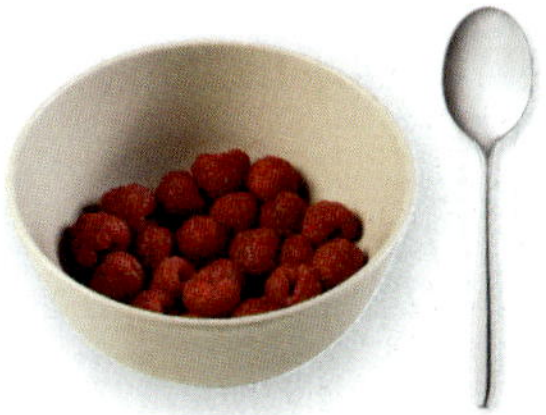

KH	Menge	KHE	BE
4g	80g	½	½

kcal	Ew	Fett	gFS	Ba
25	1g	0g	0g	4g

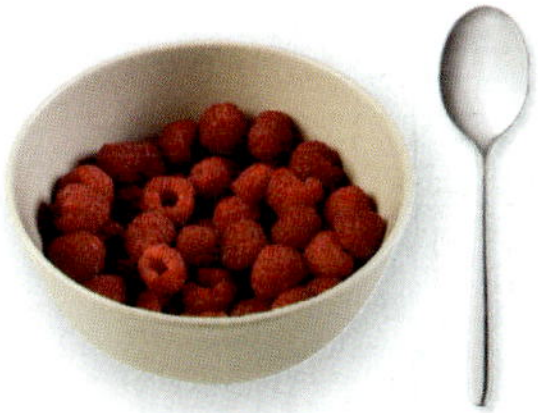

KH	Menge	KHE	BE
8g	160g	1	½

kcal	Ew	Fett	gFS	Ba
50	2g	0g	0g	8g

14-cm-kleine Schüssel

Holunderkompott • Hollerröster

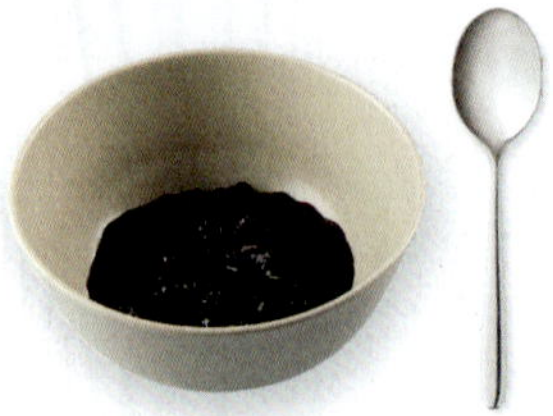

19g KH | 75g | 2 KHE | 1½ BE
100 kcal | 2g Ew | 1g Fett | 0g gFS | 2g Ba

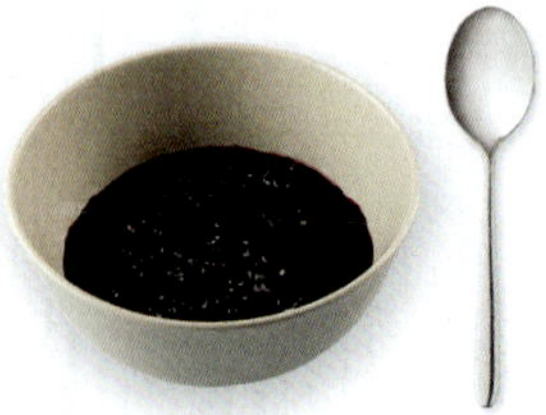

39g KH | 150g | 4 KHE | 3 BE
195 kcal | 3g Ew | 1g Fett | 0g gFS | 3g Ba

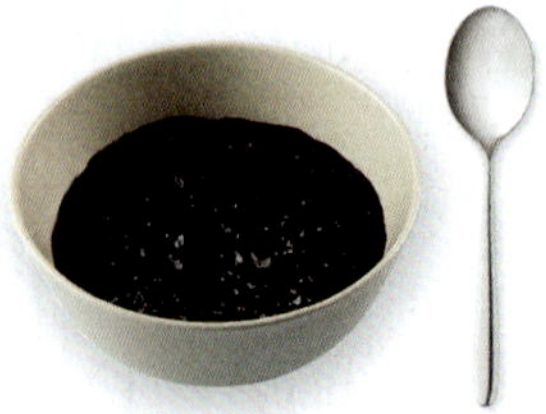

77g KH | 300g | 7½ KHE | 6½ BE
395 kcal | 6g Ew | 3g Fett | 0g gFS | 7g Ba

Pflaumenkompott • Zwetschgenröster

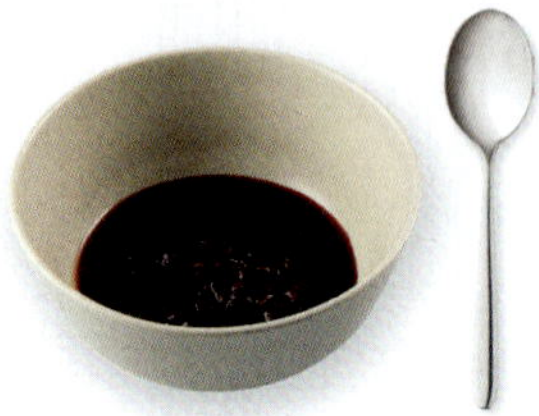

16g KH | 75g | 1½ KHE | 1½ BE
70 kcal | 0g Ew | 0g Fett | 0g gFS | 1g Ba

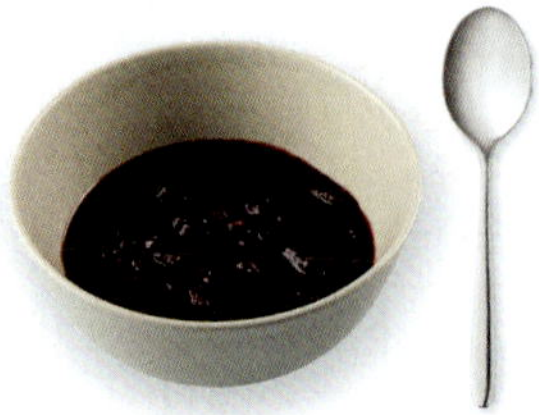

32g KH | 150g | 3 KHE | 2½ BE
140 kcal | 1g Ew | 0g Fett | 0g gFS | 2g Ba

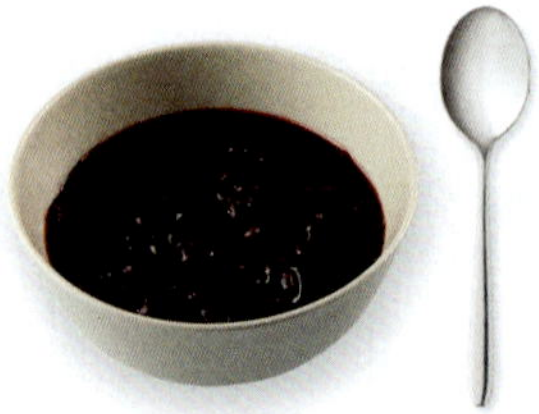

65g KH | 300g | 6½ KHE | 5½ BE
280 kcal | 2g Ew | 0g Fett | 0g gFS | 4g Ba

20-cm-kleiner Teller, 14-cm-kleine Schüssel

Honigmelone

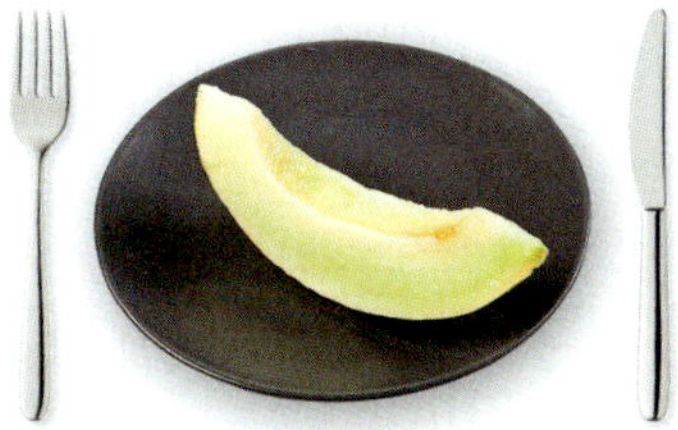

Menge	KH	kcal	KHE	BE	Ew	Fett	gFS	Ba
120g	10g	45	1	1	1g	0g	0g	1g

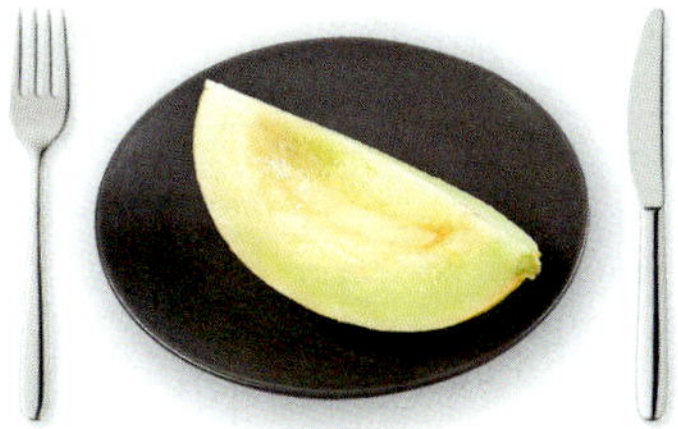

Menge	KH	kcal	KHE	BE	Ew	Fett	gFS	Ba
225g	20g	85	2	1½	1g	0g	0g	1g

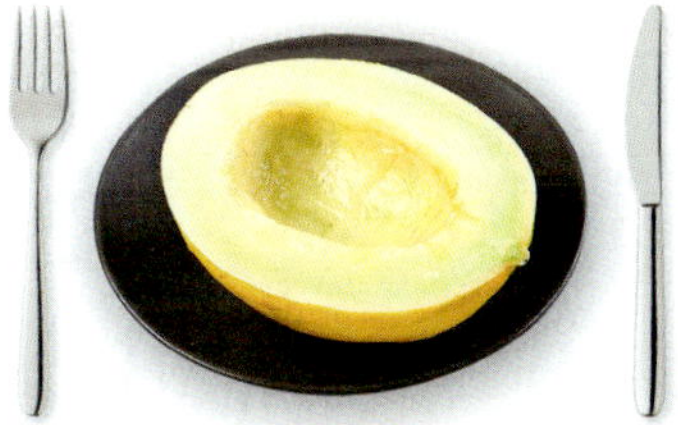

Menge	KH	kcal	KHE	BE	Ew	Fett	gFS	Ba
425g	37g	160	3½	3	3g	0g	0g	2g

Kirschen (mit Steinen)

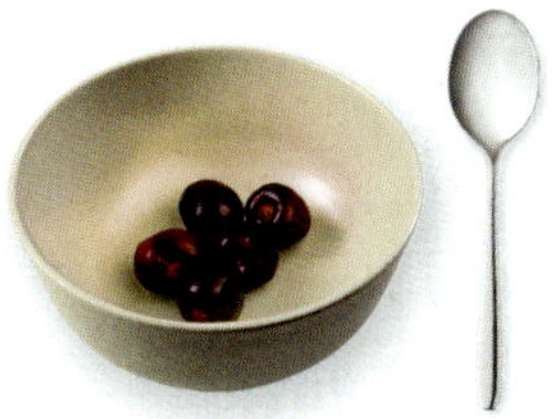

Menge	KH	kcal	KHE	BE	Ew	Fett	gFS	Ba
50g	6g	25	½	½	0g	0g	0g	1g

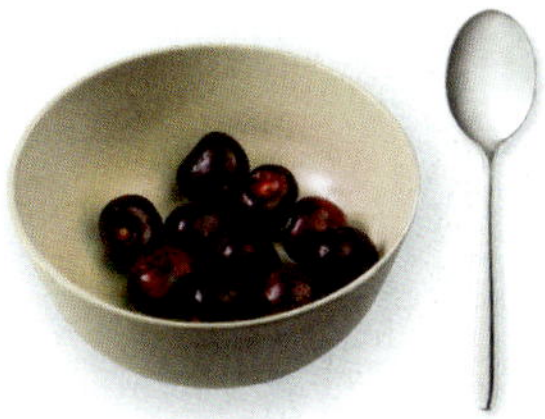

Menge	KH	kcal	KHE	BE	Ew	Fett	gFS	Ba
100g	12g	55	1	1	1g	0g	0g	2g

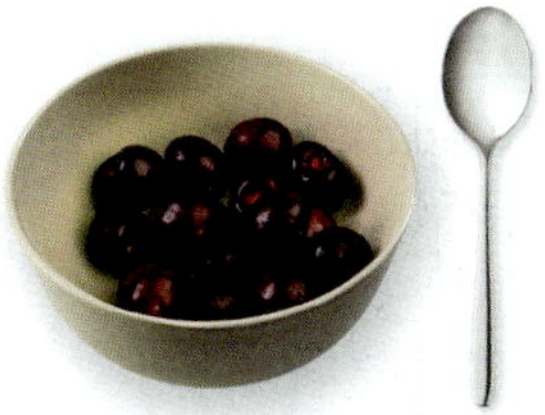

Menge	KH	kcal	KHE	BE	Ew	Fett	gFS	Ba
160g	19g	85	2	1½	1g	0g	0g	3g

20-cm-kleiner Teller, 14-cm-kleine Schüssel

Kiwi

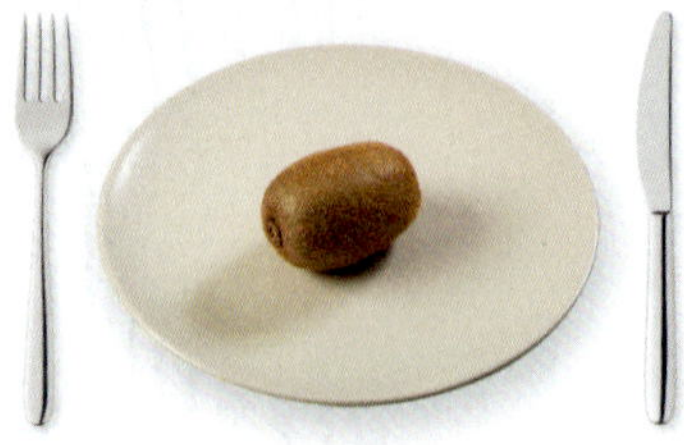

5g KH	55g	½ KHE	½ BE	
30 kcal	1g Ew	0g Fett	0g gFS	2g Ba

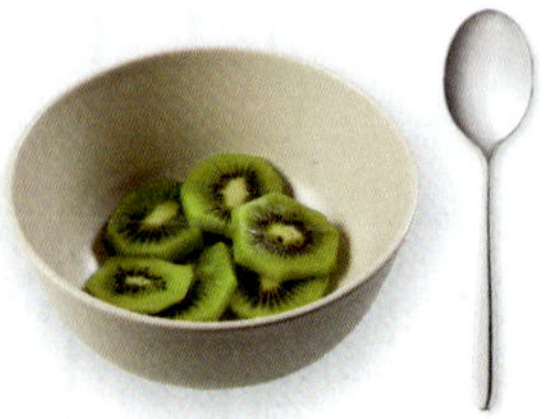

5g KH	50g	½ KHE	½ BE	
25 kcal	1g Ew	0g Fett	0g gFS	2g Ba

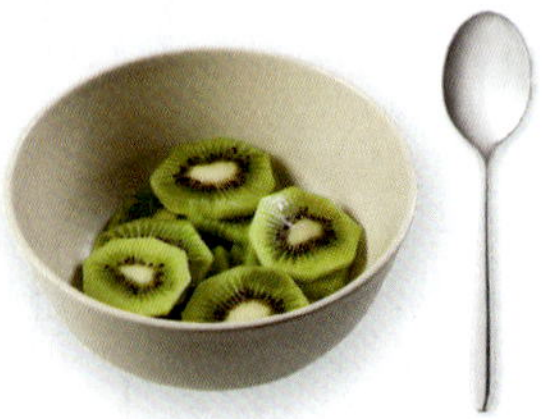

9g KH	100g	1 KHE	1 BE	
50 kcal	1g Ew	1g Fett	0g gFS	4g Ba

Mango

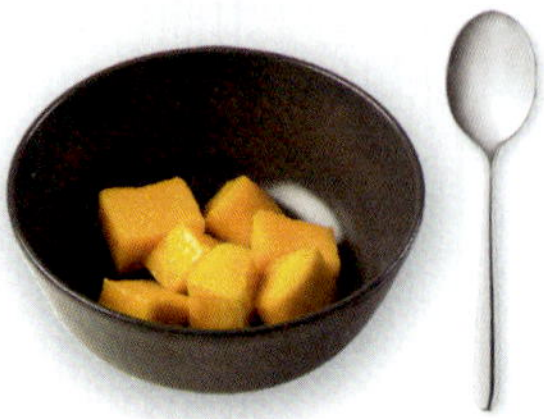

10g KH	80g	1 KHE	1 BE	
45 kcal	0g Ew	0g Fett	0g gFS	1g Ba

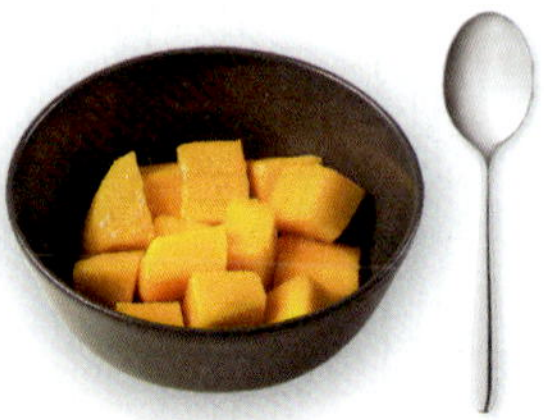

20g KH	160g	2 KHE	1½ BE	
95 kcal	1g Ew	1g Fett	0g gFS	3g Ba

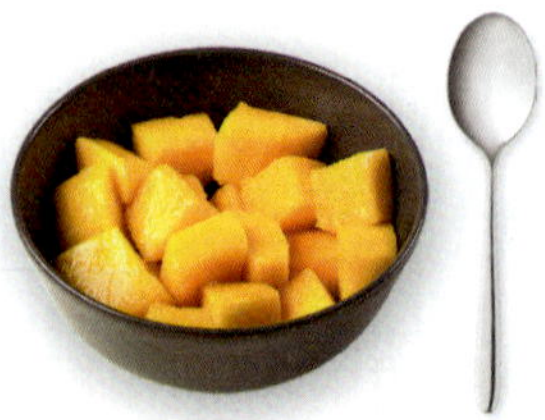

30g KH	240g	3 KHE	2½ BE	
140 kcal	1g Ew	1g Fett	0g gFS	4g Ba

Clementine • Mandarine

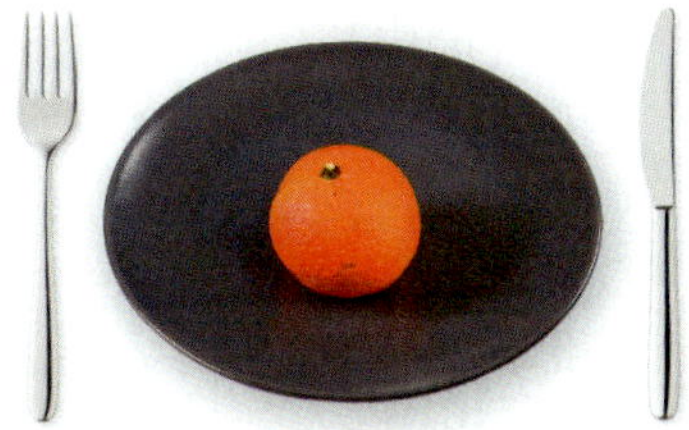

5g KH	80g		½ KHE	½ BE
25 kcal	0g Ew	0g Fett	0g gFS	1g Ba

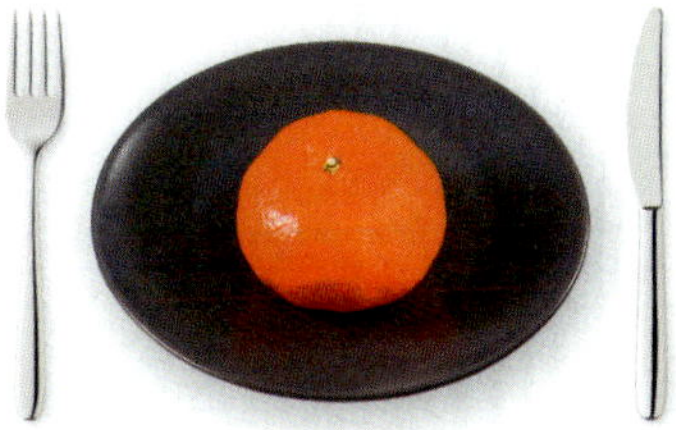

11g KH	160g		1 KHE	1 BE
55 kcal	1g Ew	0g Fett	0g gFS	2g Ba

Nektarine

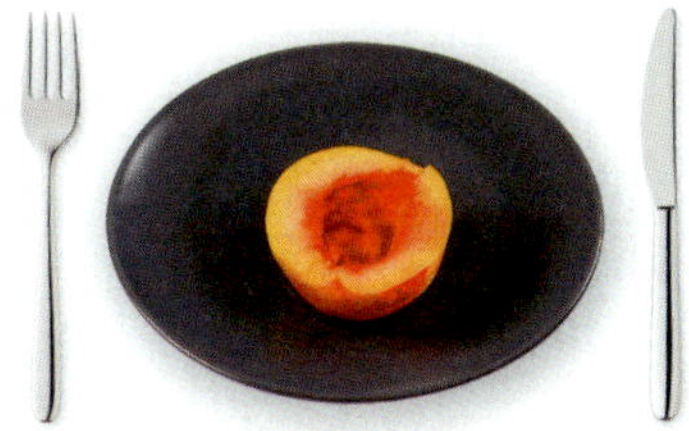

9g KH	80g		1 KHE	1 BE
40 kcal	1g Ew	0g Fett	0g gFS	2g Ba

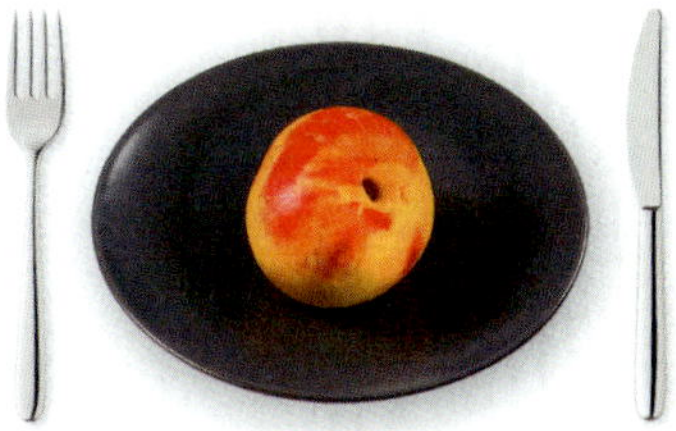

19g KH	165g		2 KHE	1½ BE
85 kcal	1g Ew	0g Fett	0g gFS	3g Ba

Passionsfrucht

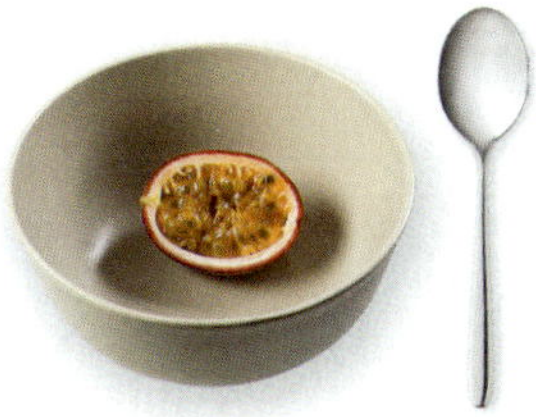

2g KH	20g		0 KHE	0 BE
10 kcal	0g Ew	0g Fett	0g gFS	0g Ba

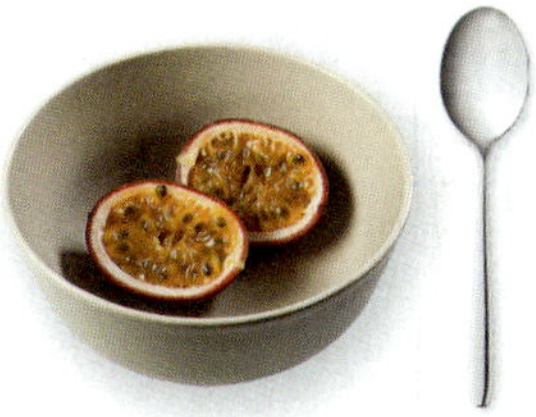

4g KH	40g		½ KHE	½ BE
20 kcal	1g Ew	0g Fett	0g gFS	1g Ba

14-cm-kleine Schüssel, 20-cm-kleiner Teller

Papaya

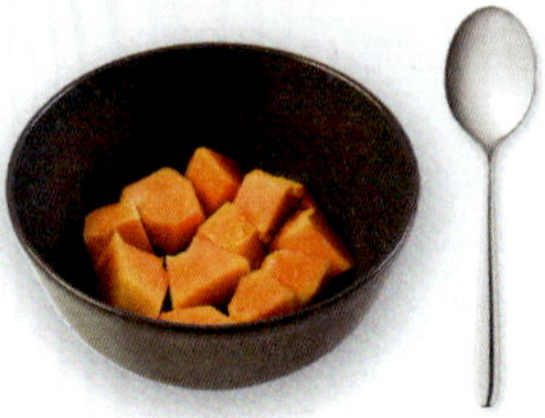

6g KH | 80g | ½ KHE | ½ BE
25 kcal | 0g Ew | 0g Fett | 0g gFS | 2g Ba

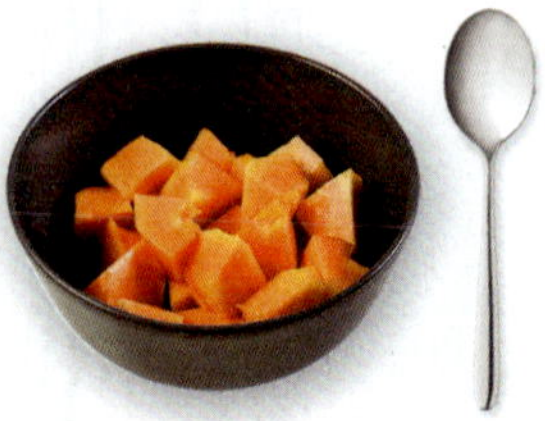

11g KH | 160g | 1 KHE | 1 BE
50 kcal | 1g Ew | 0g Fett | 0g gFS | 3g Ba

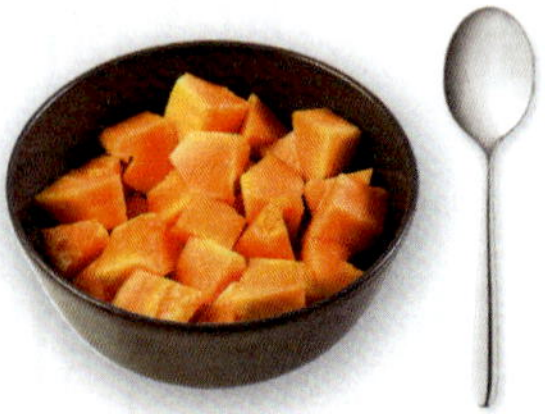

17g KH | 240g | 1½ KHE | 1½ BE
75 kcal | 1g Ew | 0g Fett | 0g gFS | 5g Ba

Pflaume • Zwetschge

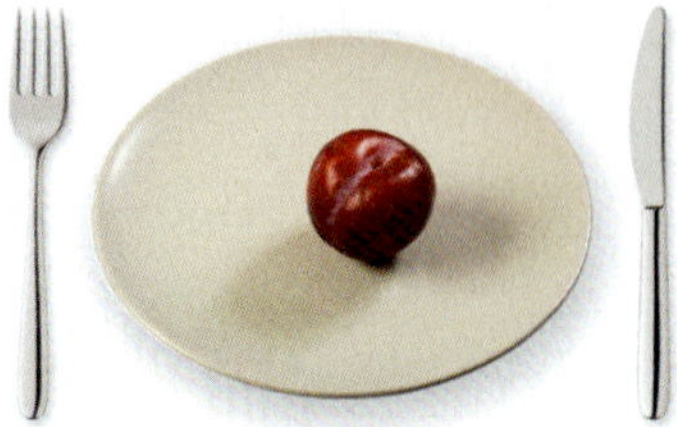

5g KH | 55g | ½ KHE | ½ BE
25 kcal | 0g Ew | 0g Fett | 0g gFS | 1g Ba

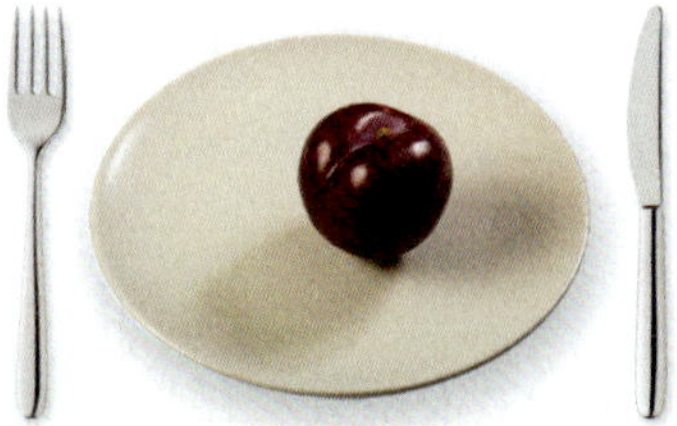

10g KH | 110g | 1 KHE | 1 BE
45 kcal | 1g Ew | 0g Fett | 0g gFS | 3g Ba

Kaktusfeige

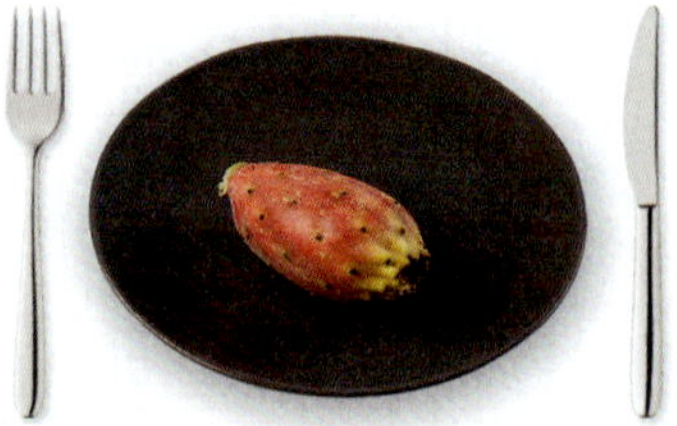

6g KH | 90g | ½ KHE | ½ BE
35 kcal | 1g Ew | 0g Fett | 0g gFS | 5g Ba

Pfirsich

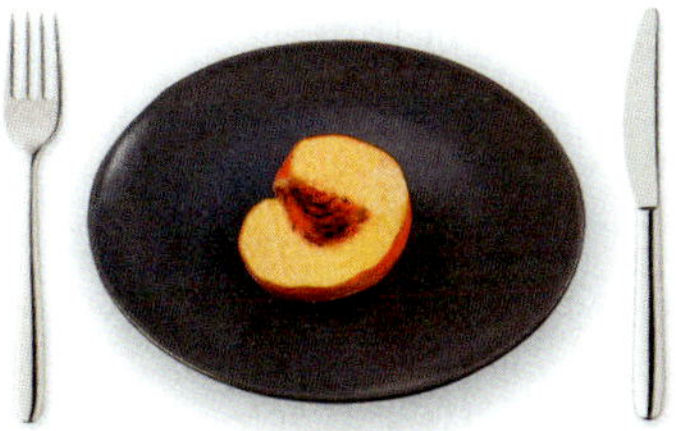

KH	Menge	KHE	BE	kcal	Ew	Fett	gFS	Ba
6g	70g	½	½	25	0g	0g	0g	1g

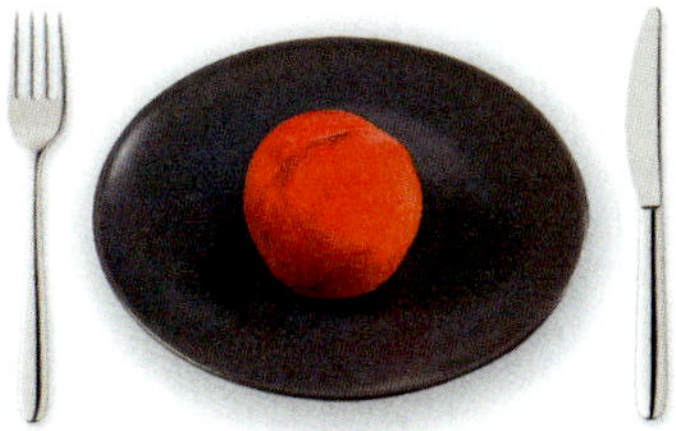

KH	Menge	KHE	BE	kcal	Ew	Fett	gFS	Ba
11g	140g	1	1	50	1g	0g	0g	2g

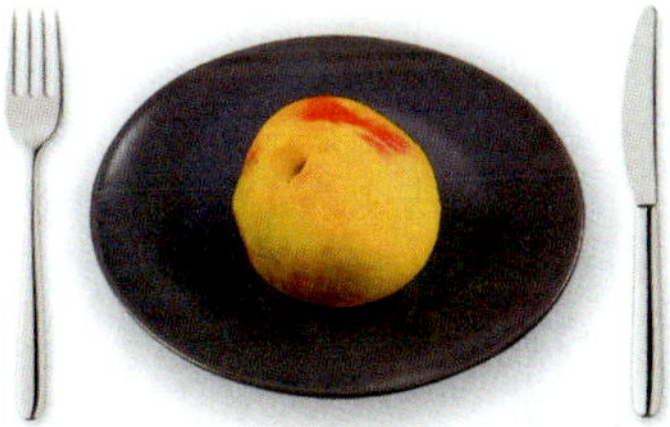

KH	Menge	KHE	BE	kcal	Ew	Fett	gFS	Ba
16g	200g	1½	1½	75	1g	0g	0g	3g

Pfirsich (gesüßt, aus der Dose)

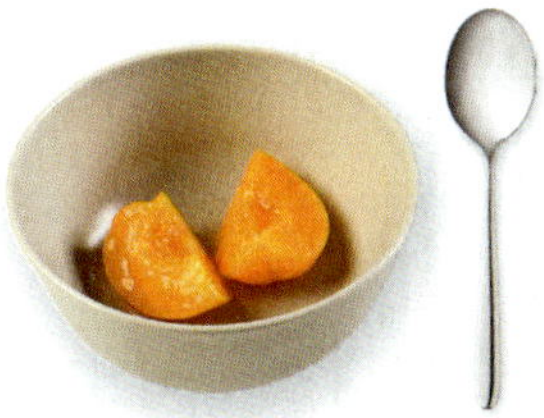

KH	Menge	KHE	BE	kcal	Ew	Fett	gFS	Ba
15g	80g	1½	1	60	0g	0g	0g	1g

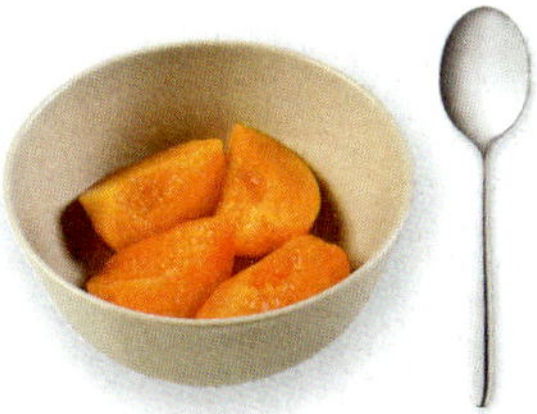

KH	Menge	KHE	BE	kcal	Ew	Fett	gFS	Ba
30g	160g	3	2½	125	1g	0g	0g	1g

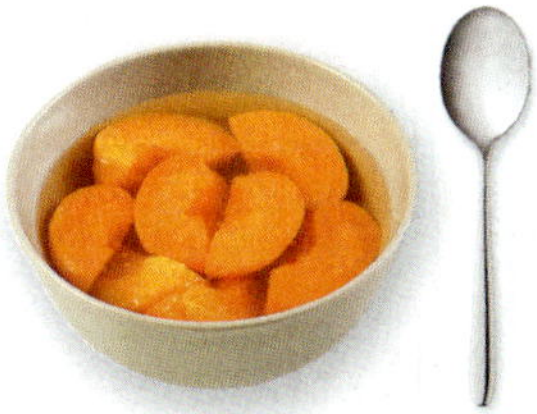

KH	Menge	KHE	BE	kcal	Ew	Fett	gFS	Ba
74g	400g	7½	6	310	2g	0g	0g	4g

22-cm-große Schale, 14-cm-kleine Schüssel

Wassermelone

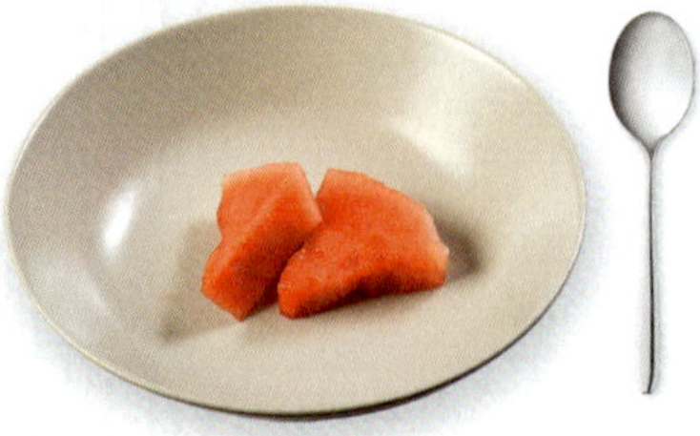

KH	Menge	KHE	BE	kcal	Ew	Fett	gFS	Ba
3g	80g	½	0	15	0g	0g	0g	0g

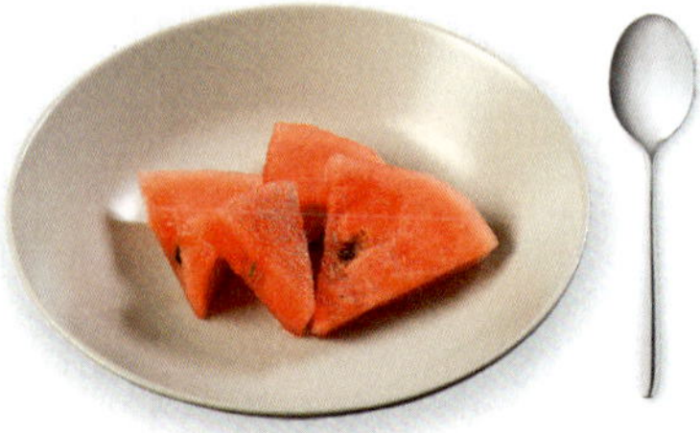

KH	Menge	KHE	BE	kcal	Ew	Fett	gFS	Ba
5g	140g	½	½	25	0g	0g	0g	0g

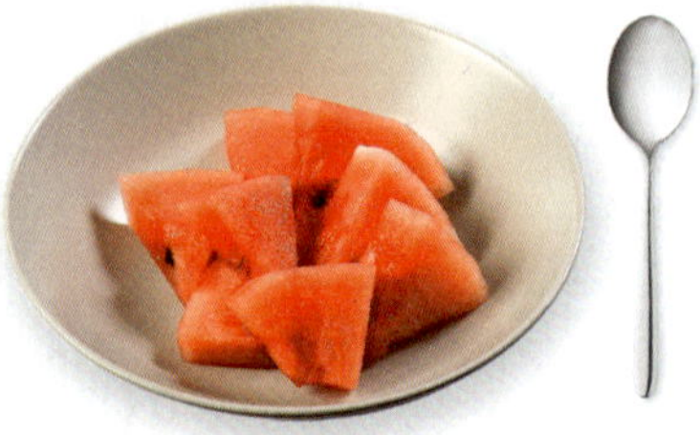

KH	Menge	KHE	BE	kcal	Ew	Fett	gFS	Ba
10g	280g	1	1	50	1g	0g	0g	0g

Weintrauben

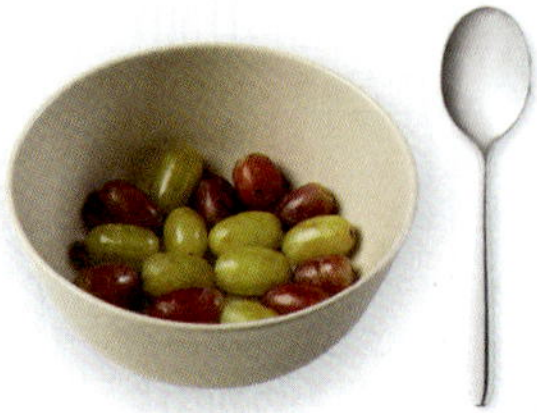

KH	Menge	KHE	BE	kcal	Ew	Fett	gFS	Ba
12g	80g	1	1	55	1g	0g	0g	1g

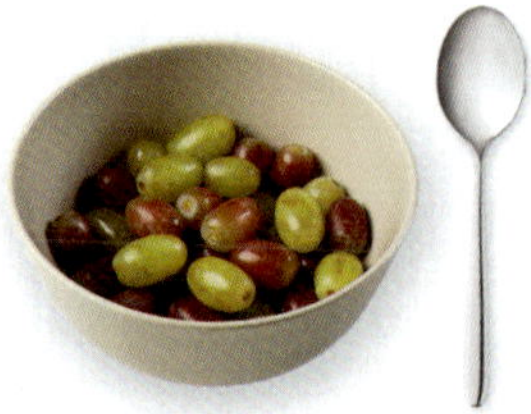

KH	Menge	KHE	BE	kcal	Ew	Fett	gFS	Ba
24g	160g	2½	2	110	1g	0g	0g	3g

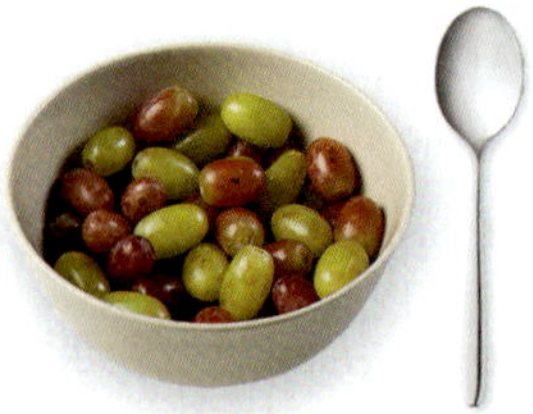

KH	Menge	KHE	BE	kcal	Ew	Fett	gFS	Ba
36g	240g	3½	3	170	2g	1g	0g	4g

Apfelchips

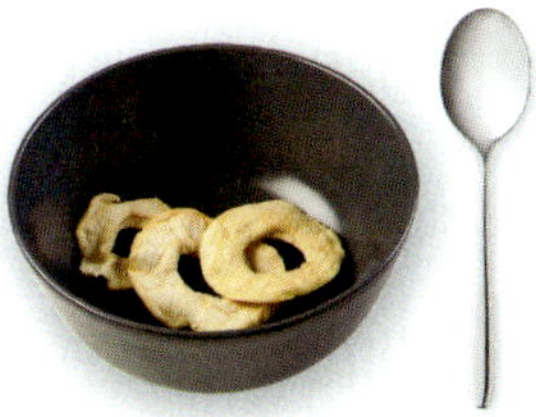

8g KH	15g	1 KHE	½ BE
35 kcal	0g Ew	0g Fett	0g gFS	2g Ba

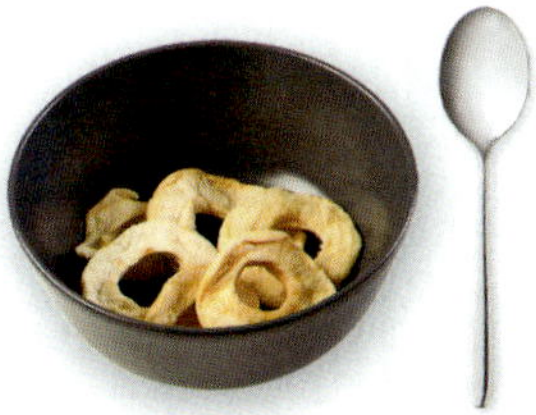

17g KH	30g	1½ KHE	1½ BE
75 kcal	0g Ew	0g Fett	0g gFS	3g Ba

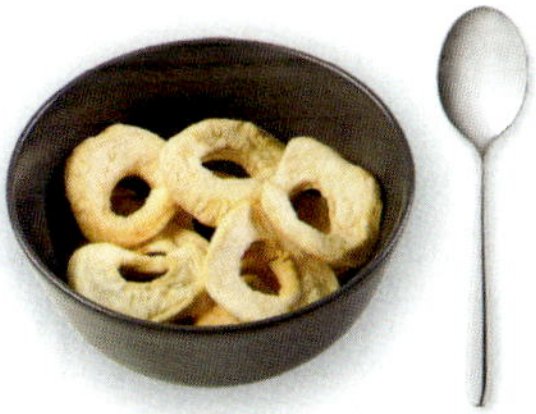

33g KH	60g	3½ KHE	3 BE
150 kcal	1g Ew	1g Fett	0g gFS	7g Ba

Aprikose • Marille (getrocknet)

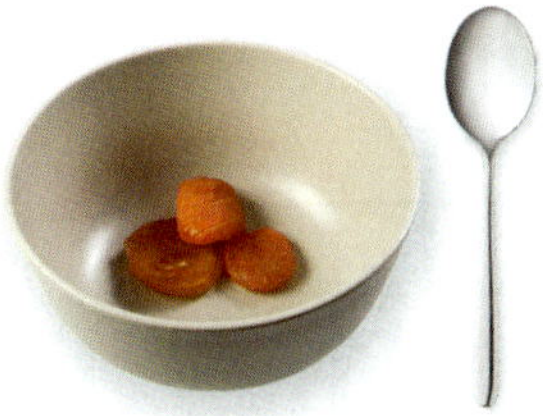

16g KH	30g	1½ KHE	1½ BE
75 kcal	1g Ew	0g Fett	0g gFS	4g Ba

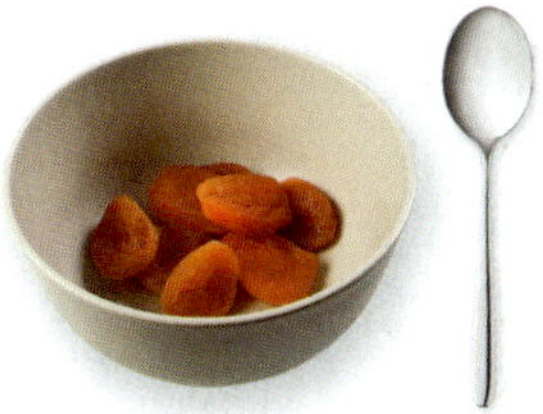

32g KH	60g	3 KHE	2½ BE
145 kcal	3g Ew	0g Fett	0g gFS	7g Ba

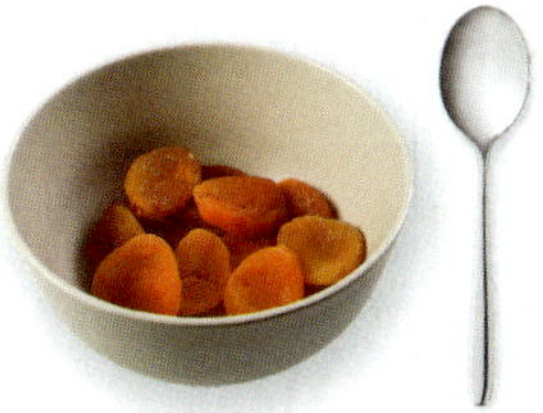

48g KH	90g	5 KHE	4 BE
220 kcal	4g Ew	0g Fett	0g gFS	11g Ba

14-cm-kleine Schüssel

Dattel (getrocknet)

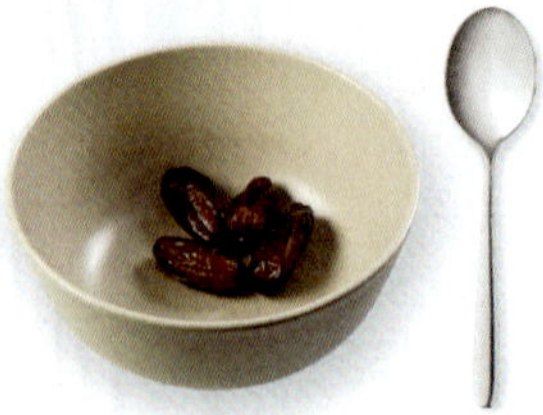

KH	Menge	KHE	BE	kcal	Ew	Fett	gFS	Ba
20g	30g	2	1½	85	1g	0g	0g	3g

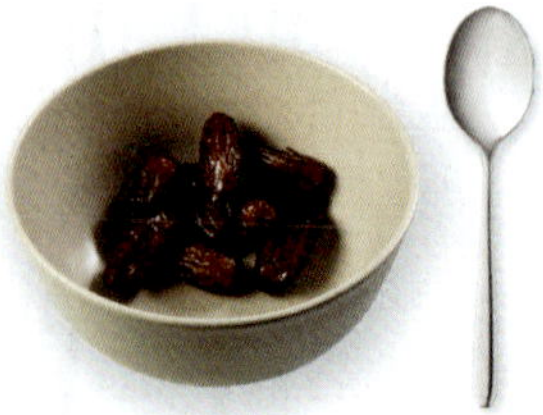

KH	Menge	KHE	BE	kcal	Ew	Fett	gFS	Ba
39g	60g	4	3½	165	1g	0g	0g	5g

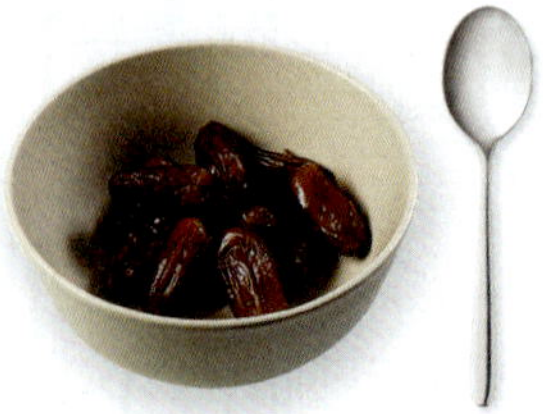

KH	Menge	KHE	BE	kcal	Ew	Fett	gFS	Ba
59g	90g	6	5	250	2g	0g	0g	8g

Dörrpflaume • Dörrzwetschge

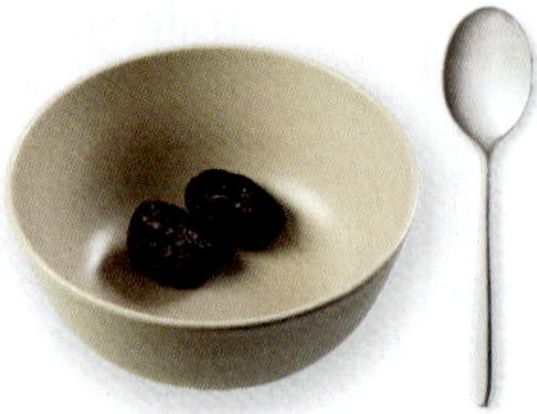

KH	Menge	KHE	BE	kcal	Ew	Fett	gFS	Ba
16g	30g	1½	1½	70	1g	0g	0g	2g

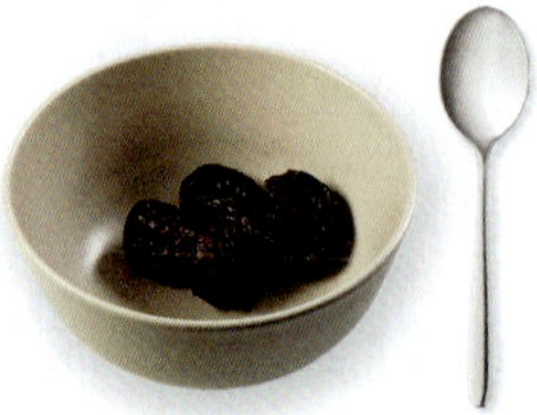

KH	Menge	KHE	BE	kcal	Ew	Fett	gFS	Ba
33g	60g	3½	2½	145	1g	0g	0g	5g

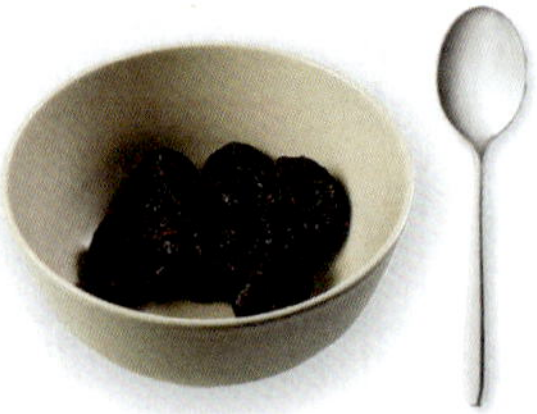

KH	Menge	KHE	BE	kcal	Ew	Fett	gFS	Ba
49g	90g	5	4	215	2g	0g	0g	7g

14-cm-kleine Schüssel

Feige (getrocknet)

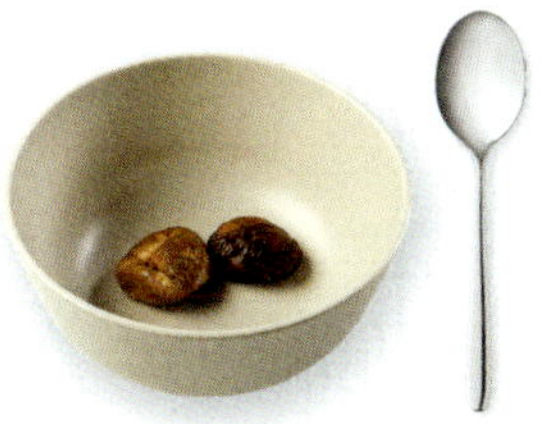

KH	Menge	KHE	BE	kcal	Ew	Fett	gFS	Ba
17g	30g	1½	1½	75	1g	0g	0g	3g

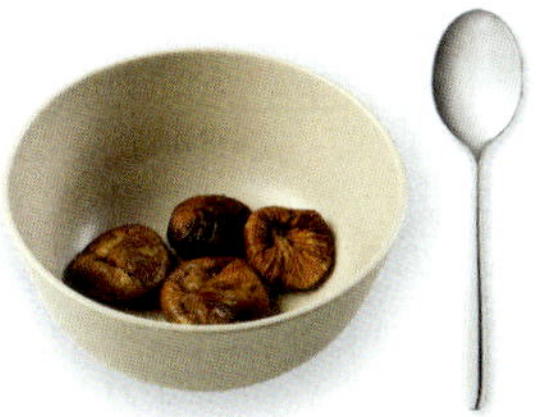

KH	Menge	KHE	BE	kcal	Ew	Fett	gFS	Ba
33g	60g	3½	3	150	2g	1g	0g	6g

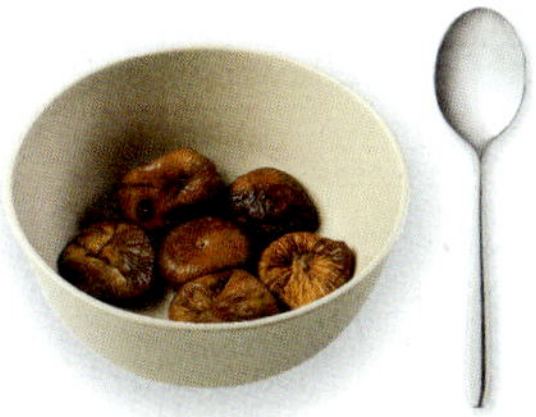

KH	Menge	KHE	BE	kcal	Ew	Fett	gFS	Ba
50g	90g	5	4	230	3g	1g	0g	9g

Rosinen

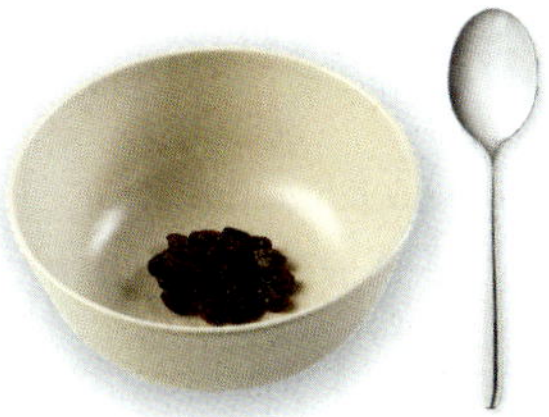

KH	Menge	KHE	BE	kcal	Ew	Fett	gFS	Ba
7g	11g, 1 EL	½	½	35	0g	0g	0g	1g

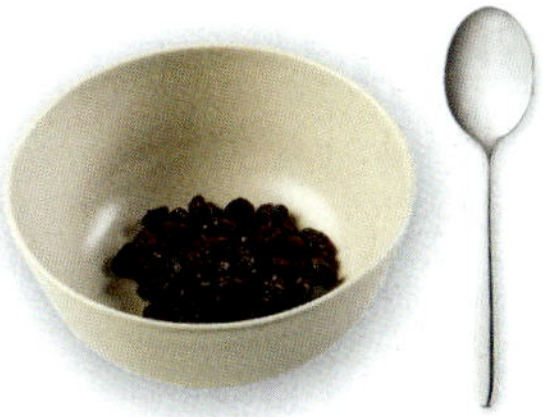

KH	Menge	KHE	BE	kcal	Ew	Fett	gFS	Ba
20g	30g	2	1½	90	1g	0g	0g	2g

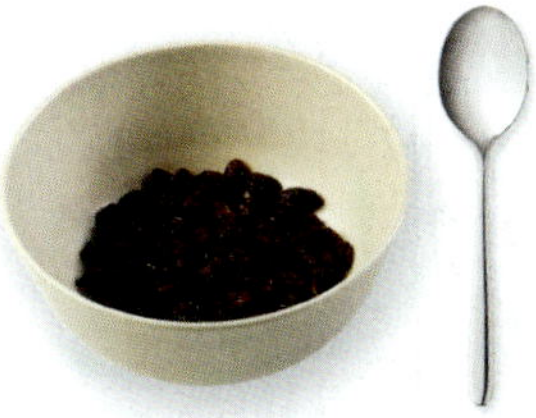

KH	Menge	KHE	BE	kcal	Ew	Fett	gFS	Ba
41g	60g	4	3½	180	2g	0g	0g	3g

20-cm-kleiner Teller

Brezel

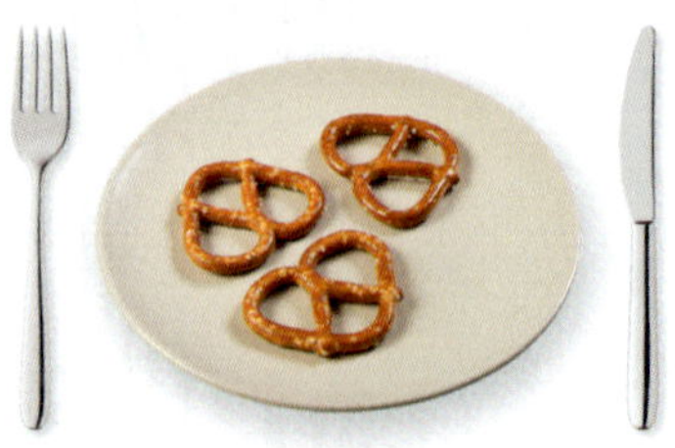

11g KH	15g	1 KHE	1 BE	
55 kcal	1g Ew	0g Fett	0g gFS	0g Ba

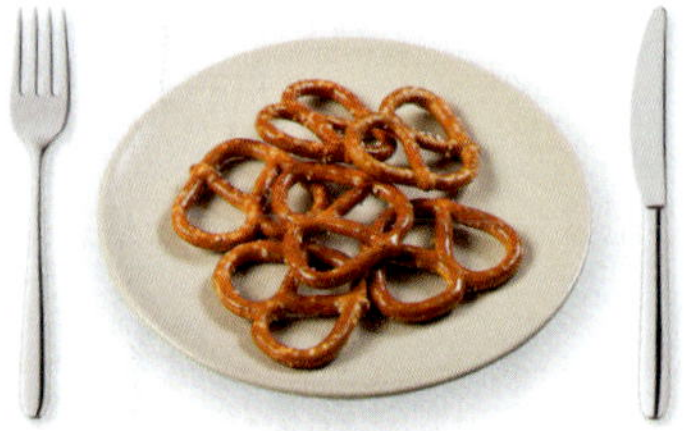

23g KH	30g	2½ KHE	2 BE	
105 kcal	3g Ew	0g Fett	0g gFS	0g Ba

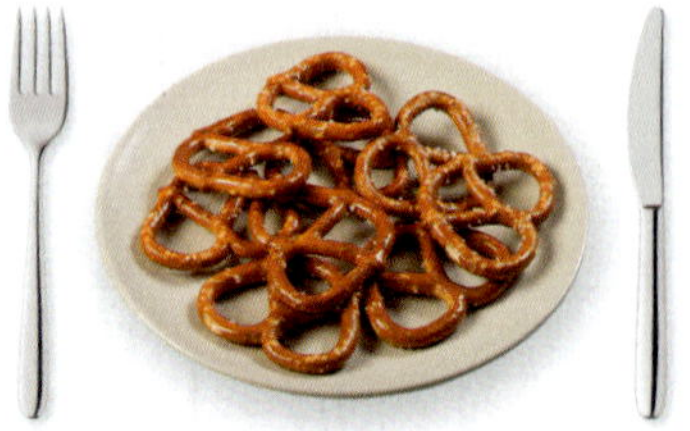

34g KH	45g	3½ KHE	3 BE	
160 kcal	4g Ew	0g Fett	0g gFS	0g Ba

Grossini

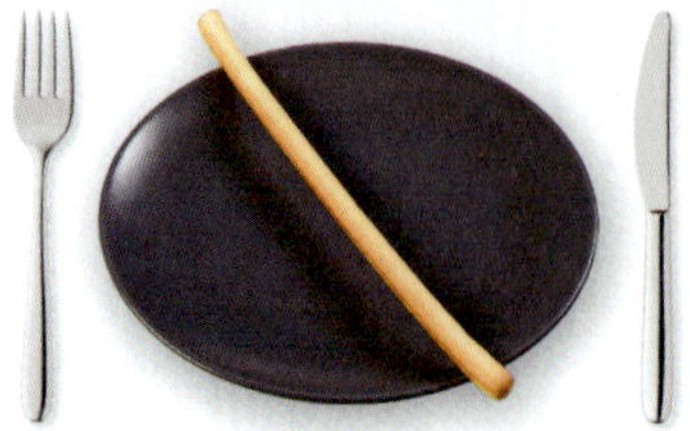

2g KH	5g	0 KHE	0 BE	
15 kcal	0g Ew	1g Fett	0g gFS	0g Ba

Grossini mit Käse

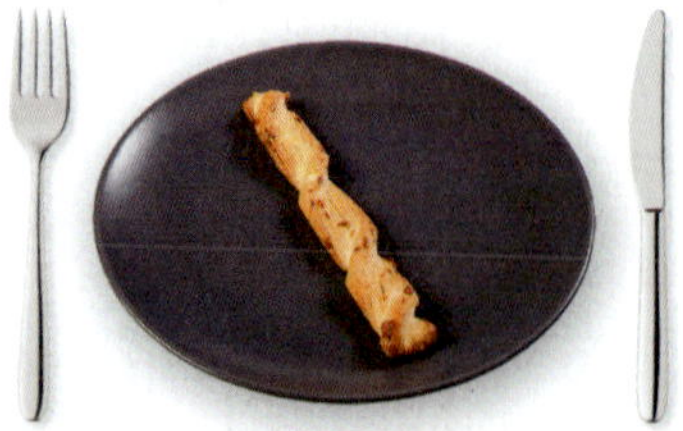

4g KH	7g	½ KHE	½ BE	
25 kcal	1g Ew	1g Fett	0g gFS	0g Ba

Reiskeks • Reiswaffel

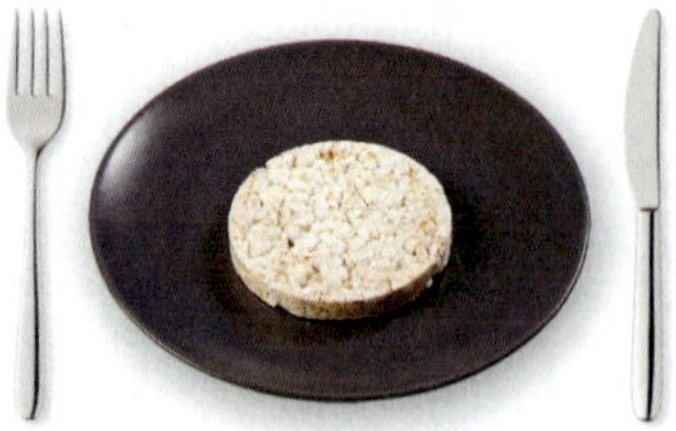

7g KH	8g	½ KHE	½ BE	
30 kcal	1g Ew	0g Fett	0g gFS	0g Ba

22-cm-große Schale, 14-cm-kleine Schüssel

Chips

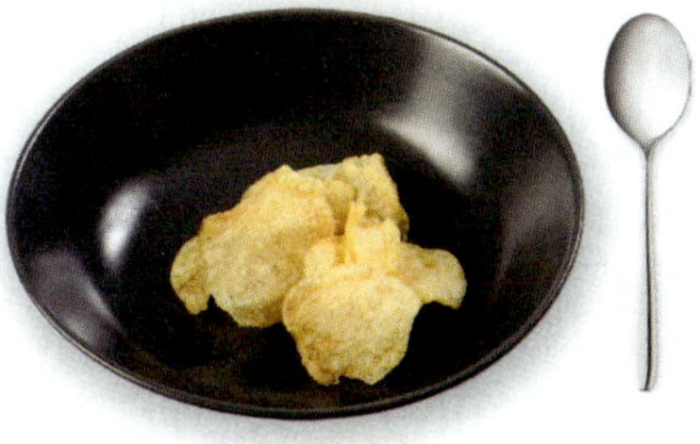

Menge	KH	KHE	BE	kcal	Ew	Fett	gFS	Ba
20g	9g	1	1	110	1g	8g	2g	1g

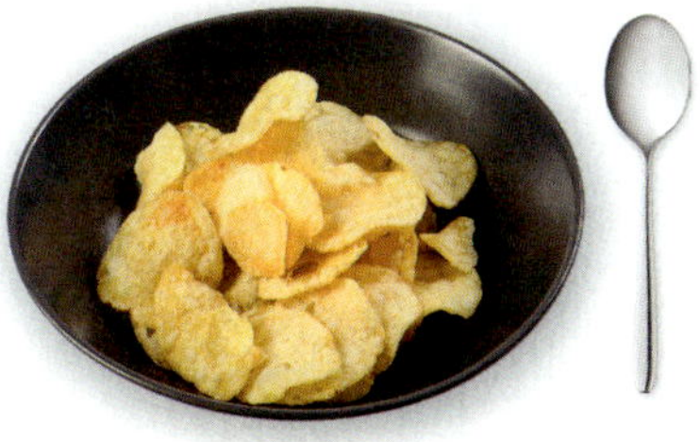

Menge	KH	KHE	BE	kcal	Ew	Fett	gFS	Ba
55g	25g	2½	2	305	3g	22g	5g	2g

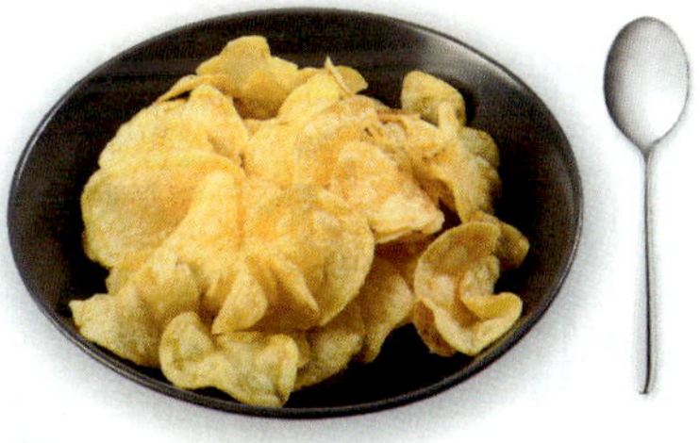

Menge	KH	KHE	BE	kcal	Ew	Fett	gFS	Ba
95g	43g	4½	3½	525	5g	37g	9g	4g

Erdnussflips

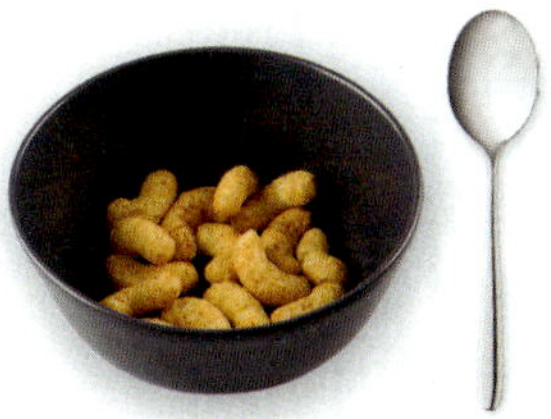

Menge	KH	KHE	BE	kcal	Ew	Fett	gFS	Ba
5g	2g	0	0	25	1g	2g	0g	0g

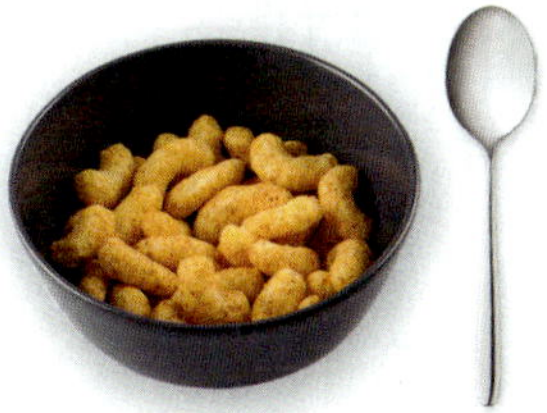

Menge	KH	KHE	BE	kcal	Ew	Fett	gFS	Ba
15g	7g	½	½	80	2g	5g	1g	1g

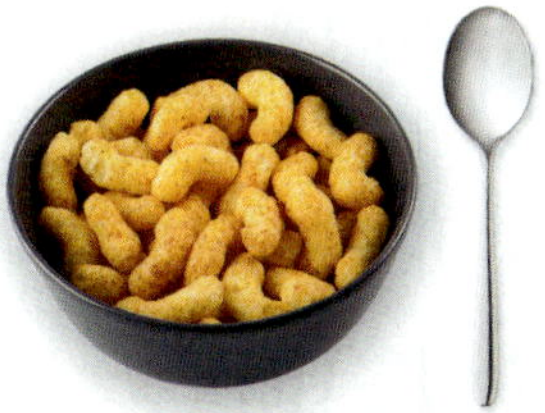

Menge	KH	KHE	BE	kcal	Ew	Fett	gFS	Ba
30g	13g	1½	1	160	3g	10g	2g	2g

22-cm-große Schale

Krabbenchips

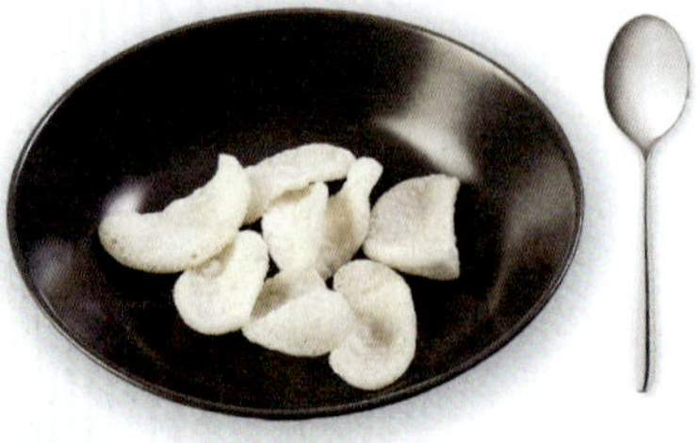

KH	Menge	KHE	BE	kcal	Ew	Fett	gFS	Ba
7g	10g	½	½	50	0g	3g	0g	0g

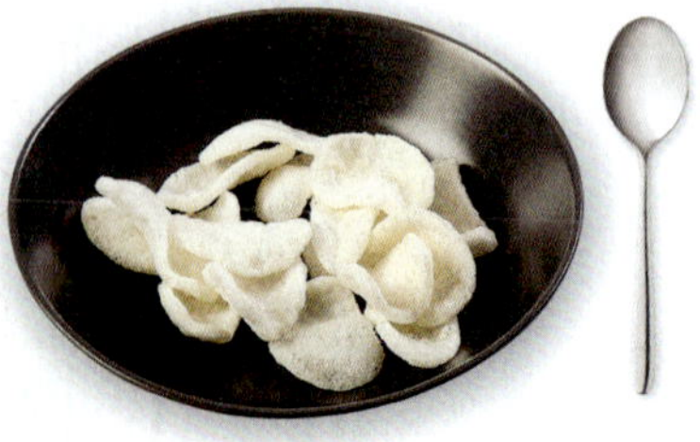

KH	Menge	KHE	BE	kcal	Ew	Fett	gFS	Ba
13g	20g	1½	1	100	0g	5g	1g	0g

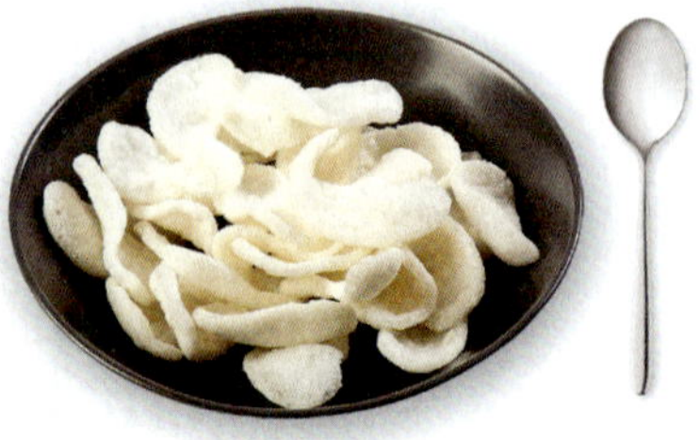

KH	Menge	KHE	BE	kcal	Ew	Fett	gFS	Ba
23g	35g	2½	2	175	1g	9g	1g	0g

Popcorn (mit Butter)

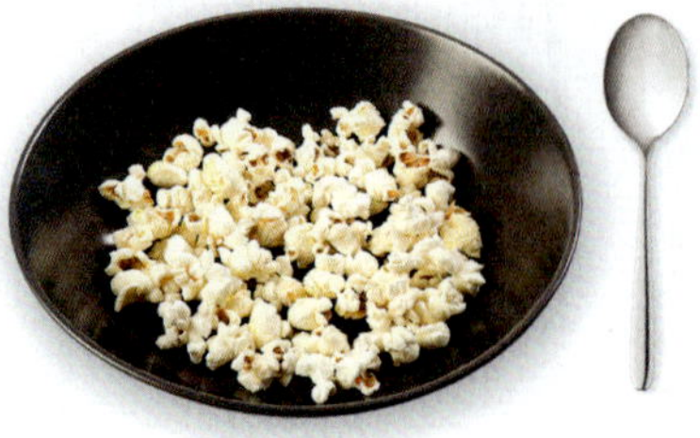

KH	Menge	KHE	BE	kcal	Ew	Fett	gFS	Ba
7g	10g	½	½	35	1g	1g	0g	1g

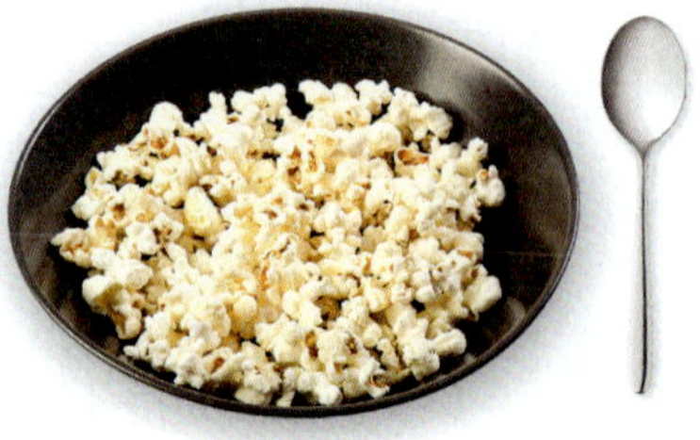

KH	Menge	KHE	BE	kcal	Ew	Fett	gFS	Ba
13g	20g	1½	1	75	3g	1g	0g	2g

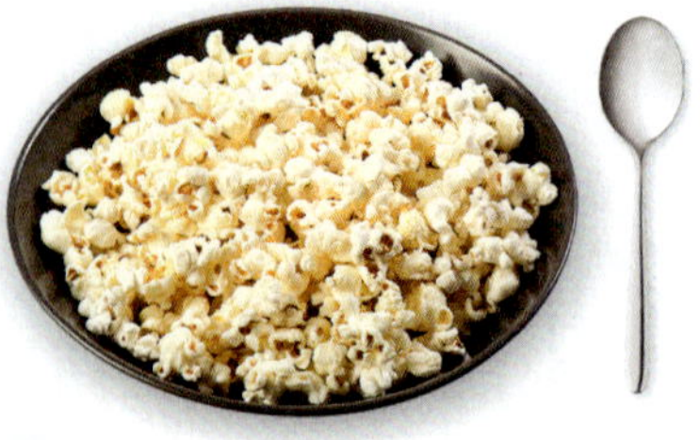

KH	Menge	KHE	BE	kcal	Ew	Fett	gFS	Ba
27g	40g	2½	2	150	5g	2g	0g	4g

22-cm-große Schale, 14-cm-kleine Schüssel

Tortilla-Chips

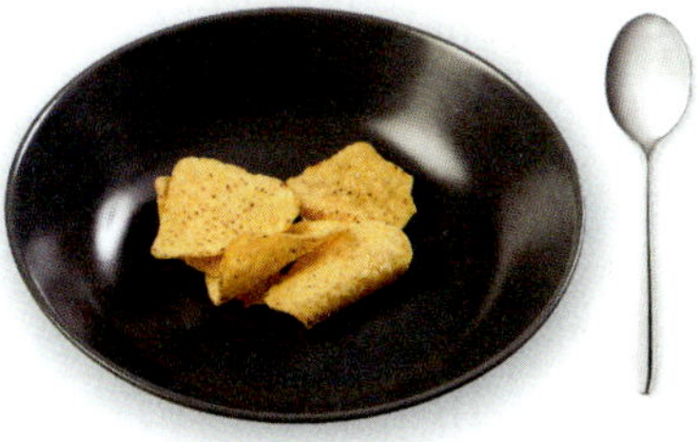

10g KH	15g	1 KHE	1 BE	
70 kcal	1g Ew	3g Fett	1g gFS	1g Ba

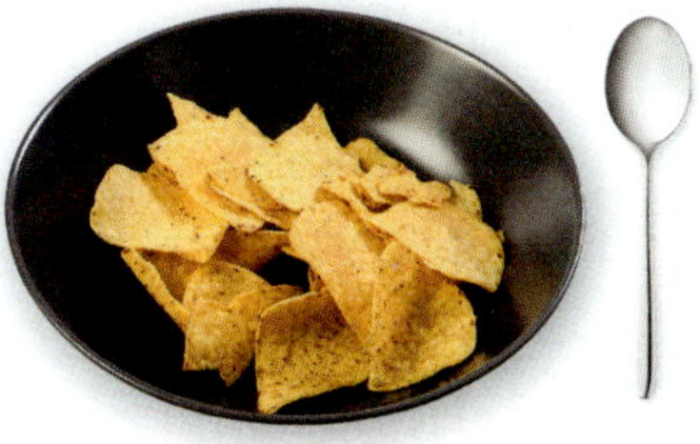

32g KH	50g	3 KHE	2½ BE	
235 kcal	3g Ew	11g Fett	5g gFS	2g Ba

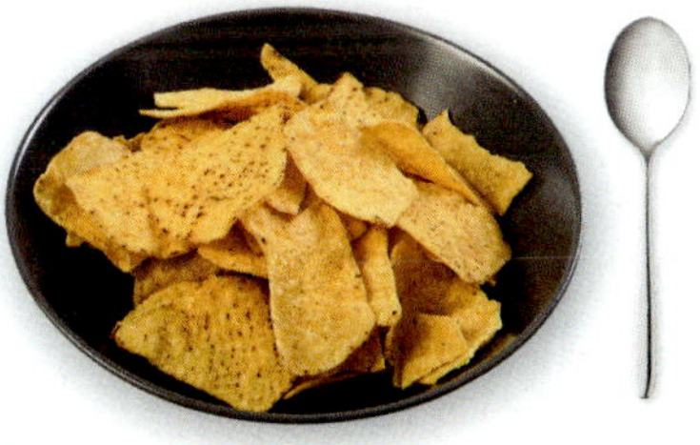

65g KH	100g	6½ KHE	5½ BE	
475 kcal	6g Ew	21g Fett	10g gFS	4g Ba

Getrocknete Nüsse und Früchte

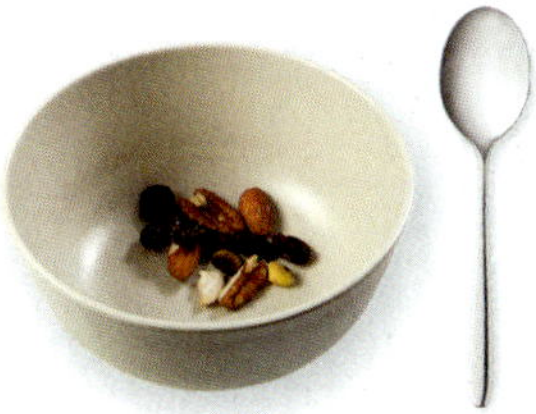

3g KH	10g	½ KHE	½ BE	
50 kcal	2g Ew	4g Fett	1g gFS	1g Ba

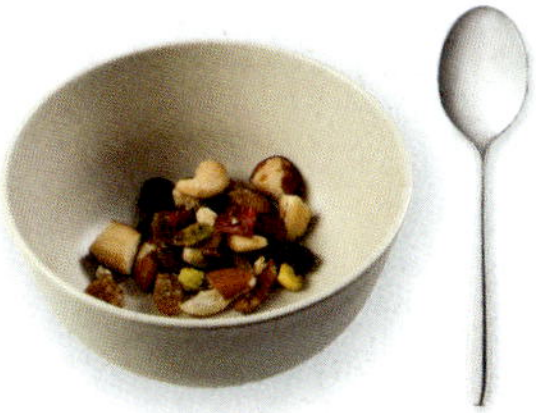

9g KH	30g	1 KHE	1 BE	
150 kcal	5g Ew	11g Fett	2g gFS	2g Ba

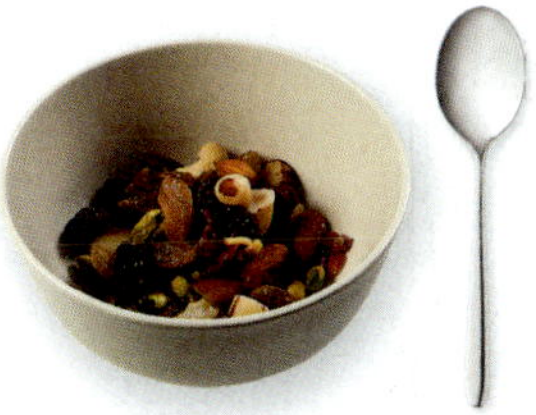

20g KH	65g	2 KHE	1½ BE	
330 kcal	11g Ew	23g Fett	4g gFS	4g Ba

14-cm-kleine Schüssel

Cashews

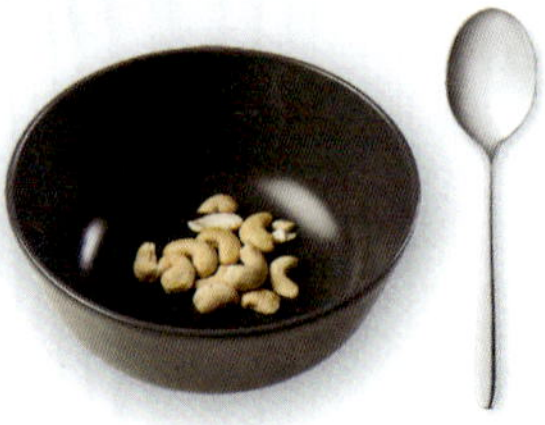

KH	Menge	KHE	BE
2g	10g, 1 EL	0	0

kcal	Ew	Fett	gFS	Ba
60	2g	5g	1g	0g

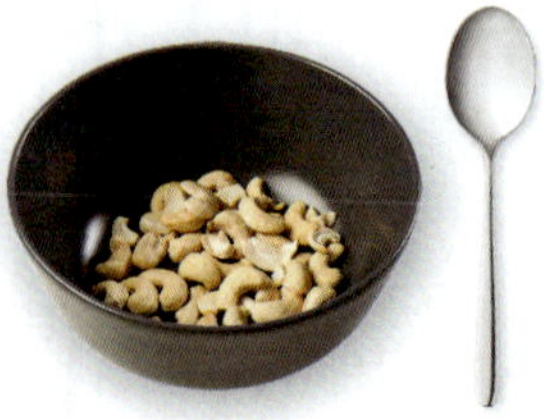

KH	Menge	KHE	BE
7g	30g	½	½

kcal	Ew	Fett	gFS	Ba
180	6g	14g	3g	1g

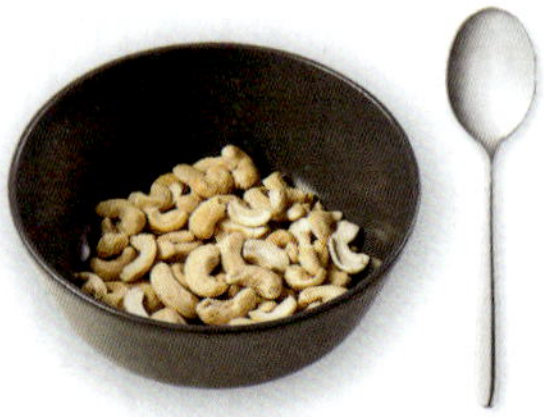

KH	Menge	KHE	BE
13g	60g	1½	1

kcal	Ew	Fett	gFS	Ba
355	13g	28g	6g	2g

Erdnüsse (geröstet)

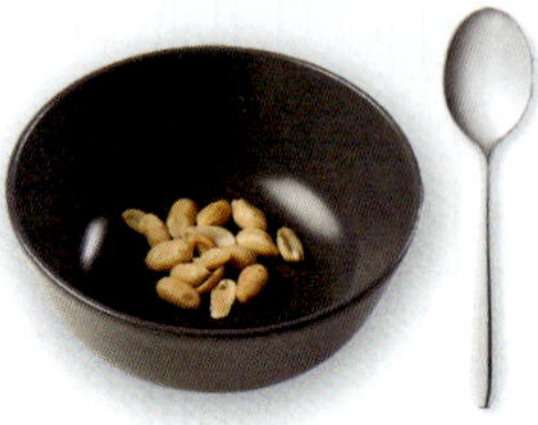

KH	Menge	KHE	BE
1g	10g, 1 EL	0	0

kcal	Ew	Fett	gFS	Ba
60	3g	5g	1g	1g

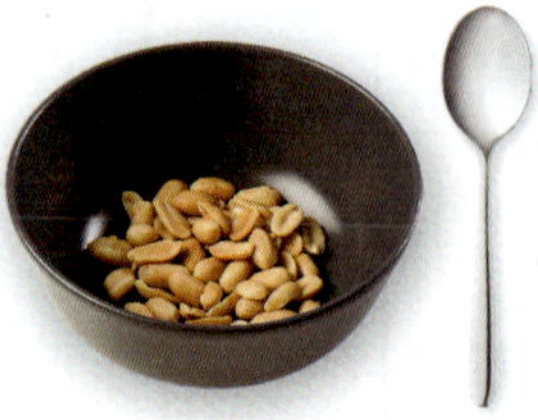

KH	Menge	KHE	BE
3g	30g	½	0

kcal	Ew	Fett	gFS	Ba
185	8g	16g	2g	2g

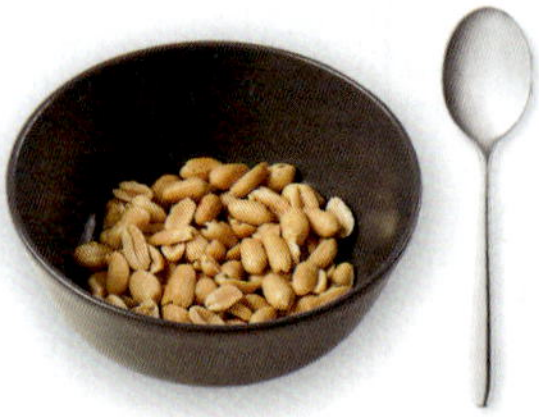

KH	Menge	KHE	BE
6g	60g	½	½

kcal	Ew	Fett	gFS	Ba
370	16g	32g	4g	5g

14-cm-kleine Schüssel

Macadamia

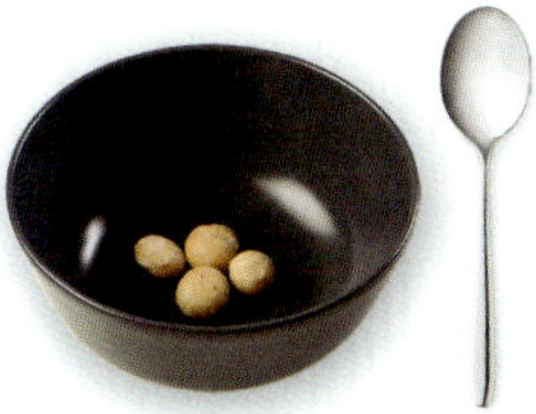

Menge	KH	kcal	Ew	Fett	gFS	Ba	KHE	BE
10g	0g	70	1g	7g	1g	1g	0	0

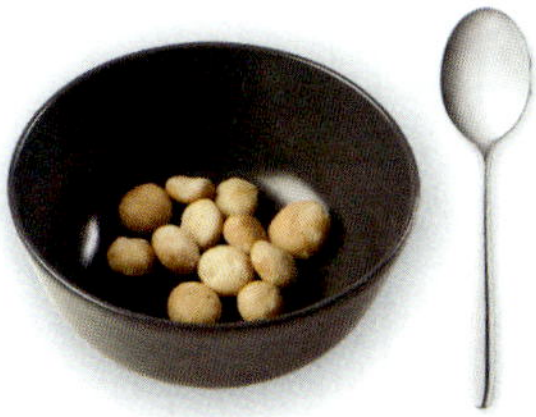

Menge	KH	kcal	Ew	Fett	gFS	Ba	KHE	BE
30g	1g	210	3g	22g	3g	3g	0	0

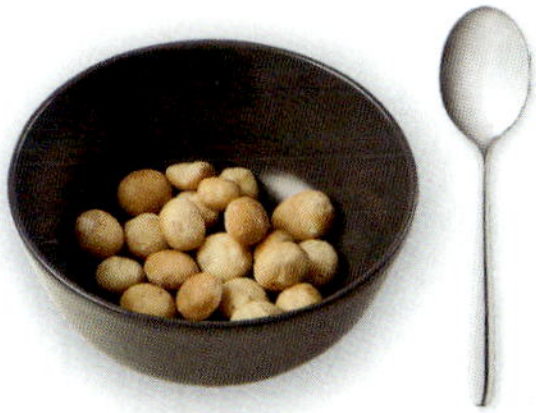

Menge	KH	kcal	Ew	Fett	gFS	Ba	KHE	BE
60g	2g	420	5g	44g	6g	7g	0	0

Mandeln

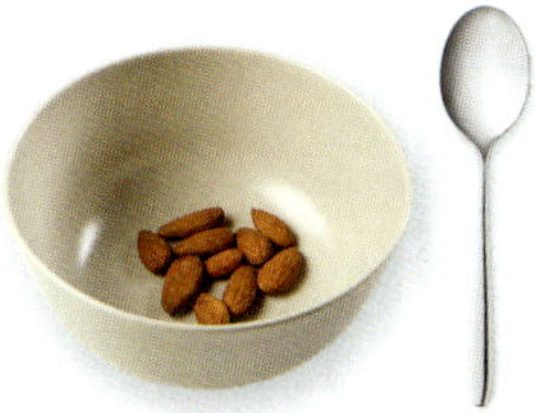

Menge	KH	kcal	Ew	Fett	gFS	Ba	KHE	BE
10g, 1 EL	1g	60	2g	5g	0g	1g	0	0

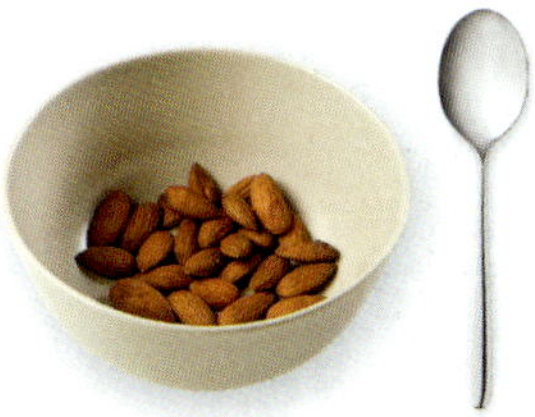

Menge	KH	kcal	Ew	Fett	gFS	Ba	KHE	BE
30g	2g	175	7g	16g	1g	3g	0	0

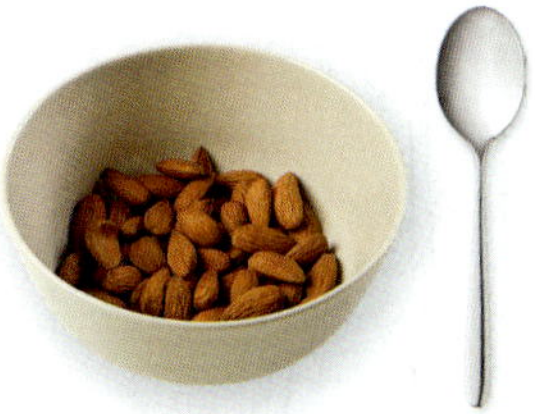

Menge	KH	kcal	Ew	Fett	gFS	Ba	KHE	BE
60g	3g	355	14g	32g	2g	7g	½	½

14-cm-kleine Schüssel

Pistazien

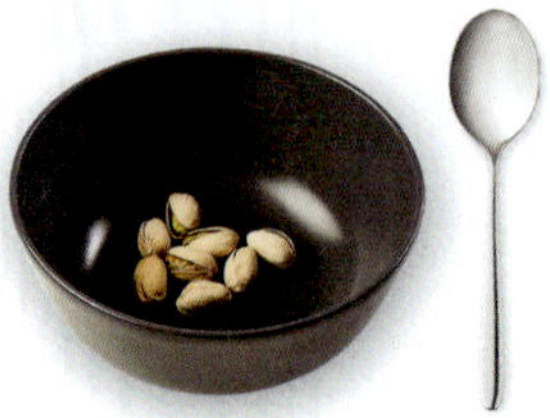

1g KH	10g, 1 EL		0 KHE	0 BE
30 kcal	1g Ew	3g Fett	0g gFS	1g Ba

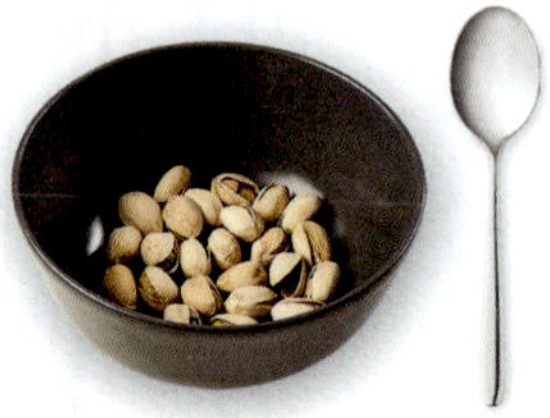

2g KH	30g		0 KHE	0 BE
90 kcal	3g Ew	8g Fett	1g gFS	2g Ba

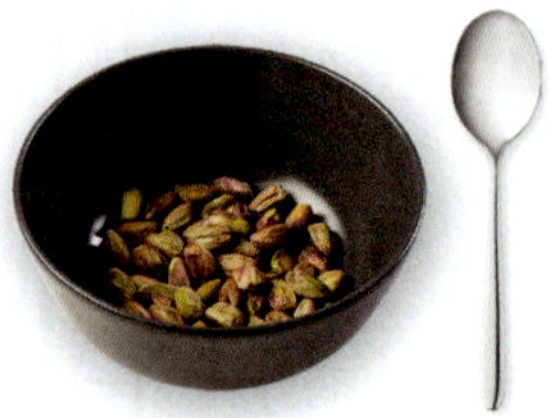

3g KH	30g		½ KHE	½ BE
175 kcal	6g Ew	15g Fett	2g gFS	3g Ba

Pecan-Nuss

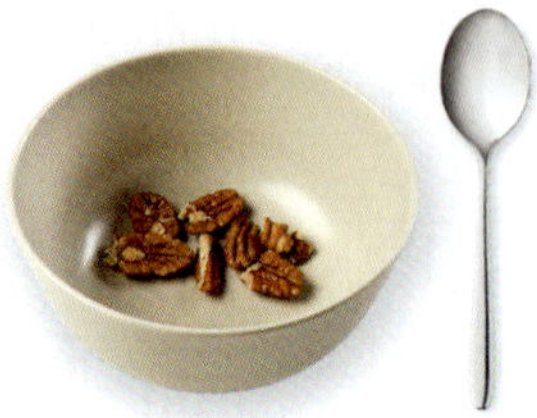

0g KH	10g, 1 EL		0 KHE	0 BE
70 kcal	1g Ew	7g Fett	1g gFS	1g Ba

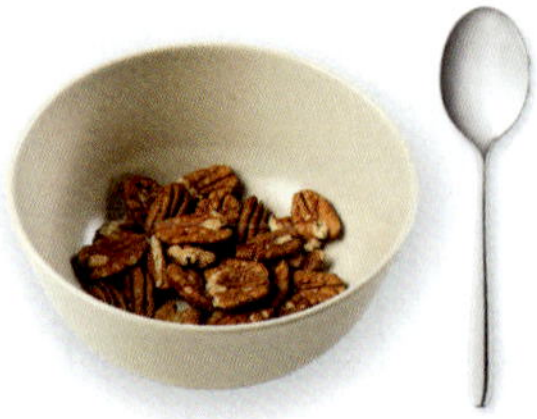

1g KH	30g		0 KHE	0 BE
210 kcal	3g Ew	22g Fett	2g gFS	3g Ba

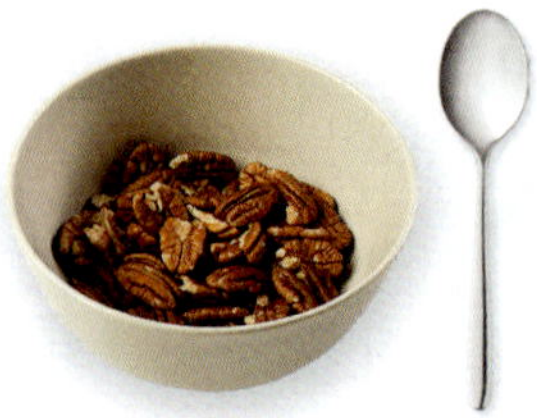

3g KH	60g		½ KHE	0 BE
420 kcal	7g Ew	43g Fett	3g gFS	6g Ba

Soja

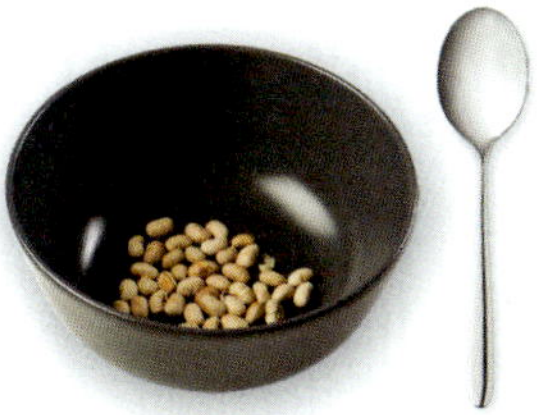

KH	Menge	KHE	BE
0g	6g, 1 EL	0	0

kcal	Ew	Fett	gFS	Ba
25	2g	1g	0g	1g

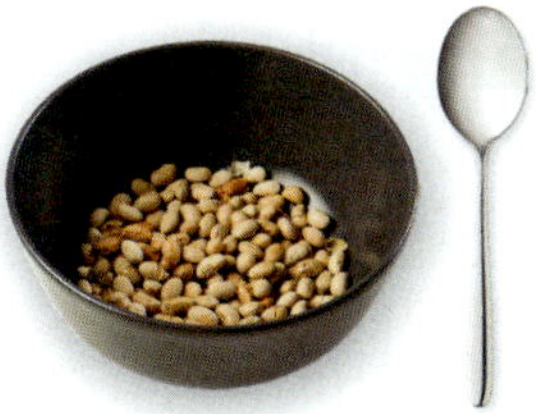

KH	Menge	KHE	BE
2g	30g	0	0

kcal	Ew	Fett	gFS	Ba
115	11g	7g	1g	7g

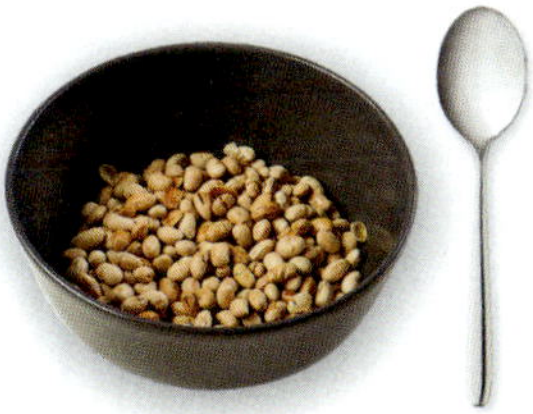

KH	Menge	KHE	BE
4g	60g	½	½

kcal	Ew	Fett	gFS	Ba
230	22g	14g	2g	14g

Walnüsse

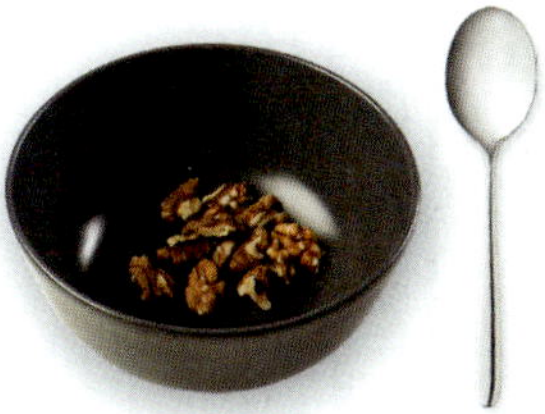

KH	Menge	KHE	BE
1g	10g, 1 EL	0	0

kcal	Ew	Fett	gFS	Ba
70	2g	7g	1g	0g

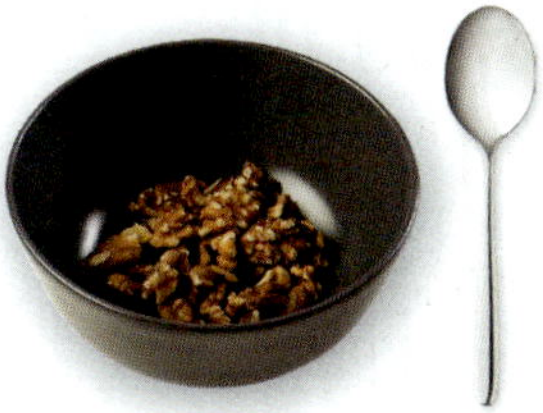

KH	Menge	KHE	BE
2g	30g	0	0

kcal	Ew	Fett	gFS	Ba
215	5g	21g	2g	1g

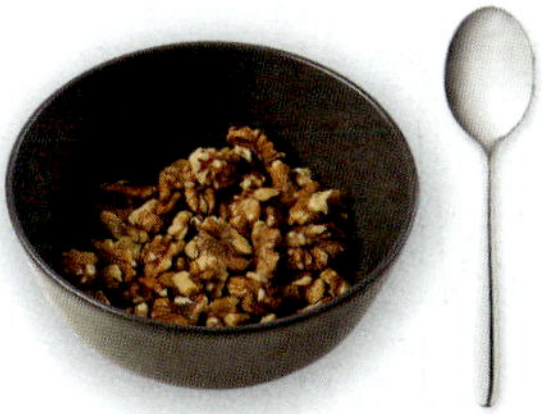

KH	Menge	KHE	BE
4g	60g	½	½

kcal	Ew	Fett	gFS	Ba
430	10g	42g	4g	3g

14-cm-kleine Schüssel

Kürbiskerne

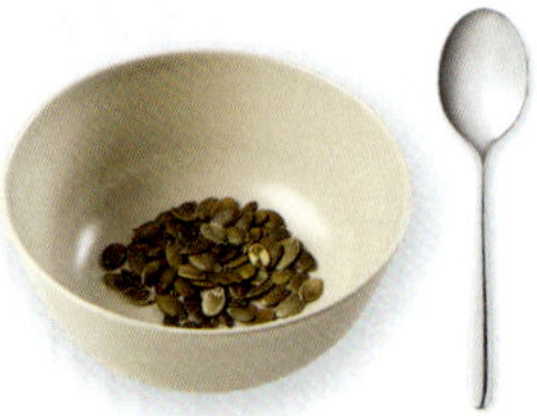

KH	Menge	KHE	BE	kcal	Ew	Fett	gFS	Ba
0g	10g, 1 EL	0	0	55	4g	5g	1g	1g

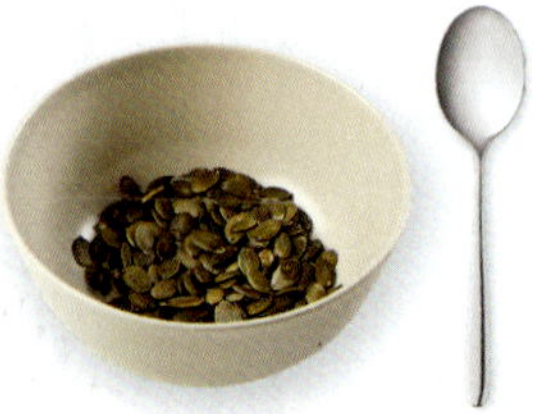

KH	Menge	KHE	BE	kcal	Ew	Fett	gFS	Ba
1g	30g	0	0	170	11g	14g	3g	3g

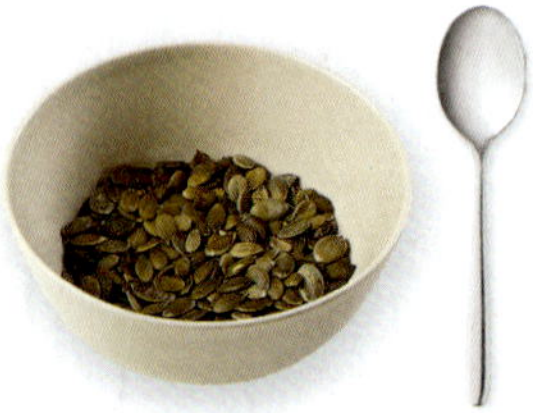

KH	Menge	KHE	BE	kcal	Ew	Fett	gFS	Ba
2g	60g	0	0	340	21g	28g	5g	5g

Sonnenblumenkerne

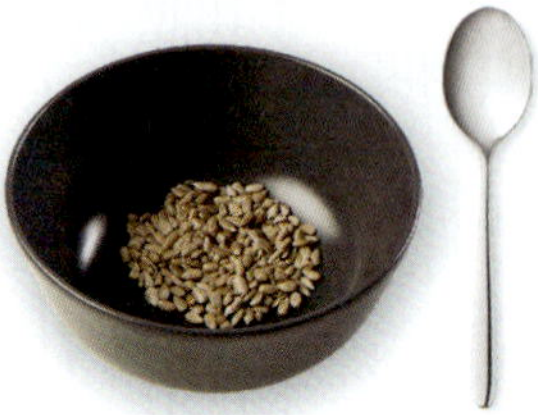

KH	Menge	KHE	BE	kcal	Ew	Fett	gFS	Ba
3g	10g, 1 EL	½	½	50	3g	3g	0g	1g

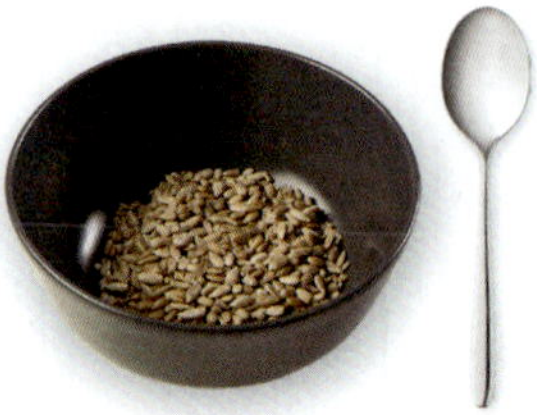

KH	Menge	KHE	BE	kcal	Ew	Fett	gFS	Ba
10g	30g	1	1	145	8g	8g	1g	2g

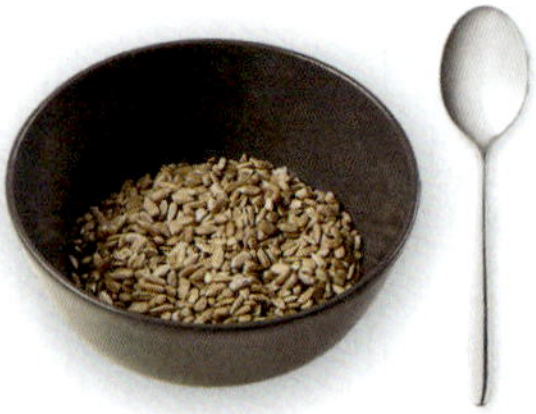

KH	Menge	KHE	BE	kcal	Ew	Fett	gFS	Ba
21g	60g	2	1½	290	16g	16g	2g	3g

26-cm-großer Teller

Brötchen mit Lyoner • Extrawurstsemmel

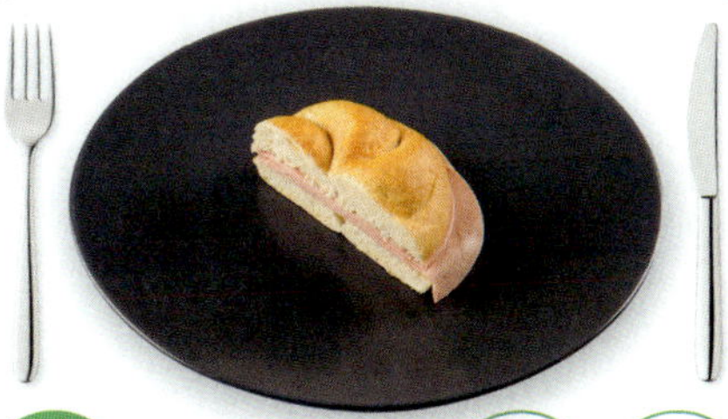

18g KH	60g		2 KHE	1½ BE
175 kcal	6g Ew	9g Fett	3g gFS	1g Ba

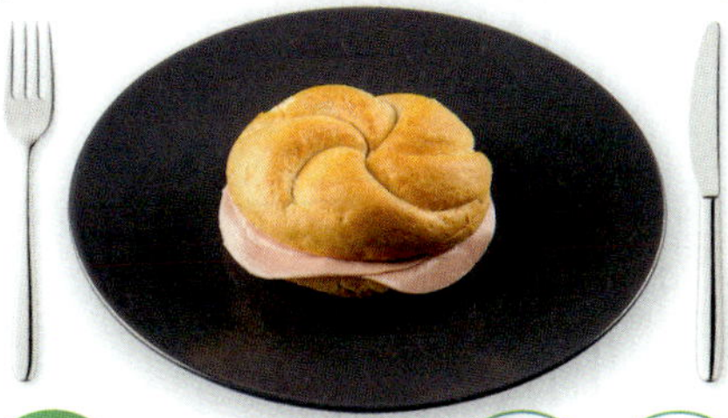

37g KH	120g		3½ KHE	3 BE
355 kcal	13g Ew	17g Fett	6g gFS	2g Ba

Brötchen mit Fleischkäse • Semmel mit Leberkäse & Senf

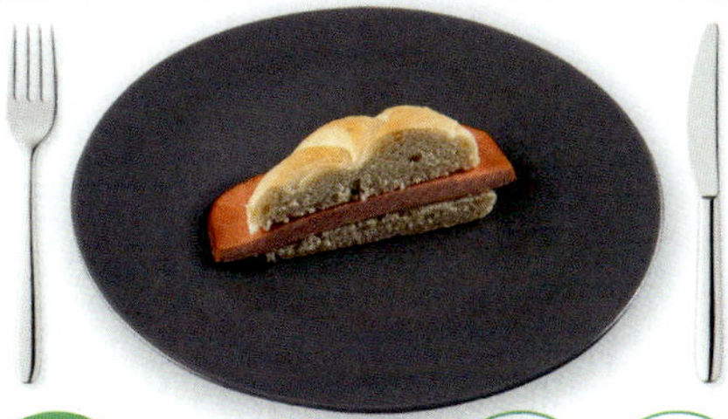

19g KH	95g		2 KHE	1½ BE
255 kcal	10g Ew	15g Fett	5g gFS	1g Ba

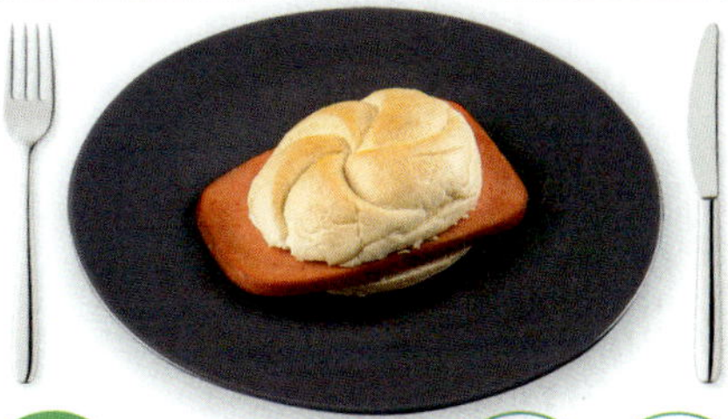

38g KH	190g		4 KHE	3 BE
510 kcal	20g Ew	31g Fett	10g gFS	3g Ba

Vollkornbrötchen • Vollkornweckerl mit Schinken

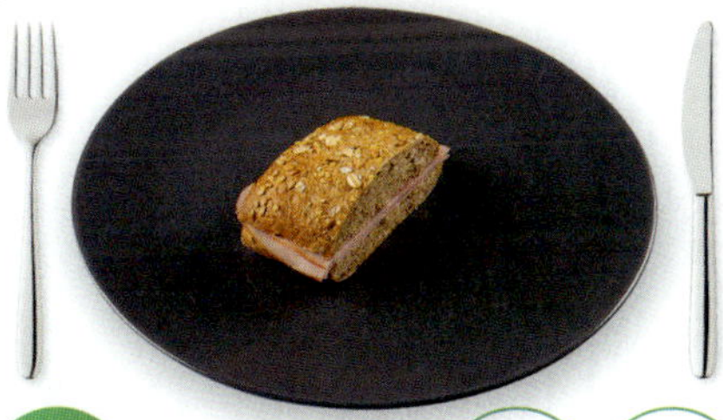

19g KH	70g		2 KHE	1½ BE
185 kcal	12g Ew	7g Fett	2g gFS	3g Ba

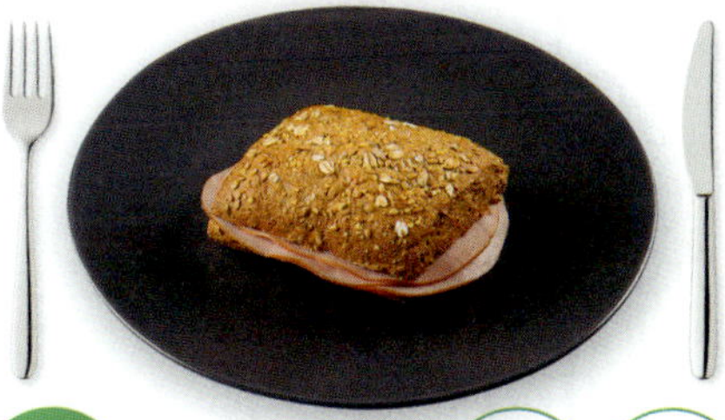

38g KH	140g		4 KHE	3 BE
370 kcal	23g Ew	14g Fett	4g gFS	6g Ba

26-cm-großer Teller

Roastbeef-Ciabatta

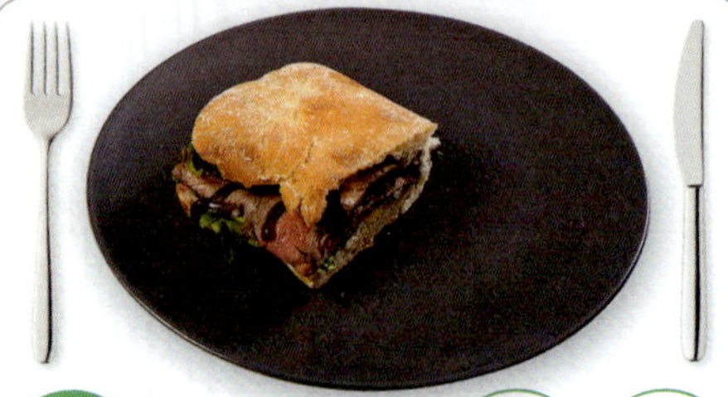

45g KH	190g		4½ KHE	4 BE
385 kcal	21g Ew	13g Fett	7g gFS	4g Ba

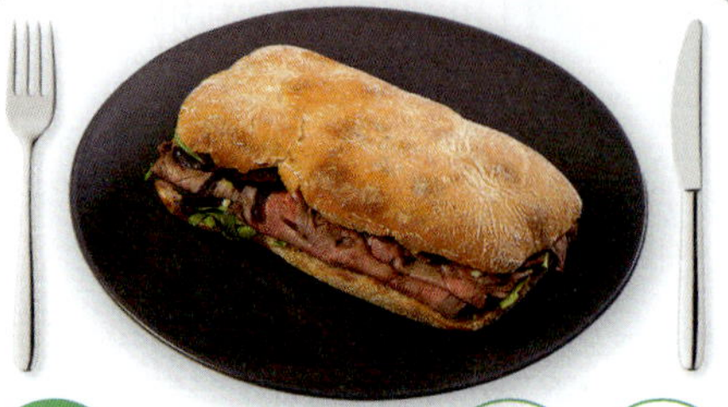

91g KH	380g		9 KHE	7½ BE
775 kcal	42g Ew	26g Fett	13g gFS	8g Ba

Salami-&-Käse-Ciabatta

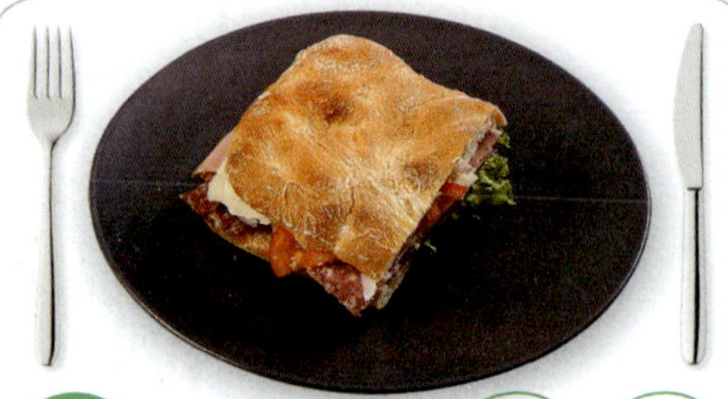

56g KH	270g		5½ KHE	4½ BE
700 kcal	32g Ew	38g Fett	18g gFS	5g Ba

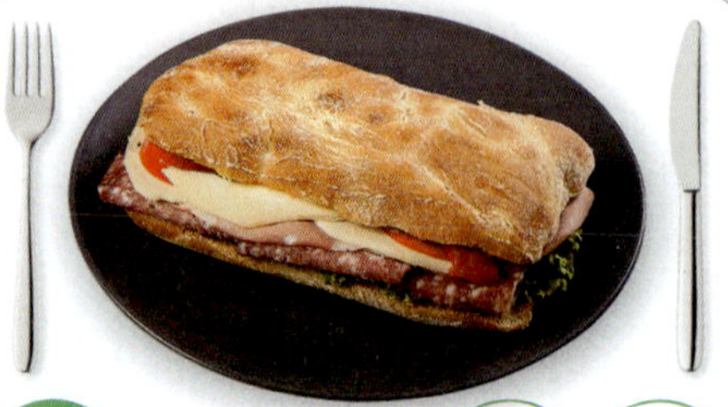

113g KH	540g		11½ KHE	9½ BE
1400 kcal	64g Ew	77g Fett	36g gFS	9g Ba

Thunfisch-Sandwich mit Mayonnaise

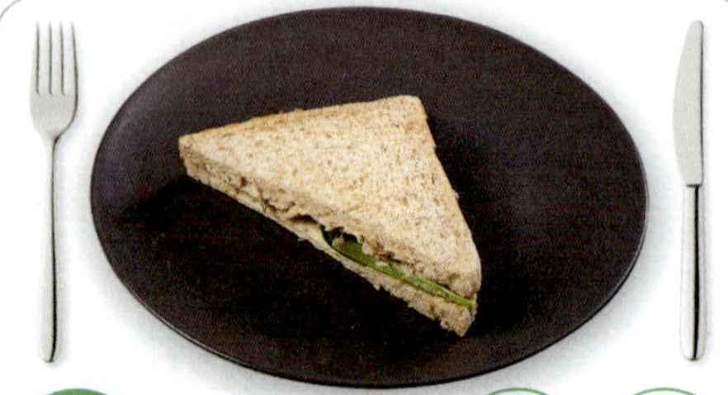

17g KH	100g		1½ KHE	1½ BE
225 kcal	12g Ew	12g Fett	6g gFS	1g Ba

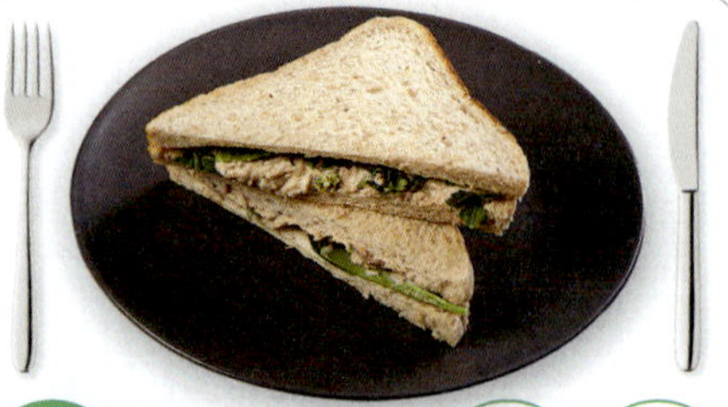

34g KH	200g		3½ KHE	3 BE
455 kcal	24g Ew	25g Fett	12g gFS	3g Ba

Schinken-Käse-Toast

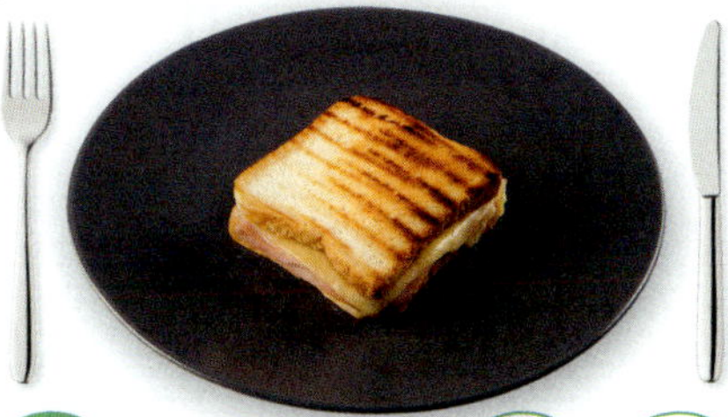

KH	Menge	KHE	BE
24g	100g	2½	2

kcal	Ew	Fett	gFS	Ba
250	15g	10g	6g	2g

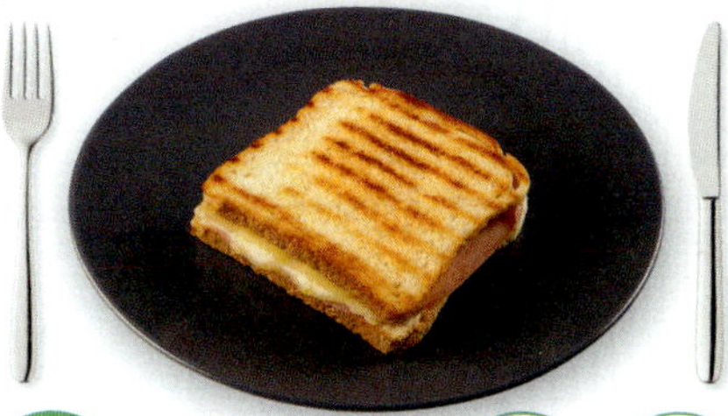

KH	Menge	KHE	BE
39g	160g	4	3

kcal	Ew	Fett	gFS	Ba
400	24g	16g	10g	3g

Toast Hawaii

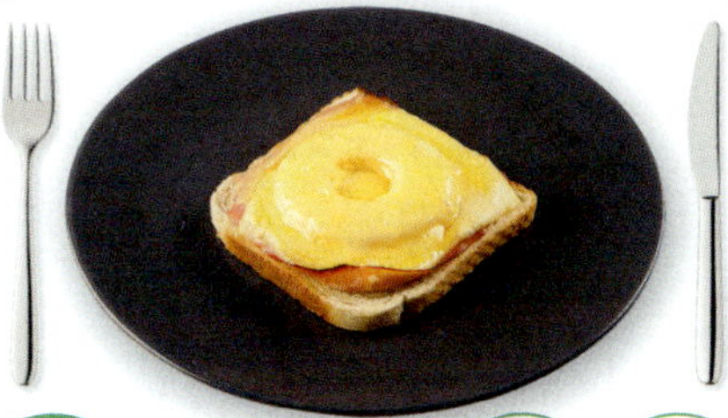

KH	Menge	KHE	BE
24g	135g	2½	2

kcal	Ew	Fett	gFS	Ba
255	15g	10g	6g	2g

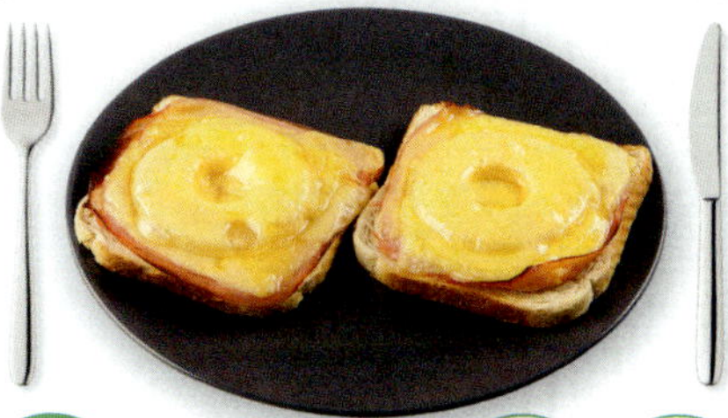

KH	Menge	KHE	BE
49g	270g	5	4

kcal	Ew	Fett	gFS	Ba
505	31g	20g	12g	4g

Rindfleisch in Aspik • Sulz

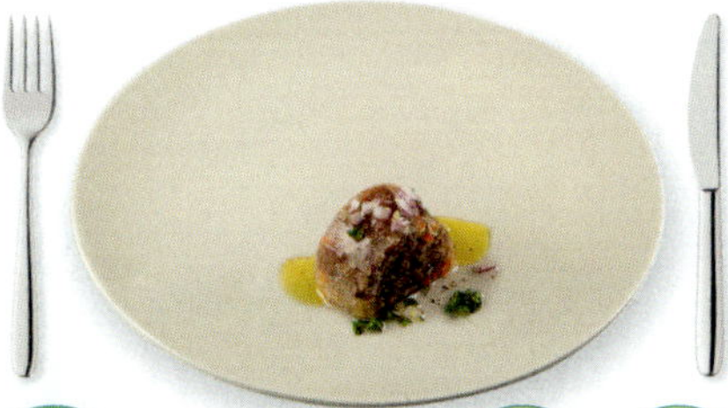

KH	Menge	KHE	BE
0g	65g	0	0

kcal	Ew	Fett	gFS	Ba
150	11g	12g	2g	0g

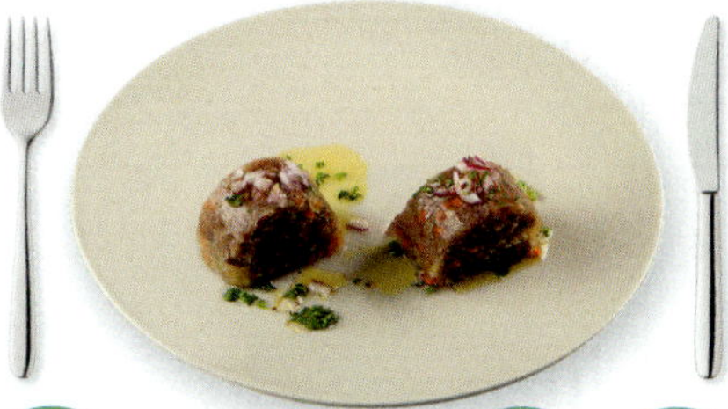

KH	Menge	KHE	BE
1g	130g	0	0

kcal	Ew	Fett	gFS	Ba
295	21g	23g	4g	0g

26-cm-großer Teller

Döner Kebab (Huhn)

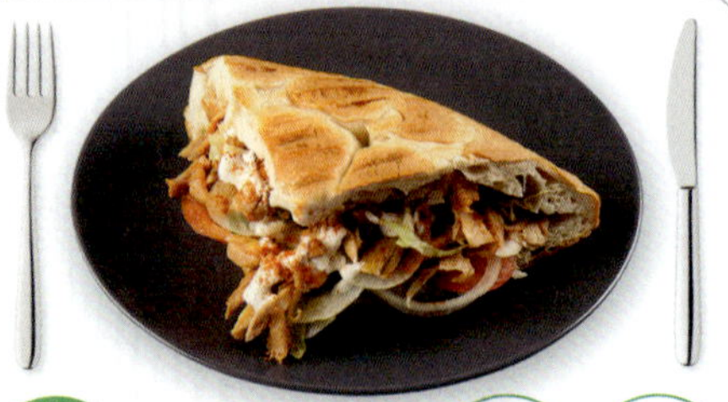

KH	Gewicht	KHE	BE
101g	470g	10	8½

kcal	Ew	Fett	gFS	Ba
845	64g	16g	3g	8g

Döner Kebab (Lamm und Huhn)

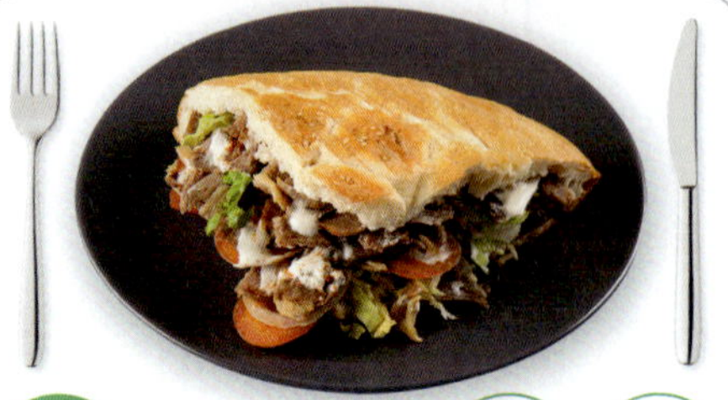

KH	Gewicht	KHE	BE
101g	470g	10	8½

kcal	Ew	Fett	gFS	Ba
870	49g	28g	8g	8g

Shish Kebab

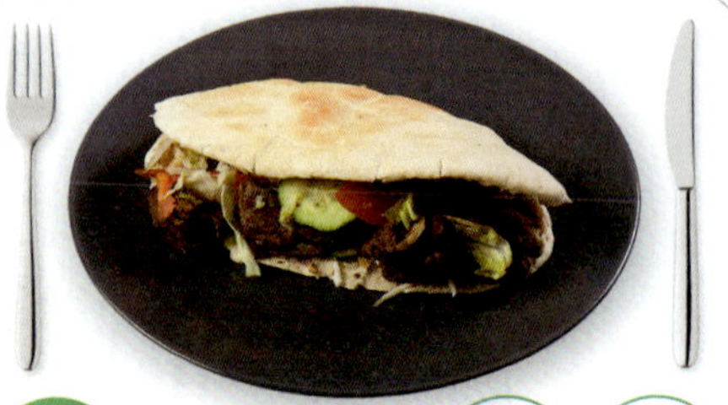

KH	Gewicht	KHE	BE
44g	250g	4½	3½

kcal	Ew	Fett	gFS	Ba
480	31g	17g	7g	4g

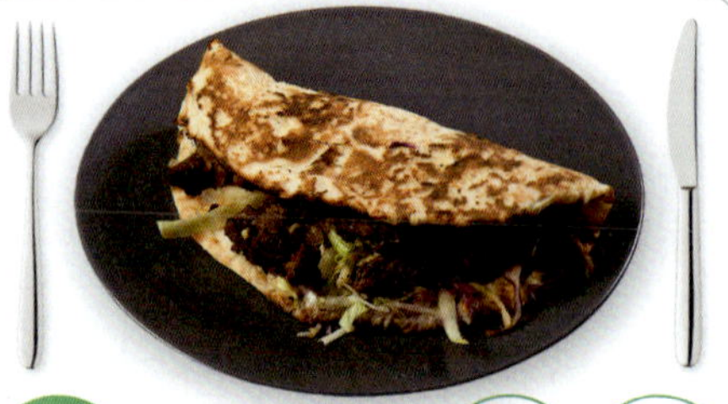

KH	Gewicht	KHE	BE
73g	415g	7½	6

kcal	Ew	Fett	gFS	Ba
795	51g	29g	12g	6g

Falafel in Pittabrot

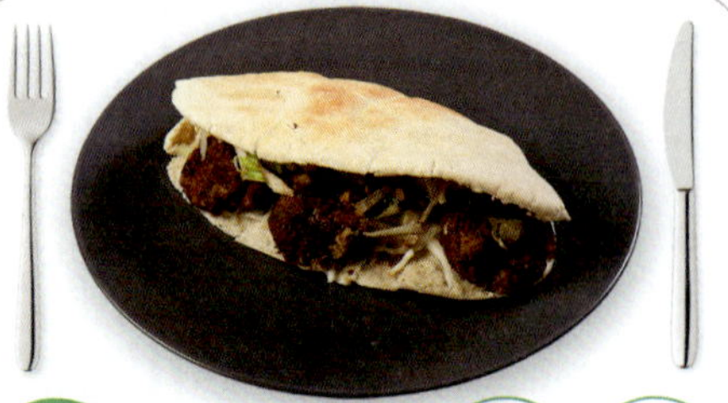

KH	Gewicht	KHE	BE
52g	200g	5	4½

kcal	Ew	Fett	gFS	Ba
360	12g	12g	1g	7g

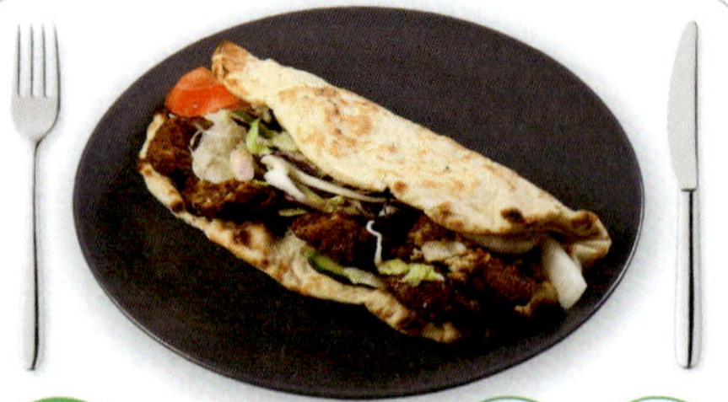

KH	Gewicht	KHE	BE
90g	350g	9	7½

kcal	Ew	Fett	gFS	Ba
635	21g	21g	1g	12g

Gyros

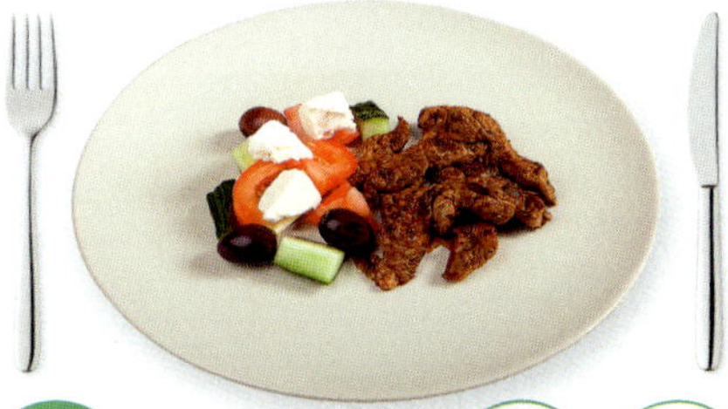

2g KH	135g		0 KHE	0 BE
265 kcal	31g Ew	15g Fett	3g gFS	1g Ba

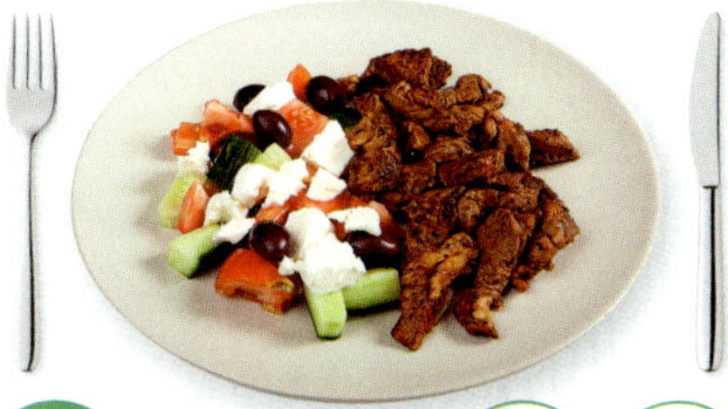

4g KH	270g		½ KHE	½ BE
530 kcal	61g Ew	30g Fett	7g gFS	1g Ba

Hot Dog

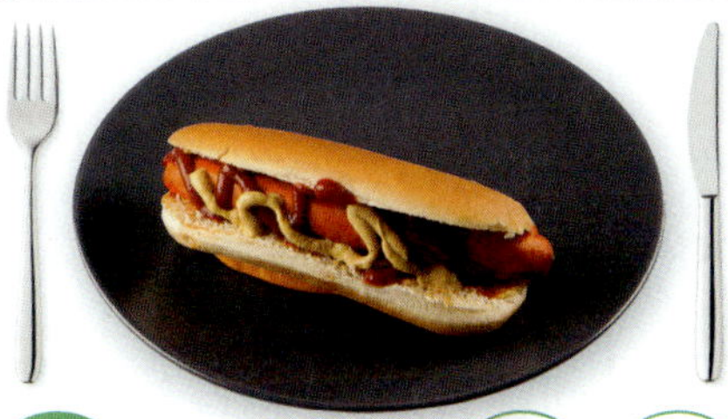

39g KH	150g		4 KHE	3½ BE
350 kcal	14g Ew	15g Fett	6g gFS	3g Ba

Beef Burger mit Käse

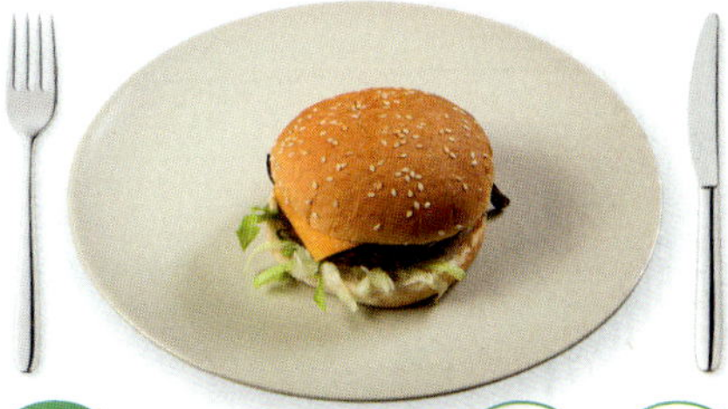

28g KH	180g		3 KHE	2½ BE
525 kcal	37g Ew	30g Fett	13g gFS	3g Ba

Chicken Burger

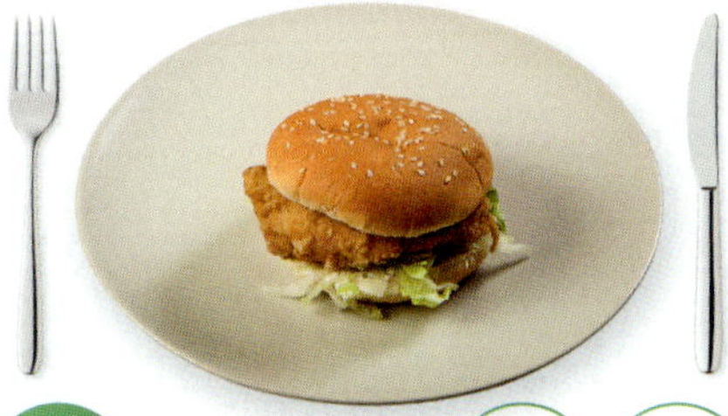

43g KH	170g		4½ KHE	3½ BE
405 kcal	24g Ew	16g Fett	3g gFS	3g Ba

Veggie Burger

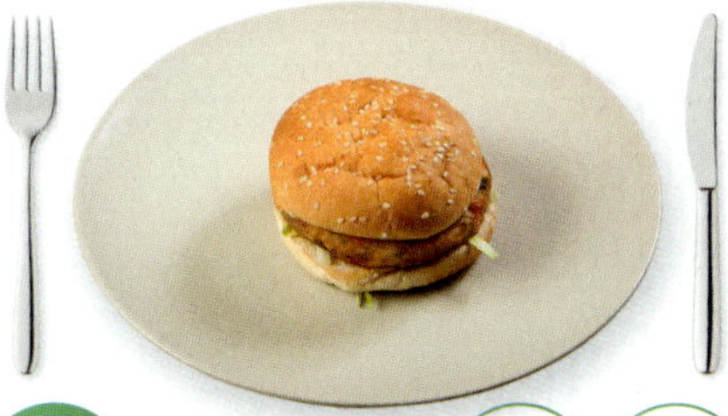

39g KH	160g		4 KHE	3½ BE
315 kcal	10g Ew	13g Fett	6g gFS	5g Ba

26-cm-großer Teller

Bremer Pinkel

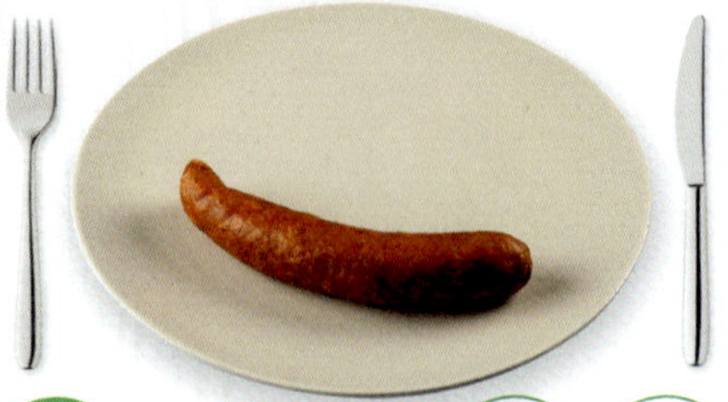

19g KH · 120g · 2 KHE · 1½ BE

245 kcal · 13g Ew · 13g Fett · 5g gFS · 3g Ba

Chorizo

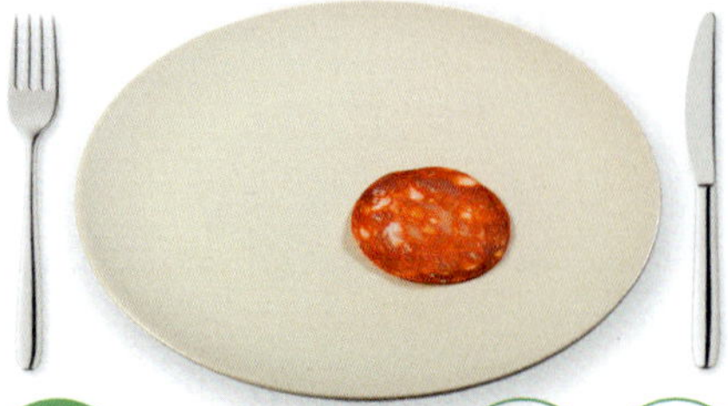

0g KH · 6g · 0 KHE · 0 BE

25 kcal · 1g Ew · 3g Fett · 1g gFS · 0g Ba

Cabanossi

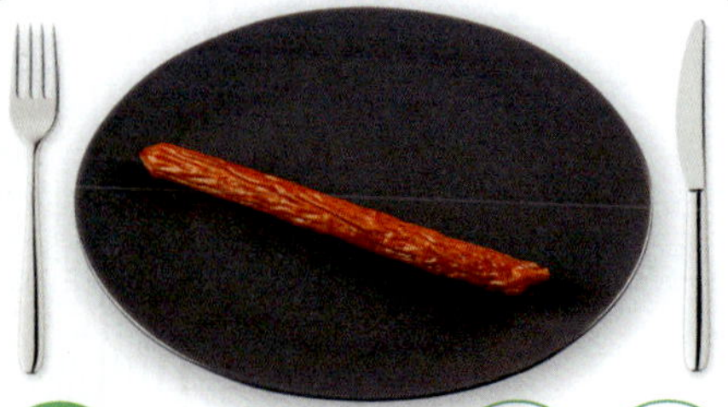

0g KH · 40g · 0 KHE · 0 BE

125 kcal · 5g Ew · 12g Fett · 5g gFS · 0g Ba

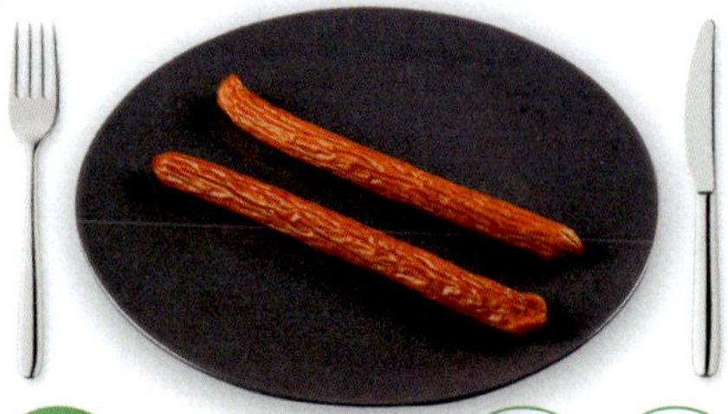

0g KH · 80g · 0 KHE · 0 BE

250 kcal · 10g Ew · 23g Fett · 10g gFS · 0g Ba

Fleischkäse • Leberkäse

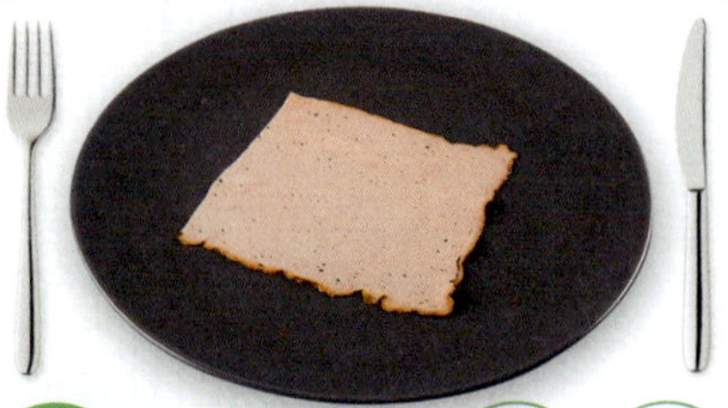

0g KH · 15g · 0 KHE · 0 BE

45 kcal · 2g Ew · 4g Fett · 1g gFS · 0g Ba

Käsewurst

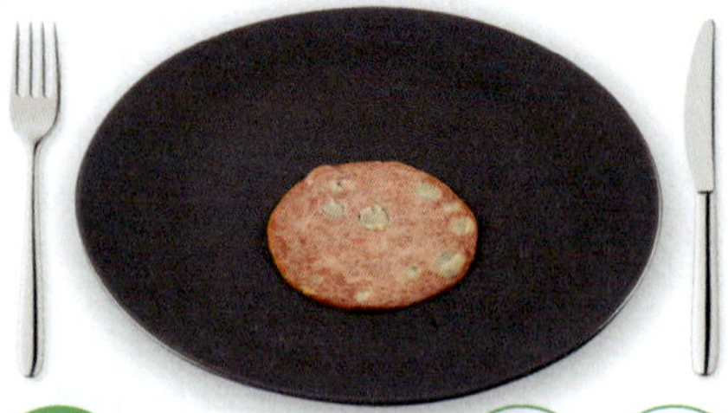

0g KH · 10g · 0 KHE · 0 BE

25 kcal · 2g Ew · 2g Fett · 1g gFS · 0g Ba

Krakauer Schinkenwurst

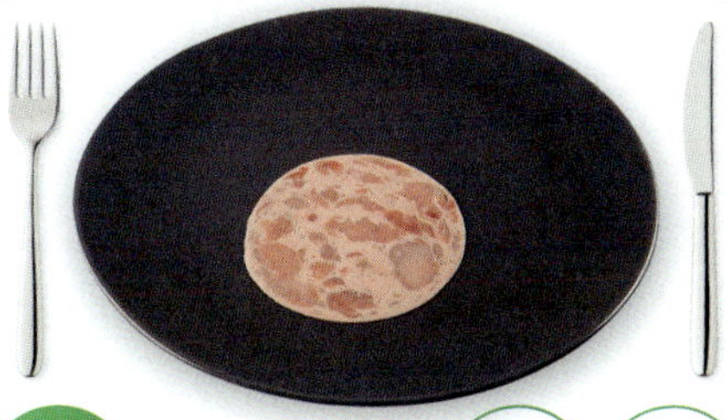

0g KH	10g	0 KHE	0 BE	
20 kcal	2g Ew	1g Fett	1g gFS	0g Ba

Lyoner • Extrawurst

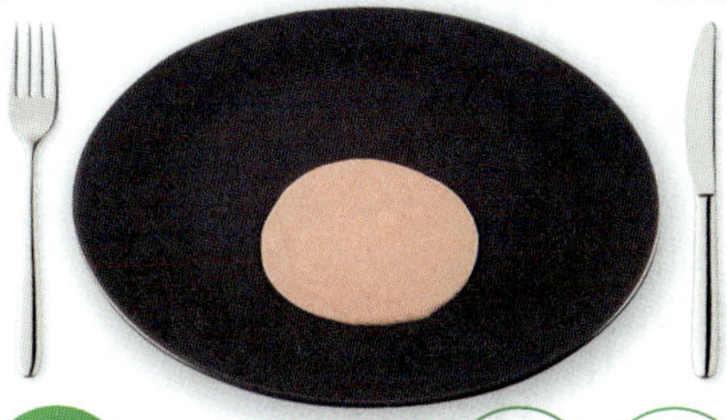

0g KH	12g	0 KHE	0 BE	
35 kcal	1g Ew	4g Fett	1g gFS	0g Ba

Mortadella

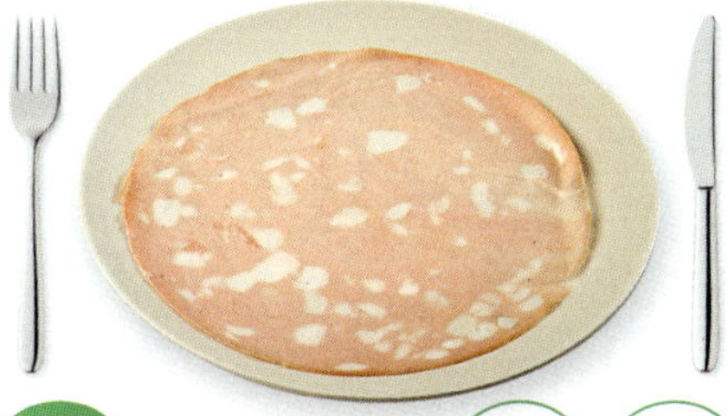

0g KH	25g	0 KHE	0 BE	
75 kcal	3g Ew	7g Fett	3g gFS	0g Ba

Parmaschinken

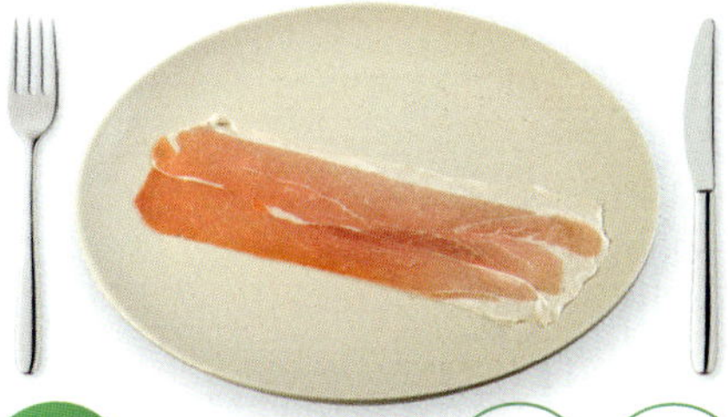

0g KH	15g	0 KHE	0 BE	
45 kcal	4g Ew	3g Fett	1g gFS	0g Ba

Prosciutto

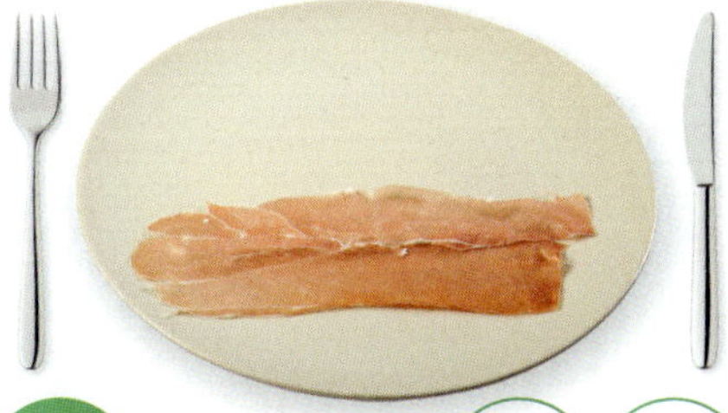

0g KH	12g	0 KHE	0 BE	
35 kcal	3g Ew	3g Fett	1g gFS	0g Ba

Prosciutto crudo

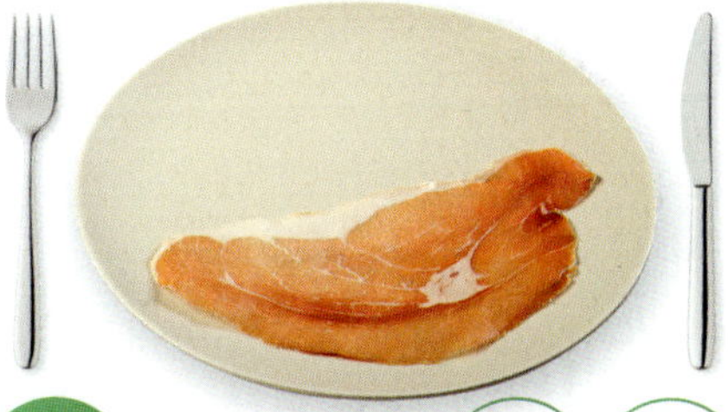

0g KH	15g	0 KHE	0 BE	
45 kcal	4g Ew	3g Fett	1g gFS	0g Ba

26-cm-großer Teller

Salami (kleine Scheibe)

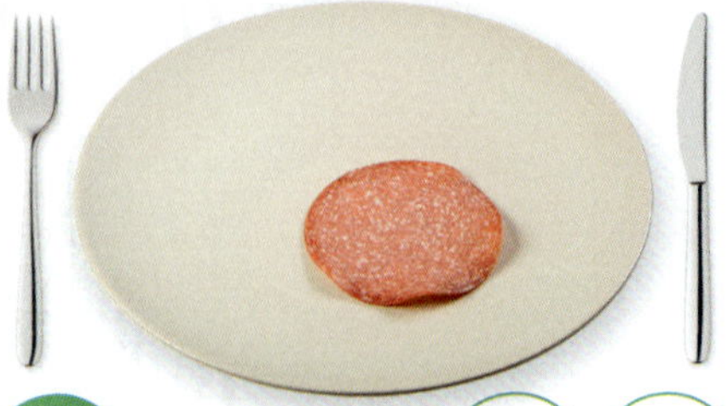

KH	Menge	KHE	BE
0g	12g	0	0

kcal	Ew	Fett	gFS	Ba
45	2g	4g	2g	0g

Putenschinken

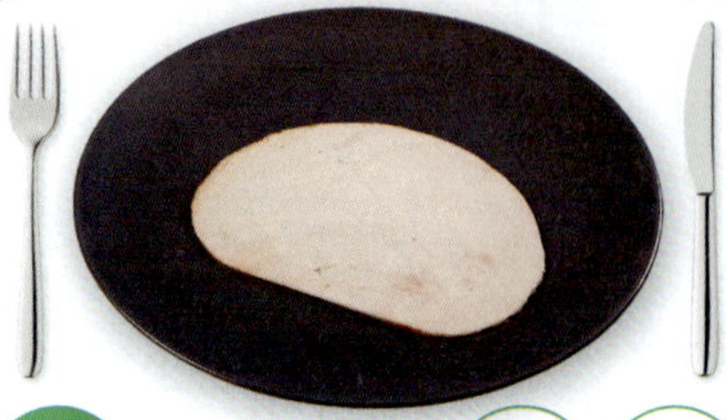

KH	Menge	KHE	BE
0g	40g	0	0

kcal	Ew	Fett	gFS	Ba
45	10g	0g	0g	0g

Schweinebraten (kalt)

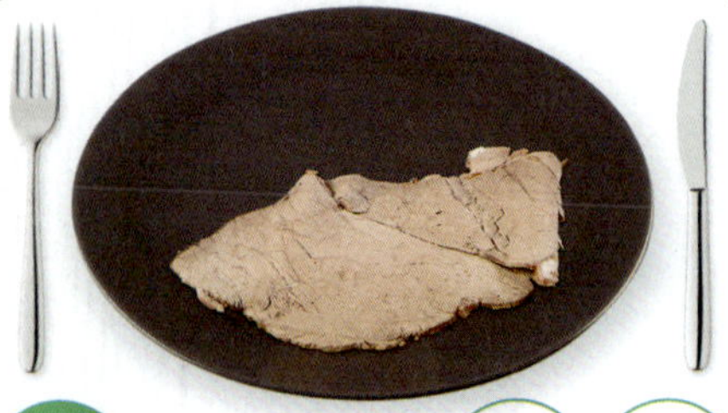

KH	Menge	KHE	BE
0g	50g	0	0

kcal	Ew	Fett	gFS	Ba
125	13g	8g	3g	0g

Schinken

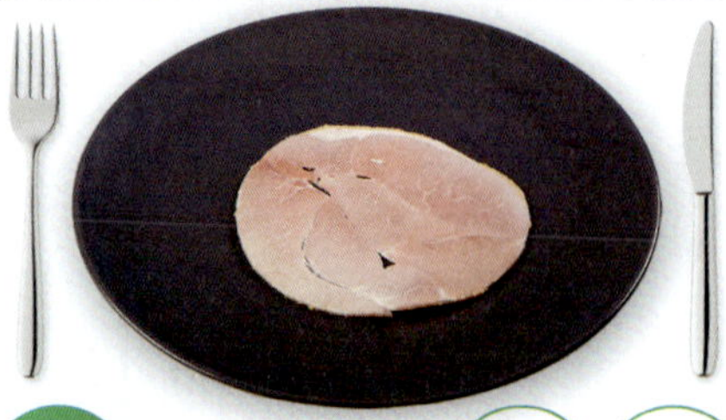

KH	Menge	KHE	BE
0g	30g	0	0

kcal	Ew	Fett	gFS	Ba
40	5g	2g	1g	0g

Speck (gebraten)

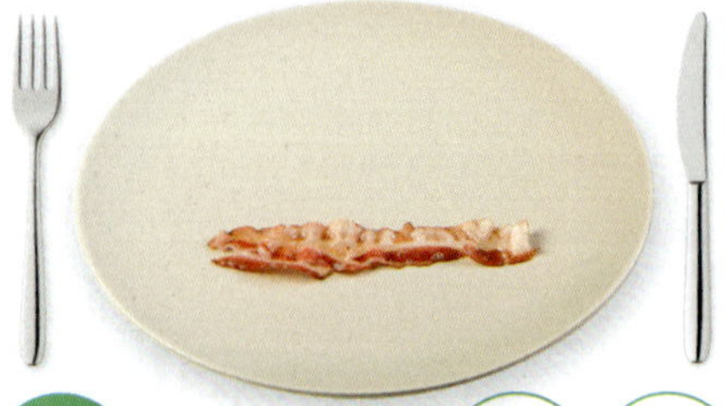

KH	Menge	KHE	BE
0g	10g	0	0

kcal	Ew	Fett	gFS	Ba
60	1g	7g	3g	0g

Toastschinken

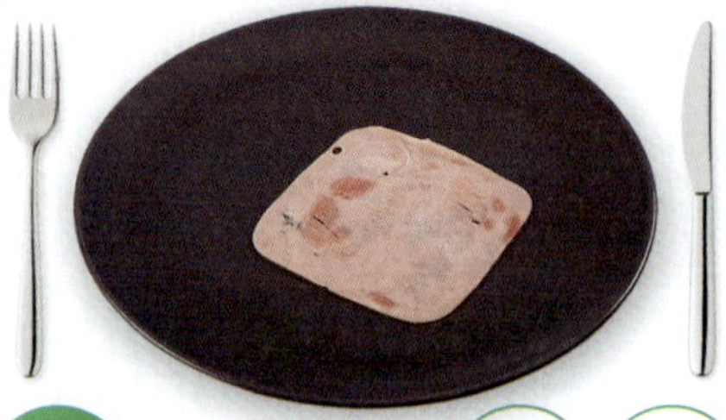

KH	Menge	KHE	BE
0g	12g	0	0

kcal	Ew	Fett	gFS	Ba
15	2g	1g	0g	0g

Berner Würstel (gebraten)

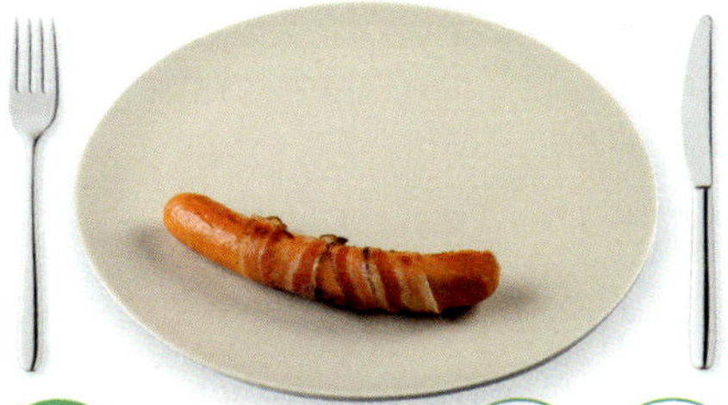

0g KH	85g	0 KHE	0 BE	
305 kcal	13g Ew	28g Fett	13g gFS	0g Ba

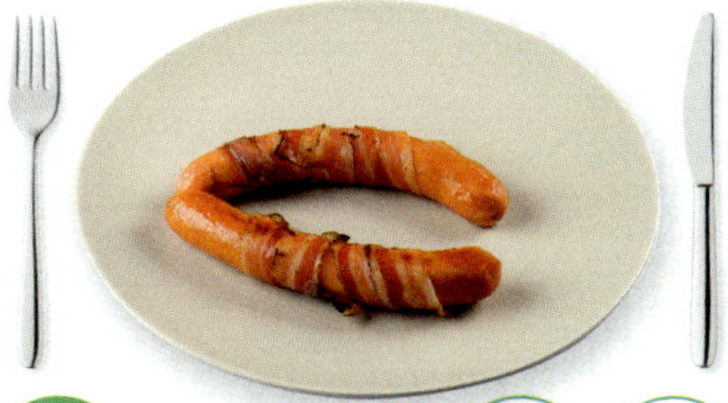

1g KH	170g	0 KHE	0 BE	
605 kcal	26g Ew	56g Fett	25g gFS	0g Ba

Bratwurst

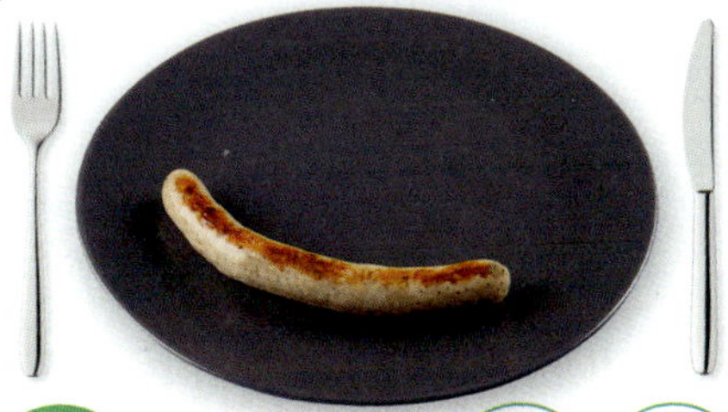

0g KH	60g	0 KHE	0 BE	
205 kcal	10g Ew	18g Fett	7g gFS	0g Ba

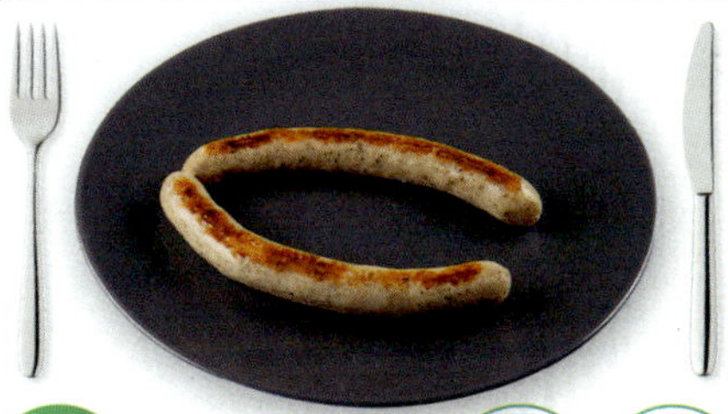

0g KH	120g	0 KHE	0 BE	
405 kcal	21g Ew	36g Fett	15g gFS	0g Ba

Currywurst

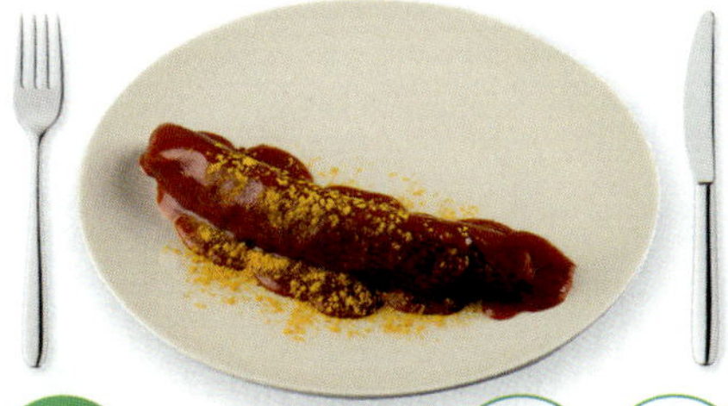

1g KH	175g	0 KHE	0 BE	
480 kcal	21g Ew	44g Fett	18g gFS	0g Ba

Debreziner

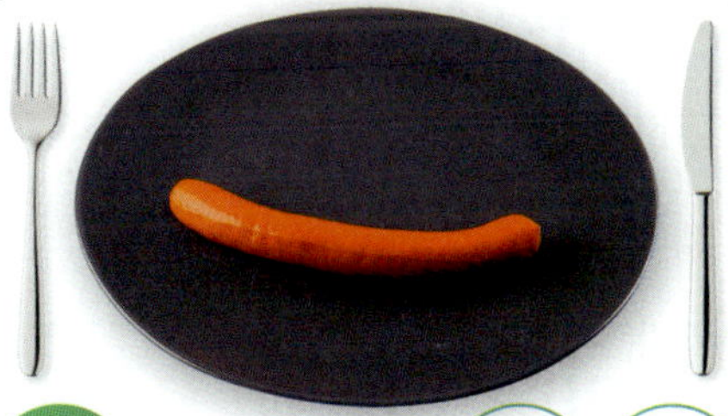

0g KH	60g	0 KHE	0 BE	
200 kcal	8g Ew	19g Fett	8g gFS	0g Ba

26-cm-großer Teller

Frankfurter • Wiener Würste

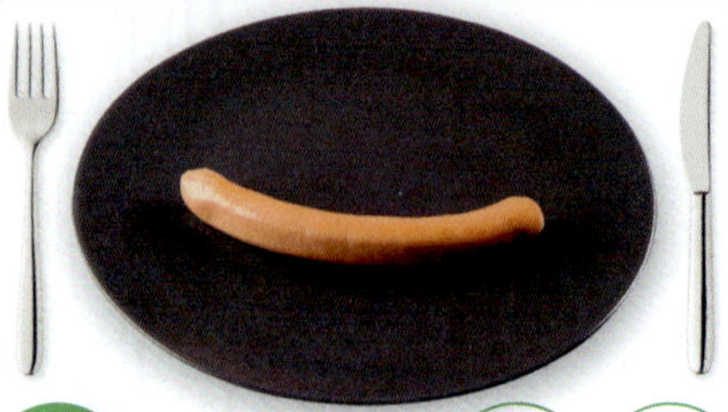

0g KH	65g		0 KHE	0 BE
175 kcal	9g Ew	16g Fett	6g gFS	0g Ba

Käsekrainer mit Semmel und Senf

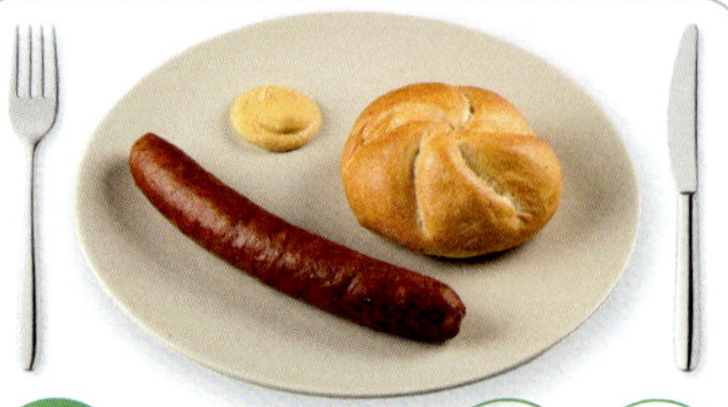

37g KH	190g		3½ KHE	3 BE
490 kcal	29g Ew	23g Fett	8g gFS	2g Ba

Knackwurst • Knacker

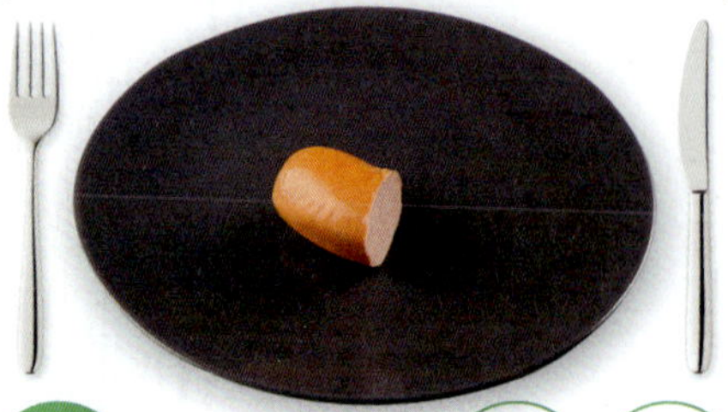

0g KH	60g		0 KHE	0 BE
155 kcal	7g Ew	14g Fett	6g gFS	0g Ba

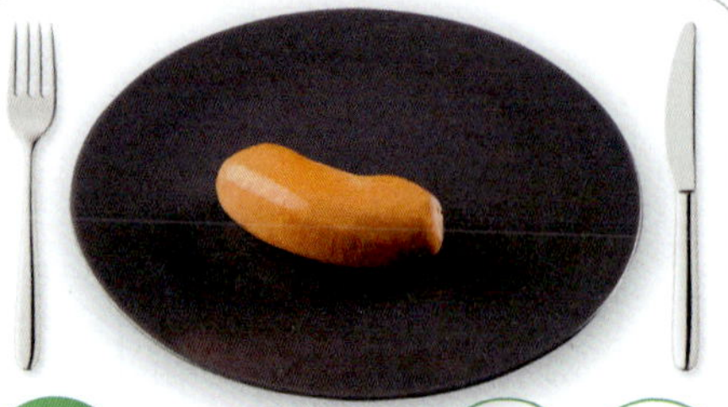

0g KH	120g		0 KHE	0 BE
310 kcal	14g Ew	28g Fett	12g gFS	0g Ba

Weißwurst (gekocht)

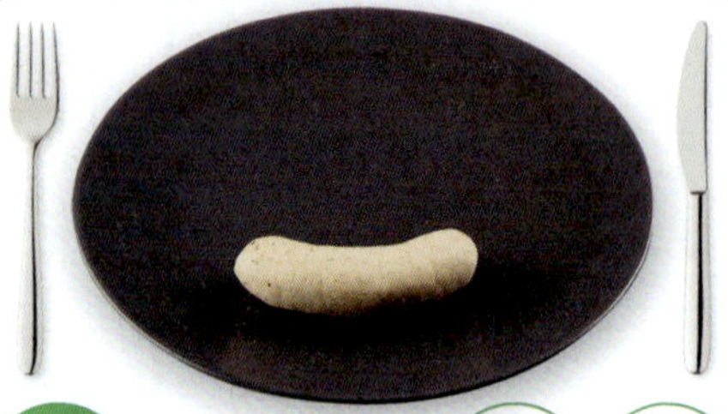

1g KH	60g		0 KHE	0 BE
185 kcal	7g Ew	17g Fett	6g gFS	0g Ba

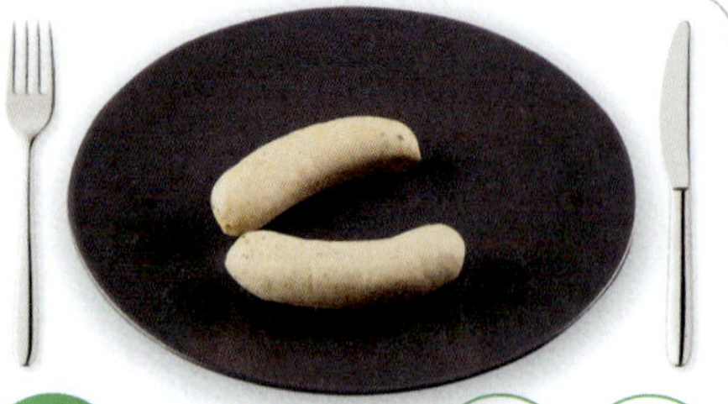

3g KH	120g		½ KHE	0 BE
370 kcal	15g Ew	34g Fett	13g gFS	0g Ba

Olivenöl

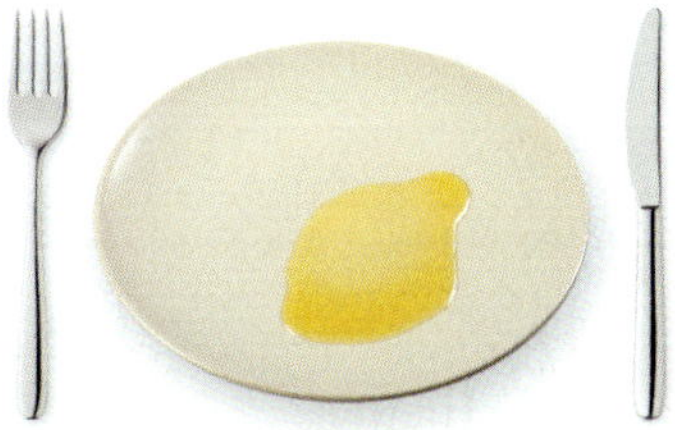

0g KH	4g, 1 TL		0 KHE	0 BE
35 kcal	0g Ew	4g Fett	1g gFS	0g Ba

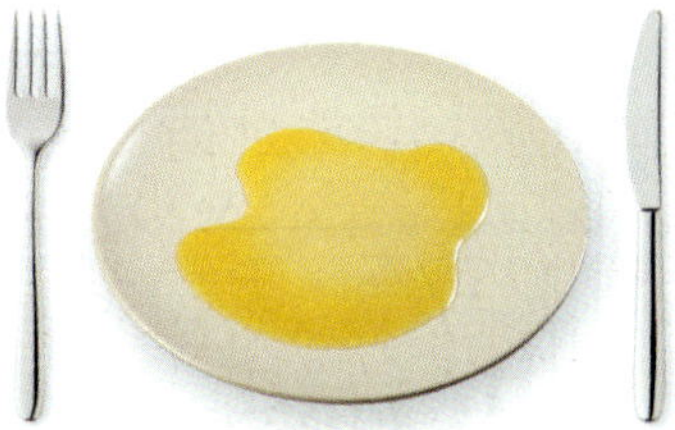

0g KH	12g, 1 EL		0 KHE	0 BE
105 kcal	0g Ew	12g Fett	2g gFS	0g Ba

Pflanzenöl

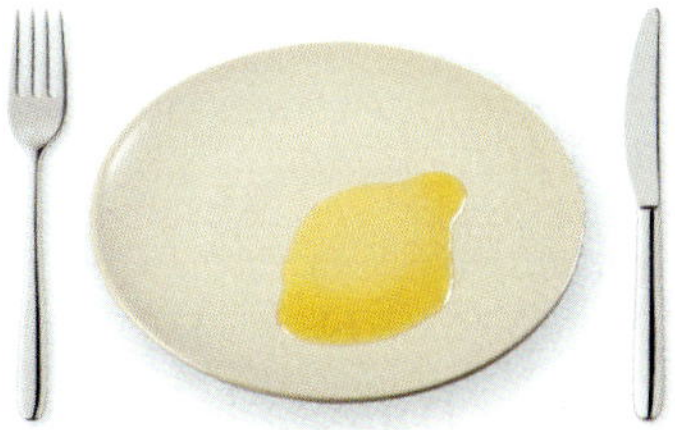

0g KH	4g, 1 TL		0 KHE	0 BE
35 kcal	0g Ew	4g Fett	1g gFS	0g Ba

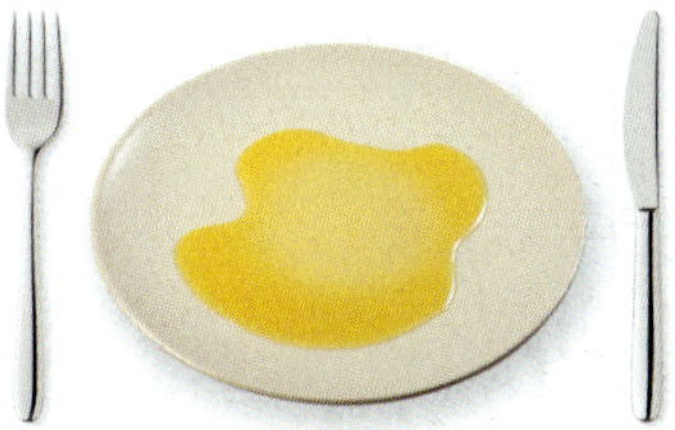

0g KH	12g, 1 EL		0 KHE	0 BE
105 kcal	0g Ew	12g Fett	2g gFS	0g Ba

Schweineschmalz

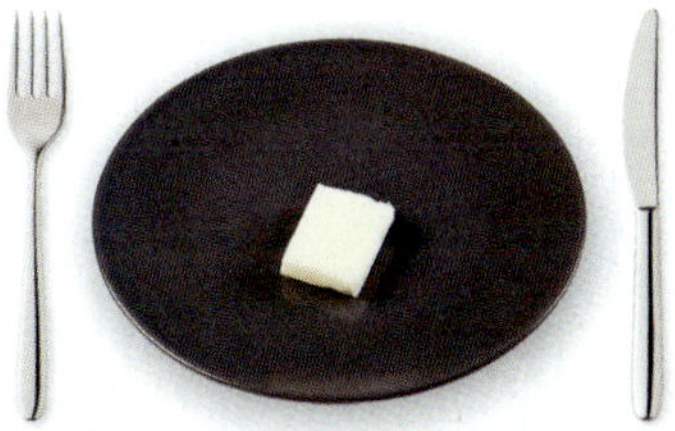

0g KH	15g, 1 EL		0 KHE	0 BE
135 kcal	0g Ew	15g Fett	6g gFS	0g Ba

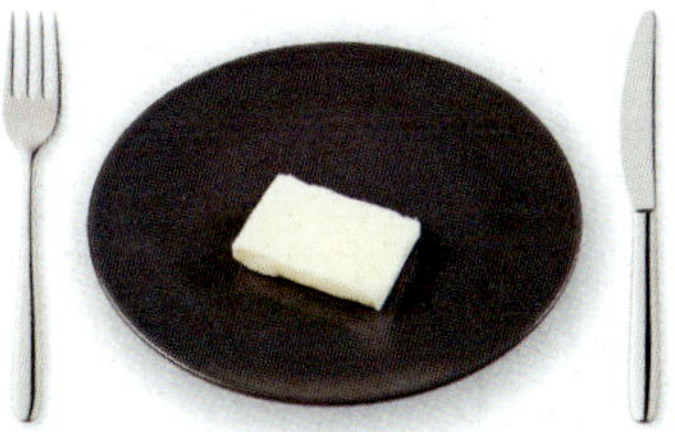

0g KH	30g, 2 EL		0 KHE	0 BE
265 kcal	0g Ew	30g Fett	12g gFS	0g Ba

20-cm-kleiner Teller

Streusüße (Süßstoff)

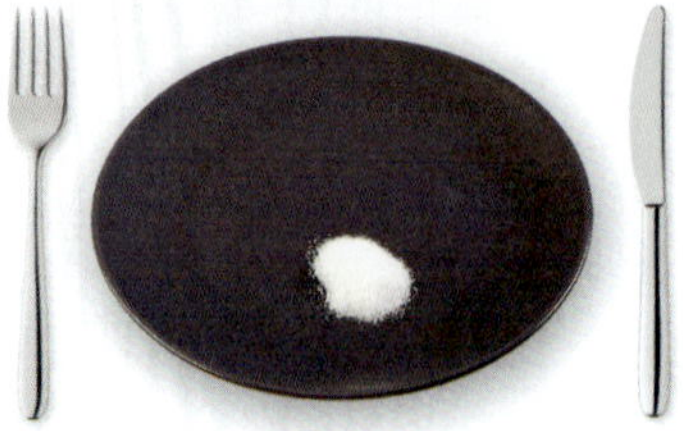

0g KH	0,5g, 1 TL	0 KHE	0 BE
0 kcal	0g Ew	0g Fett	0g gFS	0g Ba

Zuckerwürfel

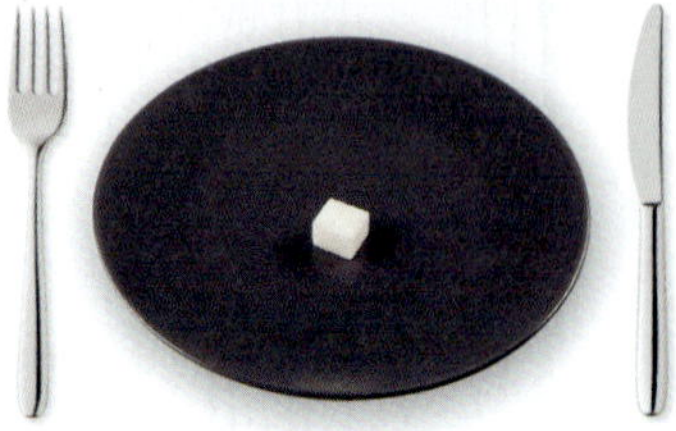

3g KH	3g	½ KHE	0 BE
10 kcal	0g Ew	0g Fett	0g gFS	0g Ba

Zucker (weiß)

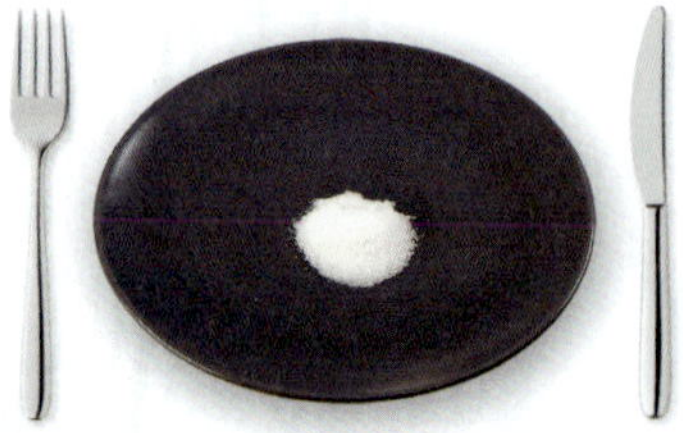

5g KH	5g, 1 TL	½ KHE	½ BE
20 kcal	0g Ew	0g Fett	0g gFS	0g Ba

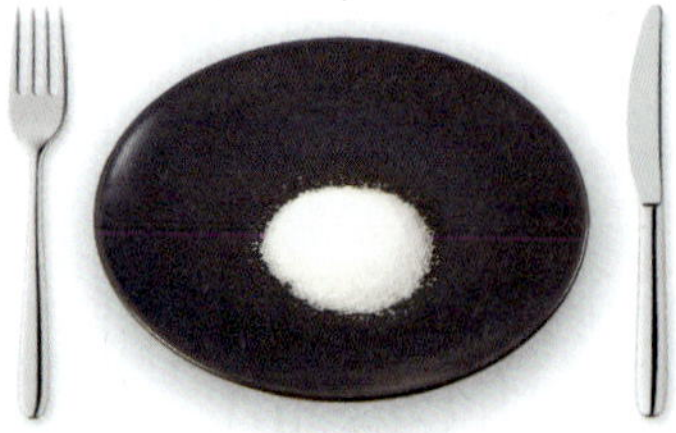

15g KH	15g, 1 EL	1½ KHE	1 BE
60 kcal	0g Ew	0g Fett	0g gFS	0g Ba

Zucker (braun)

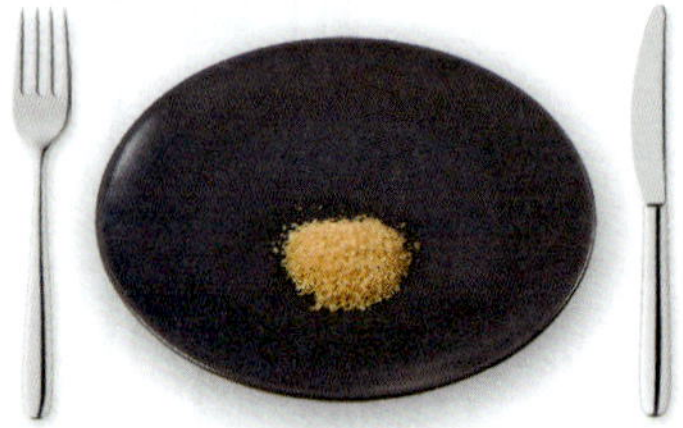

5g KH	5g, 1 TL	½ KHE	½ BE
20 kcal	0g Ew	0g Fett	0g gFS	0g Ba

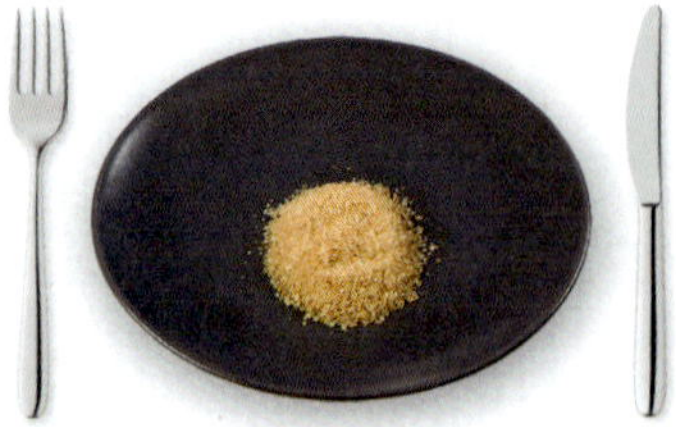

15g KH	15g, 1 EL	1½ KHE	1 BE
60 kcal	0g Ew	0g Fett	0g gFS	0g Ba

14-cm-kleine Schüssel

Brokkolicremesuppe

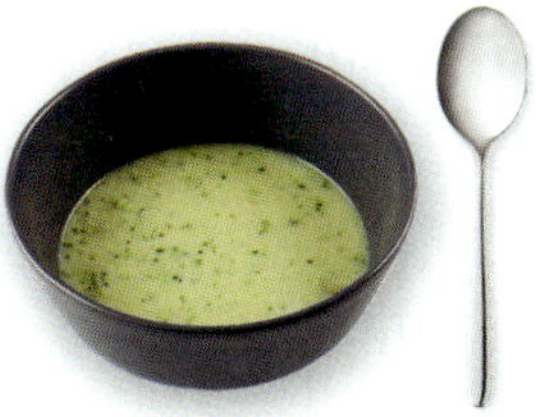

4g KH	125g	½ KHE	½ BE	
70 kcal	1g Ew	5g Fett	2g gFS	1g Ba

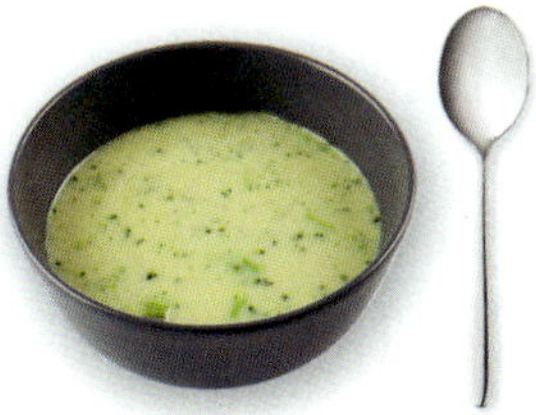

9g KH	250g	1 KHE	½ BE	
140 kcal	3g Ew	10g Fett	4g gFS	3g Ba

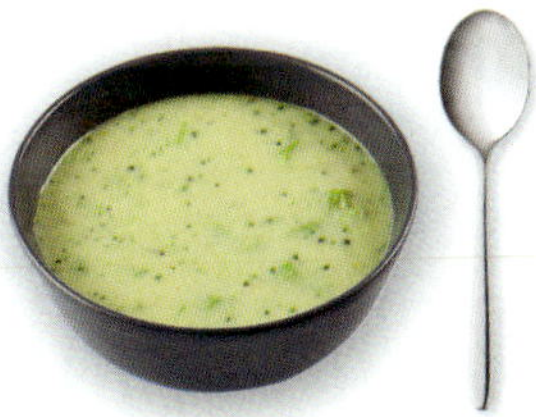

13g KH	375g	1½ KHE	1 BE	
210 kcal	4g Ew	15g Fett	5g gFS	4g Ba

Gulaschsuppe

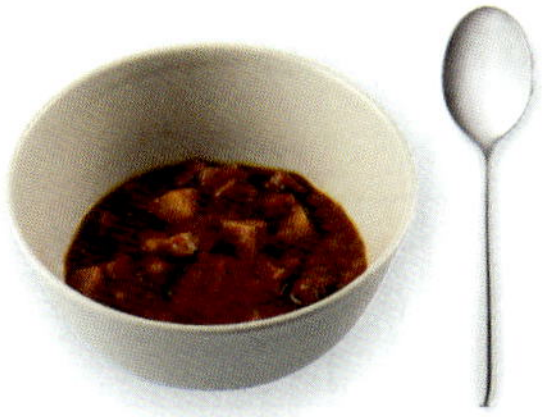

5g KH	125g	½ KHE	½ BE	
90 kcal	6g Ew	5g Fett	2g gFS	1g Ba

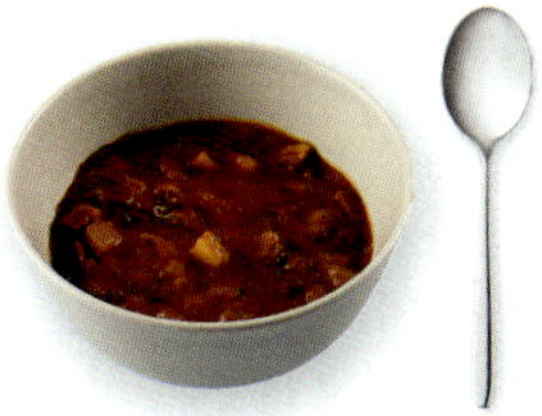

11g KH	250g	1 KHE	1 BE	
180 kcal	12g Ew	10g Fett	4g gFS	1g Ba

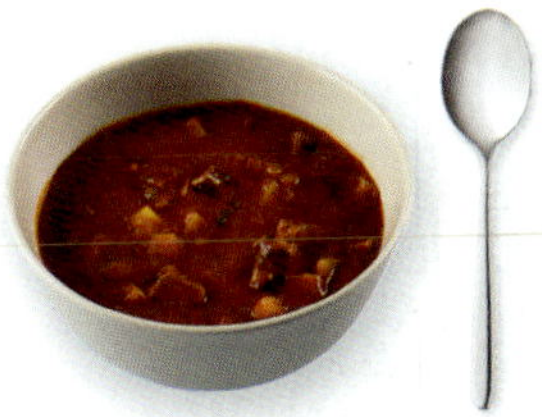

16g KH	375g	1½ KHE	1½ BE	
265 kcal	17g Ew	15g Fett	6g gFS	2g Ba

14-cm-kleine Schüssel

Kartoffelsuppe • Erdäpfelsuppe

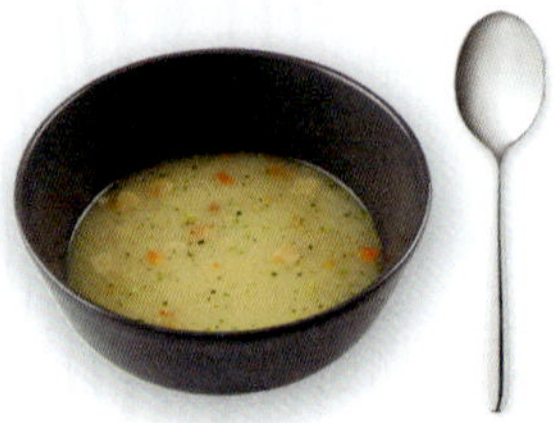

11g KH	125g		1 KHE	1 BE
70 kcal	3g Ew	1g Fett	0g gFS	2g Ba

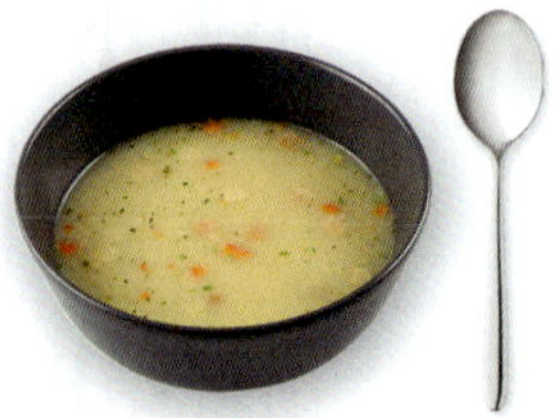

23g KH	250g		2½ KHE	2 BE
135 kcal	6g Ew	2g Fett	1g gFS	3g Ba

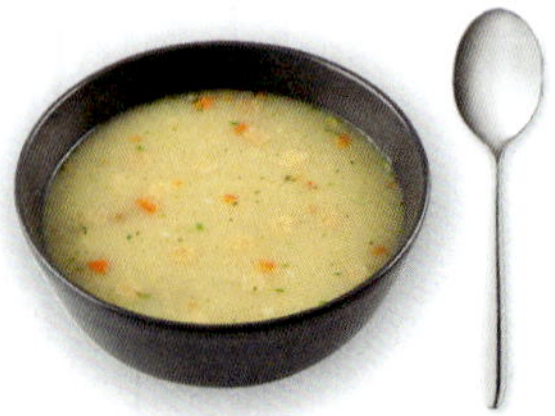

34g KH	375g		3½ KHE	3 BE
205 kcal	8g Ew	3g Fett	1g gFS	5g Ba

Linsensuppe

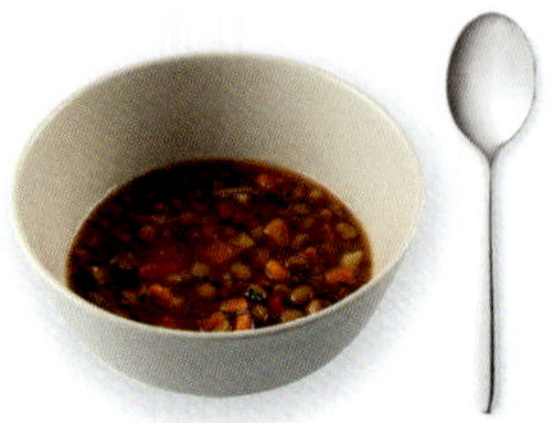

4g KH	125g		½ KHE	½ BE
55 kcal	3g Ew	2g Fett	2g gFS	2g Ba

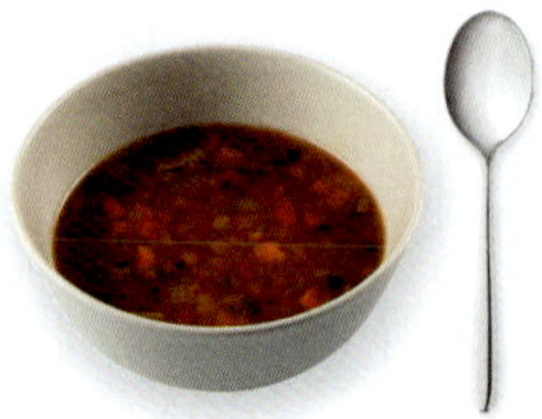

9g KH	250g		1 KHE	½ BE
110 kcal	6g Ew	5g Fett	3g gFS	4g Ba

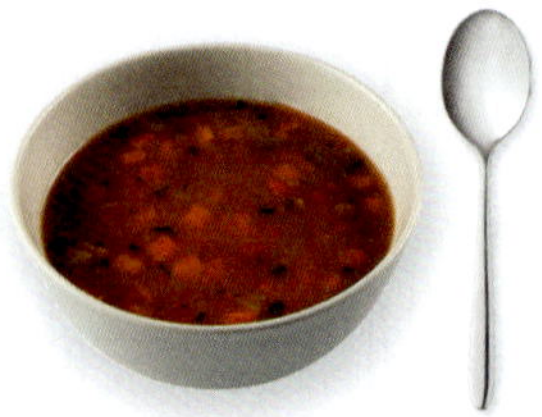

13g KH	375g		1½ KHE	1 BE
160 kcal	8g Ew	7g Fett	5g gFS	6g Ba

14-cm-kleine Schüssel

Möhrencremesuppe • Karottencremesuppe

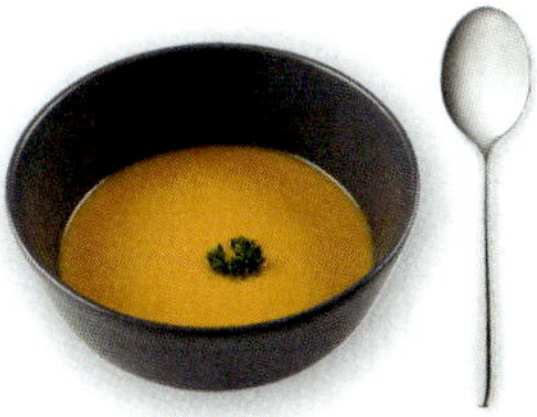

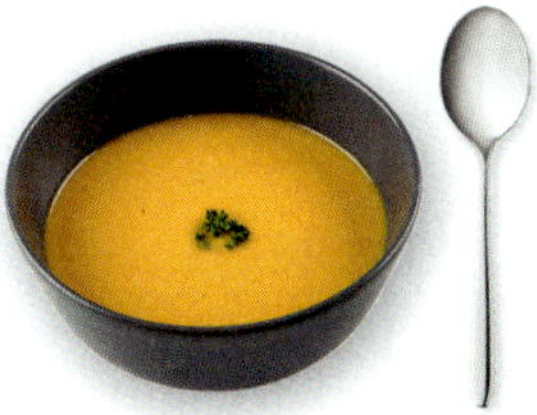

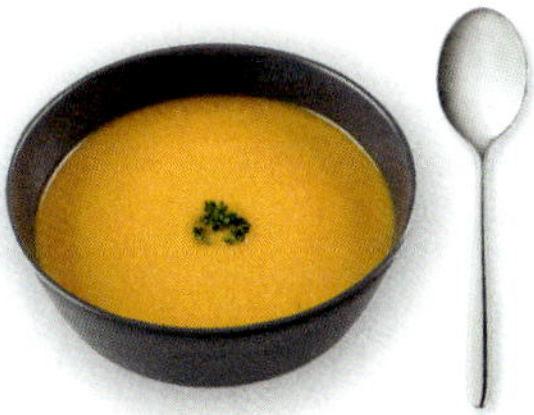

Menge	KH	kcal	KHE	BE	Ew	Fett	gFS	Ba
125g	6g	85	½	½	4g	5g	2g	1g
250g	12g	165	1	1	7g	10g	5g	1g
375g	18g	250	2	1½	11g	15g	7g	2g

Tomatencremesuppe • Paradeisercremesuppe

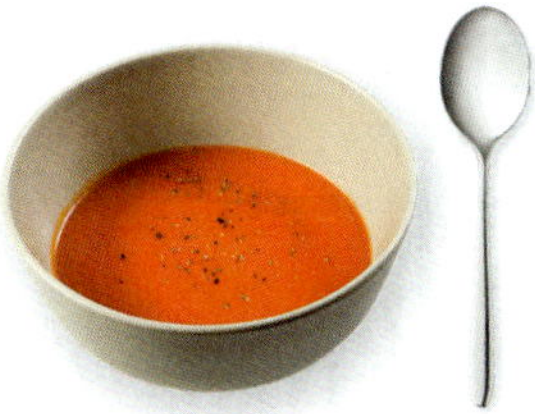

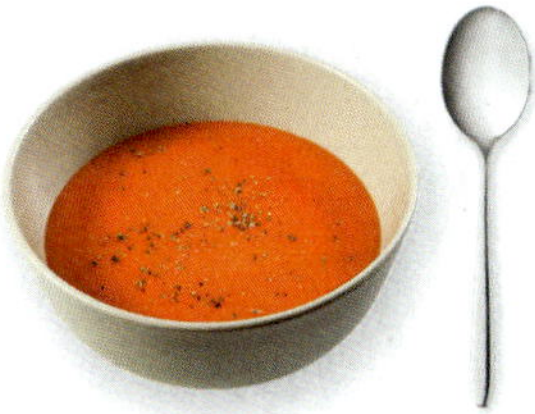

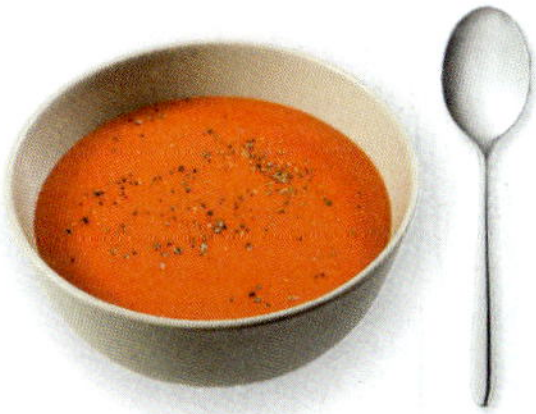

Menge	KH	kcal	KHE	BE	Ew	Fett	gFS	Ba
125g	4g	65	½	½	1g	5g	3g	1g
250g	9g	130	1	½	3g	10g	6g	3g
375g	13g	195	1½	1	4g	14g	9g	4g

22-cm-große Schale

Fädlesuppe • Frittatensuppe

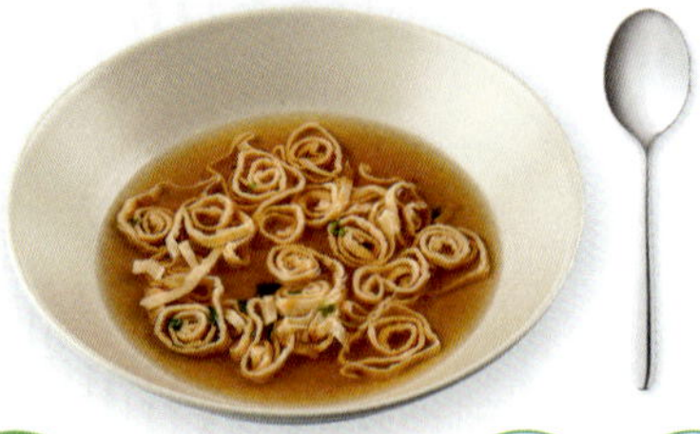

7g KH	145g		½ KHE	½ BE
65 kcal	2g Ew	3g Fett	1g gFS	0g Ba

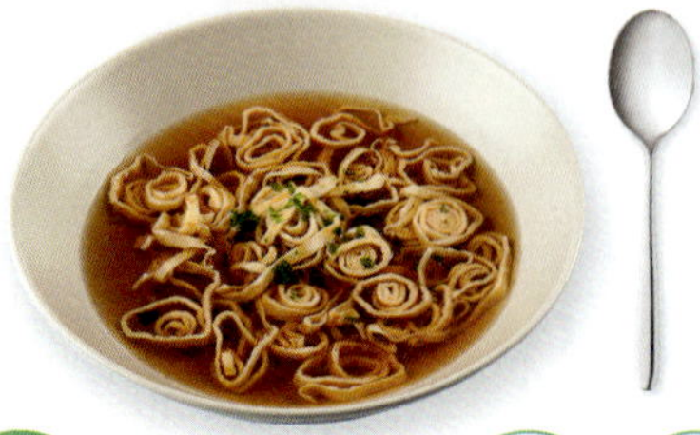

13g KH	290g		1½ KHE	1 BE
130 kcal	4g Ew	6g Fett	3g gFS	1g Ba

Grießklößchensuppe • Grießnockerlsuppe

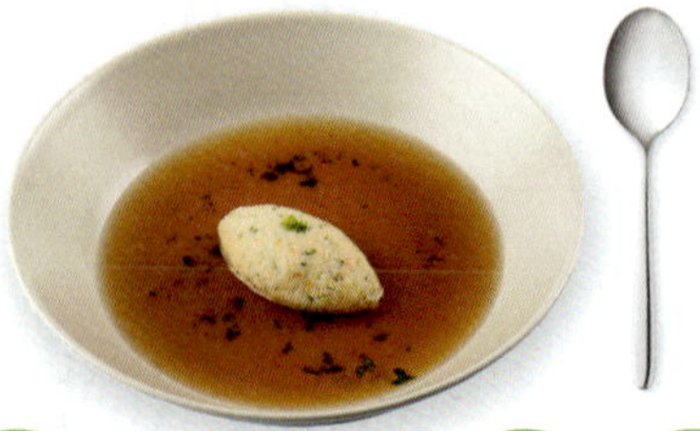

12g KH	175g		1 KHE	1 BE
155 kcal	5g Ew	10g Fett	6g gFS	1g Ba

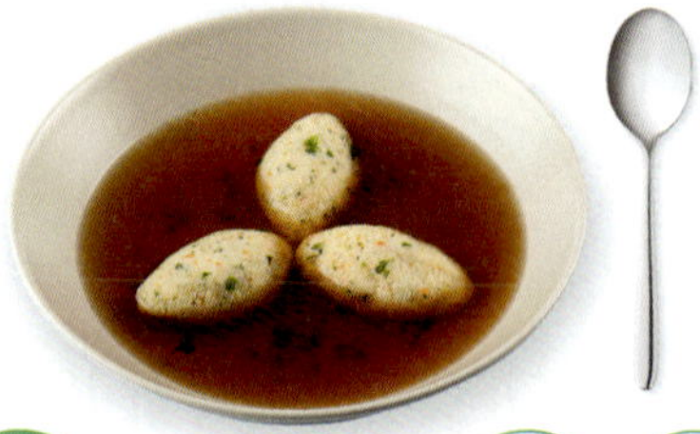

27g KH	400g		2½ KHE	2 BE
355 kcal	12g Ew	22g Fett	13g gFS	3g Ba

Leberknödelsuppe (gebraten)

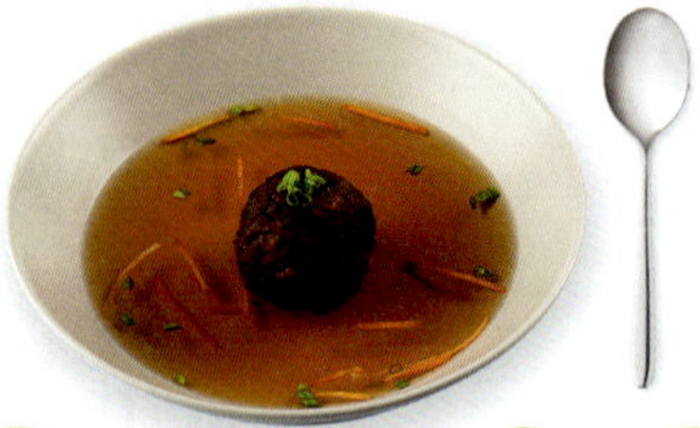

16g KH	320g		1½ KHE	1½ BE
405 kcal	22g Ew	28g Fett	11g gFS	1g Ba

Leberknödelsuppe (gekocht)

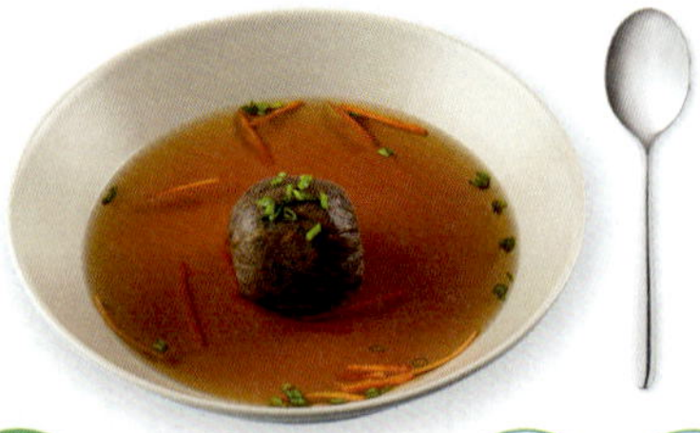

16g KH	320g		1½ KHE	1½ BE
290 kcal	22g Ew	15g Fett	7g gFS	1g Ba

Maultaschen in der Brühe

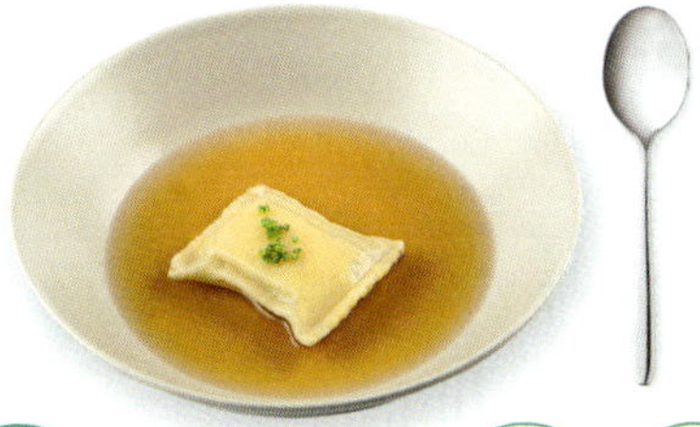

11g KH	165g		1 KHE	1 BE
140 kcal	7g Ew	7g Fett	4g gFS	1g Ba

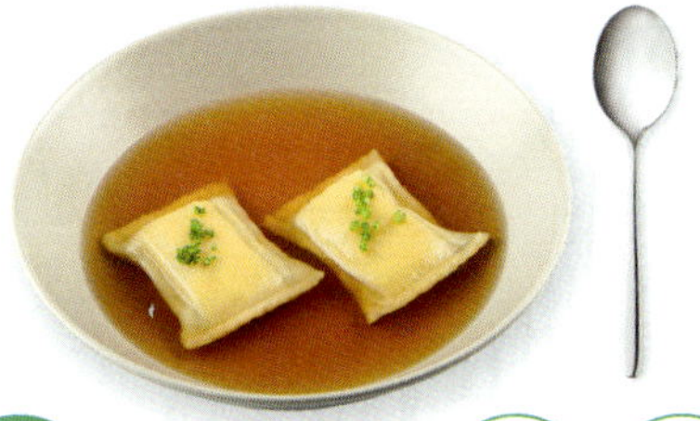

22g KH	330g		2 KHE	2 BE
280 kcal	15g Ew	15g Fett	7g gFS	2g Ba

Rindssuppe mit Nudeln

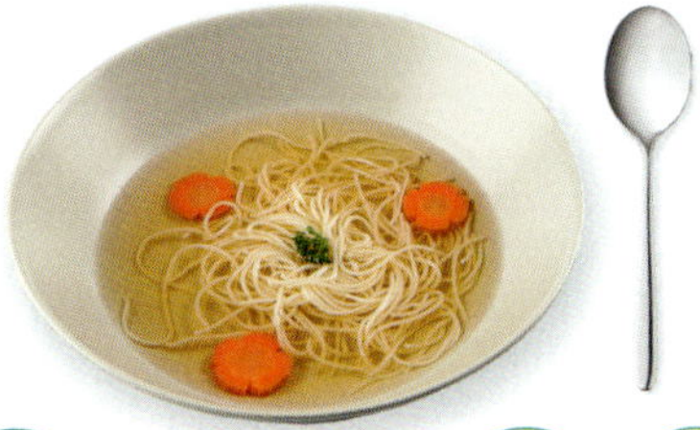

9g KH	150g		1 KHE	½ BE
65 kcal	2g Ew	2g Fett	1g gFS	1g Ba

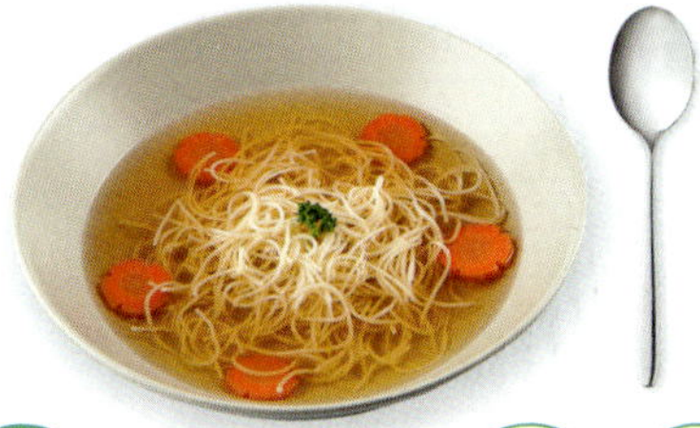

18g KH	300g		2 KHE	1½ BE
130 kcal	5g Ew	5g Fett	3g gFS	3g Ba

Zwiebelsuppe

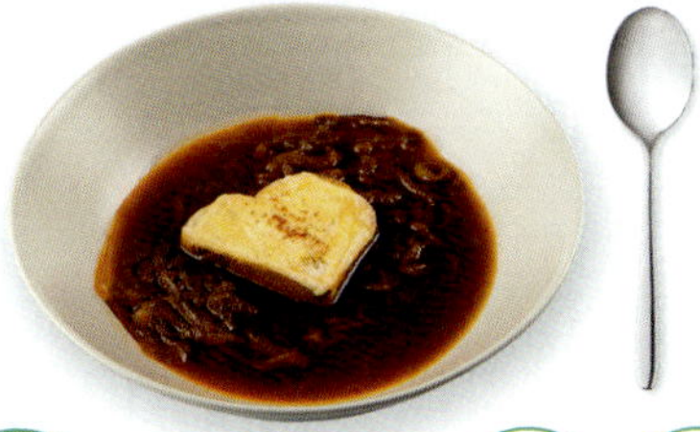

7g KH	130g		½ KHE	½ BE
105 kcal	4g Ew	7g Fett	4g gFS	1g Ba

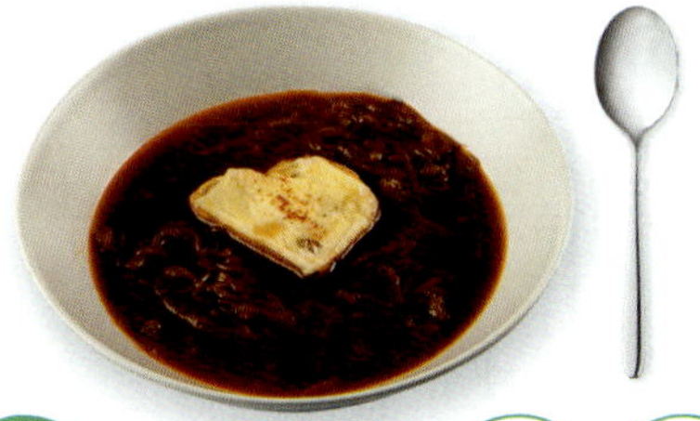

15g KH	260g		1½ KHE	1 BE
215 kcal	8g Ew	14g Fett	7g gFS	2g Ba

26-cm-großer Teller, 20-cm-kleiner Teller

Antipasti-Platte

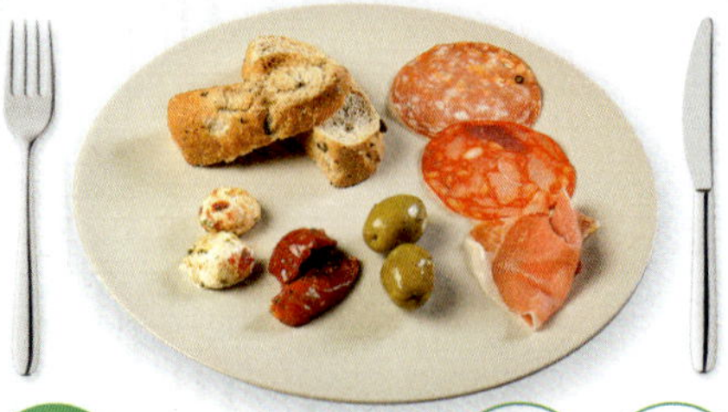

12g KH	95g	1 KHE	1 BE
250 kcal	12g Ew	17g Fett	7g gFS
			2g Ba

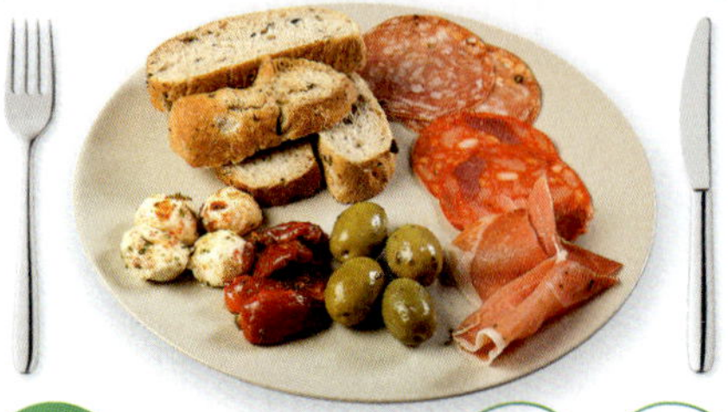

24g KH	190g	2½ KHE	2 BE
500 kcal	24g Ew	34g Fett	15g gFS
			4g Ba

Artischocken (in Öl, abgetropft)

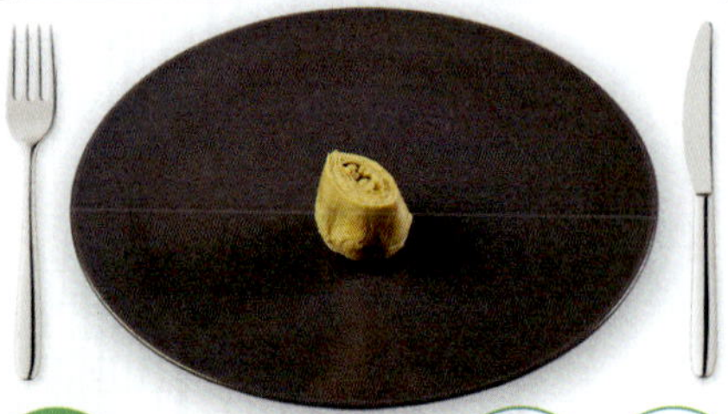

3g KH	40g	½ KHE	0 BE
65 kcal	1g Ew	6g Fett	1g gFS
			2g Ba

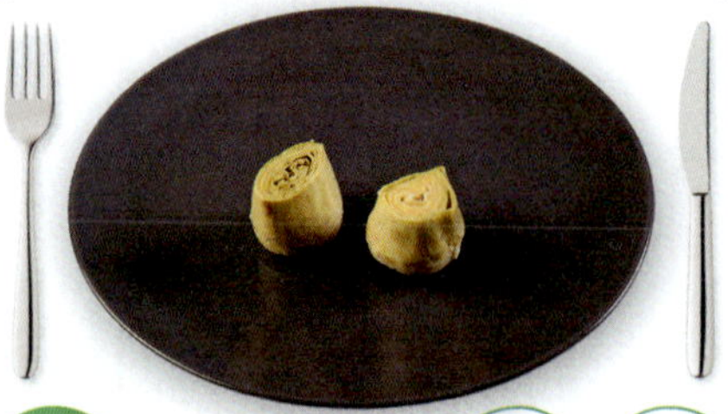

5g KH	80g	½ KHE	½ BE
130 kcal	2g Ew	11g Fett	1g gFS
			5g Ba

Bruschetta

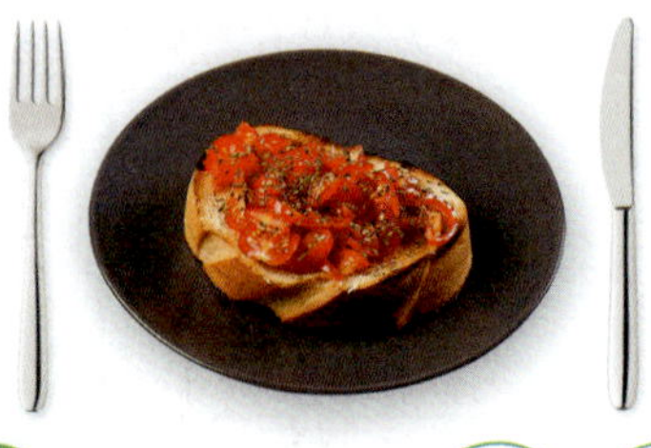

23g KH	95g	2½ KHE	2 BE
190 kcal	4g Ew	9g Fett	1g gFS
			2g Ba

Carpaccio

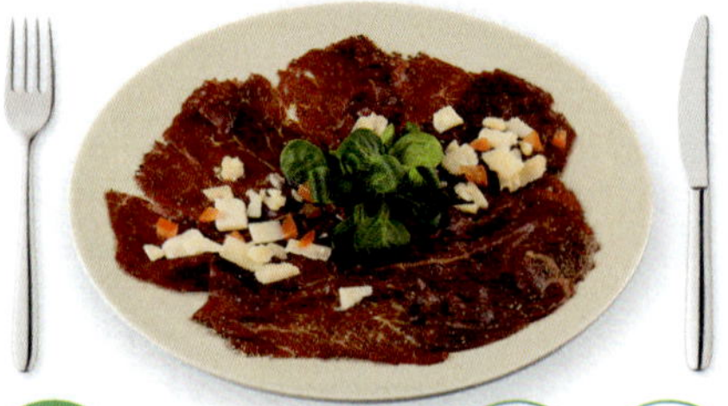

0g KH	95g	0 KHE	0 BE
210 kcal	19g Ew	15g Fett	5g gFS
			0g Ba

Gefüllte Weinblätter

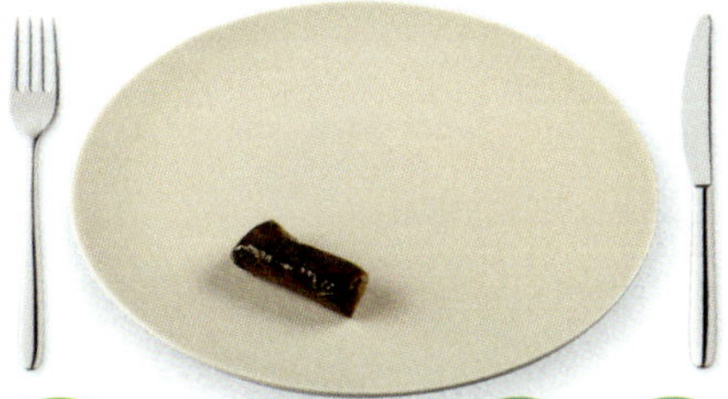

4g KH	25g	½ KHE	½ BE
30 kcal	1g Ew	1g Fett	0g gFS	0g Ba

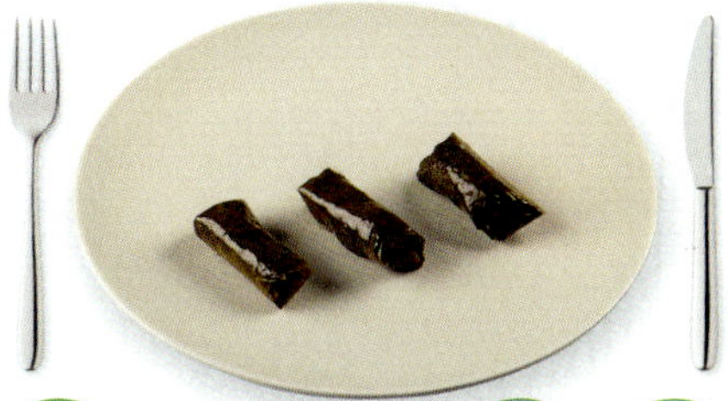

12g KH	75g	1 KHE	1 BE
90 kcal	2g Ew	4g Fett	1g gFS	1g Ba

Hummus

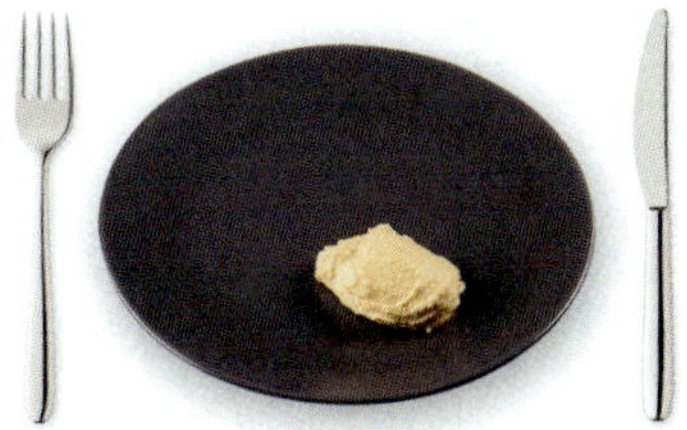

4g KH	25g	½ KHE	½ BE
80 kcal	2g Ew	6g Fett	1g gFS	0g Ba

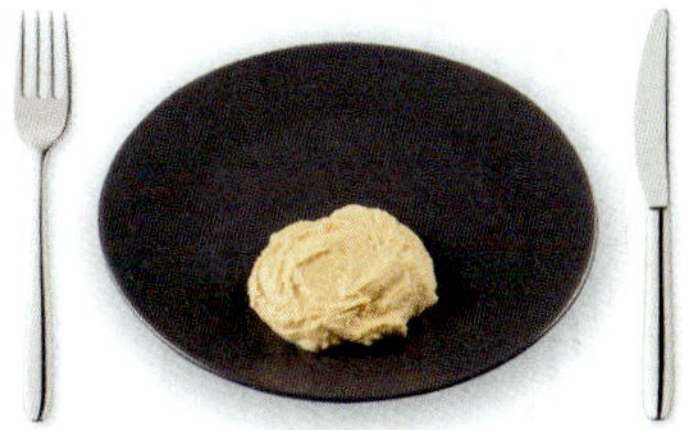

8g KH	50g	1 KHE	½ BE
155 kcal	4g Ew	12g Fett	2g gFS	1g Ba

Mozzarella mit Tomaten • Paradeisern

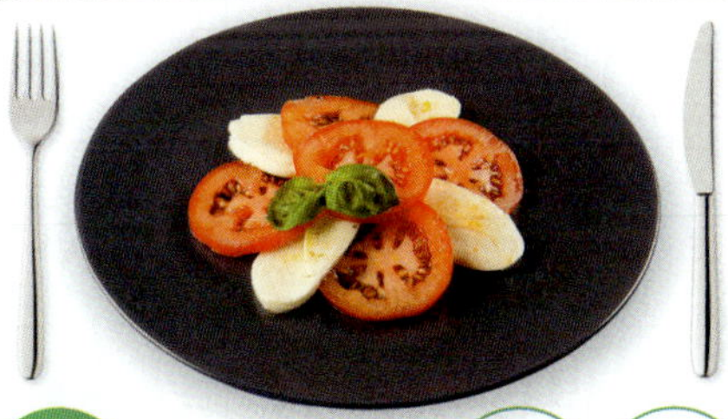

3g KH	115g	½ KHE	0 BE
185 kcal	9g Ew	15g Fett	8g gFS	1g Ba

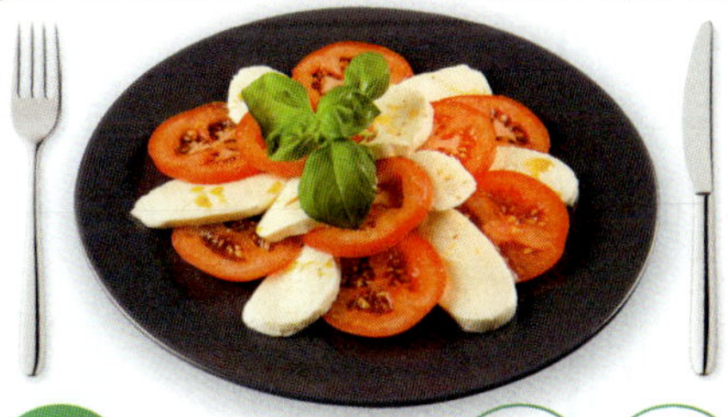

6g KH	225g	½ KHE	½ BE
360 kcal	17g Ew	30g Fett	15g gFS	2g Ba

20-cm-kleiner Teller

Oliven (in Salzlake eingelegt, abgetropft)

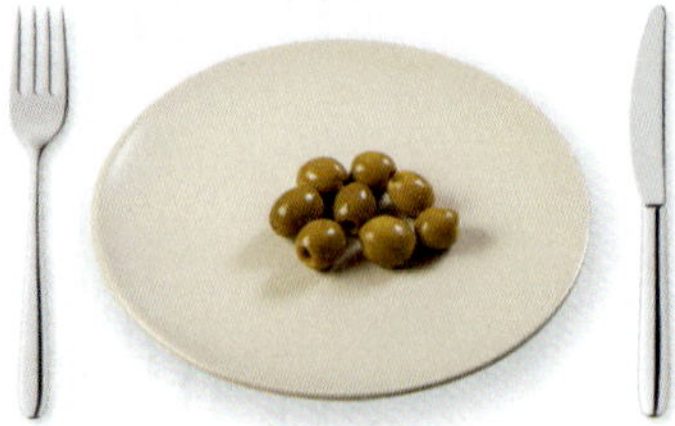

0g KH	25g		0 KHE	0 BE
35 kcal	0g Ew	3g Fett	0g gFS	1g Ba

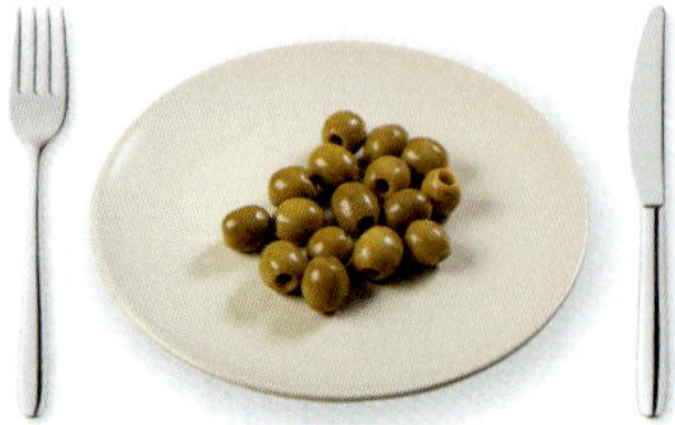

1g KH	50g		0 KHE	0 BE
70 kcal	1g Ew	7g Fett	1g gFS	1g Ba

Tomaten • Paradeiser getrocknet (in Öl eingelegt, abgetropft)

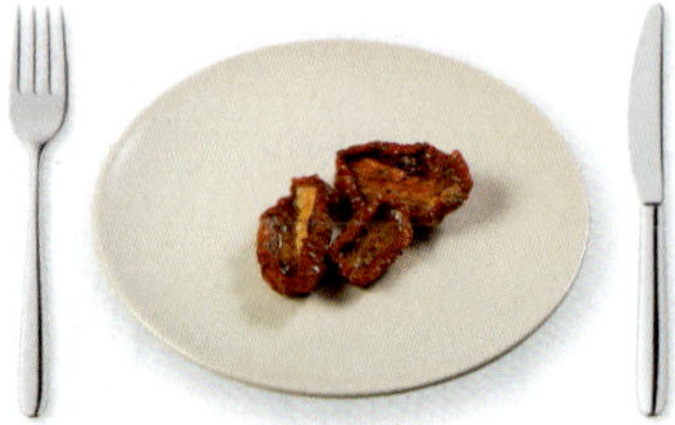

3g KH	25g		½ KHE	0 BE
50 kcal	1g Ew	3g Fett	0g gFS	2g Ba

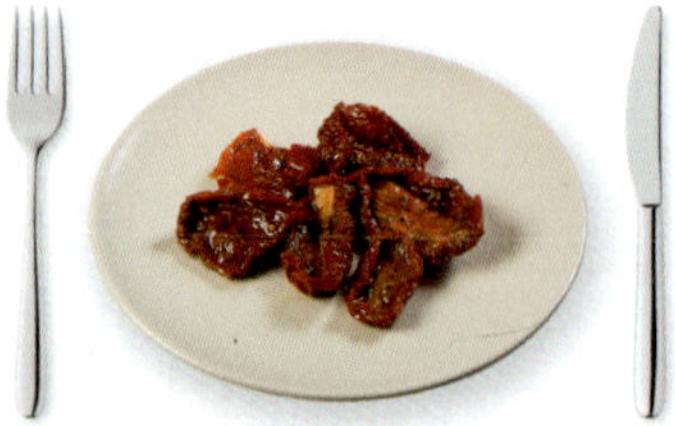

6g KH	50g		½ KHE	½ BE
95 kcal	3g Ew	6g Fett	1g gFS	4g Ba

Zwiebeln (in Essig eingelegt, abgetropft)

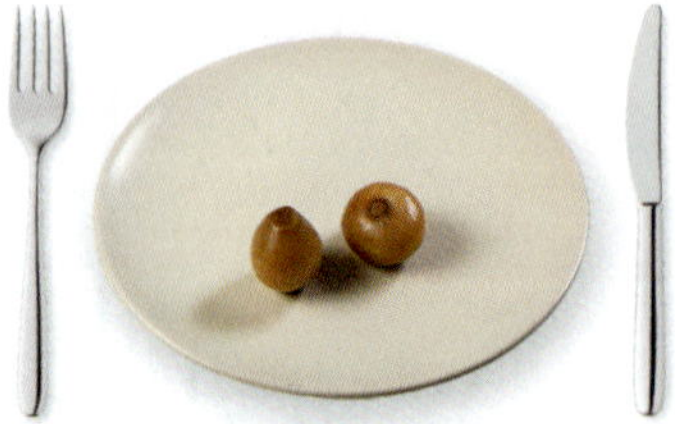

1g KH	35g		0 KHE	0 BE
5 kcal	0g Ew	0g Fett	0g gFS	0g Ba

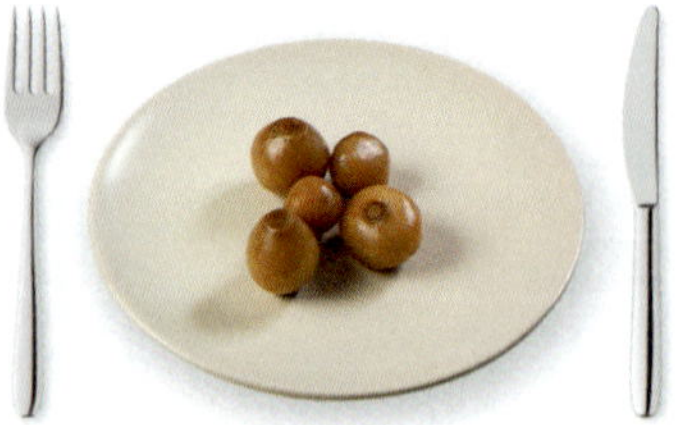

2g KH	70g		0 KHE	0 BE
15 kcal	1g Ew	0g Fett	0g gFS	1g Ba

Aubergine (in Öl gebraten)

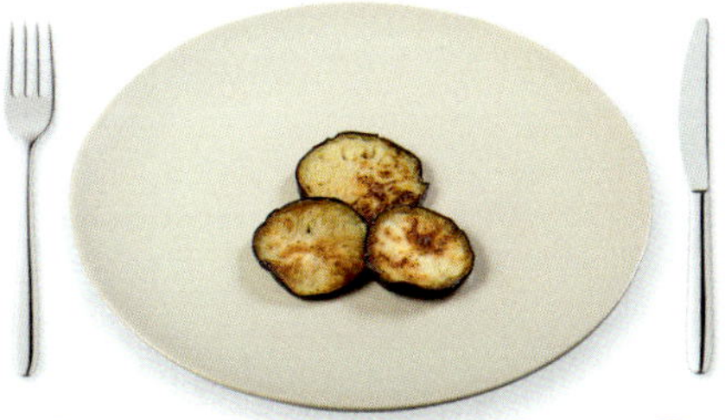

30g				
2g KH			0 KHE	0 BE
30 kcal	0g Ew	2g Fett	0g gFS	1g Ba

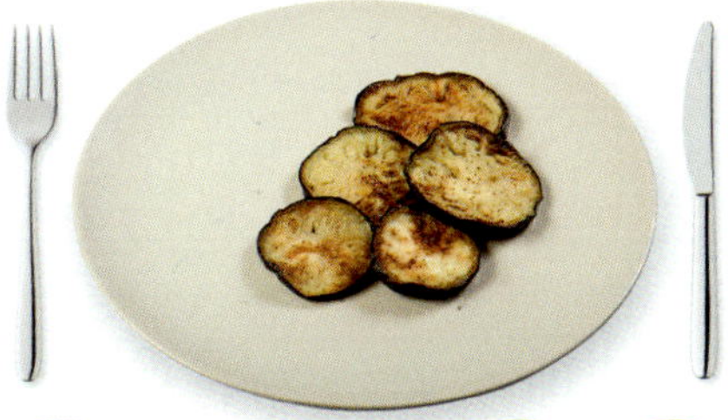

60g				
3g KH			½ KHE	½ BE
55 kcal	1g Ew	4g Fett	1g gFS	2g Ba

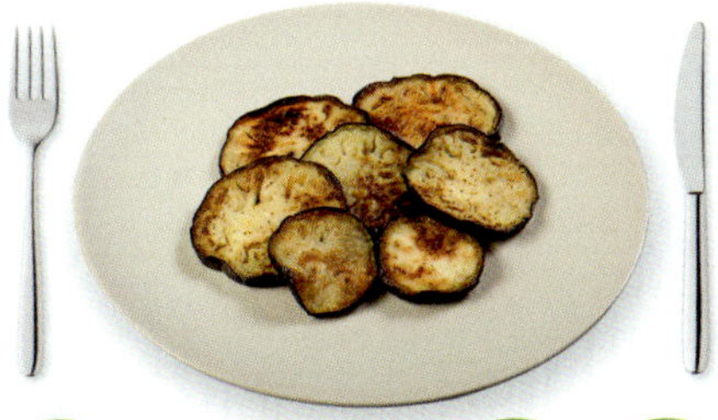

90g				
5g KH			½ KHE	½ BE
85 kcal	1g Ew	6g Fett	1g gFS	3g Ba

Bambus-Sprossen

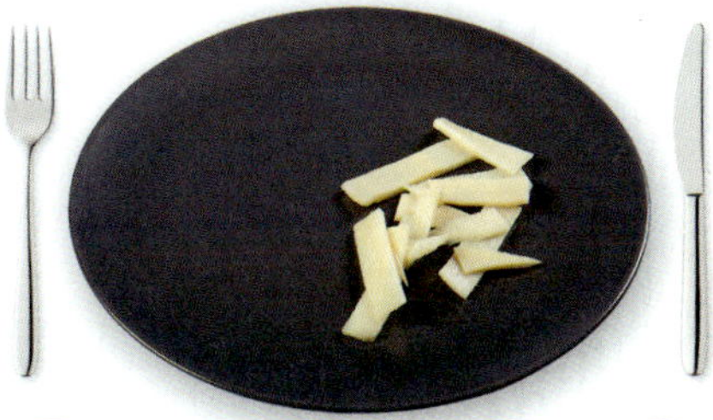

30g				
0g KH			0 KHE	0 BE
5 kcal	0g Ew	0g Fett	0g gFS	1g Ba

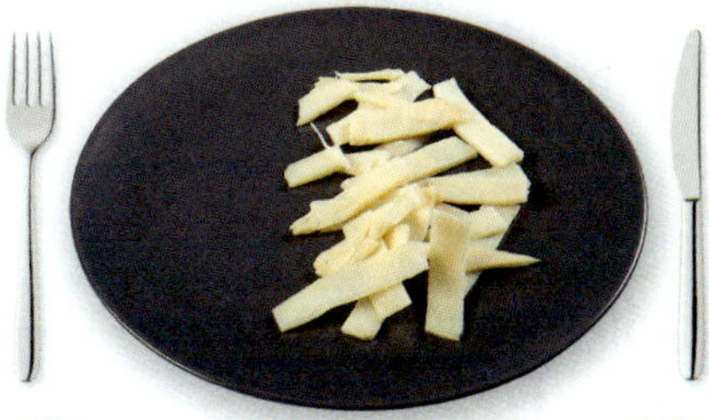

55g				
0g KH			0 KHE	0 BE
5 kcal	1g Ew	0g Fett	0g gFS	1g Ba

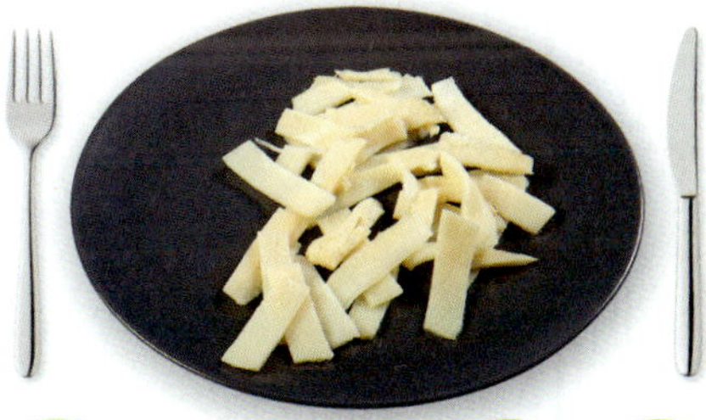

80g				
0g KH			0 KHE	0 BE
10 kcal	1g Ew	0g Fett	0g gFS	1g Ba

26-cm-großer Teller

Blattspinat (gekocht)

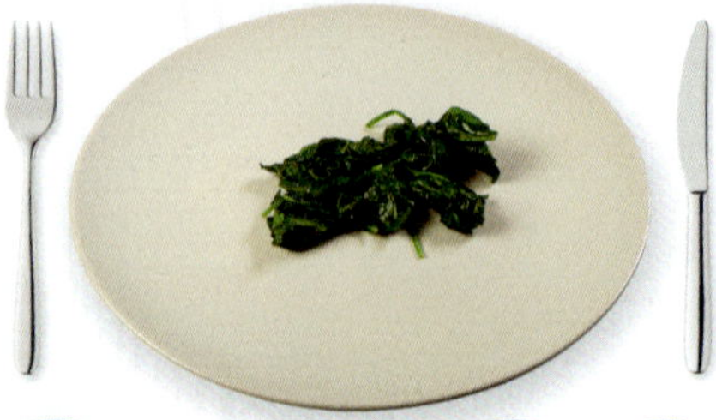

Menge	KH	KHE	BE	kcal	Ew	Fett	gFS	Ba
40g	0g	0	0	5	1g	0g	0g	1g

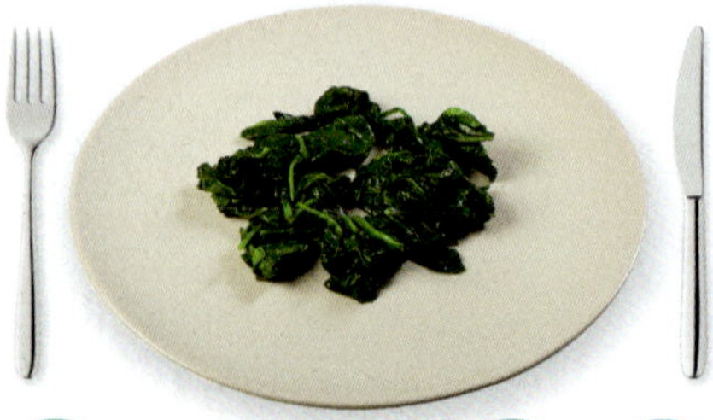

Menge	KH	KHE	BE	kcal	Ew	Fett	gFS	Ba
80g	0g	0	0	15	2g	0g	0g	2g

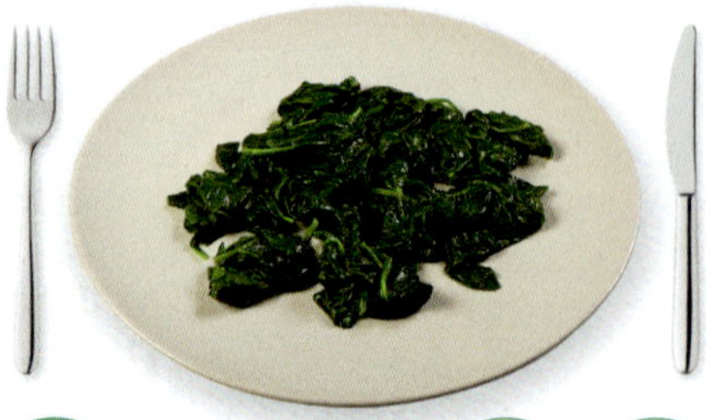

Menge	KH	KHE	BE	kcal	Ew	Fett	gFS	Ba
120g	1g	0	0	20	3g	0g	0g	2g

Blumenkohl • Karfiol (gedünstet)

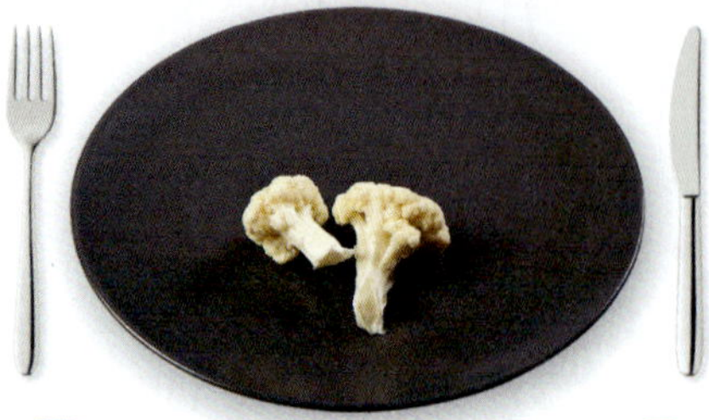

Menge	KH	KHE	BE	kcal	Ew	Fett	gFS	Ba
40g	1g	0	0	10	1g	0g	0g	1g

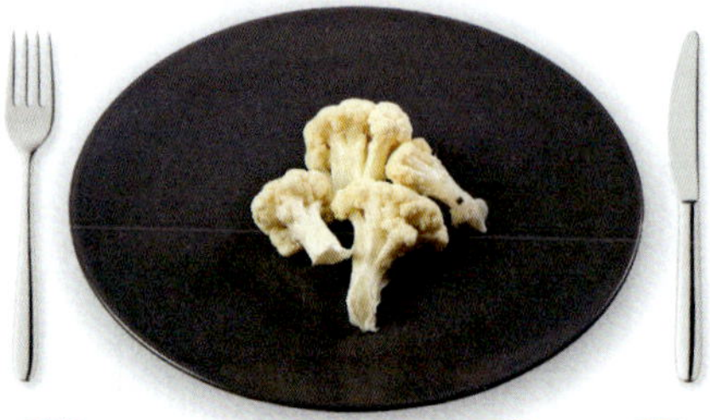

Menge	KH	KHE	BE	kcal	Ew	Fett	gFS	Ba
80g	2g	0	0	20	2g	0g	0g	2g

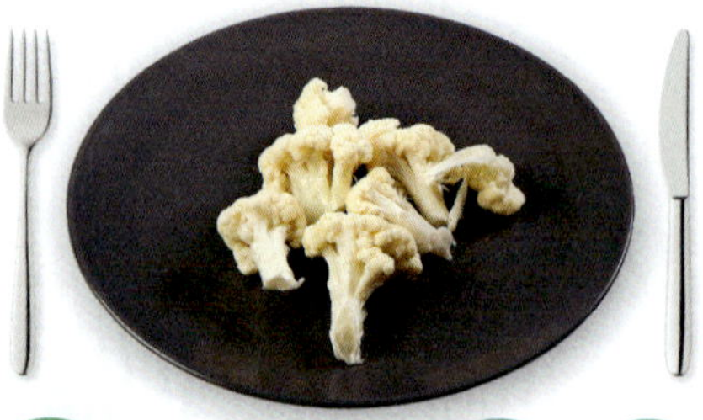

Menge	KH	KHE	BE	kcal	Ew	Fett	gFS	Ba
120g	3g	½	0	25	3g	0g	0g	3g

26-cm-großer Teller

Brokkoli (gedünstet)

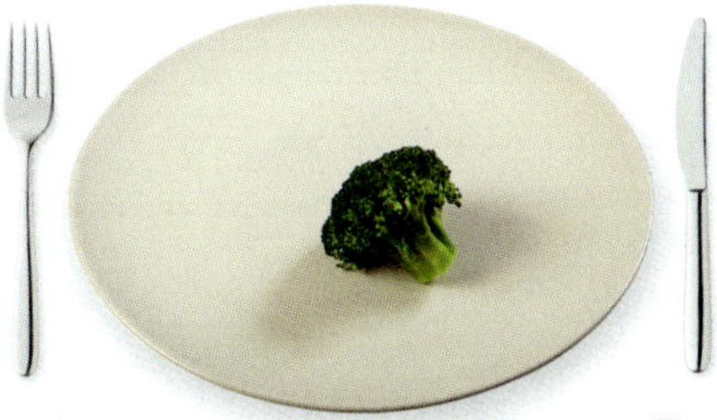

1g KH	40g	0 KHE	0 BE	
10 kcal	2g Ew	0g Fett	0g gFS	1g Ba

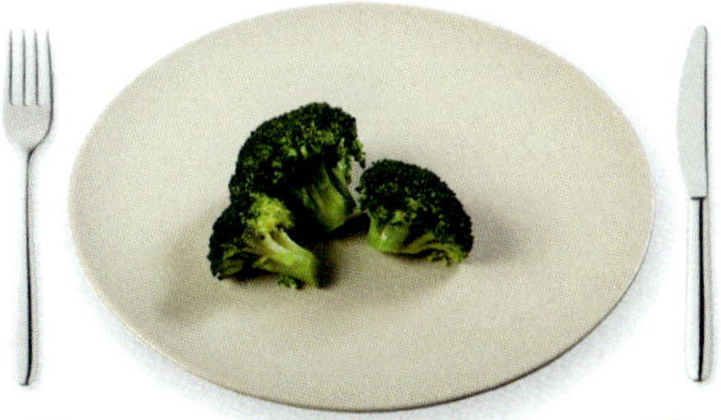

2g KH	80g	0 KHE	0 BE	
25 kcal	3g Ew	0g Fett	0g gFS	3g Ba

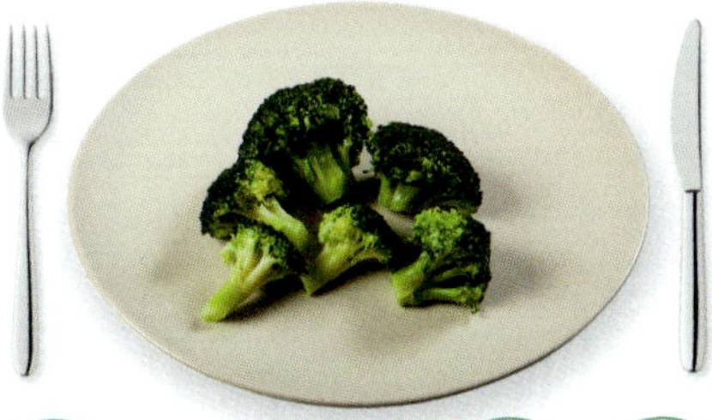

3g KH	120g	½ KHE	½ BE	
35 kcal	5g Ew	0g Fett	0g gFS	4g Ba

Champignons (gebraten)

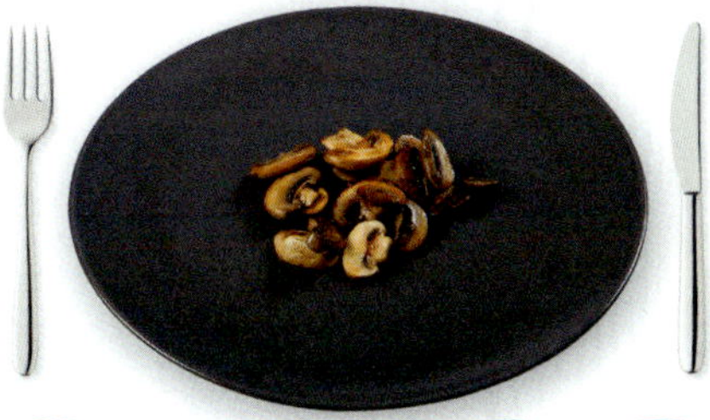

0g KH	40g	0 KHE	0 BE	
55 kcal	2g Ew	5g Fett	1g gFS	1g Ba

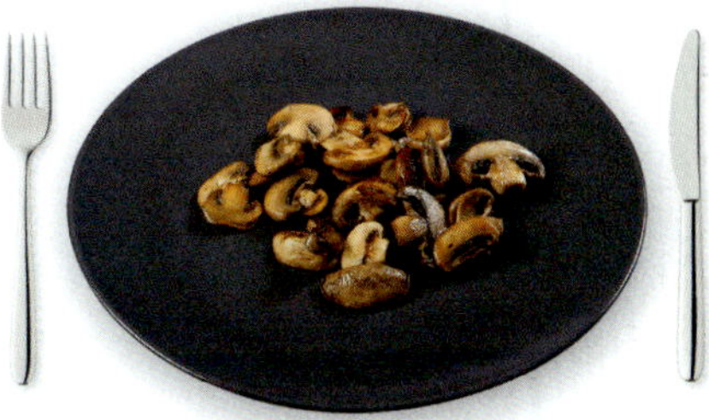

1g KH	80g	0 KHE	0 BE	
110 kcal	4g Ew	10g Fett	1g gFS	2g Ba

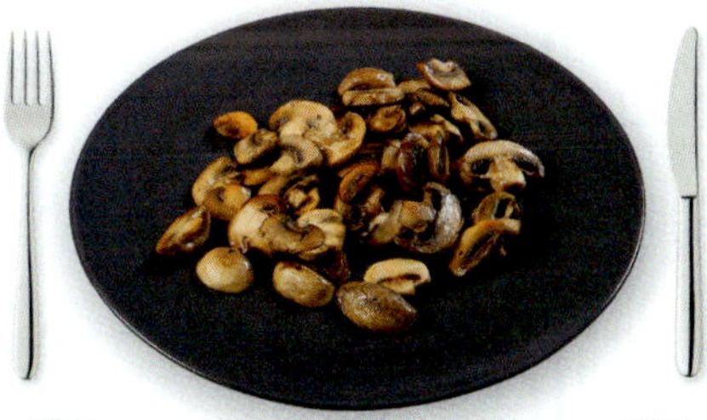

1g KH	120g	0 KHE	0 BE	
165 kcal	6g Ew	15g Fett	2g gFS	3g Ba

26-cm-großer Teller

Cherry-Tomaten • Paradeiser

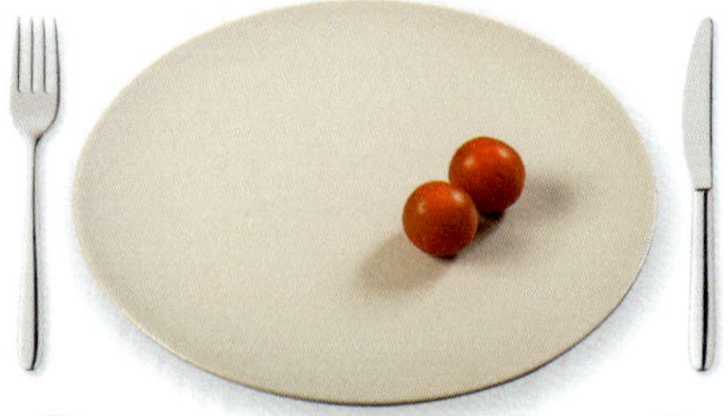

KH	Menge	KHE	BE	kcal	Ew	Fett	gFS	Ba
1g	40g	0	0	5	0g	0g	0g	1g

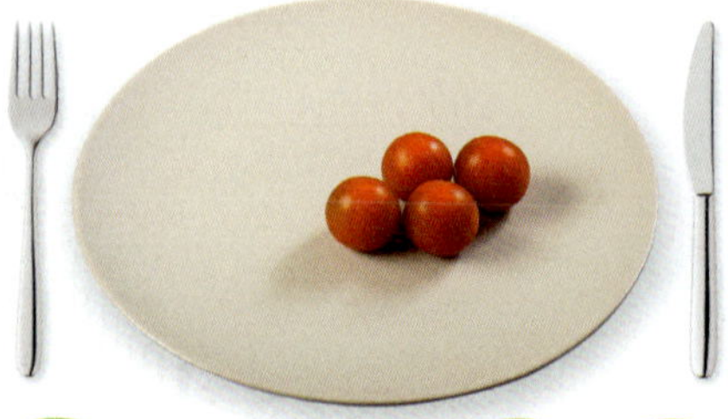

KH	Menge	KHE	BE	kcal	Ew	Fett	gFS	Ba
2g	80g	0	0	15	1g	0g	0g	1g

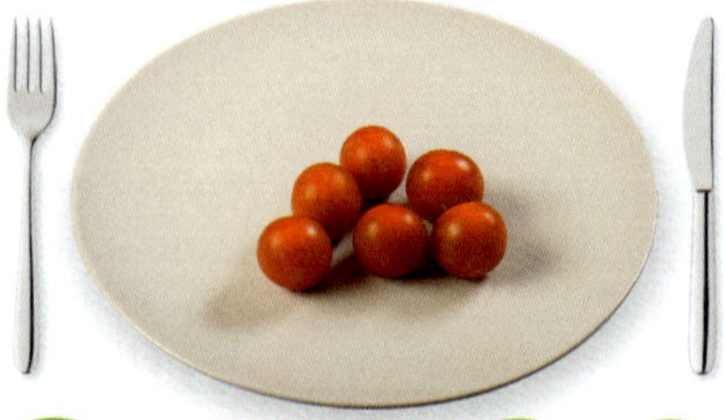

KH	Menge	KHE	BE	kcal	Ew	Fett	gFS	Ba
3g	120g	½	½	20	1g	0g	0g	2g

Dillgurken

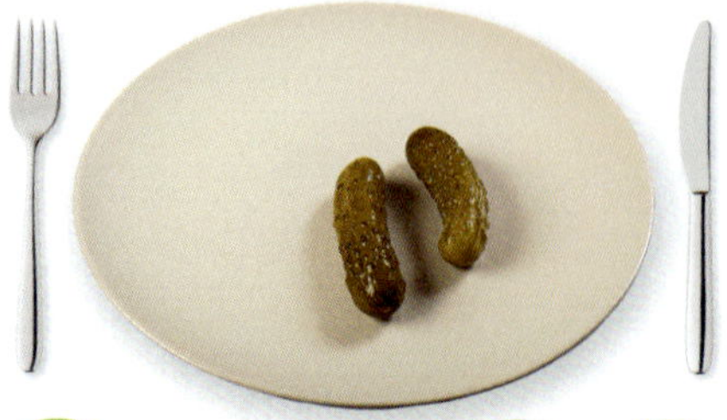

KH	Menge	KHE	BE	kcal	Ew	Fett	gFS	Ba
1g	60g	0	0	5	0g	0g	0g	0g

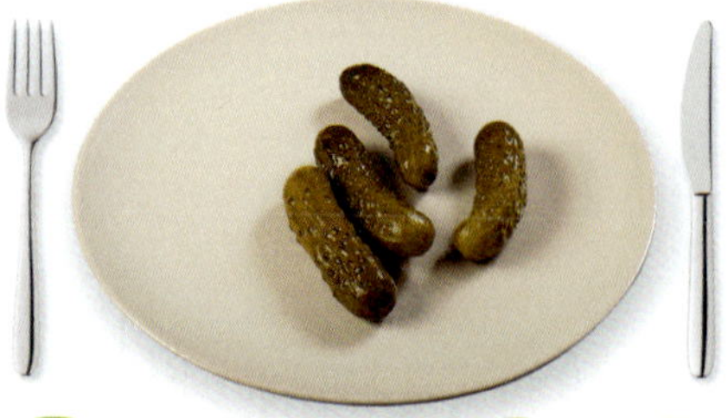

KH	Menge	KHE	BE	kcal	Ew	Fett	gFS	Ba
2g	120g	0	0	10	0g	0g	0g	1g

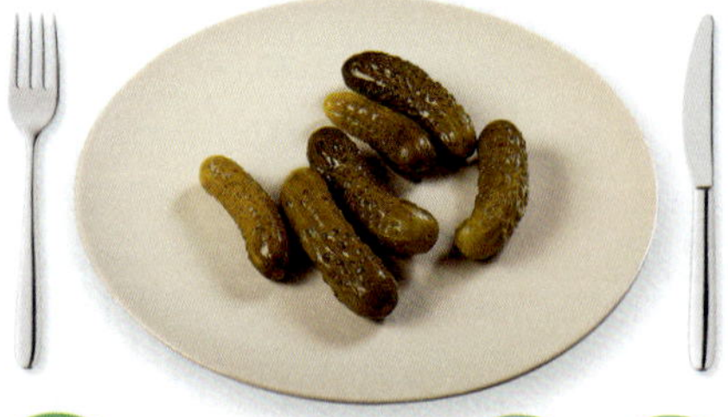

KH	Menge	KHE	BE	kcal	Ew	Fett	gFS	Ba
2g	180g	0	0	15	1g	0g	0g	1g

26-cm-großer Teller

Gurke

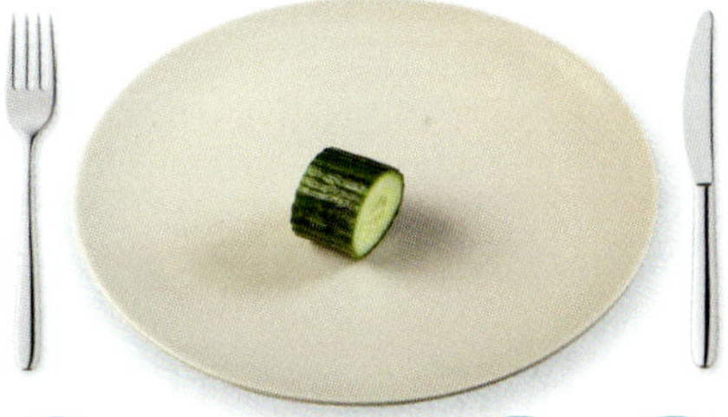

1g KH	40g	0 KHE	0 BE	
5 kcal	0g Ew	0g Fett	0g gFS	0g Ba

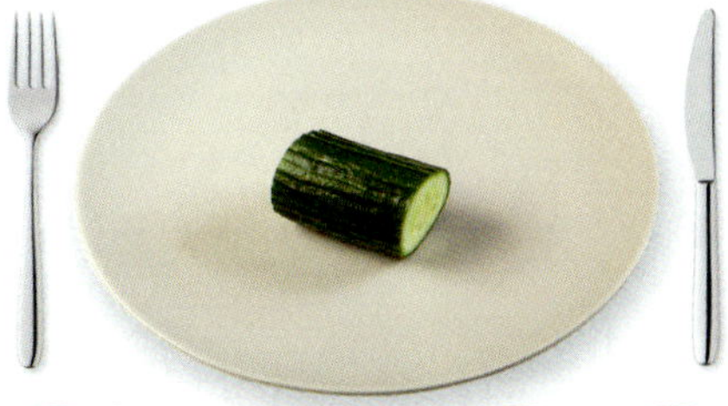

1g KH	80g	0 KHE	0 BE	
10 kcal	0g Ew	0g Fett	0g gFS	1g Ba

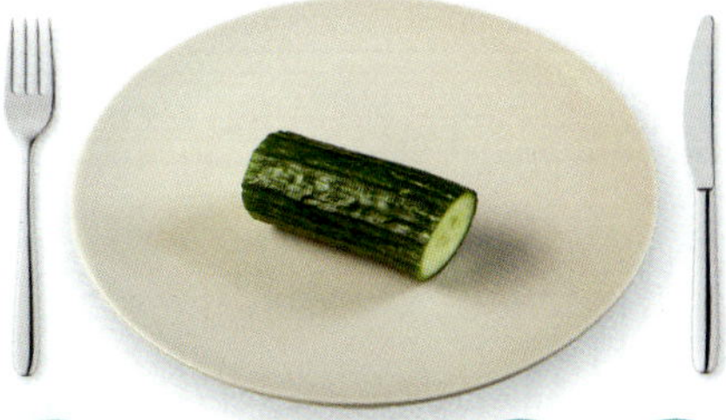

2g KH	120g	0 KHE	0 BE	
15 kcal	1g Ew	0g Fett	0g gFS	1g Ba

Kohlsprossen • Rosenkohl

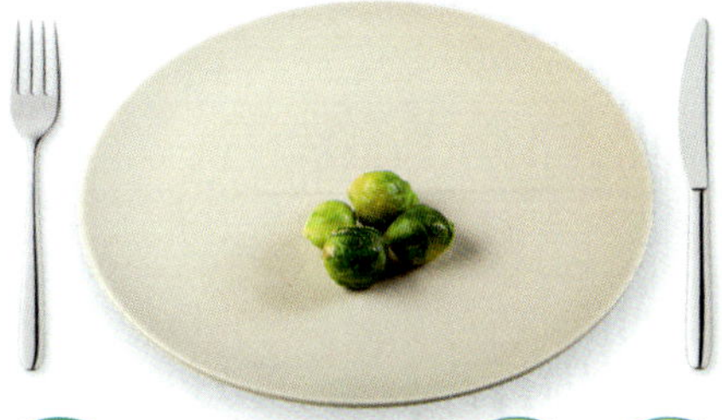

1g KH	40g	0 KHE	0 BE	
10 kcal	2g Ew	0g Fett	0g gFS	2g Ba

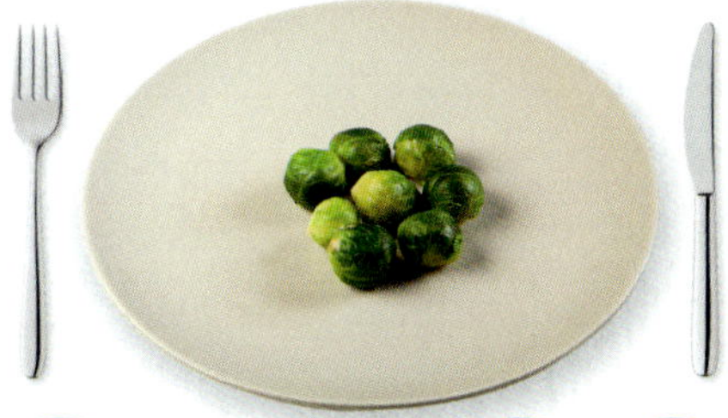

2g KH	80g	0 KHE	0 BE	
25 kcal	3g Ew	0g Fett	0g gFS	3g Ba

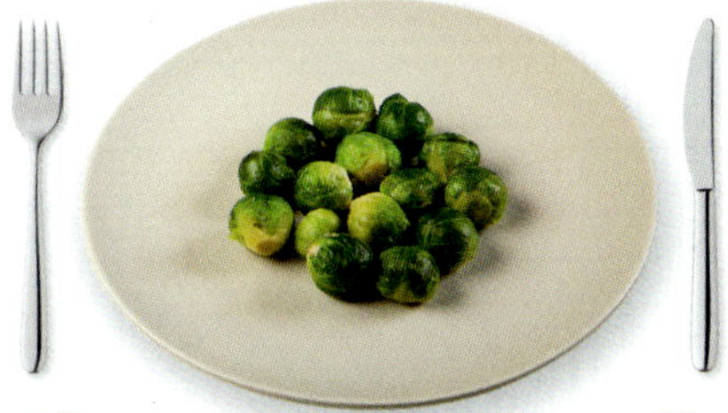

5g KH	160g	½ KHE	½ BE	
50 kcal	6g Ew	0g Fett	0g gFS	6g Ba

26-cm-großer Teller

Kürbis (gedünstet)

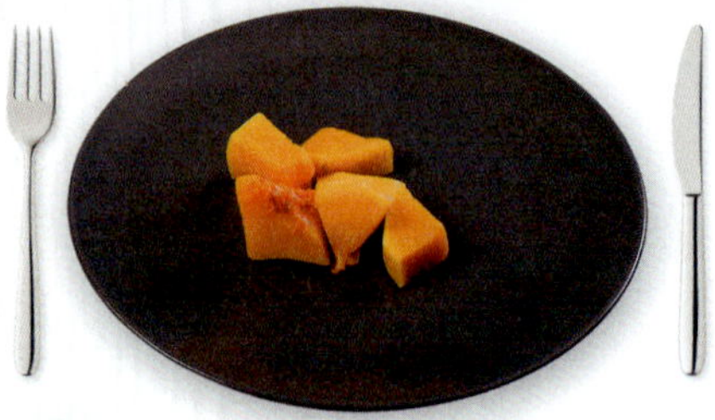

KH	Menge	KHE	BE
4g	85g	½	½

kcal	Ew	Fett	gFS	Ba
20	1g	0g	0g	2g

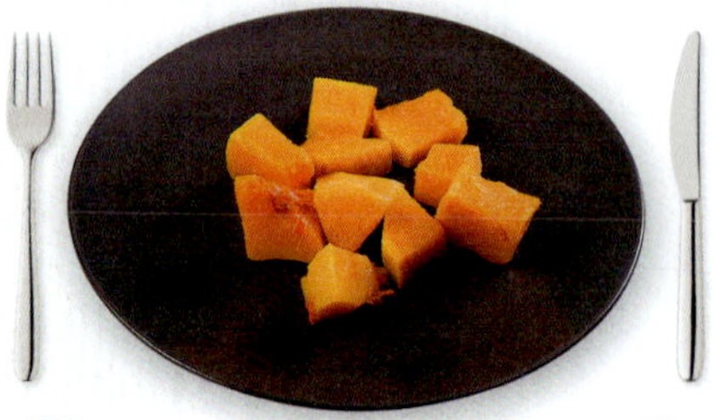

KH	Menge	KHE	BE
8g	170g	1	½

kcal	Ew	Fett	gFS	Ba
45	2g	0g	0g	4g

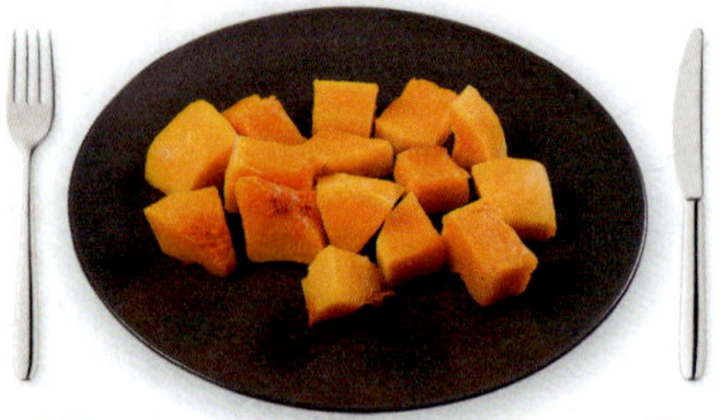

KH	Menge	KHE	BE
12g	255g	1	1

kcal	Ew	Fett	gFS	Ba
65	3g	0g	0g	6g

Lauch (gedünstet)

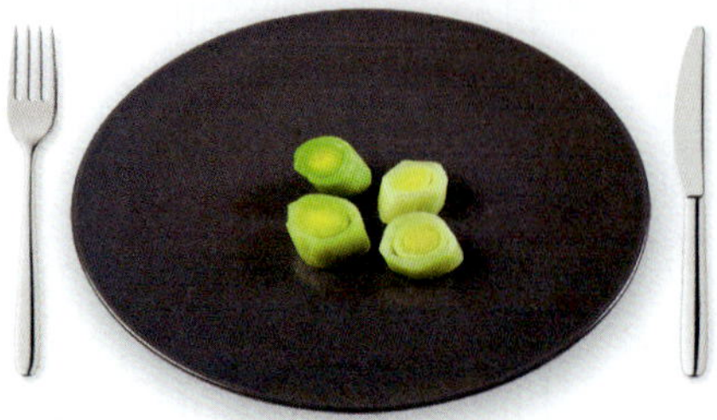

KH	Menge	KHE	BE
1g	40g	0	0

kcal	Ew	Fett	gFS	Ba
10	1g	0g	0g	1g

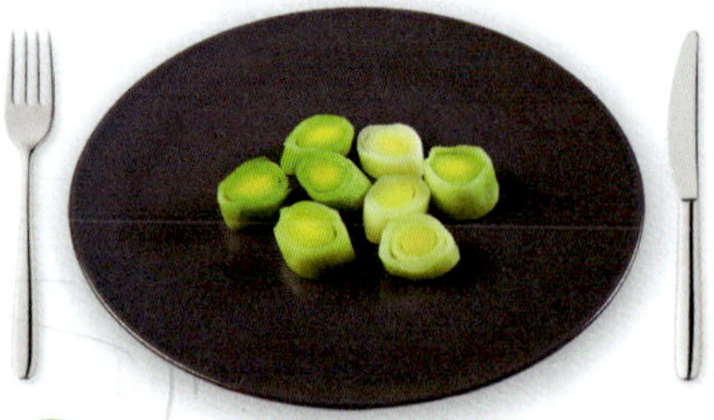

KH	Menge	KHE	BE
3g	80g	½	0

kcal	Ew	Fett	gFS	Ba
20	2g	0g	0g	2g

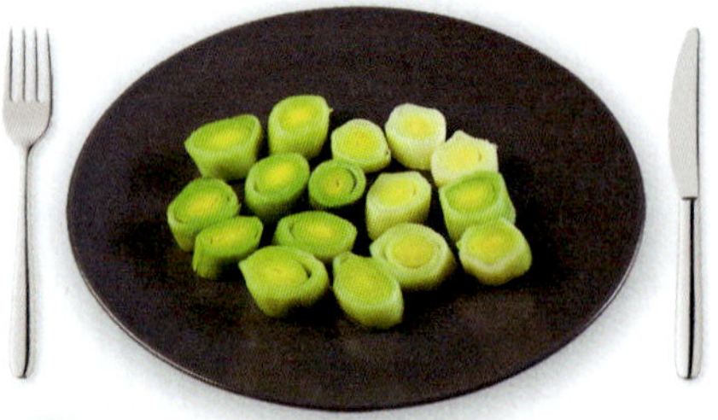

KH	Menge	KHE	BE
5g	160g	½	½

kcal	Ew	Fett	gFS	Ba
40	4g	0g	0g	4g

26-cm-großer Teller

Leipziger Allerlei (vegetarisch)

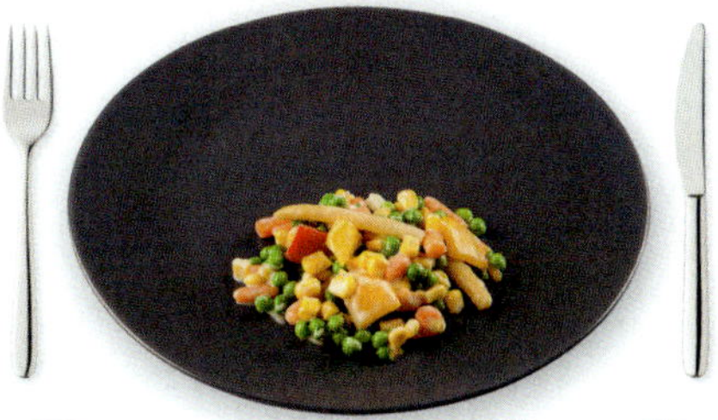

3g KH	75g	½ KHE	0 BE
70 kcal	1g Ew	6g Fett	4g gFS
2g Ba			

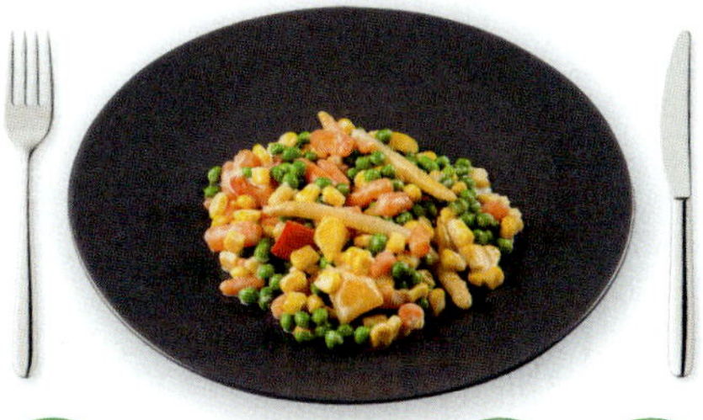

6g KH	150g	½ KHE	½ BE
140 kcal	3g Ew	12g Fett	7g gFS
3g Ba			

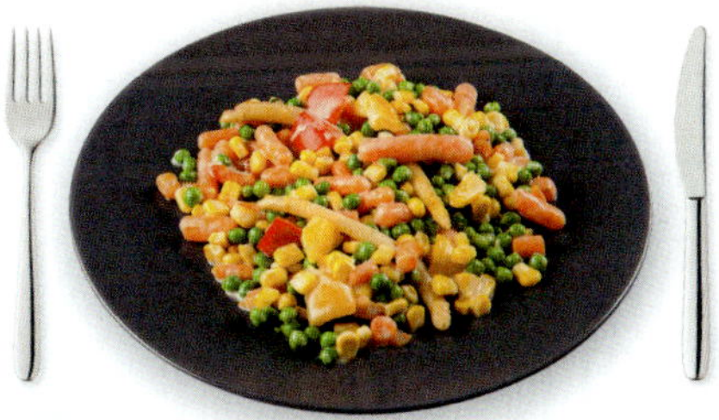

9g KH	225g	1 KHE	½ BE
210 kcal	4g Ew	18g Fett	11g gFS
5g Ba			

Letscho

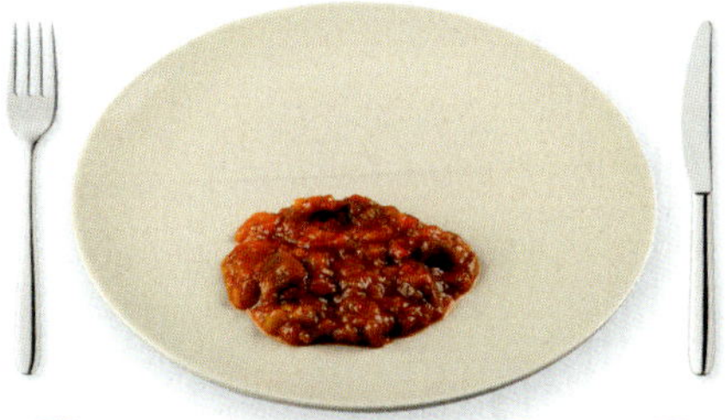

6g KH	75g	½ KHE	½ BE
35 kcal	1g Ew	1g Fett	0g gFS
1g Ba			

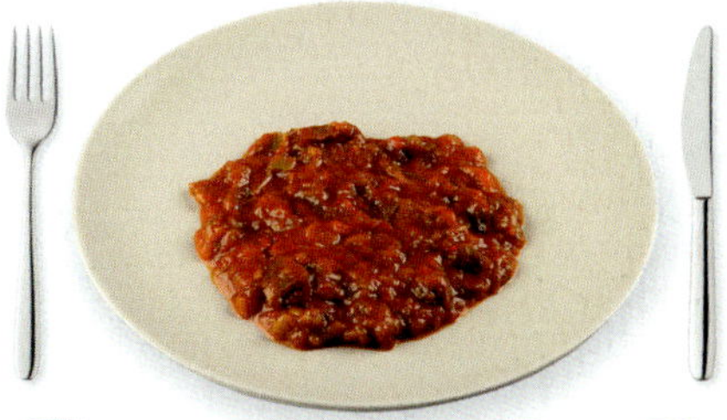

12g KH	150g	1 KHE	1 BE
75 kcal	2g Ew	1g Fett	0g gFS
2g Ba			

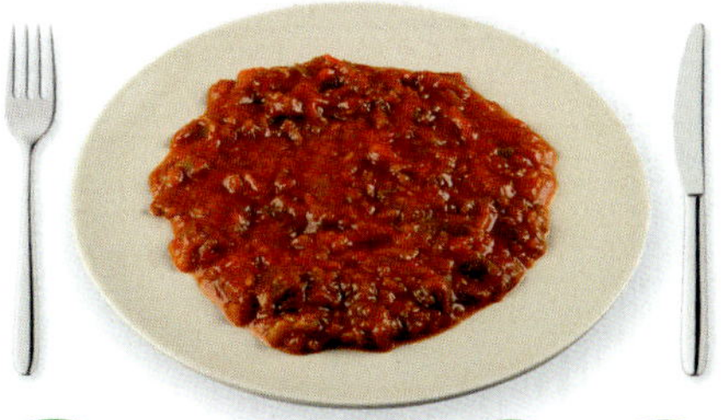

20g KH	250g	2 KHE	1½ BE
120 kcal	3g Ew	2g Fett	0g gFS
4g Ba			

26-cm-großer Teller

Möhren • Karotten (gedünstet)

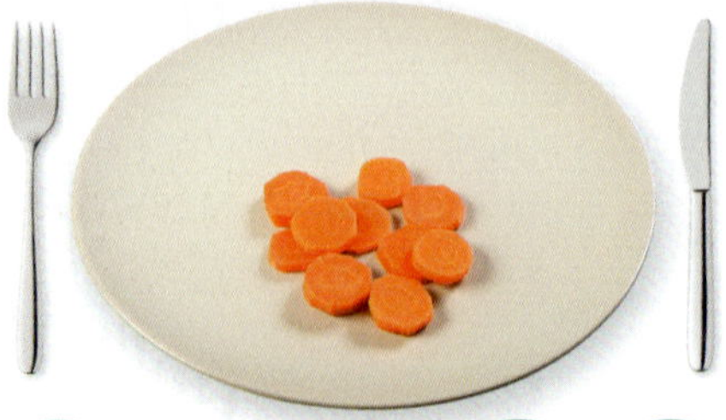

KH	Menge	KHE	BE	kcal	Ew	Fett	gFS	Ba
3g	40g	½	0	15	0g	0g	0g	1g

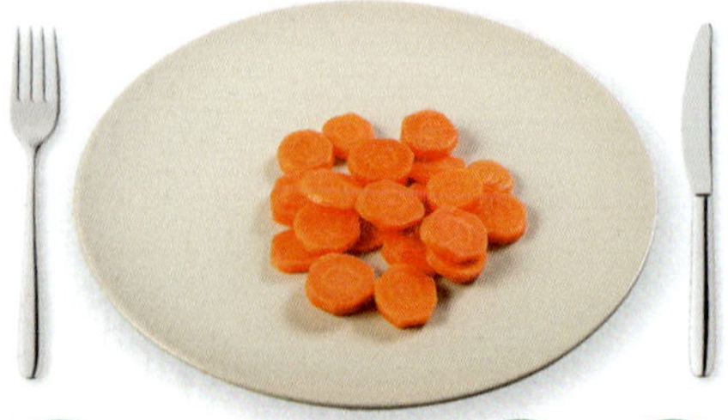

KH	Menge	KHE	BE	kcal	Ew	Fett	gFS	Ba
5g	80g	½	½	25	1g	0g	0g	2g

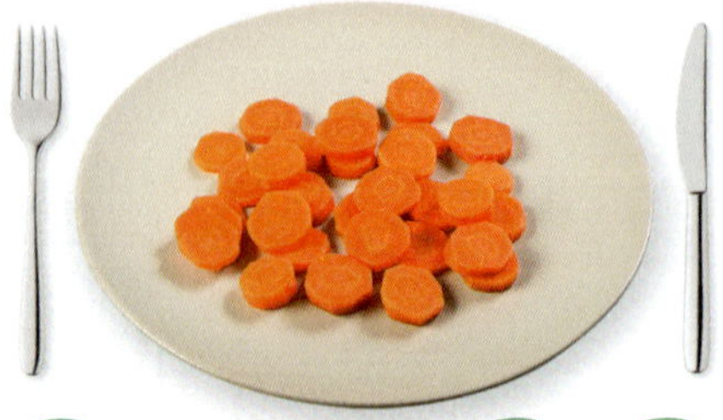

KH	Menge	KHE	BE	kcal	Ew	Fett	gFS	Ba
8g	120g	1	½	40	1g	0g	0g	4g

Paprika

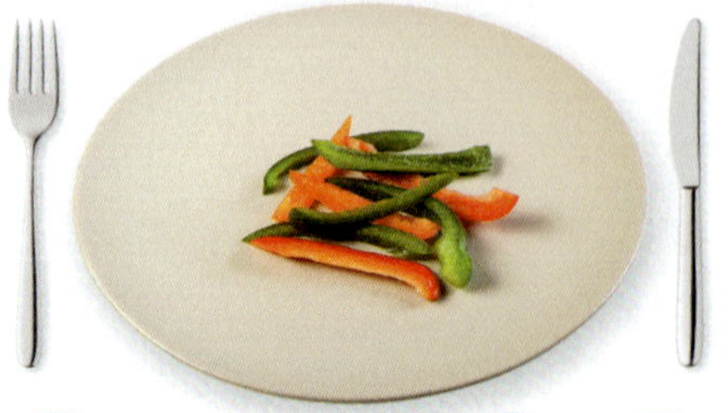

KH	Menge	KHE	BE	kcal	Ew	Fett	gFS	Ba
2g	40g	0	0	10	0g	0g	0g	1g

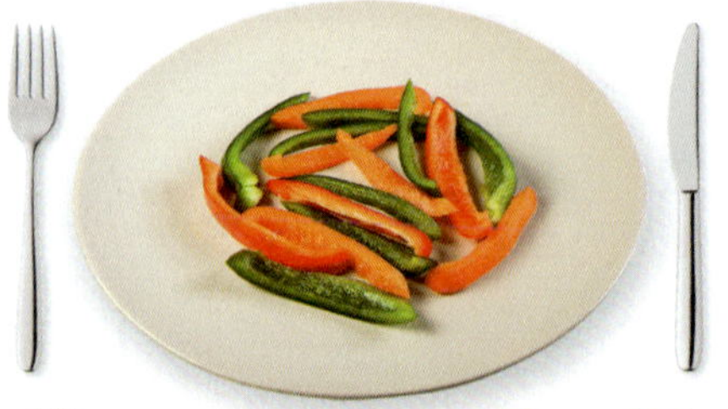

KH	Menge	KHE	BE	kcal	Ew	Fett	gFS	Ba
4g	80g	½	½	25	1g	0g	0g	3g

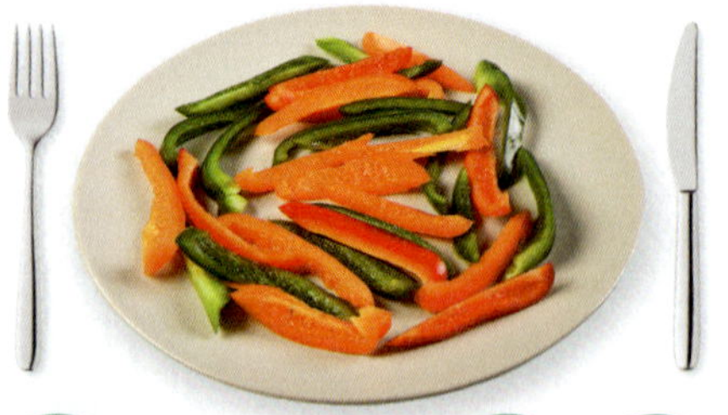

KH	Menge	KHE	BE	kcal	Ew	Fett	gFS	Ba
6g	120g	½	½	35	1g	0g	0g	4g

Maiskolben (gedünstet)

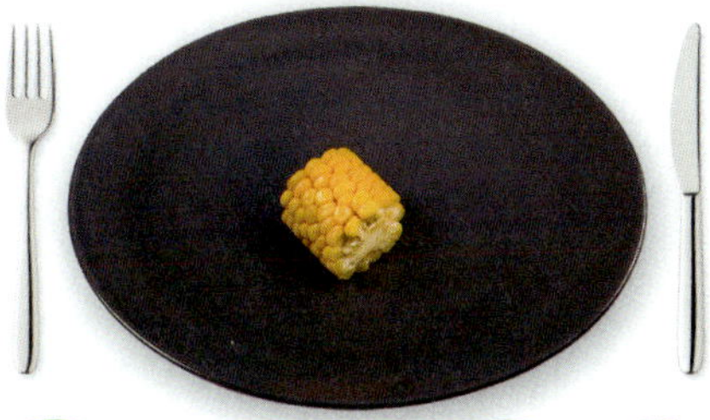

3g KH | 45g | ½ KHE | 0 BE

15 kcal | 1g Ew | 0g Fett | 0g gFS | 1g Ba

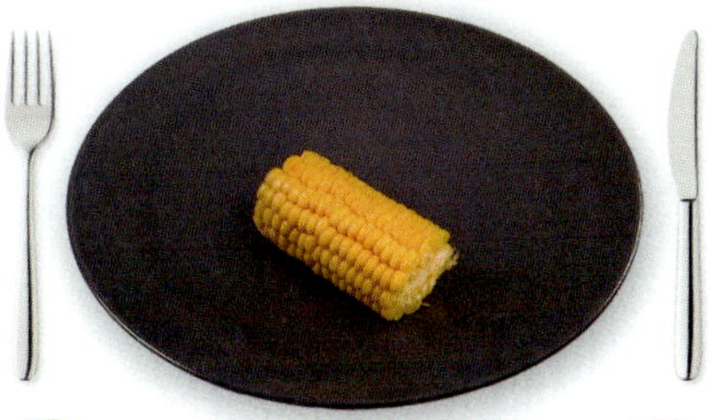

6g KH | 85g | ½ KHE | ½ BE

30 kcal | 1g Ew | 0g Fett | 0g gFS | 1g Ba

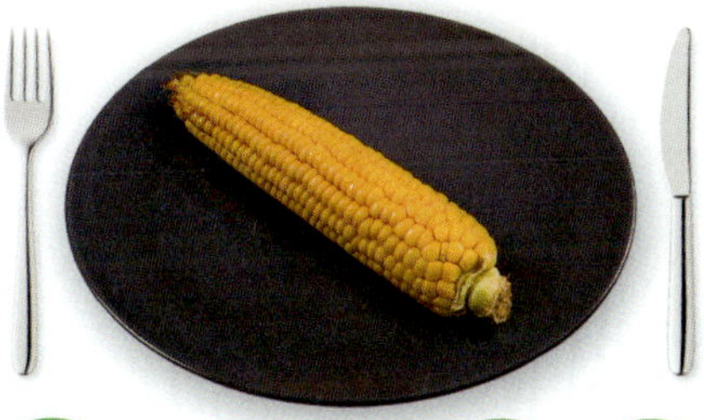

11g KH | 170g | 1 KHE | 1 BE

65 kcal | 2g Ew | 1g Fett | 0g gFS | 2g Ba

Zuckermais

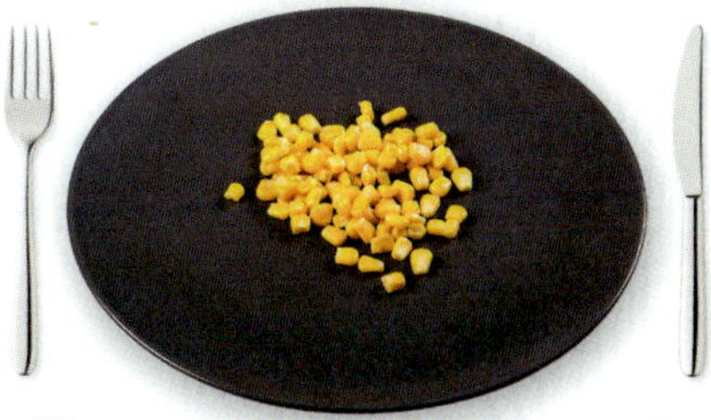

7g KH | 40g | ½ KHE | ½ BE

35 kcal | 1g Ew | 1g Fett | 0g gFS | 1g Ba

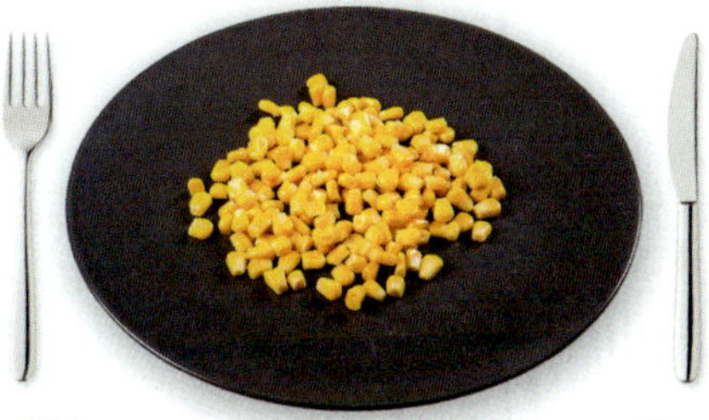

13g KH | 80g | 1½ KHE | 1 BE

75 kcal | 3g Ew | 1g Fett | 0g gFS | 2g Ba

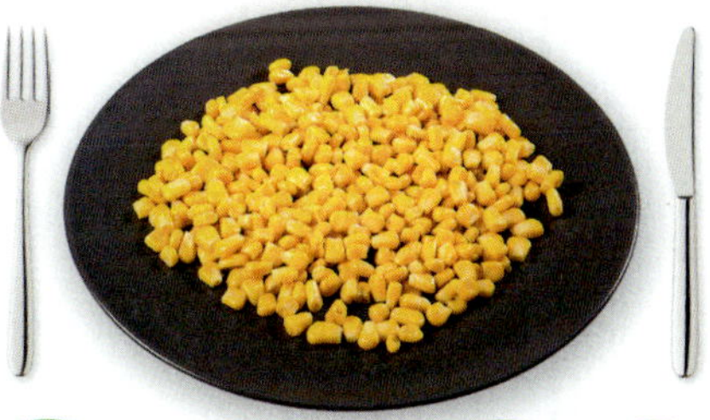

26g KH | 160g | 2½ KHE | 2 BE

150 kcal | 5g Ew | 2g Fett | 0g gFS | 5g Ba

26-cm-großer Teller

Radieschen

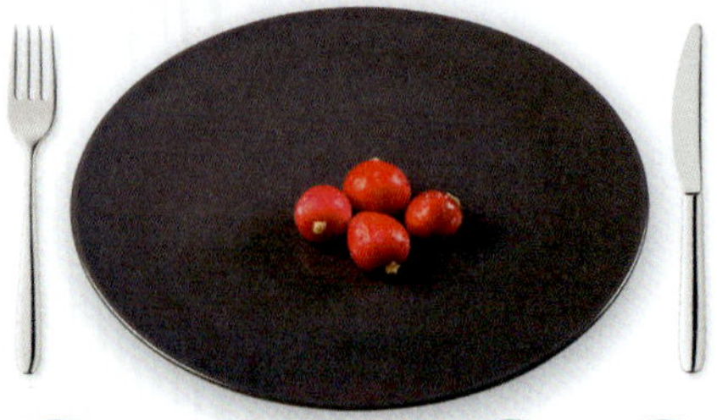

1g KH	40g		0 KHE	0 BE
5 kcal	0g Ew	0g Fett	0g gFS	1g Ba

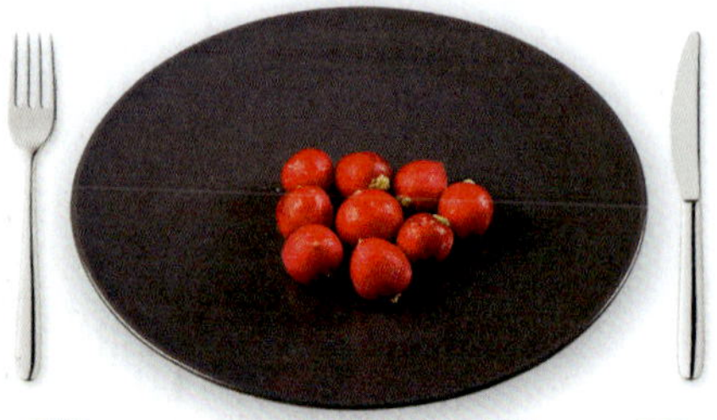

2g KH	80g		0 KHE	0 BE
10 kcal	1g Ew	0g Fett	0g gFS	1g Ba

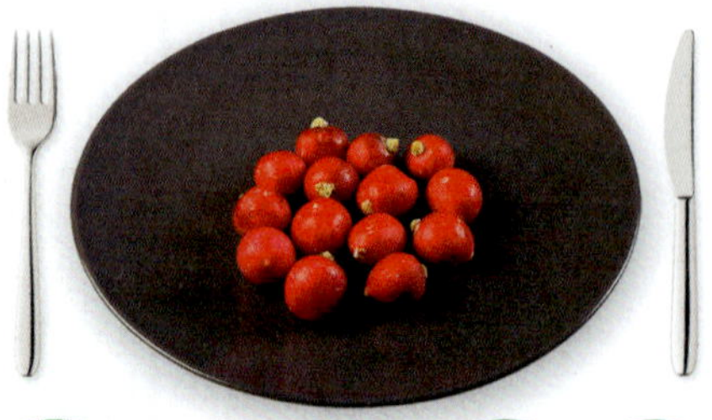

3g KH	120g		½ KHE	0 BE
20 kcal	1g Ew	0g Fett	0g gFS	2g Ba

Rote Bete • Rote Rübe (gekocht)

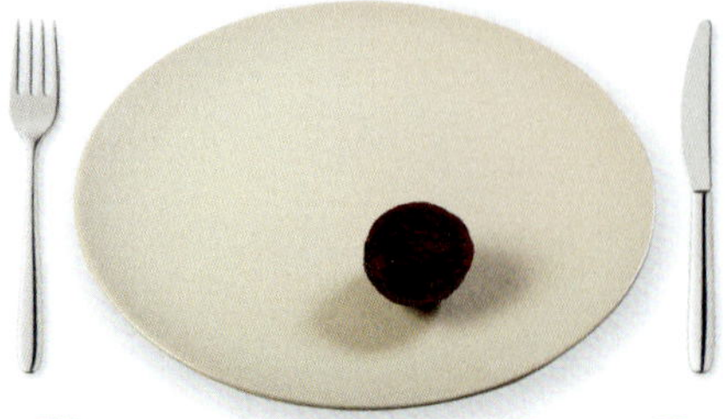

2g KH	30g		0 KHE	0 BE
10 kcal	0g Ew	0g Fett	0g gFS	1g Ba

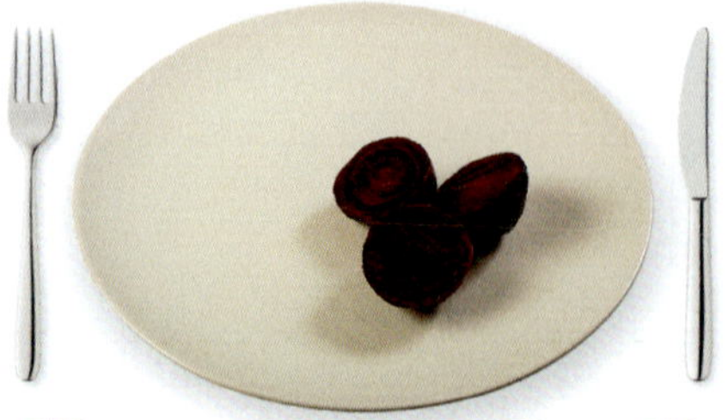

7g KH	90g		½ KHE	½ BE
35 kcal	1g Ew	0g Fett	0g gFS	2g Ba

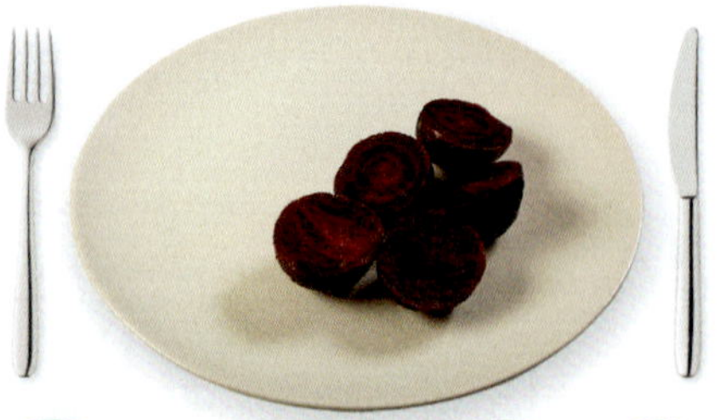

12g KH	150g		1 KHE	1 BE
60 kcal	2g Ew	0g Fett	0g gFS	4g Ba

26-cm-großer Teller

Ratatouille

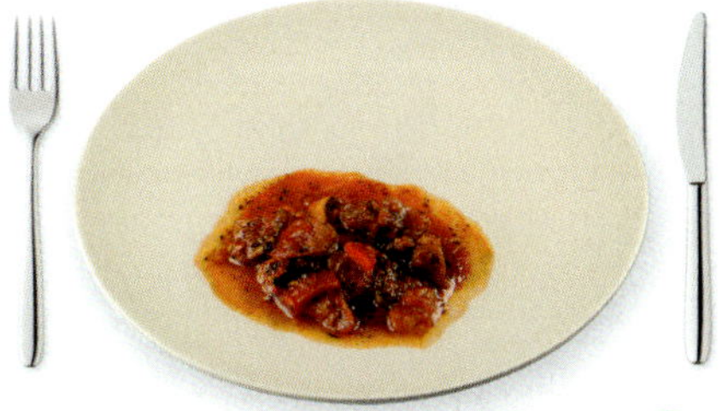

2g KH	75g		0 KHE	0 BE
40 kcal	1g Ew	3g Fett	0g gFS	1g Ba

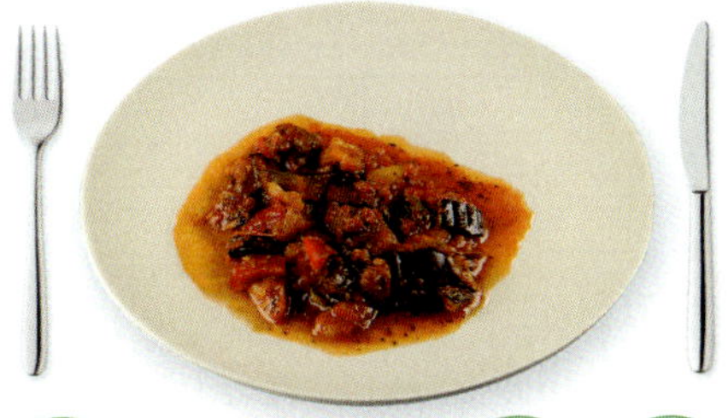

5g KH	150g		½ KHE	½ BE
80 kcal	2g Ew	6g Fett	1g gFS	2g Ba

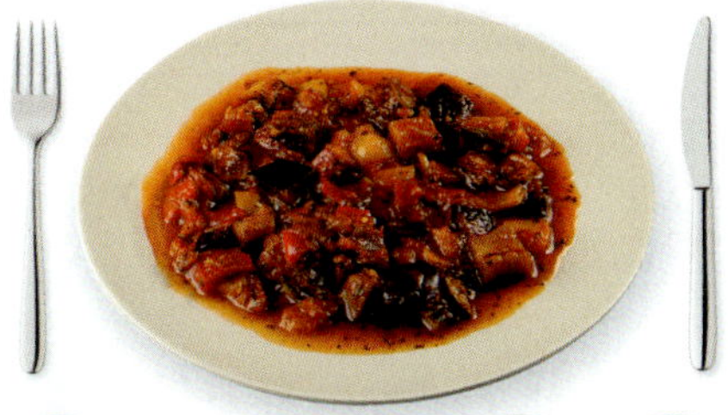

8g KH	250g		1 KHE	½ BE
135 kcal	4g Ew	10g Fett	2g gFS	4g Ba

Rotkraut • Blaukraut • Rotkohl

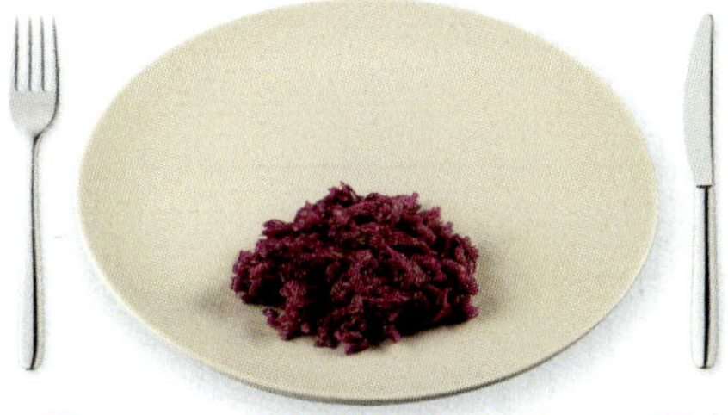

7g KH	75g		½ KHE	½ BE
40 kcal	1g Ew	0g Fett	0g gFS	2g Ba

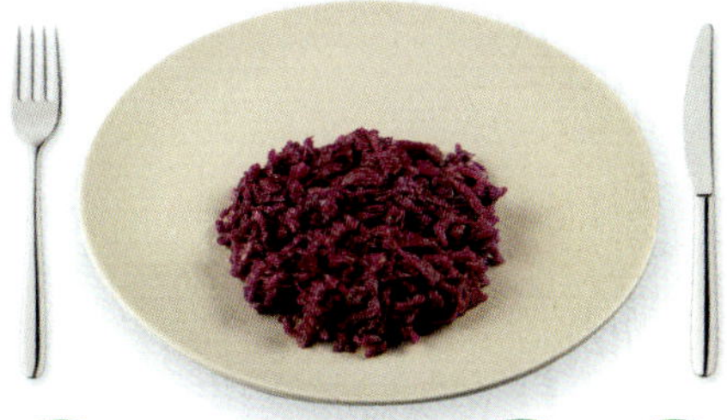

14g KH	150g		1½ KHE	1 BE
75 kcal	2g Ew	1g Fett	0g gFS	4g Ba

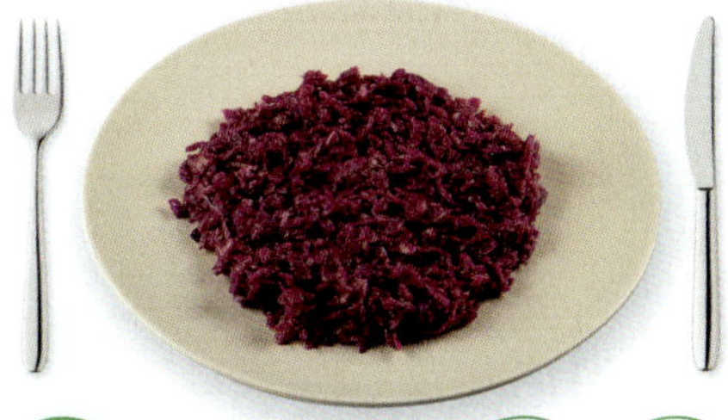

24g KH	250g		2½ KHE	2 BE
130 kcal	3g Ew	1g Fett	0g gFS	7g Ba

26-cm-großer Teller

Sauerkraut

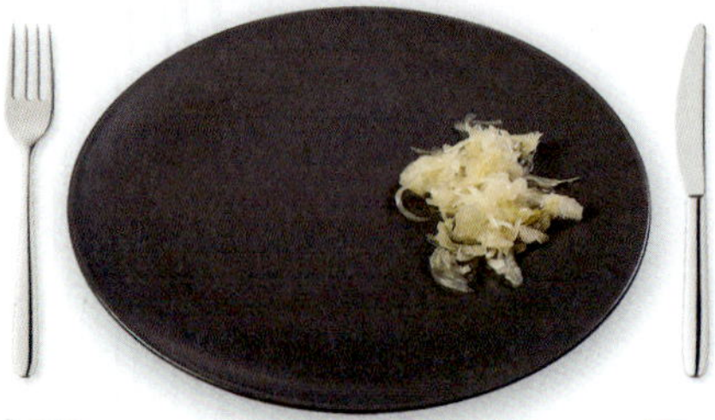

1g KH	30g	0 KHE	0 BE

10 kcal	0g Ew	0g Fett	0g gFS	1g Ba

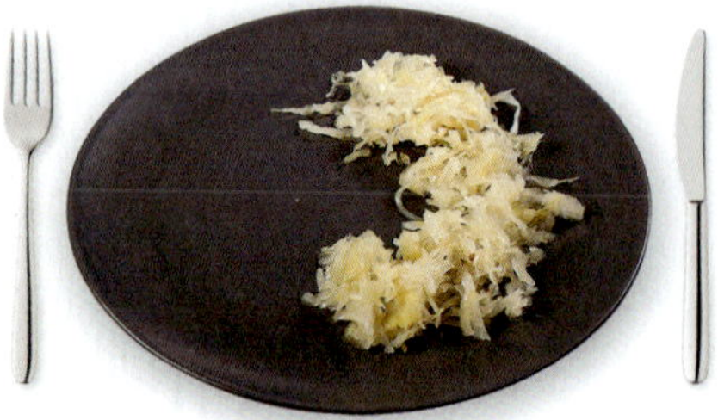

3g KH	85g	½ KHE	½ BE

25 kcal	1g Ew	0g Fett	0g gFS	2g Ba

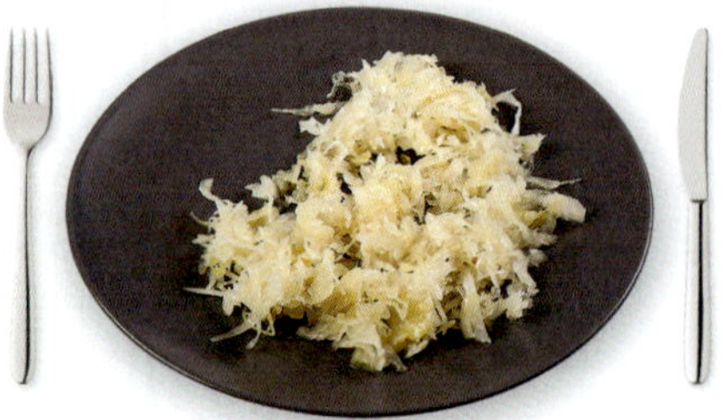

6g KH	140g	½ KHE	½ BE

40 kcal	2g Ew	1g Fett	0g gFS	3g Ba

Spargel (gedünstet)

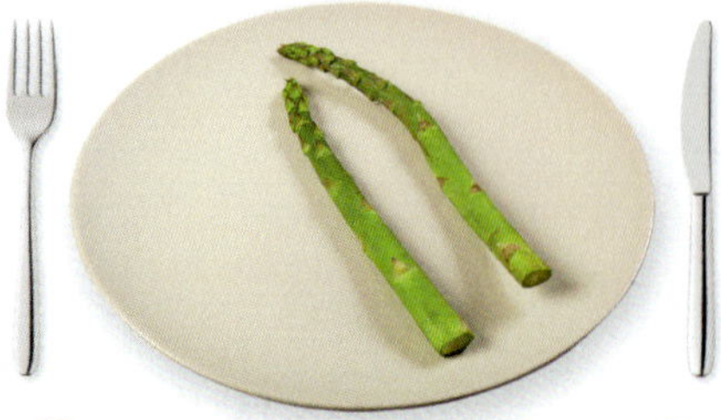

1g KH	40g	0 KHE	0 BE

10 kcal	1g Ew	0g Fett	0g gFS	1g Ba

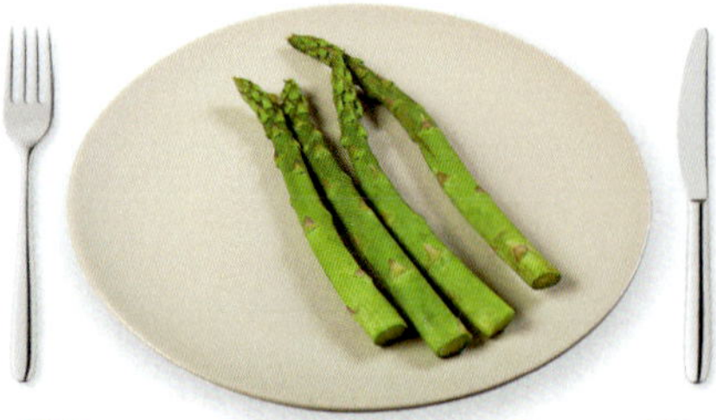

2g KH	80g	0 KHE	0 BE

15 kcal	2g Ew	0g Fett	0g gFS	1g Ba

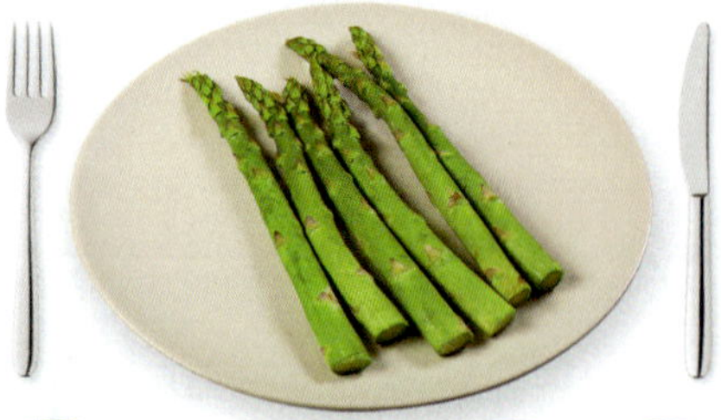

3g KH	120g	½ KHE	0 BE

25 kcal	3g Ew	0g Fett	0g gFS	2g Ba

26-cm-großer Teller

Stangensellerie

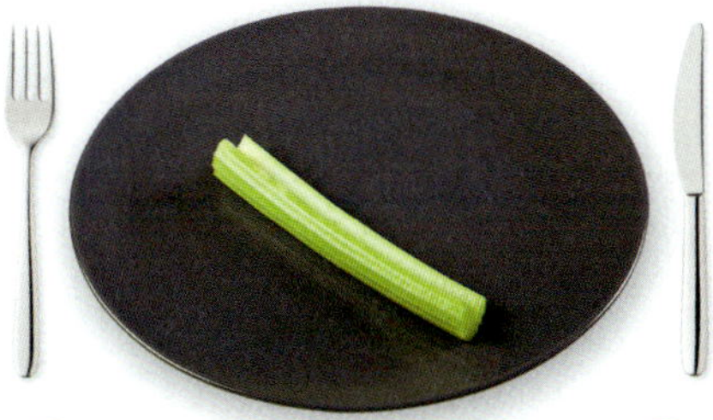

1g KH · 40g · 0 KHE · 0 BE

5 kcal · 0g Ew · 0g Fett · 0g gFS · 1g Ba

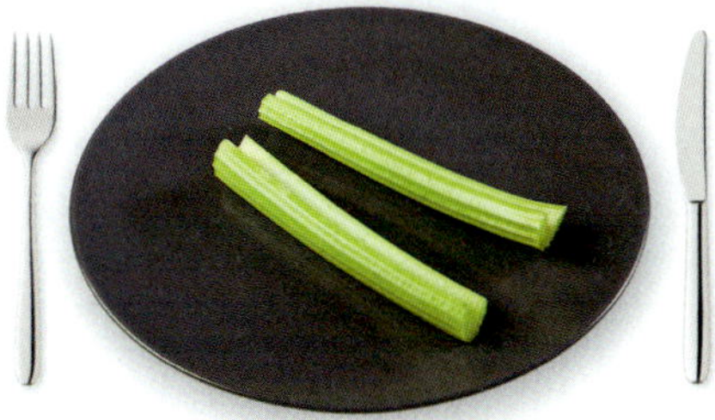

2g KH · 80g · 0 KHE · 0 BE

15 kcal · 1g Ew · 0g Fett · 0g gFS · 2g Ba

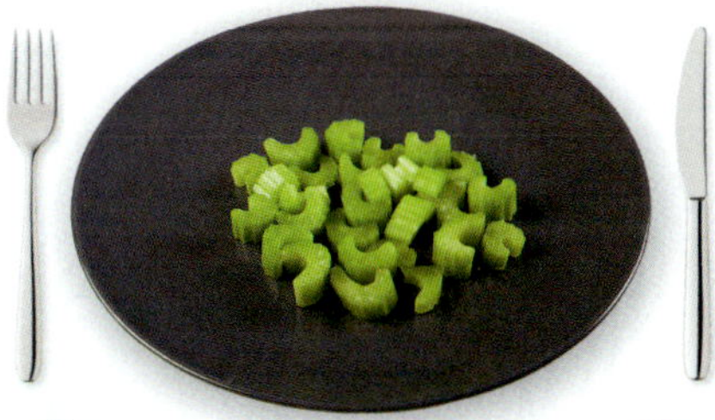

2g KH · 80g · 0 KHE · 0 BE

15 kcal · 1g Ew · 0g Fett · 0g gFS · 2g Ba

Tomaten • Paradeiser

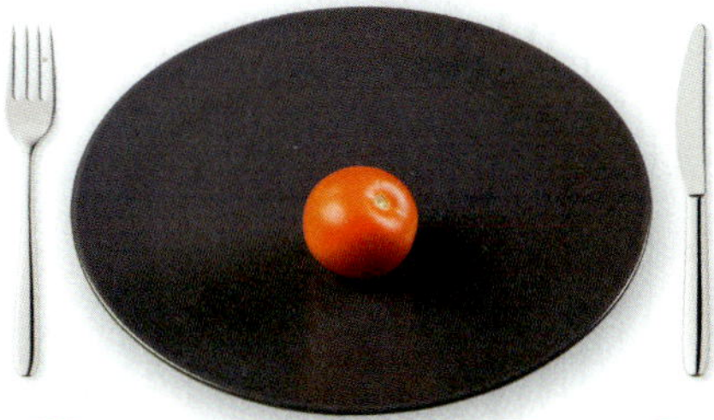

2g KH · 65g · 0 KHE · 0 BE

10 kcal · 1g Ew · 0g Fett · 0g gFS · 1g Ba

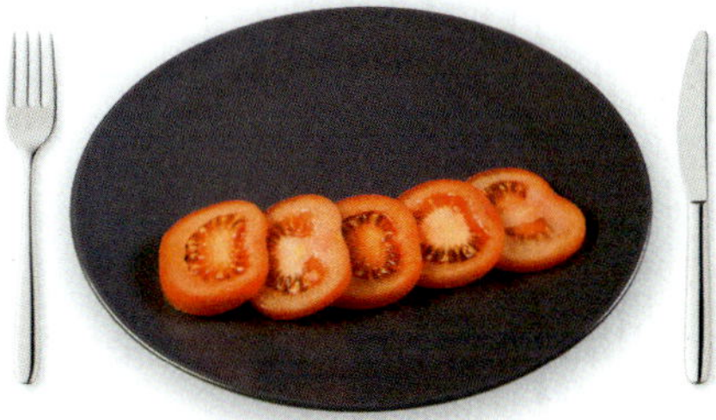

2g KH · 80g · 0 KHE · 0 BE

15 kcal · 1g Ew · 0g Fett · 0g gFS · 1g Ba

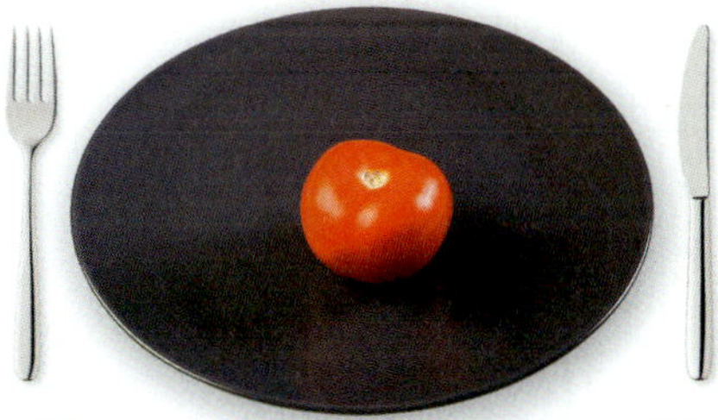

3g KH · 130g · ½ KHE · ½ BE

20 kcal · 1g Ew · 0g Fett · 0g gFS · 2g Ba

26-cm-großer Teller

Yamswurzel (gekocht)

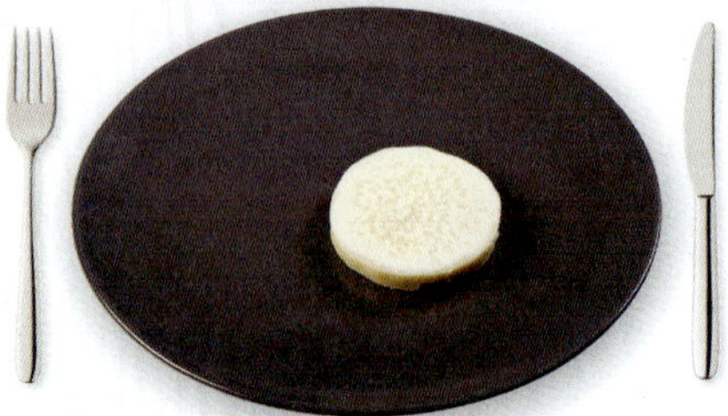

KH	Menge	KHE	BE
15g KH	60g	1½ KHE	1½ BE

kcal	Ew	Fett	gFS	Ba
70 kcal	1g Ew	0g Fett	0g gFS	3g Ba

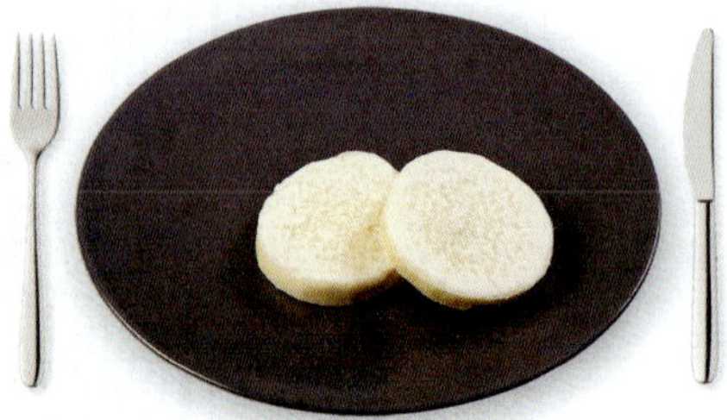

KH	Menge	KHE	BE
30g KH	120g	3 KHE	2½ BE

kcal	Ew	Fett	gFS	Ba
135 kcal	2g Ew	0g Fett	0g gFS	5g Ba

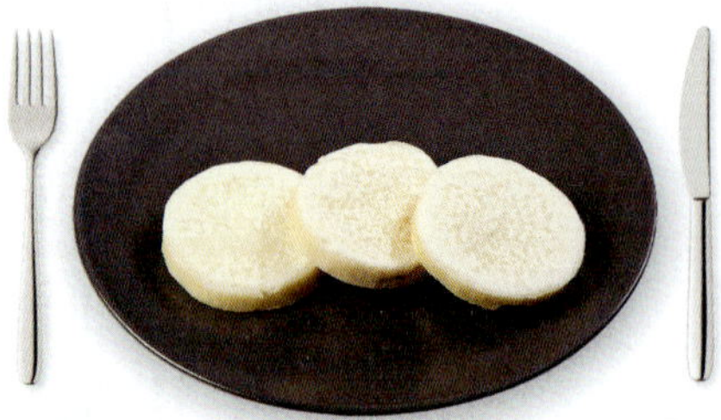

KH	Menge	KHE	BE
46g KH	180g	4½ KHE	4 BE

kcal	Ew	Fett	gFS	Ba
205 kcal	3g Ew	0g Fett	0g gFS	8g Ba

Zucchini (gedünstet)

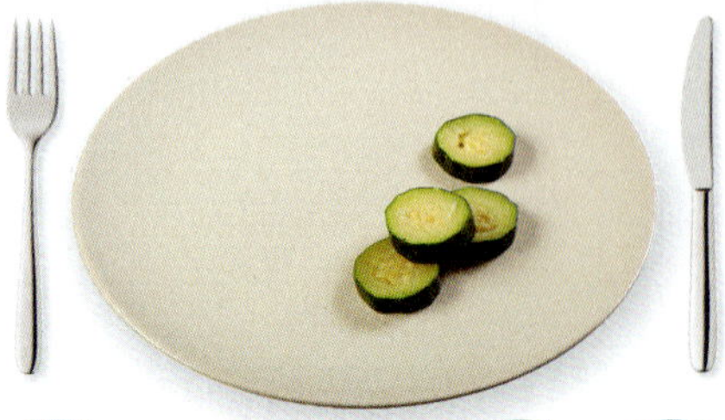

KH	Menge	KHE	BE
1g KH	40g	0 KHE	0 BE

kcal	Ew	Fett	gFS	Ba
10 kcal	1g Ew	0g Fett	0g gFS	0g Ba

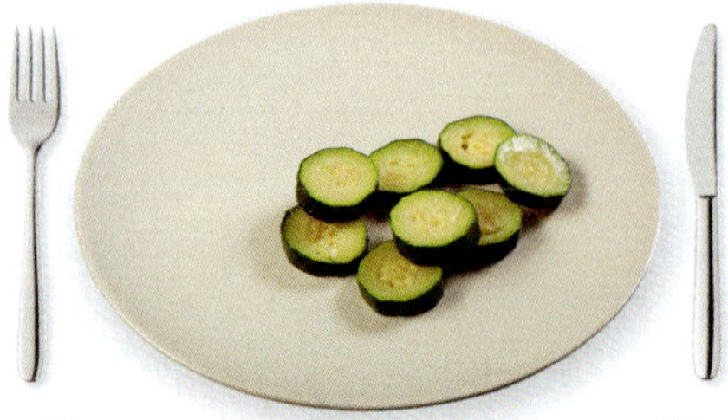

KH	Menge	KHE	BE
2g KH	80g	0 KHE	0 BE

kcal	Ew	Fett	gFS	Ba
20 kcal	2g Ew	0g Fett	0g gFS	1g Ba

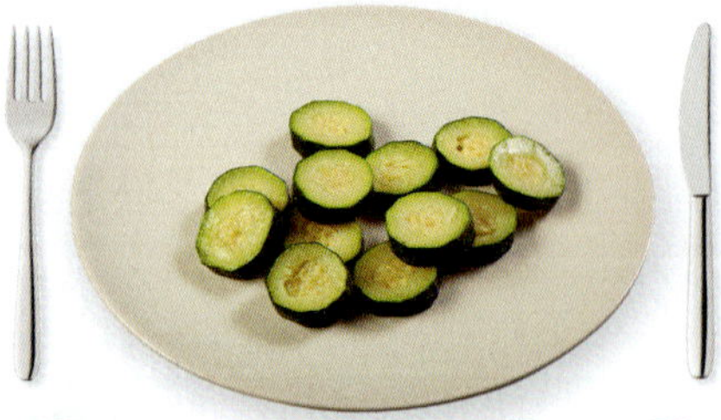

KH	Menge	KHE	BE
3g KH	120g	½ KHE	0 BE

kcal	Ew	Fett	gFS	Ba
25 kcal	3g Ew	0g Fett	0g gFS	1g Ba

26-cm-großer Teller

Erbsen

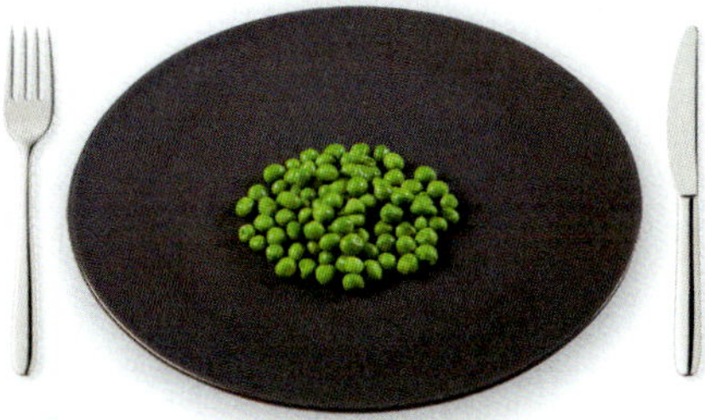

5g KH | 40g | ½ KHE | ½ BE

35 kcal | 3g Ew | 0g Fett | 0g gFS | 2g Ba

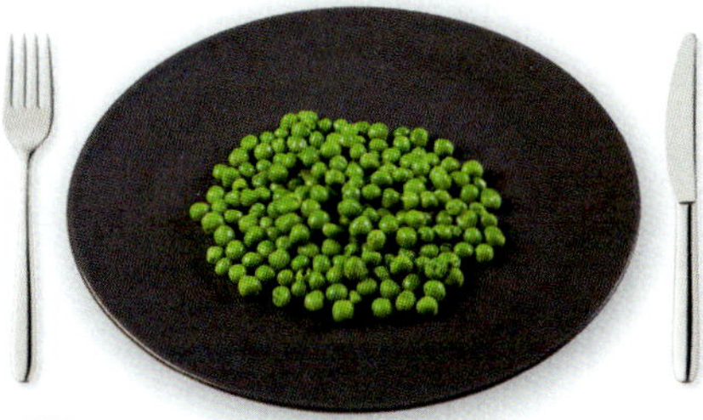

10g KH | 80g | 1 KHE | 1 BE

70 kcal | 5g Ew | 0g Fett | 0g gFS | 4g Ba

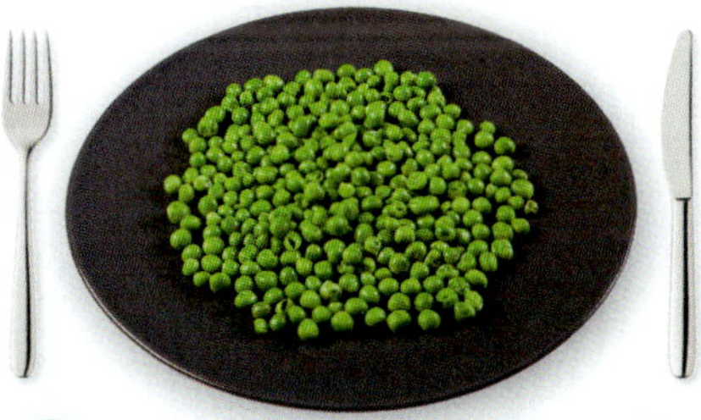

15g KH | 120g | 1½ KHE | 1½ BE

100 kcal | 8g Ew | 1g Fett | 0g gFS | 6g Ba

Erbsenschoten

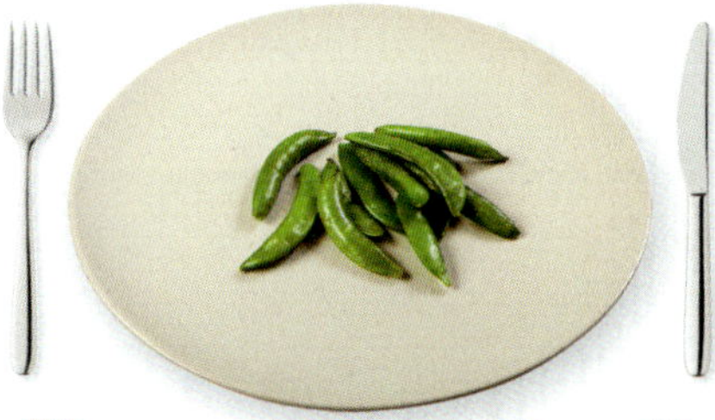

2g KH | 40g | 0 KHE | 0 BE

15 kcal | 1g Ew | 0g Fett | 0g gFS | 1g Ba

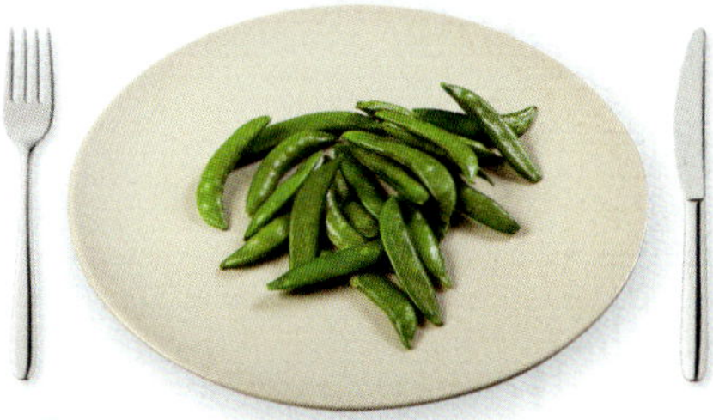

4g KH | 80g | ½ KHE | ½ BE

25 kcal | 2g Ew | 0g Fett | 0g gFS | 1g Ba

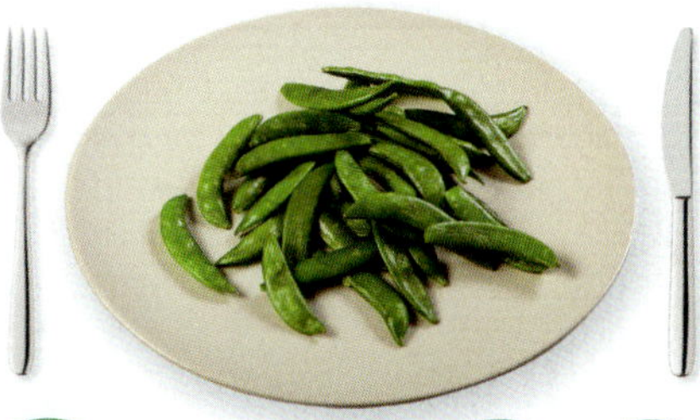

6g KH | 120g | ½ KHE | ½ BE

40 kcal | 4g Ew | 0g Fett | 0g gFS | 2g Ba

26-cm-großer Teller

Grüne Bohnen • Fisolen (gedünstet)

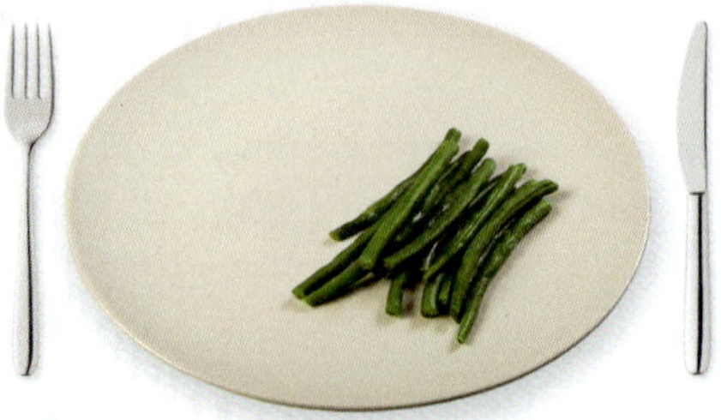

2g KH	40g	0 KHE	0 BE	
20 kcal	1g Ew	1g Fett	0g gFS	1g Ba

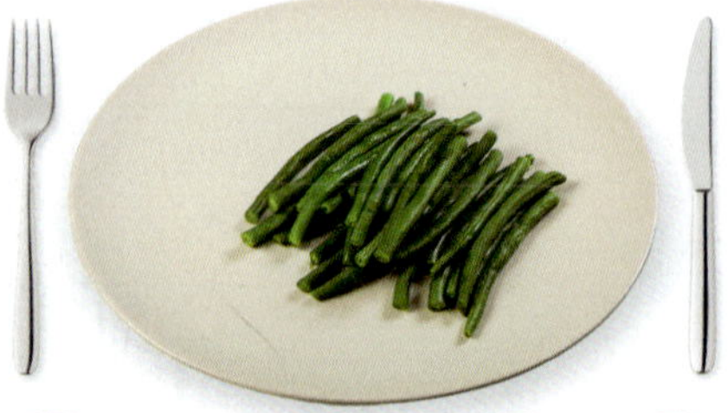

3g KH	80g	½ KHE	½ BE	
35 kcal	1g Ew	2g Fett	1g gFS	2g Ba

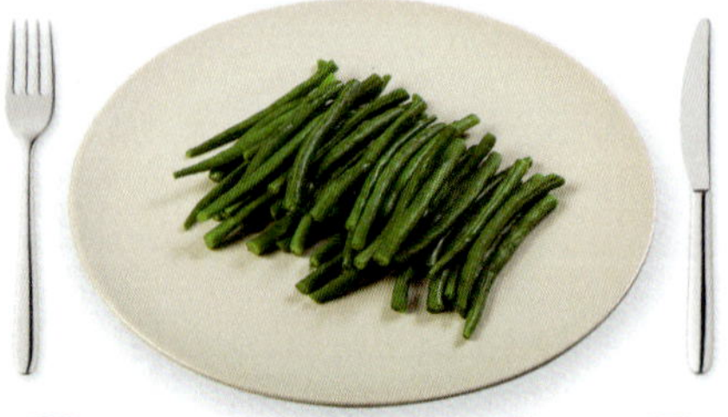

5g KH	120g	½ KHE	½ BE	
55 kcal	2g Ew	3g Fett	1g gFS	3g Ba

Kichererbsen

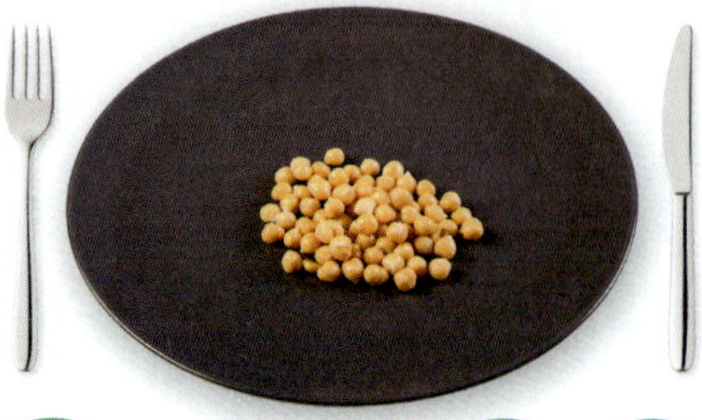

6g KH	40g	½ KHE	½ BE	
45 kcal	3g Ew	1g Fett	0g gFS	3g Ba

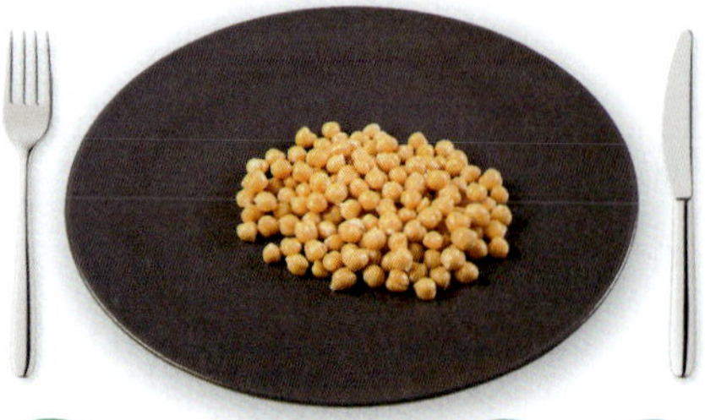

13g KH	80g	1½ KHE	1 BE	
95 kcal	5g Ew	2g Fett	0g gFS	5g Ba

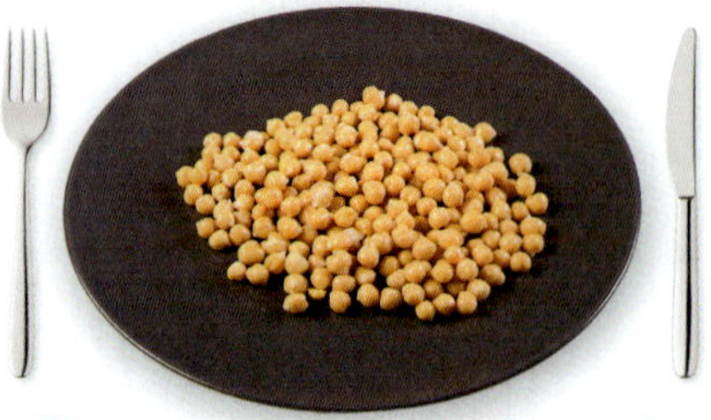

19g KH	120g	2 KHE	1½ BE	
140 kcal	8g Ew	2g Fett	0g gFS	8g Ba

Kidneybohnen

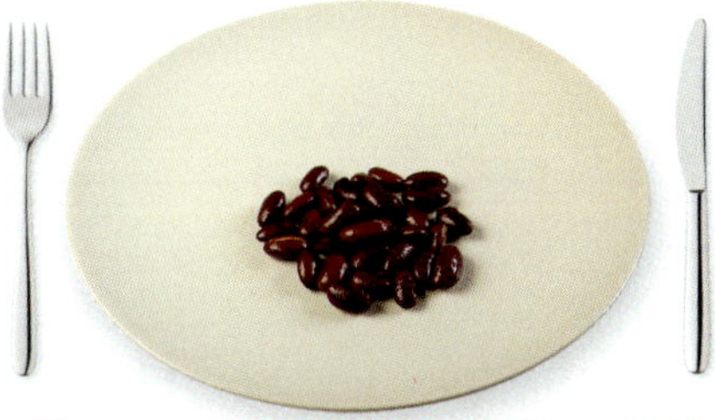

6g KH	40g		½ KHE	½ BE
45 kcal	4g Ew	0g Fett	0g gFS	4g Ba

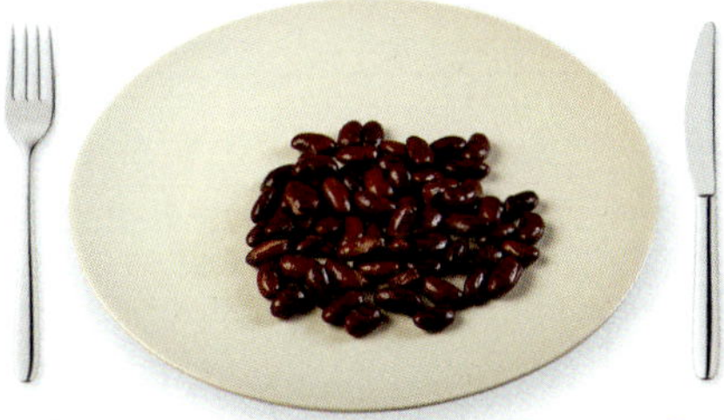

12g KH	80g		1 KHE	1 BE
85 kcal	8g Ew	0g Fett	0g gFS	8g Ba

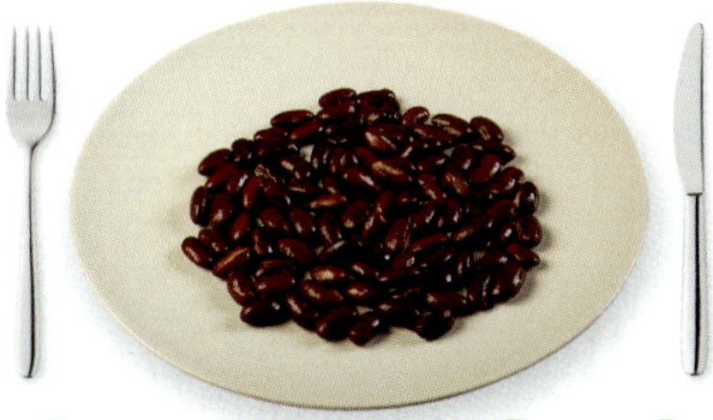

18g KH	120g		2 KHE	1½ BE
130 kcal	12g Ew	1g Fett	0g gFS	11g Ba

Linsen

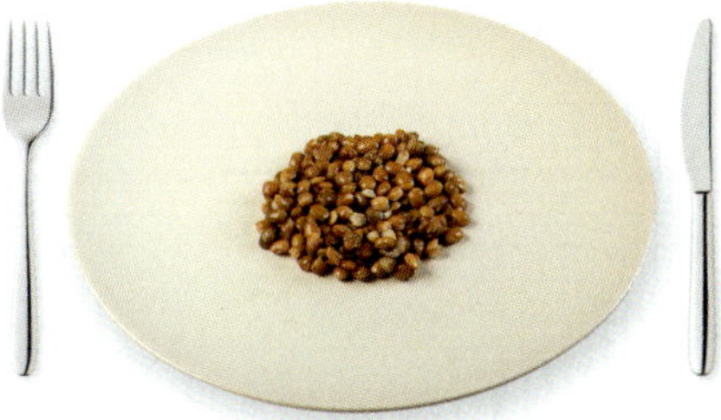

5g KH	40g		½ KHE	½ BE
40 kcal	3g Ew	0g Fett	0g gFS	2g Ba

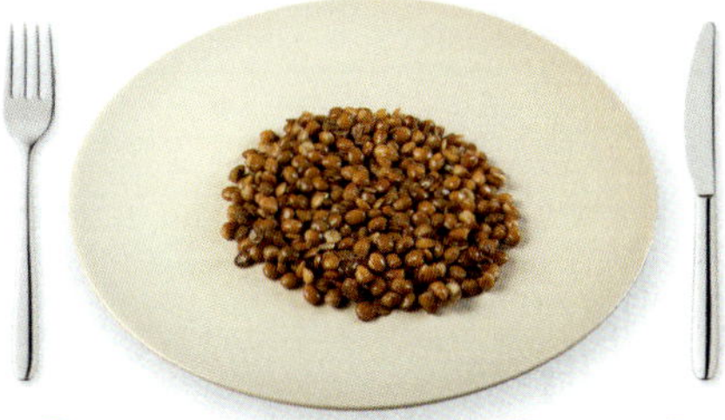

11g KH	80g		1 KHE	1 BE
75 kcal	6g Ew	0g Fett	0g gFS	3g Ba

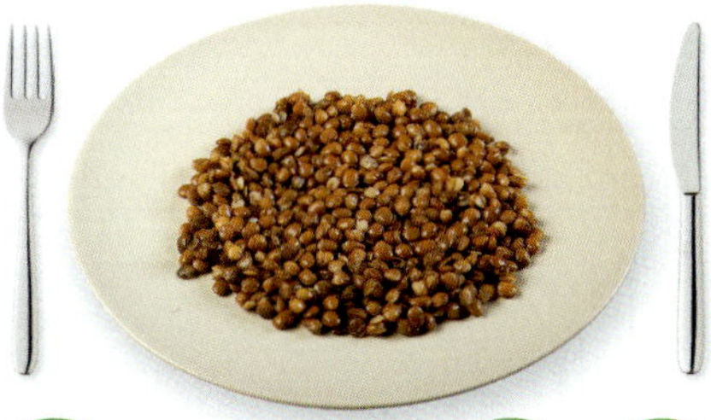

16g KH	120g		1½ KHE	1½ BE
115 kcal	9g Ew	1g Fett	0g gFS	5g Ba

26-cm-großer Teller

Mungobohnen

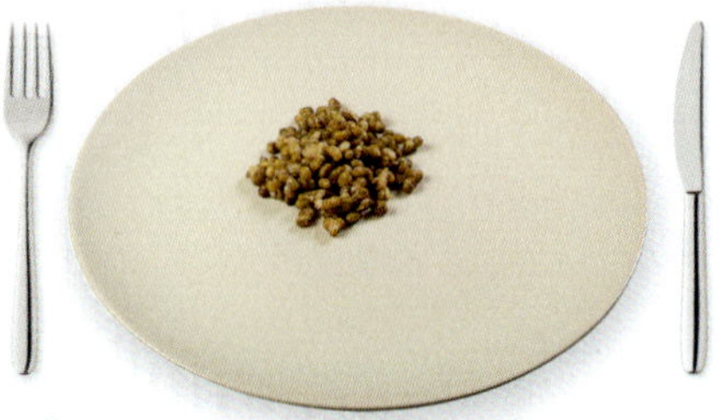

5g KH	30g		½ KHE	½ BE
30 kcal	2g Ew	0g Fett	0g gFS	1g Ba

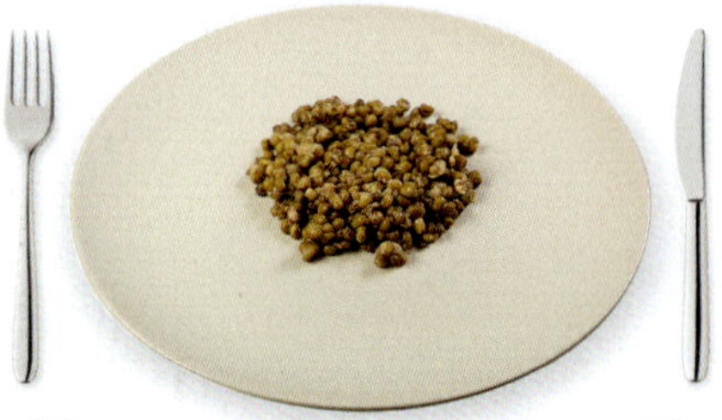

11g KH	65g		1 KHE	1 BE
70 kcal	5g Ew	0g Fett	0g gFS	3g Ba

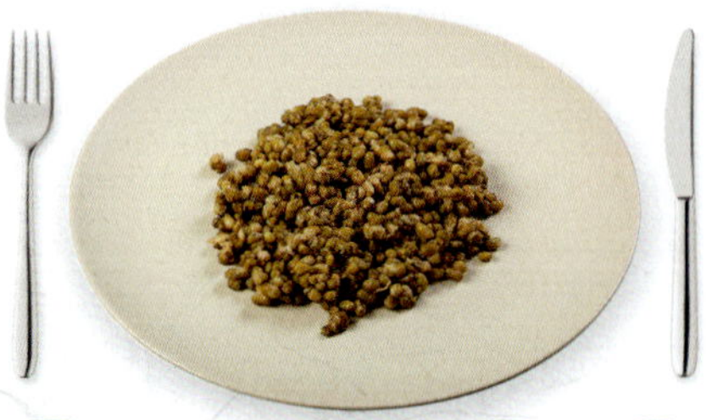

15g KH	90g		1½ KHE	1 BE
95 kcal	7g Ew	0g Fett	0g gFS	4g Ba

Sojasprossen

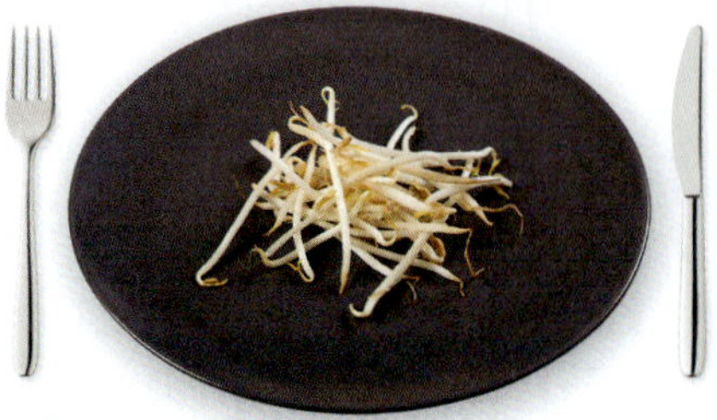

1g KH	30g		0 KHE	0 BE
15 kcal	2g Ew	0g Fett	0g gFS	1g Ba

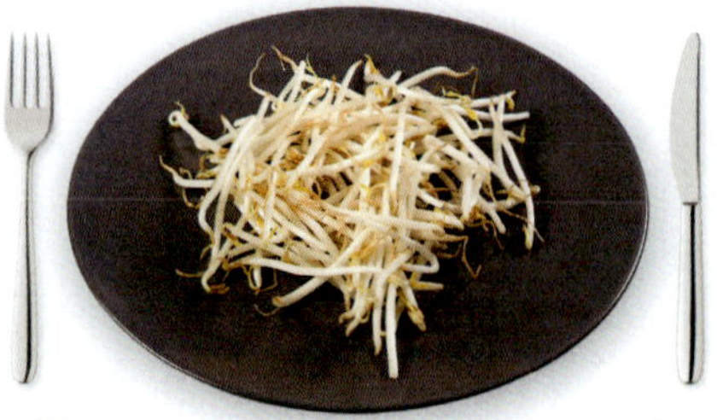

4g KH	80g		½ KHE	½ BE
45 kcal	5g Ew	1g Fett	0g gFS	2g Ba

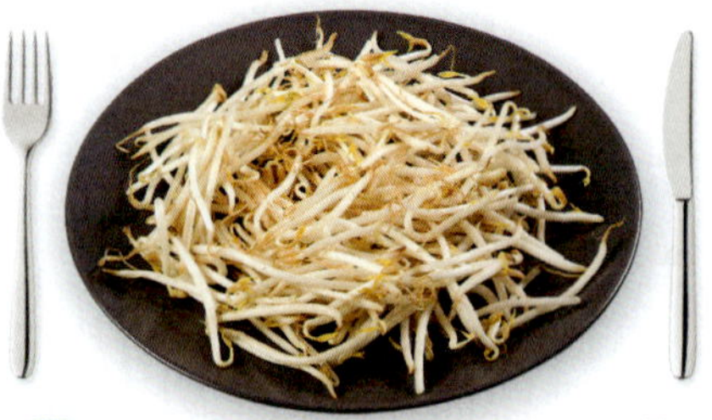

8g KH	170g		1 KHE	½ BE
90 kcal	11g Ew	2g Fett	0g gFS	4g Ba

Sojabohnen

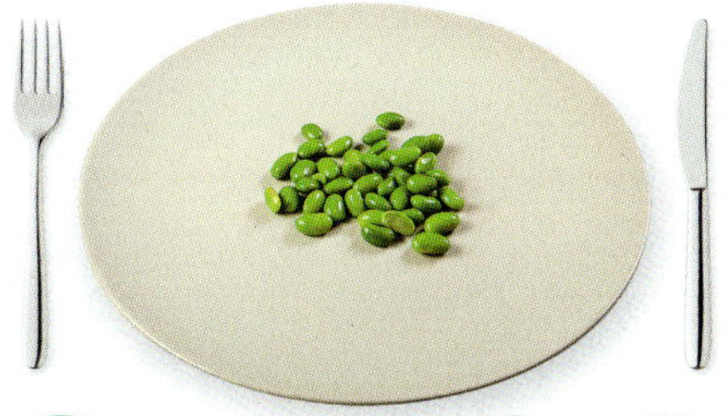

KH	Menge	KHE	BE
1g	30g	0	0

kcal	Ew	Fett	gFS	Ba
45	5g	2g	0g	3g

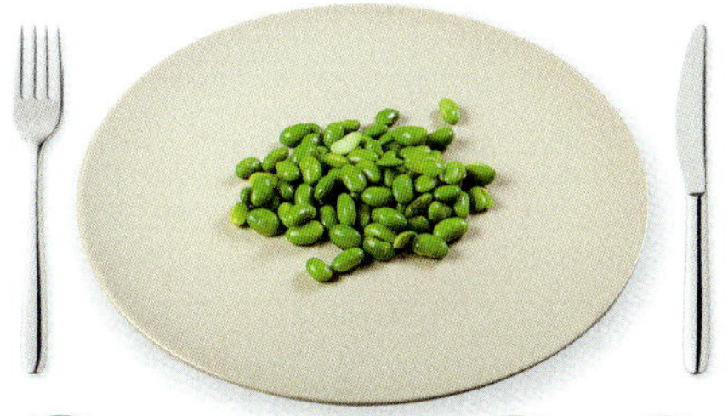

KH	Menge	KHE	BE
2g	60g	0	0

kcal	Ew	Fett	gFS	Ba
90	9g	5g	1g	6g

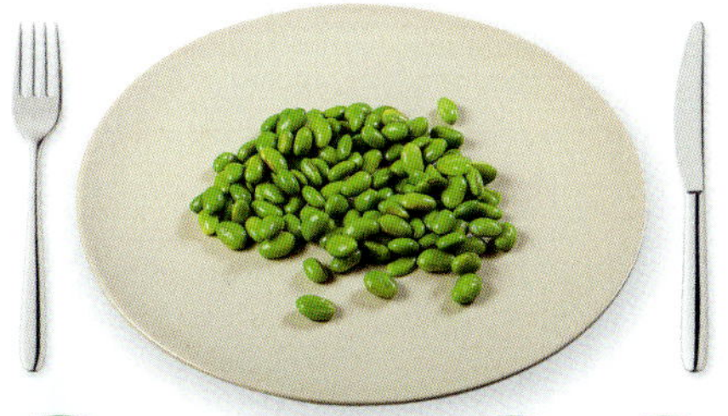

KH	Menge	KHE	BE
2g	90g	0	0

kcal	Ew	Fett	gFS	Ba
130	14g	7g	1g	9g

Zuckerschoten

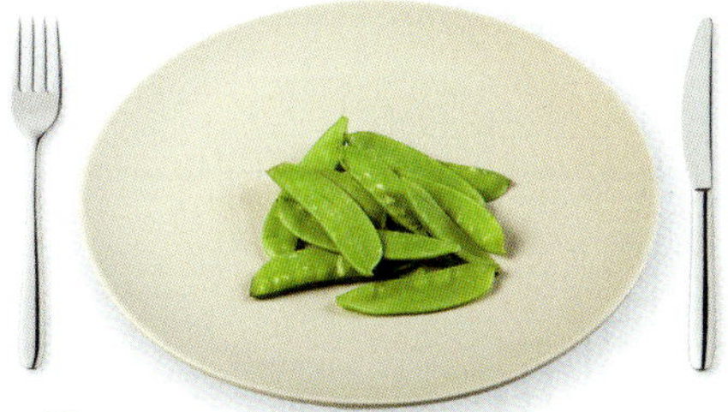

KH	Menge	KHE	BE
2g	40g	0	0

kcal	Ew	Fett	gFS	Ba
15	1g	0g	0g	1g

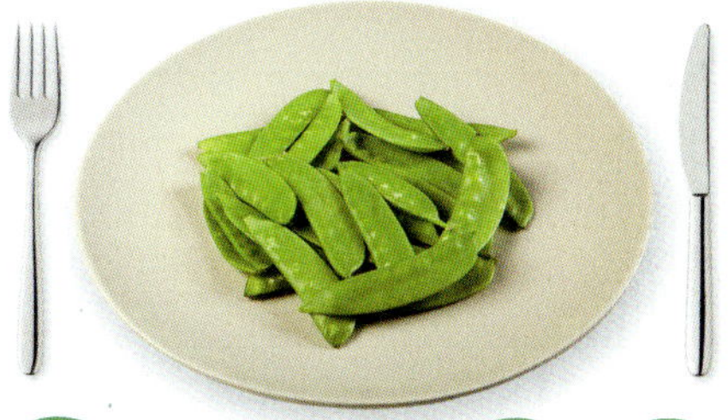

KH	Menge	KHE	BE
3g	80g	½	½

kcal	Ew	Fett	gFS	Ba
25	3g	0g	0g	2g

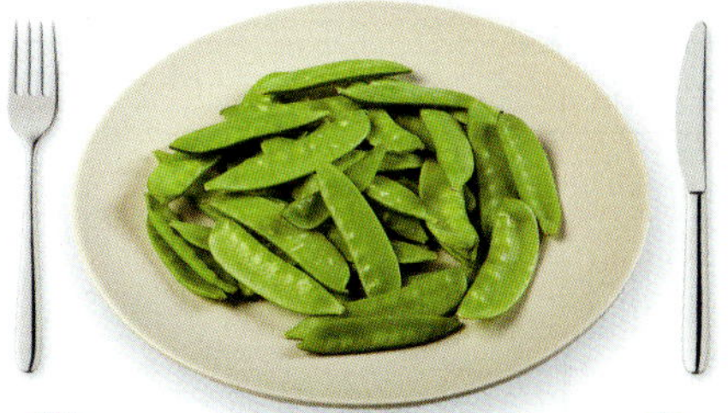

KH	Menge	KHE	BE
5g	120g	½	½

kcal	Ew	Fett	gFS	Ba
40	4g	0g	0g	4g

26-cm-großer Teller

Barbeque-Bauchfleisch

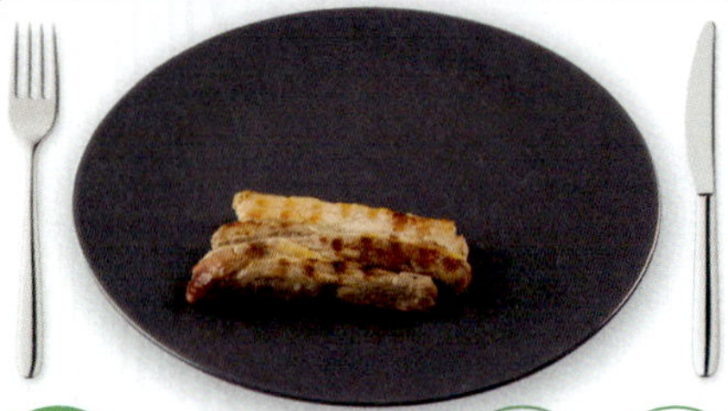

0g KH	70g	0 KHE	0 BE
220 kcal	17g Ew	17g Fett	7g gFS	0g Ba

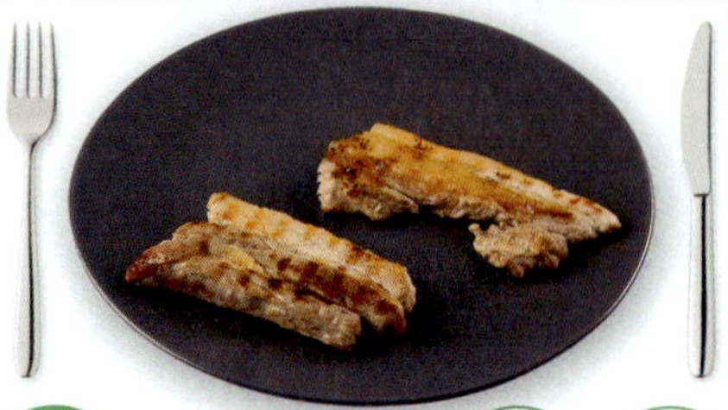

0g KH	140g	0 KHE	0 BE
440 kcal	34g Ew	34g Fett	14g gFS	0g Ba

Barbeque-Karree

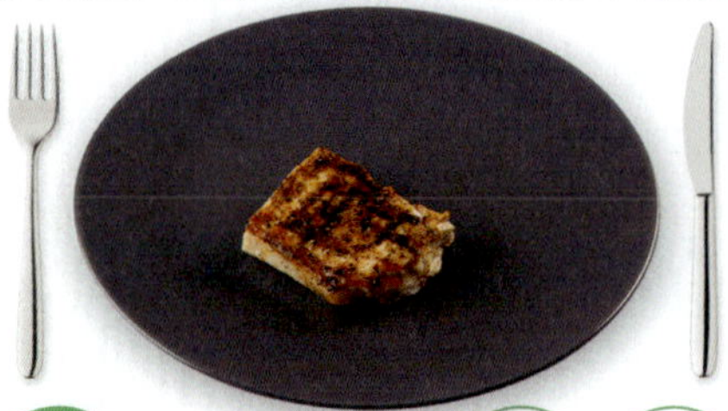

0g KH	90g	0 KHE	0 BE
195 kcal	25g Ew	11g Fett	4g gFS	0g Ba

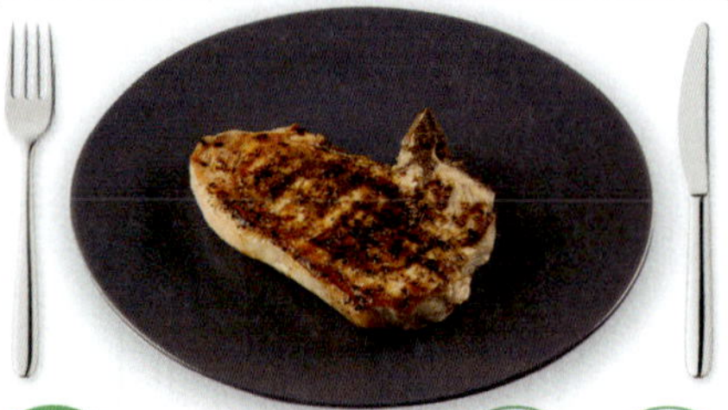

0g KH	225g	0 KHE	0 BE
490 kcal	62g Ew	27g Fett	11g gFS	0g Ba

Brathuhn • Grillhendl mit Haut

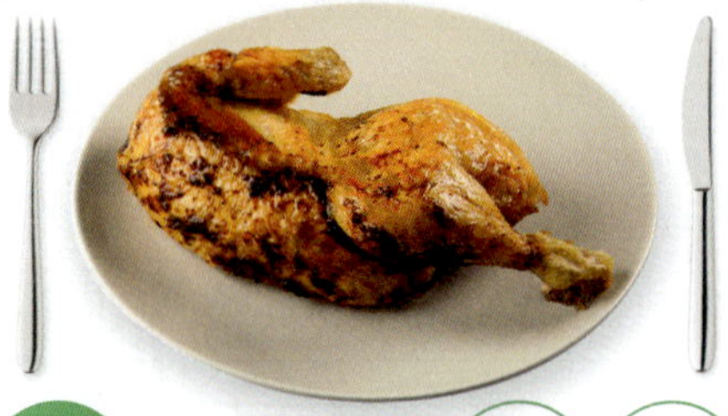

0g KH	625g	0 KHE	0 BE
730 kcal	101g Ew	36g Fett	11g gFS	0g Ba

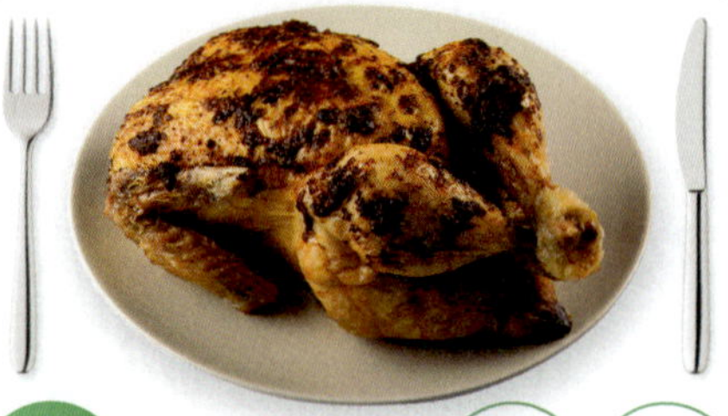

0g KH	1250g	0 KHE	0 BE
1465 kcal	201g Ew	73g Fett	21g gFS	0g Ba

26-cm-großer Teller

Boeuf Stroganoff

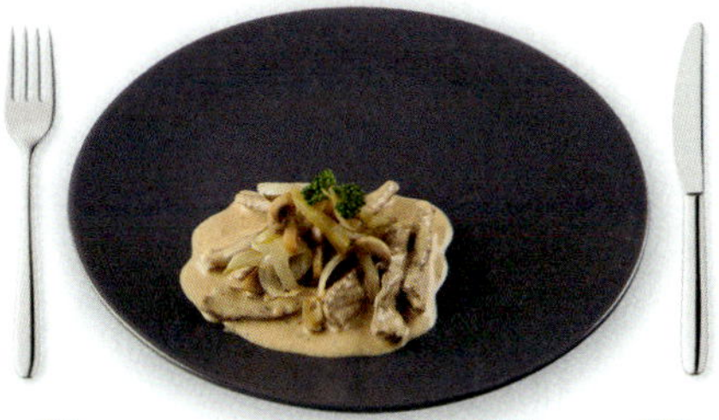

Menge	KH	KHE	BE	kcal	Ew	Fett	gFS	Ba
75g	1g	0	0	90	7g	6g	3g	0g

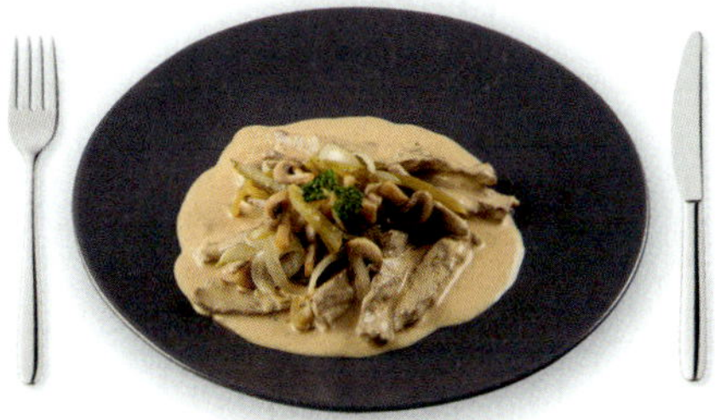

Menge	KH	KHE	BE	kcal	Ew	Fett	gFS	Ba
150g	3g	½	0	180	13g	12g	6g	1g

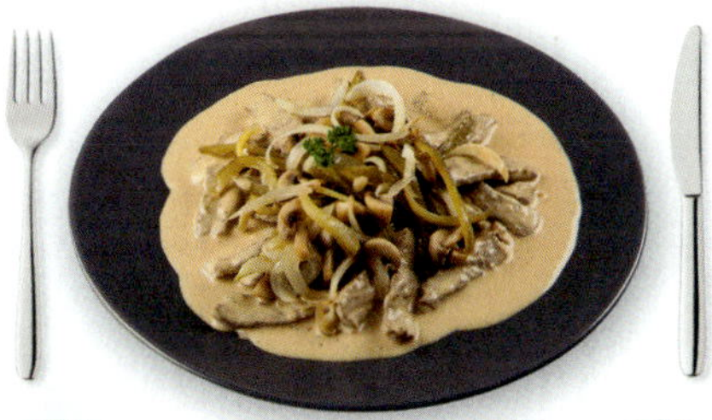

Menge	KH	KHE	BE	kcal	Ew	Fett	gFS	Ba
250g	5g	½	½	300	22g	21g	11g	2g

Bulette • Frikadelle • Faschiertes Laibchen

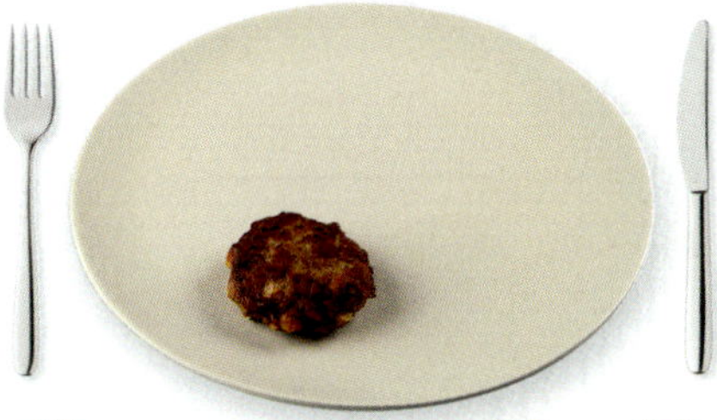

Menge	KH	KHE	BE	kcal	Ew	Fett	gFS	Ba
60g	4g	½	½	125	13g	6g	2g	0g

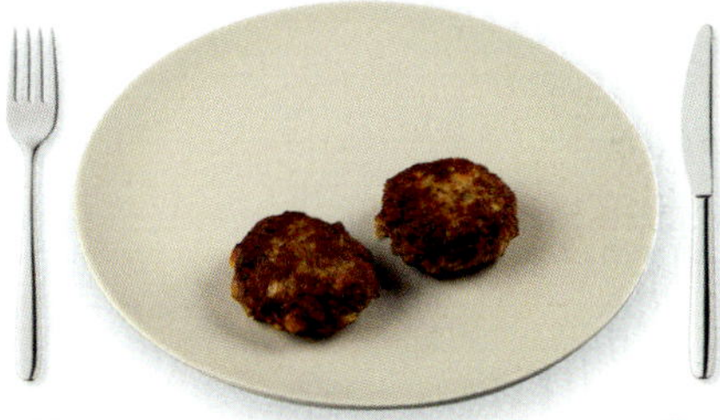

Menge	KH	KHE	BE	kcal	Ew	Fett	gFS	Ba
120g	8g	1	½	250	26g	13g	3g	1g

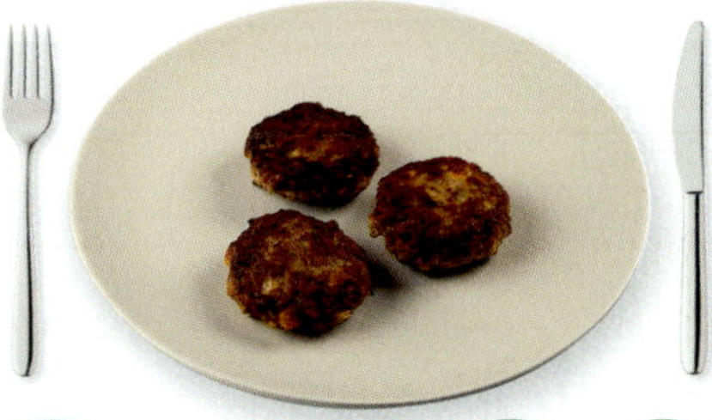

Menge	KH	KHE	BE	kcal	Ew	Fett	gFS	Ba
180g	13g	1½	1	375	39g	19g	5g	1g

26-cm-großer Teller

Cevapcici

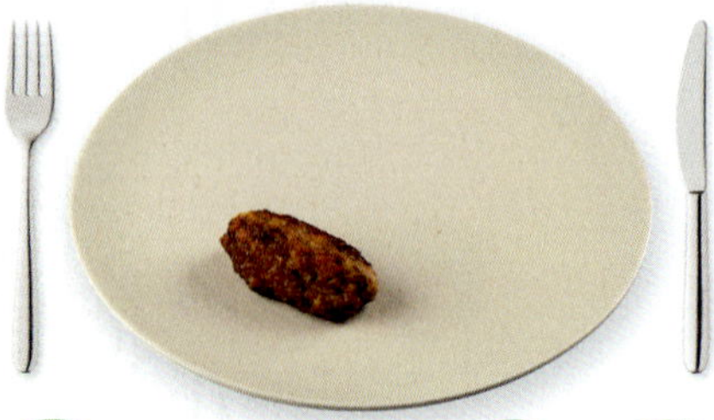

4g KH | 40g | ½ KHE | ½ BE

90 kcal | 6g Ew | 6g Fett | 2g gFS | 0g Ba

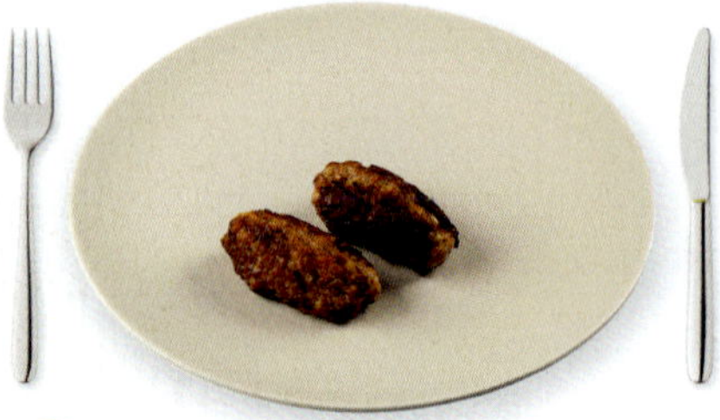

8g KH | 80g | 1 KHE | ½ BE

180 kcal | 12g Ew | 11g Fett | 5g gFS | 1g Ba

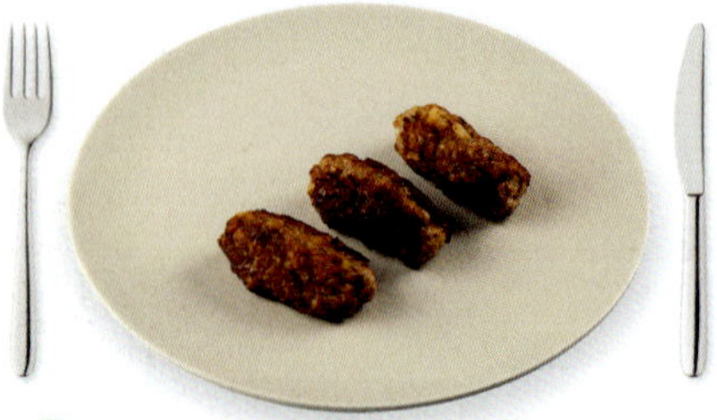

12g KH | 120g | 1 KHE | 1 BE

270 kcal | 17g Ew | 17g Fett | 7g gFS | 1g Ba

Cordon Bleu mit Putenfleisch

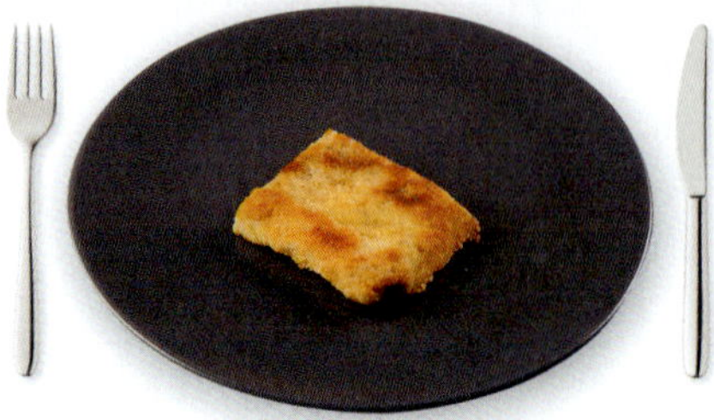

6g KH | 75g | ½ KHE | ½ BE

150 kcal | 16g Ew | 7g Fett | 2g gFS | 0g Ba

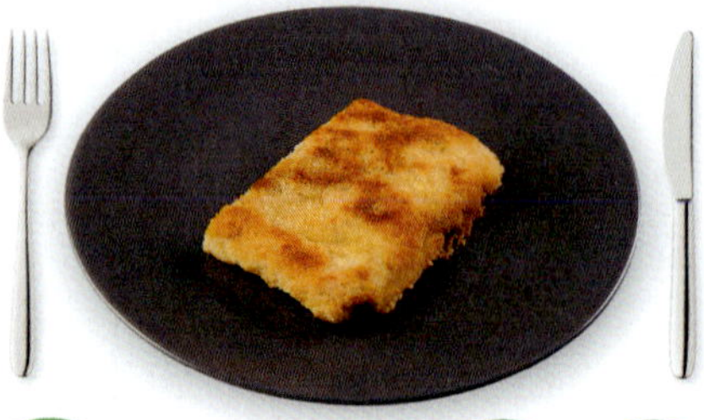

12g KH | 150g | 1 KHE | 1 BE

305 kcal | 32g Ew | 15g Fett | 4g gFS | 1g Ba

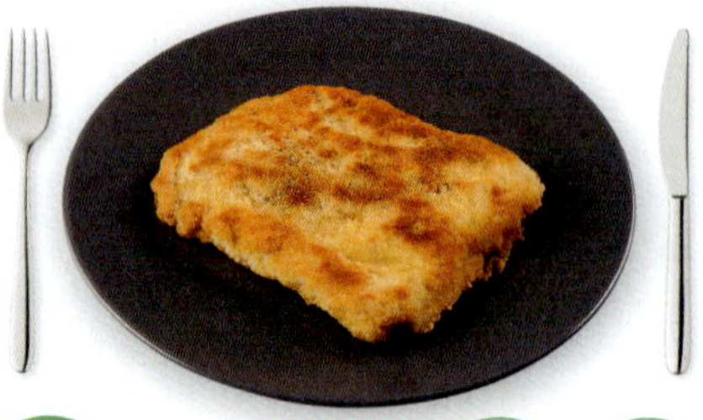

21g KH | 270g | 2 KHE | 2 BE

550 kcal | 57g Ew | 26g Fett | 7g gFS | 1g Ba

26-cm-großer Teller

Dibbelabbes

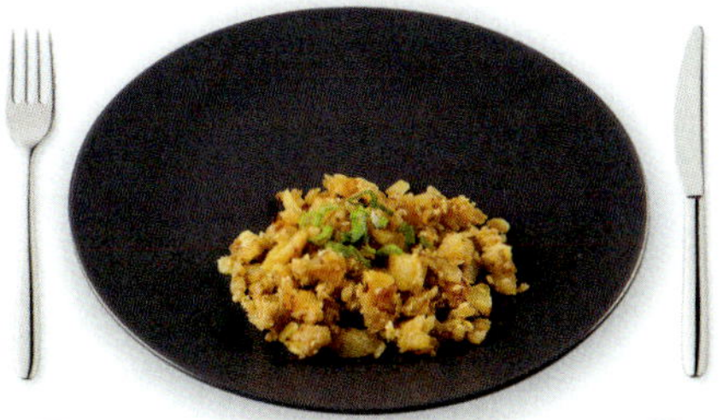

13g KH	75g	1½ KHE	1 BE
95 kcal	4g Ew	3g Fett	1g gFS	1g Ba

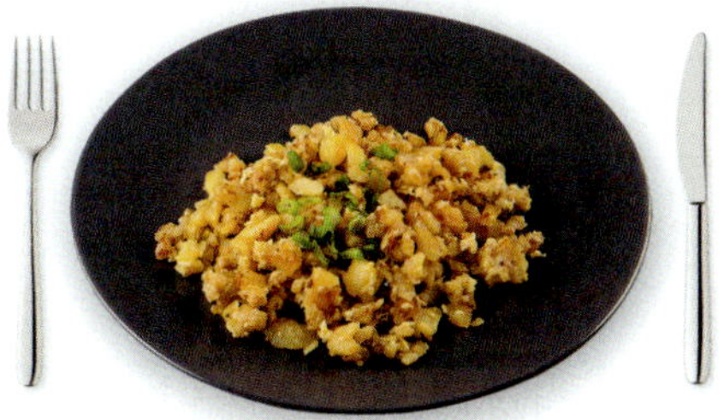

25g KH	150g	2½ KHE	2 BE
190 kcal	8g Ew	6g Fett	2g gFS	2g Ba

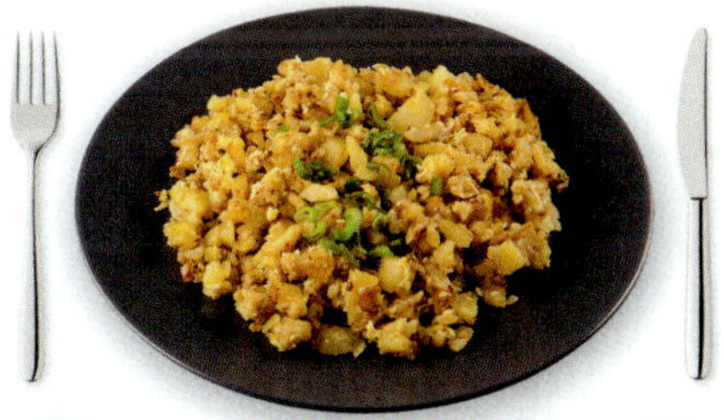

42g KH	250g	4 KHE	3½ BE
315 kcal	13g Ew	11g Fett	4g gFS	4g Ba

Flammkuchen

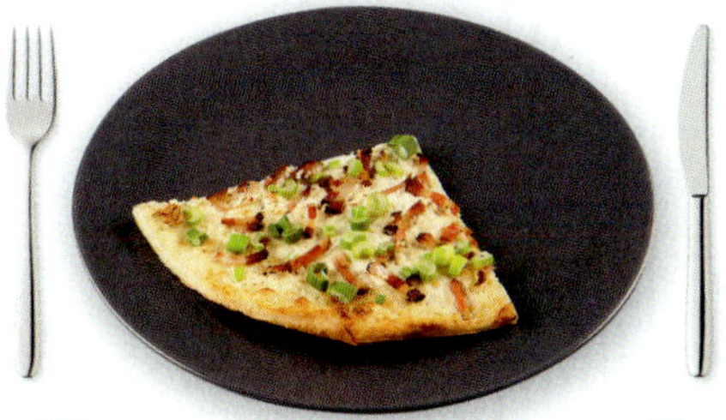

14g KH	55g	1½ KHE	1 BE
125 kcal	4g Ew	6g Fett	3g gFS	1g Ba

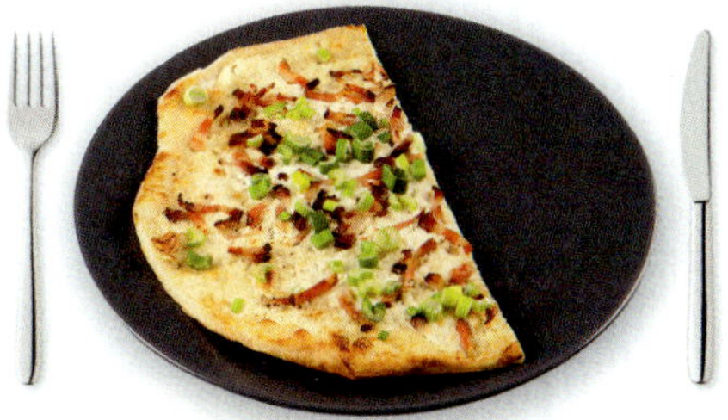

28g KH	110g	3 KHE	2½ BE
255 kcal	8g Ew	12g Fett	6g gFS	1g Ba

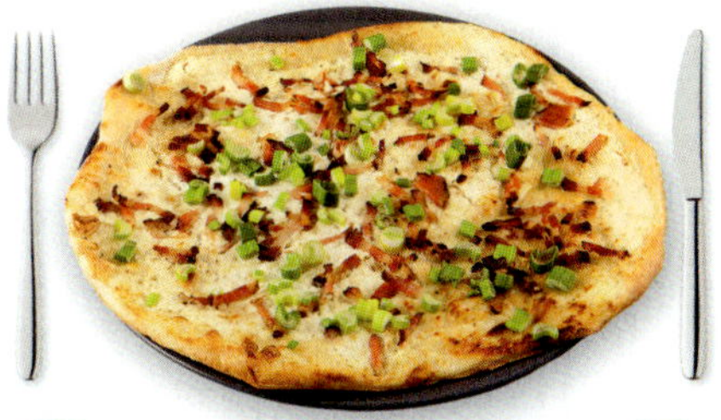

56g KH	220g	5½ KHE	4½ BE
505 kcal	16g Ew	24g Fett	13g gFS	3g Ba

26-cm-großer Teller

Faschiertes Laibchen • Burger vom Rind

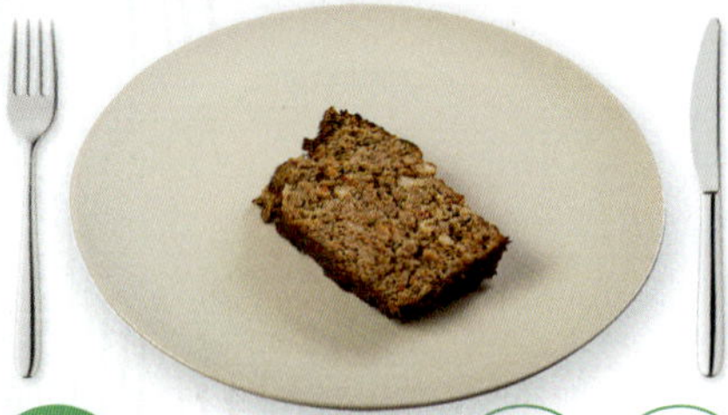

7g KH	115g	½ KHE	½ BE
245 kcal	18g Ew	16g Fett	7g gFS	1g Ba

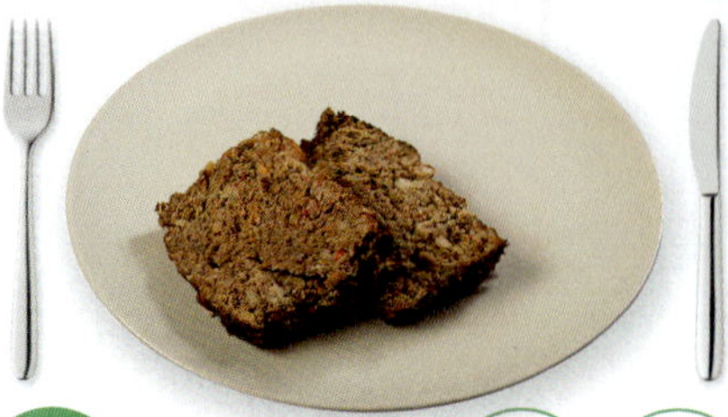

13g KH	230g	1½ KHE	1 BE
490 kcal	36g Ew	33g Fett	14g gFS	1g Ba

Paprikaschoten gefüllt mit Hackfleisch • Gefüllte Paprika

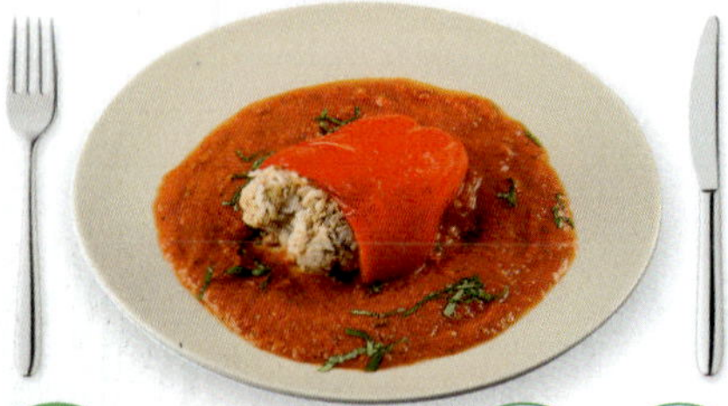

18g KH	250g	2 KHE	1½ BE
255 kcal	18g Ew	12g Fett	5g gFS	3g Ba

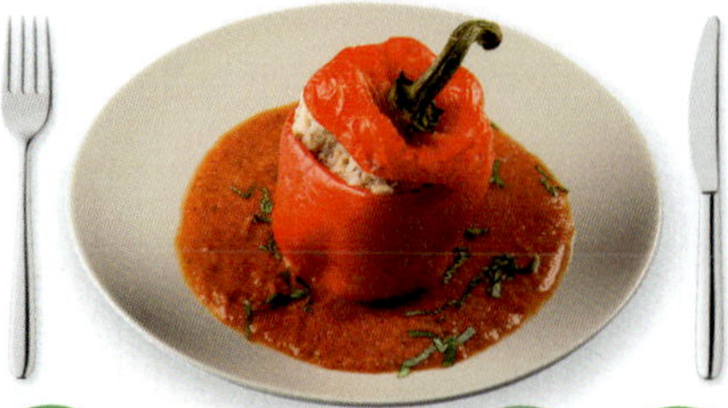

29g KH	400g	3 KHE	2½ BE
405 kcal	29g Ew	19g Fett	8g gFS	5g Ba

Hirschbraten mit Birne und Preiselbeeren

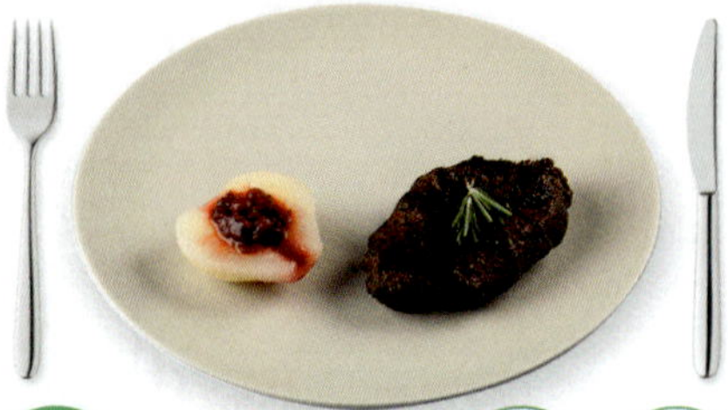

17g KH	160g	1½ KHE	1½ BE
250 kcal	28g Ew	8g Fett	2g gFS	1g Ba

Hühnerbruststreifen mit Panade

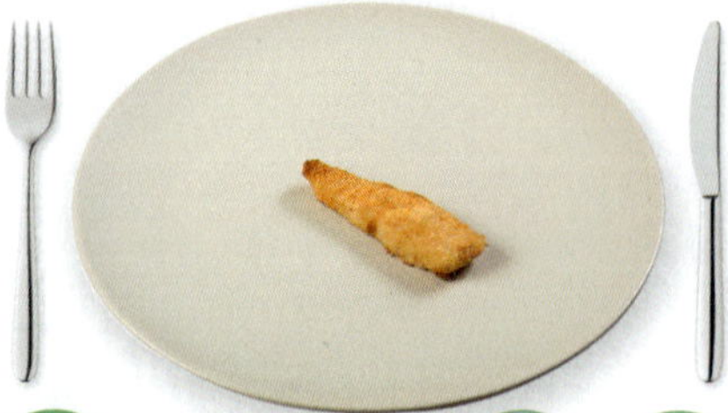

5g KH	30g	½ KHE	½ BE
70 kcal	6g Ew	3g Fett	1g gFS	0g Ba

Hühnerbrust (gegrillt)

	Menge	KH	KHE	BE	kcal	Ew	Fett	gFS	Ba
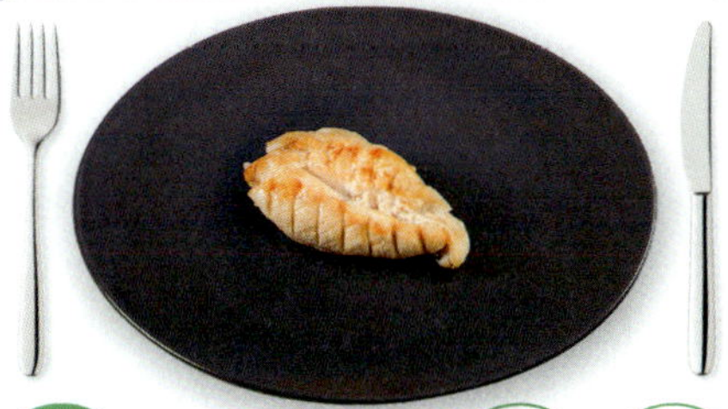	95g	0g	0	0	125	29g	1g	0g	0g
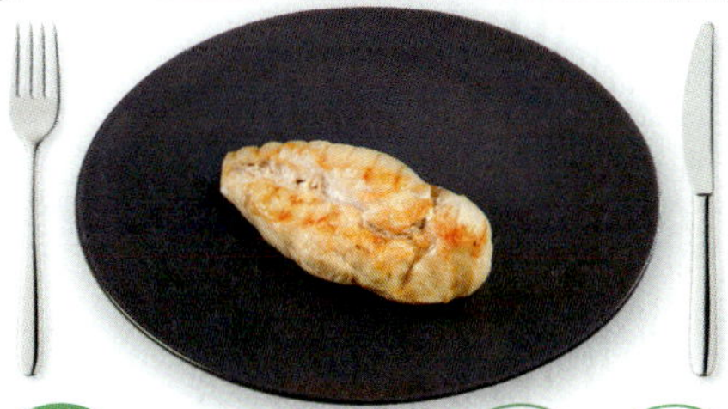	200g	0g	0	0	260	61g	1g	0g	0g

Hühnerbrust mit Haut (gegrillt)

	Menge	KH	KHE	BE	kcal	Ew	Fett	gFS	Ba
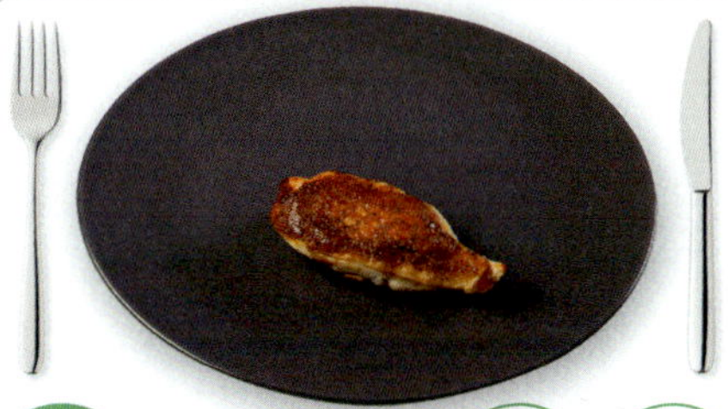	80g	0g	0	0	135	16g	8g	2g	0g
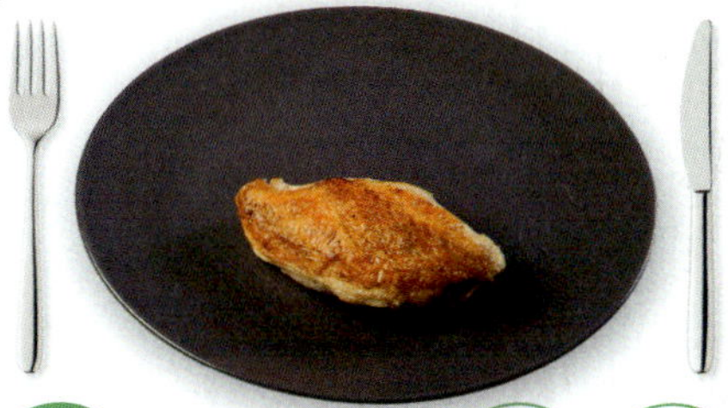	135g	0g	0	0	225	27g	13g	4g	0g

Hühnerbrust mit Panade

	Menge	KH	KHE	BE	kcal	Ew	Fett	gFS	Ba
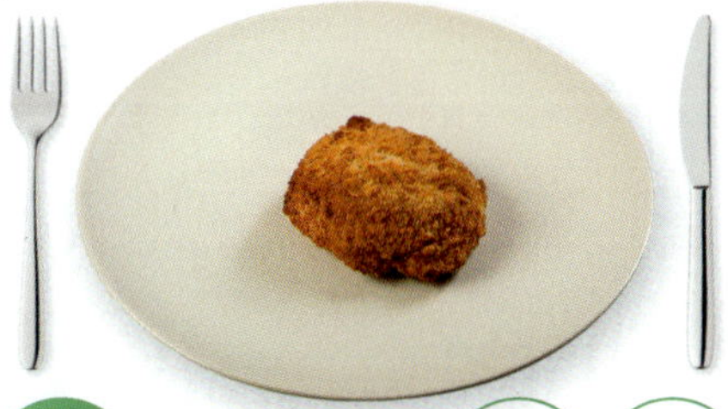	130g	20g	2	1½	295	26g	13g	5g	1g
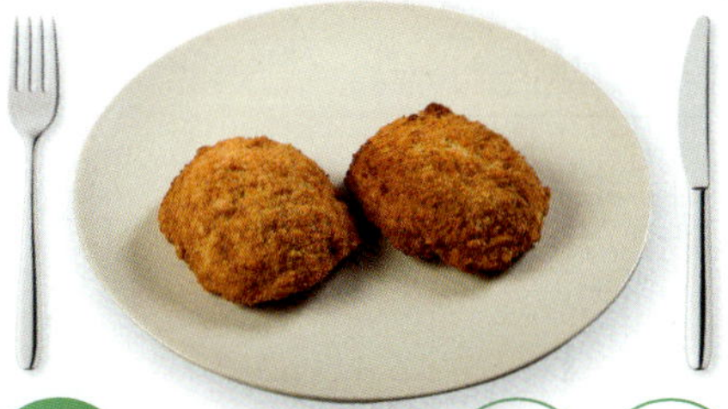	260g	39g	4	3½	595	51g	25g	10g	3g

26-cm-großer Teller

Hühnerfrikassee • Geschnetzeltes

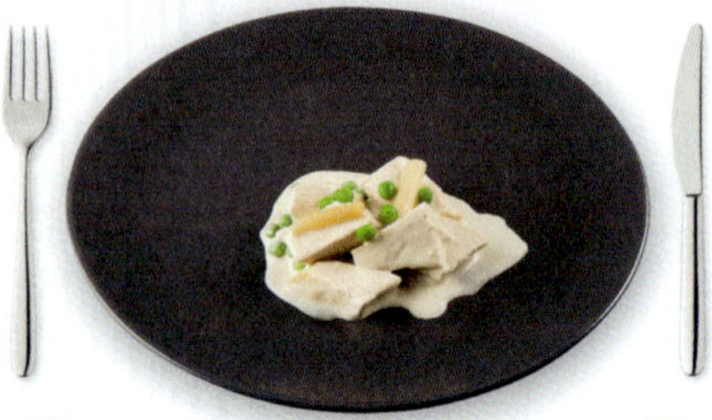

KH	Menge	KHE	BE
2g	75g	0	0

kcal	Ew	Fett	gFS	Ba
100	7g	7g	2g	0g

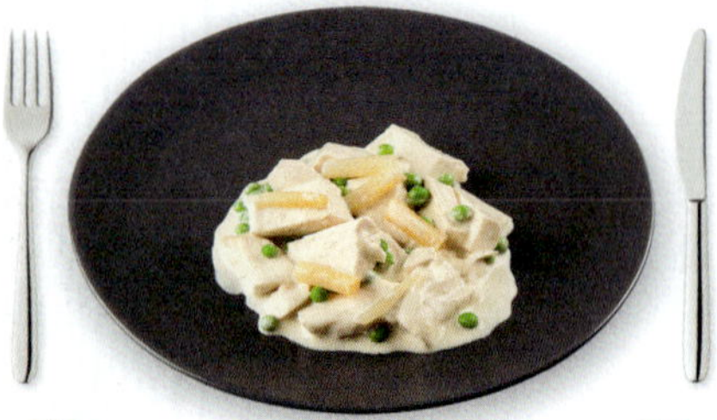

KH	Menge	KHE	BE
3g	150g	½	½

kcal	Ew	Fett	gFS	Ba
200	14g	14g	5g	0g

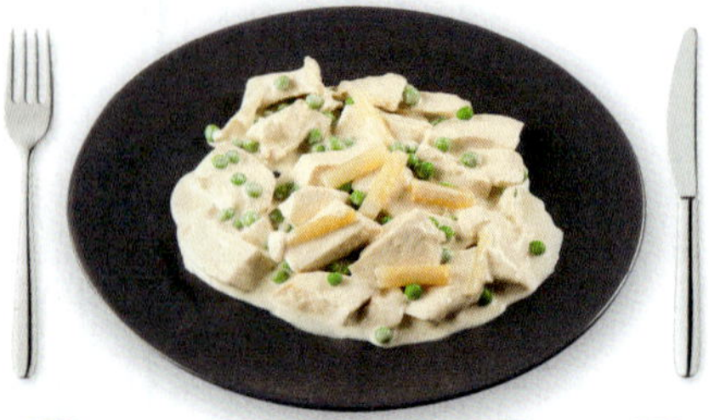

KH	Menge	KHE	BE
5g	250g	½	½

kcal	Ew	Fett	gFS	Ba
330	23g	24g	8g	0g

Hühnerleber (gebacken)

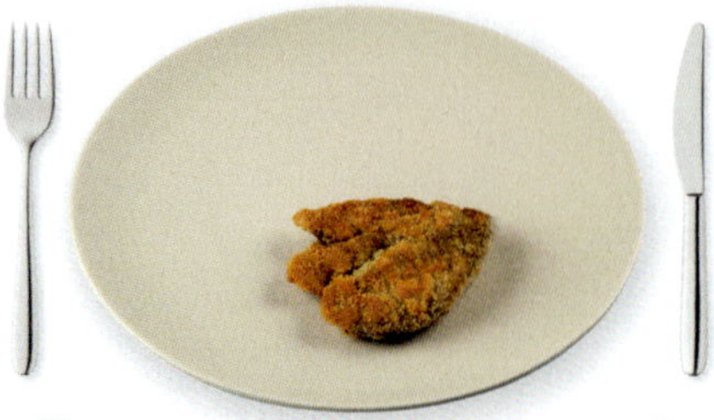

KH	Menge	KHE	BE
11g	70g	1	1

kcal	Ew	Fett	gFS	Ba
165	13g	8g	3g	1g

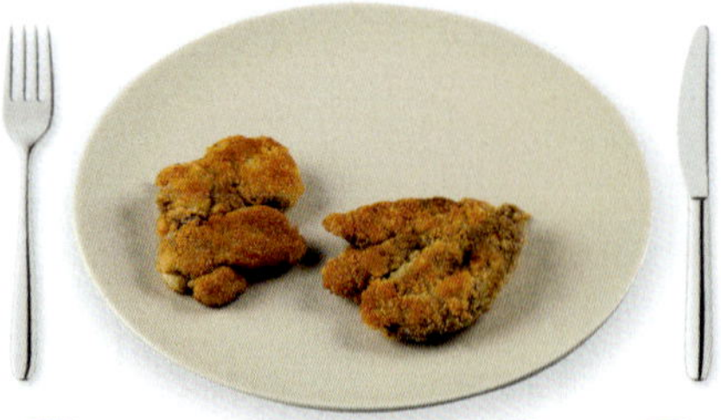

KH	Menge	KHE	BE
21g	140g	2	2

kcal	Ew	Fett	gFS	Ba
330	25g	16g	6g	1g

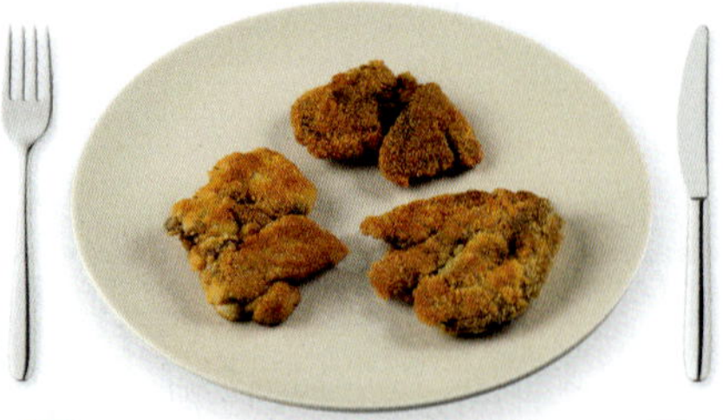

KH	Menge	KHE	BE
32g	210g	3	2½

kcal	Ew	Fett	gFS	Ba
495	38g	24g	8g	2g

26-cm-großer Teller

Hühnerkeulen

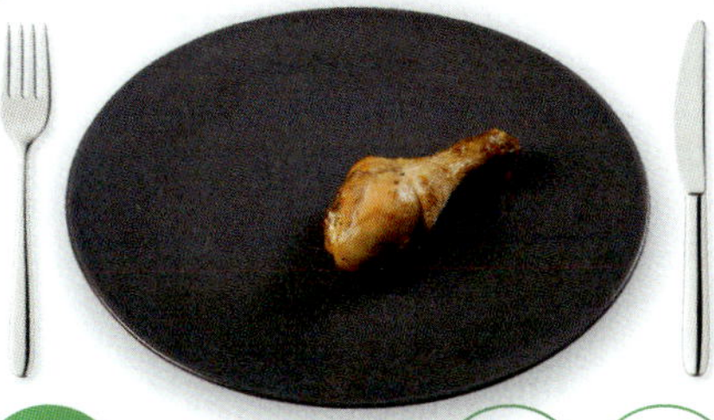

KH	Menge	KHE	BE
0g	75g	0	0

kcal	Ew	Fett	gFS	Ba
165	15g	12g	3g	0g

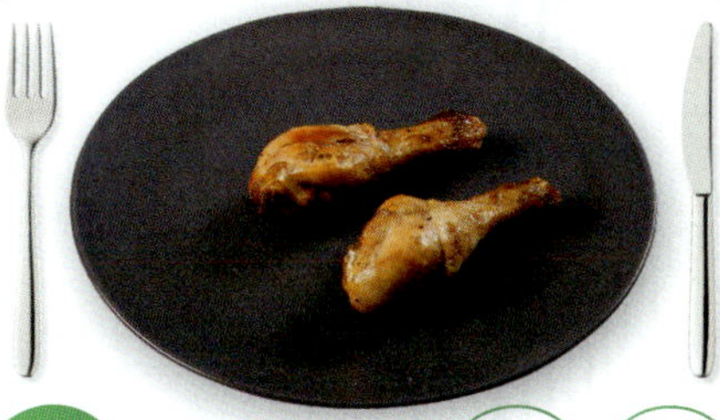

KH	Menge	KHE	BE
0g	150g	0	0

kcal	Ew	Fett	gFS	Ba
330	29g	24g	6g	0g

Kalbsschnitzel (natur)

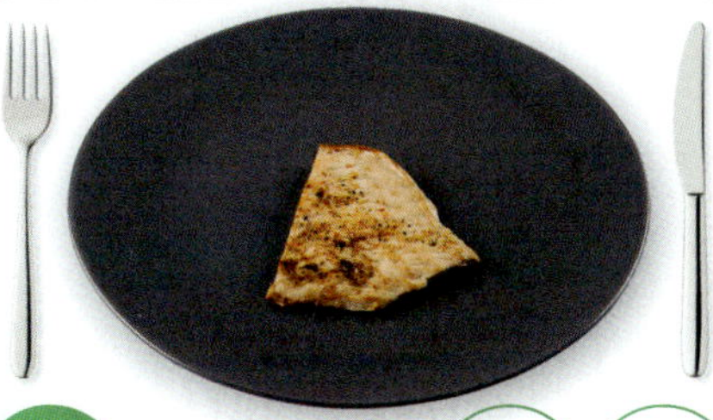

KH	Menge	KHE	BE
4g	50g	½	½

kcal	Ew	Fett	gFS	Ba
85	13g	2g	0g	0g

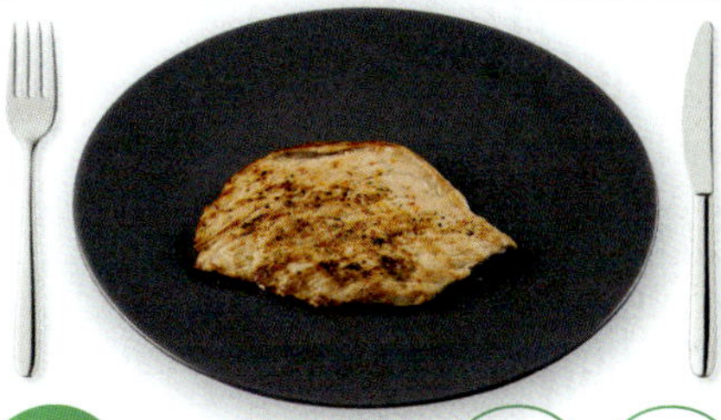

KH	Menge	KHE	BE
8g	100g	1	½

kcal	Ew	Fett	gFS	Ba
175	26g	4g	1g	0g

Kasseler • Selchkarree (Schwein)

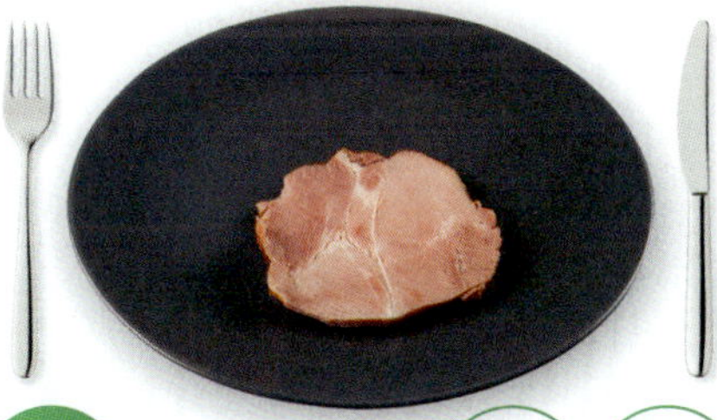

KH	Menge	KHE	BE
0g	75g	0	0

kcal	Ew	Fett	gFS	Ba
105	22g	2g	1g	0g

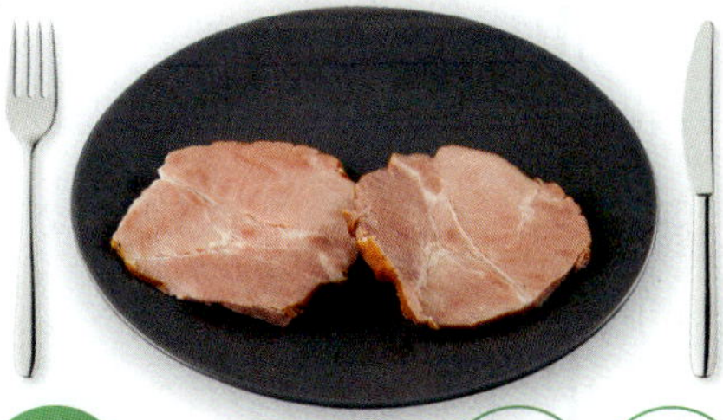

KH	Menge	KHE	BE
0g	150g	0	0

kcal	Ew	Fett	gFS	Ba
215	44g	4g	2g	0g

26-cm-großer Teller

Grammelknödel

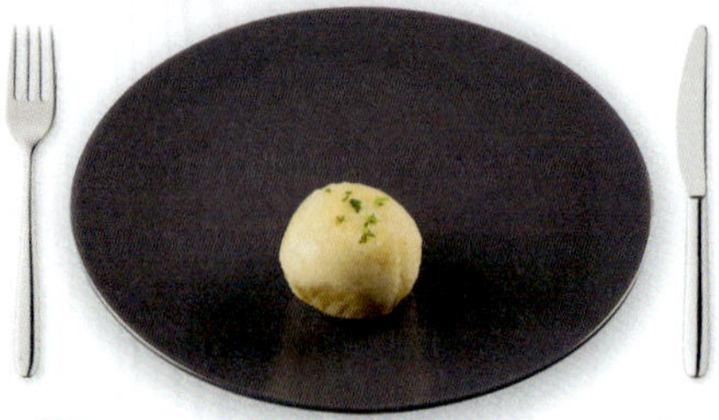

KH	Menge	KHE	BE	kcal	Ew	Fett	gFS	Ba
30g	105g	3	2½	325	8g	19g	9g	2g

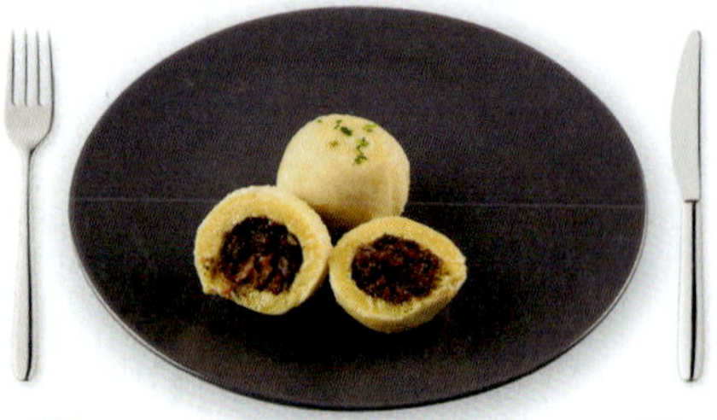

KH	Menge	KHE	BE	kcal	Ew	Fett	gFS	Ba
60g	210g	6	5	650	16g	38g	17g	4g

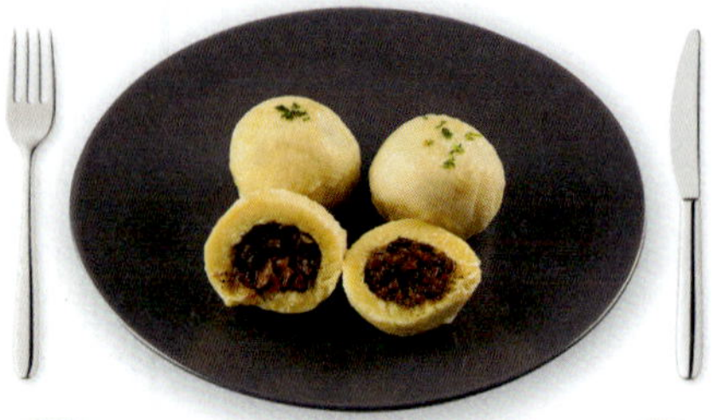

KH	Menge	KHE	BE	kcal	Ew	Fett	gFS	Ba
90g	315g	9	7½	975	25g	57g	26g	6g

Tiroler Knödel

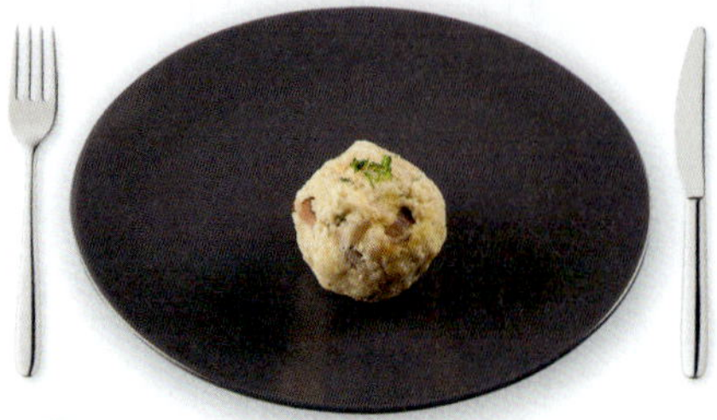

KH	Menge	KHE	BE	kcal	Ew	Fett	gFS	Ba
31g	130g	3	2½	275	8g	12g	3g	2g

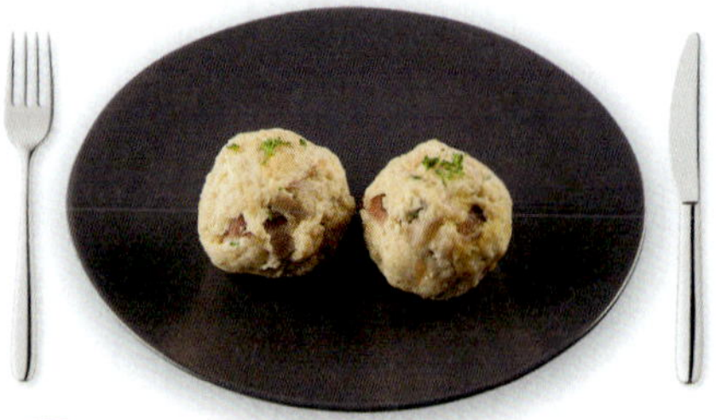

KH	Menge	KHE	BE	kcal	Ew	Fett	gFS	Ba
63g	260g	6½	5	550	17g	24g	6g	5g

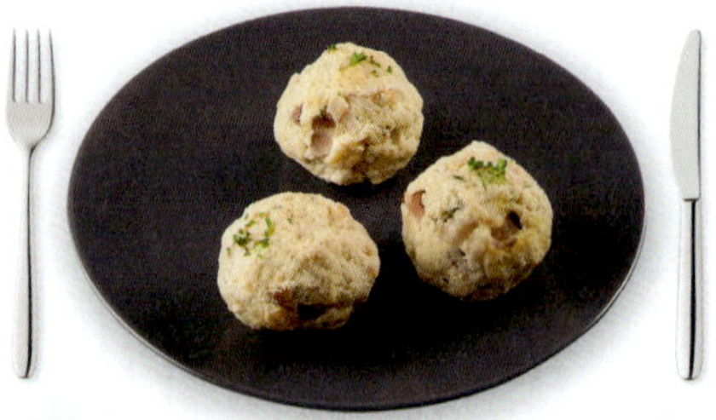

KH	Menge	KHE	BE	kcal	Ew	Fett	gFS	Ba
94g	390g	9½	8	825	25g	37g	9g	7g

26-cm-großer Teller

Wurstklöße • Wurstknödel

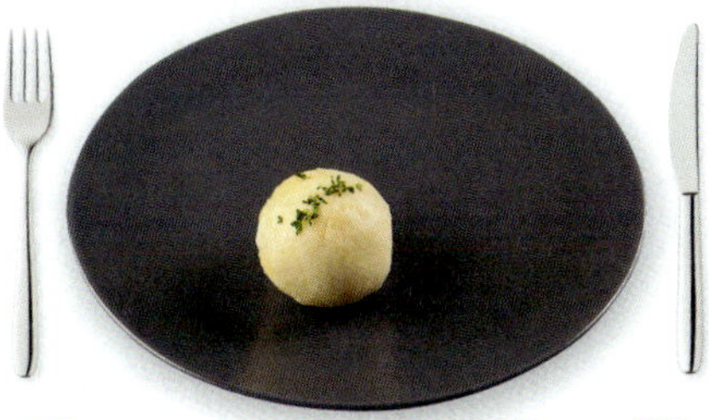

31g KH	110g		3 KHE	2½ BE
235 kcal	9g Ew	8g Fett	3g gFS	2g Ba

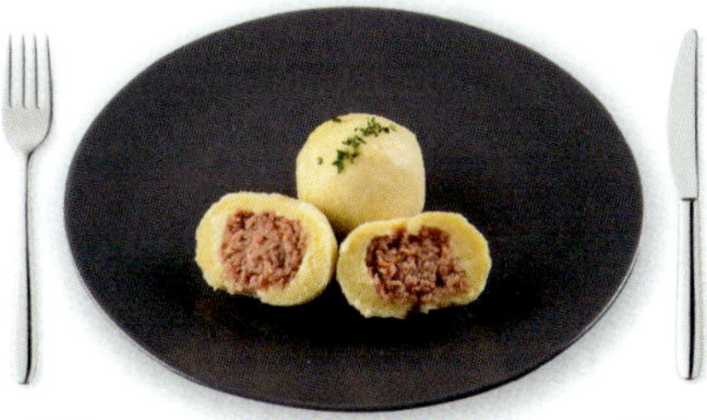

62g KH	220g		6 KHE	5 BE
475 kcal	17g Ew	17g Fett	7g gFS	4g Ba

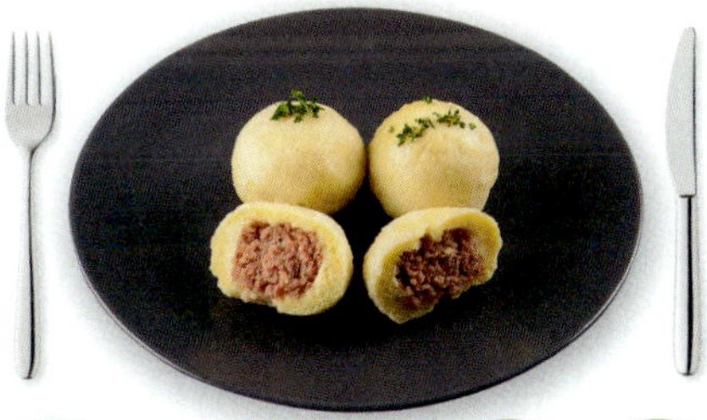

93g KH	330g		9½ KHE	8 BE
710 kcal	26g Ew	25g Fett	10g gFS	6g Ba

Kohlrouladen • Krautrouladen

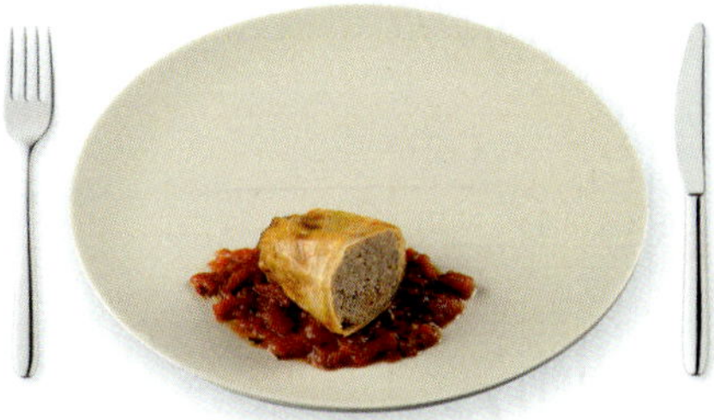

4g KH	80g		½ KHE	½ BE
70 kcal	4g Ew	4g Fett	2g gFS	2g Ba

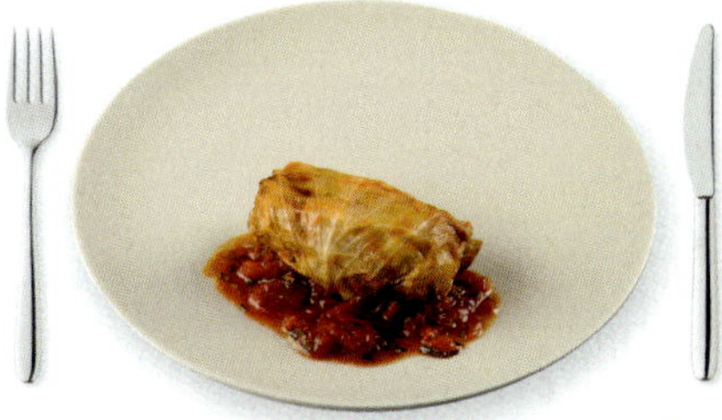

7g KH	140g		½ KHE	½ BE
120 kcal	7g Ew	7g Fett	3g gFS	3g Ba

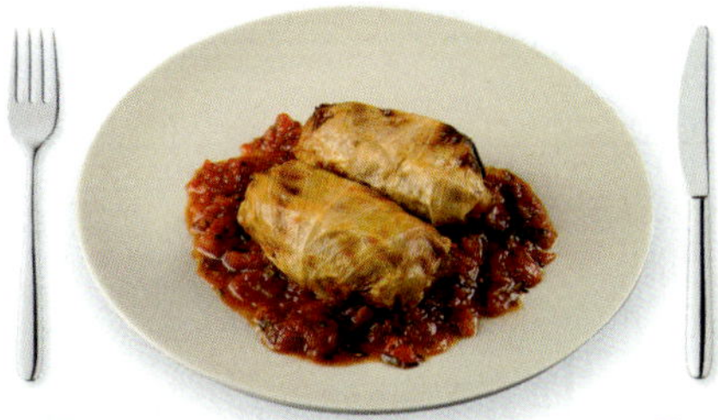

13g KH	280g		1½ KHE	1 BE
240 kcal	15g Ew	14g Fett	6g gFS	7g Ba

26-cm-großer Teller

Königsberger Klopse

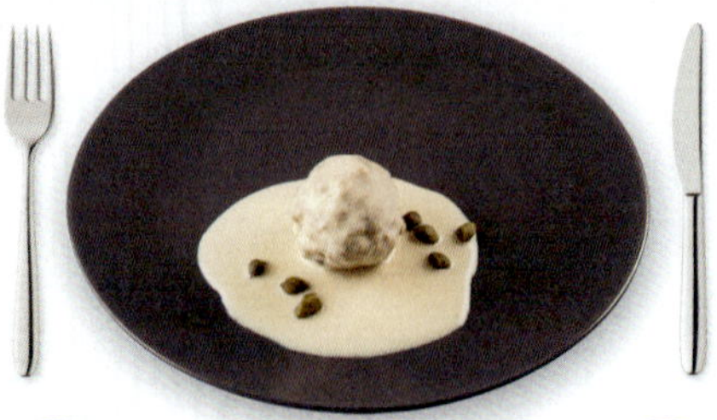

6g KH	95g		½ KHE	½ BE
125 kcal	4g Ew	9g Fett	4g gFS	0g Ba

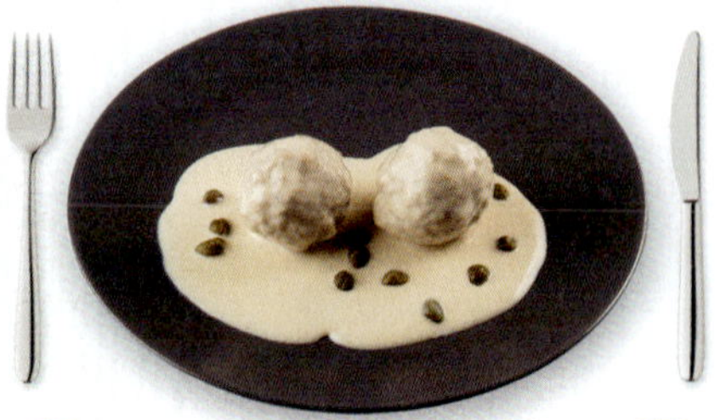

11g KH	190g		1 KHE	1 BE
255 kcal	9g Ew	19g Fett	8g gFS	0g Ba

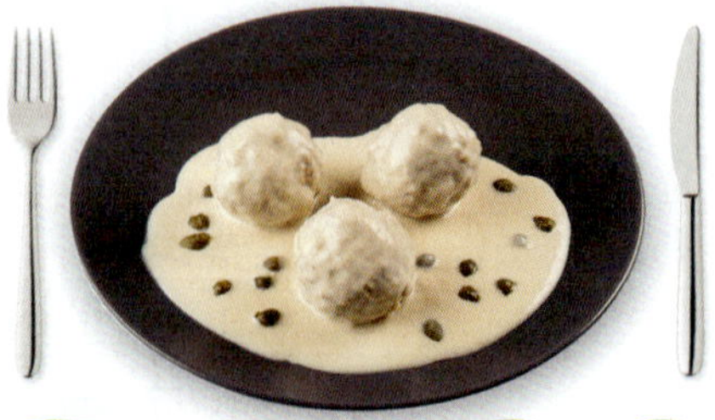

17g KH	285g		1½ KHE	1½ BE
380 kcal	13g Ew	28g Fett	12g gFS	1g Ba

Linsen mit Speck

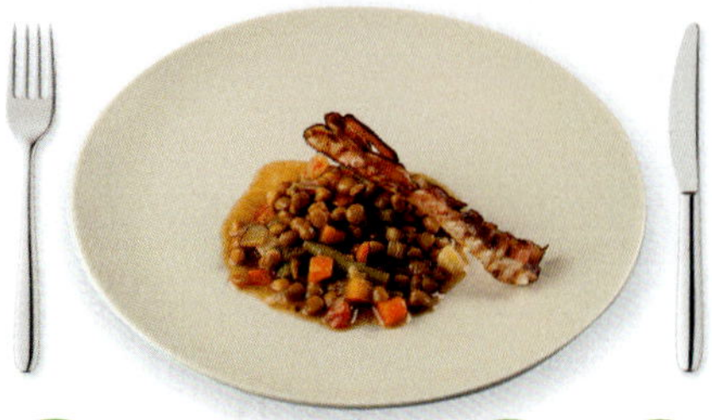

4g KH	80g		½ KHE	½ BE
85 kcal	2g Ew	7g Fett	2g gFS	1g Ba

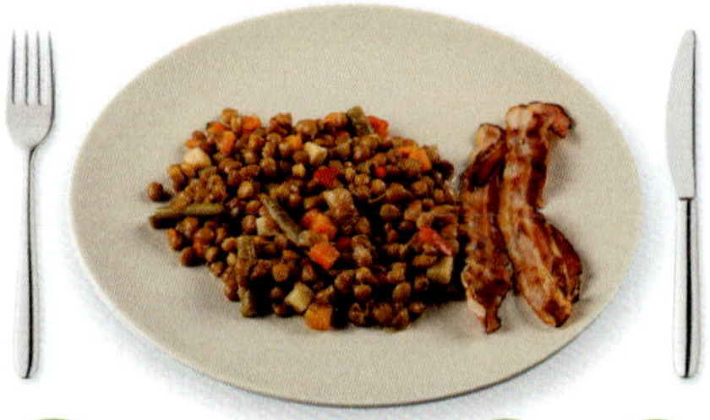

10g KH	190g		1 KHE	1 BE
205 kcal	6g Ew	16g Fett	6g gFS	2g Ba

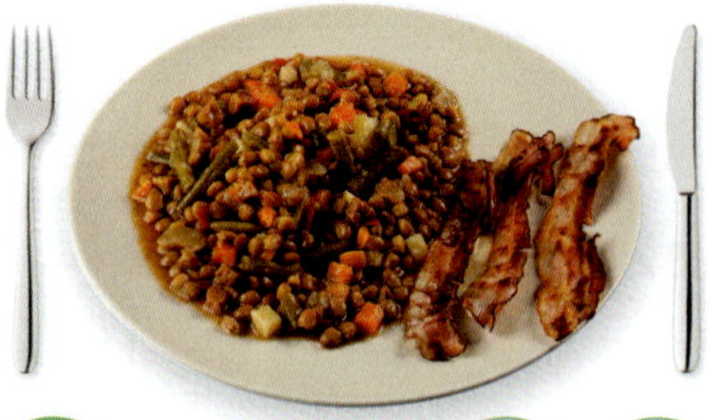

16g KH	300g		1½ KHE	1½ BE
325 kcal	9g Ew	26g Fett	9g gFS	4g Ba

26-cm-großer Teller

Lammragout

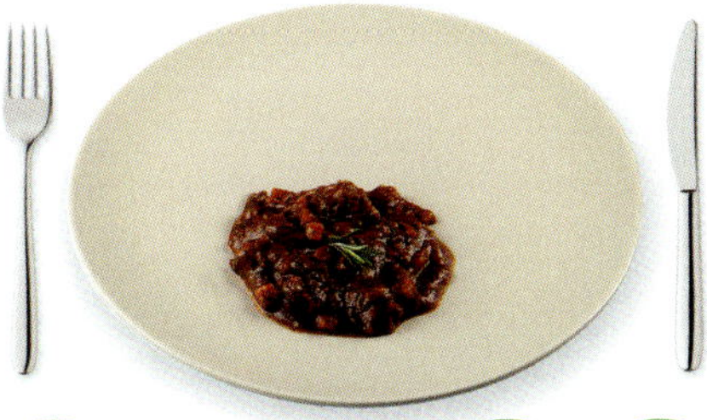

KH	Menge	KHE	BE
4g	75g	½	½

kcal	Ew	Fett	gFS	Ba
105	7g	6g	3g	1g

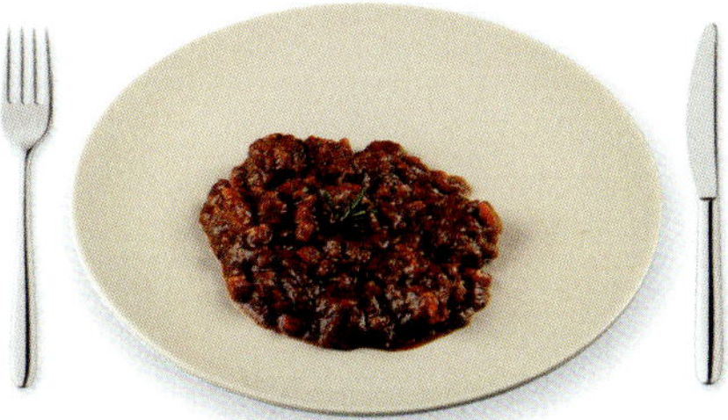

KH	Menge	KHE	BE
8g	150g	1	½

kcal	Ew	Fett	gFS	Ba
205	15g	13g	6g	3g

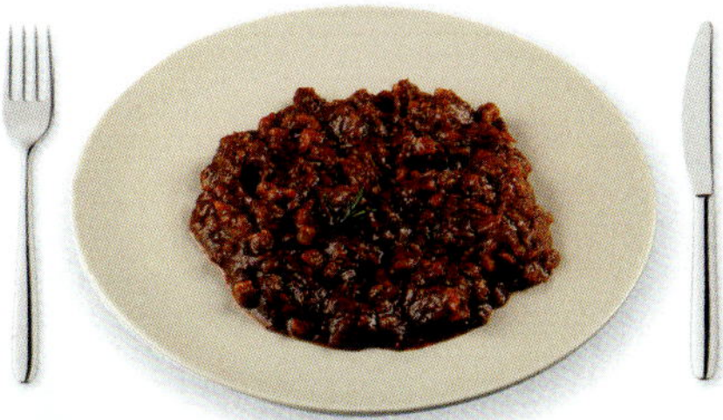

KH	Menge	KHE	BE
14g	250g	1½	1

kcal	Ew	Fett	gFS	Ba
345	25g	22g	11g	5g

Lammbraten • Heidschnuckenrücken

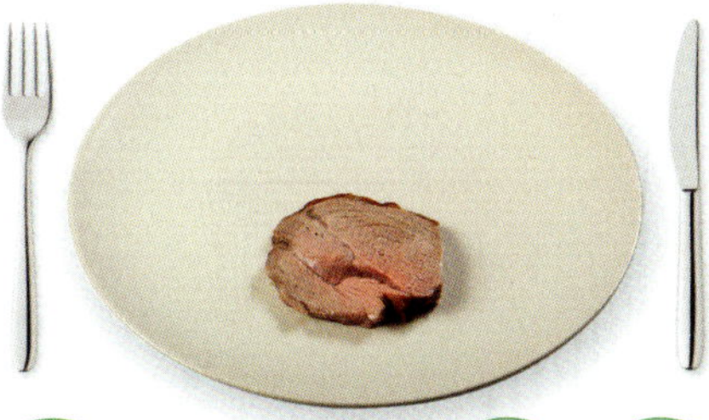

KH	Menge	KHE	BE
1g	40g	0	0

kcal	Ew	Fett	gFS	Ba
80	5g	6g	3g	0g

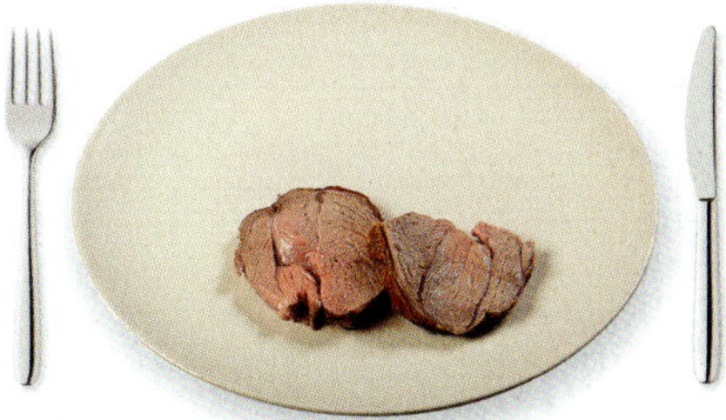

KH	Menge	KHE	BE
1g	75g	0	0

kcal	Ew	Fett	gFS	Ba
155	10g	12g	5g	0g

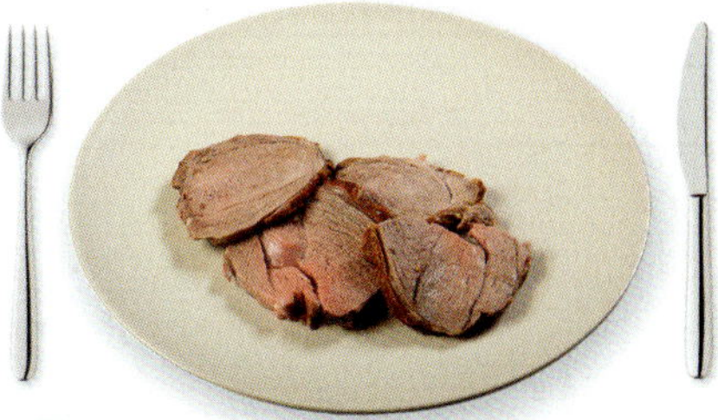

KH	Menge	KHE	BE
2g	125g	0	0

kcal	Ew	Fett	gFS	Ba
260	16g	20g	8g	0g

26-cm-großer Teller

Lammkeule (gegrillt)

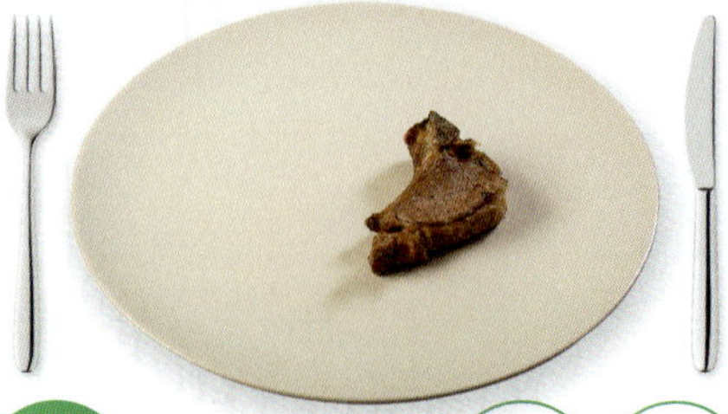

0g KH | 55g | 0 KHE | 0 BE

155 kcal | 13g Ew | 11g Fett | 4g gFS | 0g Ba

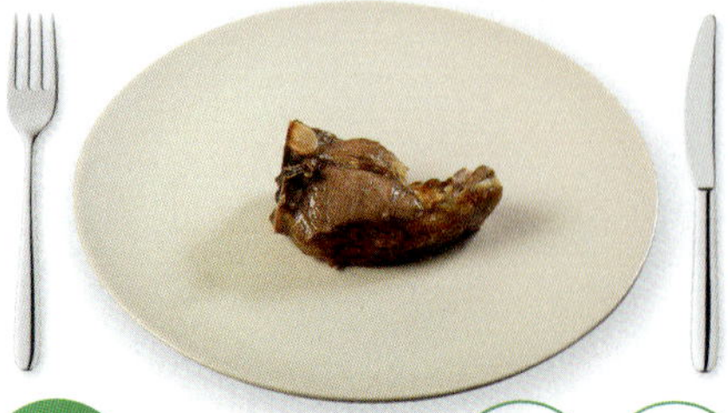

0g KH | 110g | 0 KHE | 0 BE

310 kcal | 27g Ew | 23g Fett | 8g gFS | 0g Ba

Lammsteak (gegrillt)

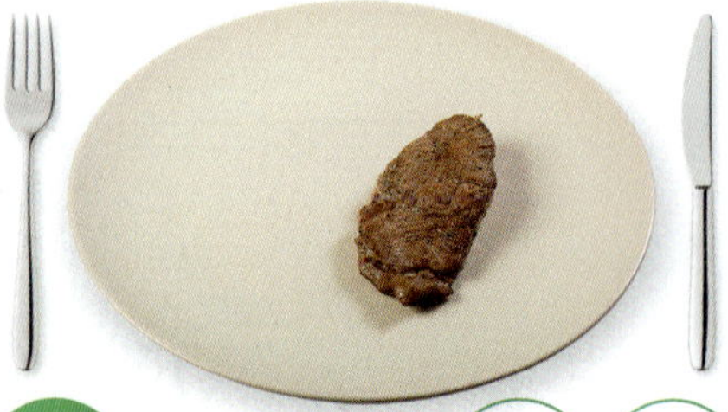

0g KH | 55g | 0 KHE | 0 BE

135 kcal | 14g Ew | 9g Fett | 4g gFS | 0g Ba

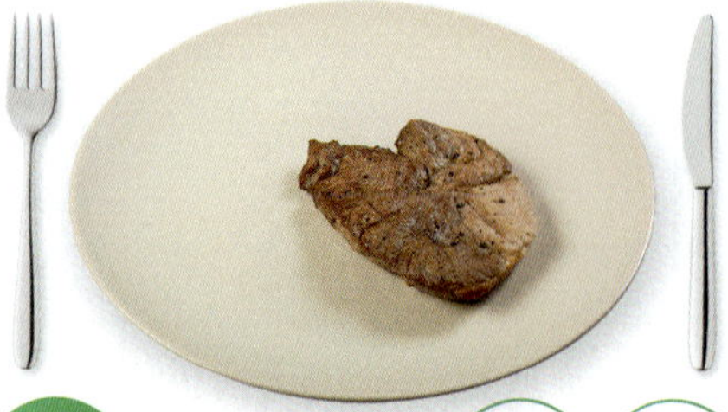

0g KH | 110g | 0 KHE | 0 BE

275 kcal | 28g Ew | 18g Fett | 7g gFS | 0g Ba

Lendensteak (Sirloin)

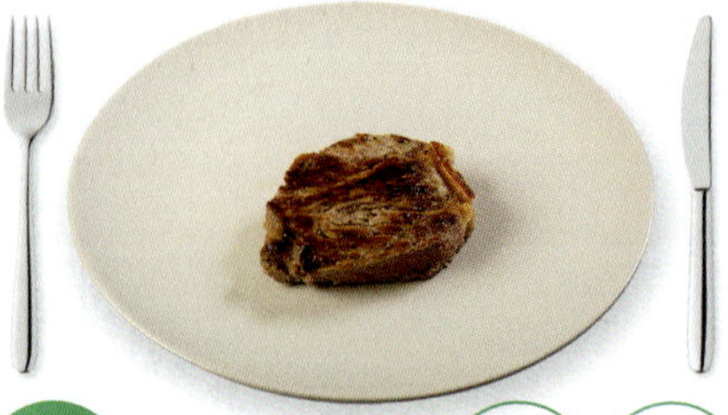

0g KH | 110g | 0 KHE | 0 BE

230 kcal | 28g Ew | 13g Fett | 6g gFS | 0g Ba

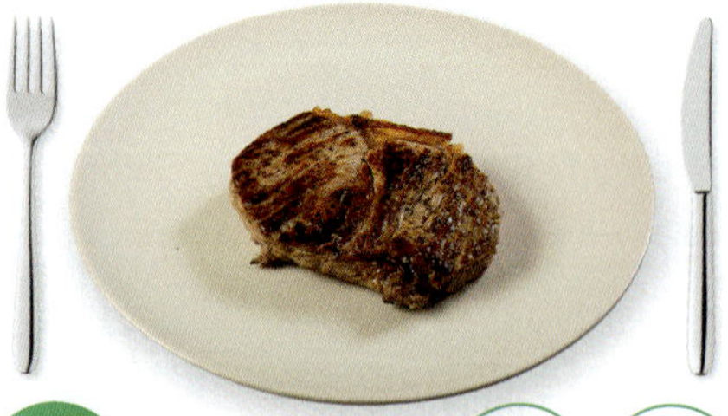

0g KH | 200g | 0 KHE | 0 BE

420 kcal | 51g Ew | 24g Fett | 12g gFS | 0g Ba

22-cm-große Schale, 26-cm-großer Teller

Lüngerl • Beuschel

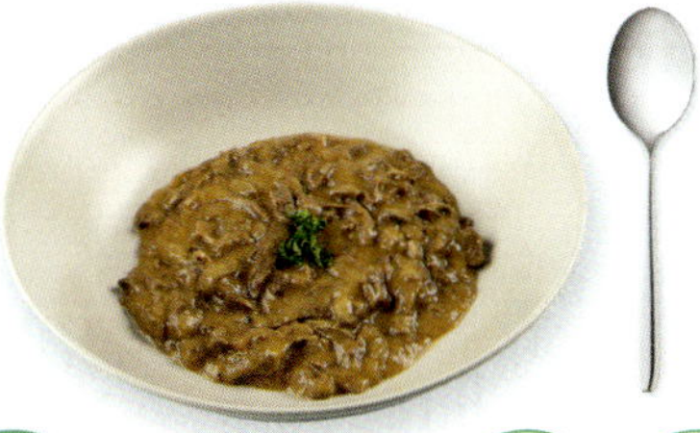

3g KH	150g	½ KHE	0 BE	
240 kcal	26g Ew	13g Fett	7g gFS	1g Ba

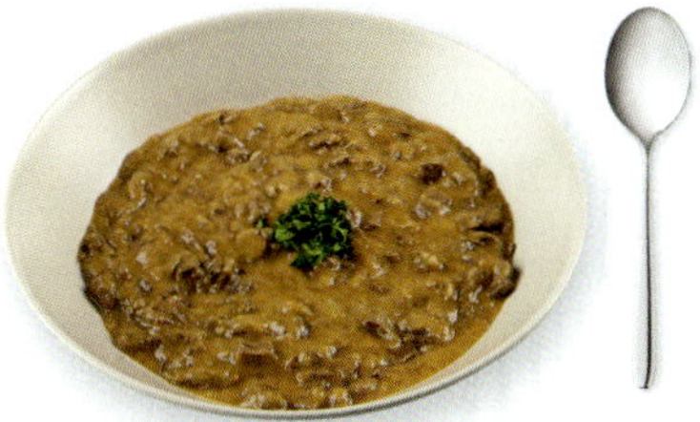

6g KH	300g	½ KHE	½ BE	
480 kcal	52g Ew	26g Fett	14g gFS	2g Ba

Pinkel (Bremer) mit Grünkohl und Kartoffeln

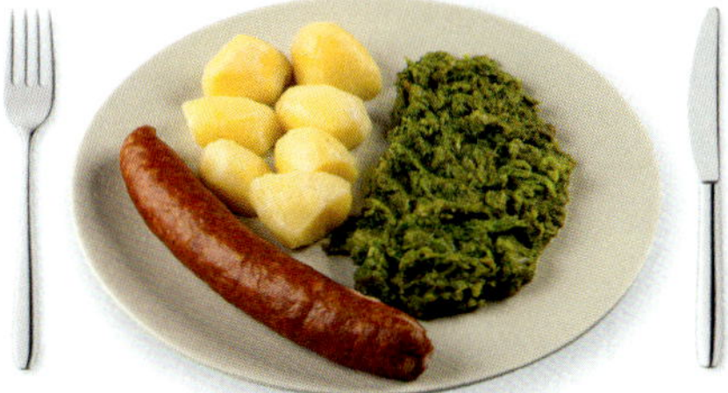

43g KH	410g	4½ KHE	3½ BE	
390 kcal	21g Ew	14g Fett	5g gFS	10g Ba

Pinkel (Bremer) mit Grünkohl und Kasseler

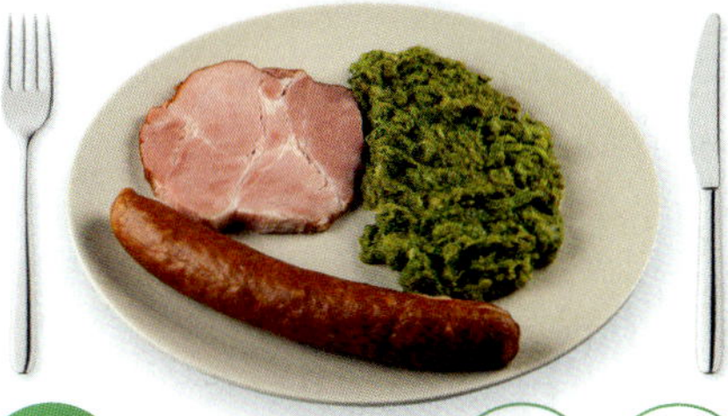

22g KH	345g	2 KHE	2 BE	
400 kcal	40g Ew	16g Fett	6g gFS	9g Ba

Quiche lorraine

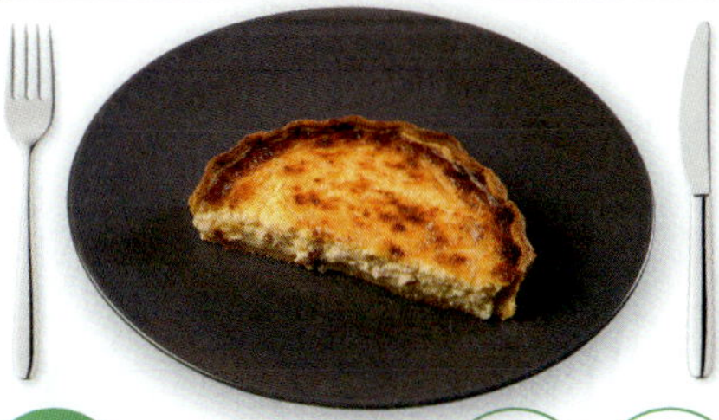

35g KH	200g	3½ KHE	3 BE	
545 kcal	18g Ew	37g Fett	15g gFS	1g Ba

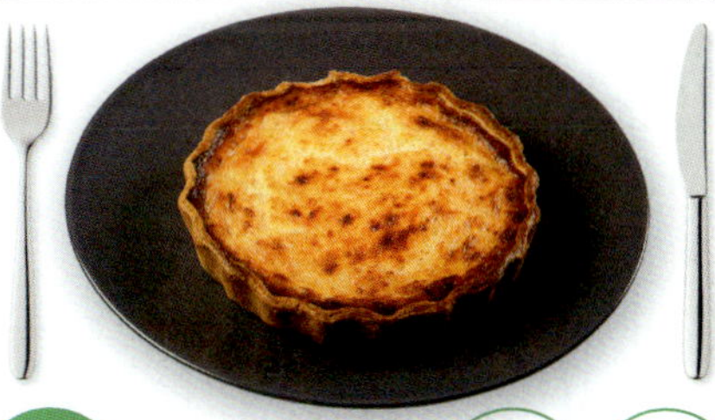

69g KH	400g	7 KHE	6 BE	
1090 kcal	36g Ew	74g Fett	30g gFS	3g Ba

26-cm-großer Teller

Reisfleisch mit Rind

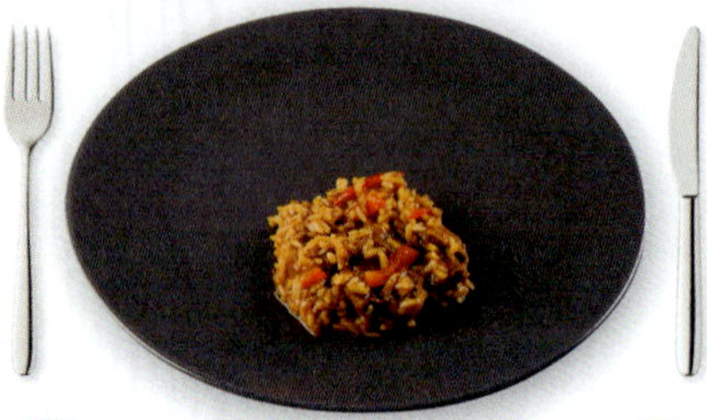

13g KH	80g	1½ KHE	1 BE
100 kcal	6g Ew	3g Fett	1g gFS	0g Ba

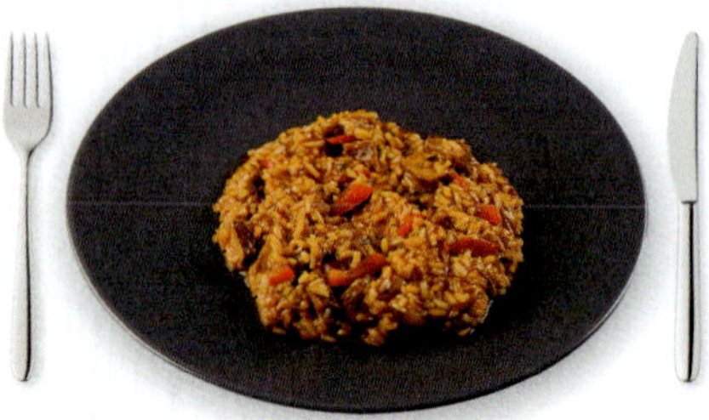

35g KH	210g	3½ KHE	3 BE
270 kcal	15g Ew	8g Fett	3g gFS	1g Ba

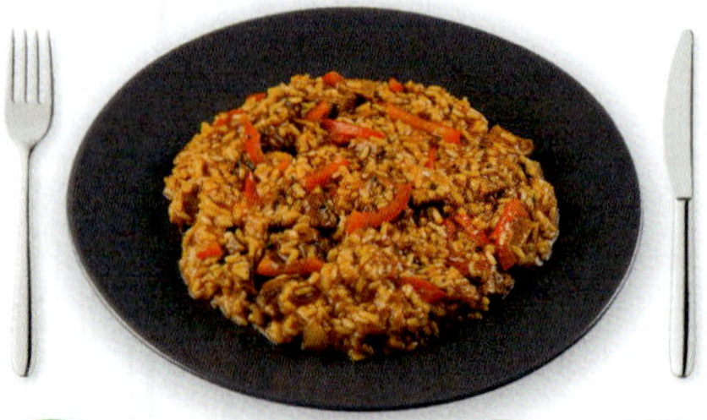

56g KH	340g	5½ KHE	4½ BE
435 kcal	24g Ew	12g Fett	5g gFS	2g Ba

Rinderrouladen

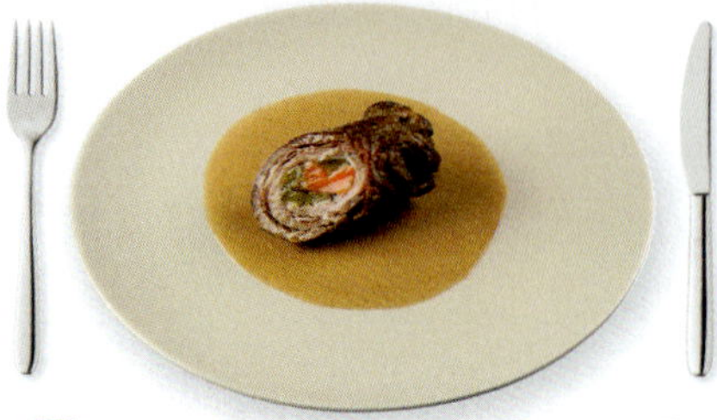

1g KH	100g	0 KHE	0 BE
160 kcal	21g Ew	8g Fett	3g gFS	0g Ba

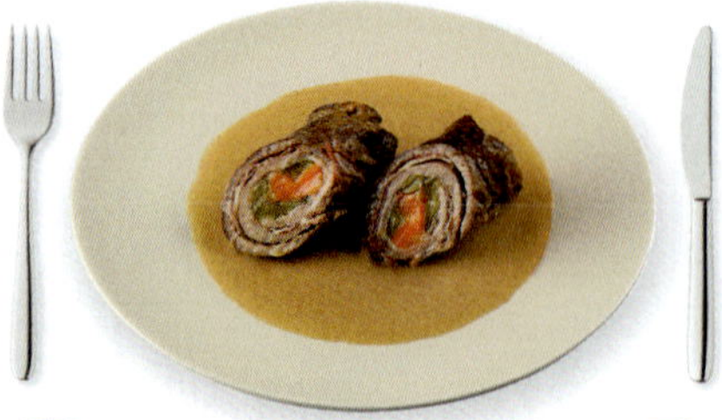

1g KH	200g	0 KHE	0 BE
320 kcal	42g Ew	16g Fett	5g gFS	0g Ba

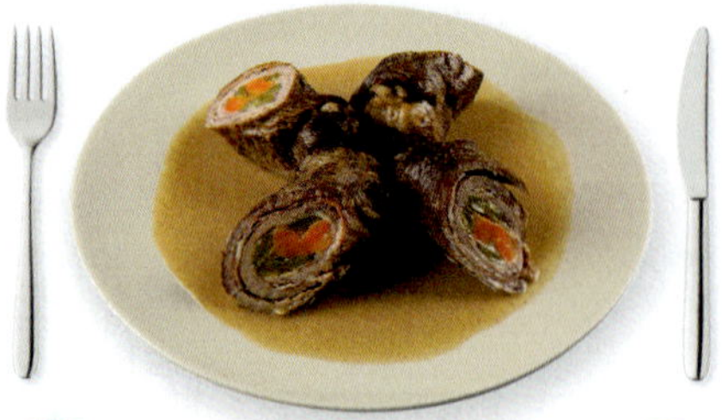

3g KH	375g	½ KHE	0 BE
600 kcal	78g Ew	31g Fett	10g gFS	1g Ba

26-cm-großer Teller

Rindsgulasch

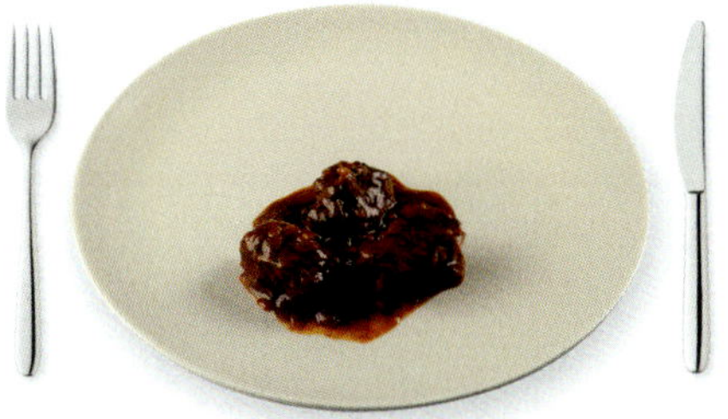

85g				
2g KH	0 KHE	0 BE		
160 kcal	13g Ew	11g Fett	8g gFS	1g Ba

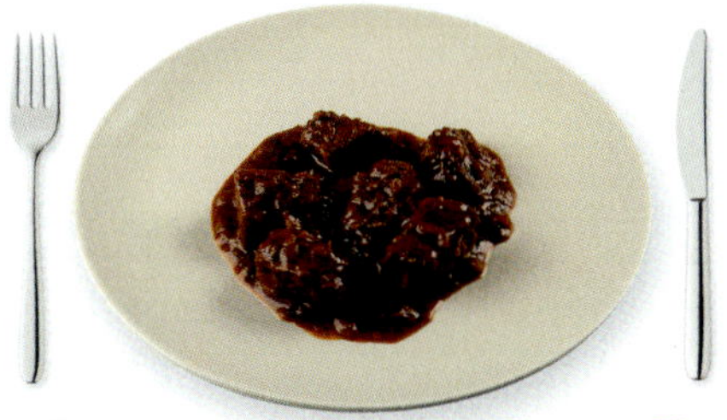

170g				
5g KH	½ KHE	½ BE		
320 kcal	25g Ew	22g Fett	15g gFS	2g Ba

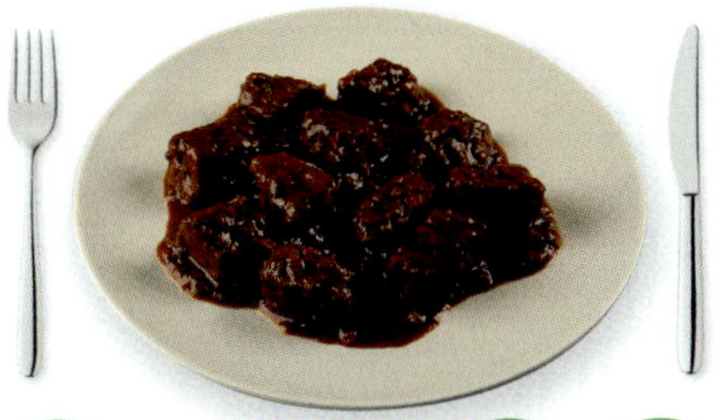

340g				
9g KH	1 KHE	1 BE		
635 kcal	50g Ew	44g Fett	30g gFS	3g Ba

Roastbeef

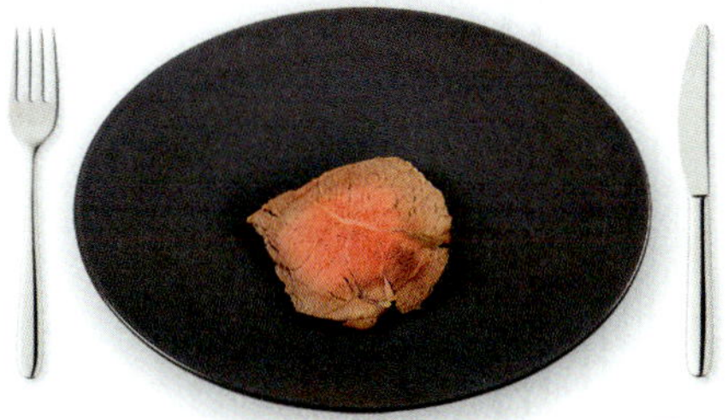

40g				
0g KH	0 KHE	0 BE		
85 kcal	12g Ew	4g Fett	2g gFS	0g Ba

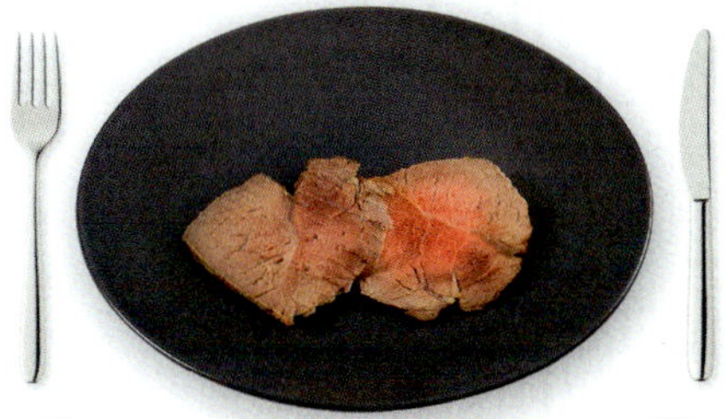

75g				
0g KH	0 KHE	0 BE		
160 kcal	22g Ew	8g Fett	4g gFS	0g Ba

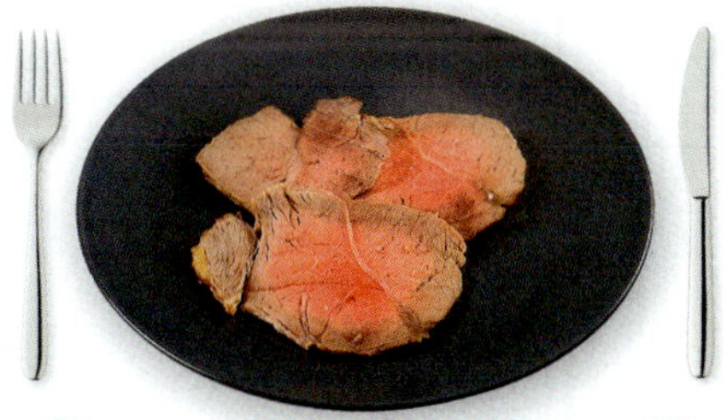

125g				
0g KH	0 KHE	0 BE		
270 kcal	37g Ew	13g Fett	6g gFS	0g Ba

26-cm-großer Teller

Rumpsteak

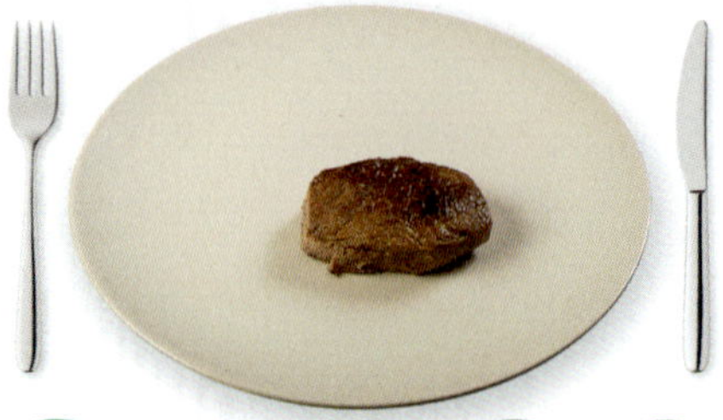

70g

0g KH			0 KHE	0 BE
150 kcal	21g Ew	7g Fett	3g gFS	0g Ba

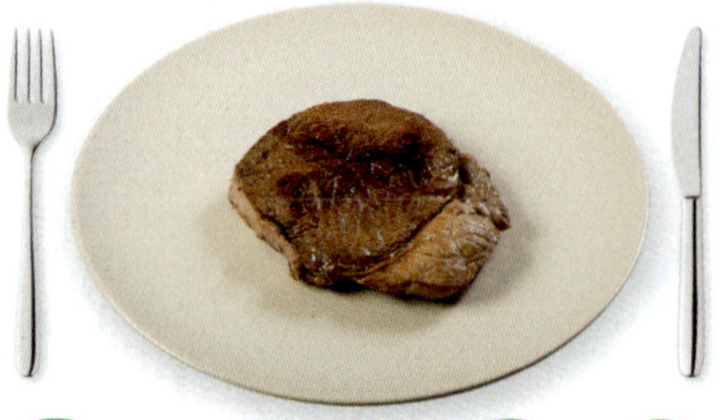

195g

0g KH			0 KHE	0 BE
415 kcal	57g Ew	21g Fett	9g gFS	0g Ba

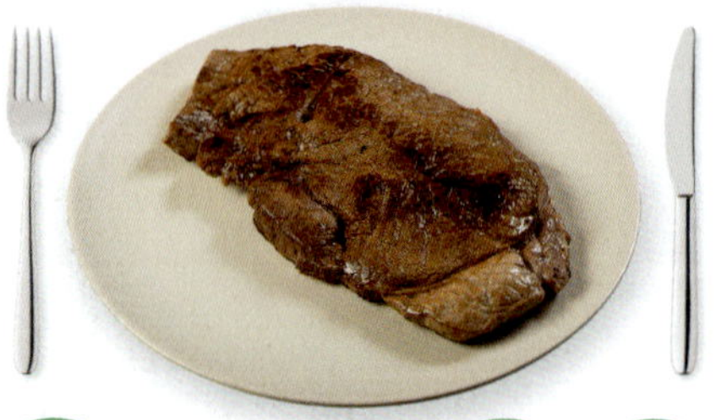

415g

0g KH			0 KHE	0 BE
890 kcal	122g Ew	44g Fett	20g gFS	0g Ba

Sauerbraten

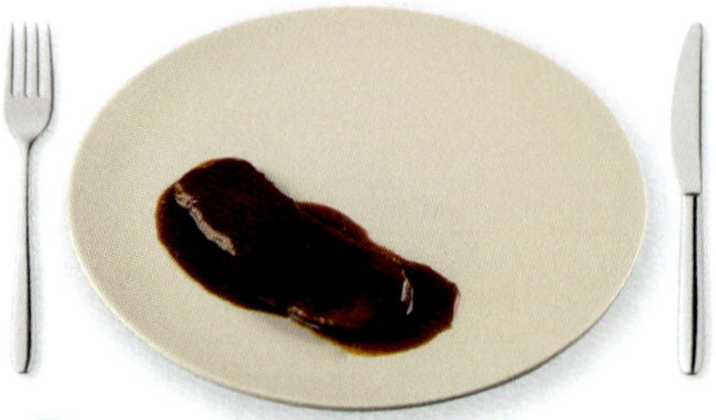

55g

2g KH			0 KHE	0 BE
85 kcal	9g Ew	5g Fett	3g gFS	0g Ba

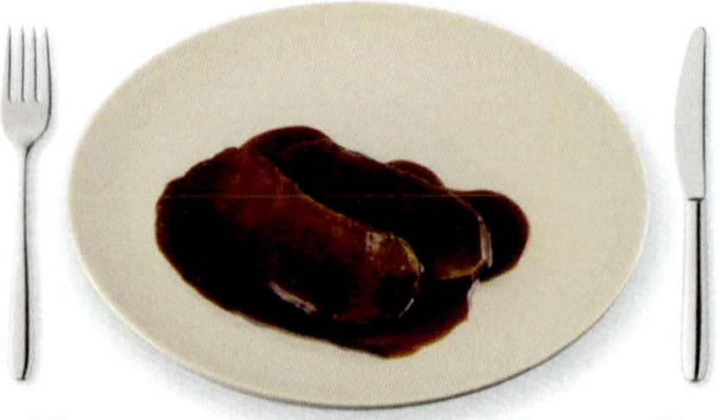

110g

4g KH			½ KHE	½ BE
175 kcal	19g Ew	9g Fett	7g gFS	1g Ba

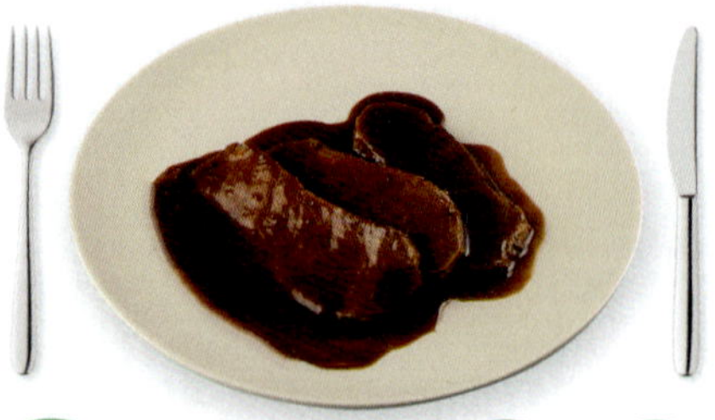

165g

6g KH			½ KHE	½ BE
260 kcal	28g Ew	14g Fett	10g gFS	1g Ba

Schnitzel (Pute natur)

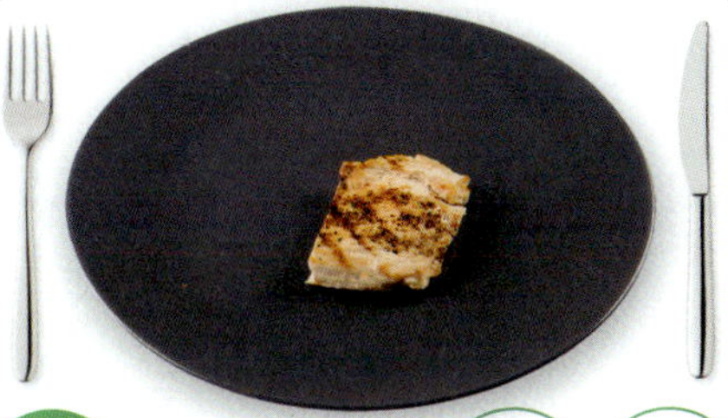

50g	
0g KH	0 KHE
0 BE	65 kcal
12g Ew	2g Fett
1g gFS	0g Ba

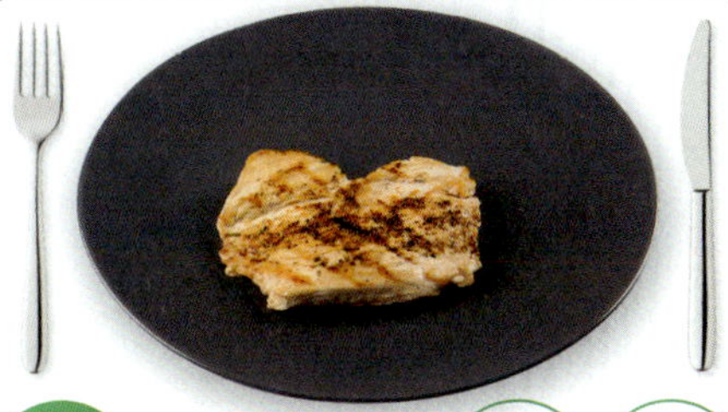

100g	
0g KH	0 KHE
0 BE	135 kcal
24g Ew	4g Fett
2g gFS	0g Ba

Schnitzel paniert • Wienerschnitzel vom Kalb

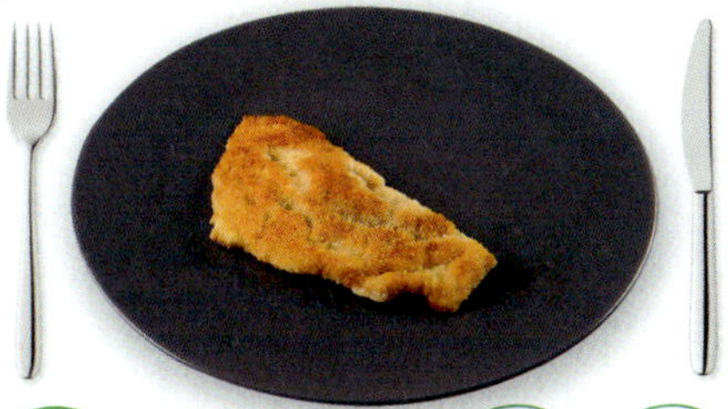

75g	
13g KH	1½ KHE
1 BE	150 kcal
13g Ew	5g Fett
4g gFS	1g Ba

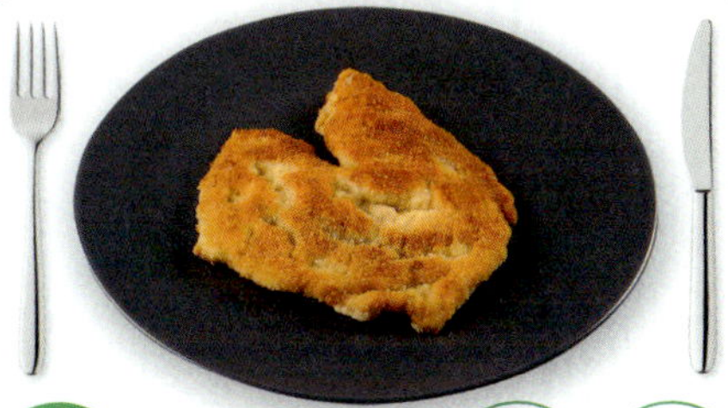

150g	
26g KH	2½ KHE
2 BE	300 kcal
27g Ew	10g Fett
7g gFS	2g Ba

Schweinebraten • Schäufele • Schwenkbraten

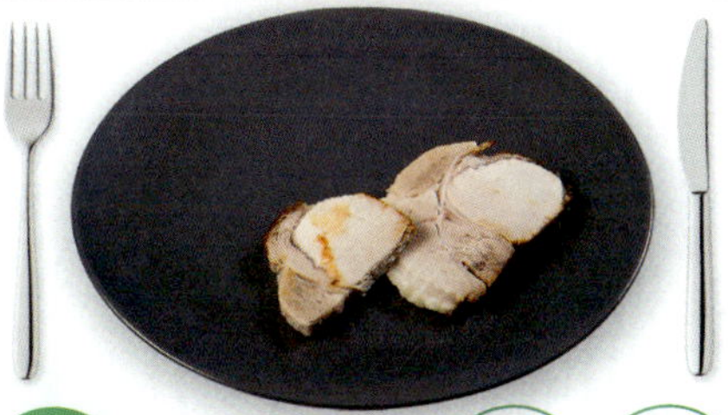

75g	
0g KH	0 KHE
0 BE	165 kcal
13g Ew	12g Fett
5g gFS	0g Ba

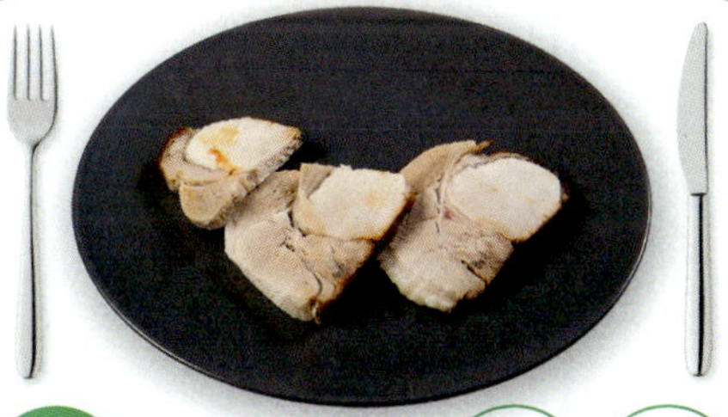

125g	
0g KH	0 KHE
0 BE	270 kcal
22g Ew	21g Fett
8g gFS	0g Ba

26-cm-großer Teller

Schweinekotelett (gegrillt)

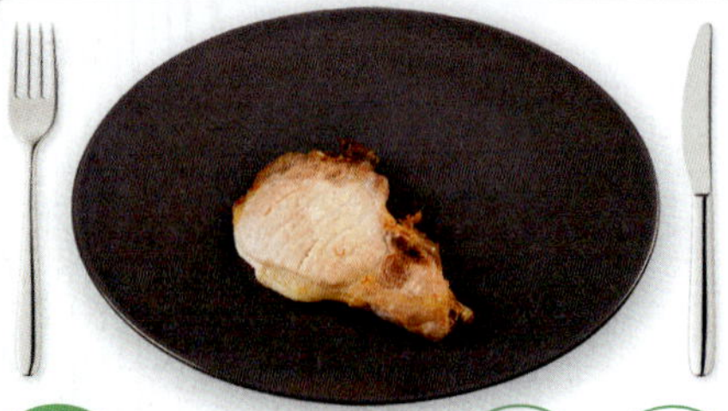

KH	Menge	KHE	BE
0g	75g	0	0

kcal	Ew	Fett	gFS	Ba
180	20g	11g	4g	0g

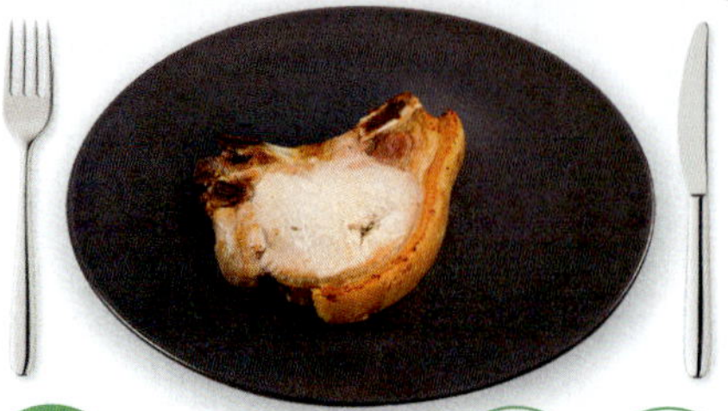

KH	Menge	KHE	BE
0g	200g	0	0

kcal	Ew	Fett	gFS	Ba
480	54g	29g	9g	0g

Schweinshaxe

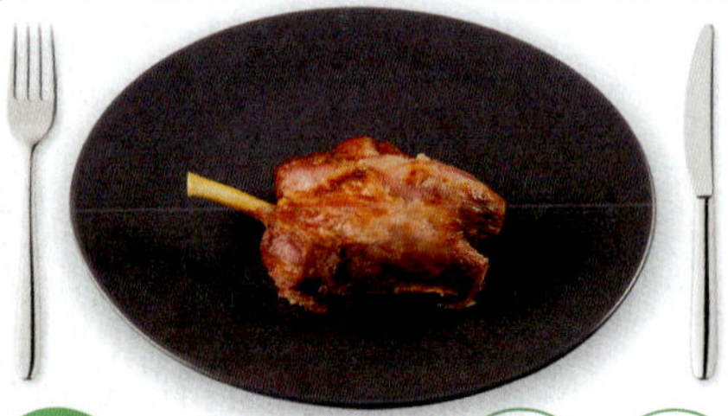

KH	Menge	KHE	BE
2g	250g	0	0

kcal	Ew	Fett	gFS	Ba
385	43g	23g	8g	0g

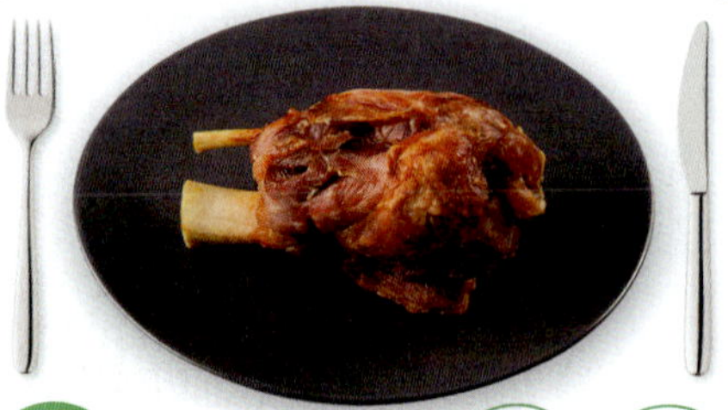

KH	Menge	KHE	BE
5g	500g	½	½

kcal	Ew	Fett	gFS	Ba
770	86g	46g	16g	0g

Schweinskarree

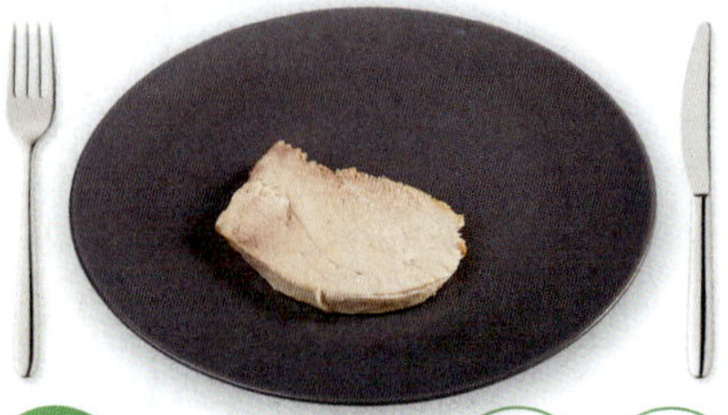

KH	Menge	KHE	BE
0g	75g	0	0

kcal	Ew	Fett	gFS	Ba
135	23g	5g	2g	0g

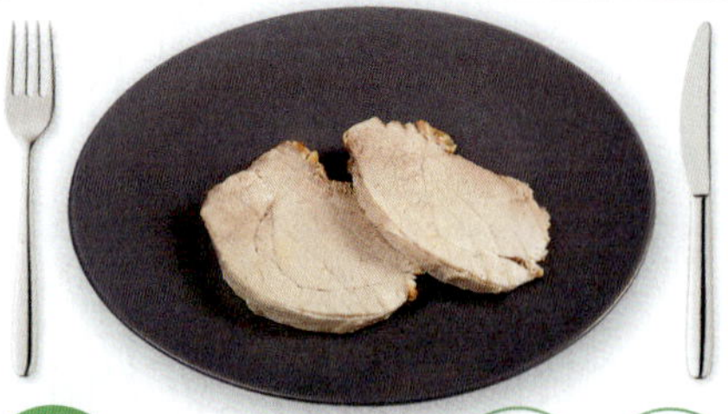

KH	Menge	KHE	BE
0g	150g	0	0

kcal	Ew	Fett	gFS	Ba
265	45g	9g	3g	0g

26-cm-großer Teller

Schweinslungenbraten (gegrillt)

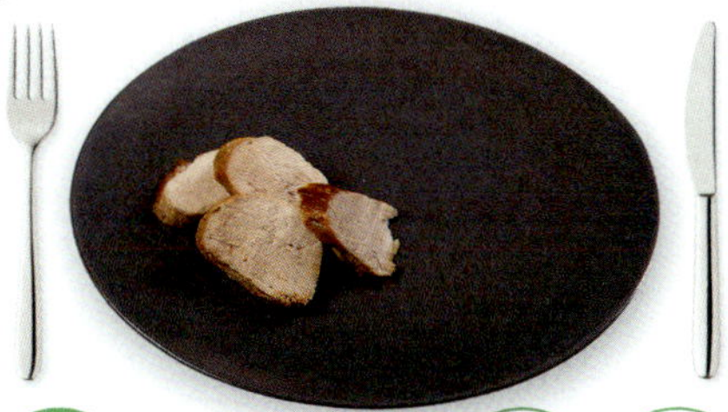

0g KH	55g		0 KHE	0 BE
80 kcal	17g Ew	1g Fett	0g gFS	0g Ba

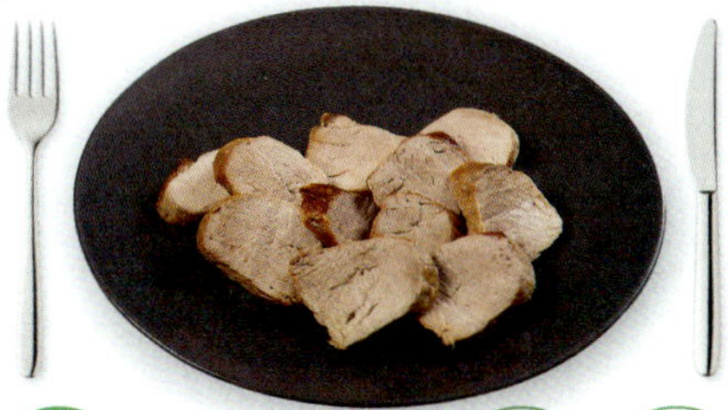

0g KH	170g		0 KHE	0 BE
250 kcal	53g Ew	4g Fett	2g gFS	0g Ba

Sniertjebraten

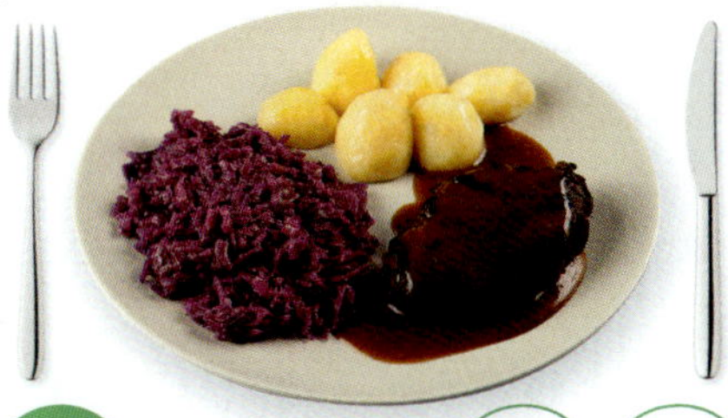

31g KH	350g		3 KHE	2½ BE
435 kcal	21g Ew	24g Fett	9g gFS	6g Ba

Tafelspitz mit Semmelkren und Erdäpfelschmarren

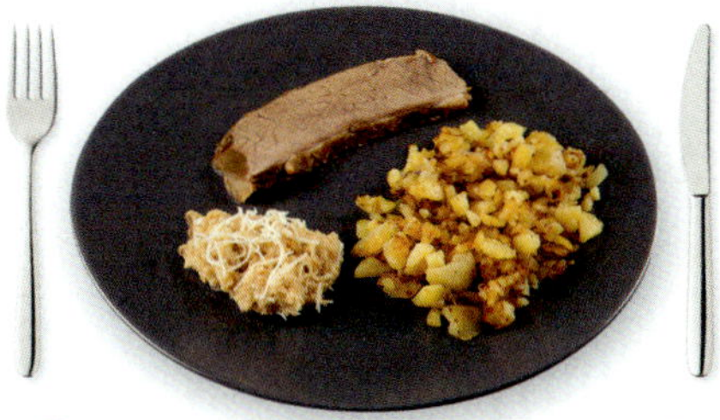

25g KH	165g		2½ KHE	2 BE
285 kcal	12g Ew	15g Fett	5g gFS	3g Ba

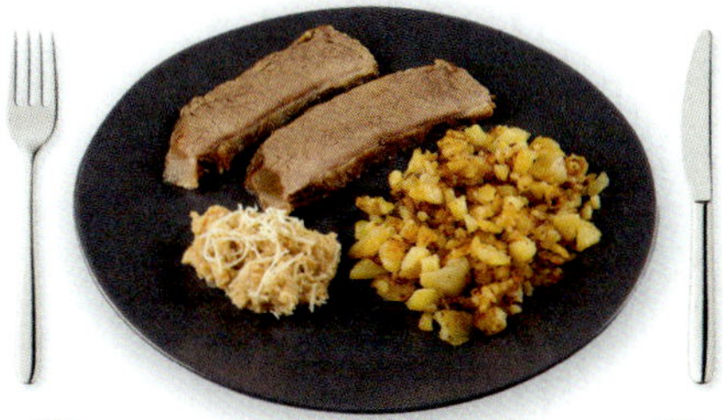

27g KH	215g		2½ KHE	2½ BE
375 kcal	18g Ew	22g Fett	8g gFS	4g Ba

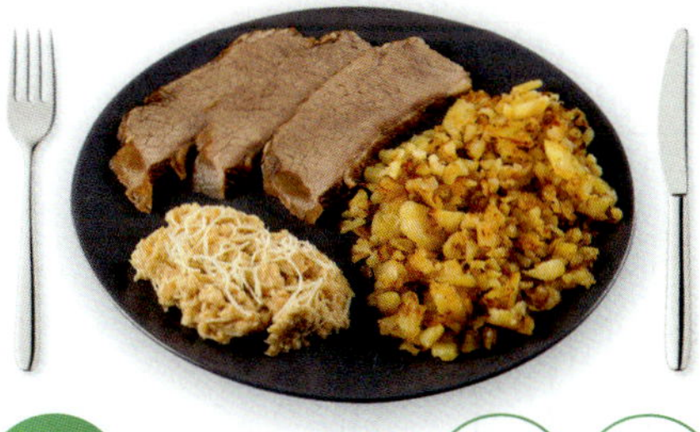

54g KH	380g		5½ KHE	4½ BE
655 kcal	29g Ew	36g Fett	13g gFS	7g Ba

26-cm-großer Teller

Tafelspitz (gekocht)

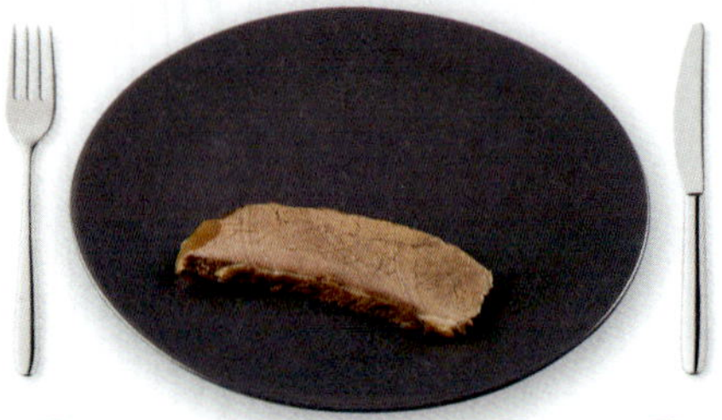

KH	Menge	KHE	BE
1g	50g	0	0

kcal	Ew	Fett	gFS	Ba
100	8g	8g	3g	1g

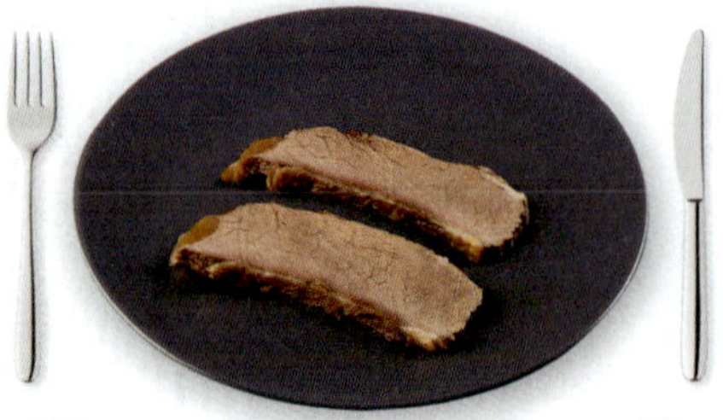

KH	Menge	KHE	BE
1g	90g	0	0

kcal	Ew	Fett	gFS	Ba
180	14g	14g	6g	1g

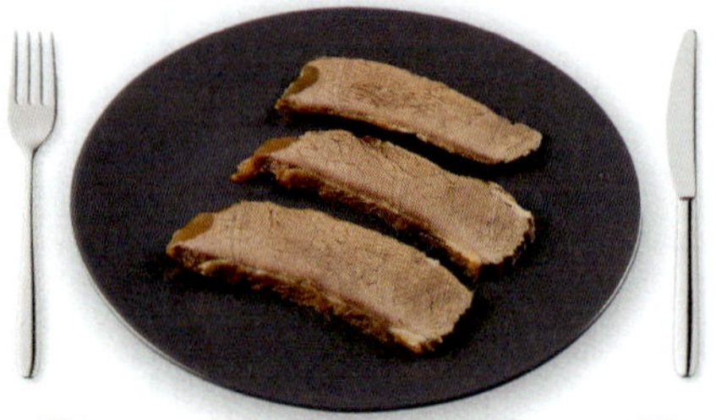

KH	Menge	KHE	BE
1g	130g	0	0

kcal	Ew	Fett	gFS	Ba
260	20g	20g	9g	1g

Wildragout mit Birne und Preiselbeeren

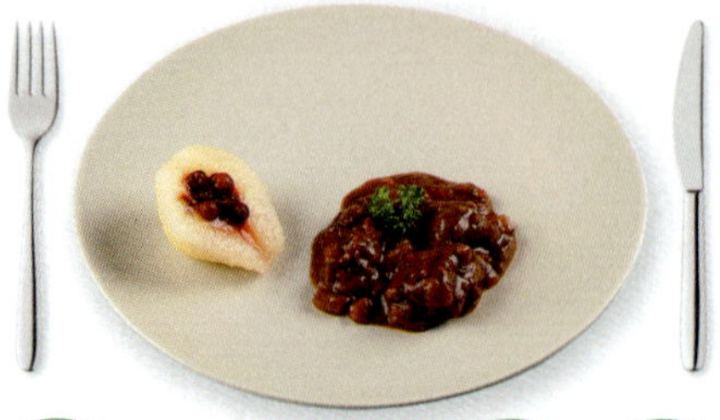

KH	Menge	KHE	BE
19g	130g	2	1½

kcal	Ew	Fett	gFS	Ba
145	9g	4g	1g	1g

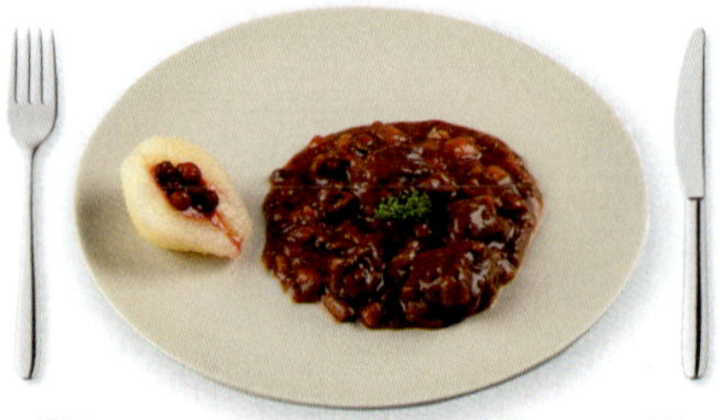

KH	Menge	KHE	BE
21g	200g	2	2

kcal	Ew	Fett	gFS	Ba
220	17g	7g	2g	2g

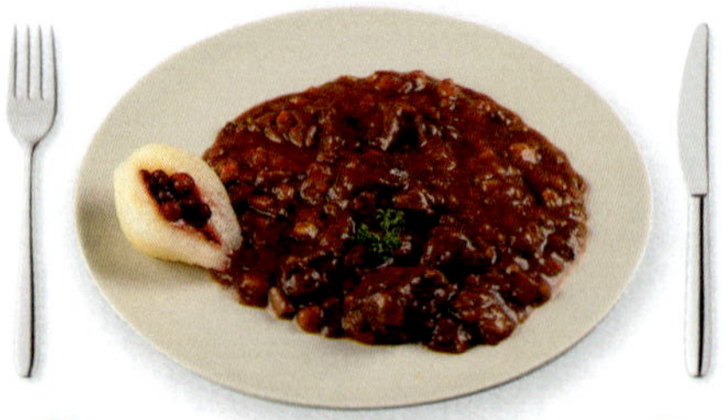

KH	Menge	KHE	BE
25g	300g	2½	2

kcal	Ew	Fett	gFS	Ba
330	29g	12g	3g	2g

Zürcher Geschnetzeltes

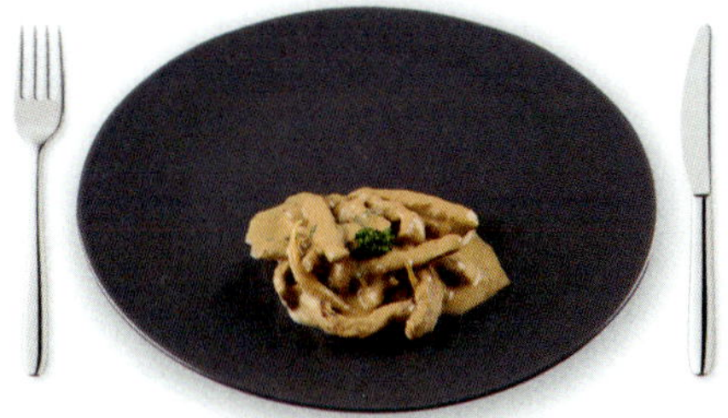

2g KH	75g		0 KHE	0 BE
120 kcal	9g Ew	8g Fett	4g gFS	0g Ba

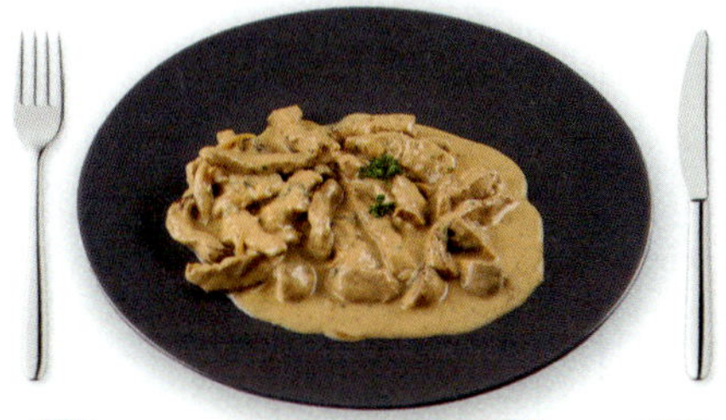

3g KH	150g		½ KHE	½ BE
235 kcal	19g Ew	15g Fett	7g gFS	1g Ba

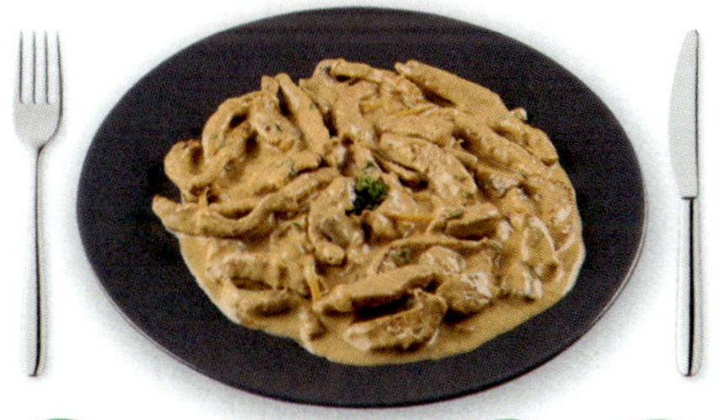

6g KH	250g		½ KHE	½ BE
395 kcal	31g Ew	26g Fett	12g gFS	1g Ba

Zwiebelrostbraten

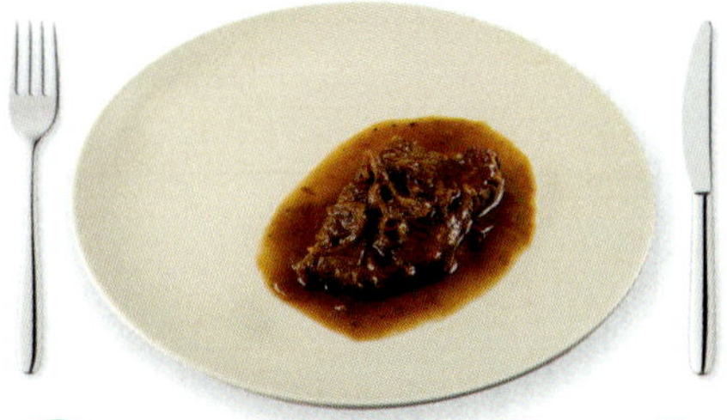

2g KH	65g		0 KHE	0 BE
100 kcal	9g Ew	7g Fett	2g gFS	0g Ba

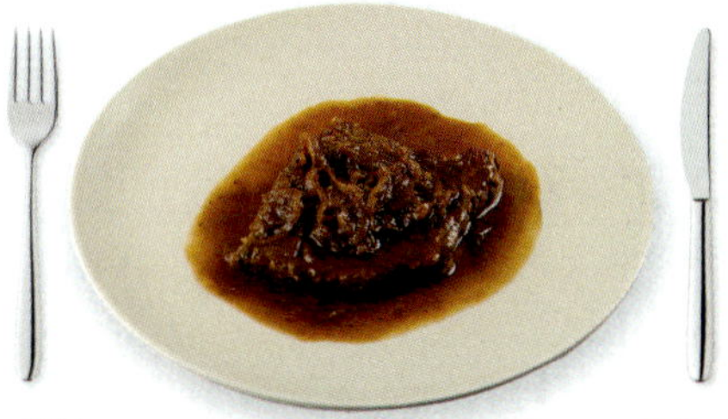

3g KH	125g		½ KHE	½ BE
195 kcal	17g Ew	13g Fett	5g gFS	0g Ba

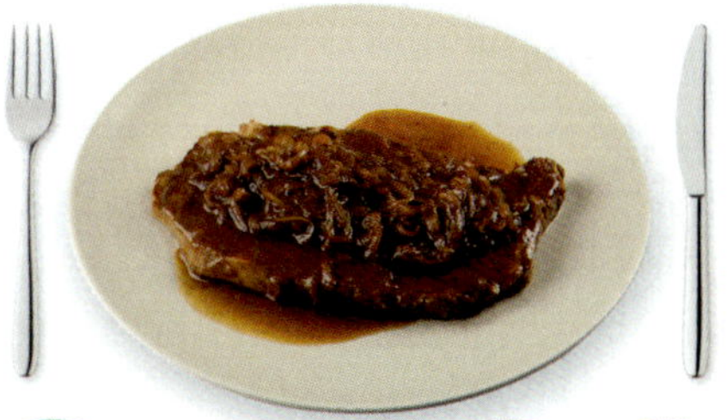

6g KH	250g		½ KHE	½ BE
390 kcal	33g Ew	26g Fett	10g gFS	1g Ba

26-cm-großer Teller

Camembert (gebacken)

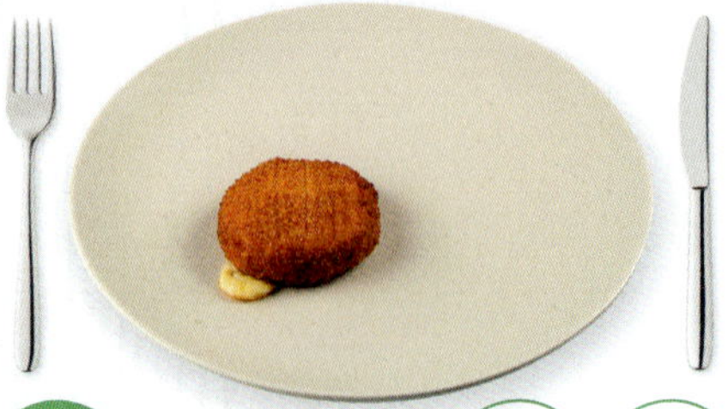

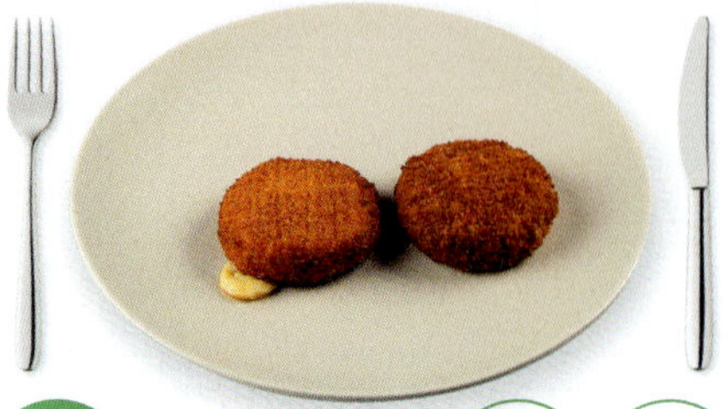

Menge	KH	KHE	BE	kcal	Ew	Fett	gFS	Ba
70g	12g	1	1	225	11g	15g	7g	0g
140g	24g	2½	2	445	22g	29g	15g	1g

Champignons (gebacken)

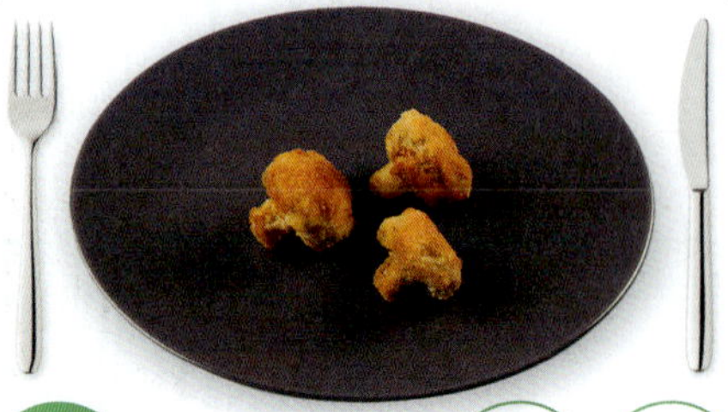

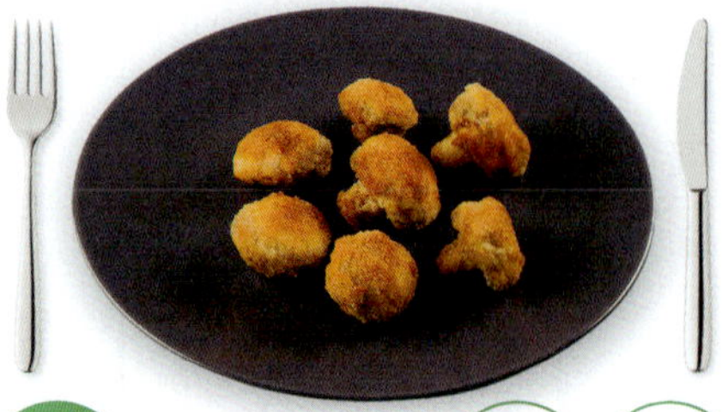

Menge	KH	KHE	BE	kcal	Ew	Fett	gFS	Ba
75g	18g	2	1½	135	4g	5g	2g	2g
150g	37g	3½	3	275	9g	10g	3g	5g

Champignonsoße mit Knödel

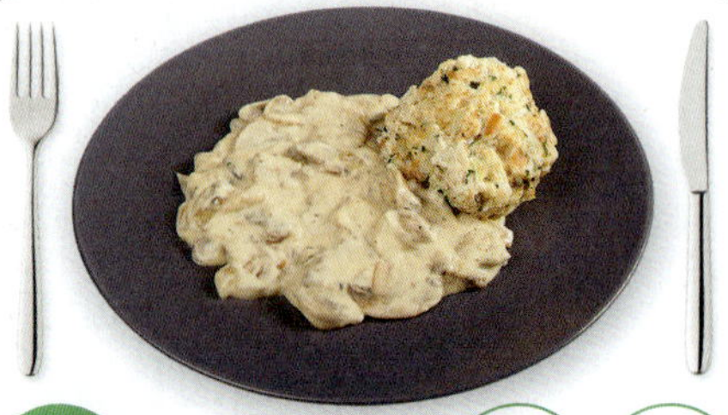

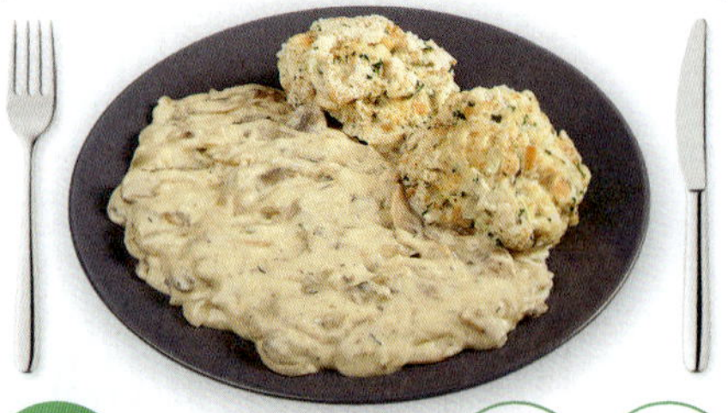

Menge	KH	KHE	BE	kcal	Ew	Fett	gFS	Ba
310g	36g	3½	3	360	13g	18g	9g	3g
620g	73g	7½	6	725	26g	36g	18g	5g

26-cm-großer Teller

Gemüseauflauf

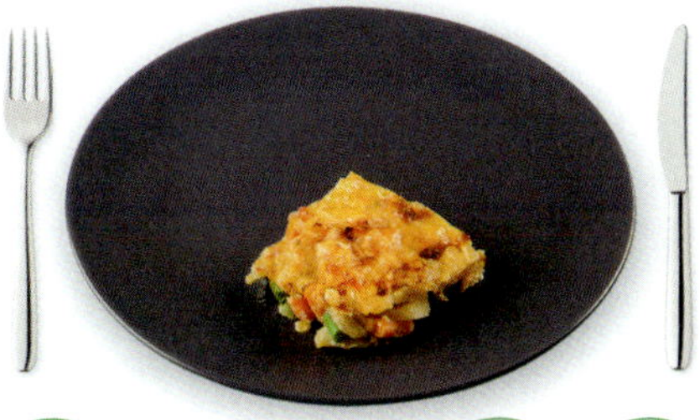

11g KH	75g	1 KHE	1 BE
120 kcal	4g Ew	6g Fett	4g gFS	1g Ba

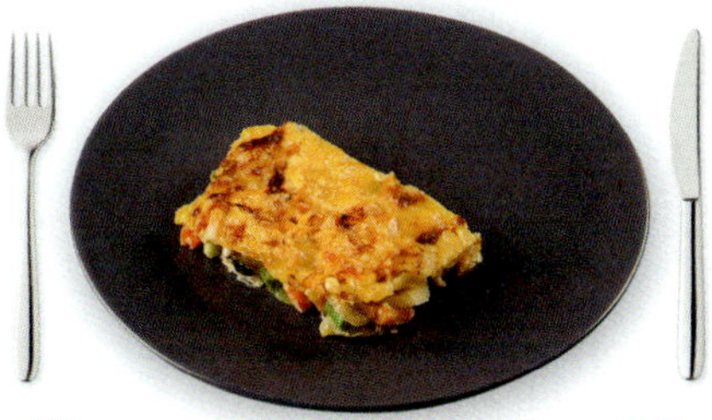

22g KH	150g	2 KHE	2 BE
235 kcal	9g Ew	12g Fett	7g gFS	2g Ba

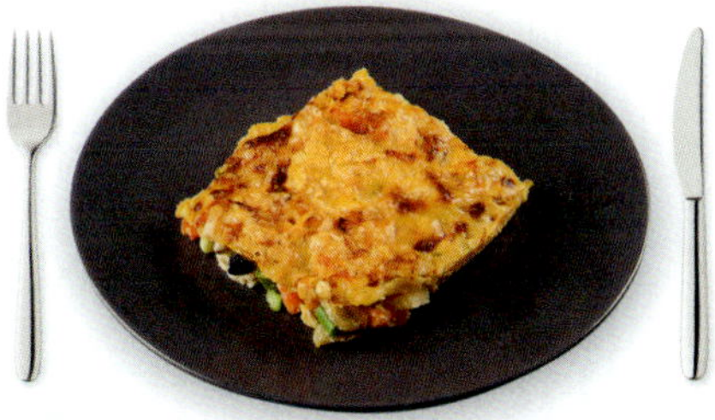

33g KH	225g	3½ KHE	3 BE
355 kcal	13g Ew	17g Fett	11g gFS	3g Ba

Geröstete Klöße • Knödel mit Ei

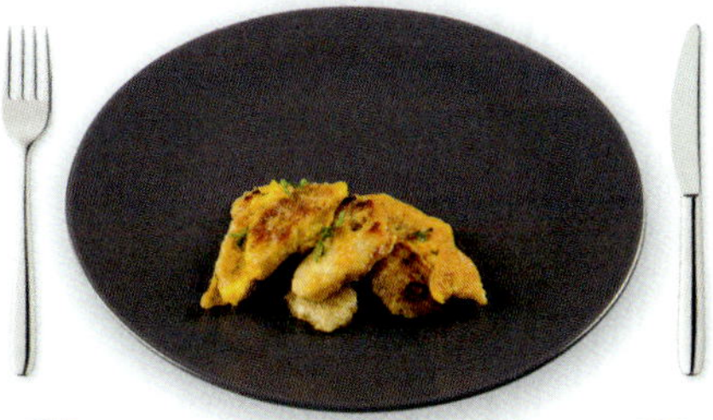

15g KH	75g	1½ KHE	1 BE
135 kcal	5g Ew	8g Fett	2g gFS	1g Ba

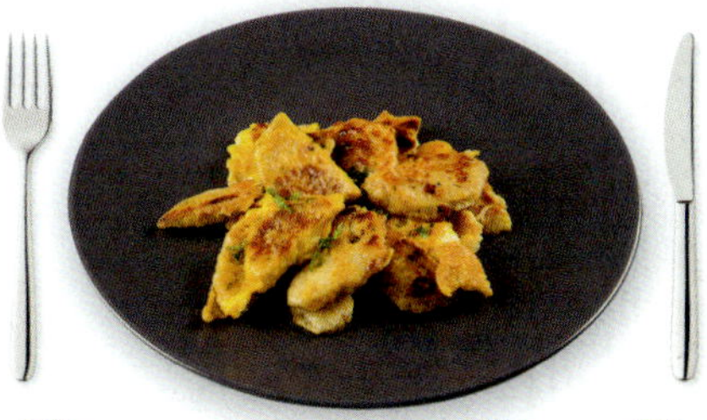

30g KH	150g	3 KHE	2½ BE
275 kcal	11g Ew	15g Fett	5g gFS	1g Ba

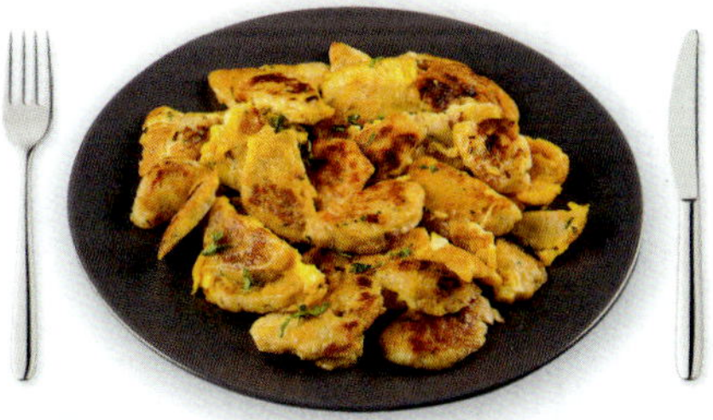

60g KH	300g	6 KHE	5 BE
550 kcal	22g Ew	31g Fett	9g gFS	2g Ba

26-cm-großer Teller

Kärntner Kasnudeln

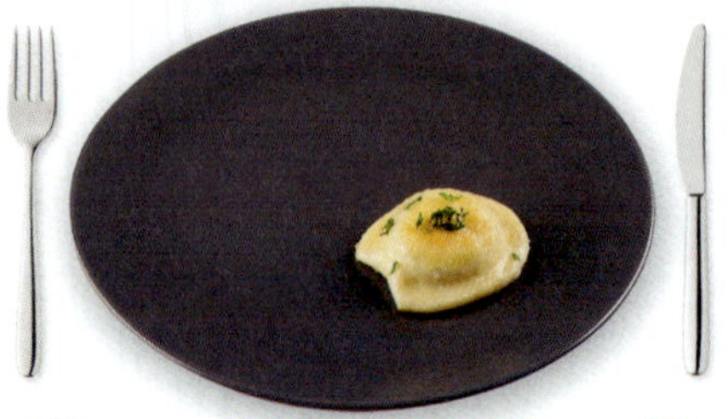

16g KH	55g	1½ KHE	1½ BE	
95 kcal	4g Ew	2g Fett	1g gFS	0g Ba

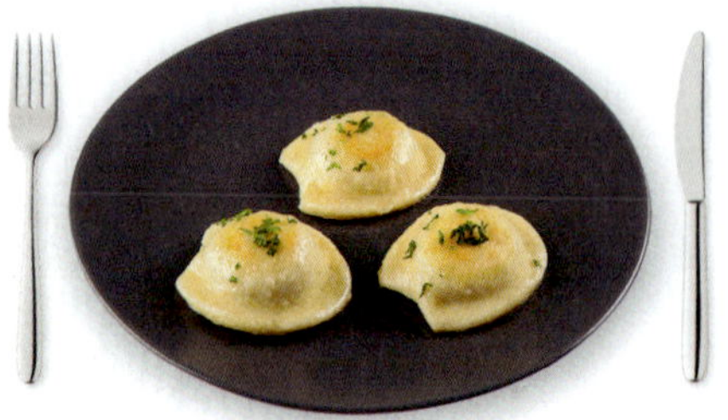

48g KH	165g	5 KHE	4 BE	
290 kcal	13g Ew	5g Fett	2g gFS	1g Ba

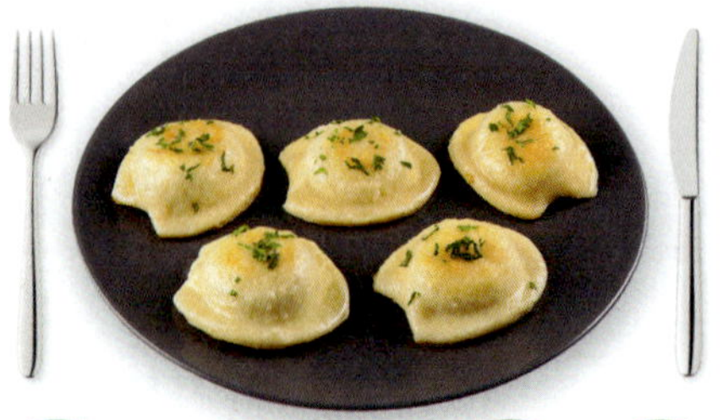

80g KH	275g	8 KHE	6½ BE	
485 kcal	21g Ew	8g Fett	4g gFS	2g Ba

Kartoffelauflauf • Erdäpfelauflauf

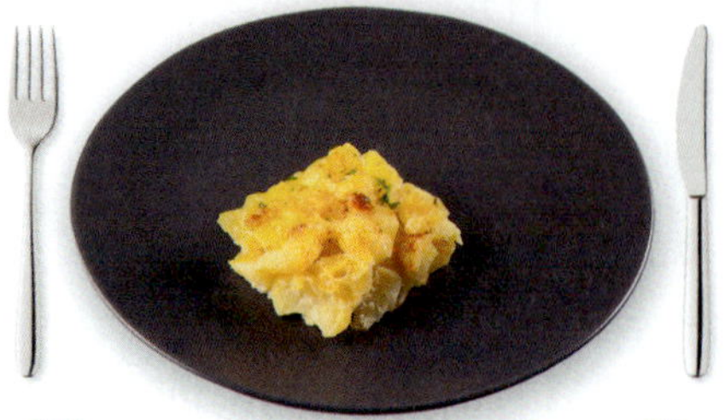

9g KH	75g	1 KHE	1 BE	
125 kcal	4g Ew	8g Fett	5g gFS	1g Ba

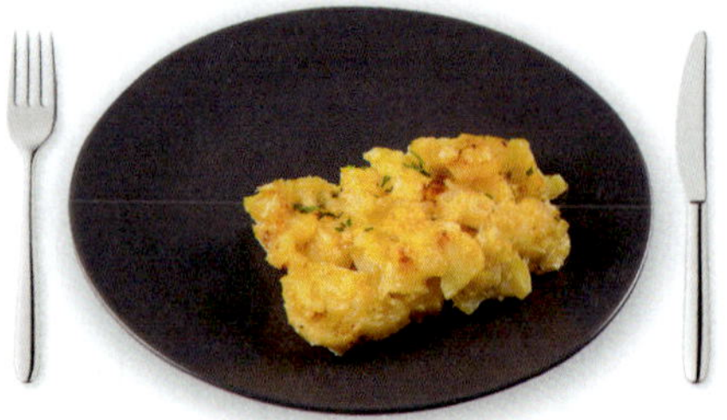

19g KH	150g	2 KHE	1½ BE	
250 kcal	8g Ew	16g Fett	9g gFS	1g Ba

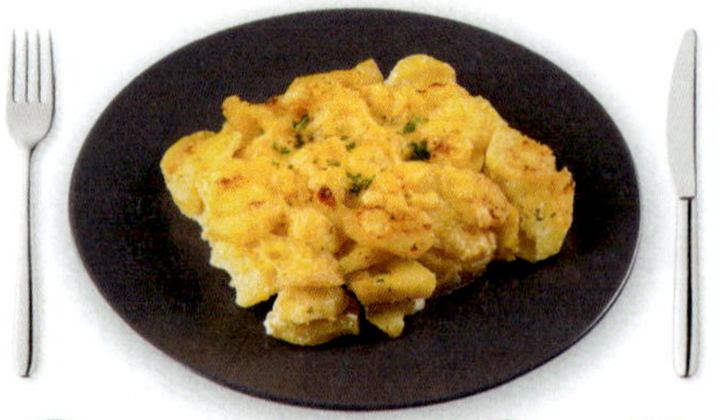

37g KH	300g	3½ KHE	3 BE	
505 kcal	17g Ew	32g Fett	19g gFS	3g Ba

26-cm-großer Teller

Kartoffelgulasch • Erdäpfelgulasch

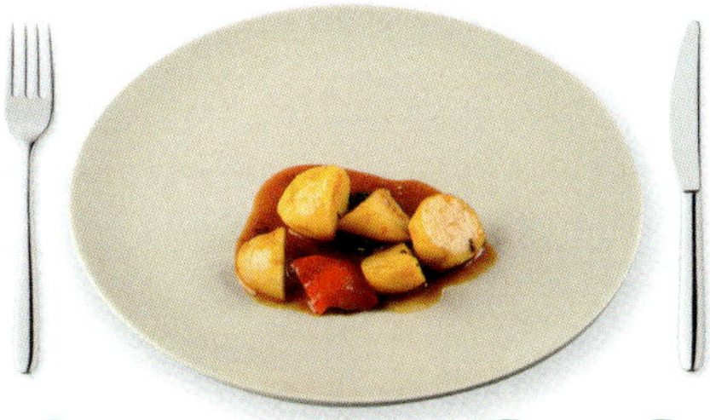

7g KH	80g	½ KHE	½ BE
55 kcal	2g Ew	2g Fett	1g gFS
1g Ba			

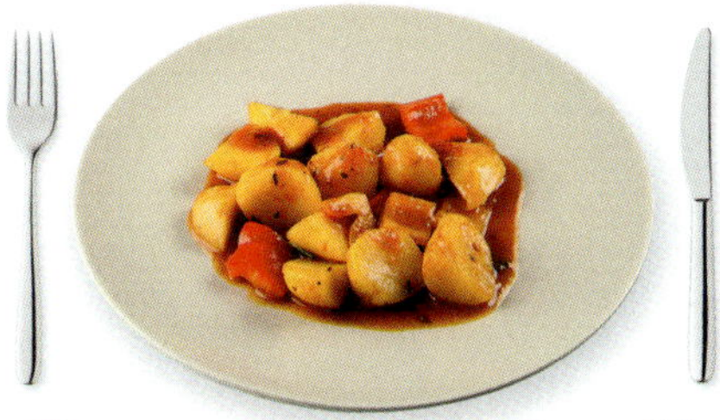

19g KH	210g	2 KHE	1½ BE
145 kcal	5g Ew	5g Fett	3g gFS
1g Ba			

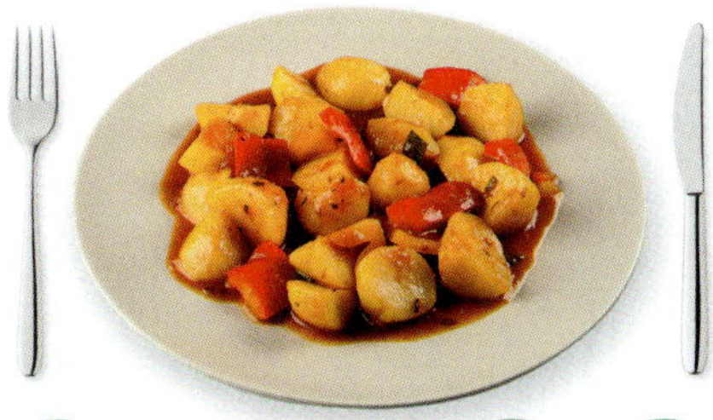

31g KH	340g	3 KHE	2½ BE
240 kcal	9g Ew	8g Fett	4g gFS
2g Ba			

Käsepressknödel

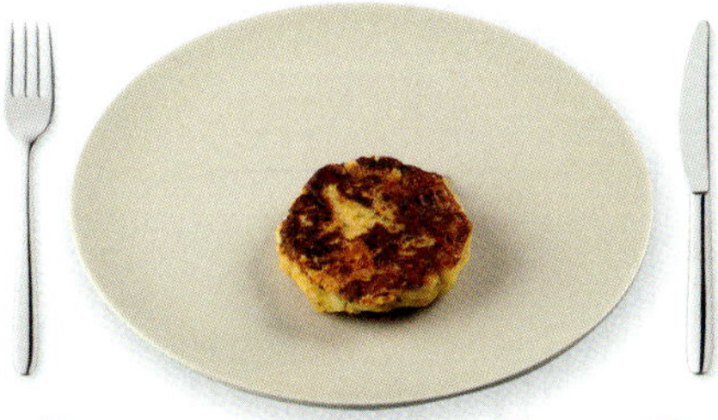

17g KH	90g	1½ KHE	1½ BE
230 kcal	10g Ew	13g Fett	7g gFS
1g Ba			

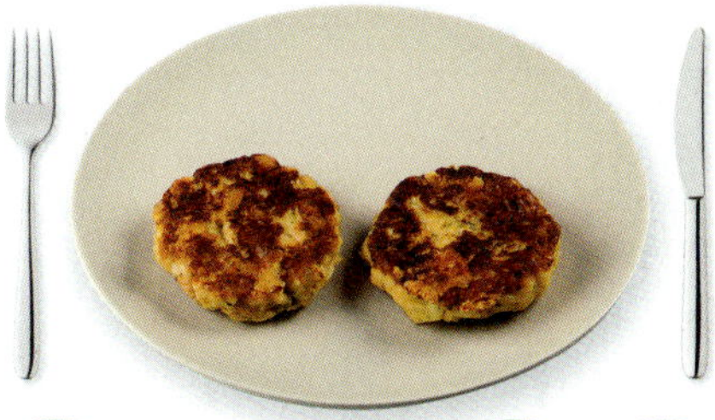

34g KH	180g	3½ KHE	3 BE
455 kcal	20g Ew	26g Fett	14g gFS
2g Ba			

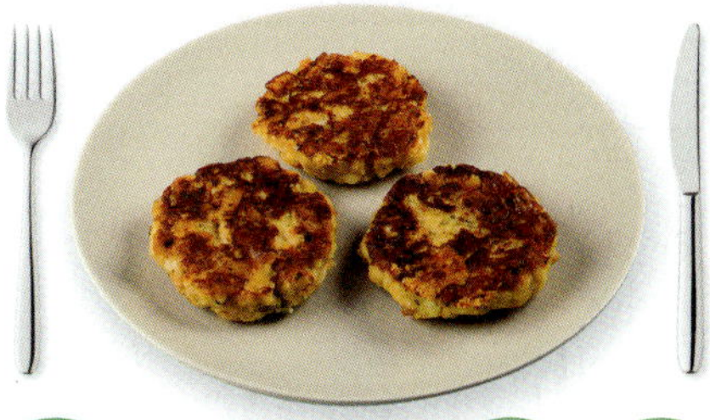

51g KH	270g	5 KHE	4 BE
685 kcal	31g Ew	39g Fett	20g gFS
3g Ba			

26-cm-großer Teller

Gemüsestrudel

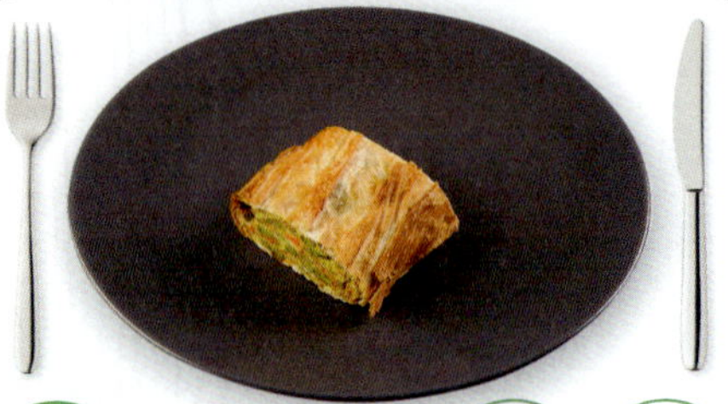

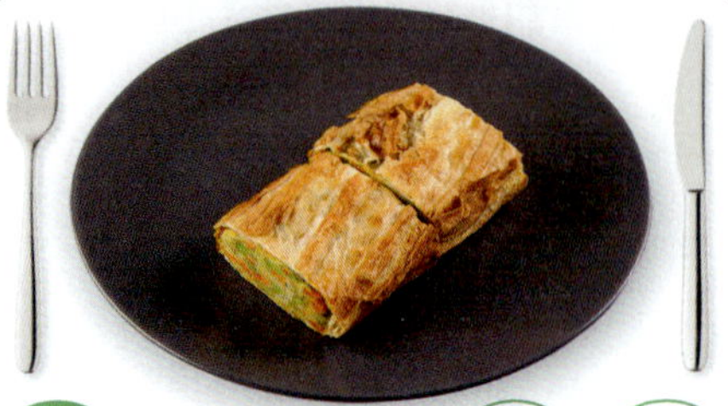

Menge	KH	KHE	BE	kcal	Ew	Fett	gFS	Ba
120g	19g	2	1½	180	6g	9g	2g	3g
240g	38g	4	3	365	12g	18g	4g	5g

Krautstrudel

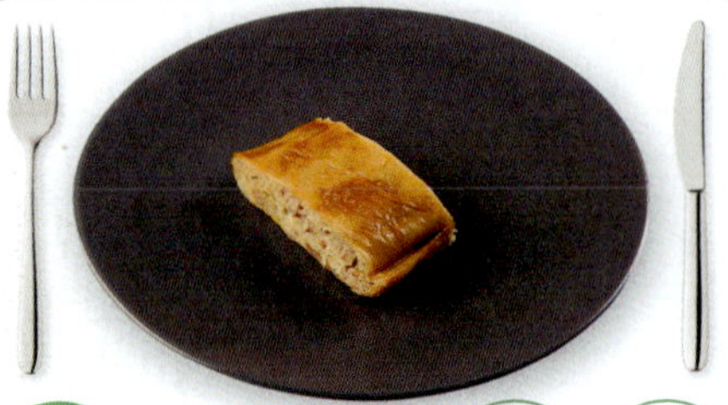

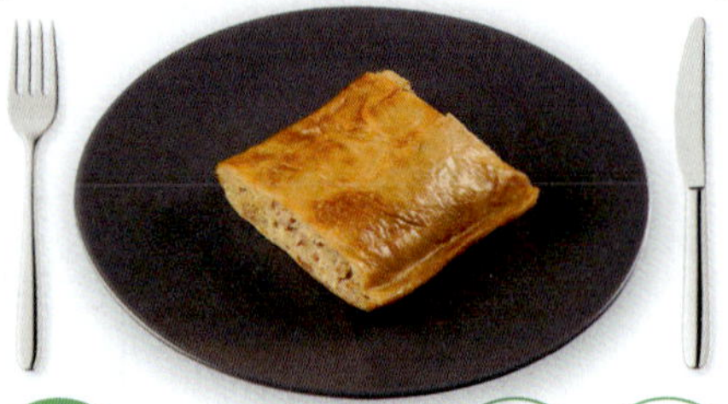

Menge	KH	KHE	BE	kcal	Ew	Fett	gFS	Ba
140g	18g	2	1½	225	7g	14g	3g	2g
280g	36g	3½	3	455	15g	29g	6g	5g

Sojageschnetzeltes

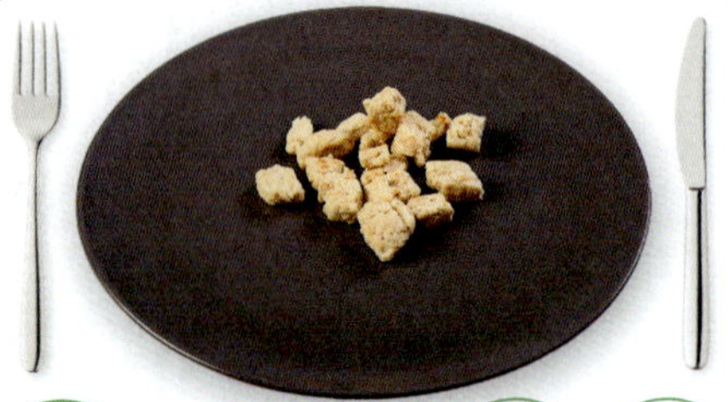

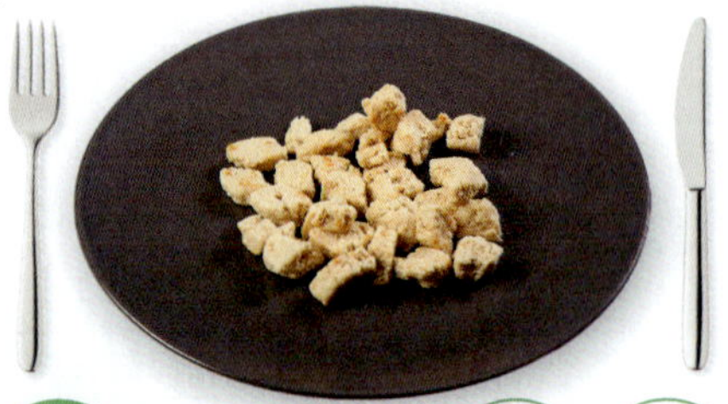

Menge	KH	KHE	BE	kcal	Ew	Fett	gFS	Ba
50g	2g	0	0	55	11g	0g	0g	6g
100g	3g	½	½	110	23g	1g	0g	11g

26-cm-großer Teller

Tofu (gebraten)

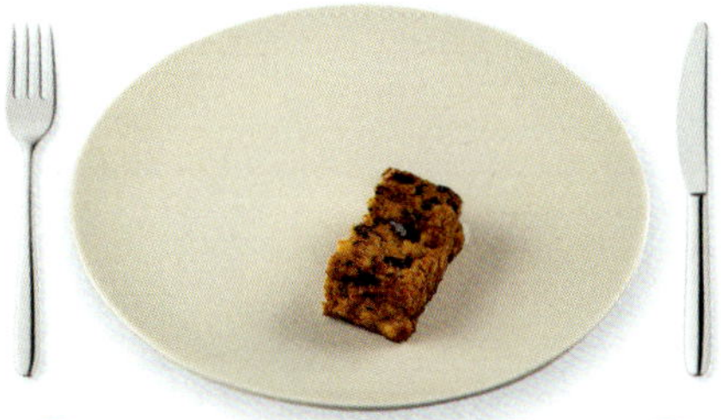

KH	Menge	KHE	BE
2g	70g	0	0

kcal	Ew	Fett	gFS	Ba
105	11g	6g	1g	1g

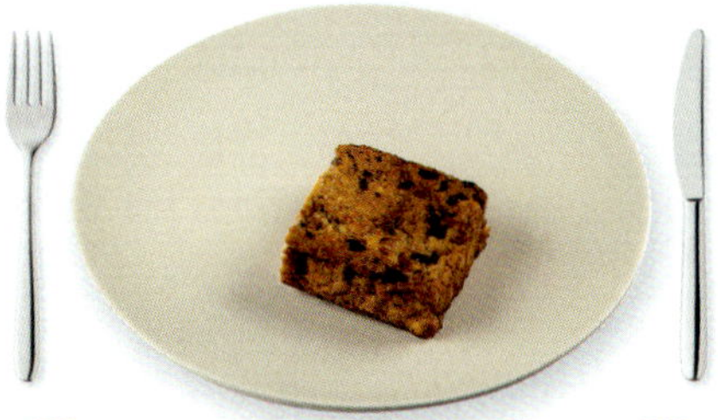

KH	Menge	KHE	BE
4g	135g	½	½

kcal	Ew	Fett	gFS	Ba
205	21g	11g	2g	2g

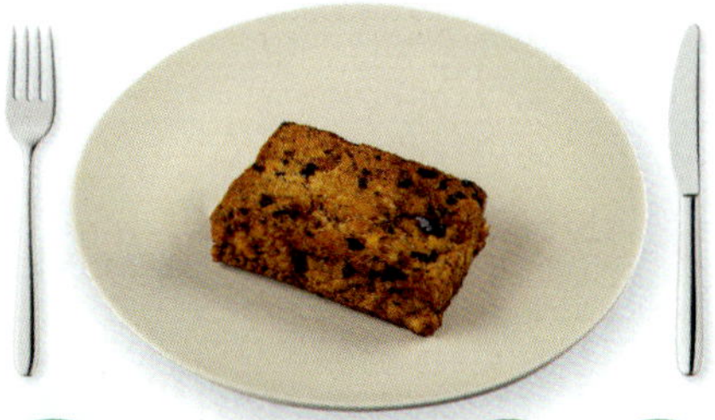

KH	Menge	KHE	BE
6g	200g	½	½

kcal	Ew	Fett	gFS	Ba
300	32g	17g	3g	3g

Maultaschen (mit Butter)

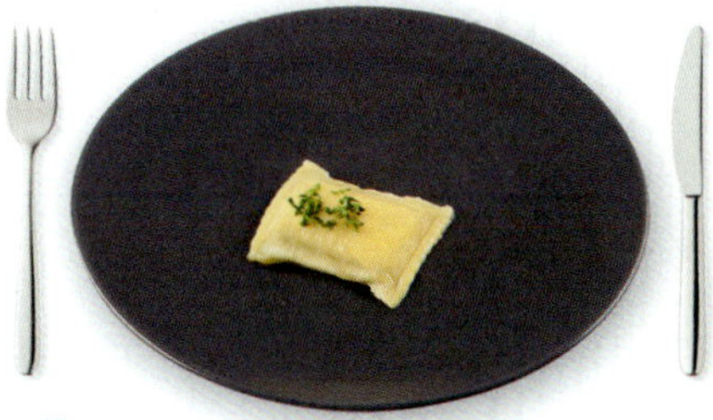

KH	Menge	KHE	BE
11g	75g	1	1

kcal	Ew	Fett	gFS	Ba
120	6g	6g	3g	1g

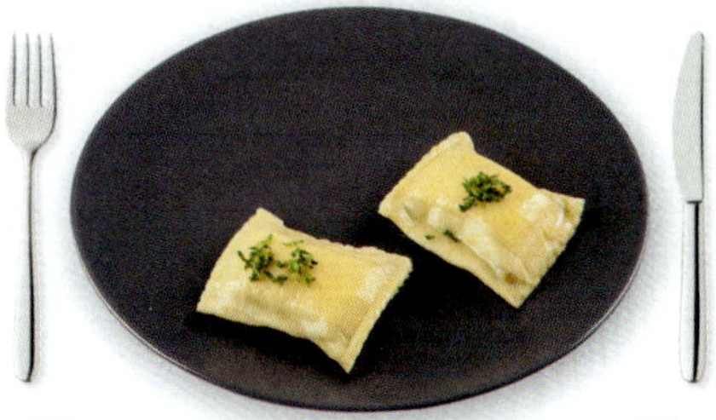

KH	Menge	KHE	BE
21g	150g	2	2

kcal	Ew	Fett	gFS	Ba
240	12g	12g	6g	2g

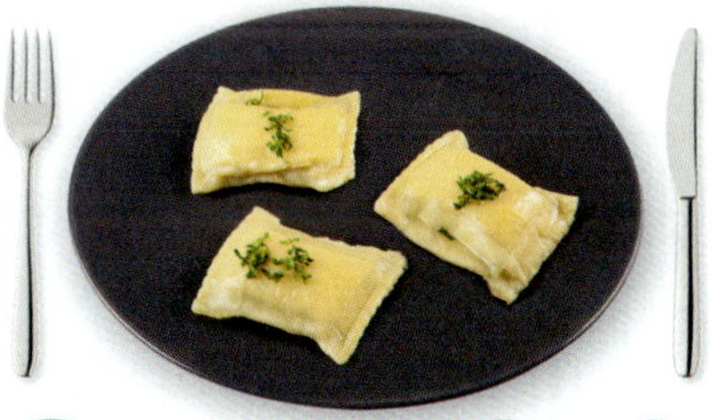

KH	Menge	KHE	BE
32g	225g	3	2½

kcal	Ew	Fett	gFS	Ba
360	17g	18g	9g	2g

26-cm-großer Teller

Risotto

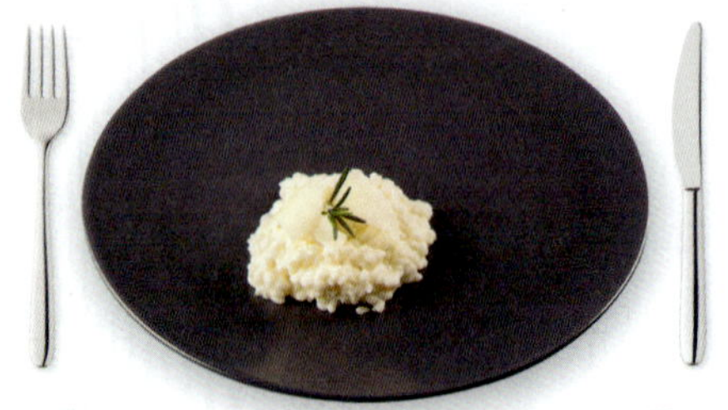

8g KH	75g		1 KHE	½ BE
75 kcal	2g Ew	4g Fett	2g gFS	0g Ba

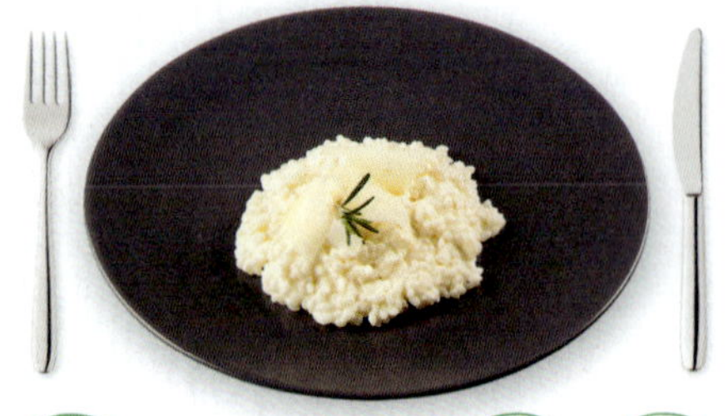

16g KH	150g		1½ KHE	1½ BE
150 kcal	4g Ew	8g Fett	4g gFS	1g Ba

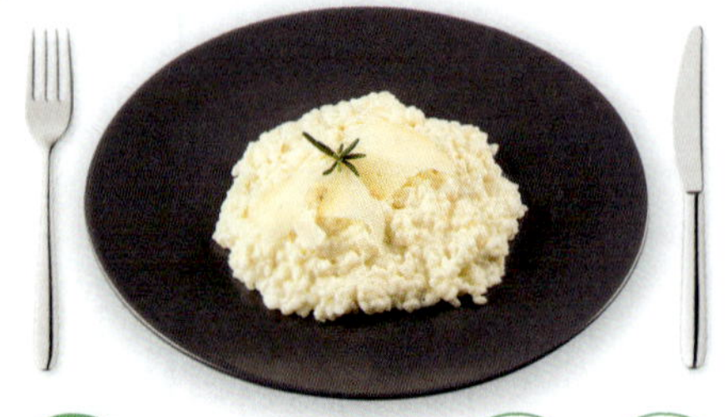

24g KH	225g		2½ KHE	2 BE
225 kcal	5g Ew	12g Fett	7g gFS	1g Ba

Spätzle mit Ei • Eierspätzle

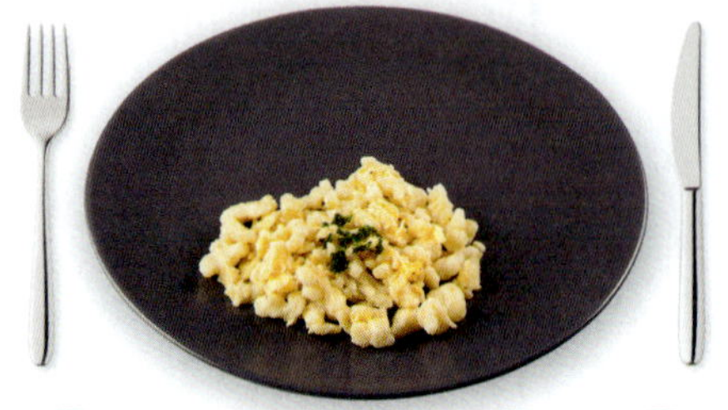

15g KH	75g		1½ KHE	1½ BE
145 kcal	6g Ew	7g Fett	3g gFS	1g Ba

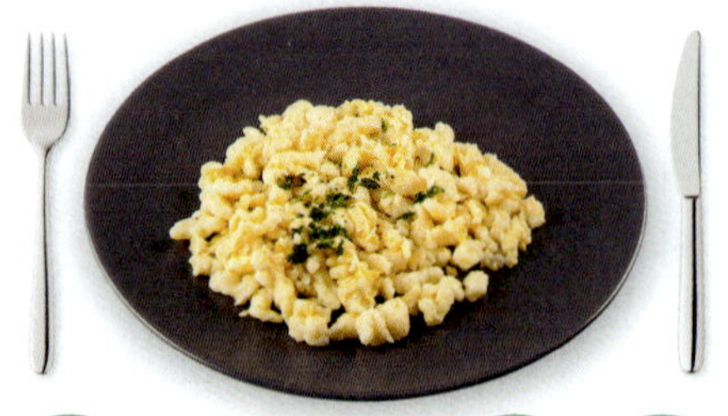

30g KH	150g		3 KHE	2½ BE
290 kcal	12g Ew	15g Fett	7g gFS	1g Ba

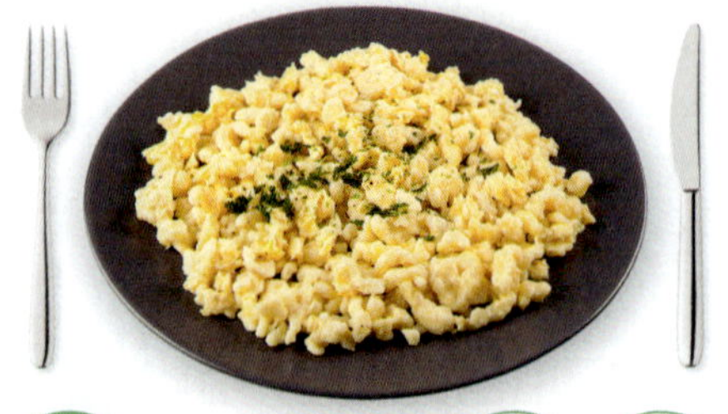

61g KH	300g		6 KHE	5 BE
580 kcal	24g Ew	29g Fett	14g gFS	2g Ba

26-cm-großer Teller

Spätzle mit Käse • Käsespätzle

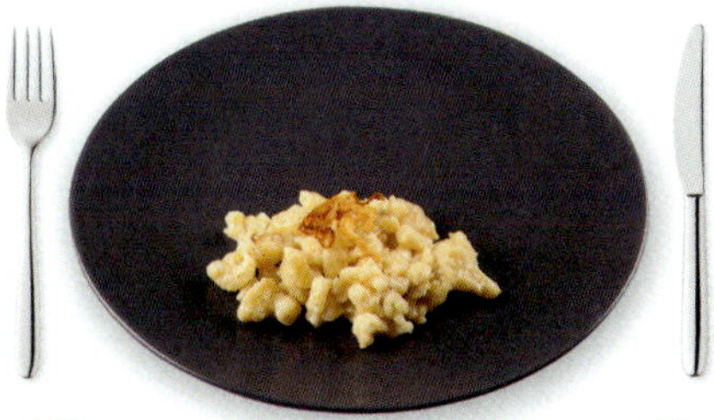

15g KH	75g		1½ KHE	1 BE
160 kcal	7g Ew	9g Fett	5g gFS	1g Ba

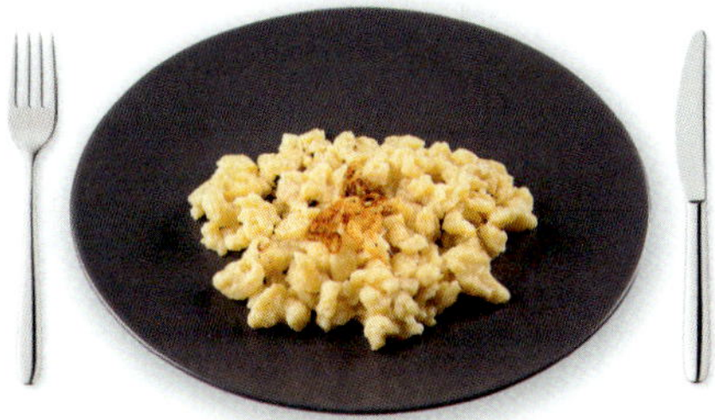

30g KH	150g		3 KHE	2½ BE
320 kcal	13g Ew	17g Fett	10g gFS	1g Ba

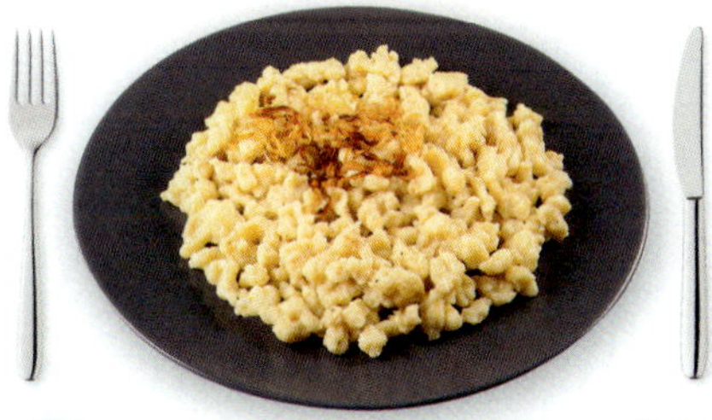

59g KH	300g		6 KHE	5 BE
635 kcal	26g Ew	35g Fett	21g gFS	3g Ba

Spinatspätzle mit Rahmsoße

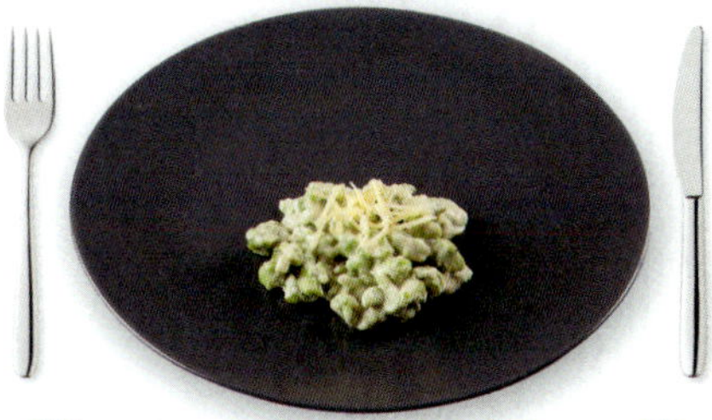

12g KH	75g		1 KHE	1 BE
180 kcal	5g Ew	13g Fett	8g gFS	1g Ba

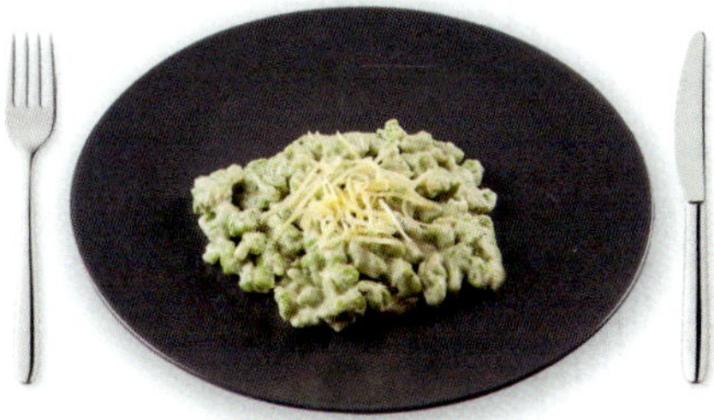

25g KH	150g		2½ KHE	2 BE
365 kcal	10g Ew	26g Fett	16g gFS	1g Ba

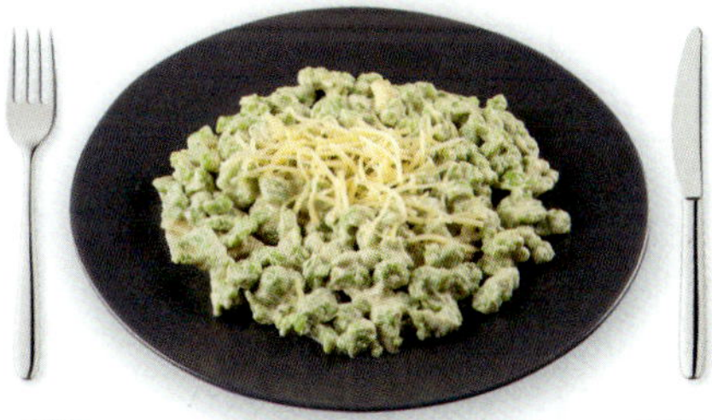

49g KH	300g		5 KHE	4 BE
730 kcal	21g Ew	52g Fett	31g gFS	2g Ba

26-cm-großer Teller

Kabeljau/Dorsch (mit Panade • paniert)

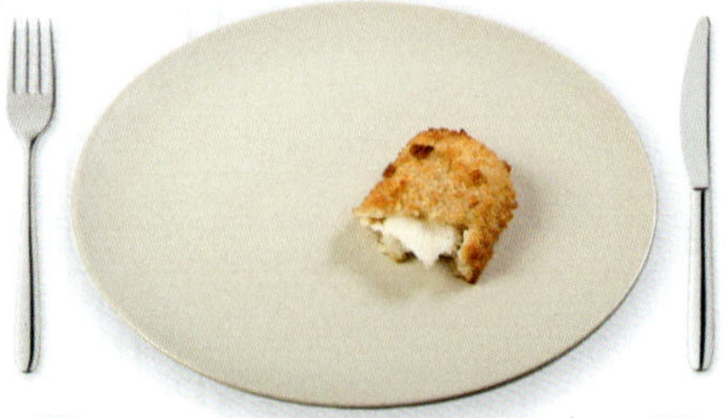

55g				
10g KH	1 KHE	1 BE		
110 kcal	8g Ew	5g Fett	0g gFS	1g Ba

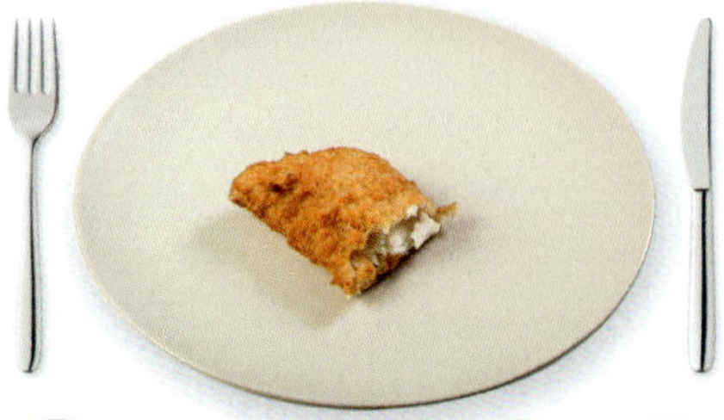

65g				
12g KH	1 KHE	1 BE		
130 kcal	10g Ew	5g Fett	1g gFS	1g Ba

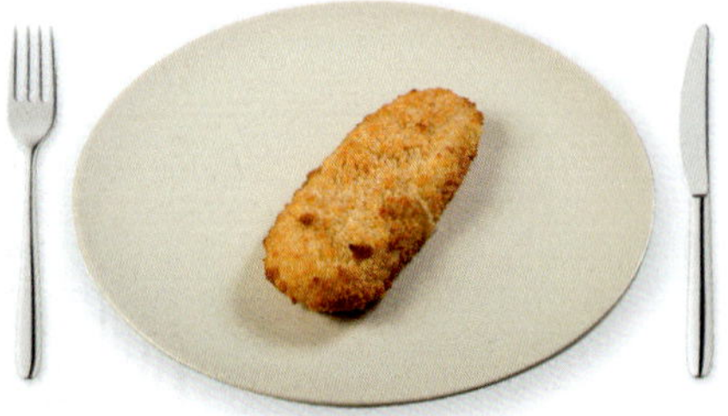

115g				
22g KH	2 KHE	2 BE		
235 kcal	17g Ew	9g Fett	1g gFS	1g Ba

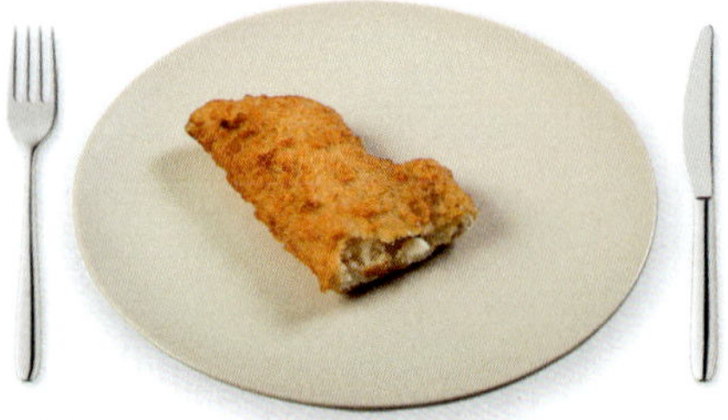

125g				
23g KH	2½ KHE	2 BE		
255 kcal	19g Ew	10g Fett	1g gFS	1g Ba

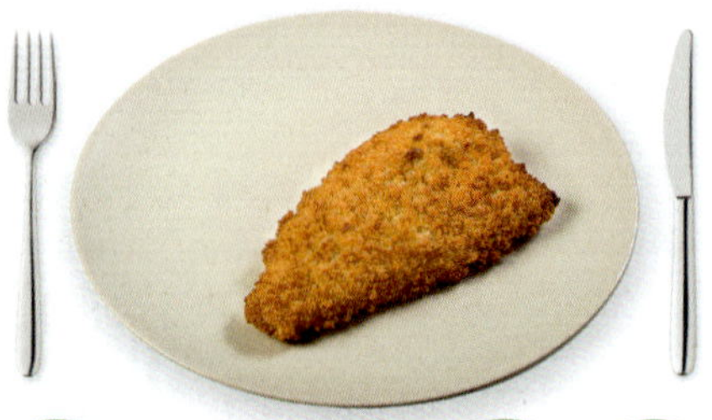

155g				
29g KH	3 KHE	2½ BE		
315 kcal	23g Ew	13g Fett	1g gFS	2g Ba

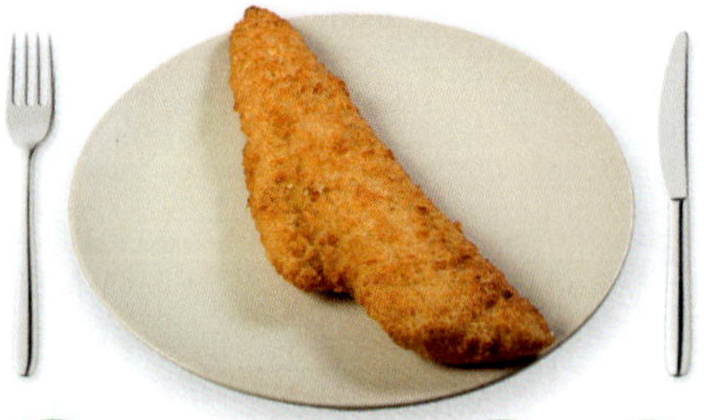

250g				
47g KH	4½ KHE	4 BE		
510 kcal	37g Ew	21g Fett	2g gFS	3g Ba

Fischstreifen (mit Panade • paniert)

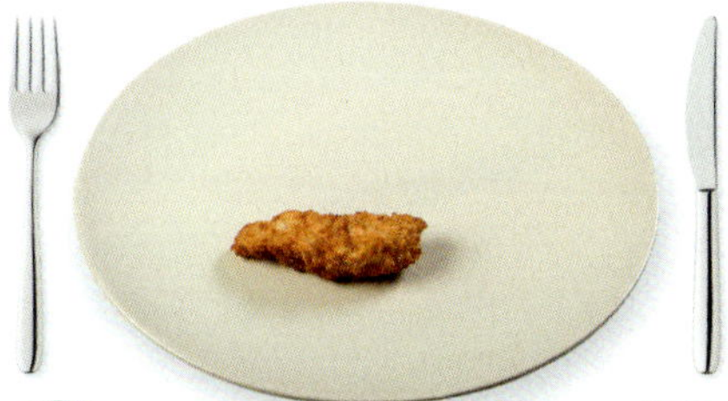

5g KH	30g		½ KHE	½ BE
60 kcal	4g Ew	3g Fett	0g gFS	0g Ba

Fischstäbchen (mit Panade • paniert)

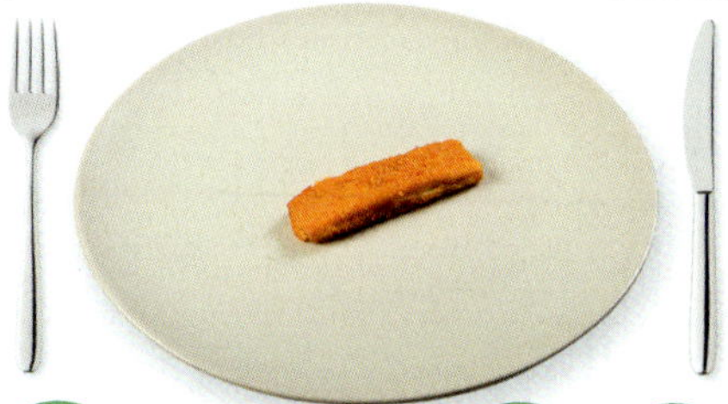

3g KH	20g		½ KHE	½ BE
40 kcal	3g Ew	2g Fett	0g gFS	0g Ba

Fischburger (mit Panade • paniert)

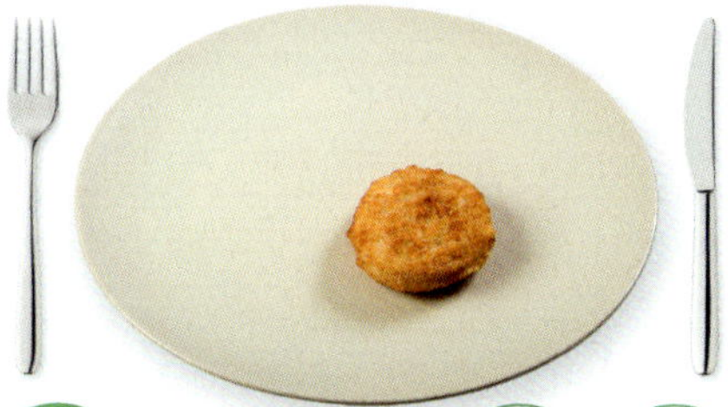

9g KH	50g		1 KHE	1 BE
80 kcal	7g Ew	1g Fett	0g gFS	1g Ba

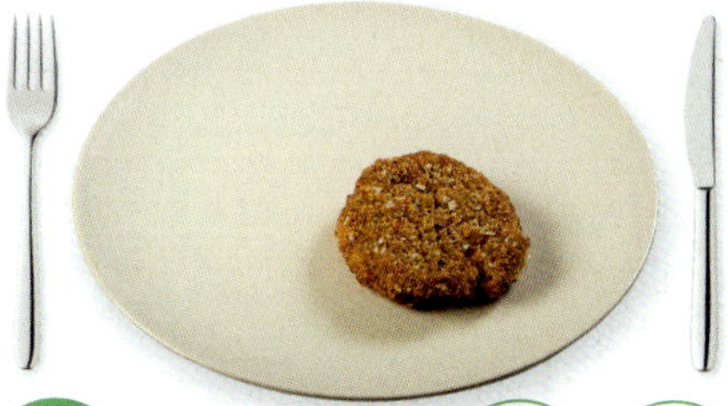

17g KH	90g		1½ KHE	1½ BE
140 kcal	13g Ew	2g Fett	1g gFS	1g Ba

Forelle Müllerin

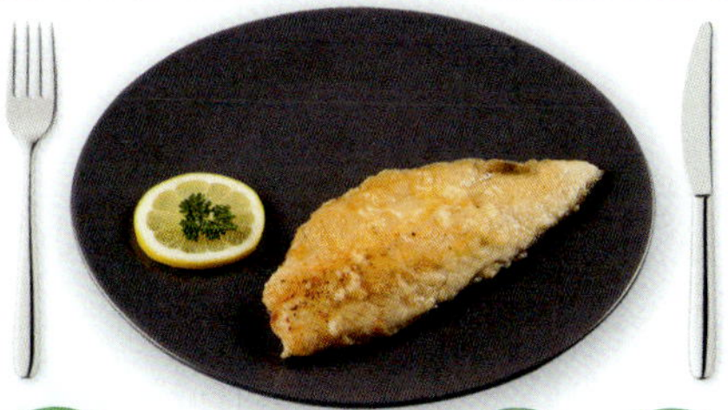

3g KH	120g		½ KHE	½ BE
185 kcal	24g Ew	8g Fett	4g gFS	0g Ba

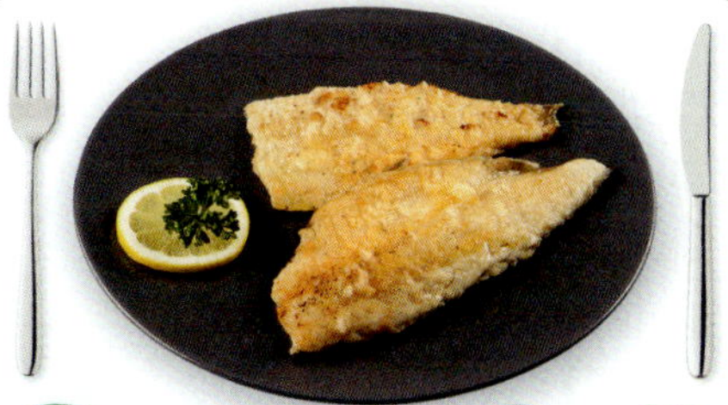

6g KH	215g		½ KHE	½ BE
335 kcal	44g Ew	14g Fett	7g gFS	0g Ba

26-cm-großer Teller

Forelle (geräuchert)

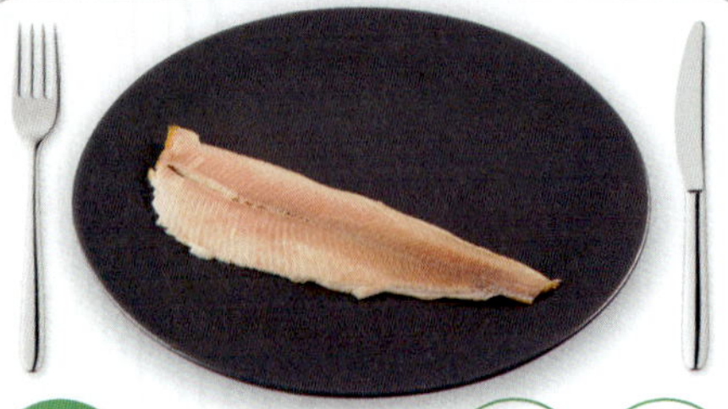

55g

KH	KHE	BE	kcal	Ew	Fett	gFS	Ba
0g	0	0	70	13g	2g	0g	0g

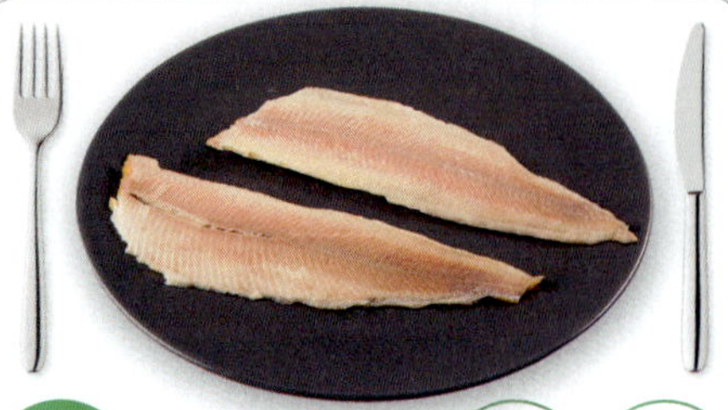

110g

KH	KHE	BE	kcal	Ew	Fett	gFS	Ba
0g	0	0	140	27g	4g	1g	0g

Lachs (geräuchert)

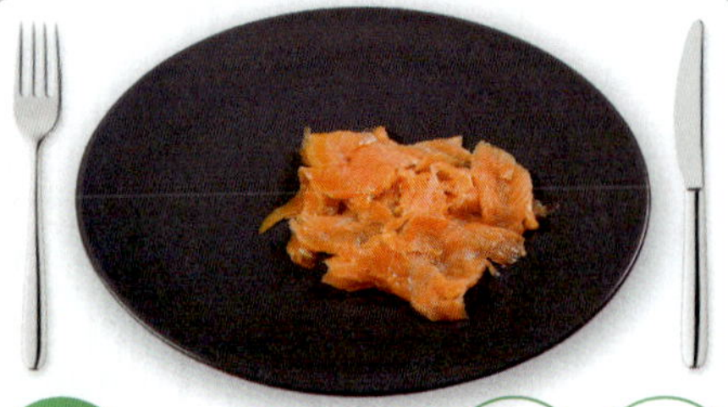

50g

KH	KHE	BE	kcal	Ew	Fett	gFS	Ba
0g	0	0	105	12g	7g	2g	0g

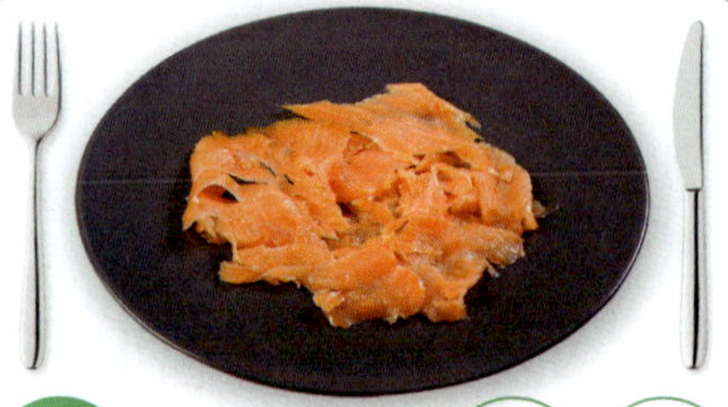

100g

KH	KHE	BE	kcal	Ew	Fett	gFS	Ba
0g	0	0	215	24g	13g	3g	0g

Makrele (geräuchert)

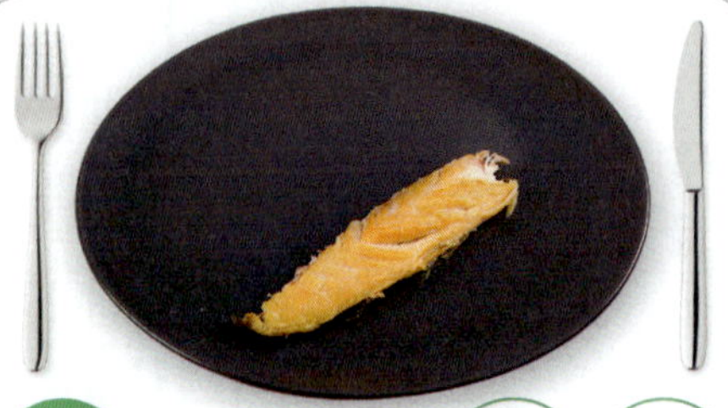

45g

KH	KHE	BE	kcal	Ew	Fett	gFS	Ba
0g	0	0	150	9g	13g	3g	0g

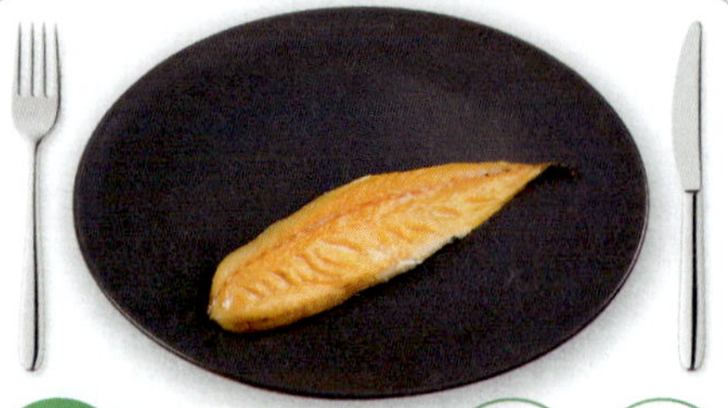

75g

KH	KHE	BE	kcal	Ew	Fett	gFS	Ba
0g	0	0	250	14g	22g	5g	0g

26-cm-großer Teller

Kabeljaufilet/Dorschfilet (gedünstet)

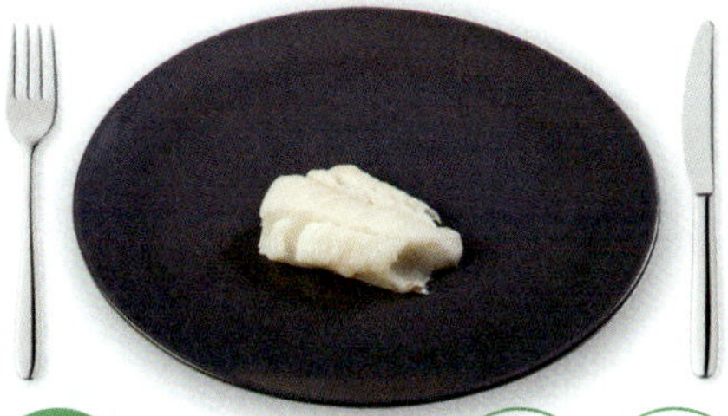

0g KH	60g	0 KHE	0 BE	
55 kcal	12g Ew	0g Fett	0g gFS	0g Ba

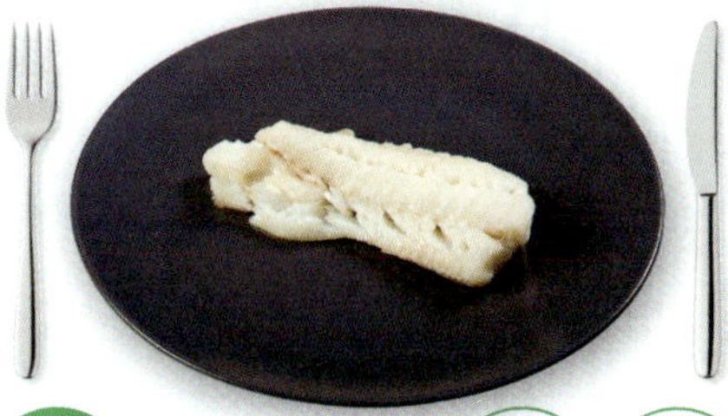

0g KH	125g	0 KHE	0 BE	
110 kcal	25g Ew	1g Fett	0g gFS	0g Ba

Lachsforelle (gegrillt)

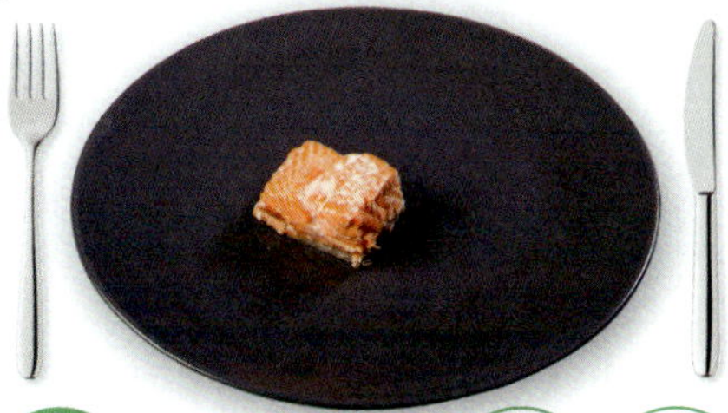

0g KH	60g	0 KHE	0 BE	
75 kcal	14g Ew	2g Fett	0g gFS	0g Ba

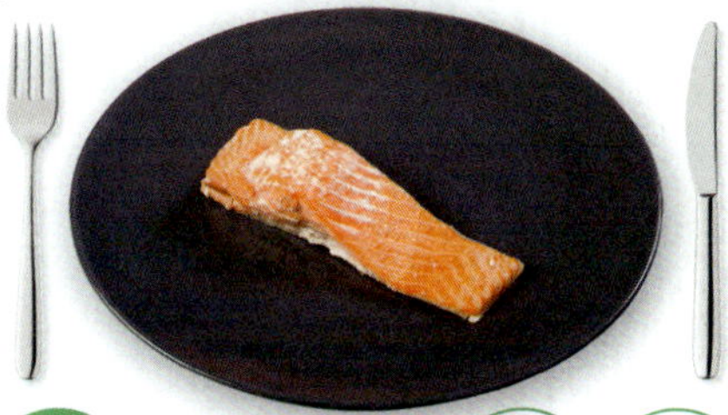

0g KH	105g	0 KHE	0 BE	
125 kcal	24g Ew	3g Fett	1g gFS	0g Ba

Lachssteak (gegrillt)

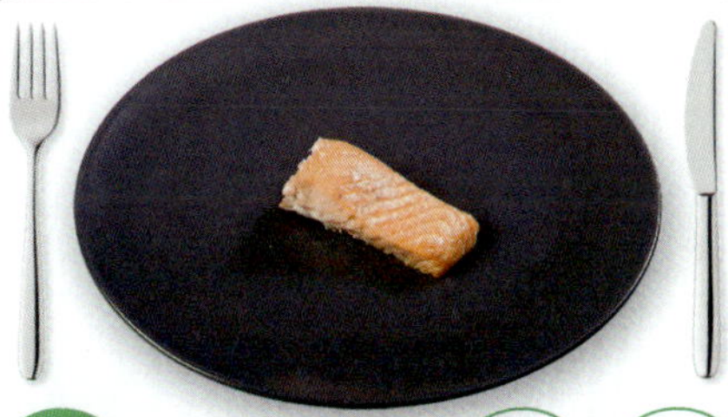

0g KH	60g	0 KHE	0 BE	
120 kcal	13g Ew	7g Fett	2g gFS	0g Ba

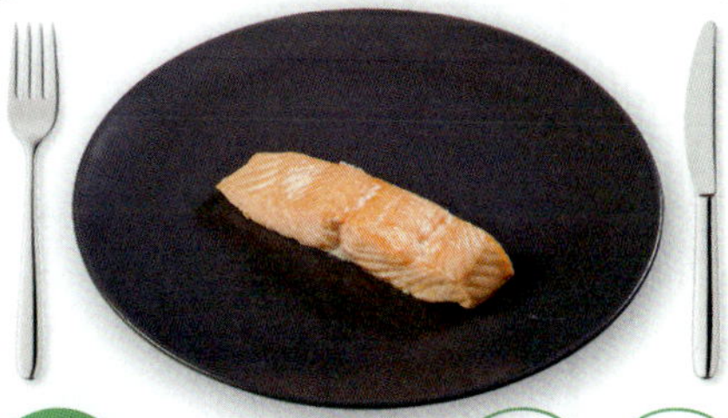

0g KH	130g	0 KHE	0 BE	
255 kcal	29g Ew	16g Fett	4g gFS	0g Ba

26-cm-großer Teller

Thunfisch (in Öl eingelegt, abgetropft)

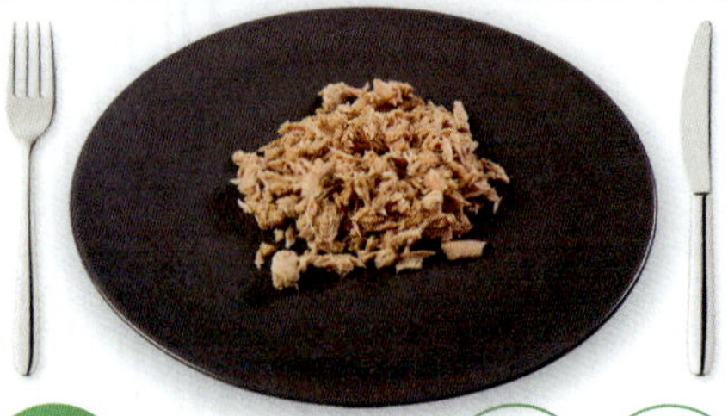

0g KH	70g	0 KHE	0 BE	
140 kcal	14g Ew	9g Fett	2g gFS	0g Ba

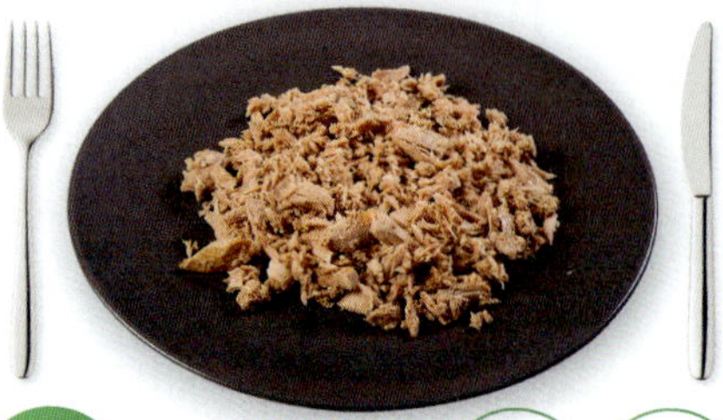

0g KH	140g	0 KHE	0 BE	
275 kcal	28g Ew	18g Fett	4g gFS	0g Ba

Thunfisch (im eigenen Saft, abgetropft)

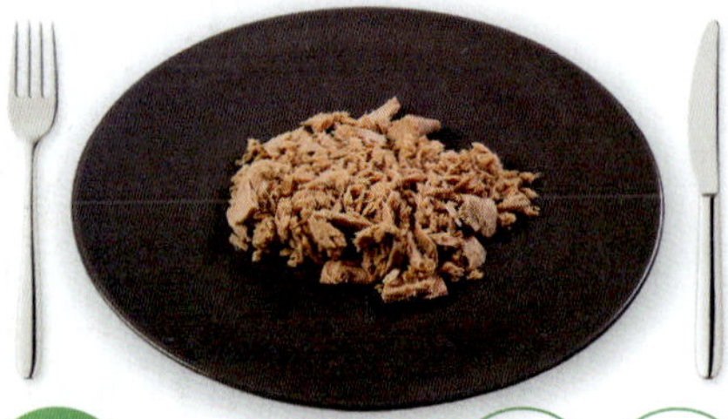

1g KH	70g	0 KHE	0 BE	
70 kcal	16g Ew	0g Fett	0g gFS	0g Ba

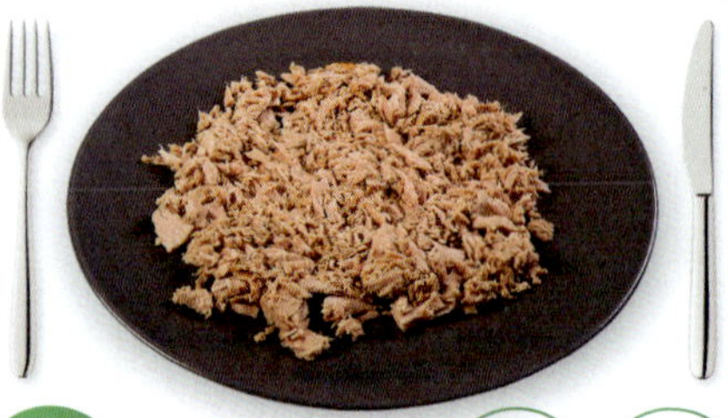

1g KH	140g	0 KHE	0 BE	
140 kcal	32g Ew	1g Fett	0g gFS	0g Ba

Thunfischsteak (gegrillt)

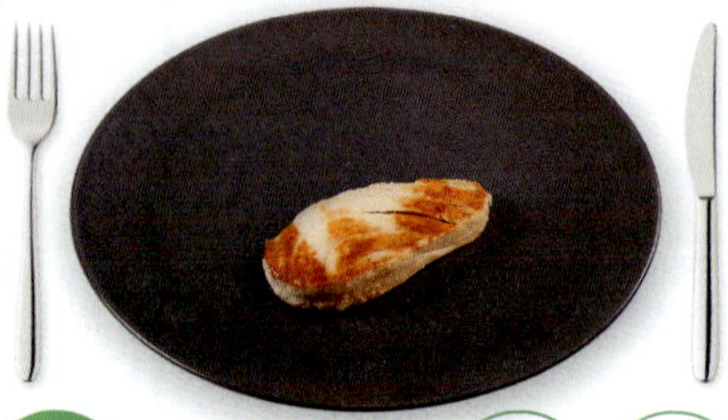

0g KH	75g	0 KHE	0 BE	
105 kcal	24g Ew	1g Fett	0g gFS	0g Ba

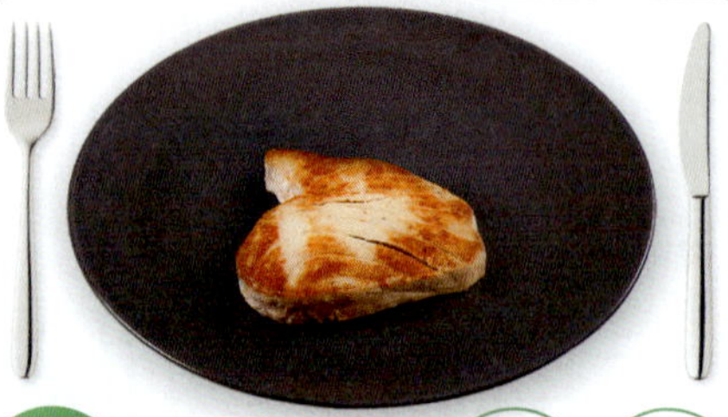

0g KH	130g	0 KHE	0 BE	
185 kcal	41g Ew	2g Fett	0g gFS	0g Ba

26-cm-großer Teller

Garnelen (gekocht)

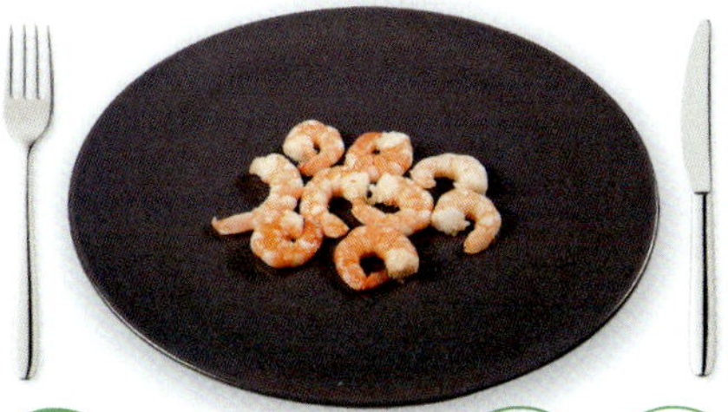

1g KH	50g		0 KHE	0 BE
45 kcal	9g Ew	1g Fett	0g gFS	0g Ba

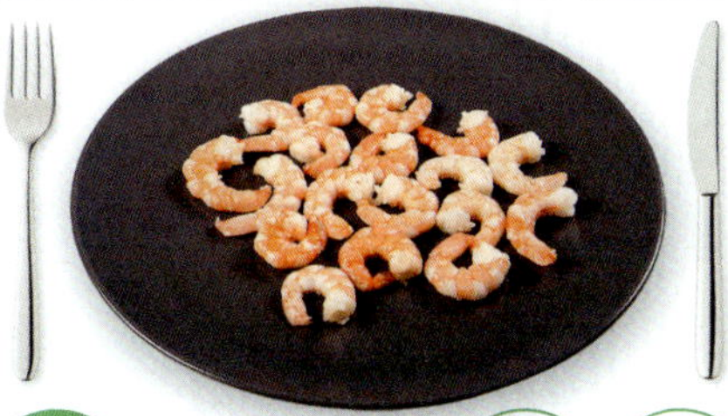

1g KH	100g		0 KHE	0 BE
90 kcal	18g Ew	2g Fett	0g gFS	0g Ba

Shrimps (gekocht)

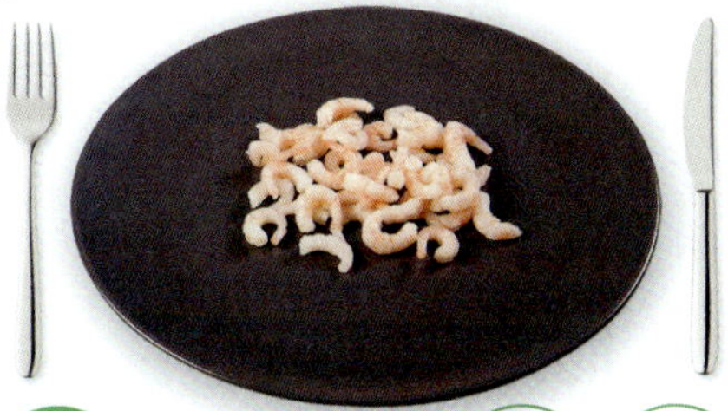

0g KH	50g		0 KHE	0 BE
45 kcal	9g Ew	1g Fett	0g gFS	0g Ba

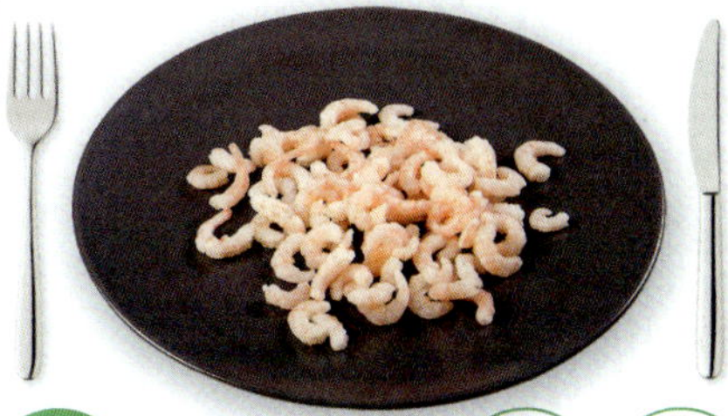

1g KH	100g		0 KHE	0 BE
90 kcal	18g Ew	2g Fett	0g gFS	0g Ba

Lengfisch mit Senfsoße

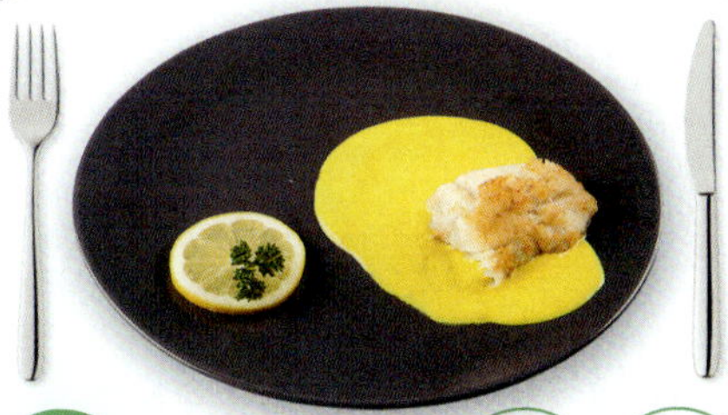

7g KH	90g		½ KHE	½ BE
120 kcal	8g Ew	7g Fett	4g gFS	0g Ba

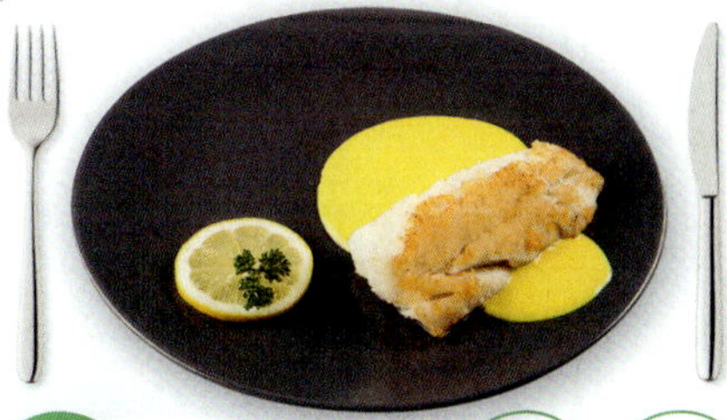

12g KH	145g		1 KHE	1 BE
215 kcal	18g Ew	10g Fett	6g gFS	1g Ba

26-cm-Teller, 22-cm-Schale

Leipziger Allerlei (mit Flusskrebsschwänzen)

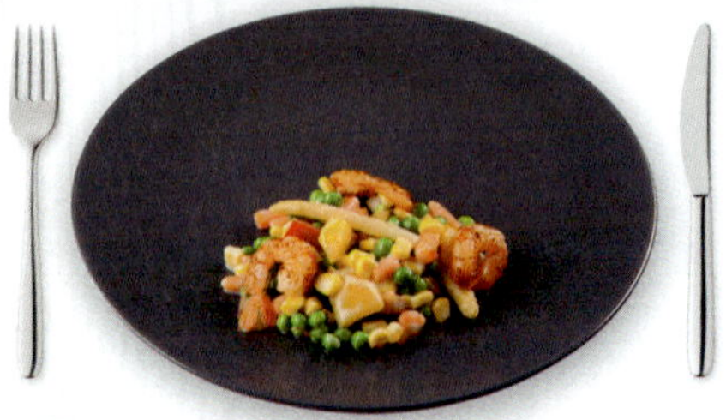

3g KH	90g	½ KHE	½ BE
85 kcal	3g Ew	6g Fett	4g gFS	2g Ba

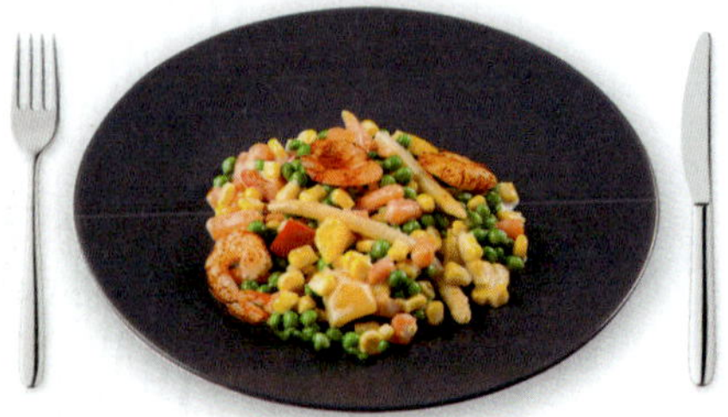

6g KH	170g	½ KHE	½ BE
155 kcal	6g Ew	12g Fett	8g gFS	3g Ba

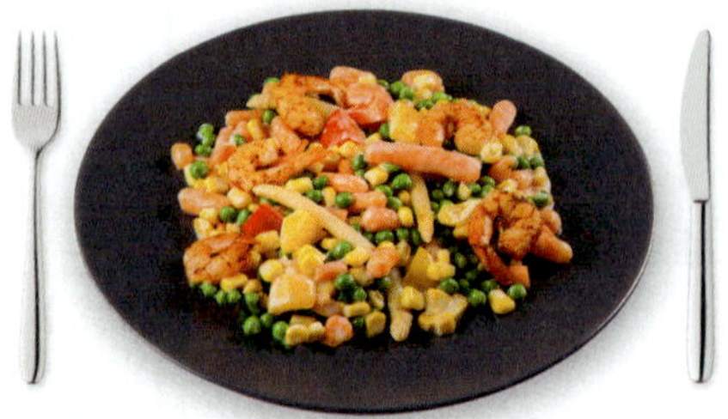

9g KH	250g	1 KHE	1 BE
230 kcal	8g Ew	18g Fett	11g gFS	5g Ba

Miesmuscheln in Weißweinsoße

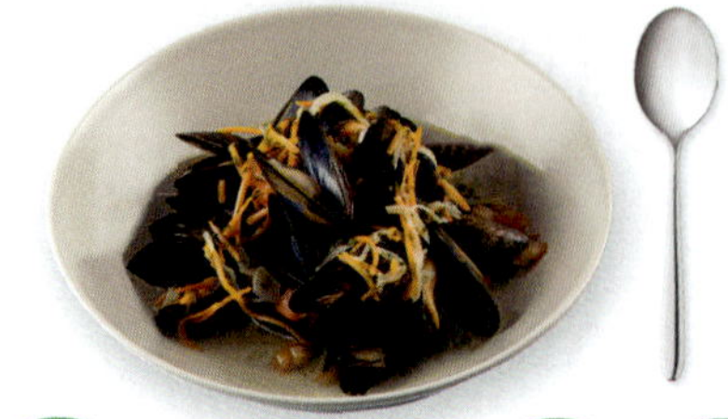

3g KH	250g	½ KHE	0 BE
125 kcal	7g Ew	9g Fett	5g gFS	1g Ba

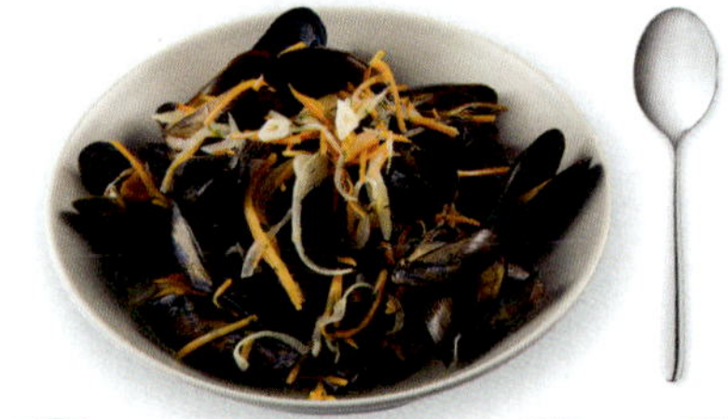

6g KH	500g	½ KHE	½ BE
250 kcal	14g Ew	18g Fett	11g gFS	1g Ba

Steckerlfisch

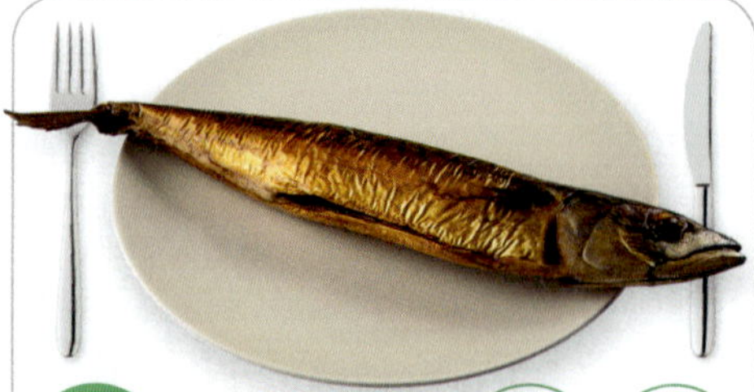

0g KH	350g	0 KHE	0 BE
440 kcal	45g Ew	29g Fett	8g gFS	0g Ba

26-cm-großer Teller

Jakobsmuscheln (gebraten)

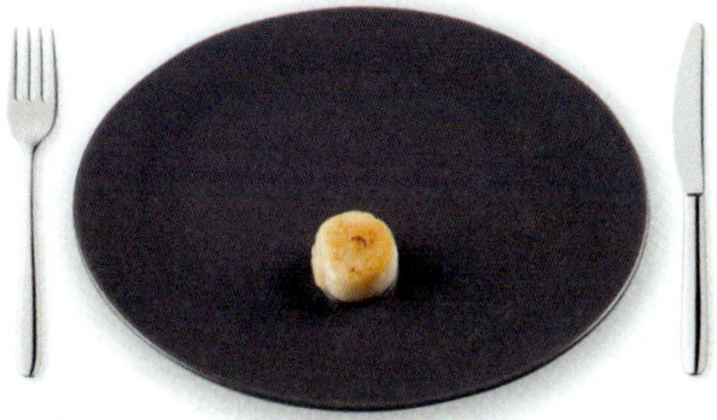

0g KH	20g	0 KHE	0 BE	
30 kcal	3g Ew	2g Fett	0g gFS	0g Ba

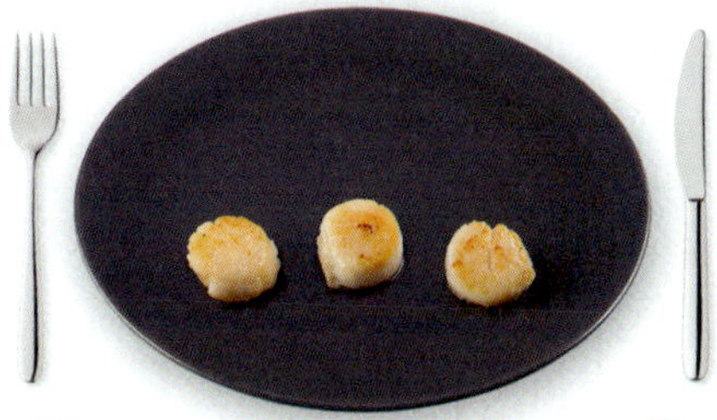

1g KH	60g	0 KHE	0 BE	
95 kcal	10g Ew	6g Fett	1g gFS	0g Ba

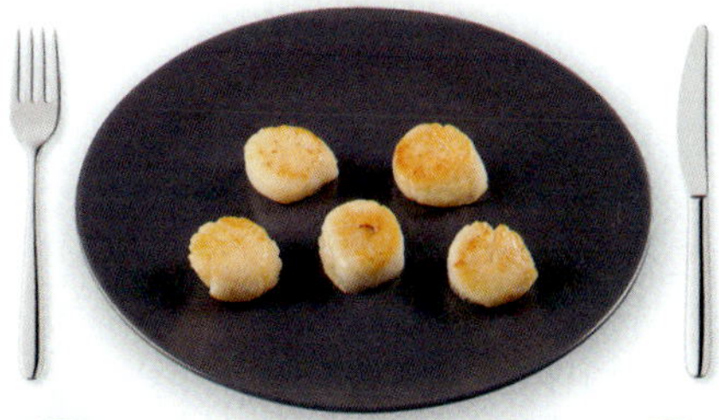

1g KH	100g	0 KHE	0 BE	
160 kcal	17g Ew	10g Fett	1g gFS	0g Ba

Matjes • Russen

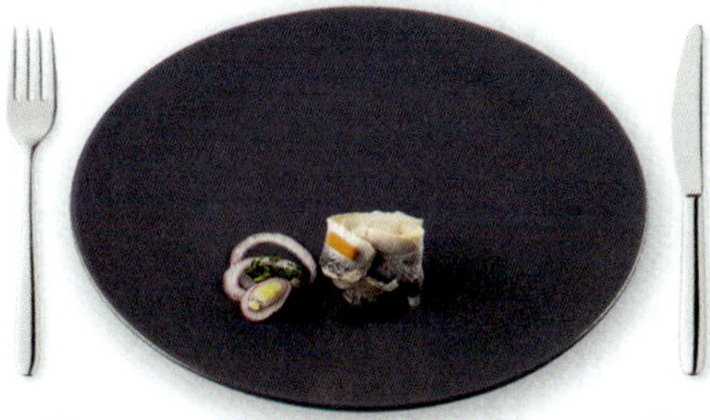

0g KH	25g	0 KHE	0 BE	
60 kcal	4g Ew	5g Fett	1g gFS	0g Ba

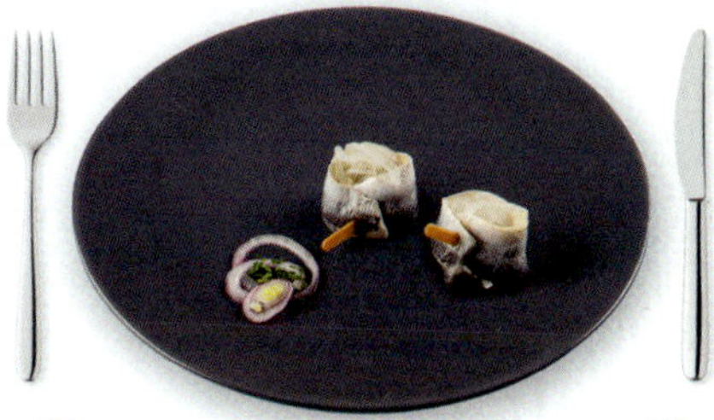

0g KH	50g	0 KHE	0 BE	
115 kcal	9g Ew	9g Fett	2g gFS	0g Ba

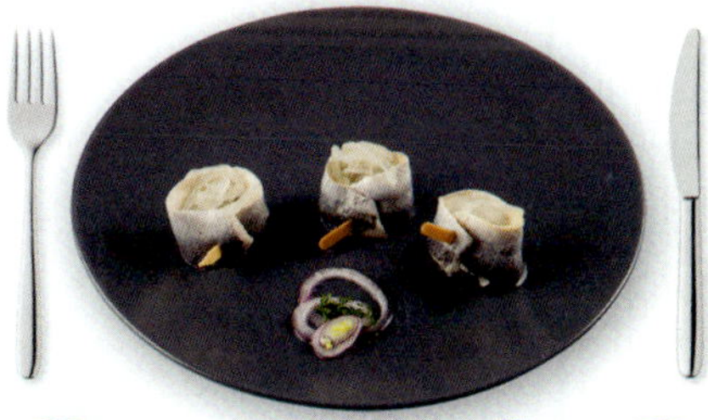

0g KH	75g	0 KHE	0 BE	
175 kcal	13g Ew	14g Fett	2g gFS	0g Ba

26-cm-großer Teller

Curry mit Huhn

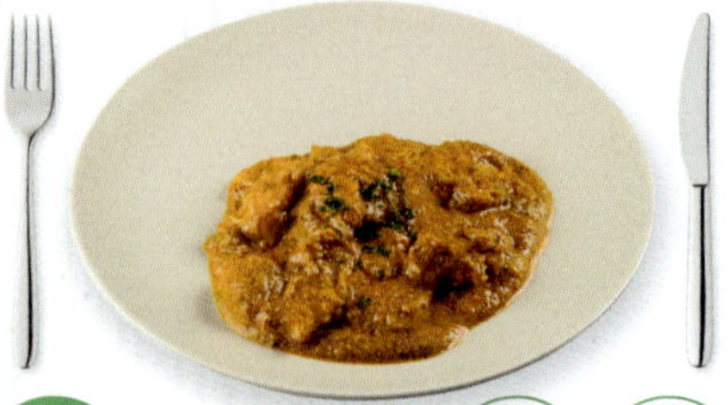

KH	Menge	KHE	BE
5g	250g	½	½

kcal	Ew	Fett	gFS	Ba
250	29g	13g	5g	1g

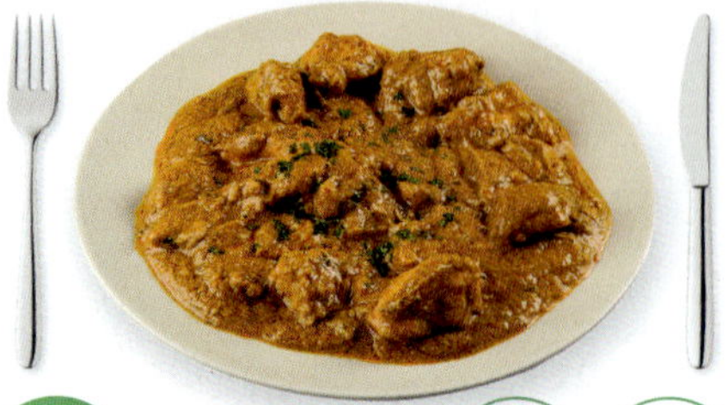

KH	Menge	KHE	BE
11g	500g	1	1

kcal	Ew	Fett	gFS	Ba
500	59g	25g	9g	1g

Curry mit Linsen

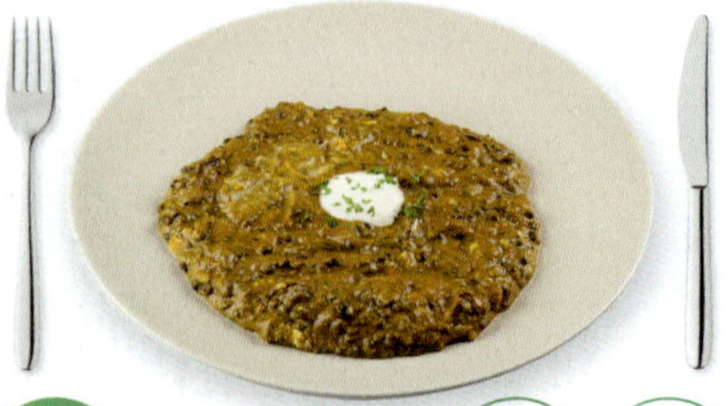

KH	Menge	KHE	BE
36g	250g	3½	3

kcal	Ew	Fett	gFS	Ba
255	13g	6g	1g	8g

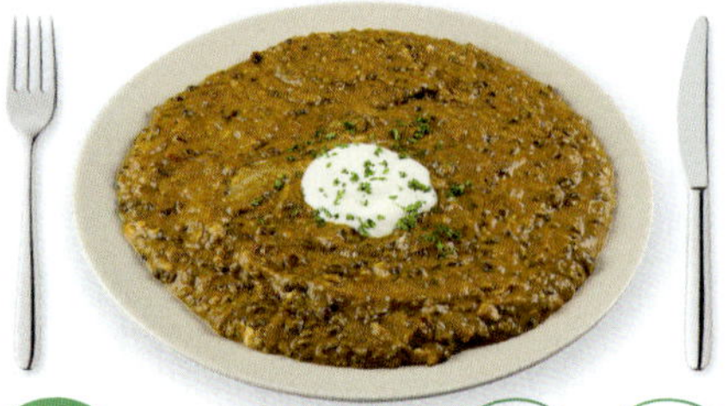

KH	Menge	KHE	BE
73g	500g	7½	6

kcal	Ew	Fett	gFS	Ba
505	26g	11g	2g	16g

Curry vegetarisch

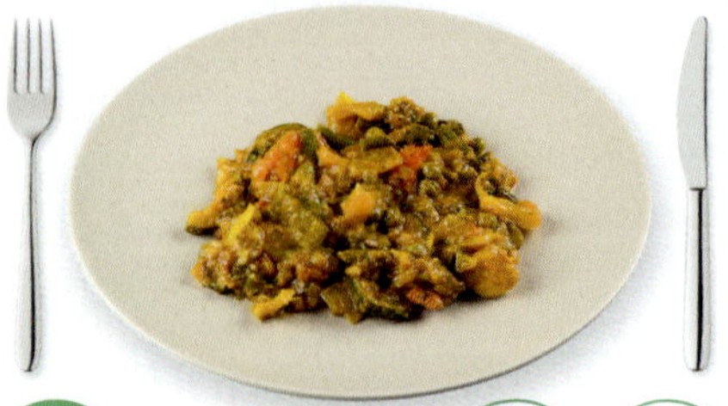

KH	Menge	KHE	BE
17g	250g	1½	1½

kcal	Ew	Fett	gFS	Ba
185	4g	11g	1g	4g

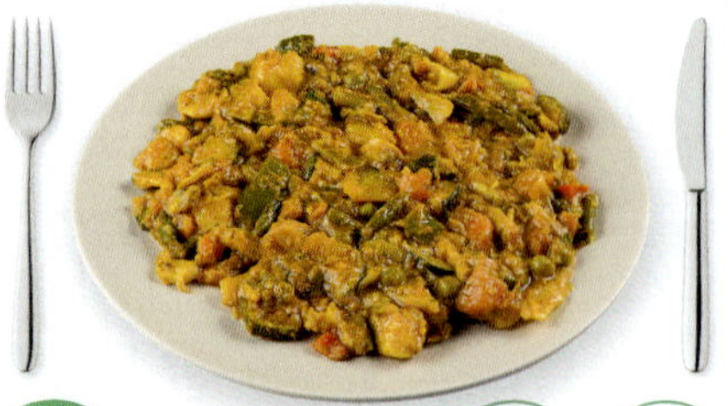

KH	Menge	KHE	BE
35g	500g	3½	3

kcal	Ew	Fett	gFS	Ba
370	9g	22g	2g	7g

26-cm-Teller, 20-cm-Teller

Tikka Masala mit Huhn

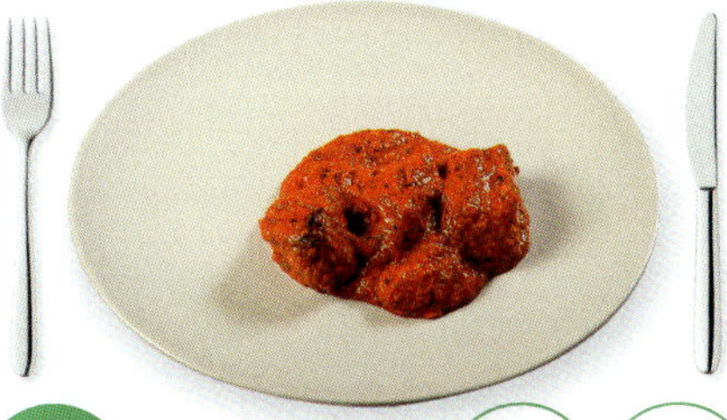

5g KH	185g		½ KHE	½ BE
190 kcal	23g Ew	9g Fett	2g gFS	1g Ba

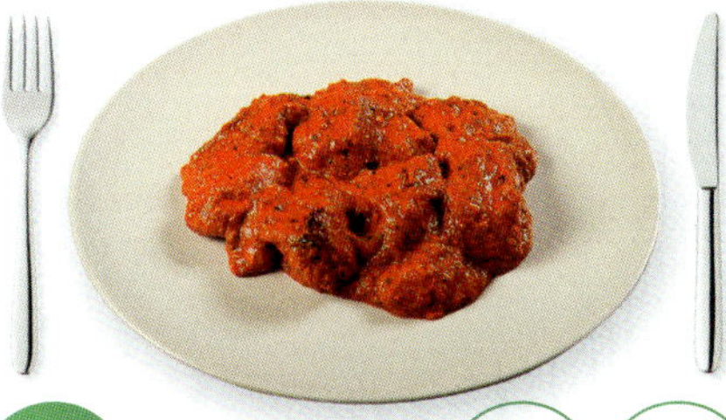

10g KH	370g		1 KHE	1 BE
385 kcal	47g Ew	17g Fett	4g gFS	2g Ba

Samosa mit Gemüsefülle

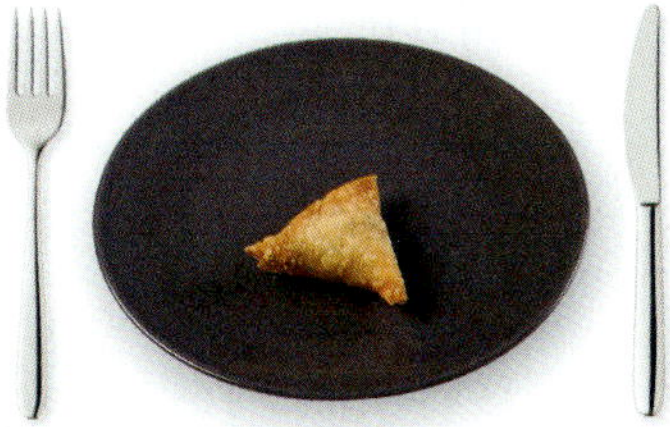

5g KH	20g		½ KHE	½ BE
40 kcal	1g Ew	2g Fett	0g gFS	0g Ba

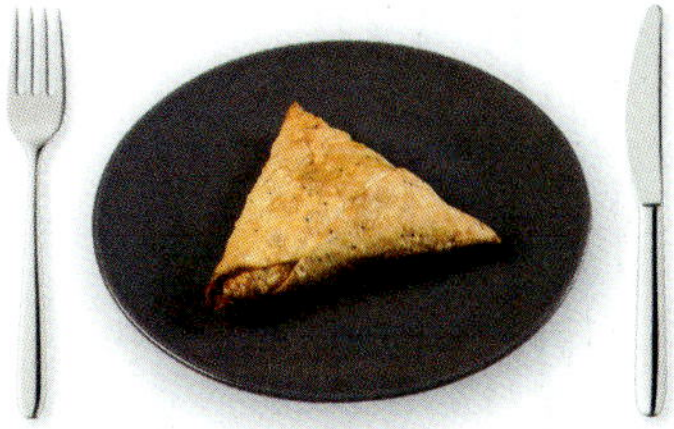

19g KH	75g		2 KHE	1½ BE
155 kcal	3g Ew	7g Fett	1g gFS	2g Ba

Samosa mit Lammfülle

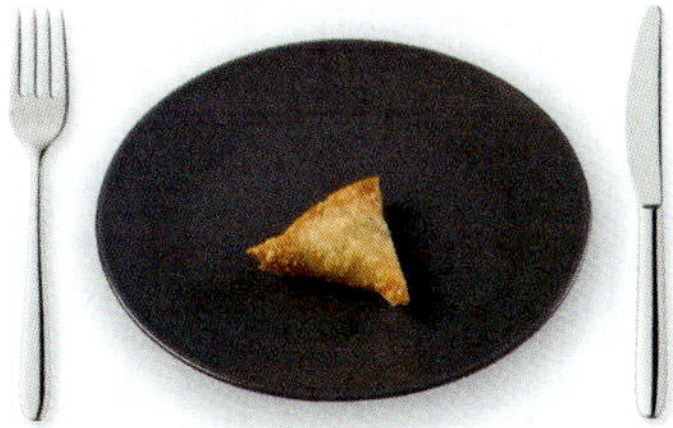

5g KH	20g		½ KHE	½ BE
65 kcal	3g Ew	3g Fett	2g gFS	0g Ba

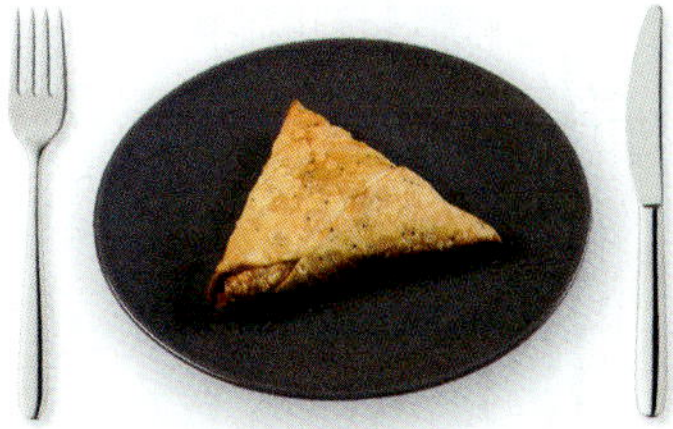

18g KH	75g		2 KHE	1½ BE
240 kcal	12g Ew	13g Fett	6g gFS	1g Ba

20-cm-Teller, 26-cm-Teller

Süßes Mango Chutney

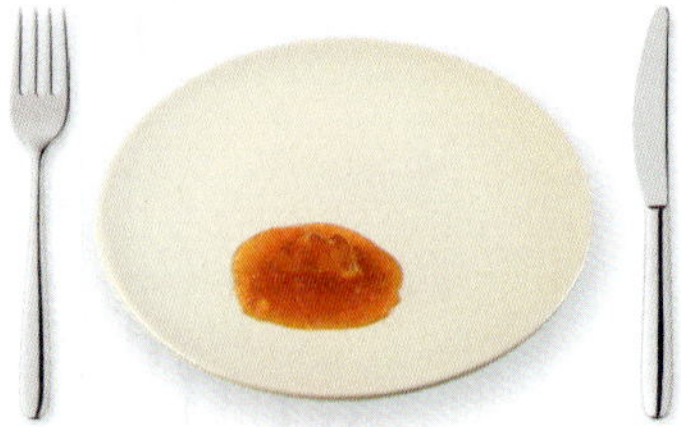

12g KH	20g, 1 EL	1 KHE	1 BE
50 kcal	0g Ew	0g Fett	0g gFS	0g Ba

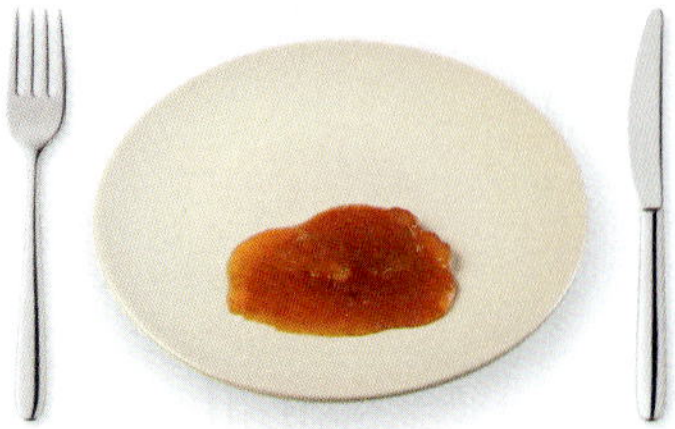

24g KH	40g, 2 EL	2½ KHE	2 BE
100 kcal	0g Ew	0g Fett	0g gFS	0g Ba

Frühlingsrolle

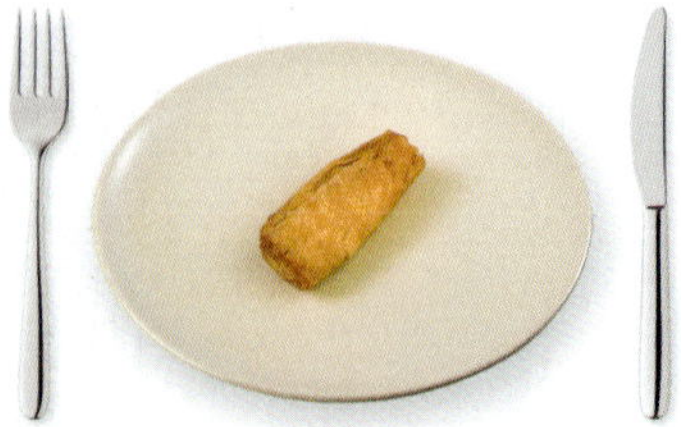

3g KH	25g	½ KHE	½ BE
60 kcal	2g Ew	4g Fett	2g gFS	0g Ba

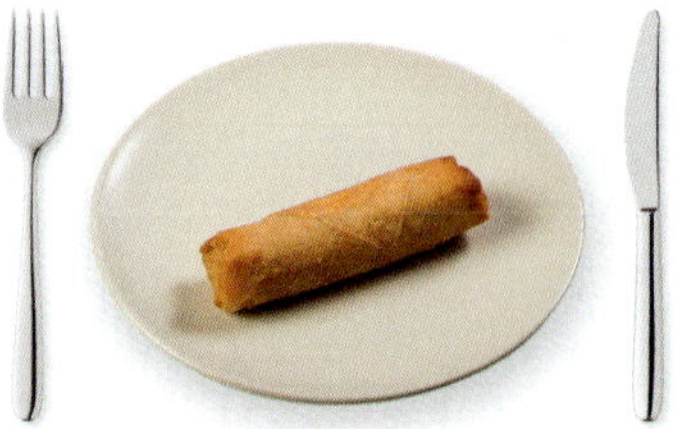

9g KH	70g	1 KHE	1 BE
170 kcal	5g Ew	12g Fett	6g gFS	1g Ba

Gebratener Reis mit Ei

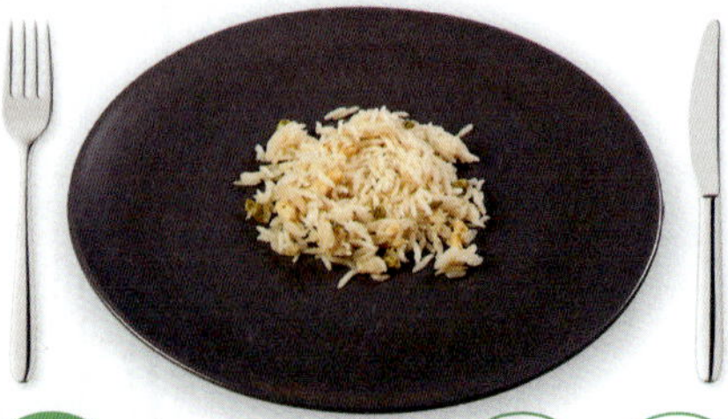

13g KH	55g	1½ KHE	1 BE
95 kcal	2g Ew	4g Fett	1g gFS	0g Ba

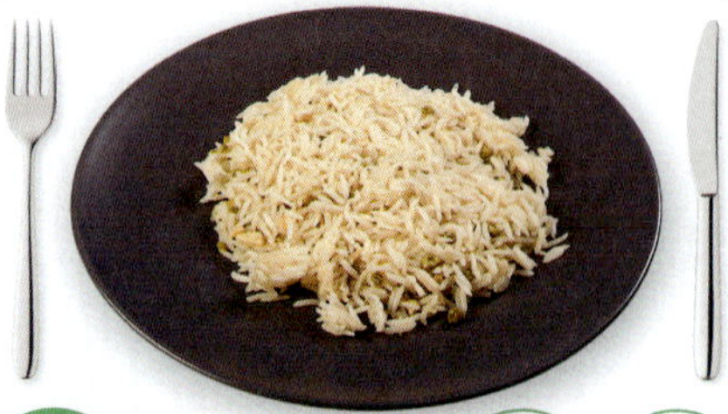

41g KH	170g	4 KHE	3½ BE
290 kcal	7g Ew	11g Fett	2g gFS	1g Ba

26-cm-großer Teller

Acht Schätze

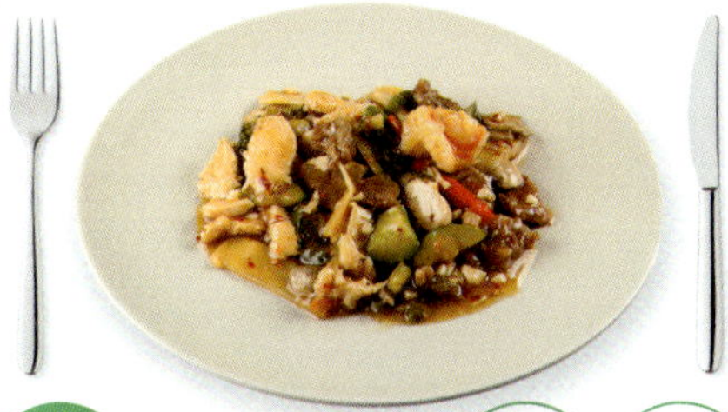

4g KH	250g	½ KHE	½ BE	
305 kcal	40g Ew	15g Fett	4g gFS	2g Ba

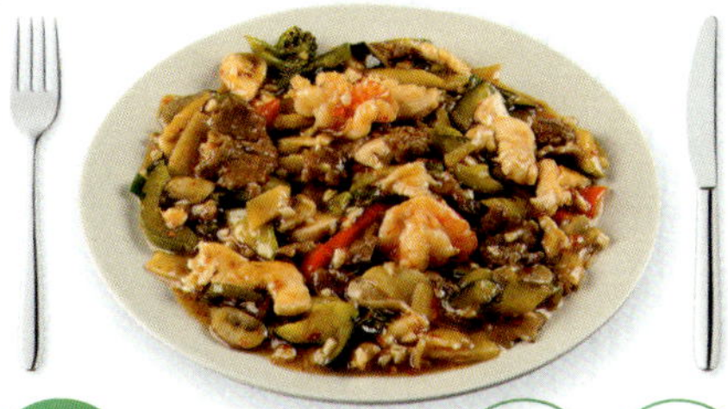

9g KH	500g	1 KHE	½ BE	
605 kcal	80g Ew	30g Fett	7g gFS	4g Ba

Gebratener Reis mit Huhn und Shrimps

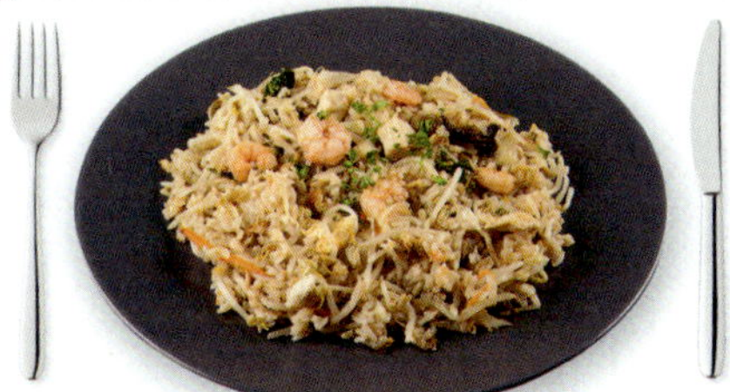

37g KH	250g	3½ KHE	3 BE	
350 kcal	26g Ew	11g Fett	2g gFS	1g Ba

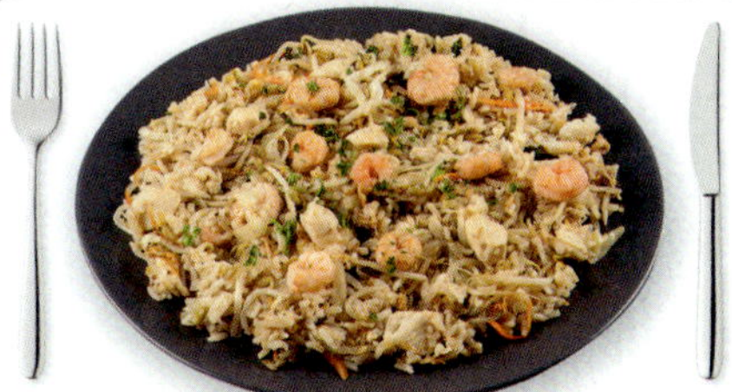

75g KH	500g	7½ KHE	6 BE	
700 kcal	51g Ew	22g Fett	4g gFS	3g Ba

Szechuan Shrimp

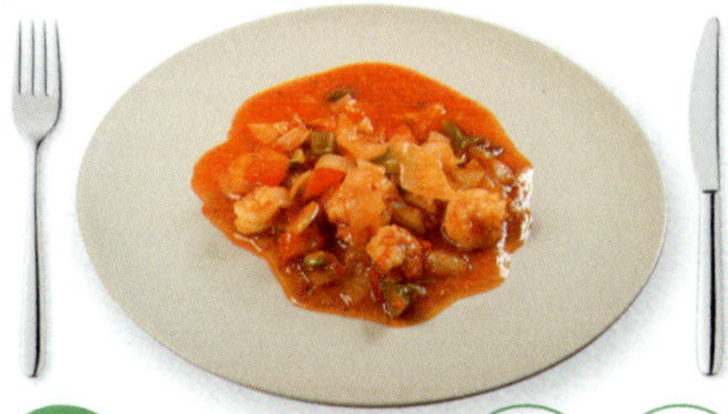

4g KH	175g	½ KHE	½ BE	
175 kcal	18g Ew	11g Fett	2g gFS	2g Ba

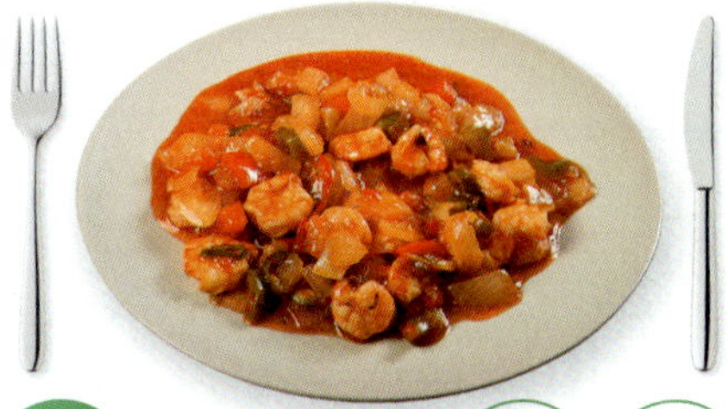

9g KH	350g	1 KHE	½ BE	
350 kcal	35g Ew	21g Fett	4g gFS	4g Ba

14-cm-Schüssel, 26-cm-Teller

Miso-Suppe

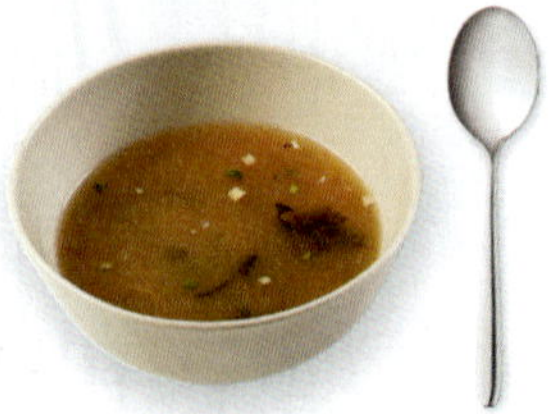

7g KH	200g	½ KHE	½ BE	
75 kcal	7g Ew	2g Fett	1g gFS	1g Ba

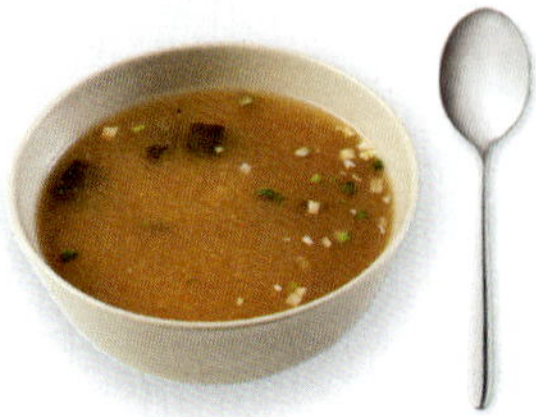

14g KH	400g	1½ KHE	1 BE	
150 kcal	13g Ew	4g Fett	1g gFS	3g Ba

Shrimp Tempura

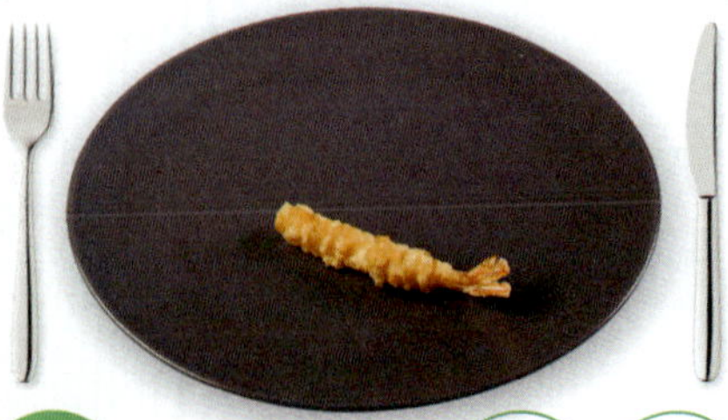

2g KH	15g	0 KHE	0 BE	
40 kcal	2g Ew	2g Fett	1g gFS	0g Ba

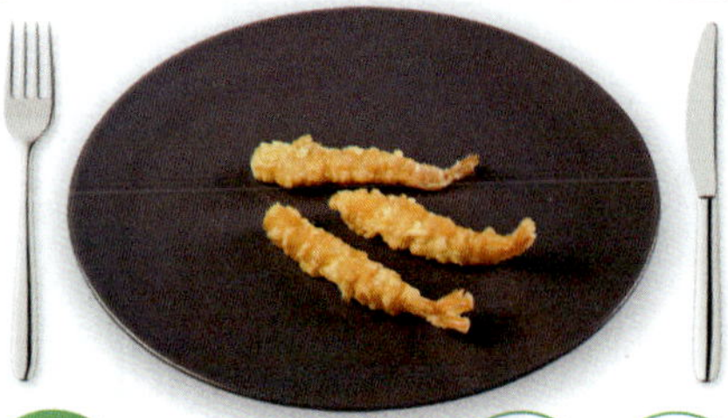

7g KH	45g	½ KHE	½ BE	
115 kcal	5g Ew	7g Fett	3g gFS	0g Ba

Lachs-Sashimi

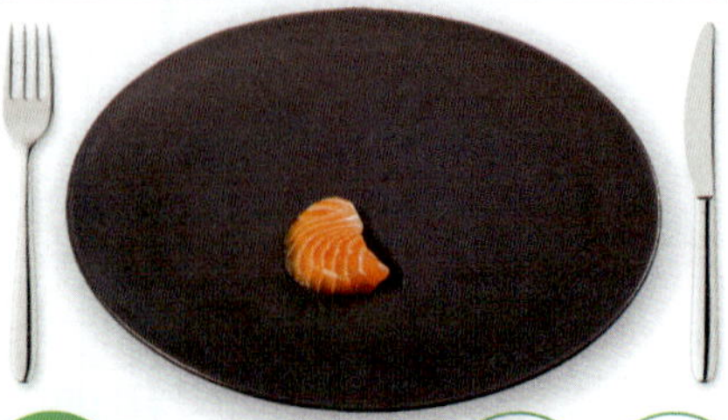

0g KH	15g	0 KHE	0 BE	
25 kcal	3g Ew	2g Fett	0g gFS	0g Ba

Thunfisch-Sashimi

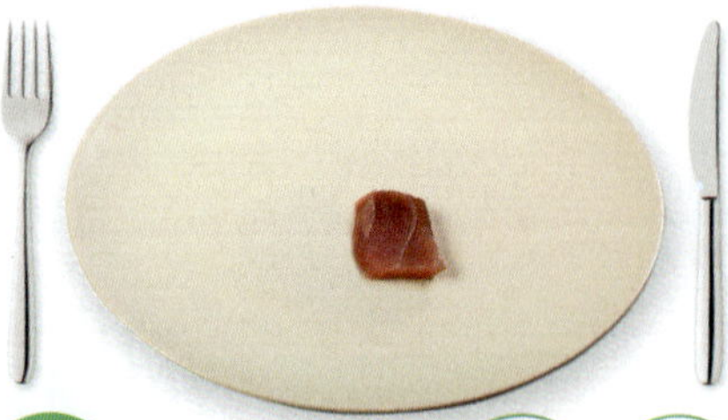

0g KH	15g	0 KHE	0 BE	
15 kcal	4g Ew	0g Fett	0g gFS	0g Ba

Prawn Nigiri

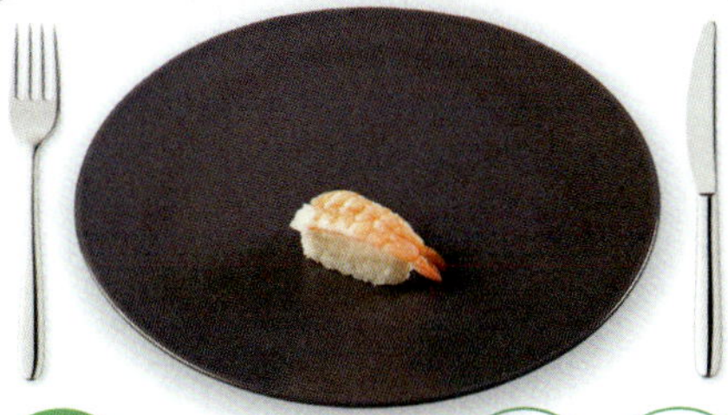

KH	Menge	KHE	BE	kcal	Ew	Fett	gFS	Ba
9g	30g	1	½	50	2g	1g	0g	0g

Salmon Nigiri

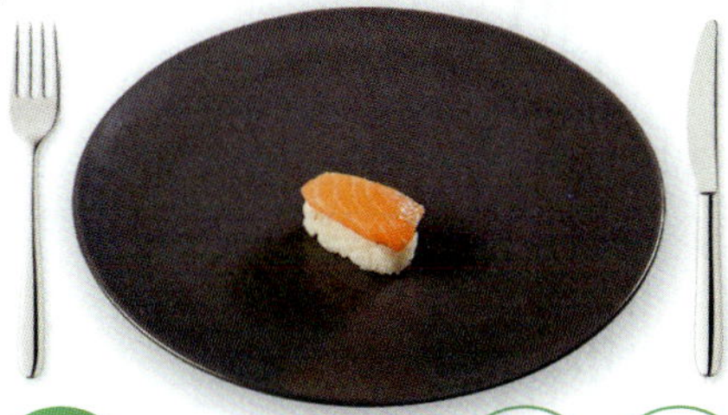

KH	Menge	KHE	BE	kcal	Ew	Fett	gFS	Ba
9g	35g	1	½	55	3g	1g	0g	0g

Shrimp Maki

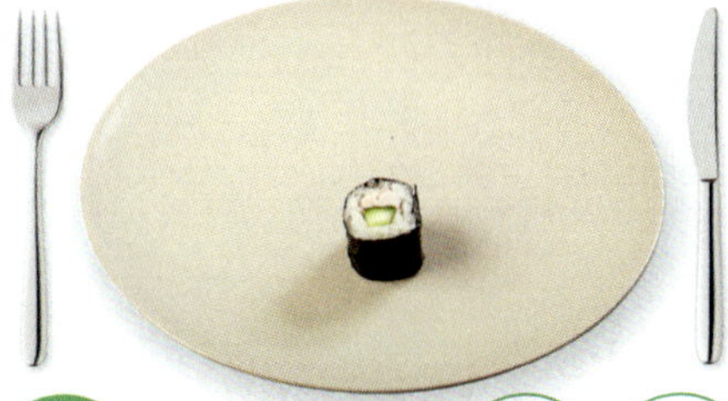

KH	Menge	KHE	BE	kcal	Ew	Fett	gFS	Ba
7g	25g	½	½	40	1g	1g	0g	0g

Tuna Nigiri

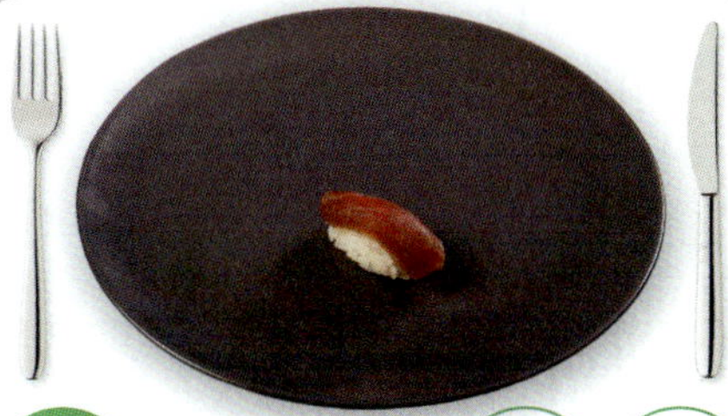

KH	Menge	KHE	BE	kcal	Ew	Fett	gFS	Ba
9g	30g	1	1	50	3g	1g	0g	0g

California Roll

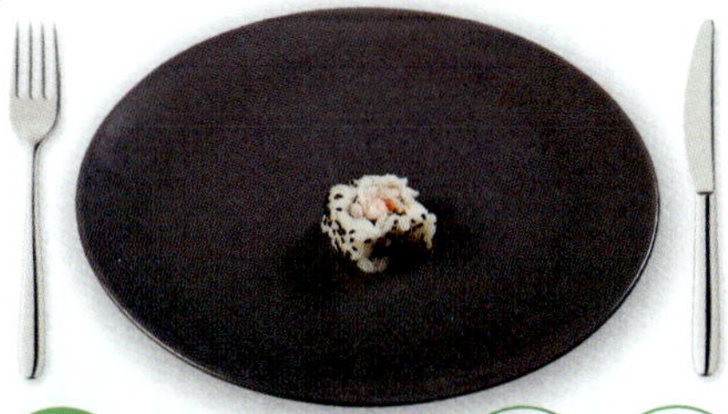

KH	Menge	KHE	BE	kcal	Ew	Fett	gFS	Ba
6g	25g	½	½	35	1g	1g	0g	0g

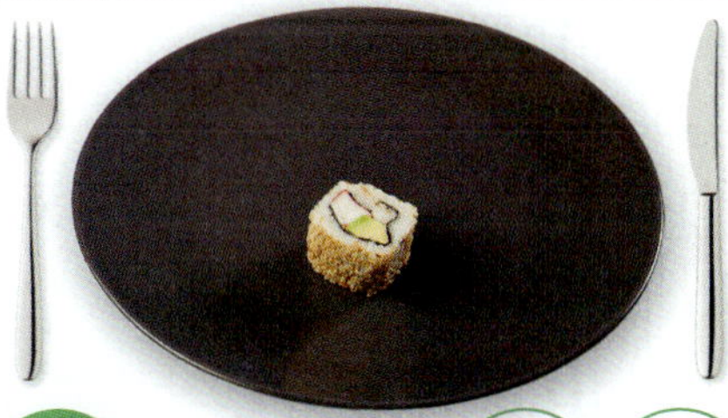

KH	Menge	KHE	BE	kcal	Ew	Fett	gFS	Ba
9g	35g	1	½	50	1g	1g	0g	0g

14-cm-Schüssel, 26-cm-Teller

Tom-Yum-Suppe

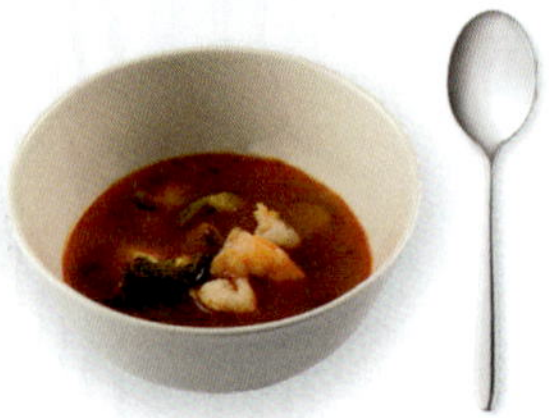

3g KH	125g		½ KHE	½ BE
70 kcal	7g Ew	3g Fett	1g gFS	1g Ba

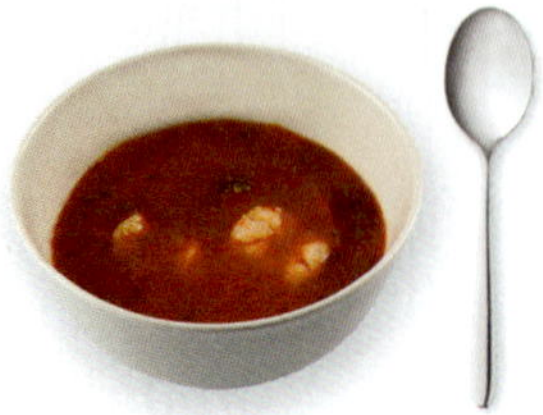

7g KH	250g		½ KHE	½ BE
145 kcal	13g Ew	7g Fett	3g gFS	2g Ba

Phad Thai

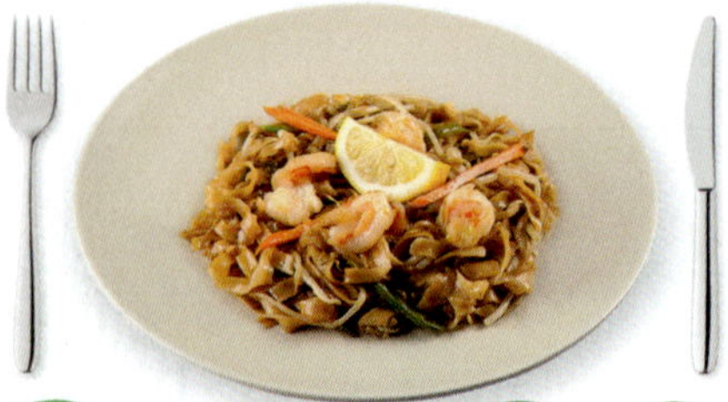

51g KH	225g		5 KHE	4 BE
350 kcal	11g Ew	11g Fett	2g gFS	3g Ba

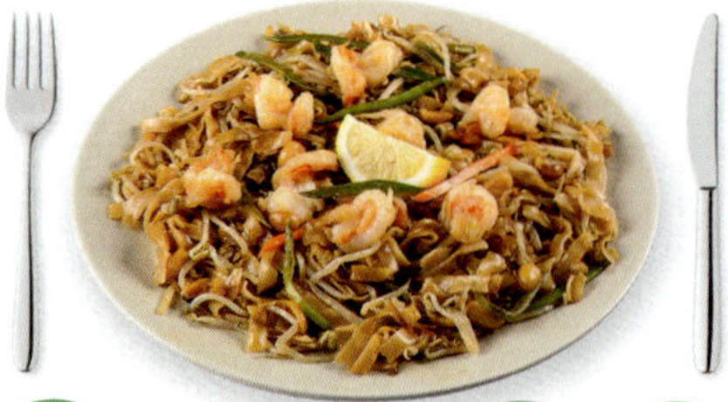

101g KH	450g		10 KHE	8½ BE
700 kcal	22g Ew	23g Fett	3g gFS	5g Ba

Rotes Curry mit Rindfleisch

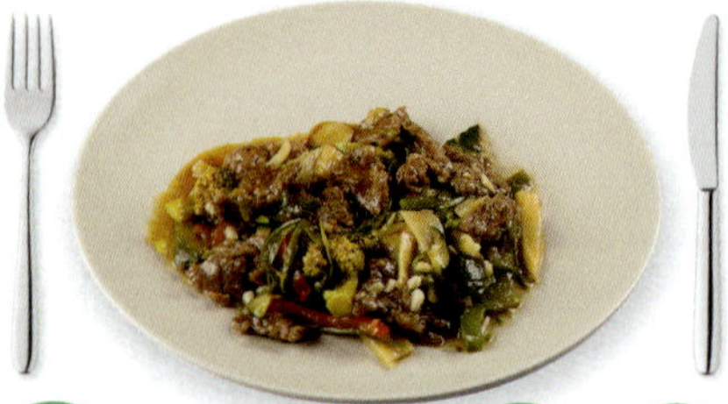

4g KH	250g		½ KHE	½ BE
260 kcal	33g Ew	13g Fett	4g gFS	1g Ba

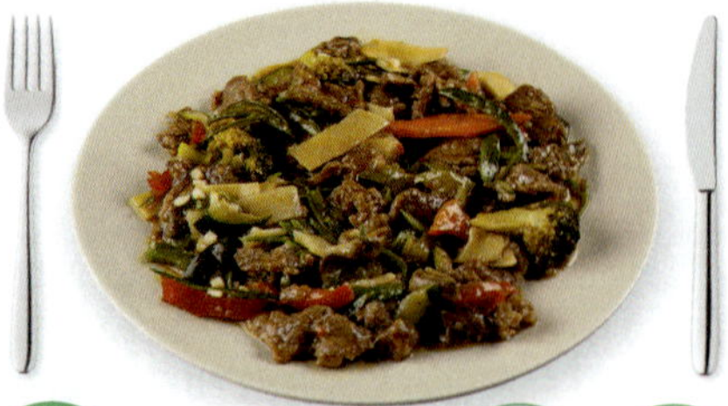

8g KH	500g		1 KHE	½ BE
520 kcal	66g Ew	25g Fett	7g gFS	1g Ba

26-cm-großer Teller

Bami Goreng

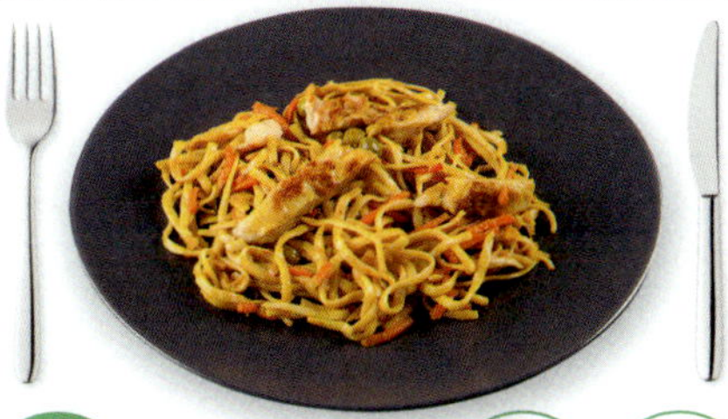
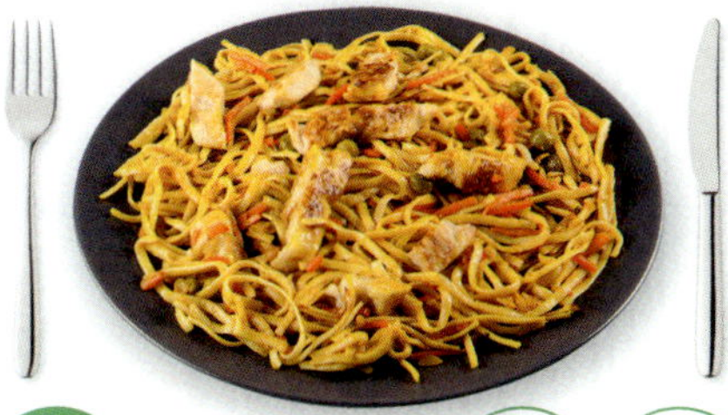

	175g	350g
KH	30g	60g
KHE	3	6
BE	2½	5
kcal	270	535
Ew	15g	29g
Fett	10g	19g
gFS	2g	3g
Ba	3g	5g

Nasi Goreng

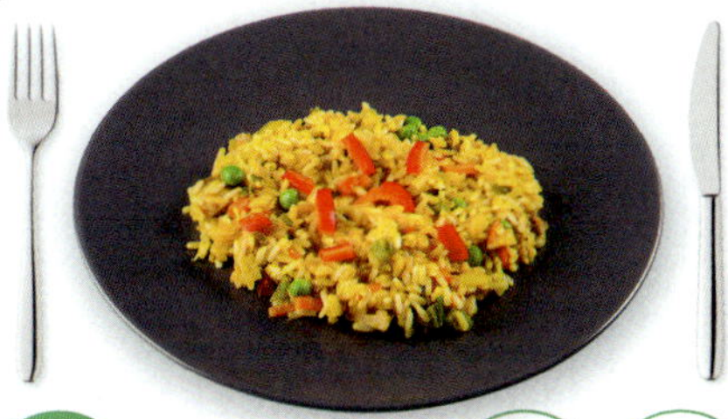
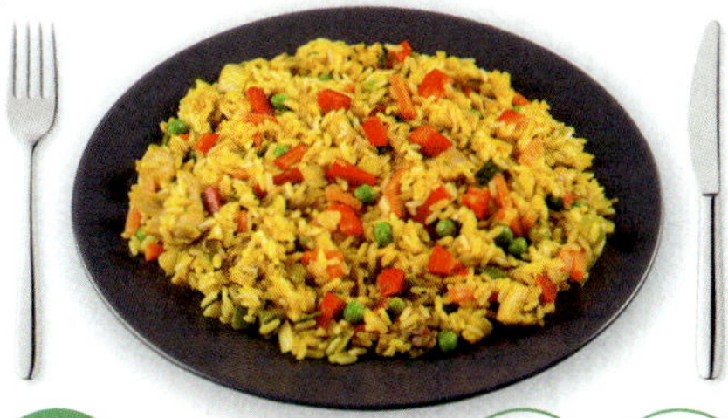

	175g	350g
KH	39g	77g
KHE	4	7½
BE	3	6½
kcal	315	630
Ew	11g	21g
Fett	13g	26g
gFS	7g	14g
Ba	3g	6g

Paella

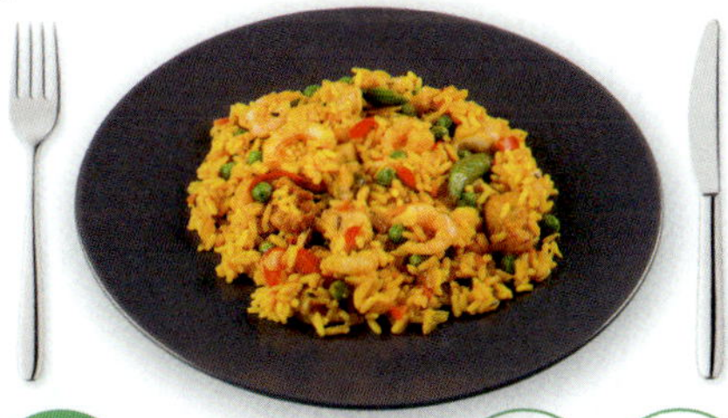
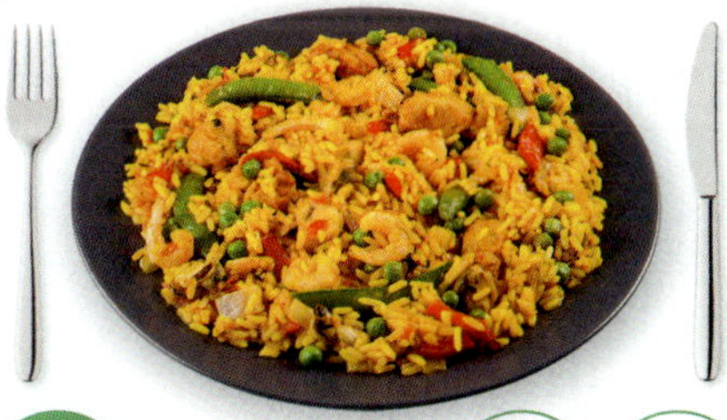

	225g	450g
KH	37g	73g
KHE	3½	7½
BE	3	6
kcal	350	700
Ew	16g	32g
Fett	15g	31g
gFS	3g	6g
Ba	2g	4g

22-cm-Schale, 26-cm-Teller

Chilli con Carne

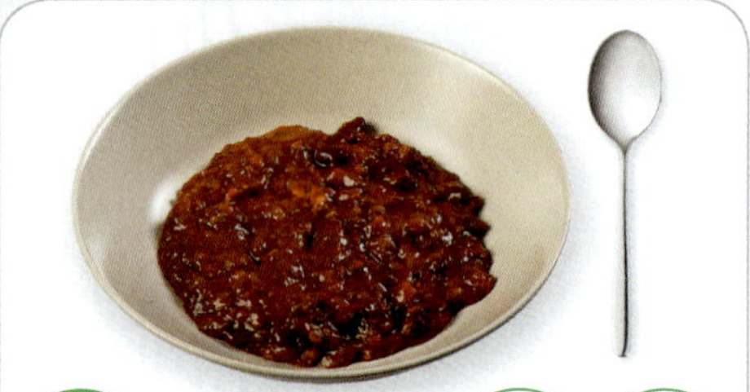

KH	Menge	KHE	BE	kcal	Ew	Fett	gFS	Ba
11g	250g	1	1	260	19g	16g	5g	5g

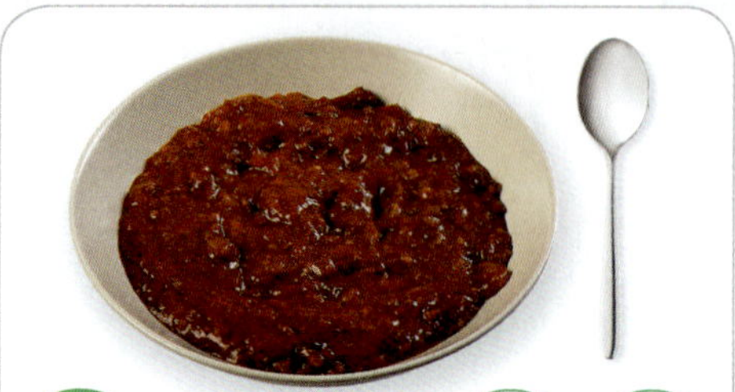

KH	Menge	KHE	BE	kcal	Ew	Fett	gFS	Ba
22g	500g	2	2	515	38g	31g	10g	11g

Enchilada (Huhn)

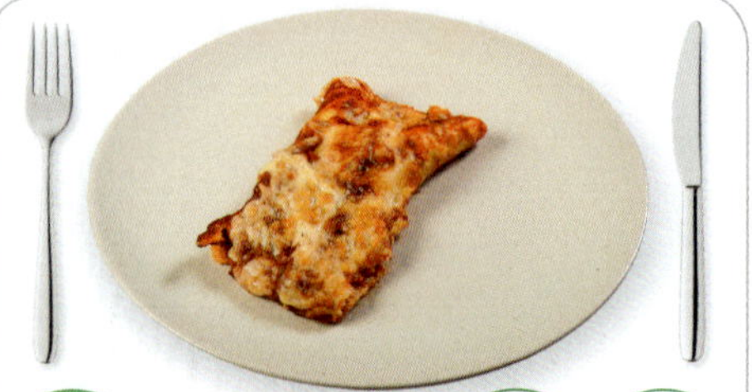

KH	Menge	KHE	BE	kcal	Ew	Fett	gFS	Ba
28g	150g	3	2½	310	22g	13g	4g	4g

Fajita (Huhn)

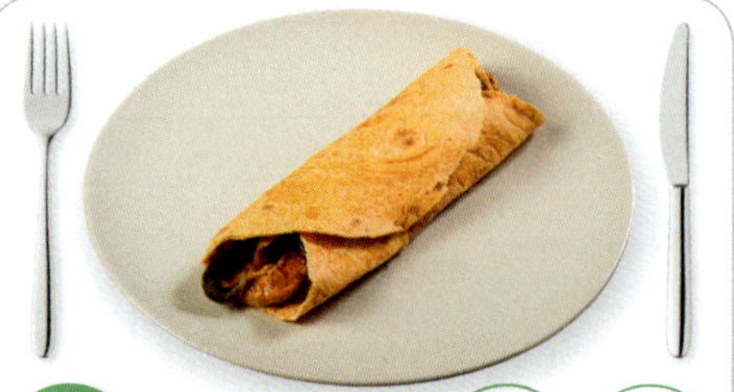

KH	Menge	KHE	BE	kcal	Ew	Fett	gFS	Ba
24g	160g	2½	2	255	17g	9g	4g	2g

Quesadilla (Bohnen)

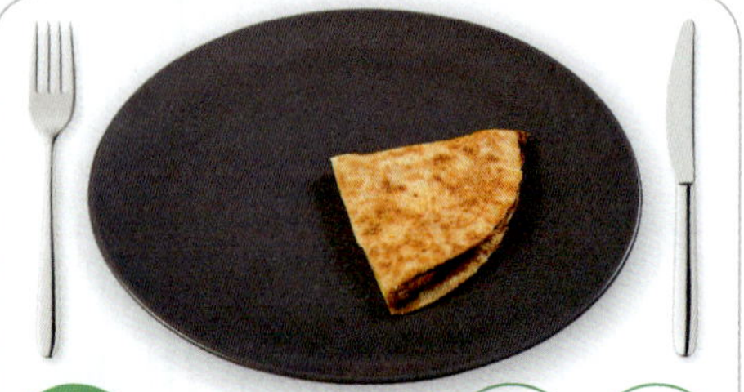

KH	Menge	KHE	BE	kcal	Ew	Fett	gFS	Ba
17g	75g	1½	1½	170	6g	9g	3g	3g

Taco mit Rind

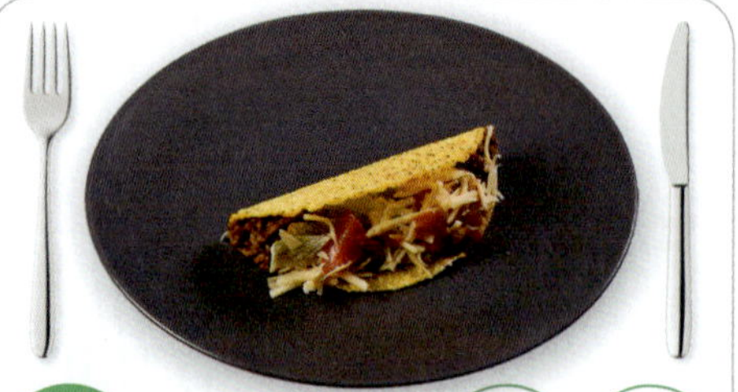

KH	Menge	KHE	BE	kcal	Ew	Fett	gFS	Ba
10g	80g	1	1	235	15g	15g	7g	1g

26-cm-Teller, 22-cm-Schale

Nachos mit Käse und Fleisch

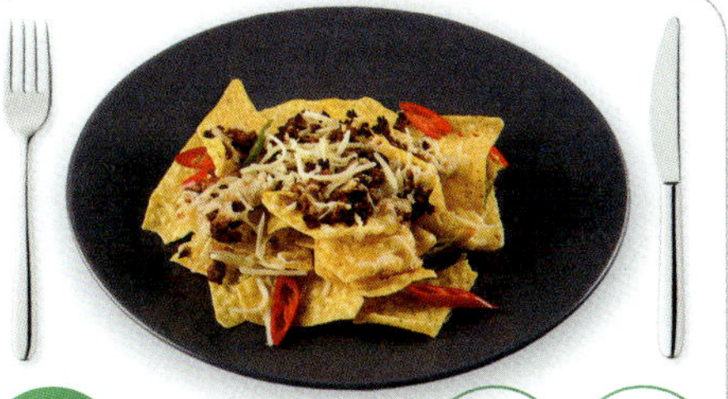

KH	Menge	KHE	BE	kcal	Ew	Fett	gFS	Ba
8g	75g	1	½	180	11g	12g	5g	1g

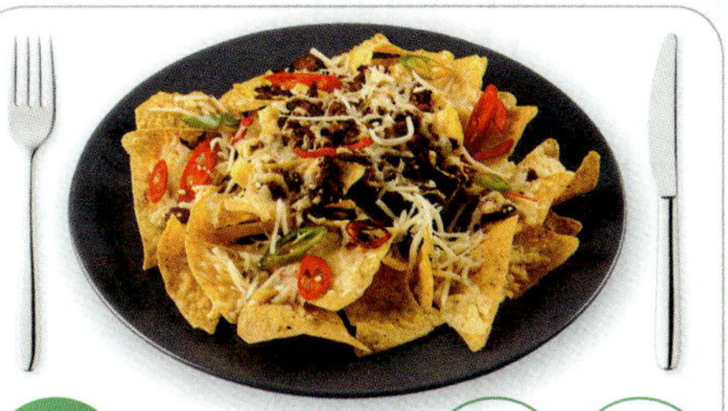

KH	Menge	KHE	BE	kcal	Ew	Fett	gFS	Ba
17g	150g	1½	1½	365	21g	23g	11g	3g

Minestrone

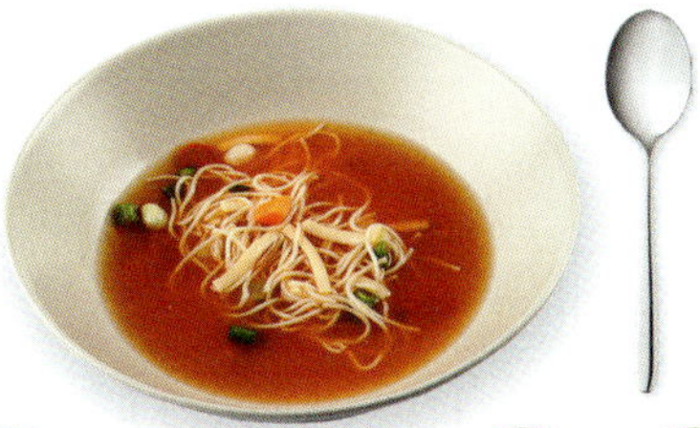

KH	Menge	KHE	BE	kcal	Ew	Fett	gFS	Ba
7g	150g	½	½	75	4g	3g	1g	2g

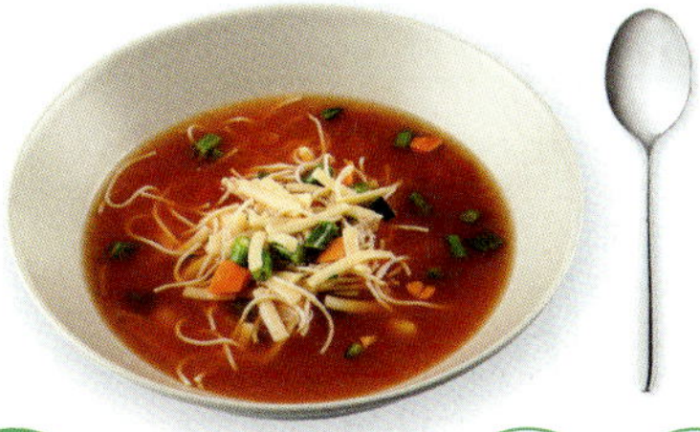

KH	Menge	KHE	BE	kcal	Ew	Fett	gFS	Ba
14g	300g	1½	1	150	8g	7g	3g	3g

Minestrone (klar)

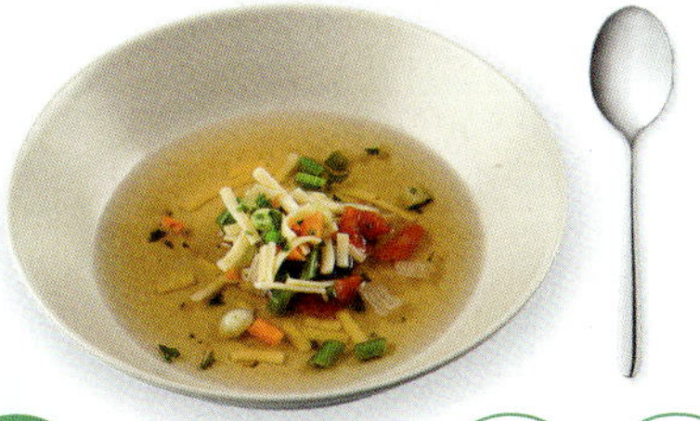

KH	Menge	KHE	BE	kcal	Ew	Fett	gFS	Ba
5g	150g	½	½	55	3g	2g	1g	1g

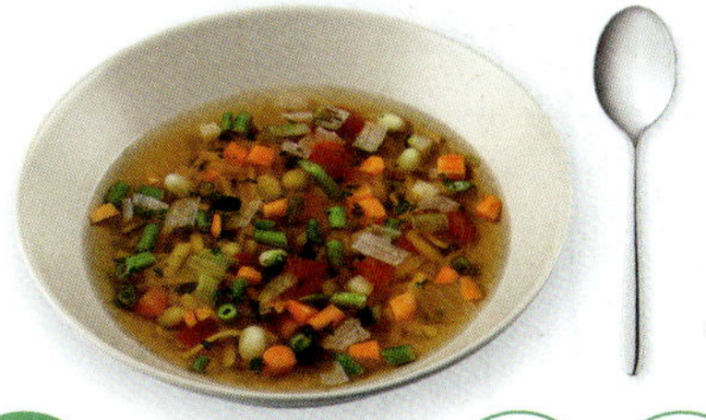

KH	Menge	KHE	BE	kcal	Ew	Fett	gFS	Ba
10g	300g	1	1	105	6g	5g	2g	2g

26-cm-großer Teller

Käsemakkaroni

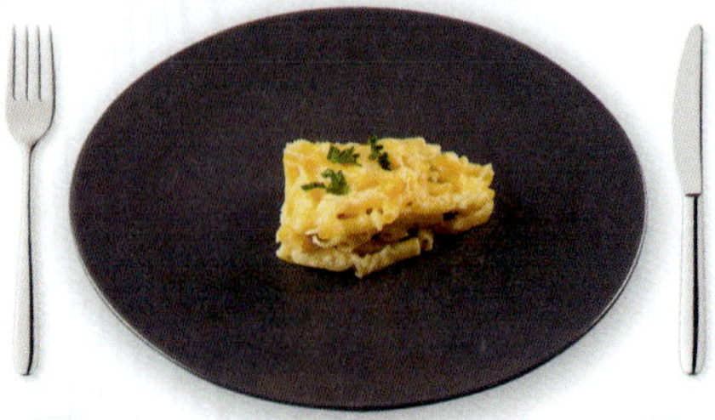

14g KH	90g	1½ KHE	1 BE	
150 kcal	8g Ew	7g Fett	4g gFS	1g Ba

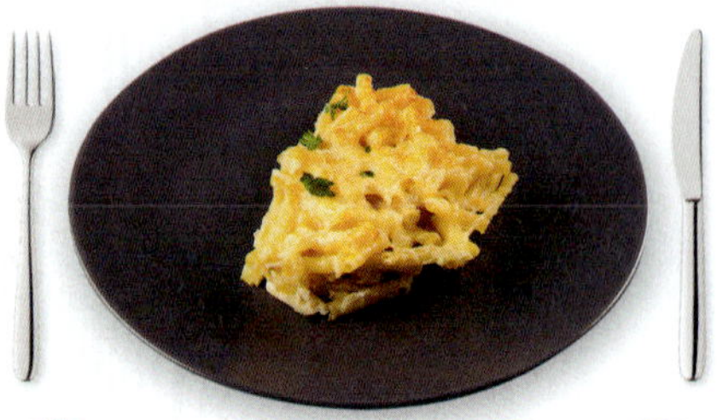

27g KH	180g	2½ KHE	2½ BE	
300 kcal	16g Ew	14g Fett	8g gFS	1g Ba

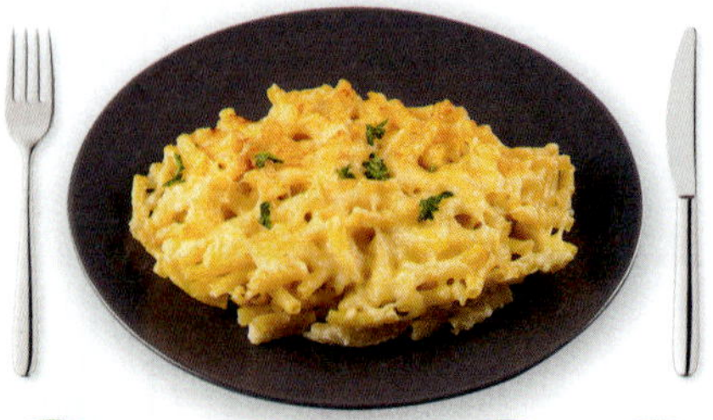

55g KH	360g	5½ KHE	4½ BE	
605 kcal	31g Ew	29g Fett	16g gFS	3g Ba

Ravioli mit Tomatensoße (Dose)

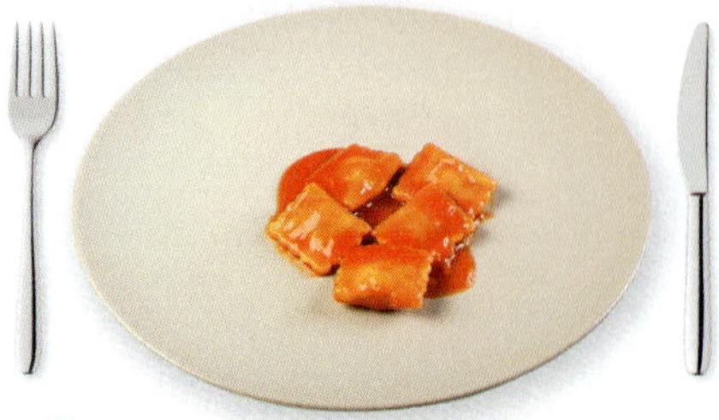

10g KH	70g	1 KHE	1 BE	
60 kcal	2g Ew	1g Fett	0g gFS	1g Ba

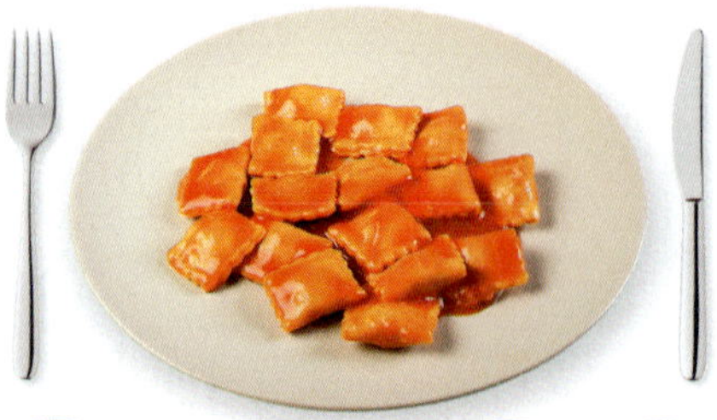

29g KH	210g	3 KHE	2½ BE	
180 kcal	7g Ew	4g Fett	1g gFS	2g Ba

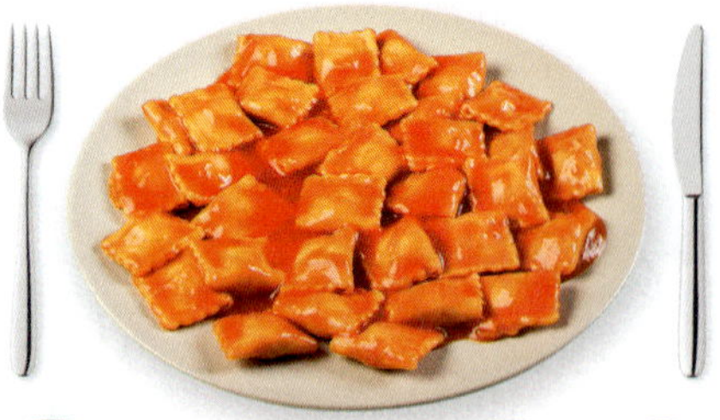

57g KH	420g	5½ KHE	5 BE	
360 kcal	13g Ew	8g Fett	2g gFS	4g Ba

26-cm-großer Teller

Lasagne

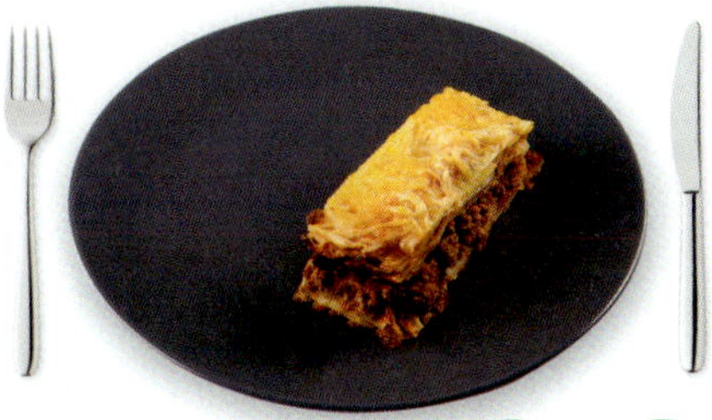

KH	Menge	KHE	BE	kcal	Ew	Fett	gFS	Ba
25g	165g	2½	2	280	13g	14g	6g	1g

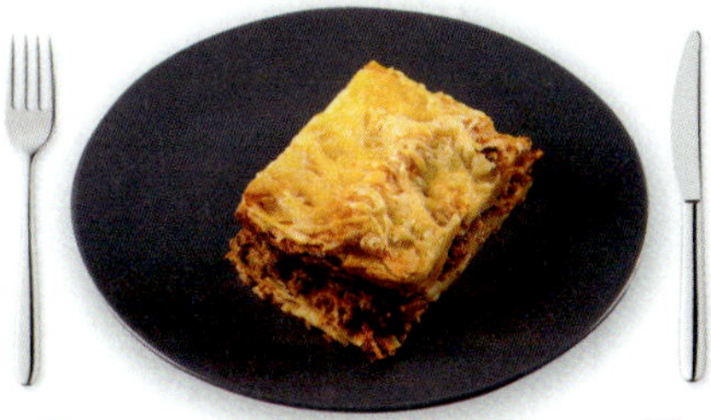

KH	Menge	KHE	BE	kcal	Ew	Fett	gFS	Ba
49g	330g	5	4	560	27g	28g	12g	2g

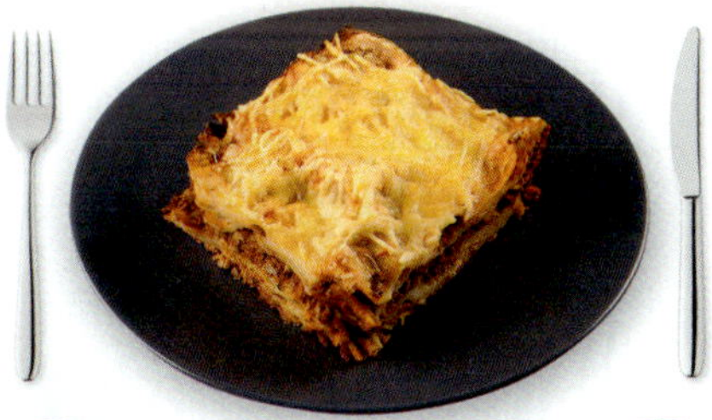

KH	Menge	KHE	BE	kcal	Ew	Fett	gFS	Ba
75g	500g	7½	6	845	41g	43g	19g	4g

Spinat-Lasagne

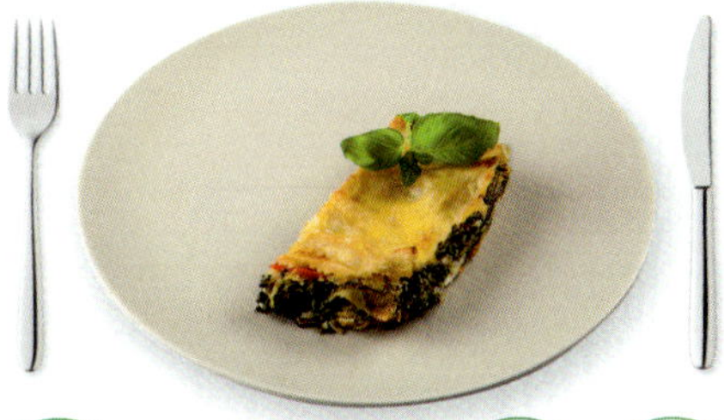

KH	Menge	KHE	BE	kcal	Ew	Fett	gFS	Ba
11g	110g	1	1	165	7g	10g	5g	1g

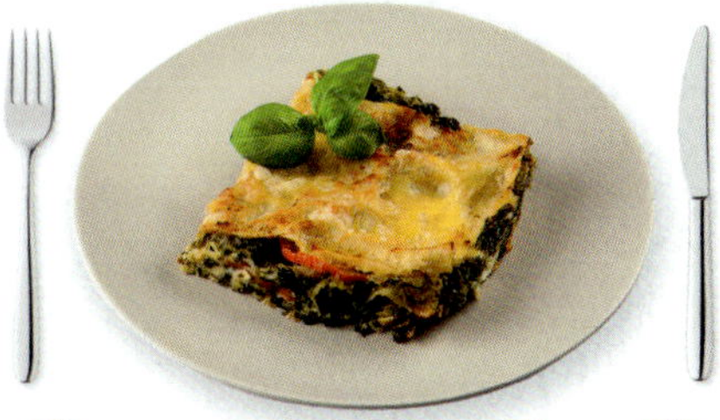

KH	Menge	KHE	BE	kcal	Ew	Fett	gFS	Ba
22g	220g	2	2	330	14g	20g	11g	3g

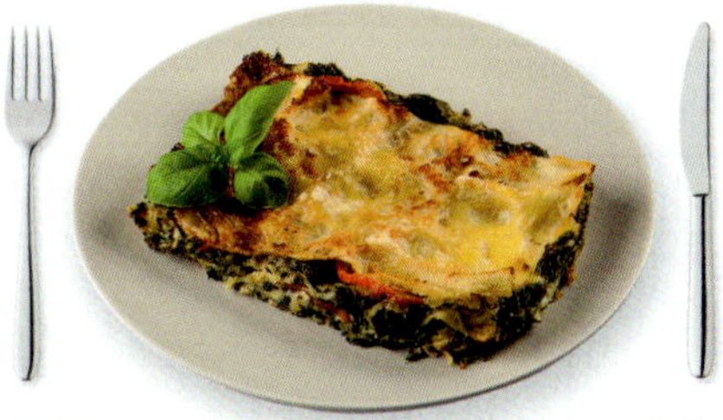

KH	Menge	KHE	BE	kcal	Ew	Fett	gFS	Ba
35g	340g	3½	3	505	22g	31g	17g	4g

26-cm-großer Teller

Spaghetti Bolognese

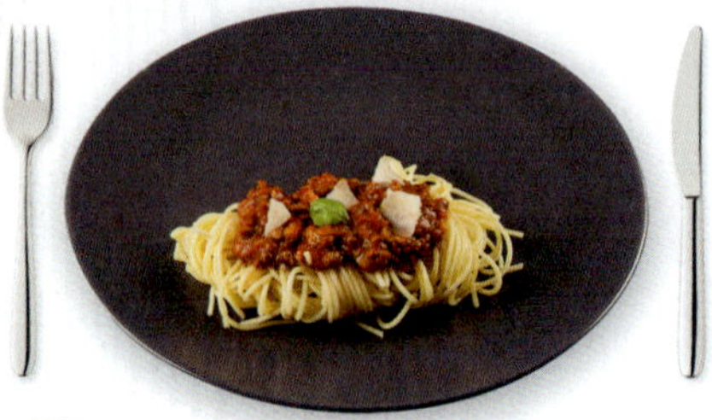

KH	Menge	KHE	BE	kcal	Ew	Fett	gFS	Ba
24g	130g	2½	2	175	8g	5g	1g	2g

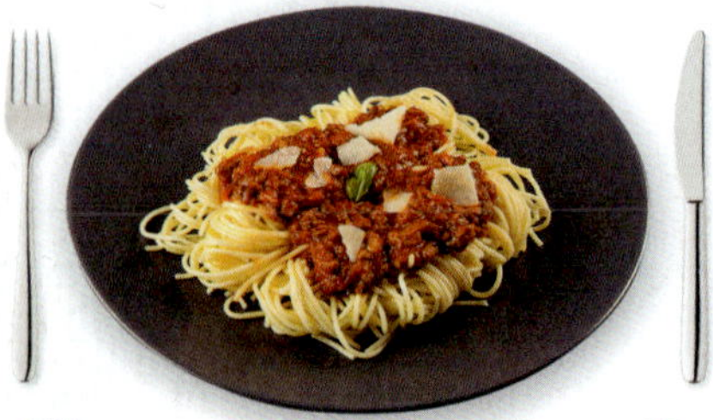

KH	Menge	KHE	BE	kcal	Ew	Fett	gFS	Ba
48g	260g	5	4	345	15g	10g	3g	3g

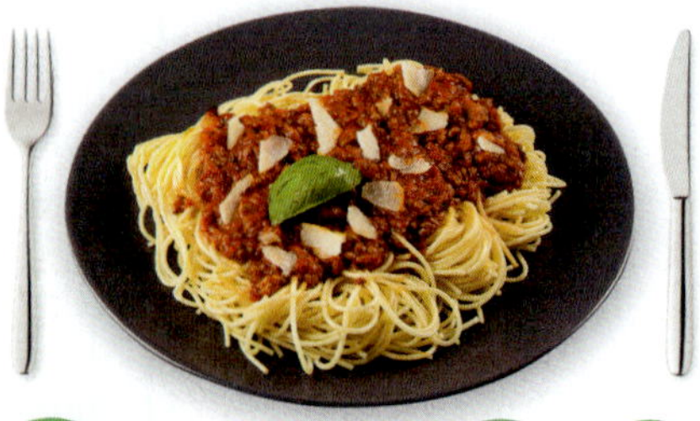

KH	Menge	KHE	BE	kcal	Ew	Fett	gFS	Ba
74g	400g	7½	6	530	23g	16g	4g	5g

Spaghetti Bolognese (Vollkorn)

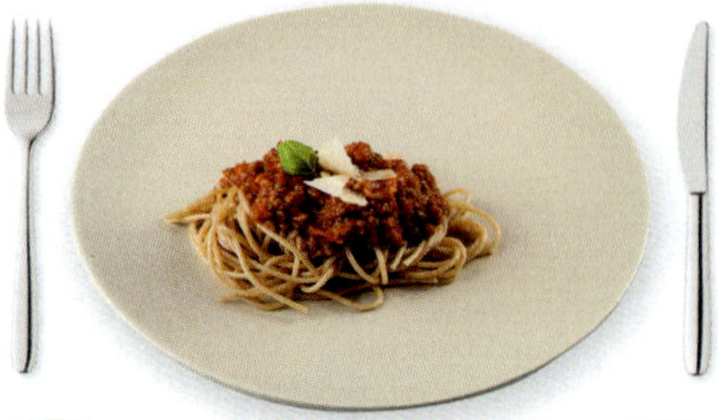

KH	Menge	KHE	BE	kcal	Ew	Fett	gFS	Ba
23g	130g	2½	2	170	8g	5g	1g	4g

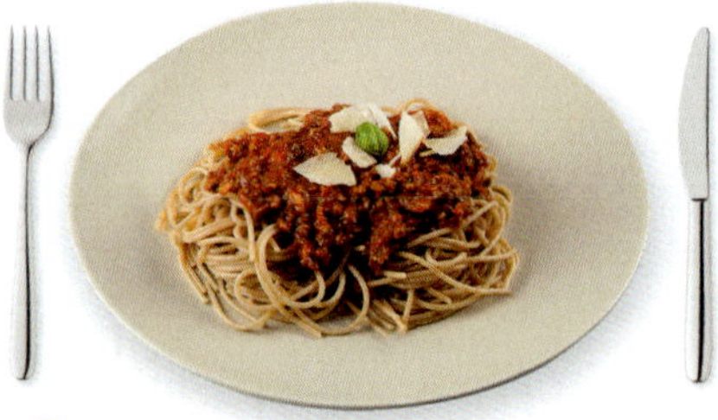

KH	Menge	KHE	BE	kcal	Ew	Fett	gFS	Ba
46g	260g	4½	4	345	16g	10g	3g	7g

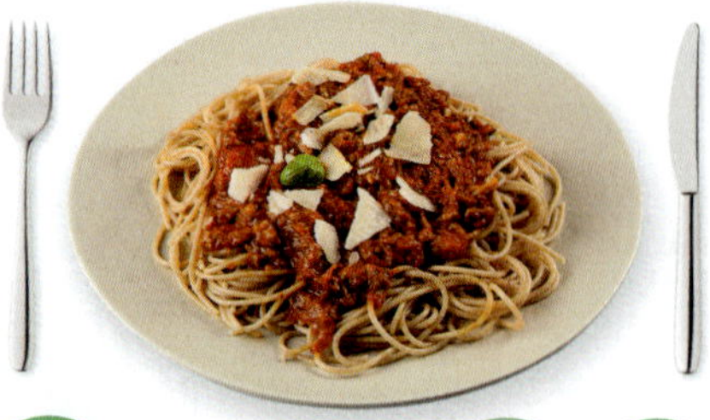

KH	Menge	KHE	BE	kcal	Ew	Fett	gFS	Ba
71g	400g	7	6	530	25g	16g	4g	11g

26-cm-großer Teller

Spaghetti Carbonara

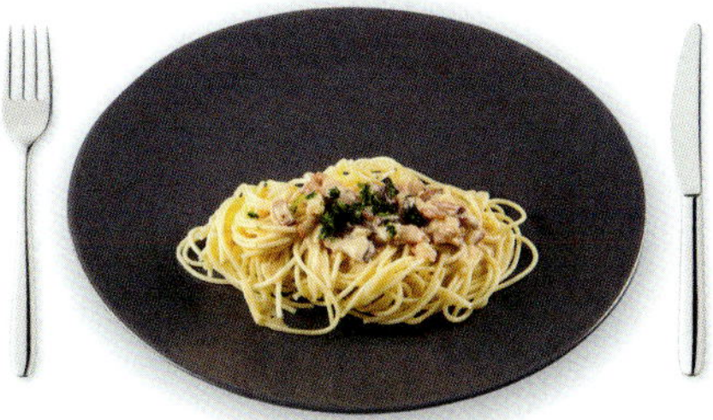

Menge	KH	KHE	BE	kcal	Ew	Fett	gFS	Ba
130g	23g	2½	2	235	10g	11g	6g	1g

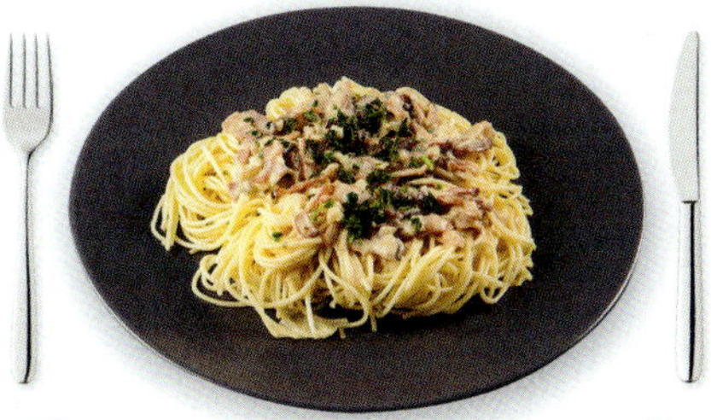

Menge	KH	KHE	BE	kcal	Ew	Fett	gFS	Ba
260g	47g	4½	4	470	20g	22g	11g	3g

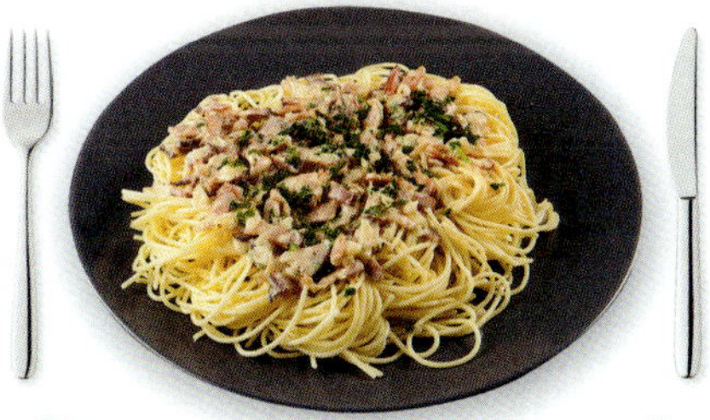

Menge	KH	KHE	BE	kcal	Ew	Fett	gFS	Ba
400g	72g	7	6	720	31g	34g	17g	4g

Spaghetti Carbonara (Vollkorn)

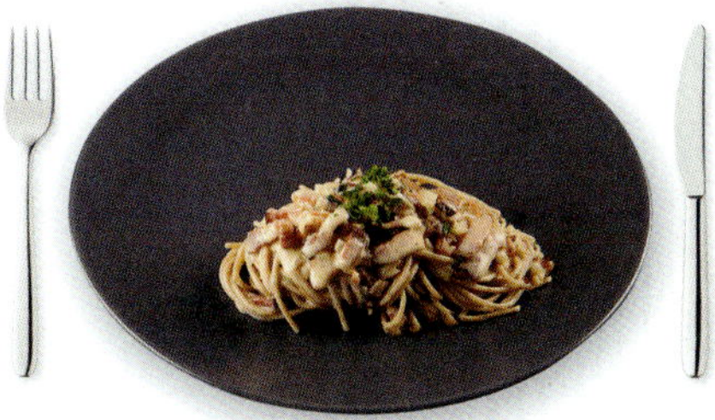

Menge	KH	KHE	BE	kcal	Ew	Fett	gFS	Ba
130g	22g	2	2	235	11g	11g	6g	3g

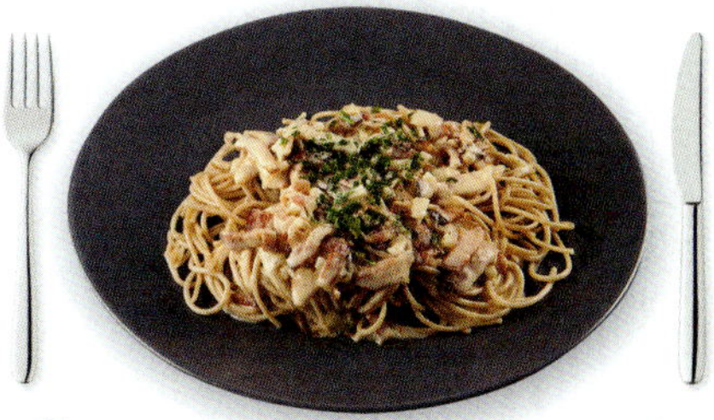

Menge	KH	KHE	BE	kcal	Ew	Fett	gFS	Ba
260g	45g	4½	3½	465	21g	22g	11g	6g

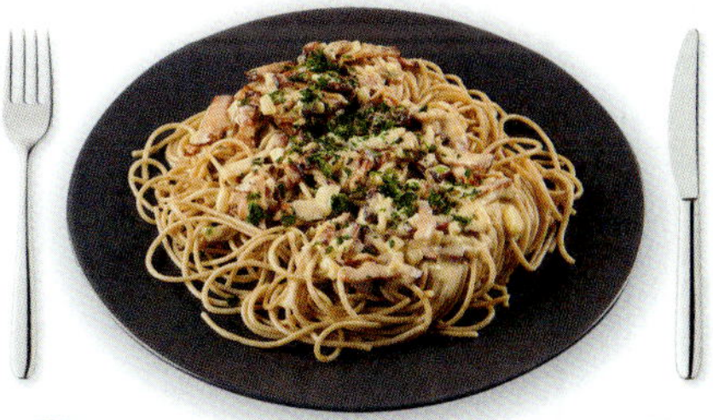

Menge	KH	KHE	BE	kcal	Ew	Fett	gFS	Ba
400g	69g	7	6	715	33g	34g	17g	9g

26-cm-großer Teller

Krautfleckerl

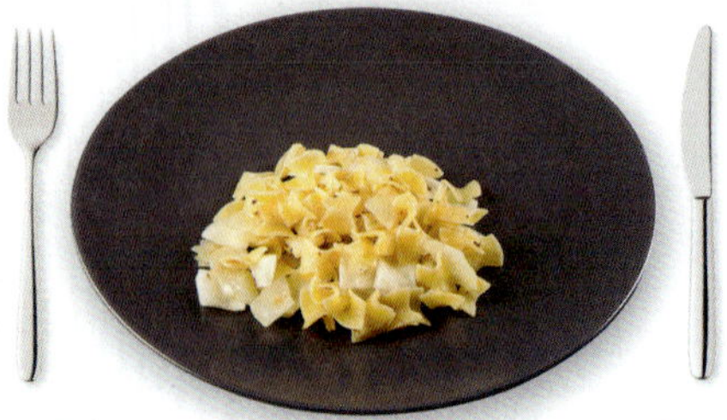

14g KH	75g	1½ KHE	1 BE
95 kcal	3g Ew	3g Fett	1g gFS	1g Ba

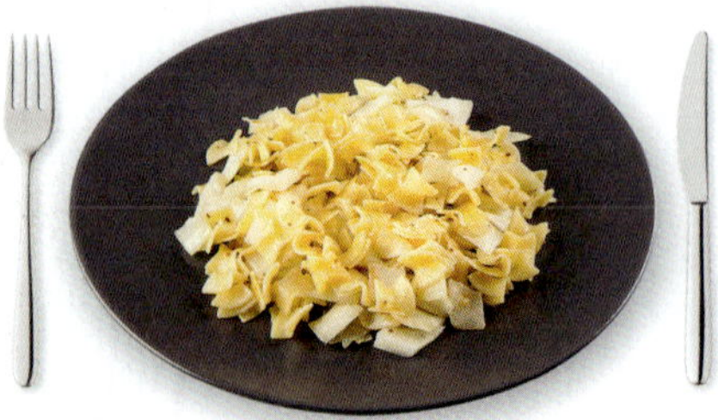

29g KH	150g	3 KHE	2½ BE
185 kcal	5g Ew	5g Fett	2g gFS	3g Ba

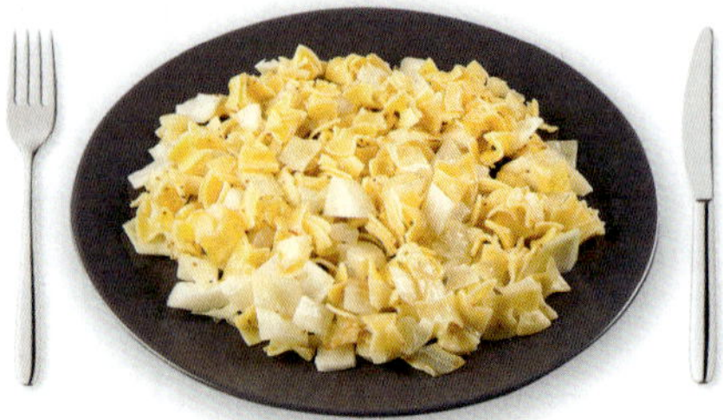

48g KH	250g	5 KHE	4 BE
310 kcal	9g Ew	8g Fett	3g gFS	5g Ba

Schinkennudeln

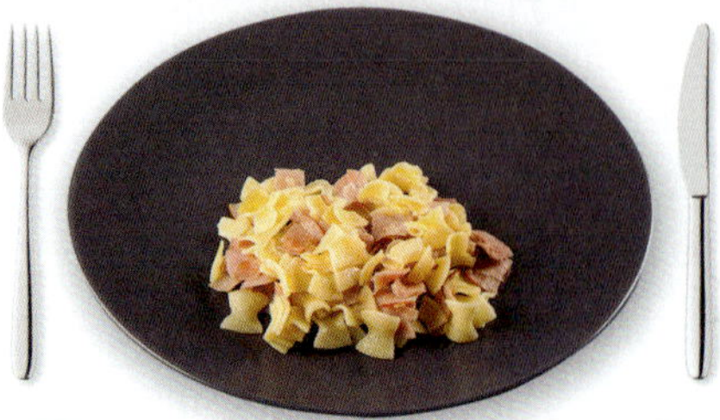

15g KH	75g	1½ KHE	1½ BE
130 kcal	8g Ew	4g Fett	2g gFS	1g Ba

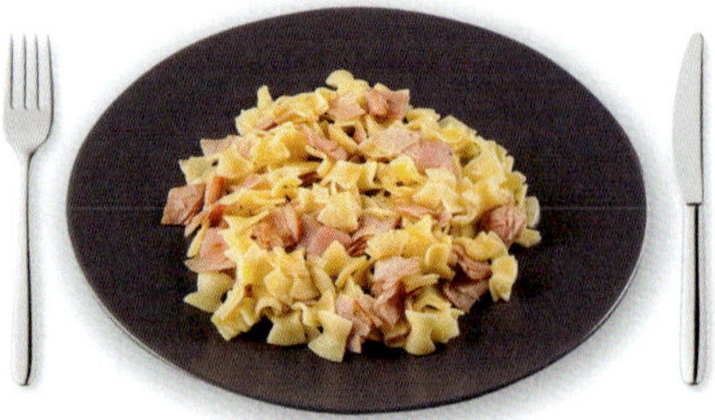

30g KH	150g	3 KHE	2½ BE
260 kcal	15g Ew	9g Fett	3g gFS	2g Ba

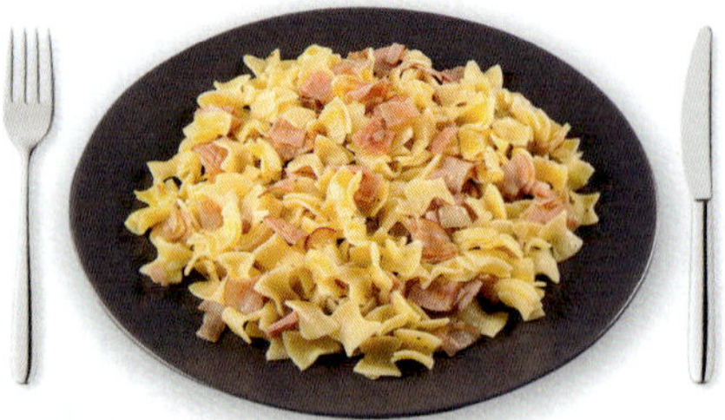

51g KH	250g	5 KHE	4 BE
435 kcal	25g Ew	14g Fett	5g gFS	3g Ba

26-cm-großer Teller

Pizza Calzone

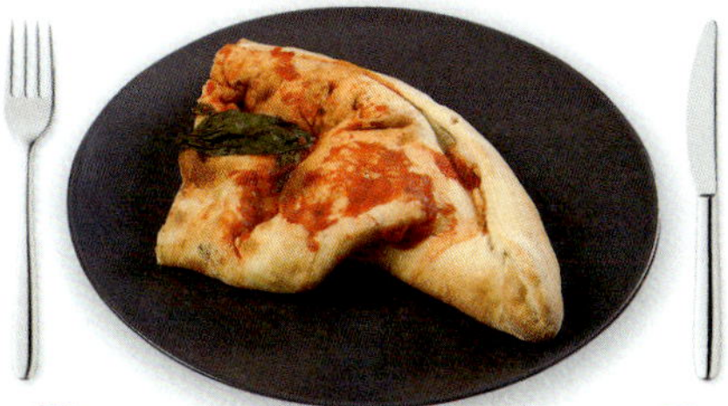

KH	Gewicht	KHE	BE	kcal	Ew	Fett	gFS	Ba
63g	280g	6½	5½	570	28g	22g	9g	3g

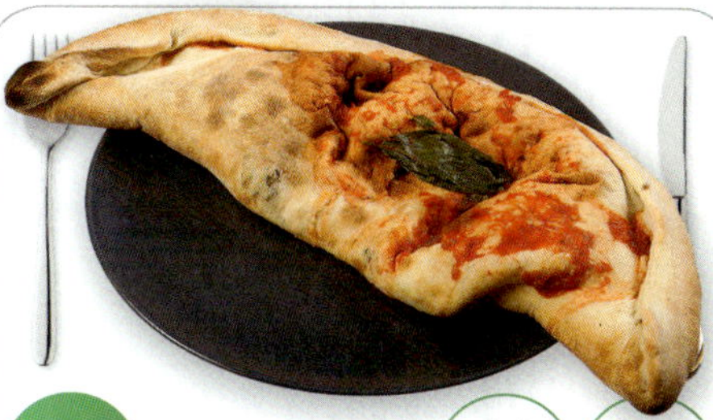

KH	Gewicht	KHE	BE	kcal	Ew	Fett	gFS	Ba
140g	620g	14	11½	1260	62g	50g	20g	7g

Pizza Capricciosa

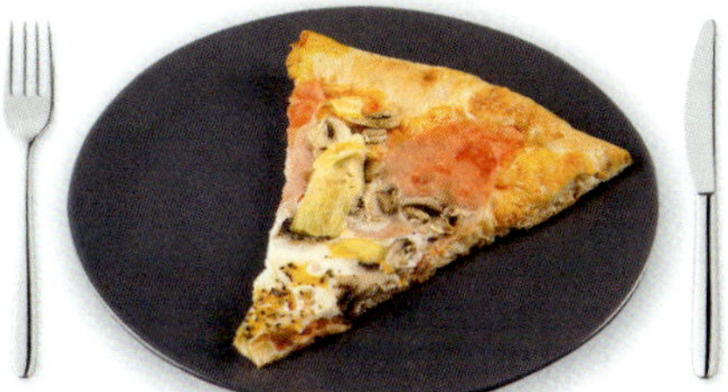

KH	Gewicht	KHE	BE	kcal	Ew	Fett	gFS	Ba
29g	125g	3	2½	235	10g	8g	3g	2g

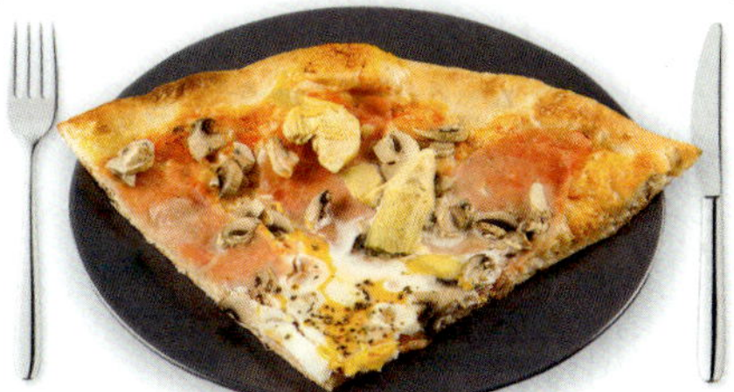

KH	Gewicht	KHE	BE	kcal	Ew	Fett	gFS	Ba
59g	250g	6	5	465	21g	16g	6g	5g

Pizza Cappricciosa vom Blech

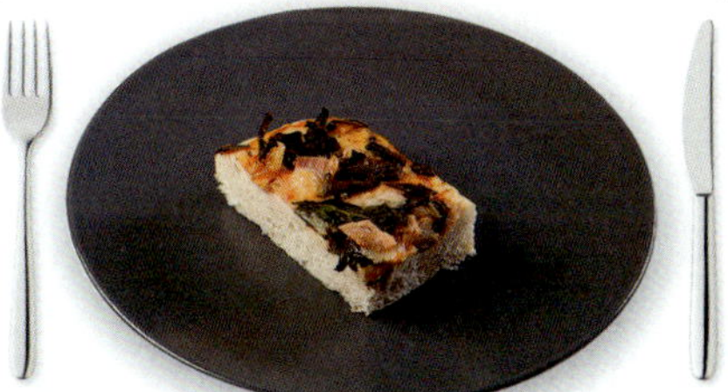

KH	Gewicht	KHE	BE	kcal	Ew	Fett	gFS	Ba
29g	100g	3	2½	265	9g	11g	4g	2g

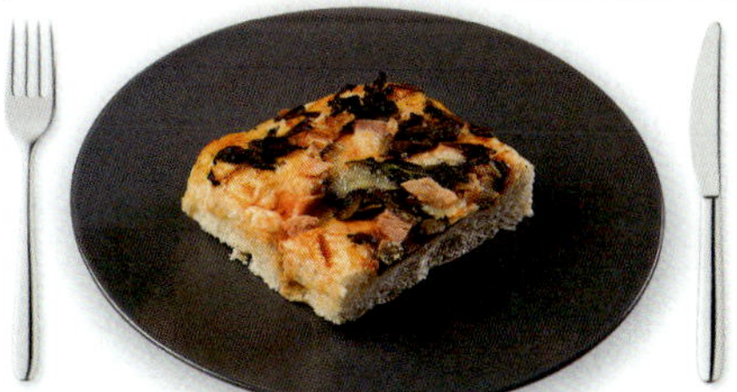

KH	Gewicht	KHE	BE	kcal	Ew	Fett	gFS	Ba
58g	200g	6	5	525	19g	22g	8g	3g

26-cm-großer Teller

Pizza Margarita

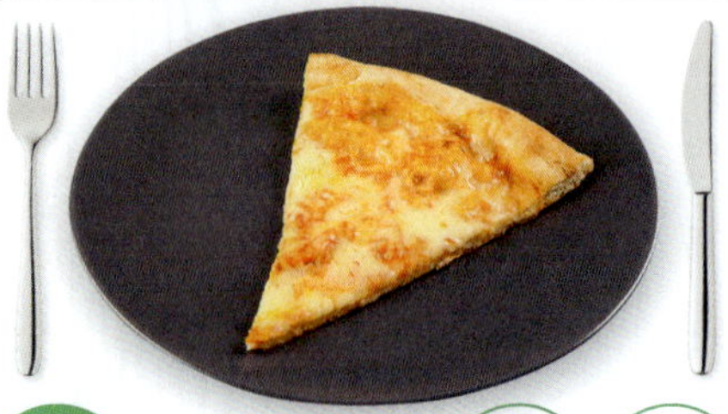

24g KH	90g		2½ KHE	2 BE
215 kcal	9g Ew	9g Fett	5g gFS	1g Ba

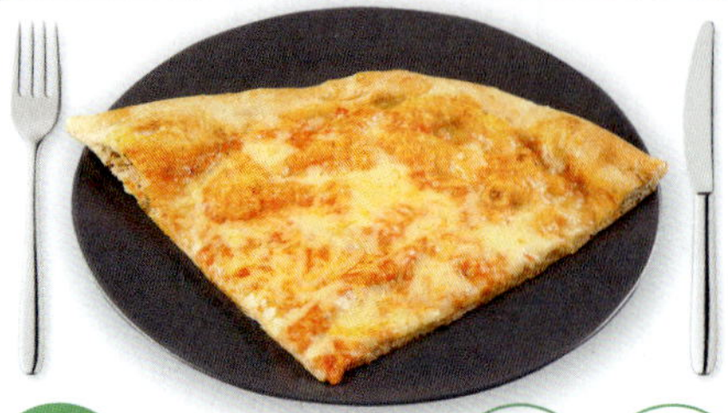

48g KH	180g		5 KHE	4 BE
425 kcal	17g Ew	18g Fett	9g gFS	3g Ba

Pizza Quatro Staggioni

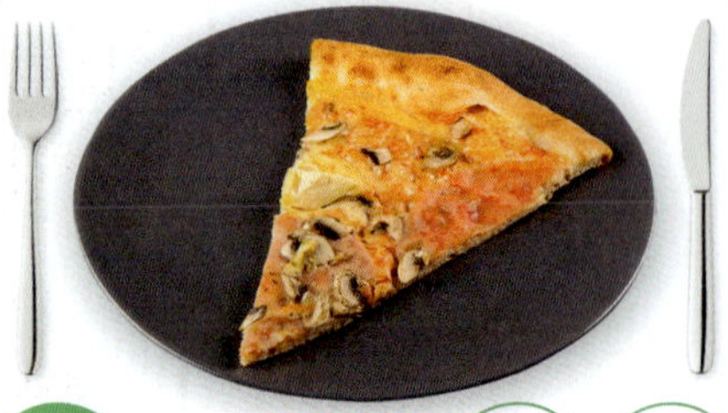

30g KH	120g		3 KHE	2½ BE
225 kcal	10g Ew	8g Fett	3g gFS	2g Ba

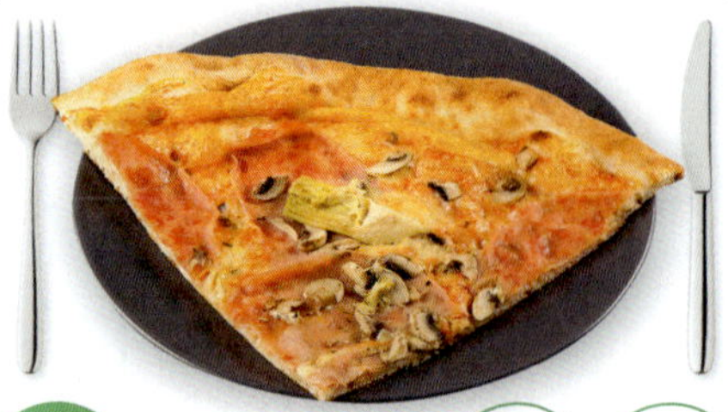

59g KH	240g		6 KHE	5 BE
455 kcal	20g Ew	15g Fett	6g gFS	5g Ba

Pizza Salami

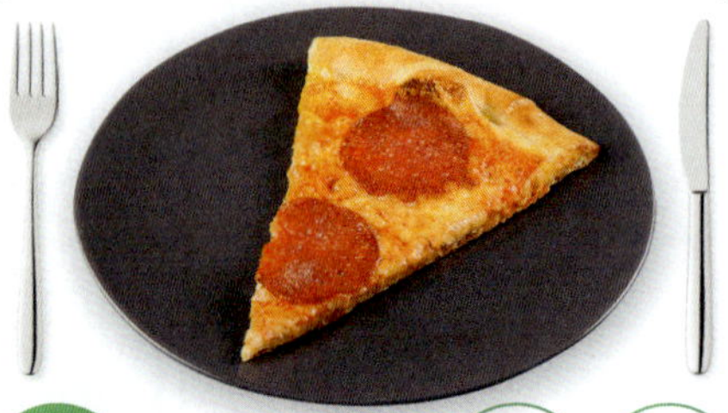

27g KH	105g		2½ KHE	2½ BE
265 kcal	10g Ew	12g Fett	4g gFS	2g Ba

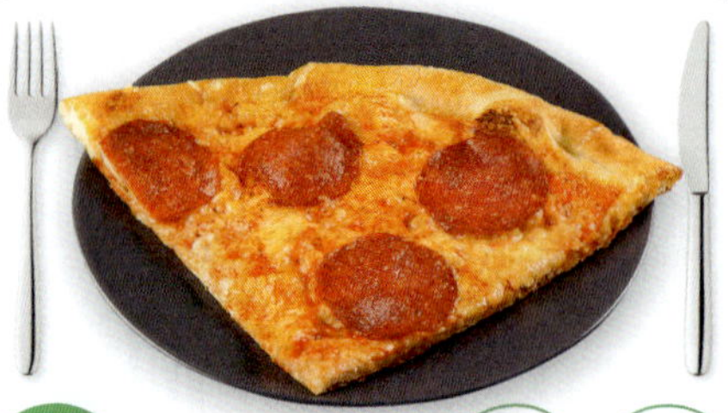

55g KH	210g		5½ KHE	4½ BE
525 kcal	21g Ew	24g Fett	7g gFS	4g Ba

26-cm-großer Teller

Apfelstrudel

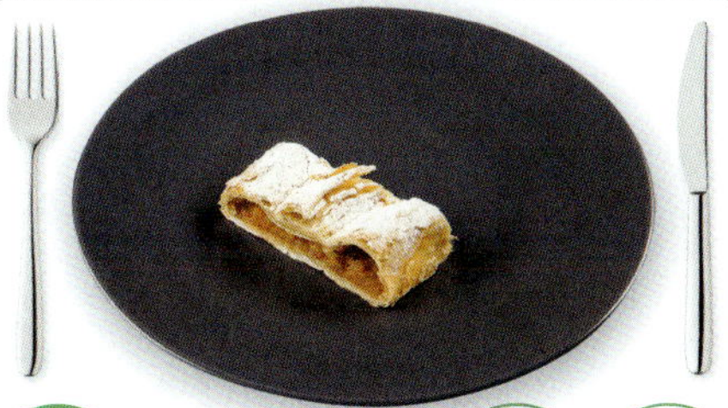

KH	Menge	KHE	BE	kcal	Ew	Fett	gFS	Ba
18g	70g	2	1½	115	2g	4g	1g	2g

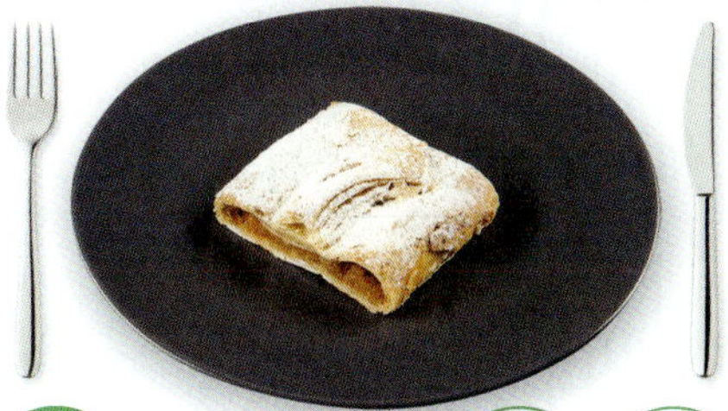

KH	Menge	KHE	BE	kcal	Ew	Fett	gFS	Ba
37g	140g	3½	3	230	3g	8g	2g	3g

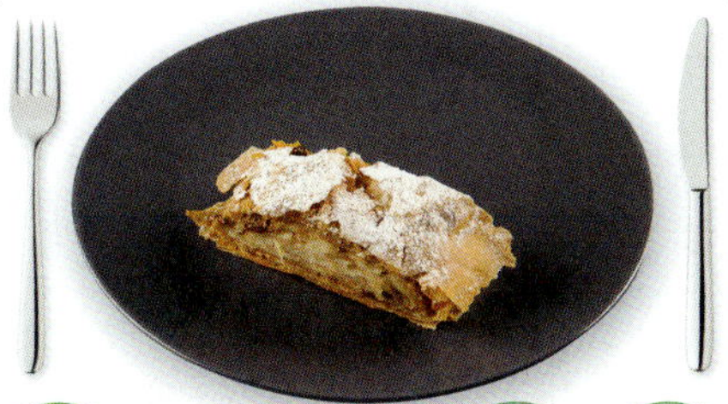

KH	Menge	KHE	BE	kcal	Ew	Fett	gFS	Ba
39g	150g	4	3½	250	3g	8g	3g	3g

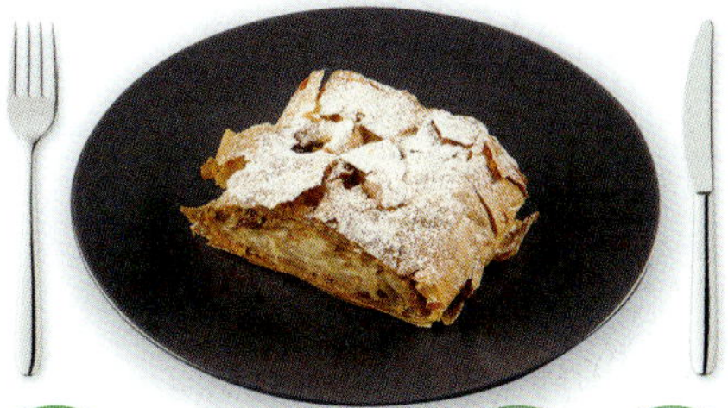

KH	Menge	KHE	BE	kcal	Ew	Fett	gFS	Ba
79g	300g	8	6½	500	7g	17g	5g	7g

Dampfnudel mit Vanillesoße

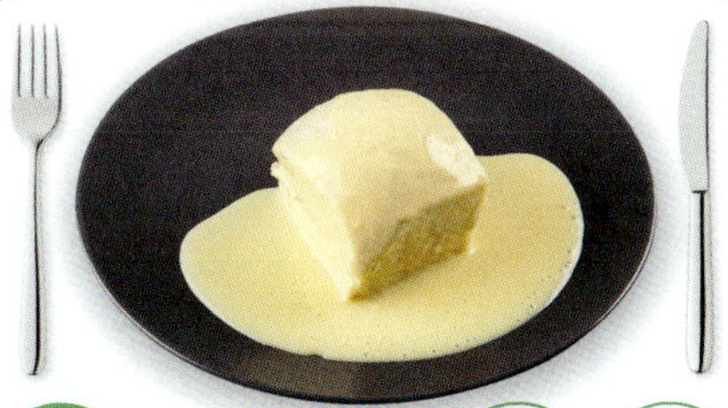

KH	Menge	KHE	BE	kcal	Ew	Fett	gFS	Ba
42g	150g	4	3½	295	7g	11g	6g	1g

Germkloß • Germknödel

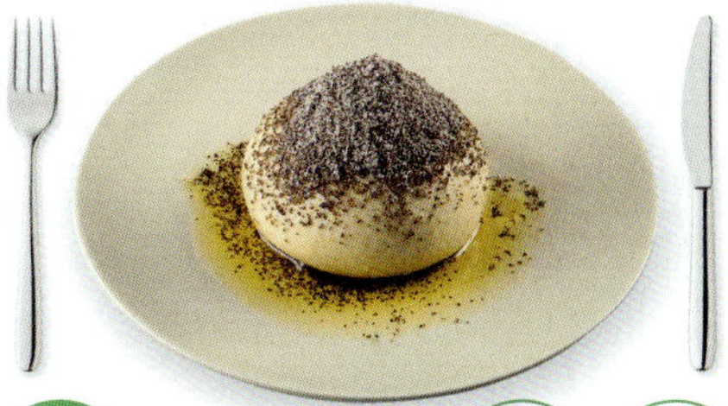

KH	Menge	KHE	BE	kcal	Ew	Fett	gFS	Ba
105g	235g	10½	9	675	15g	21g	16g	4g

26-cm-großer Teller

Kaiserschmarren

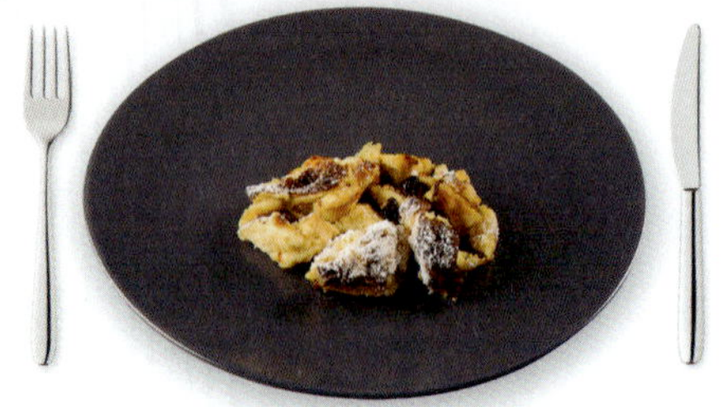

23g KH	80g	2½ KHE	2 BE	
170 kcal	6g Ew	6g Fett	3g gFS	1g Ba

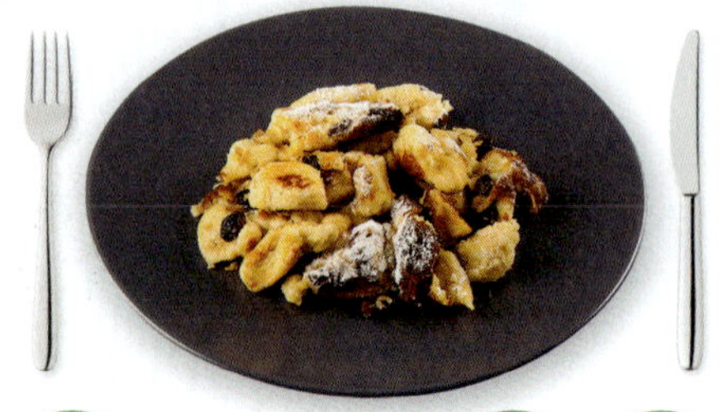

54g KH	190g	5½ KHE	4½ BE	
400 kcal	14g Ew	14g Fett	7g gFS	2g Ba

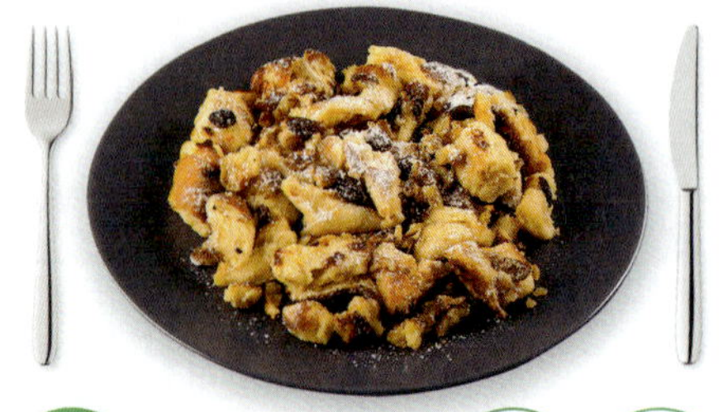

86g KH	300g	8½ KHE	7 BE	
635 kcal	23g Ew	22g Fett	11g gFS	4g Ba

Mohnnudeln

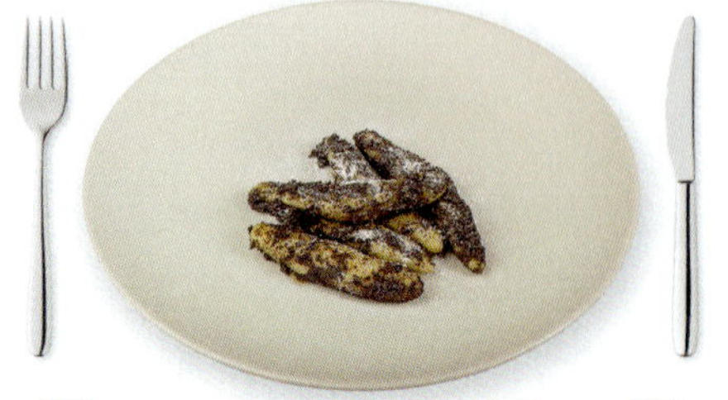

38g KH	100g	4 KHE	3 BE	
205 kcal	5g Ew	3g Fett	0g gFS	2g Ba

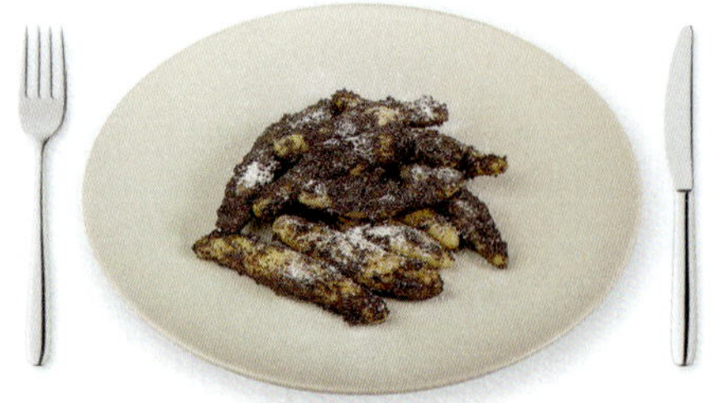

77g KH	200g	7½ KHE	6½ BE	
405 kcal	10g Ew	6g Fett	1g gFS	5g Ba

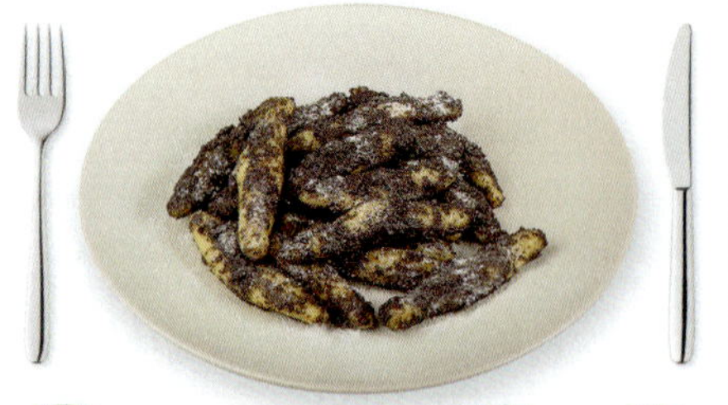

115g KH	300g	11½ KHE	9½ BE	
610 kcal	15g Ew	8g Fett	1g gFS	7g Ba

26-cm-großer Teller

Obstklöße • Obstknödel (Quark • Topfen)

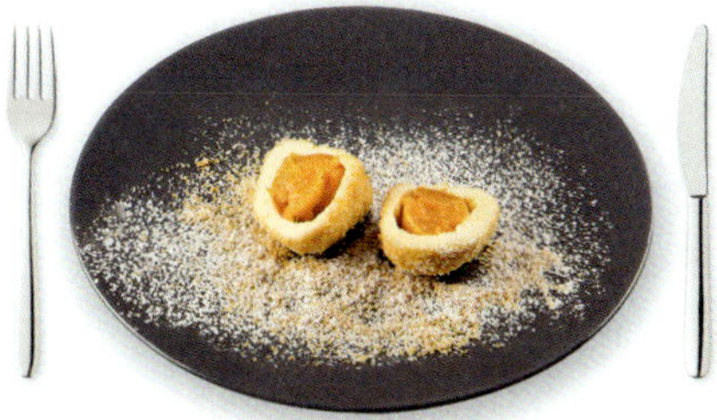

KH	Menge	KHE	BE	kcal	Ew	Fett	gFS	Ba
23g	75g	2½	2	150	5g	4g	2g	1g

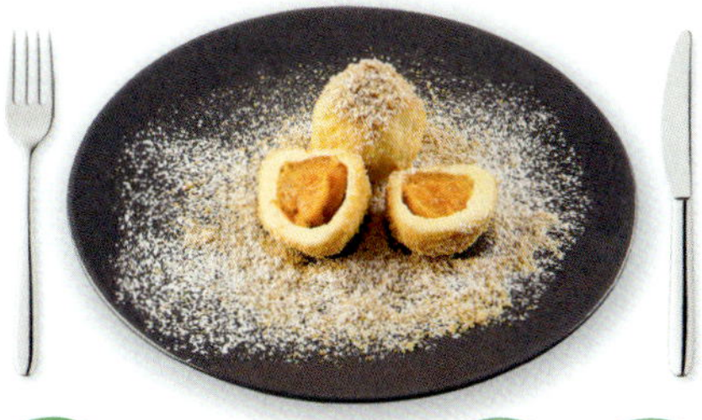

KH	Menge	KHE	BE	kcal	Ew	Fett	gFS	Ba
46g	150g	4½	4	295	10g	8g	4g	3g

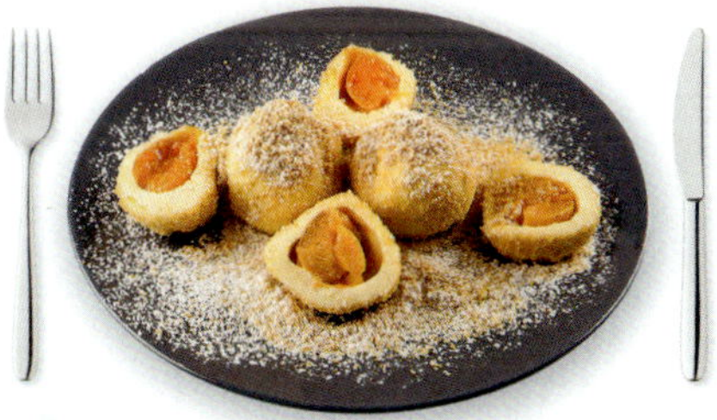

KH	Menge	KHE	BE	kcal	Ew	Fett	gFS	Ba
91g	300g	9	7½	590	20g	15g	8g	5g

Quarkklöße • Topfenknödel mit Brösel (süß)

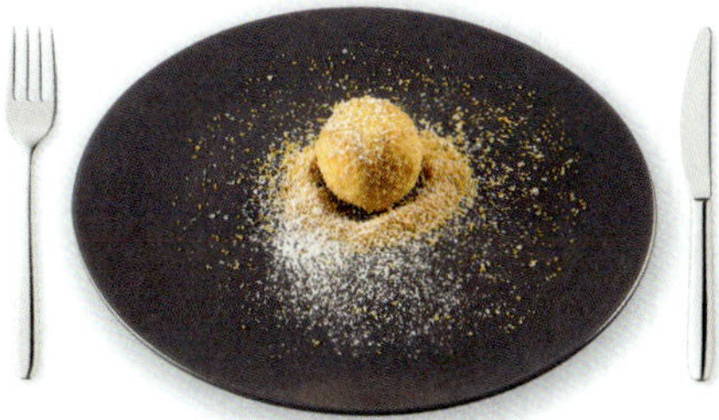

KH	Menge	KHE	BE	kcal	Ew	Fett	gFS	Ba
15g	55g	1½	1½	130	6g	5g	2g	1g

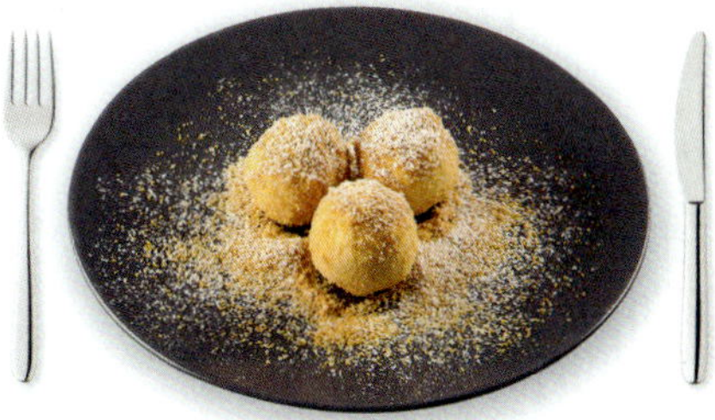

KH	Menge	KHE	BE	kcal	Ew	Fett	gFS	Ba
45g	165g	4½	4	395	18g	15g	5g	2g

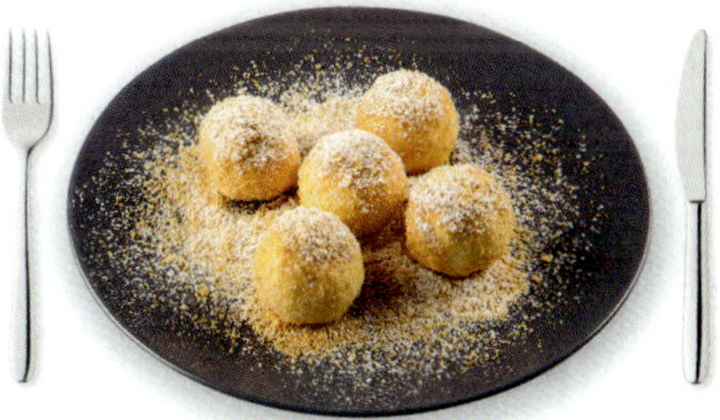

KH	Menge	KHE	BE	kcal	Ew	Fett	gFS	Ba
76g	275g	7½	6½	655	30g	25g	8g	3g

26-cm-großer Teller

Quarkkeulchen

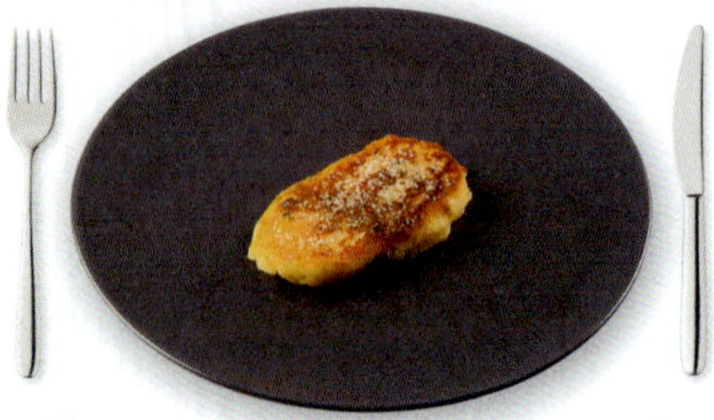

Menge	KH	KHE	BE	kcal	Ew	Fett	gFS	Ba
80g	23g	2½	2	180	6g	7g	3g	1g

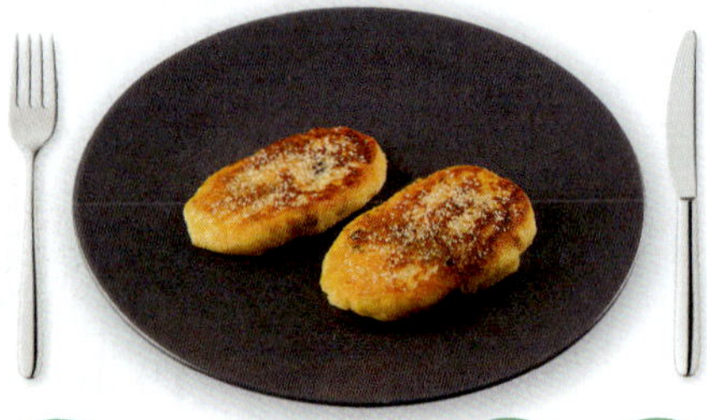

Menge	KH	KHE	BE	kcal	Ew	Fett	gFS	Ba
160g	46g	4½	4	365	13g	14g	6g	2g

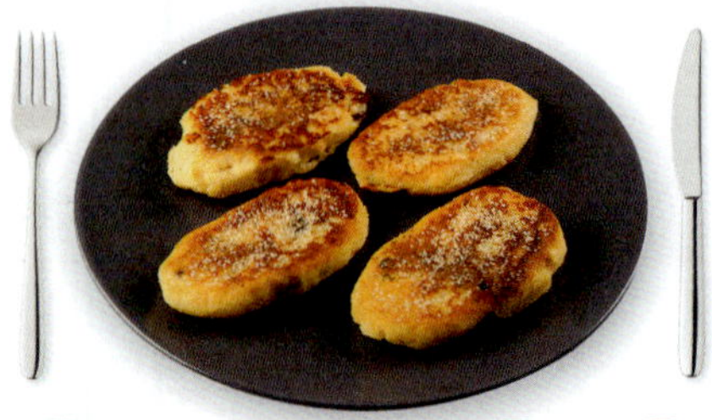

Menge	KH	KHE	BE	kcal	Ew	Fett	gFS	Ba
320g	92g	9	7½	725	26g	27g	12g	4g

Reisauflauf (süß)

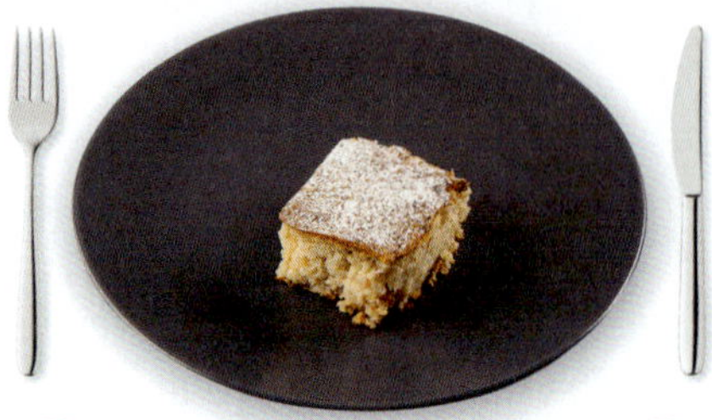

Menge	KH	KHE	BE	kcal	Ew	Fett	gFS	Ba
75g	16g	1½	1½	120	4g	5g	3g	0g

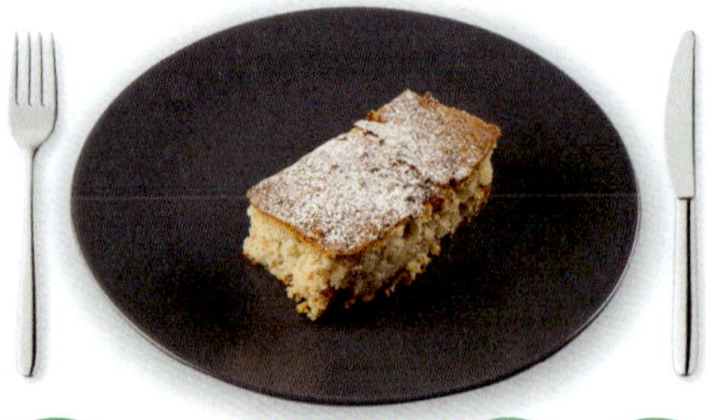

Menge	KH	KHE	BE	kcal	Ew	Fett	gFS	Ba
150g	32g	3	2½	245	7g	10g	6g	1g

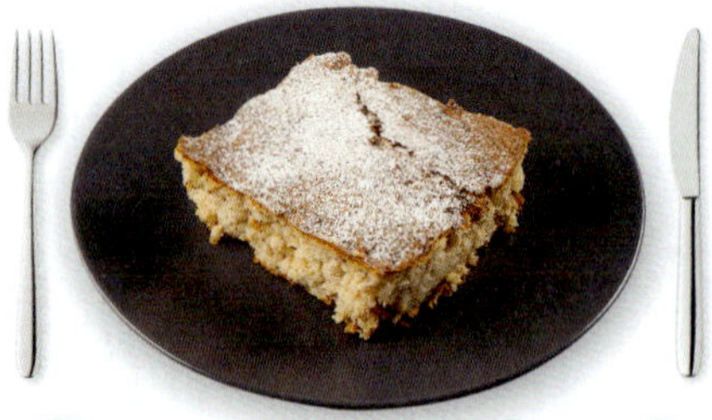

Menge	KH	KHE	BE	kcal	Ew	Fett	gFS	Ba
300g	64g	6½	5½	485	14g	19g	11g	1g

26-cm-großer Teller

Bratkartoffeln • Braterdäpfel in Scheiben (gebacken)

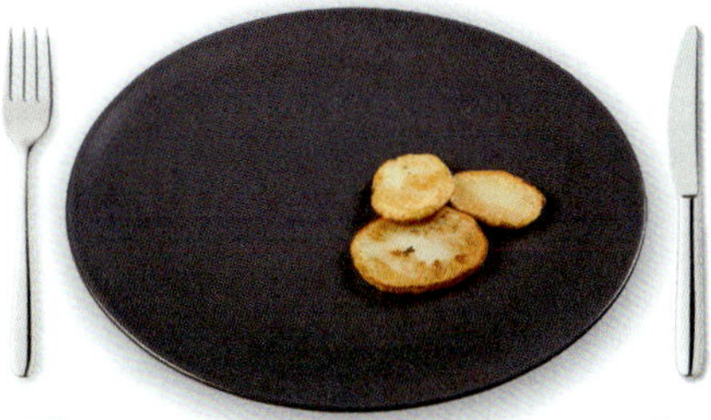

KH	Menge	KHE	BE
6g	30g	½	½

kcal	Ew	Fett	gFS	Ba
45	1g	2g	0g	1g

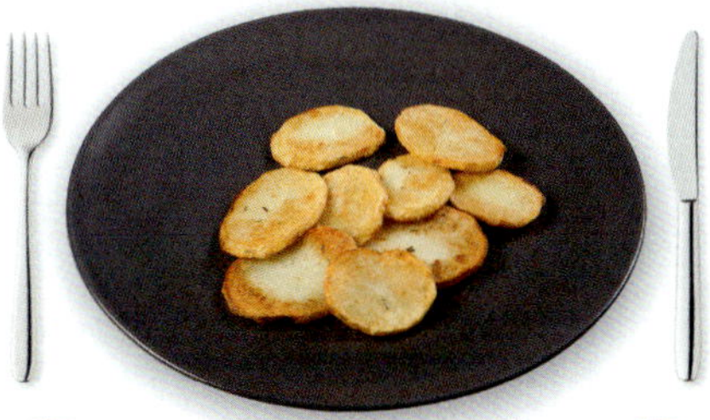

KH	Menge	KHE	BE
16g	80g	1½	1½

kcal	Ew	Fett	gFS	Ba
120	2g	5g	1g	2g

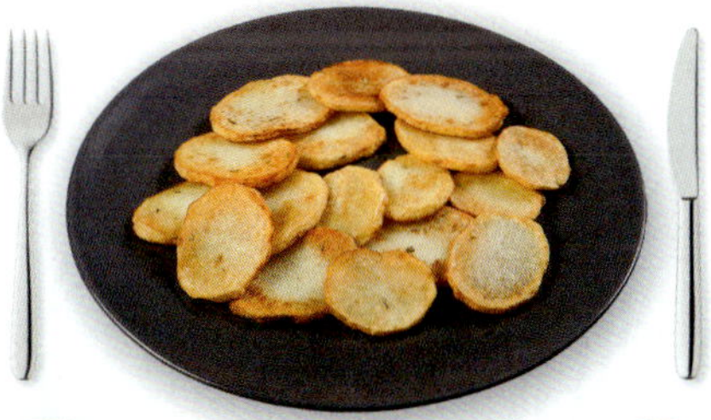

KH	Menge	KHE	BE
27g	135g	2½	2

kcal	Ew	Fett	gFS	Ba
200	4g	9g	1g	3g

Süßkartoffeln (gebacken)

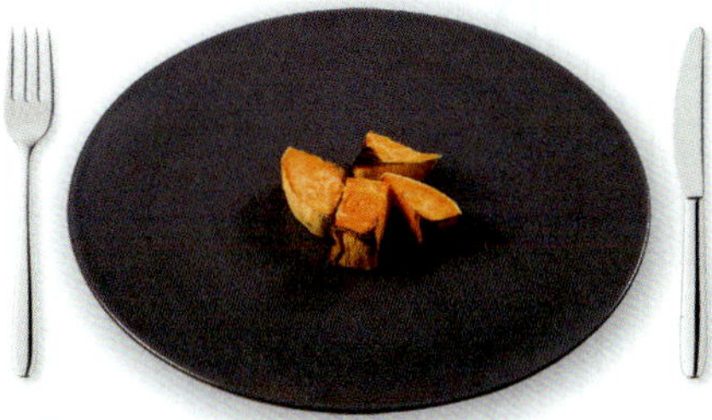

KH	Menge	KHE	BE
15g	55g	1½	1½

kcal	Ew	Fett	gFS	Ba
70	1g	0g	0g	2g

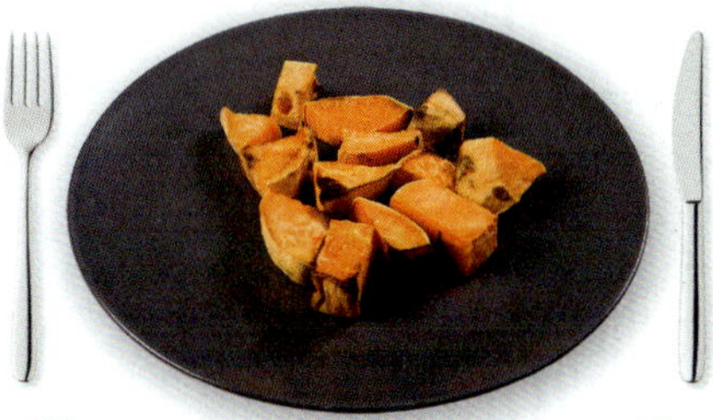

KH	Menge	KHE	BE
45g	160g	4½	3½

kcal	Ew	Fett	gFS	Ba
205	3g	1g	0g	6g

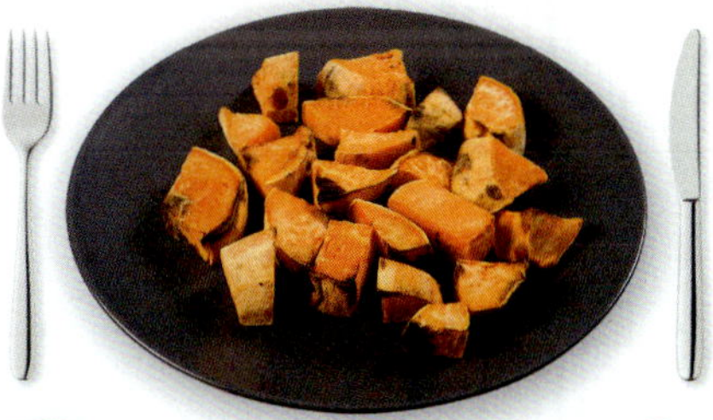

KH	Menge	KHE	BE
75g	270g	7½	6½

kcal	Ew	Fett	gFS	Ba
350	5g	2g	1g	10g

26-cm-großer Teller

Gnocchi

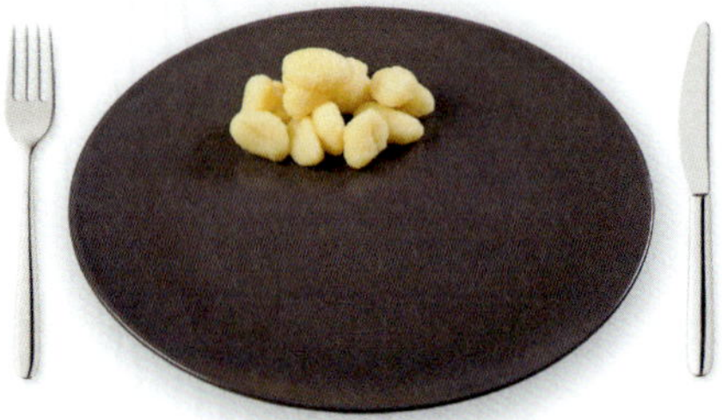

KH	Menge	KHE	BE	kcal	Ew	Fett	gFS	Ba
26g	80g	2½	2	120	3g	0g	0g	2g

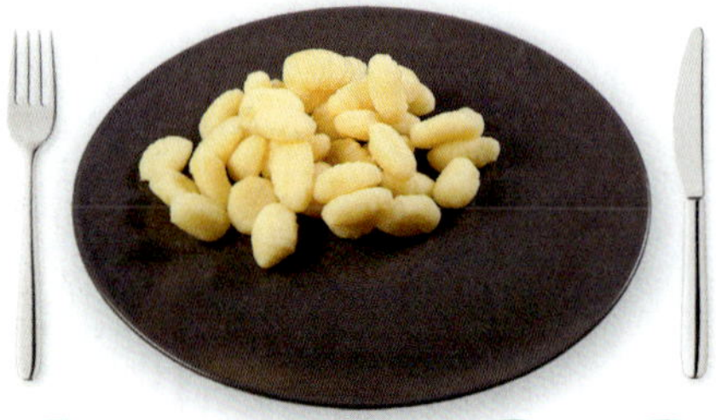

KH	Menge	KHE	BE	kcal	Ew	Fett	gFS	Ba
77g	240g	7½	6½	360	9g	1g	0g	5g

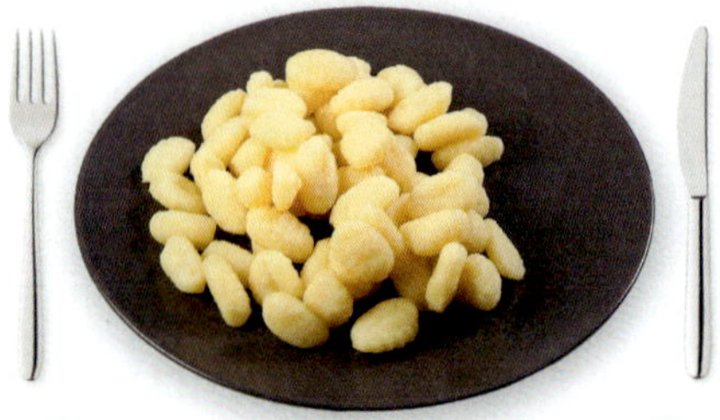

KH	Menge	KHE	BE	kcal	Ew	Fett	gFS	Ba
128g	400g	13	10½	600	14g	2g	0g	8g

Kartoffelklöße • Erdäpfelknödel

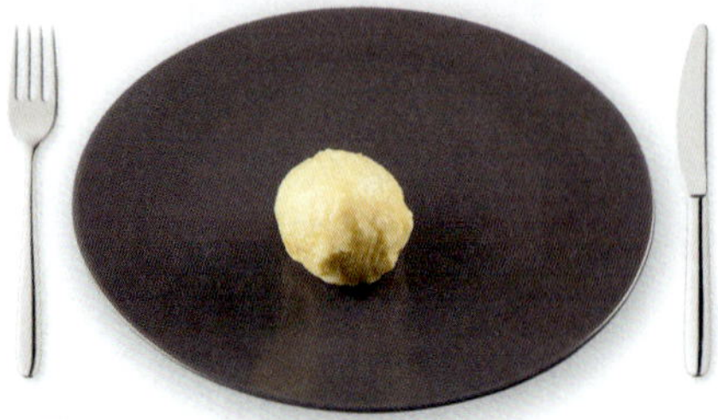

KH	Menge	KHE	BE	kcal	Ew	Fett	gFS	Ba
21g	100g	2	1½	105	3g	1g	0g	2g

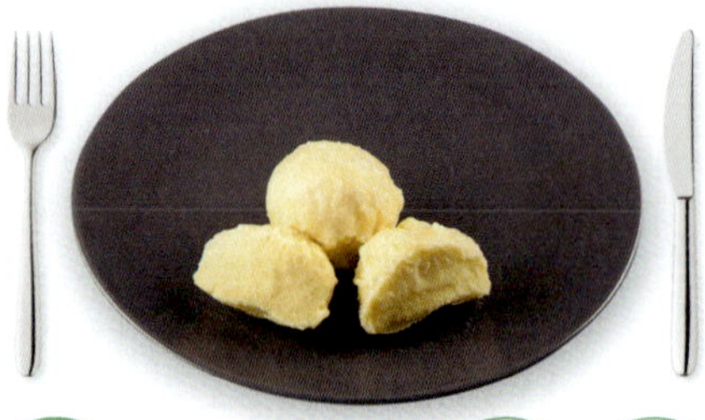

KH	Menge	KHE	BE	kcal	Ew	Fett	gFS	Ba
42g	200g	4	3½	215	6g	2g	0g	3g

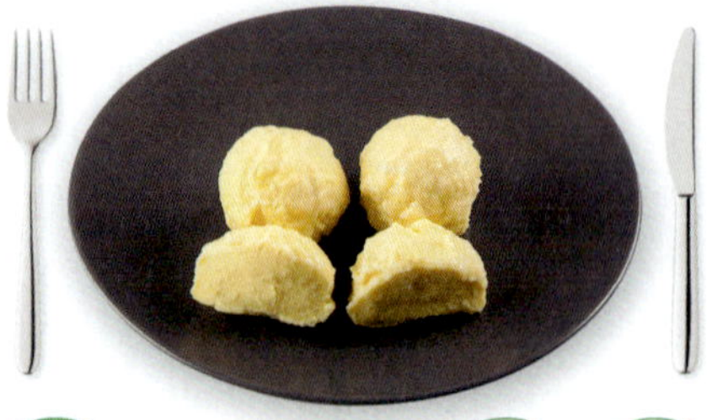

KH	Menge	KHE	BE	kcal	Ew	Fett	gFS	Ba
63g	300g	6½	5	320	10g	3g	1g	5g

26-cm-großer Teller

Kartoffeln • Erdäpfel (gekocht, ohne Schale)

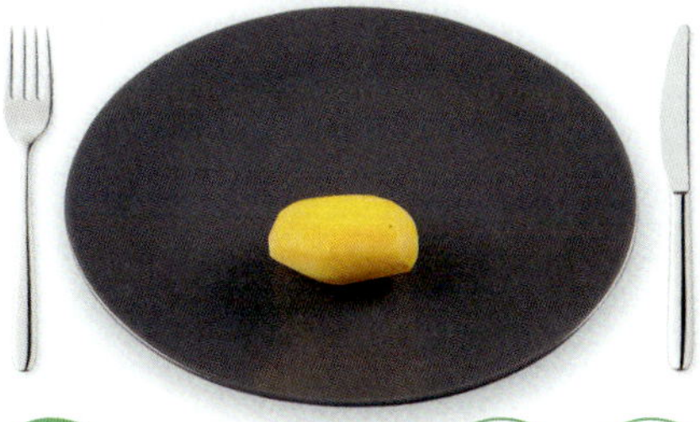

9g KH	60g		1 KHE	1 BE
40 kcal	1g Ew	0g Fett	0g gFS	1g Ba

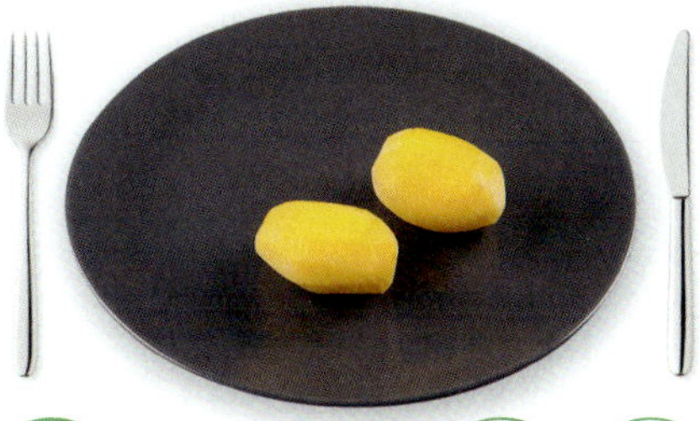

18g KH	120g		2 KHE	1½ BE
85 kcal	2g Ew	0g Fett	0g gFS	1g Ba

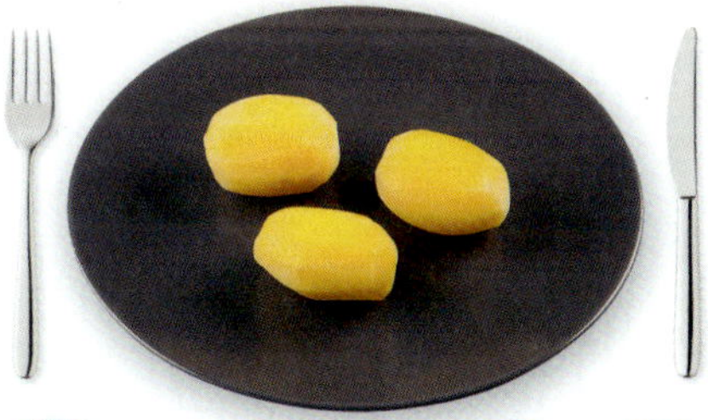

27g KH	180g		2½ KHE	2½ BE
125 kcal	3g Ew	0g Fett	0g gFS	2g Ba

Kartoffelpüree • Erdäpfelpüree

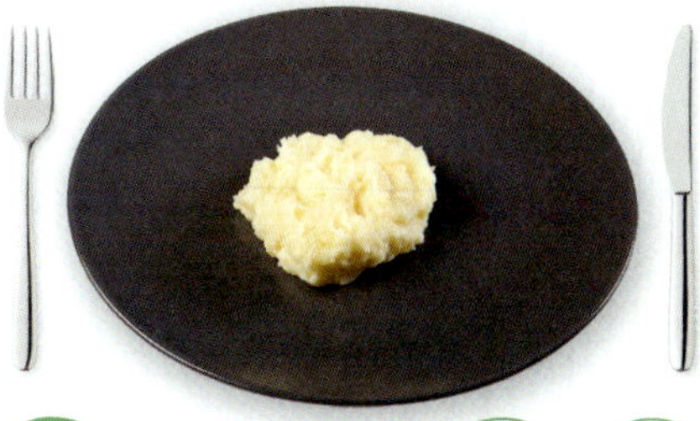

19g KH	120g		2 KHE	1½ BE
115 kcal	3g Ew	3g Fett	2g gFS	1g Ba

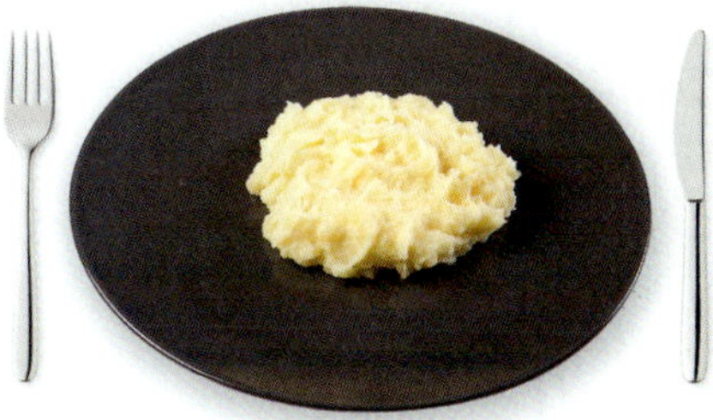

38g KH	240g		4 KHE	3 BE
230 kcal	5g Ew	6g Fett	4g gFS	3g Ba

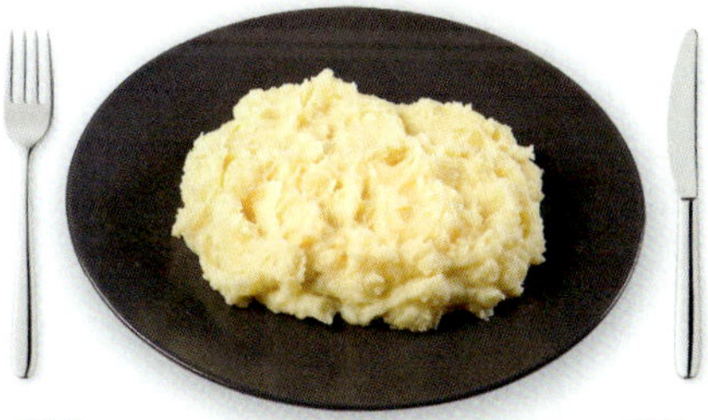

75g KH	470g		7½ KHE	6 BE
450 kcal	10g Ew	11g Fett	8g gFS	6g Ba

26-cm-großer Teller

Kartoffelschmarren • Erdäpfelschmarren

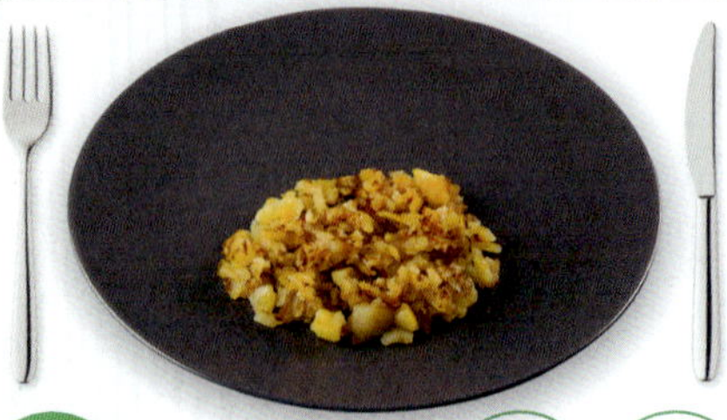

19g KH	75g	2 KHE	1½ BE
140 kcal	2g Ew	6g Fett	1g gFS
3g Ba			

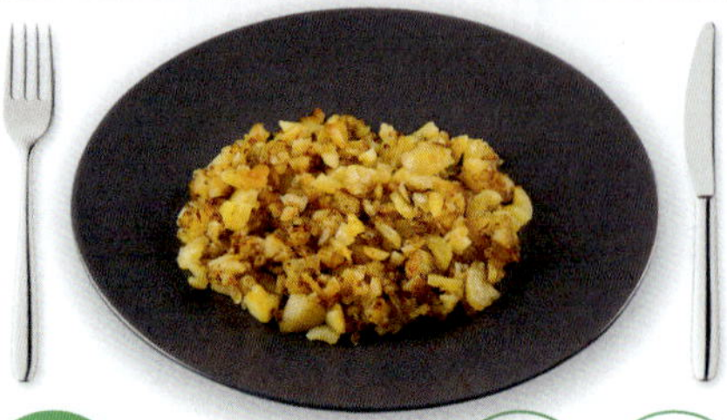

38g KH	150g	4 KHE	3 BE
275 kcal	4g Ew	11g Fett	1g gFS
5g Ba			

Kartoffeltaschen • Erdäpfeltaschen

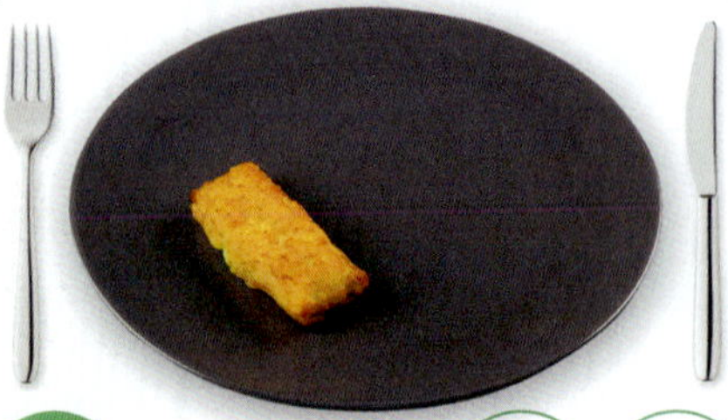

11g KH	55g	1 KHE	1 BE
100 kcal	2g Ew	5g Fett	2g gFS
1g Ba			

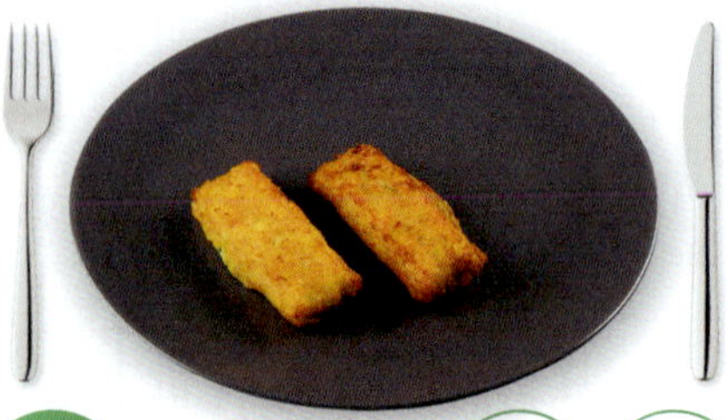

23g KH	110g	2½ KHE	2 BE
200 kcal	3g Ew	10g Fett	5g gFS
3g Ba			

Kartoffelrösti • Erdäpfelpuffer

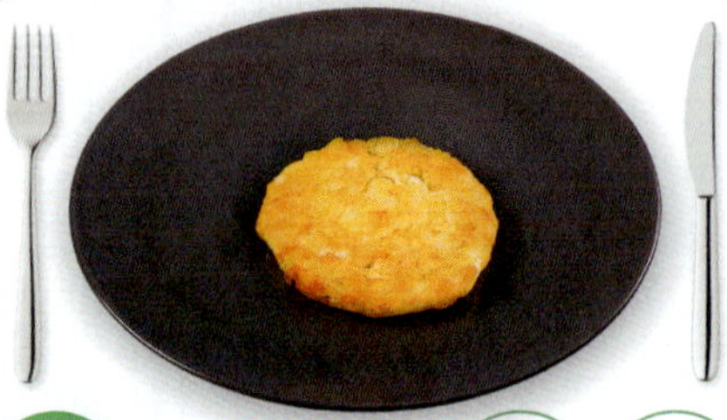

14g KH	80g	1½ KHE	1 BE
135 kcal	2g Ew	8g Fett	6g gFS
1g Ba			

Kroketten

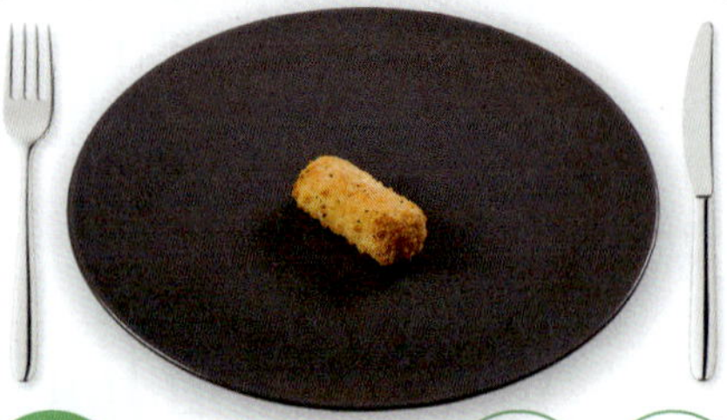

4g KH	25g	½ KHE	½ BE
40 kcal	1g Ew	2g Fett	1g gFS
0g Ba			

26-cm-großer Teller

Kartoffelspalten • Erdäpfelspalten (gebacken)

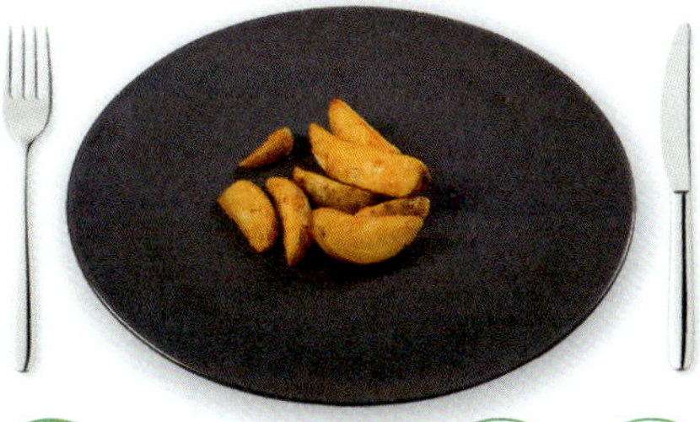

KH	Menge	KHE	BE	kcal	Ew	Fett	gFS	Ba
10g	55g	1	1	75	1g	3g	1g	1g

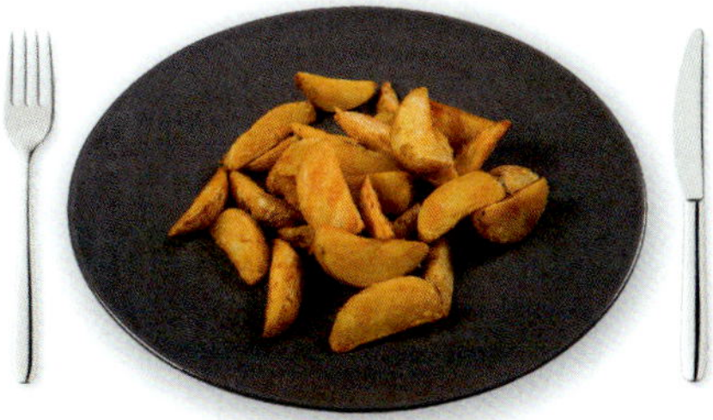

KH	Menge	KHE	BE	kcal	Ew	Fett	gFS	Ba
31g	165g	3	2½	225	4g	8g	2g	3g

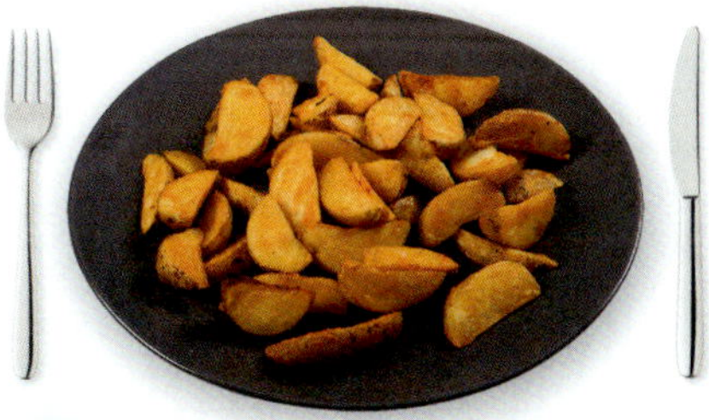

KH	Menge	KHE	BE	kcal	Ew	Fett	gFS	Ba
56g	295g	5½	4½	405	7g	14g	4g	6g

Ofenkartoffel • Ofenerdapfel (mit Schale)

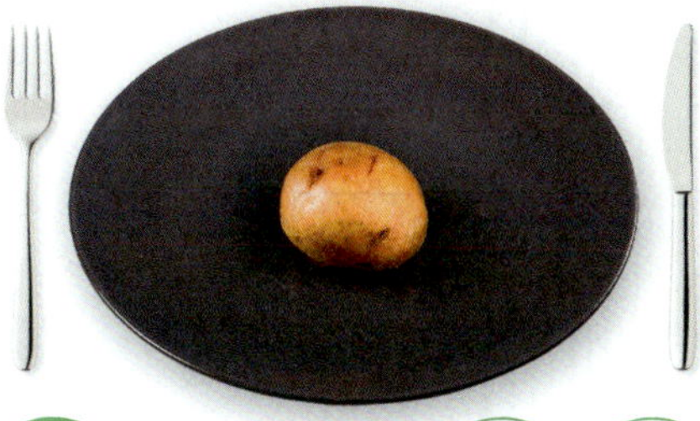

KH	Menge	KHE	BE	kcal	Ew	Fett	gFS	Ba
18g	95g	2	1½	90	2g	1g	0g	2g

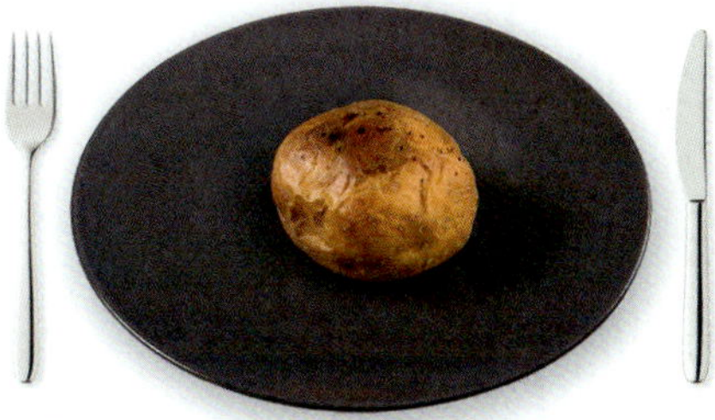

KH	Menge	KHE	BE	kcal	Ew	Fett	gFS	Ba
42g	220g	4	3½	210	5g	3g	1g	5g

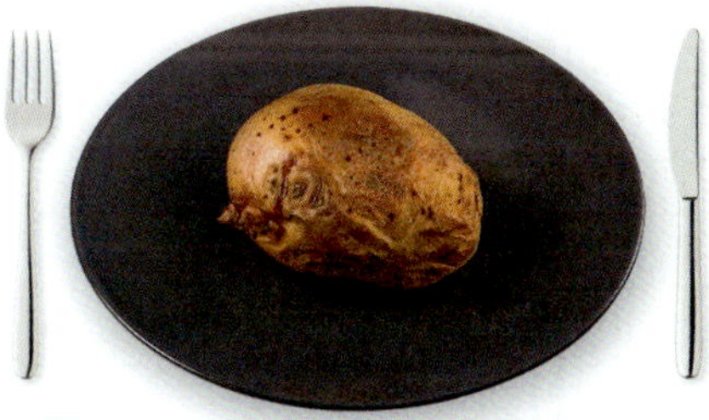

KH	Menge	KHE	BE	kcal	Ew	Fett	gFS	Ba
65g	340g	6½	5½	325	8g	4g	1g	7g

26-cm-großer Teller

Pommes (frittiert)

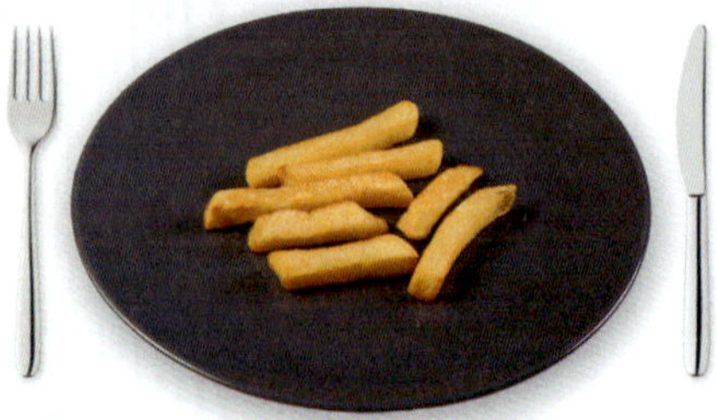

KH	Menge	KHE	BE
23g	65g	2½	2

kcal	Ew	Fett	gFS	Ba
190	3g	9g	2g	2g

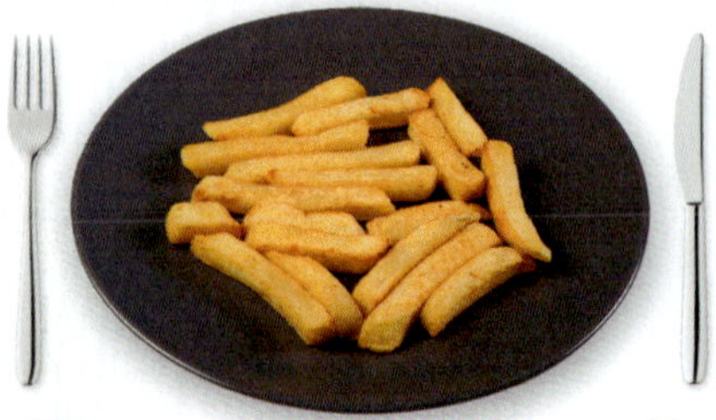

KH	Menge	KHE	BE
61g	170g	6	5

kcal	Ew	Fett	gFS	Ba
495	7g	25g	4g	4g

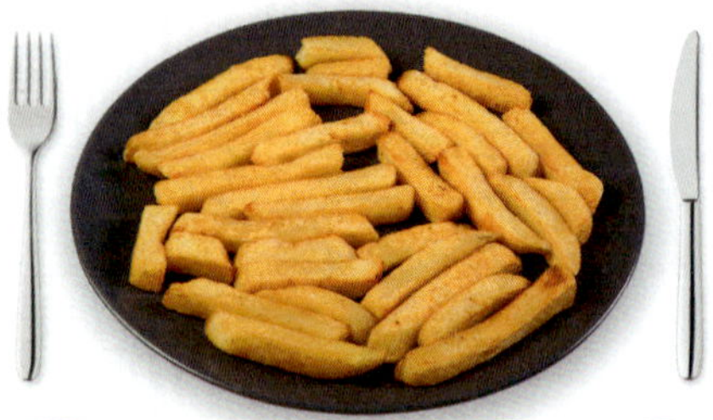

KH	Menge	KHE	BE
107g	300g	10½	9

kcal	Ew	Fett	gFS	Ba
875	13g	44g	8g	8g

Pommes (im Ofen gebacken)

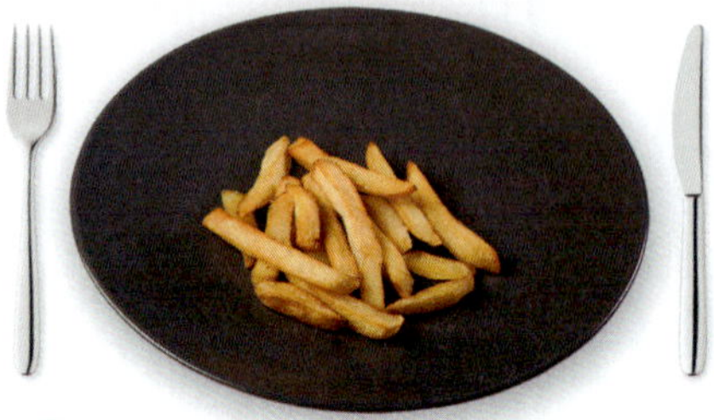

KH	Menge	KHE	BE
19g	65g	2	1½

kcal	Ew	Fett	gFS	Ba
125	2g	4g	1g	2g

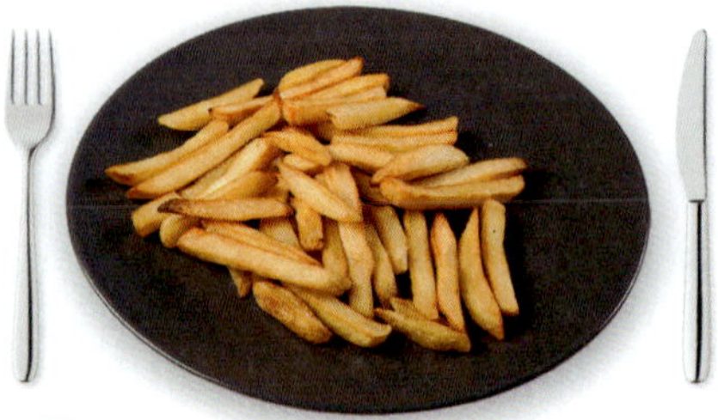

KH	Menge	KHE	BE
49g	170g	5	4

kcal	Ew	Fett	gFS	Ba
320	5g	11g	3g	5g

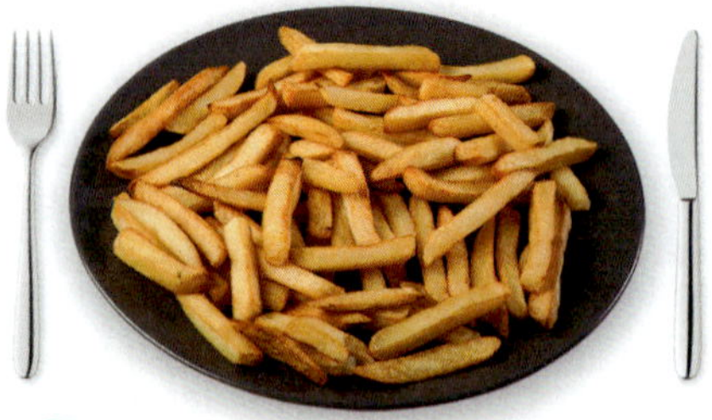

KH	Menge	KHE	BE
87g	300g	8½	7

kcal	Ew	Fett	gFS	Ba
570	9g	20g	6g	8g

Farfalle

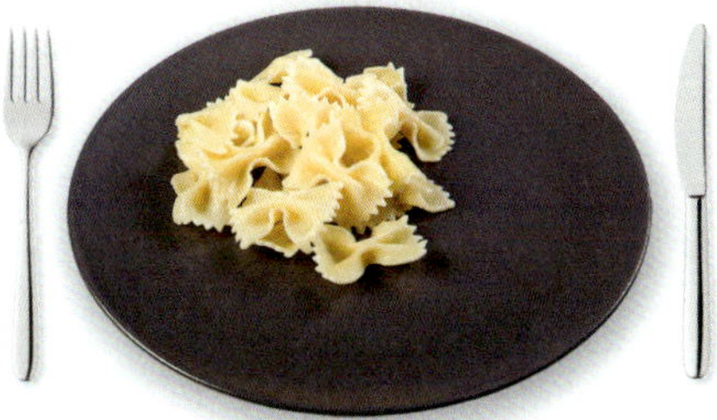

KH	Menge	KHE	BE	kcal	Ew	Fett	gFS	Ba
25g	90g	2½	2	125	5g	0g	0g	2g

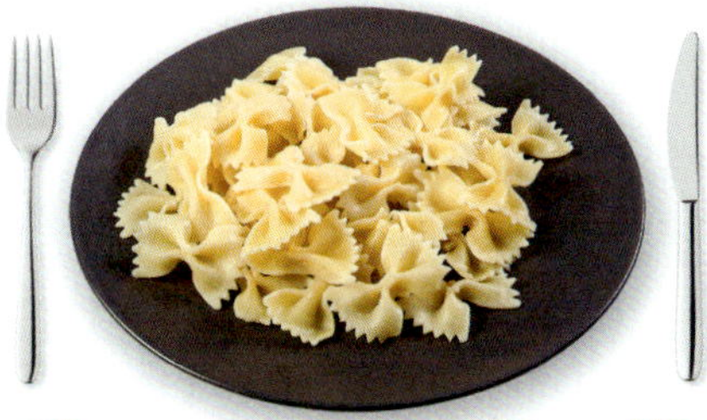

KH	Menge	KHE	BE	kcal	Ew	Fett	gFS	Ba
56g	200g	5½	4½	280	10g	1g	0g	4g

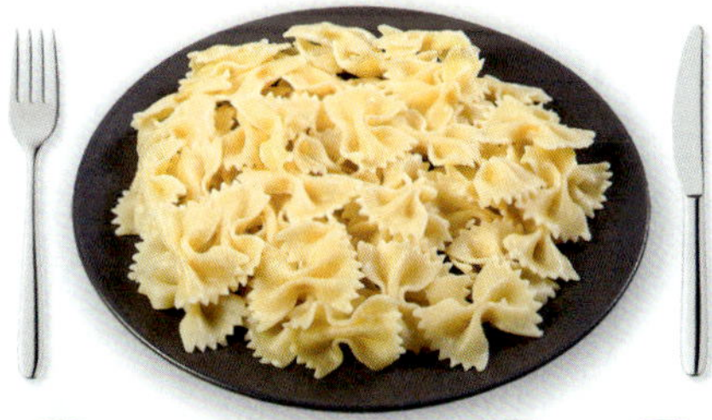

KH	Menge	KHE	BE	kcal	Ew	Fett	gFS	Ba
92g	325g	9	7½	450	16g	2g	0g	7g

Fusilli

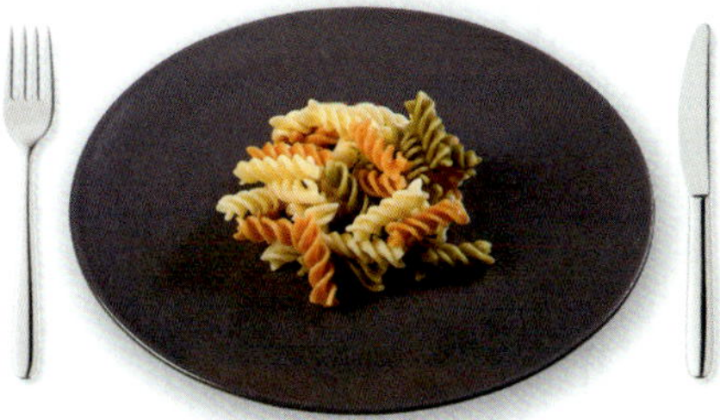

KH	Menge	KHE	BE	kcal	Ew	Fett	gFS	Ba
25g	90g	2½	2	125	5g	0g	0g	2g

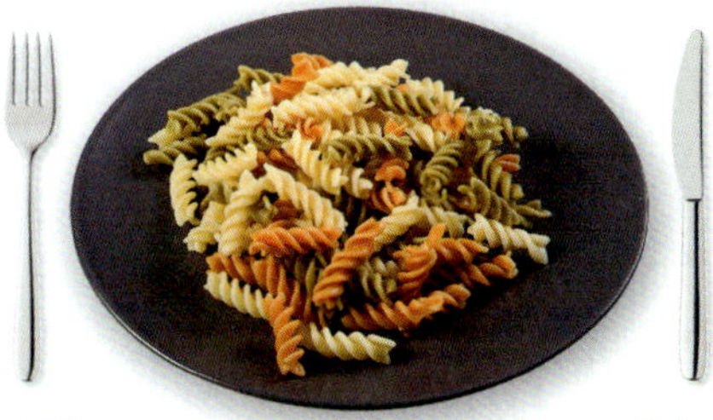

KH	Menge	KHE	BE	kcal	Ew	Fett	gFS	Ba
56g	200g	5½	4½	280	10g	1g	0g	4g

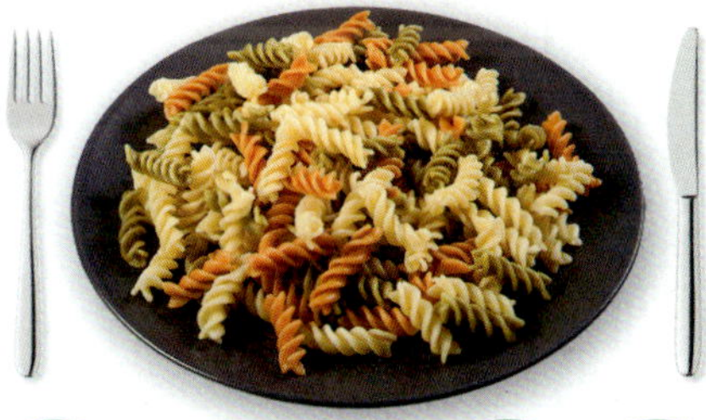

KH	Menge	KHE	BE	kcal	Ew	Fett	gFS	Ba
92g	325g	9	7½	450	16g	2g	0g	7g

26-cm-großer Teller

Penne

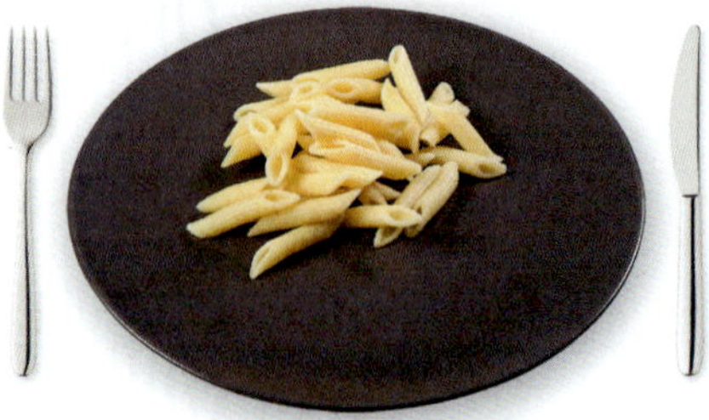

25g KH · 90g · 2½ KHE · 2 BE

125 kcal · 5g Ew · 0g Fett · 0g gFS · 2g Ba

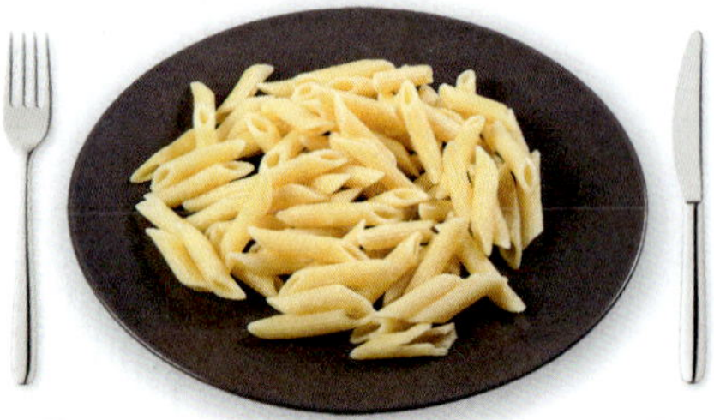

56g KH · 200g · 5½ KHE · 4½ BE

280 kcal · 10g Ew · 1g Fett · 0g gFS · 4g Ba

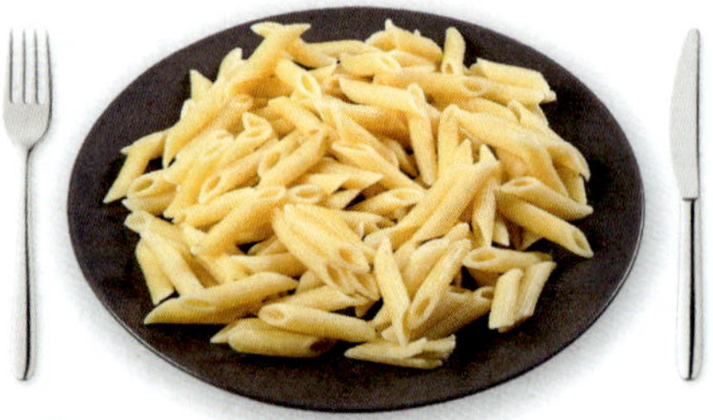

92g KH · 325g · 9 KHE · 7½ BE

450 kcal · 16g Ew · 2g Fett · 0g gFS · 7g Ba

Tagliatelle

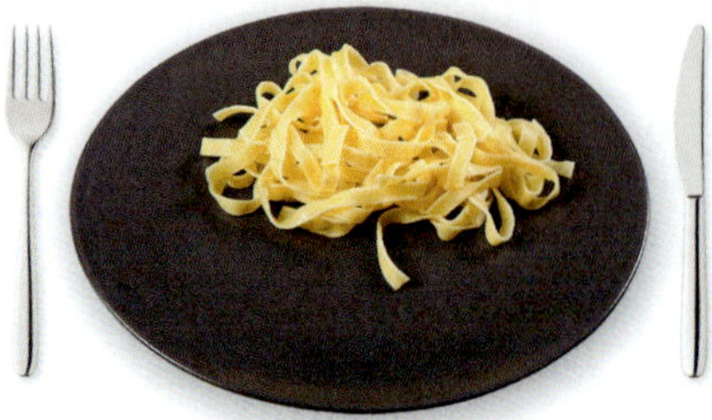

25g KH · 90g · 2½ KHE · 2 BE

125 kcal · 5g Ew · 0g Fett · 0g gFS · 2g Ba

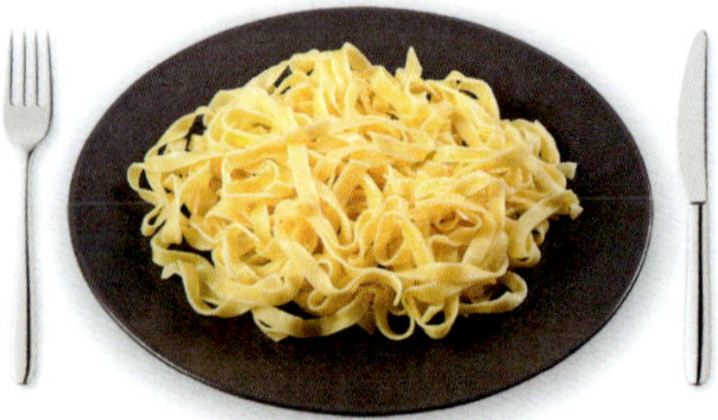

56g KH · 200g · 5½ KHE · 4½ BE

280 kcal · 10g Ew · 1g Fett · 0g gFS · 4g Ba

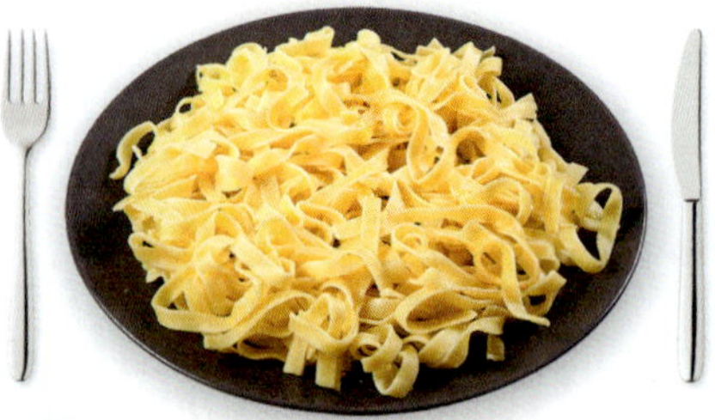

92g KH · 325g · 9 KHE · 7½ BE

450 kcal · 16g Ew · 2g Fett · 0g gFS · 7g Ba

Spaghetti

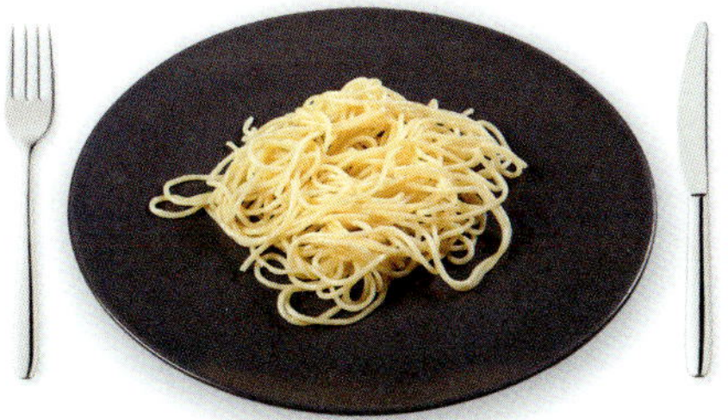

26g KH	100g		2½ KHE	2 BE
130 kcal	5g Ew	0g Fett	0g gFS	2g Ba

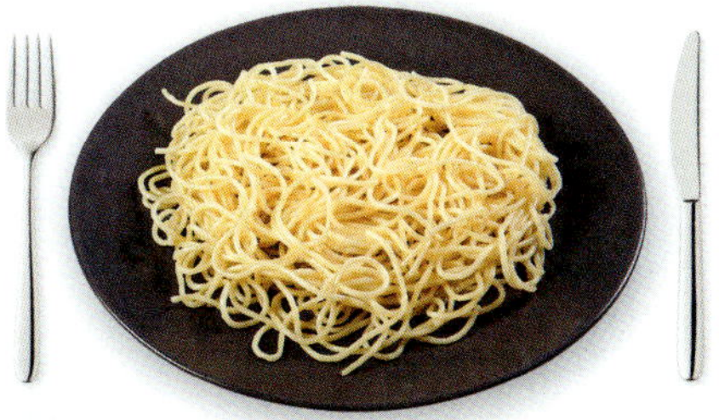

57g KH	220g		5½ KHE	5 BE
285 kcal	10g Ew	1g Fett	0g gFS	4g Ba

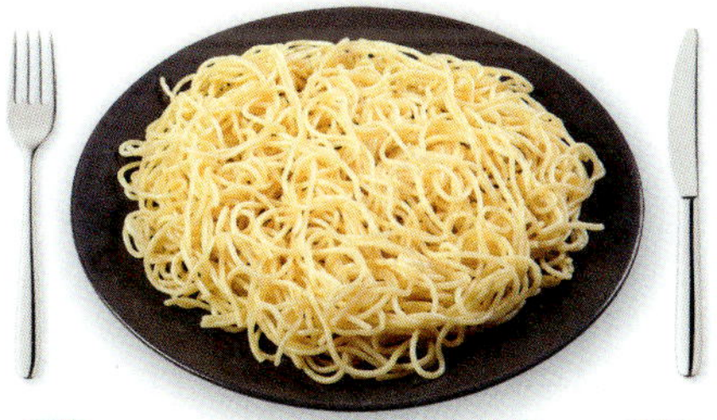

91g KH	350g		9 KHE	7½ BE
450 kcal	16g Ew	1g Fett	0g gFS	7g Ba

Spaghetti (Vollkorn)

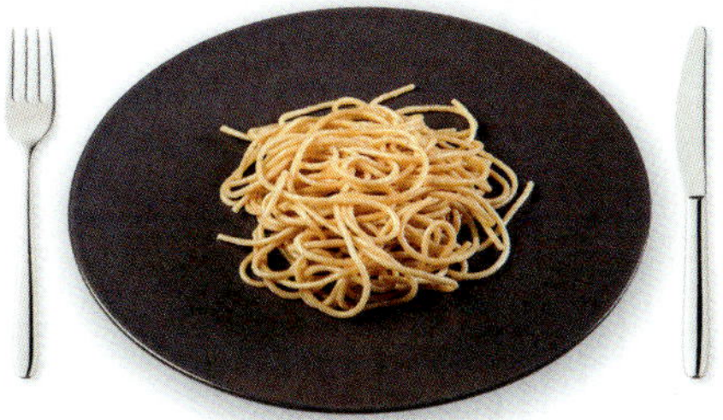

28g KH	105g		3 KHE	2½ BE
140 kcal	5g Ew	1g Fett	0g gFS	5g Ba

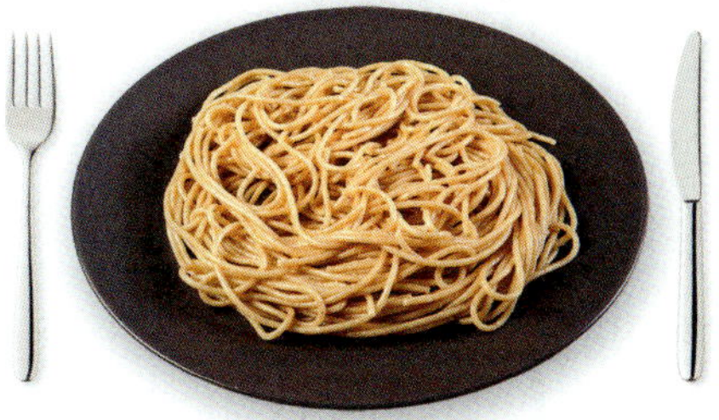

65g KH	240g		6½ KHE	5½ BE
315 kcal	12g Ew	1g Fett	0g gFS	11g Ba

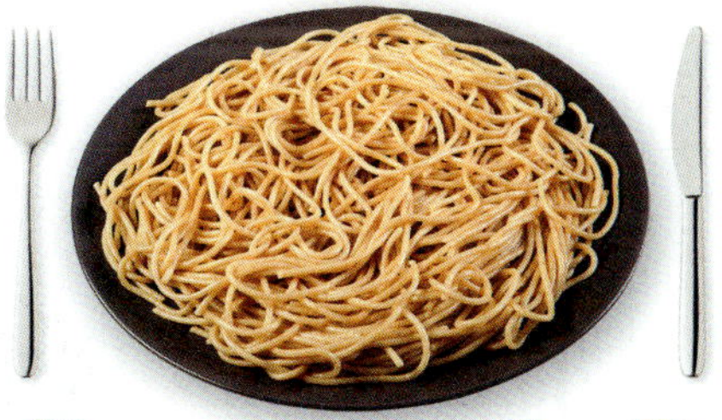

102g KH	380g		10 KHE	8½ BE
500 kcal	18g Ew	2g Fett	1g gFS	17g Ba

26-cm-großer Teller

Ravioli mit Fleischfülle

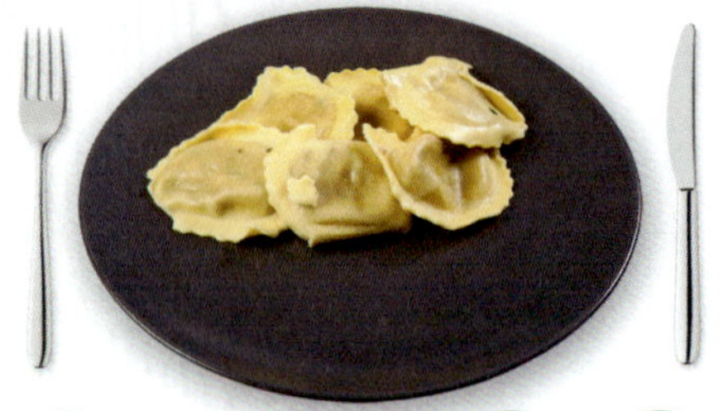

23g KH	115g	2½ KHE	2 BE
205 kcal	14g Ew	9g Fett	5g gFS
			1g Ba

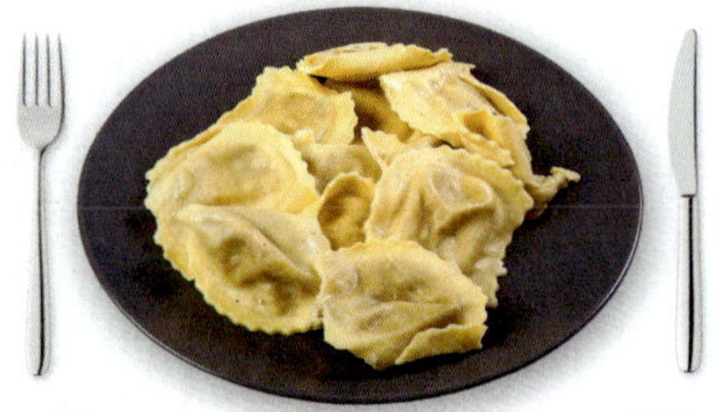

54g KH	270g	5½ KHE	4½ BE
485 kcal	32g Ew	21g Fett	12g gFS
			3g Ba

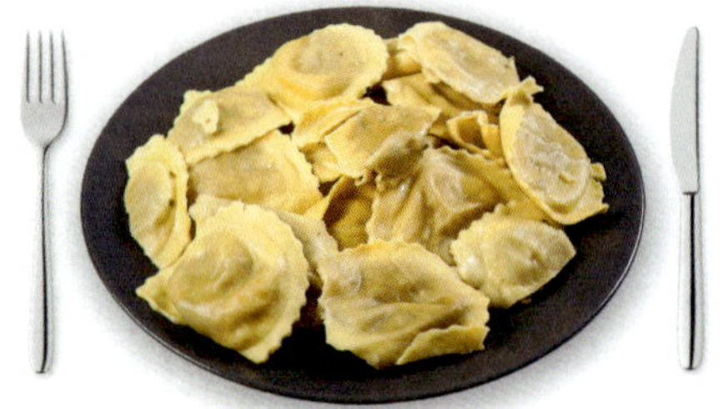

84g KH	420g	8½ KHE	7 BE
750 kcal	50g Ew	32g Fett	18g gFS
			4g Ba

Ravioli vegetarisch

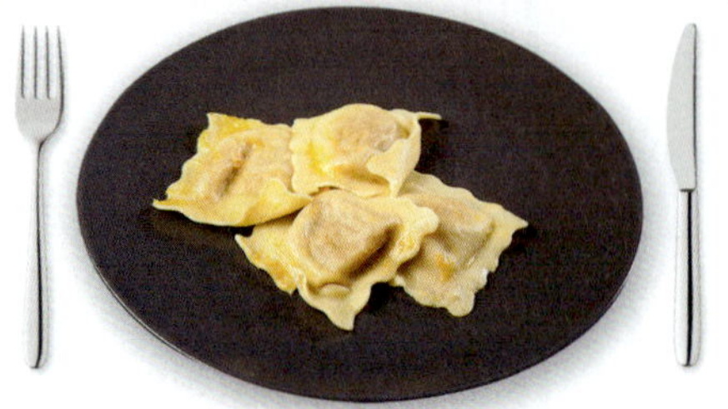

22g KH	100g	2 KHE	2 BE
150 kcal	5g Ew	3g Fett	1g gFS
			2g Ba

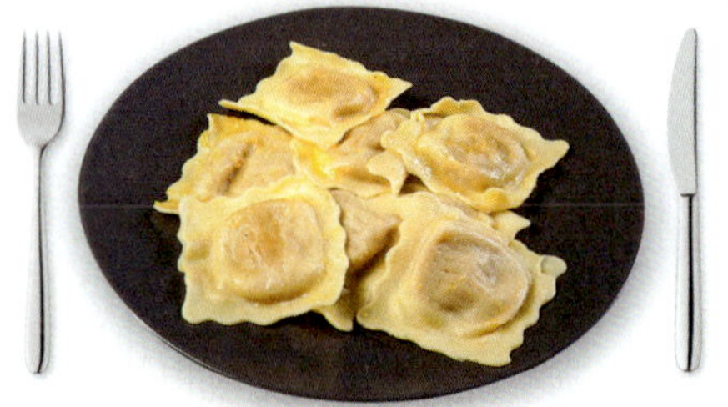

43g KH	200g	4½ KHE	3½ BE
300 kcal	10g Ew	7g Fett	2g gFS
			4g Ba

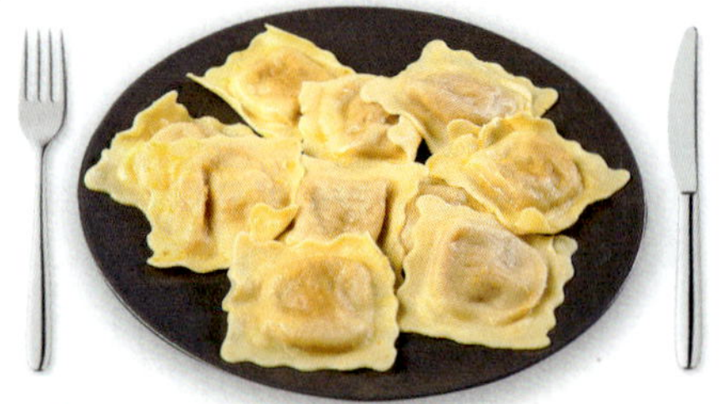

65g KH	300g	6½ KHE	5½ BE
450 kcal	15g Ew	10g Fett	3g gFS
			6g Ba

Tortellini mit Käsefüllung

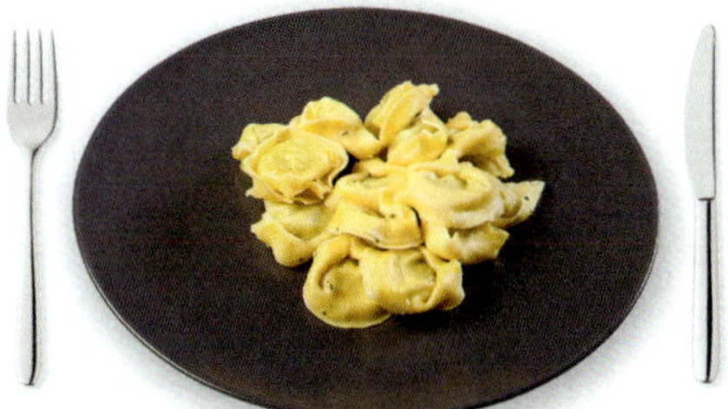

31g KH	125g	3 KHE	2½ BE
210 kcal	7g Ew	6g Fett	2g gFS	2g Ba

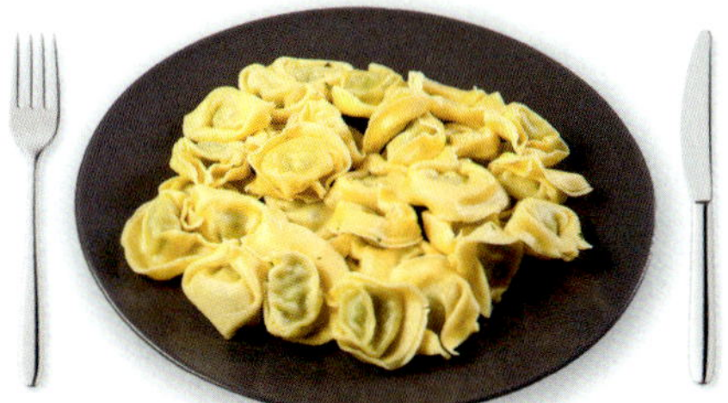

69g KH	275g	7 KHE	5½ BE
460 kcal	16g Ew	12g Fett	5g gFS	4g Ba

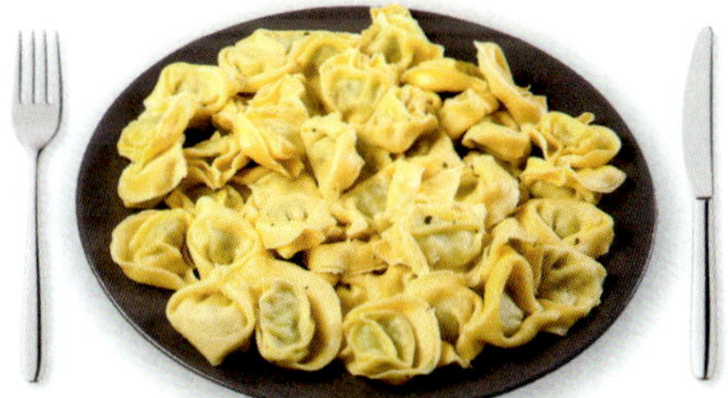

106g KH	425g	10½ KHE	9 BE
710 kcal	25g Ew	19g Fett	8g gFS	6g Ba

Reisnudeln

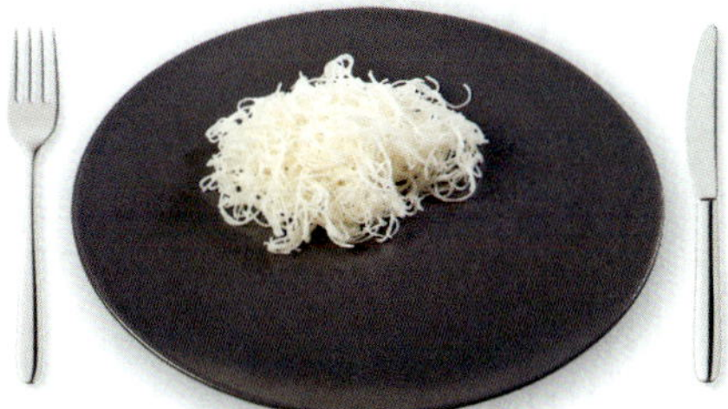

20g KH	70g	2 KHE	1½ BE
85 kcal	0g Ew	0g Fett	0g gFS	1g Ba

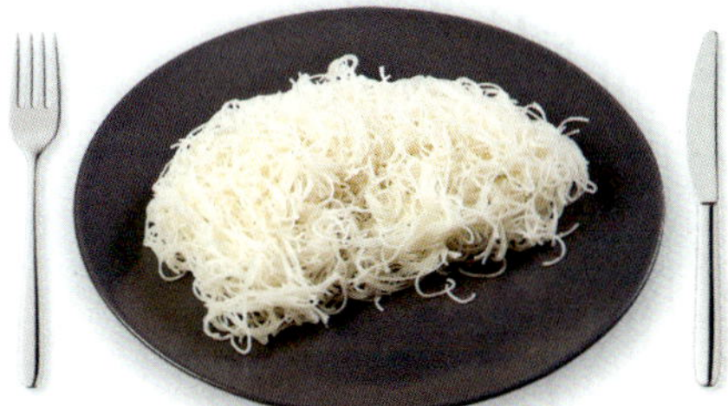

62g KH	215g	6 KHE	5 BE
260 kcal	1g Ew	0g Fett	0g gFS	2g Ba

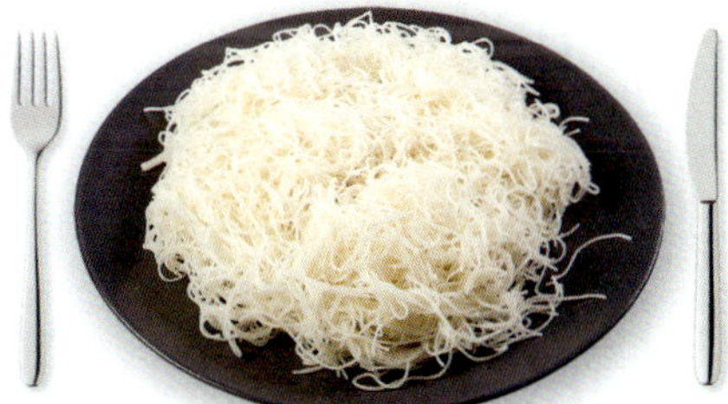

104g KH	360g	10½ KHE	8½ BE
435 kcal	2g Ew	1g Fett	0g gFS	4g Ba

26-cm-großer Teller

Reis (geschält, weiß)

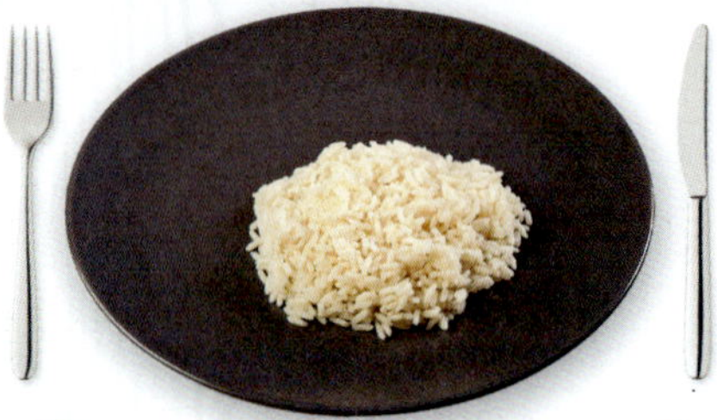

28g KH	100g	3 KHE	2½ BE	
130 kcal	3g Ew	0g Fett	0g gFS	1g Ba

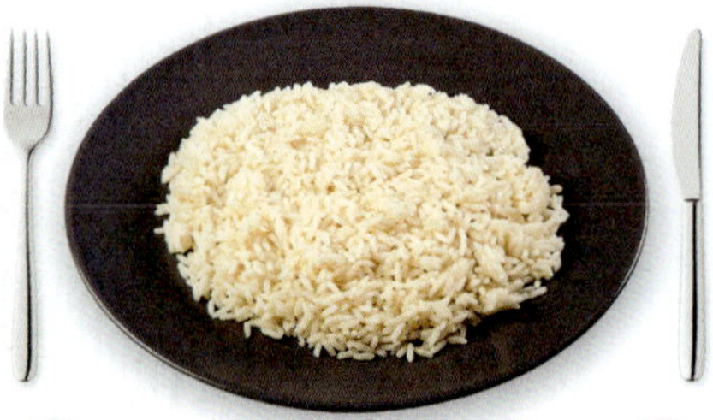

63g KH	225g	6½ KHE	5½ BE	
295 kcal	7g Ew	1g Fett	0g gFS	1g Ba

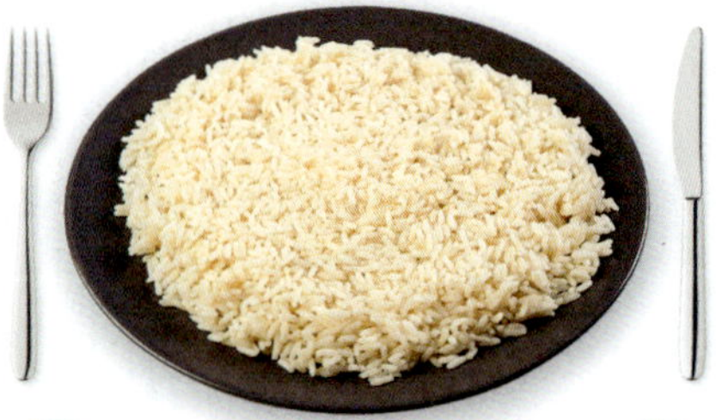

98g KH	350g	10 KHE	8 BE	
460 kcal	12g Ew	1g Fett	0g gFS	2g Ba

Reis (ungeschält, Vollkorn)

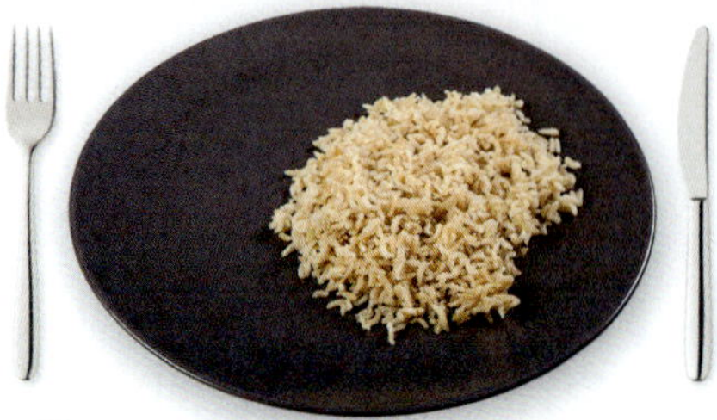

26g KH	100g	2½ KHE	2 BE	
130 kcal	3g Ew	2g Fett	1g gFS	1g Ba

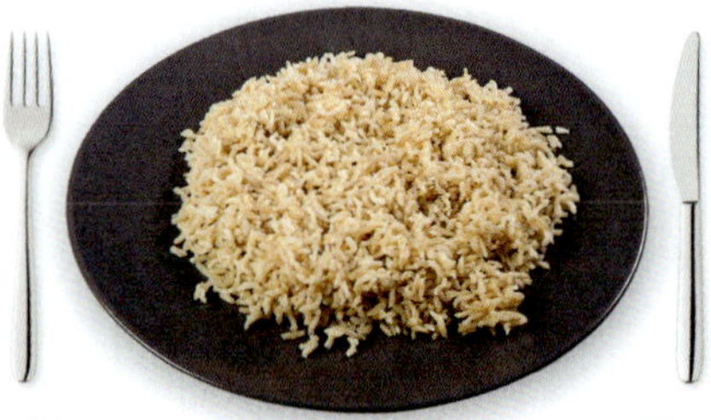

59g KH	225g	6 KHE	5 BE	
295 kcal	6g Ew	3g Fett	2g gFS	3g Ba

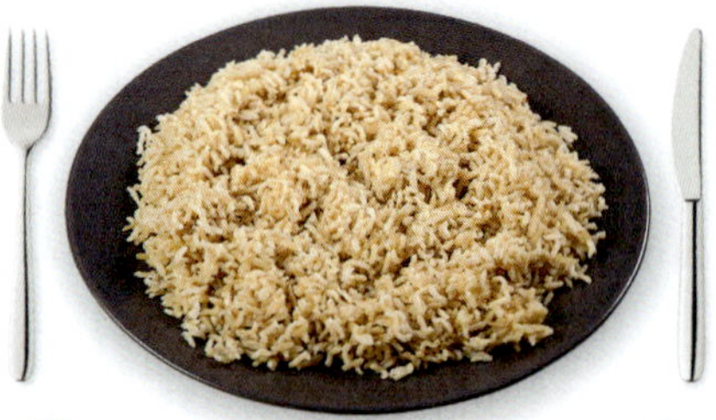

92g KH	350g	9 KHE	7½ BE	
460 kcal	10g Ew	5g Fett	2g gFS	5g Ba

26-cm-großer Teller

Pilaw-Reis

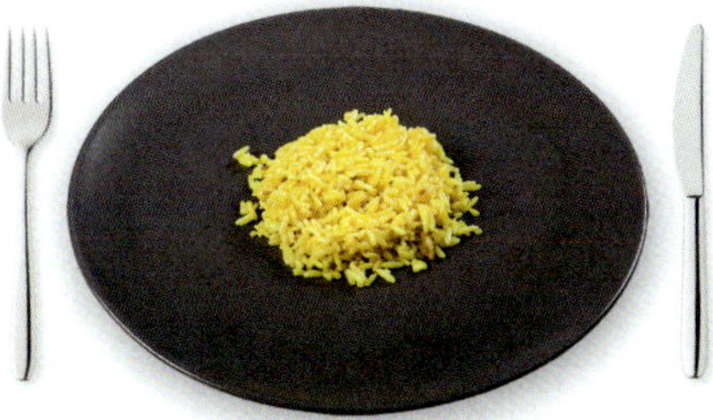

12g KH	55g	1 KHE	1 BE	
70 kcal	1g Ew	2g Fett	0g gFS	0g Ba

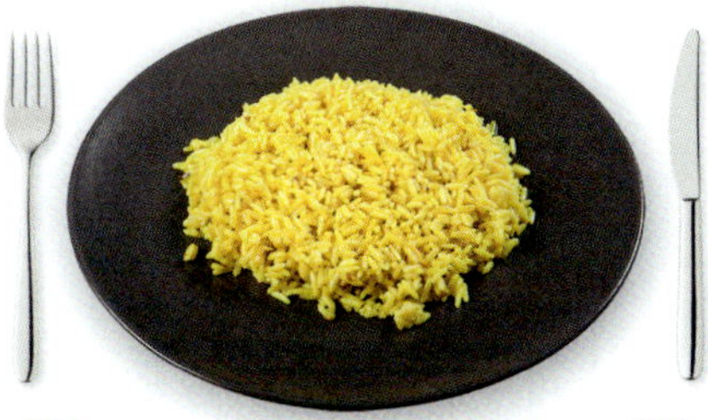

37g KH	170g	3½ KHE	3 BE	
215 kcal	4g Ew	5g Fett	1g gFS	1g Ba

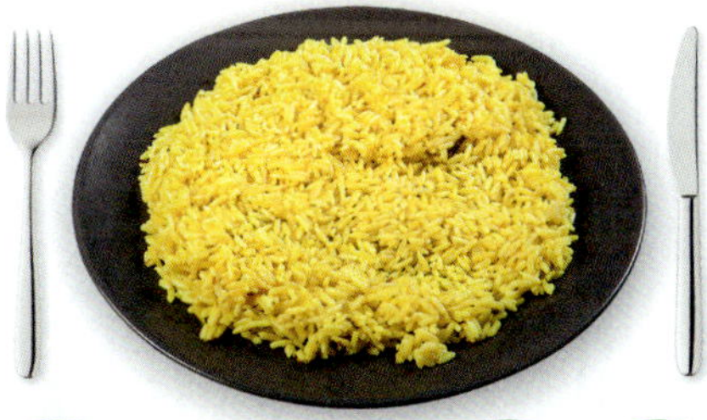

60g KH	280g	6 KHE	5 BE	
350 kcal	6g Ew	9g Fett	2g gFS	2g Ba

Wildreis

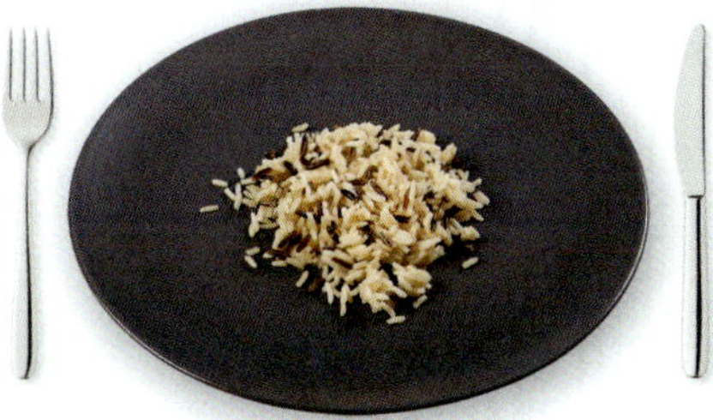

15g KH	55g	1½ KHE	1 BE	
75 kcal	3g Ew	0g Fett	0g gFS	1g Ba

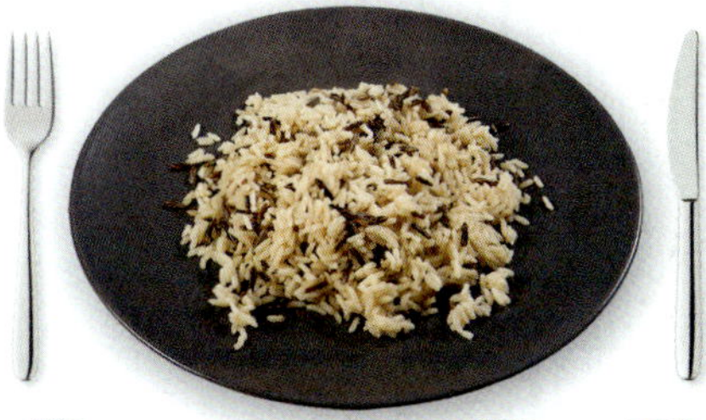

46g KH	170g	4½ KHE	4 BE	
230 kcal	9g Ew	1g Fett	0g gFS	4g Ba

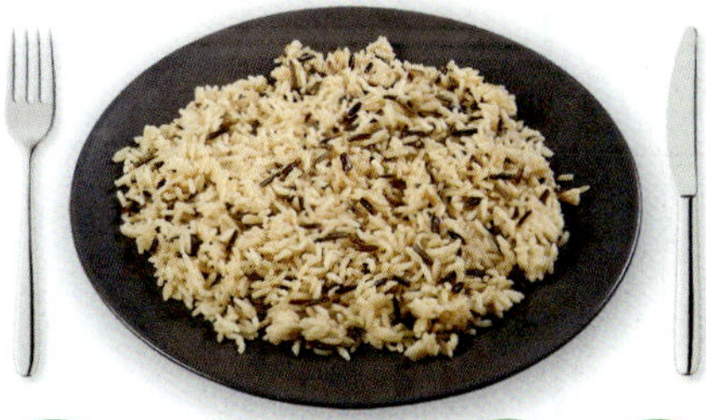

75g KH	280g	7½ KHE	6½ BE	
375 kcal	15g Ew	1g Fett	0g gFS	6g Ba

26-cm-großer Teller

Amaranth

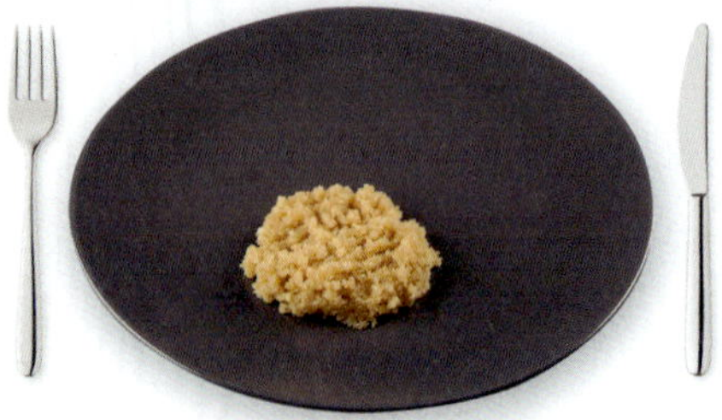

10g KH	50g	1 KHE	1 BE	
55 kcal	2g Ew	1g Fett	0g gFS	1g Ba

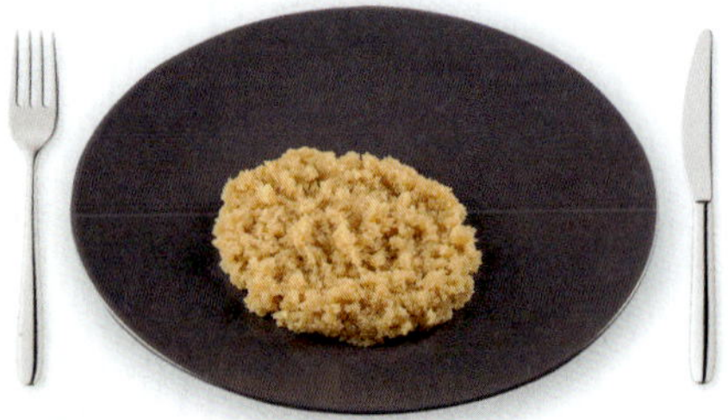

19g KH	100g	2 KHE	1½ BE	
110 kcal	4g Ew	2g Fett	0g gFS	2g Ba

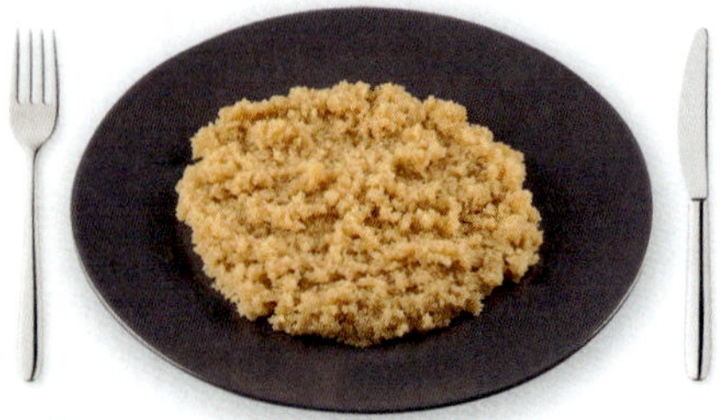

29g KH	150g	3 KHE	2½ BE	
165 kcal	6g Ew	3g Fett	0g gFS	3g Ba

Bulgur

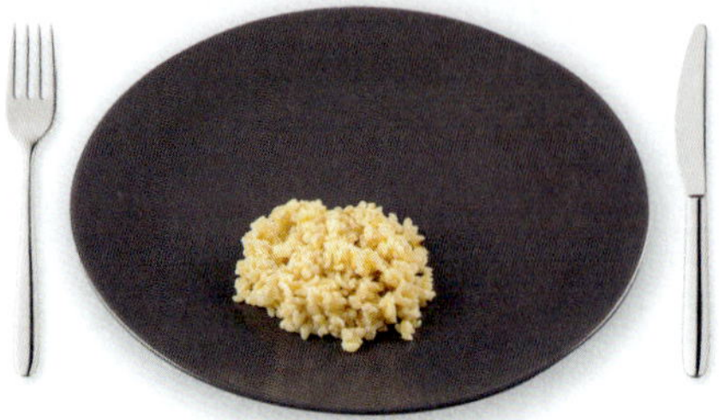

11g KH	50g	1 KHE	1 BE	
50 kcal	2g Ew	0g Fett	0g gFS	2g Ba

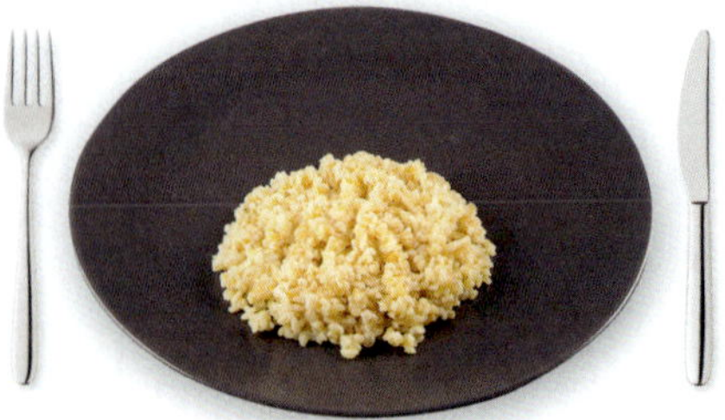

22g KH	100g	2 KHE	2 BE	
100 kcal	3g Ew	0g Fett	0g gFS	4g Ba

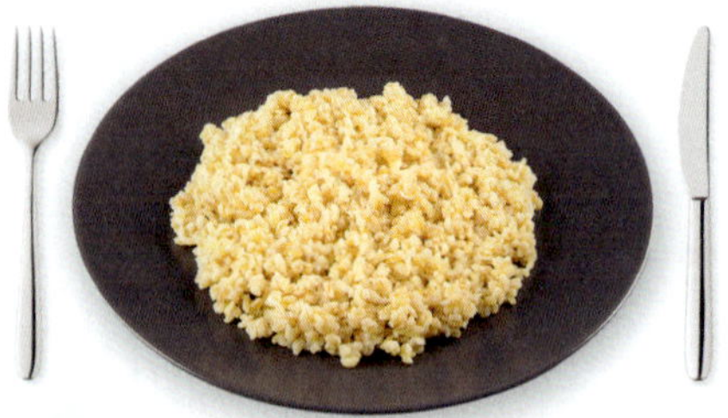

44g KH	200g	4½ KHE	3½ BE	
205 kcal	6g Ew	1g Fett	0g gFS	8g Ba

26-cm-großer Teller

Couscous

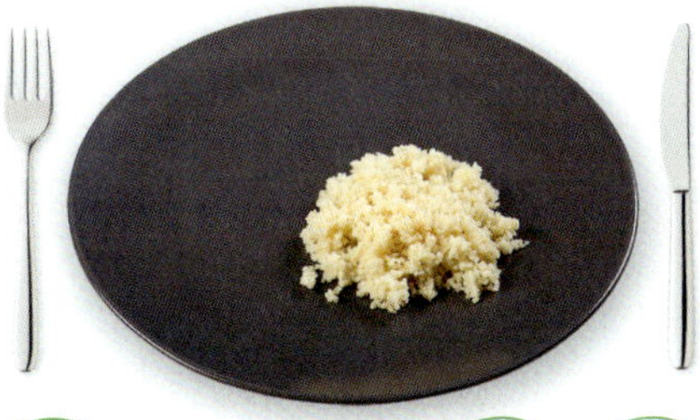

13g KH	45g			1½ KHE	1 BE
65 kcal	2g Ew	0g Fett	0g gFS	1g Ba	

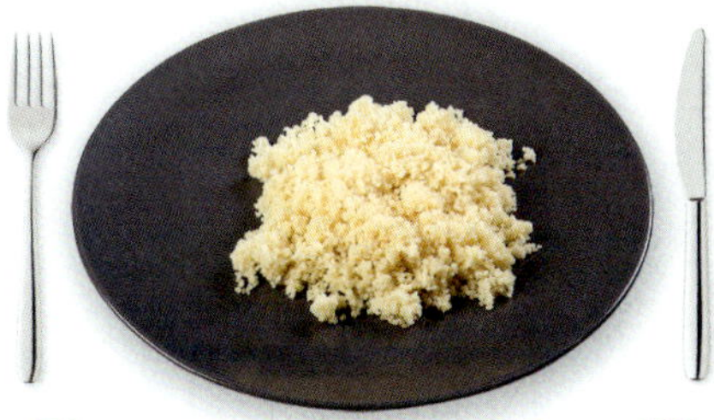

31g KH	110g			3 KHE	2½ BE
155 kcal	5g Ew	1g Fett	0g gFS	3g Ba	

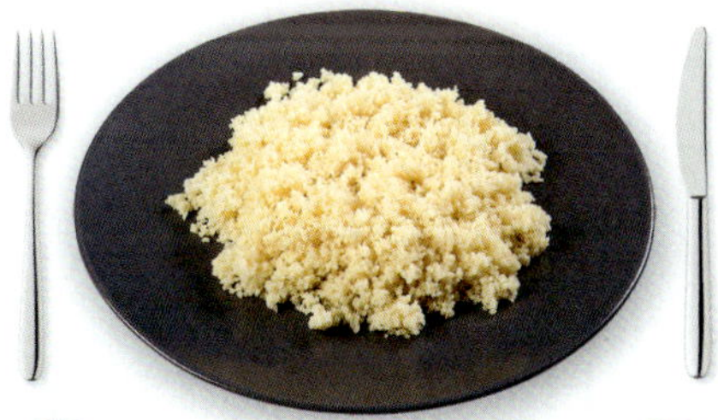

50g KH	175g			5 KHE	4 BE
250 kcal	9g Ew	1g Fett	0g gFS	5g Ba	

Hirse

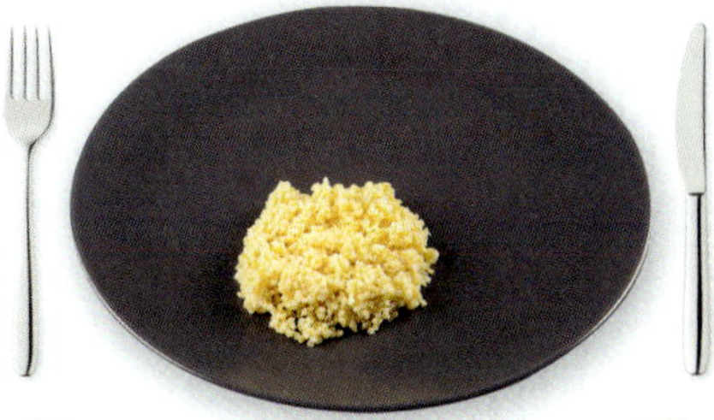

12g KH	50g			1 KHE	1 BE
65 kcal	2g Ew	1g Fett	0g gFS	1g Ba	

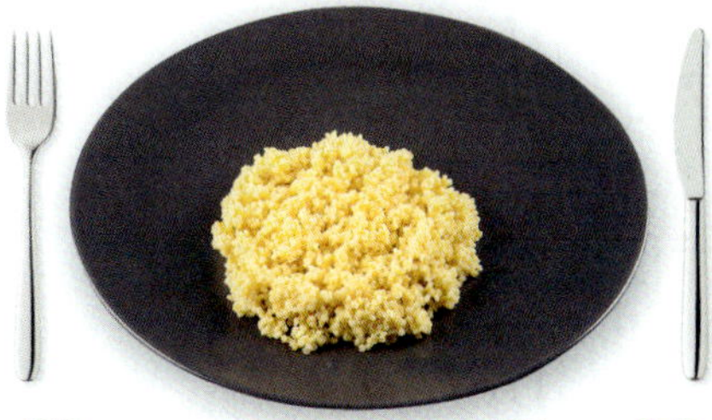

25g KH	100g			2½ KHE	2 BE
125 kcal	4g Ew	1g Fett	0g gFS	1g Ba	

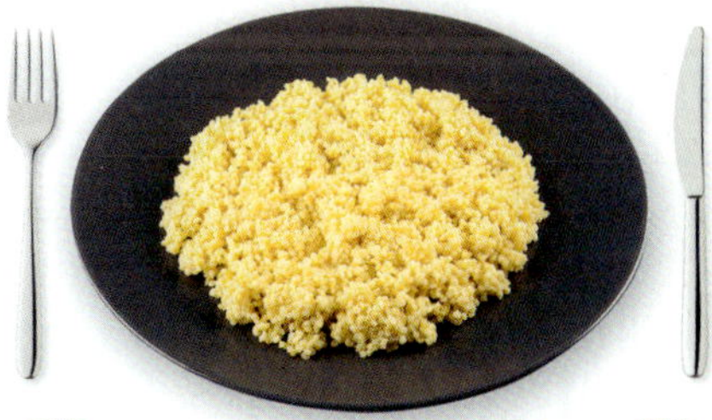

49g KH	200g			5 KHE	4 BE
255 kcal	8g Ew	3g Fett	1g gFS	3g Ba	

26-cm-großer Teller

Polentaschnitte

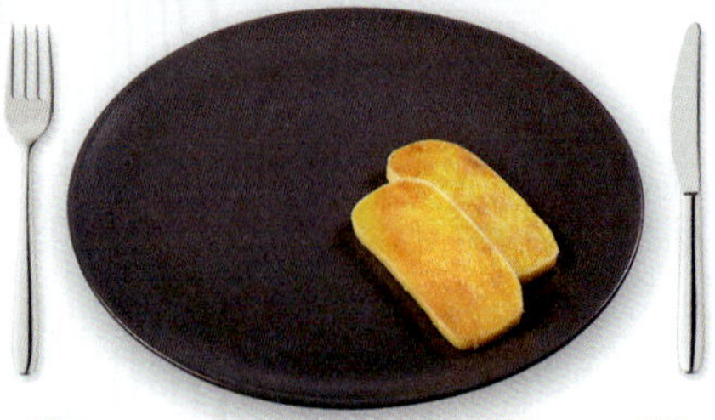

10g KH	65g		1 KHE	1 BE
90 kcal	2g Ew	5g Fett	2g gFS	1g Ba

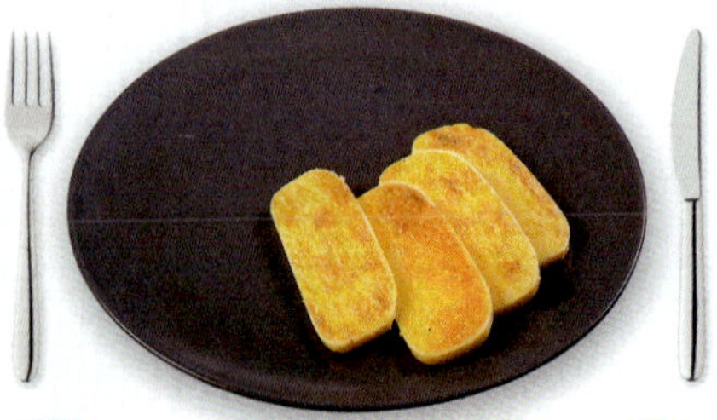

19g KH	130g		2 KHE	1½ BE
180 kcal	4g Ew	10g Fett	4g gFS	1g Ba

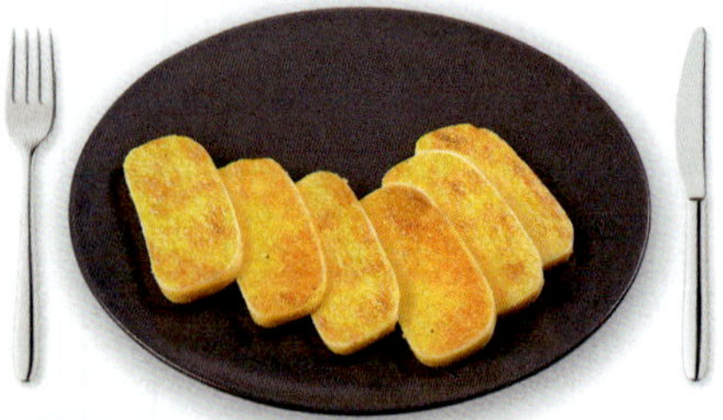

28g KH	190g		3 KHE	2½ BE
265 kcal	6g Ew	14g Fett	7g gFS	2g Ba

Polenta

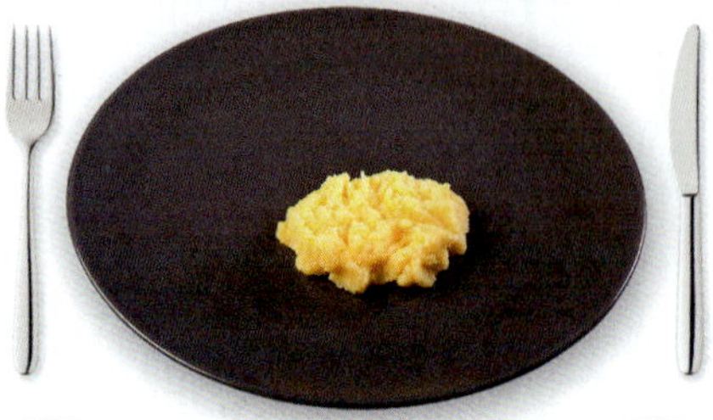

10g KH	65g		1 KHE	1 BE
50 kcal	1g Ew	0g Fett	0g gFS	1g Ba

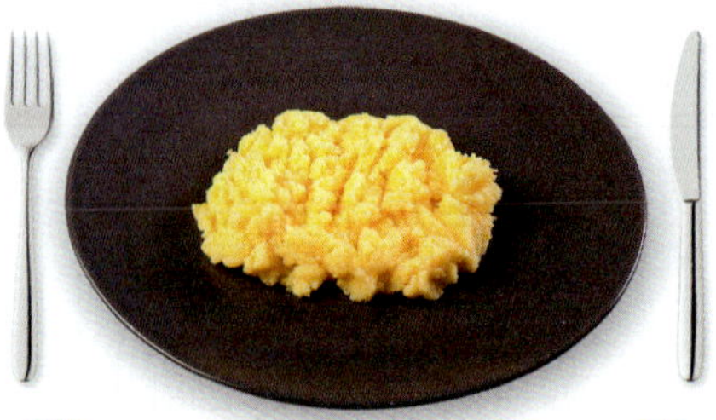

30g KH	195g		3 KHE	2½ BE
145 kcal	4g Ew	1g Fett	0g gFS	2g Ba

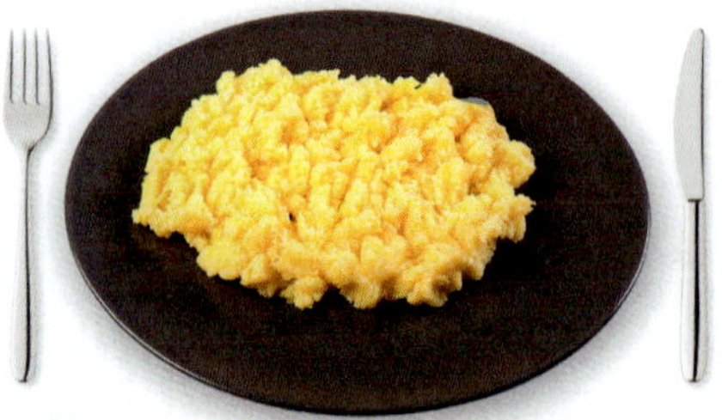

50g KH	325g		5 KHE	4 BE
240 kcal	6g Ew	1g Fett	0g gFS	4g Ba

26-cm-großer Teller

Quinoa

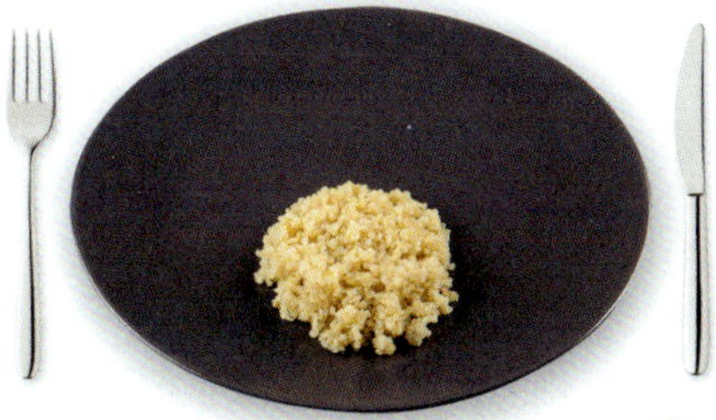

9g KH	50g	1 KHE	1 BE	
55 kcal	2g Ew	1g Fett	0g gFS	2g Ba

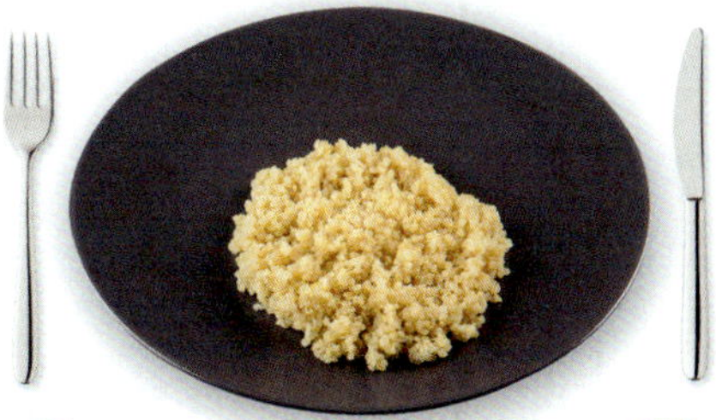

18g KH	100g	2 KHE	1½ BE	
110 kcal	4g Ew	2g Fett	0g gFS	4g Ba

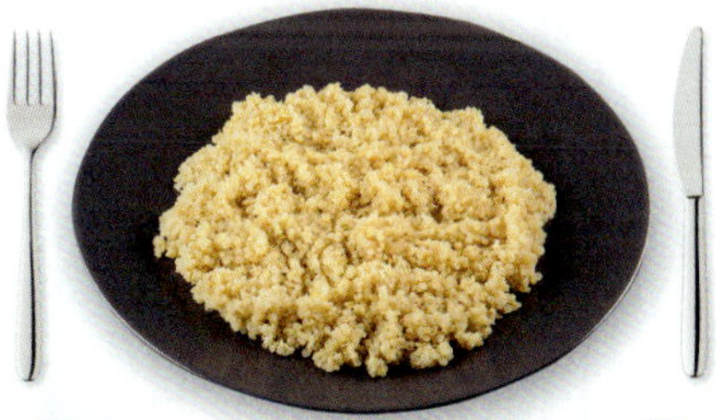

37g KH	200g	3½ KHE	3 BE	
220 kcal	8g Ew	4g Fett	0g gFS	7g Ba

Schupfnudeln • Bubespitzle

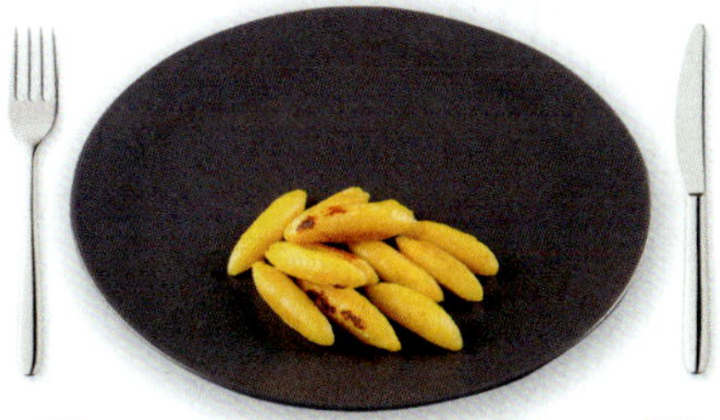

23g KH	75g	2½ KHE	2 BE	
120 kcal	3g Ew	2g Fett	1g gFS	2g Ba

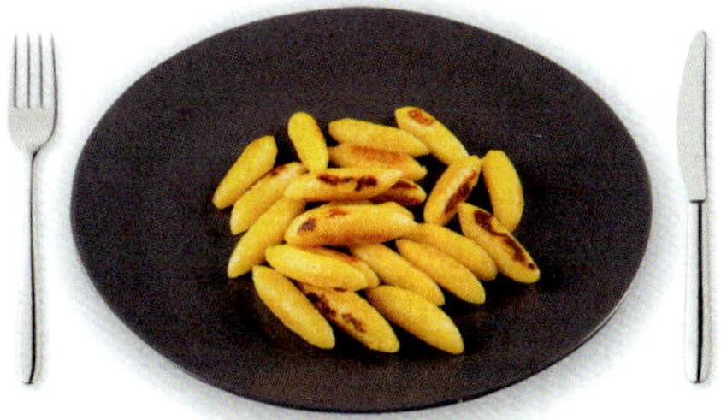

47g KH	150g	4½ KHE	4 BE	
240 kcal	5g Ew	3g Fett	2g gFS	3g Ba

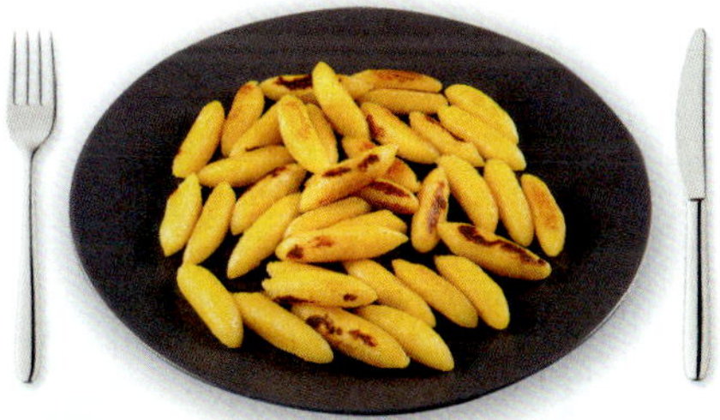

78g KH	250g	8 KHE	6½ BE	
400 kcal	9g Ew	5g Fett	3g gFS	6g Ba

26-cm-großer Teller

Semmelknödel • Klöße

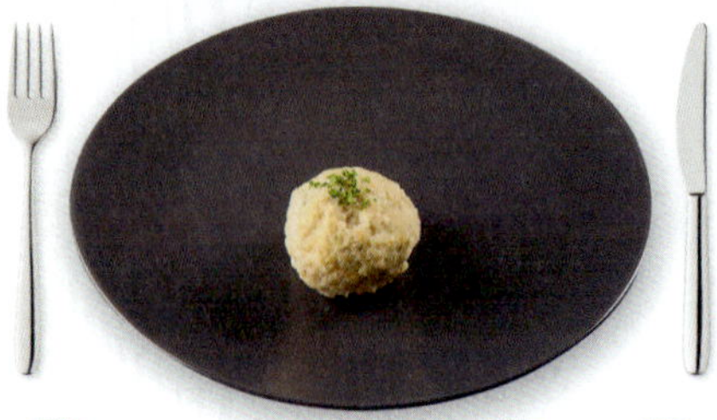

KH	Menge	KHE	BE
24g	90g	2½	2

kcal	Ew	Fett	gFS	Ba
160	6g	4g	1g	2g

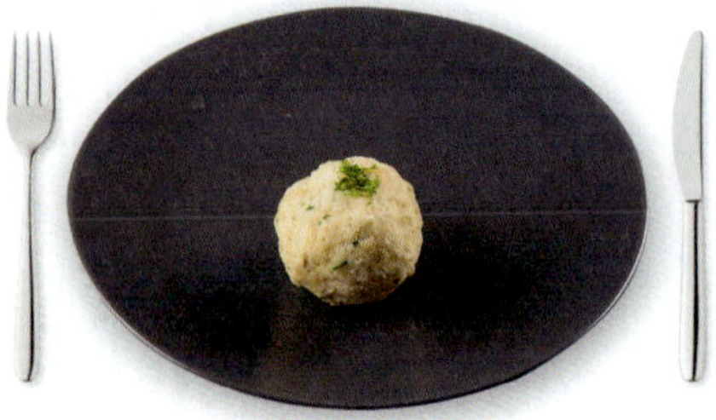

KH	Menge	KHE	BE
32g	120g	3	2½

kcal	Ew	Fett	gFS	Ba
215	9g	6g	2g	3g

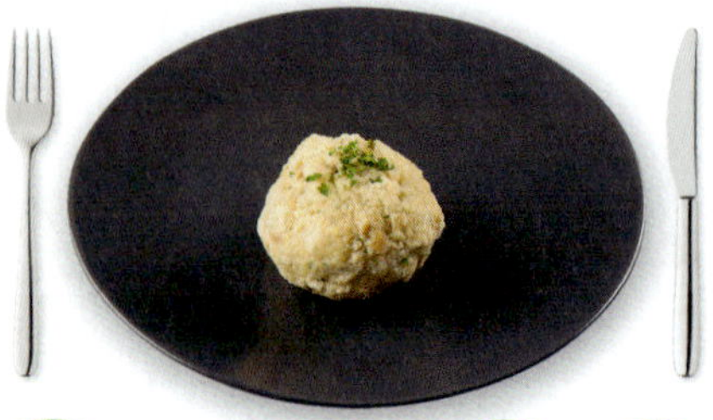

KH	Menge	KHE	BE
45g	170g	4½	4

kcal	Ew	Fett	gFS	Ba
305	12g	8g	2g	4g

Spätzle • Wasserspatzen

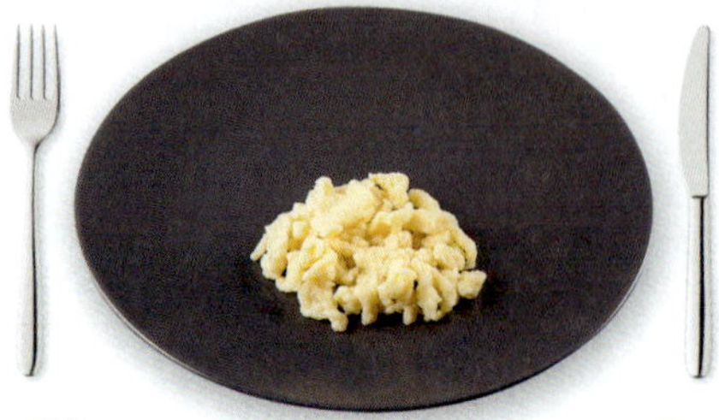

KH	Menge	KHE	BE
14g	50g	1½	1

kcal	Ew	Fett	gFS	Ba
75	3g	1g	0g	1g

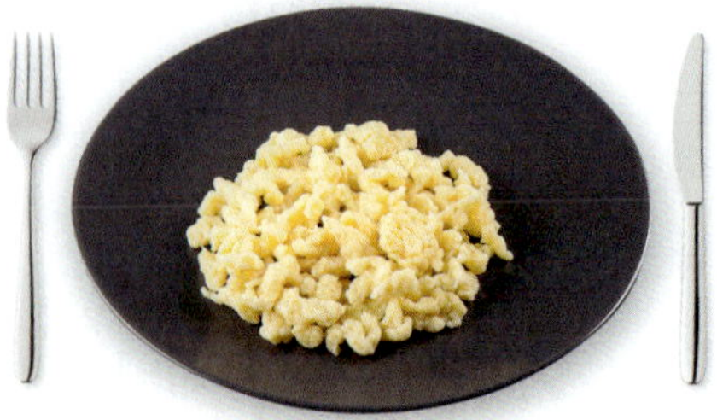

KH	Menge	KHE	BE
35g	125g	3½	3

kcal	Ew	Fett	gFS	Ba
190	7g	3g	1g	2g

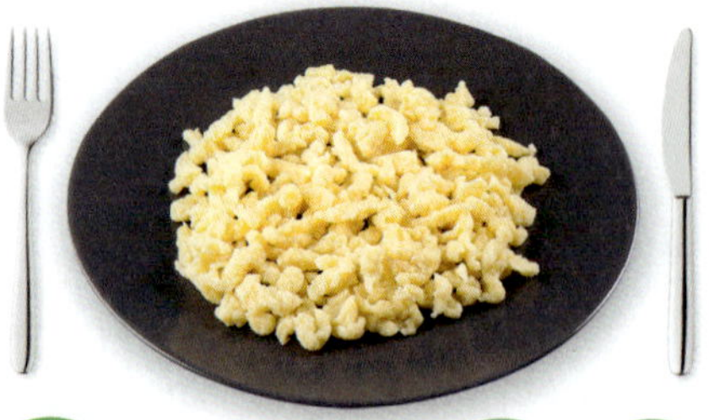

KH	Menge	KHE	BE
57g	200g	5½	4½

kcal	Ew	Fett	gFS	Ba
300	11g	5g	1g	3g

26-cm-großer Teller

Blattsalat (mit Essig und Öl)

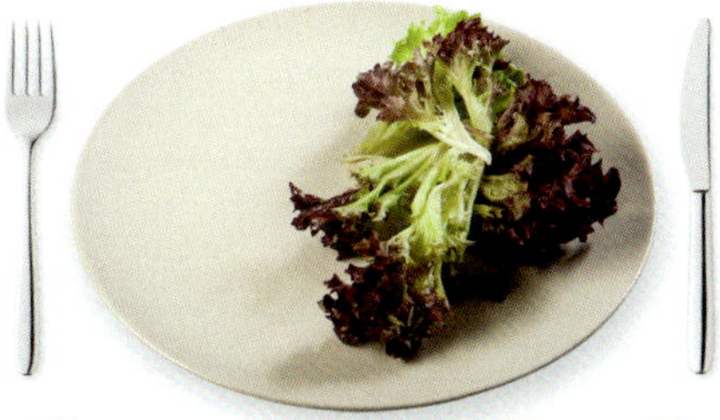

20g				
0g KH			0 KHE	0 BE
15 kcal	0g Ew	0g Fett	0g gFS	0g Ba

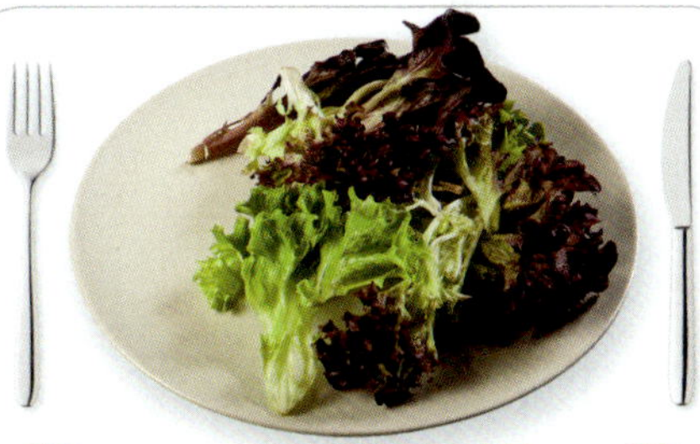

40g				
1g KH			0 KHE	0 BE
30 kcal	1g Ew	3g Fett	0g gFS	1g Ba

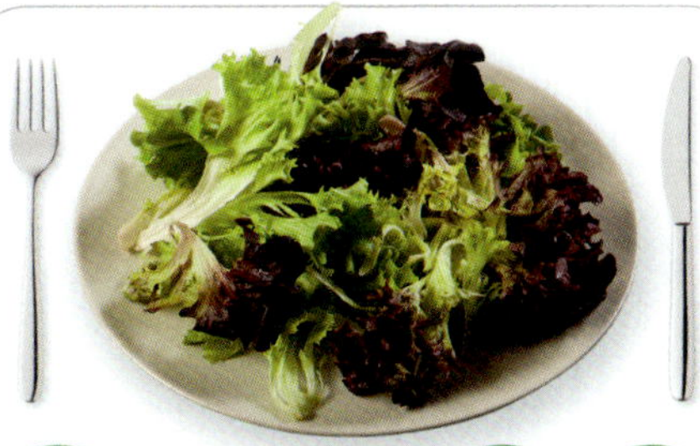

60g				
1g KH			0 KHE	0 BE
50 kcal	1g Ew	4g Fett	1g gFS	1g Ba

Eisbergsalat (mit Essig und Öl)

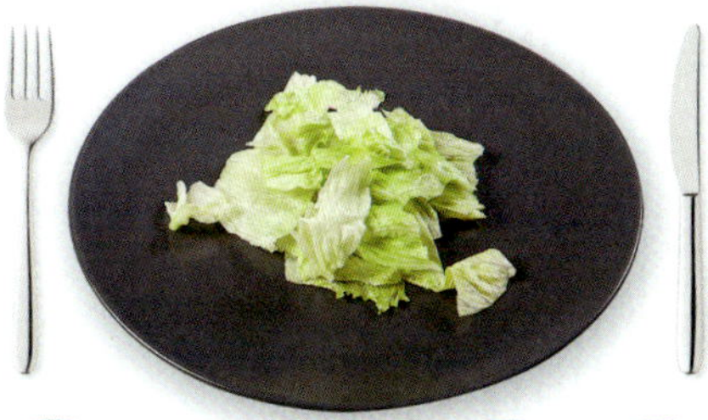

30g				
0g KH			0 KHE	0 BE
25 kcal	0g Ew	3g Fett	0g gFS	0g Ba

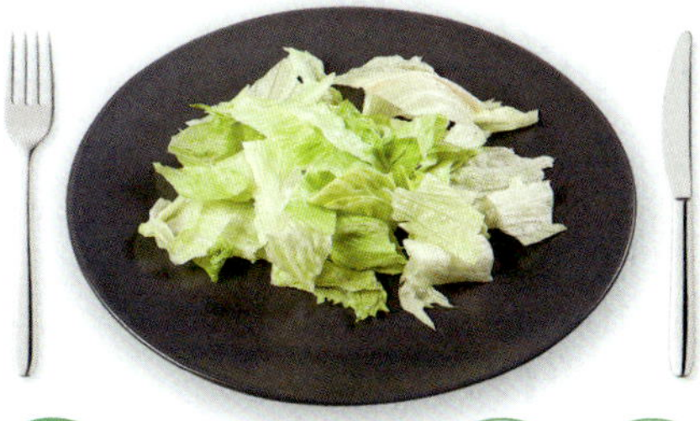

55g				
1g KH			0 KHE	0 BE
50 kcal	0g Ew	5g Fett	1g gFS	0g Ba

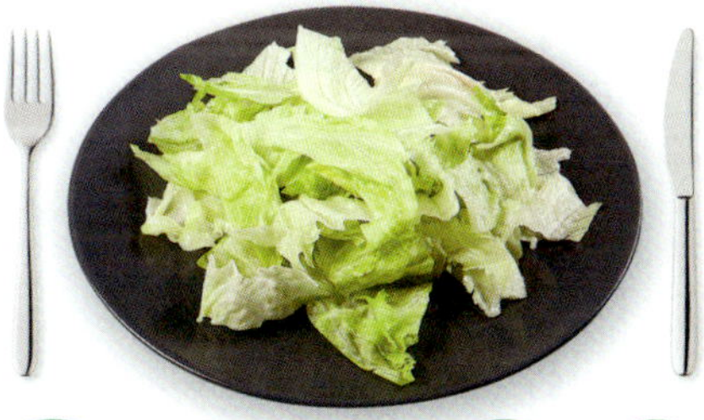

85g				
1g KH			0 KHE	0 BE
75 kcal	1g Ew	8g Fett	1g gFS	1g Ba

26-cm-großer Teller

Bayrischer Wurstsalat

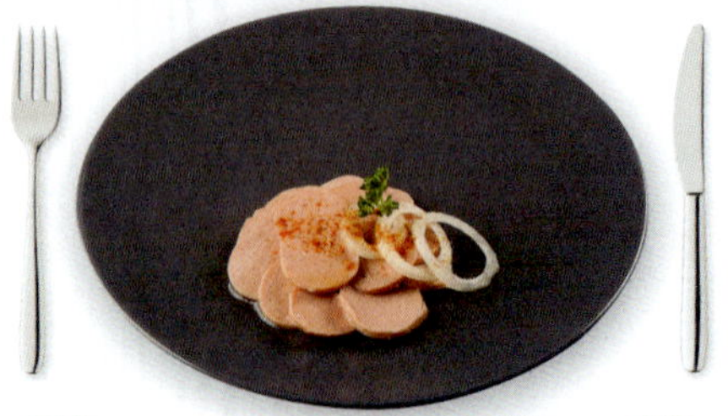

50g				
0g KH			0 KHE	0 BE
115 kcal	5g Ew	11g Fett	3g gFS	0g Ba

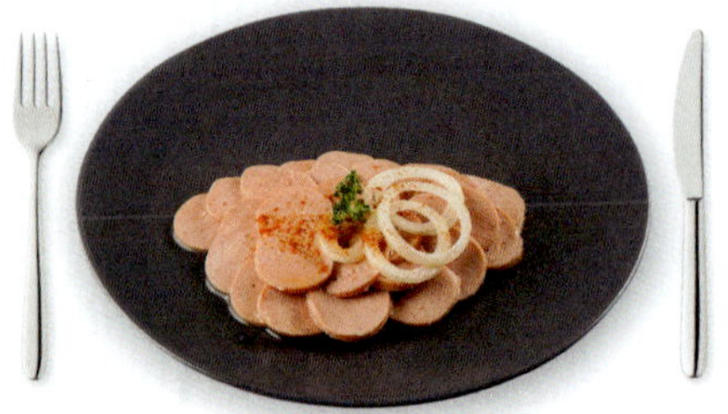

100g				
1g KH			0 KHE	0 BE
235 kcal	10g Ew	21g Fett	7g gFS	0g Ba

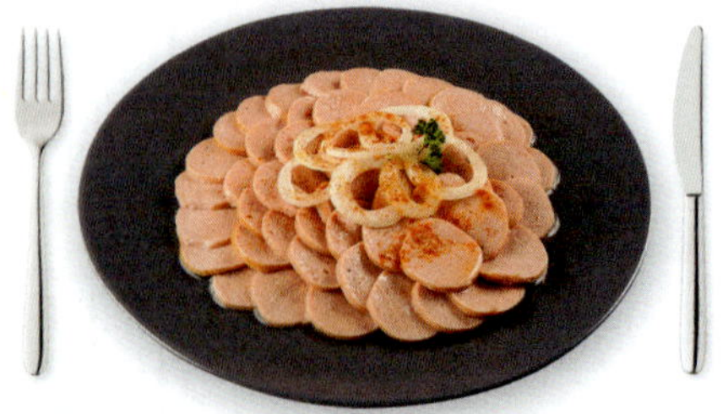

200g				
1g KH			0 KHE	0 BE
465 kcal	20g Ew	43g Fett	13g gFS	0g Ba

Schweizer Wurstsalat

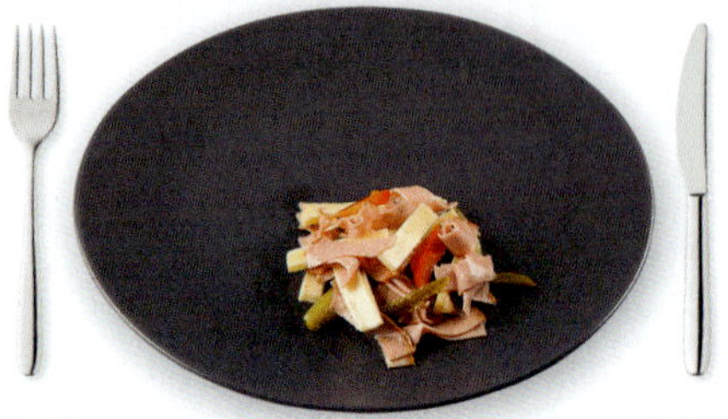

50g				
1g KH			0 KHE	0 BE
135 kcal	6g Ew	12g Fett	5g gFS	0g Ba

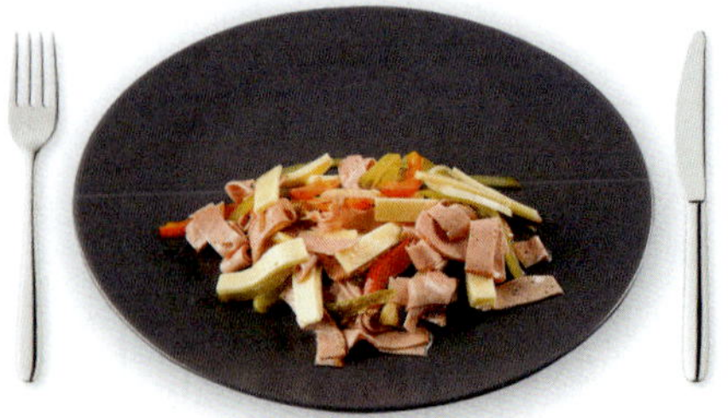

100g				
1g KH			0 KHE	0 BE
265 kcal	13g Ew	24g Fett	11g gFS	0g Ba

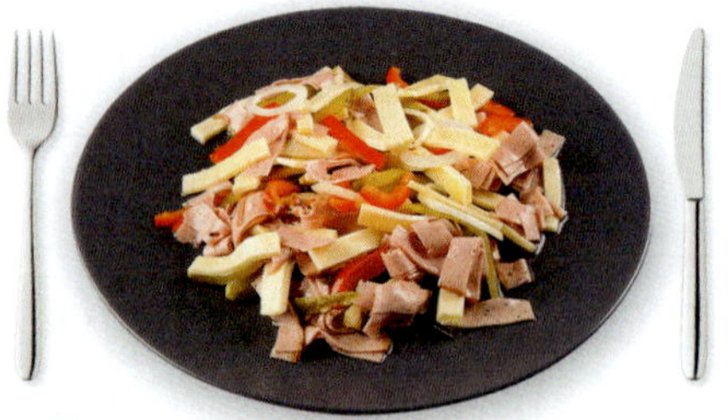

200g				
2g KH			0 KHE	0 BE
530 kcal	26g Ew	47g Fett	22g gFS	1g Ba

Bohnensalat

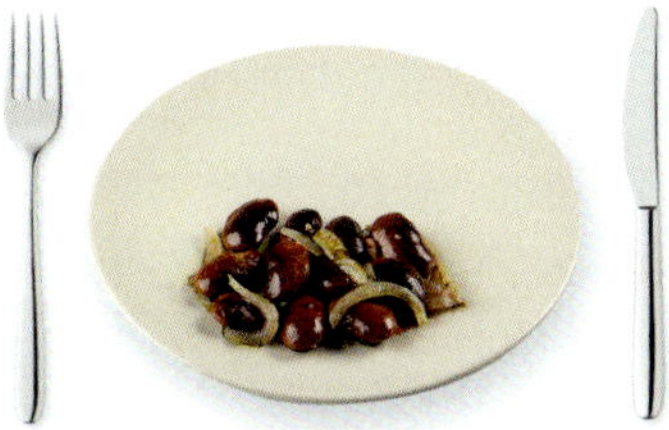

Menge	KH	KHE	BE	kcal	Ew	Fett	gFS	Ba
50g	2g	0	0	30	1g	2g	0g	2g

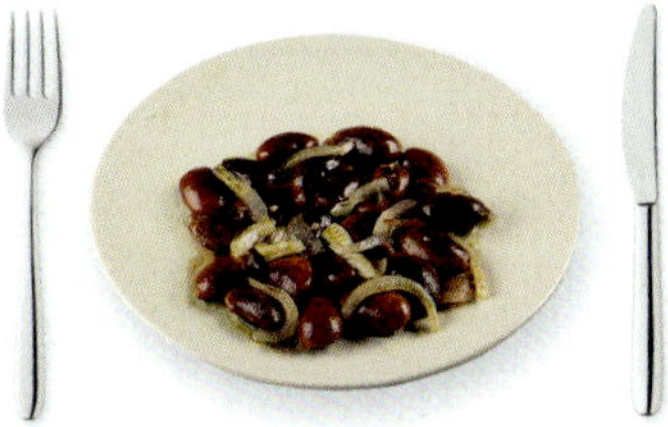

Menge	KH	KHE	BE	kcal	Ew	Fett	gFS	Ba
100g	4g	½	½	65	1g	5g	1g	4g

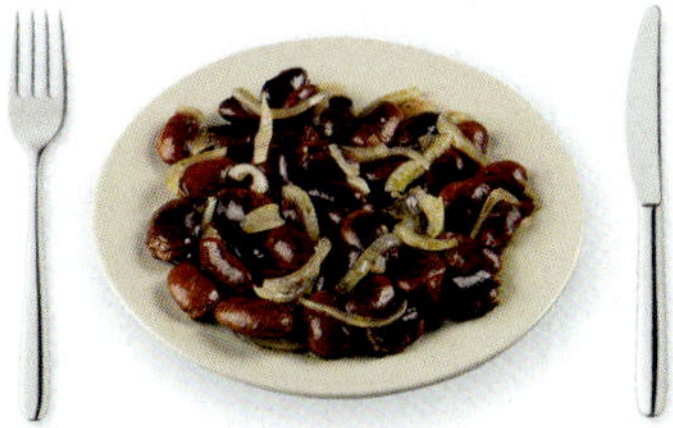

Menge	KH	KHE	BE	kcal	Ew	Fett	gFS	Ba
175g	7g	½	½	110	2g	8g	1g	7g

Eiersalat

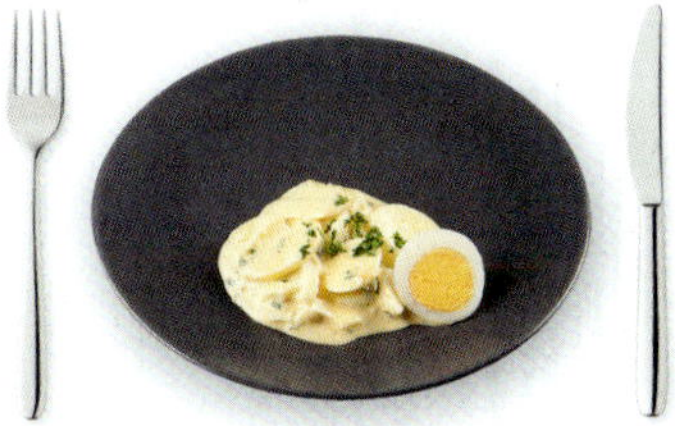

Menge	KH	KHE	BE	kcal	Ew	Fett	gFS	Ba
50g	1g	0	0	105	7g	8g	4g	0g

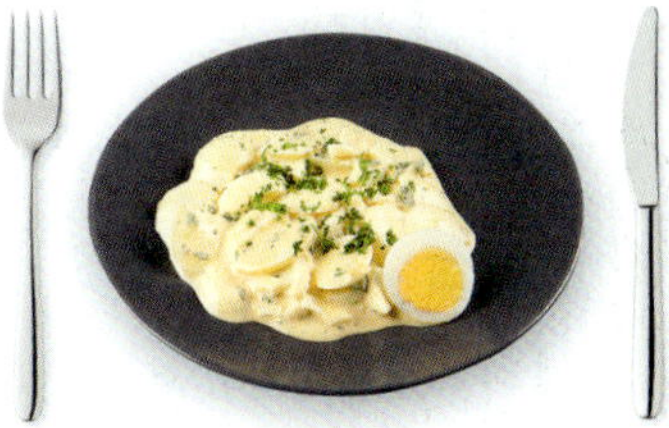

Menge	KH	KHE	BE	kcal	Ew	Fett	gFS	Ba
100g	2g	0	0	210	13g	17g	8g	0g

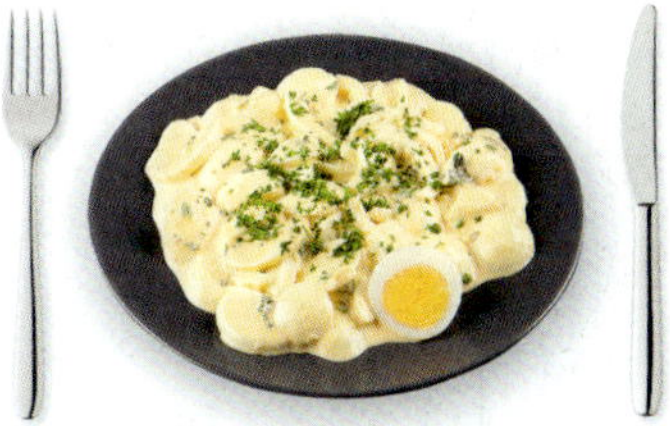

Menge	KH	KHE	BE	kcal	Ew	Fett	gFS	Ba
175g	3g	½	0	365	23g	29g	14g	0g

26-cm-großer Teller, 20-cm-kleiner Teller

Griechischer Salat

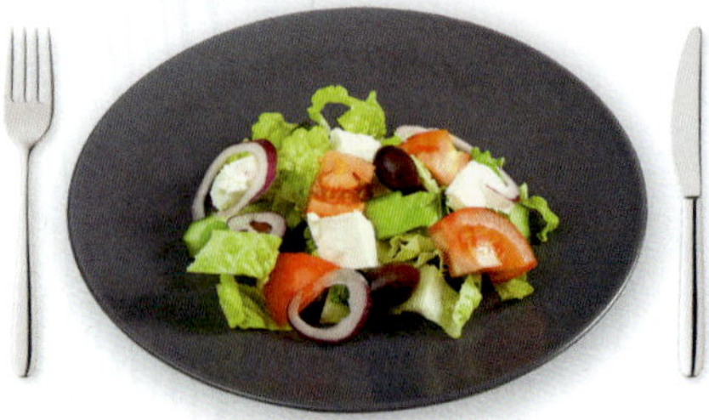

4g KH	140g	½ KHE	½ BE	
155 kcal	4g Ew	12g Fett	4g gFS	2g Ba

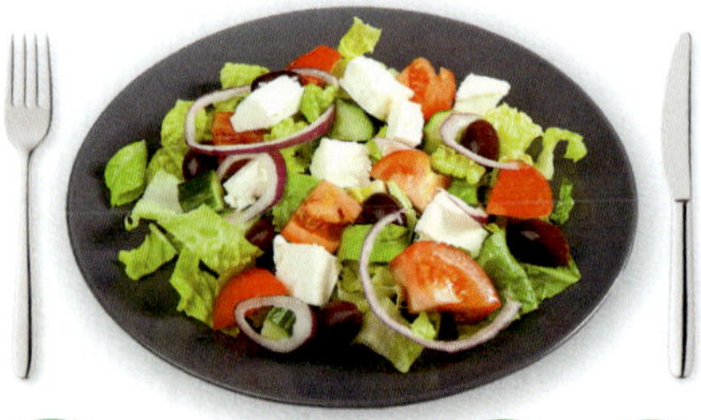

8g KH	280g	1 KHE	½ BE	
310 kcal	8g Ew	24g Fett	9g gFS	3g Ba

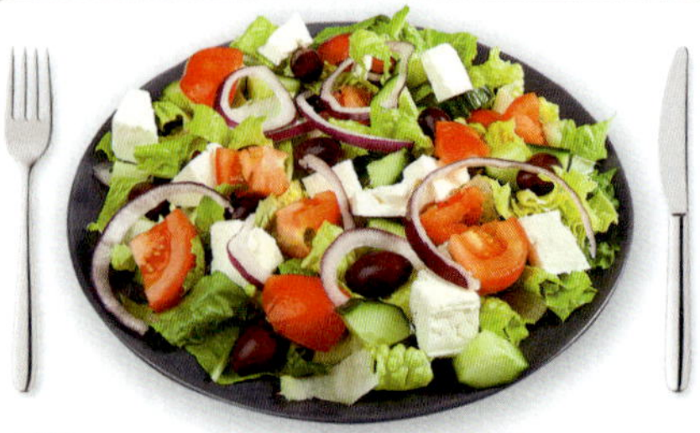

13g KH	425g	1½ KHE	1 BE	
470 kcal	12g Ew	36g Fett	13g gFS	5g Ba

Gurkensalat

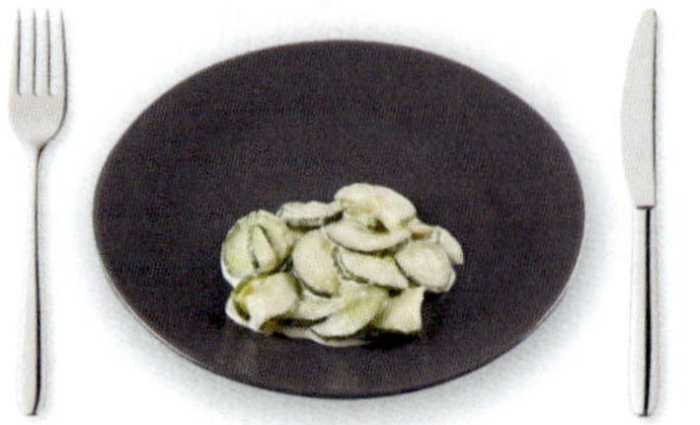

1g KH	50g	0 KHE	0 BE	
40 kcal	0g Ew	4g Fett	1g gFS	0g Ba

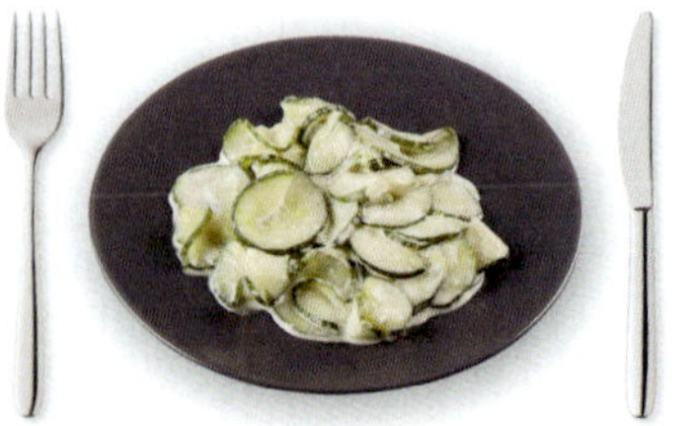

2g KH	100g	0 KHE	0 BE	
75 kcal	1g Ew	7g Fett	1g gFS	1g Ba

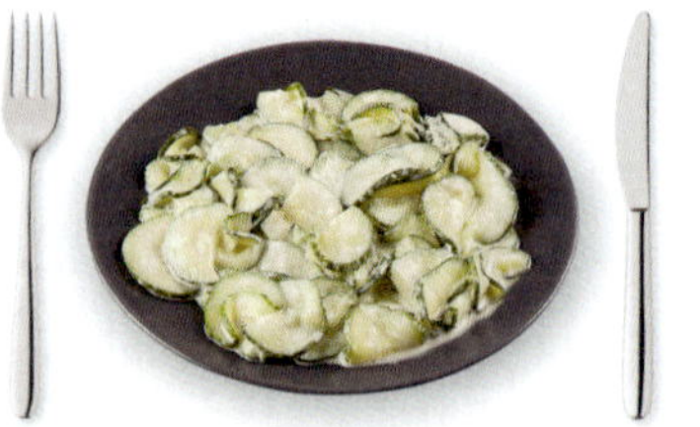

4g KH	175g	½ KHE	½ BE	
130 kcal	2g Ew	12g Fett	2g gFS	1g Ba

20-cm-kleiner Teller, 14-cm-kleine Schüssel

Kartoffelsalat • Erdäpfelsalat

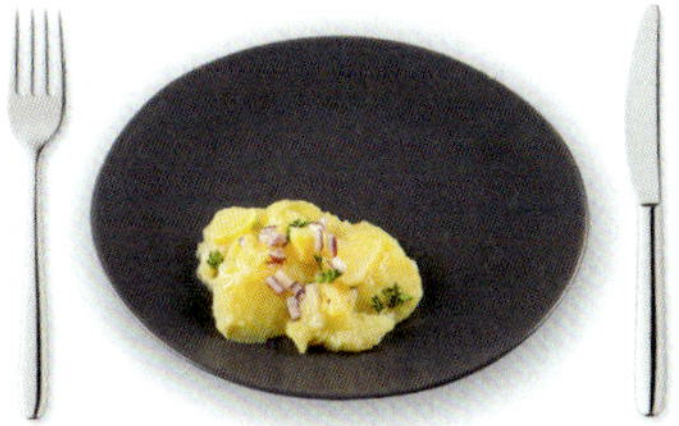

6g KH	50g		½ KHE	½ BE
55 kcal	1g Ew	3g Fett	0g gFS	1g Ba

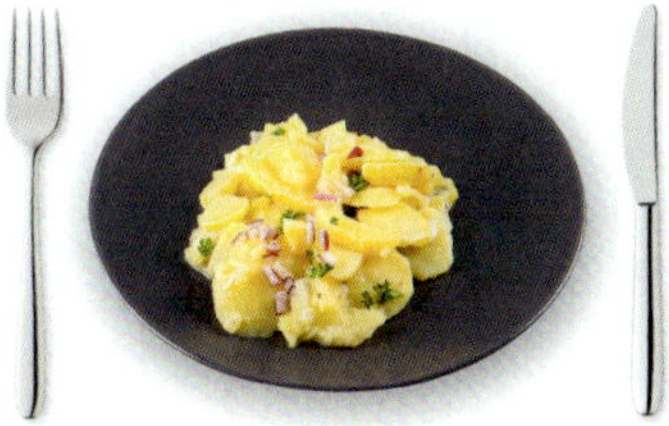

11g KH	100g		1 KHE	1 BE
110 kcal	2g Ew	6g Fett	1g gFS	1g Ba

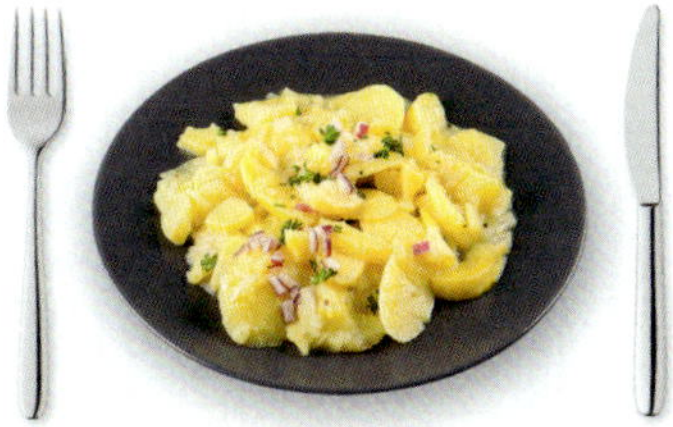

20g KH	175g		2 KHE	1½ BE
190 kcal	3g Ew	11g Fett	1g gFS	2g Ba

Möhrensalat • Karottensalat (mit Essig und Öl)

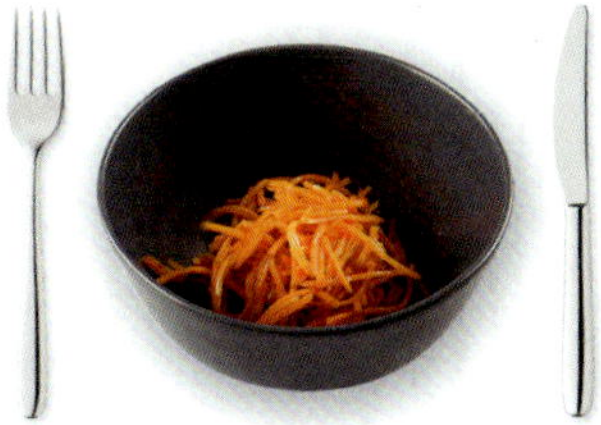

3g KH	50g		½ KHE	½ BE
70 kcal	0g Ew	6g Fett	1g gFS	1g Ba

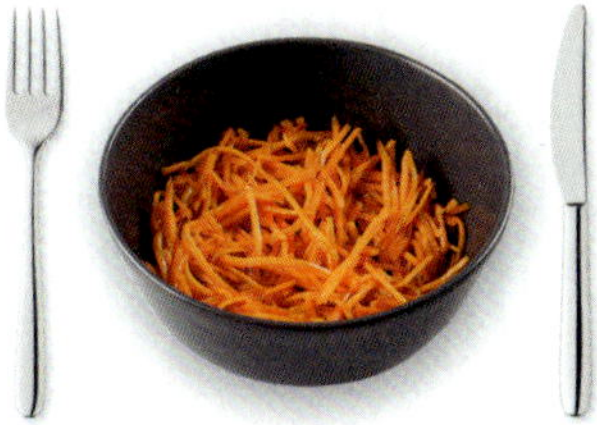

6g KH	100g		½ KHE	½ BE
135 kcal	1g Ew	12g Fett	1g gFS	2g Ba

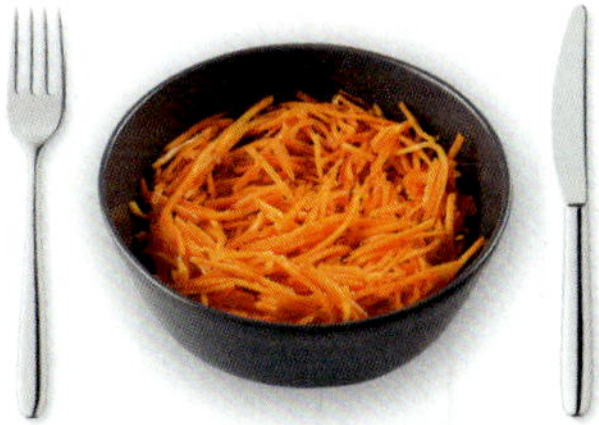

11g KH	175g		1 KHE	1 BE
235 kcal	1g Ew	21g Fett	2g gFS	4g Ba

20-cm-kleiner Teller, 26-cm-großer Teller

Salat gemischt

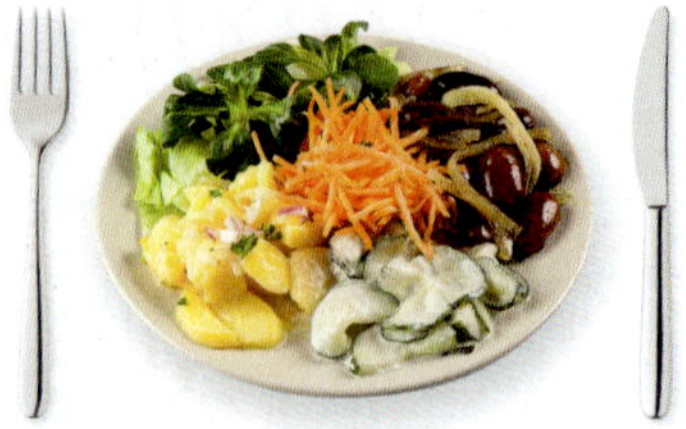

200g				
11g KH			1 KHE	1 BE
165 kcal	2g Ew	12g Fett	2g gFS	4g Ba

Heringsalat

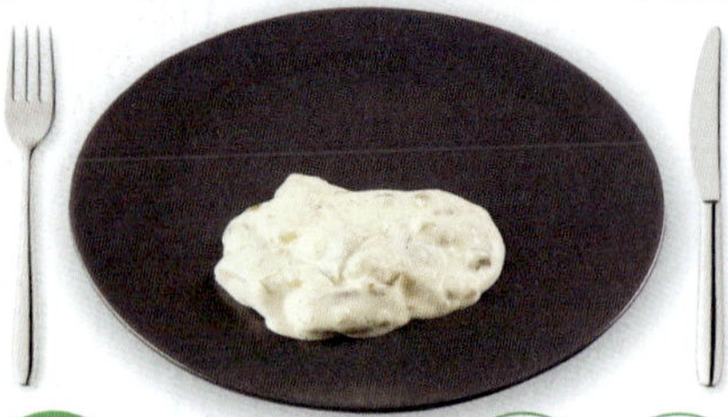

75g				
4g KH			½ KHE	½ BE
155 kcal	5g Ew	13g Fett	5g gFS	1g Ba

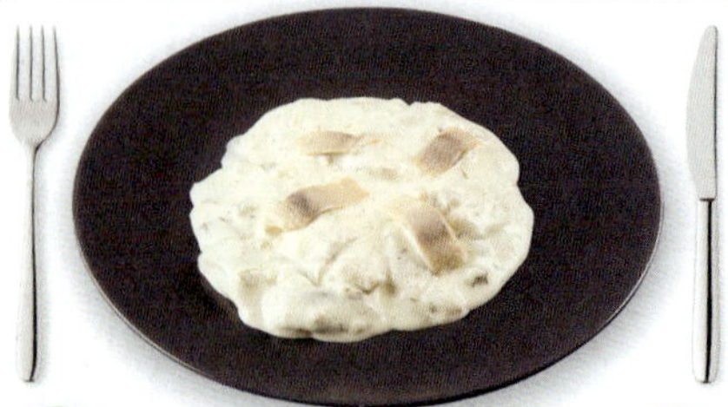

150g				
8g KH			1 KHE	½ BE
310 kcal	10g Ew	26g Fett	10g gFS	1g Ba

Nudelsalat

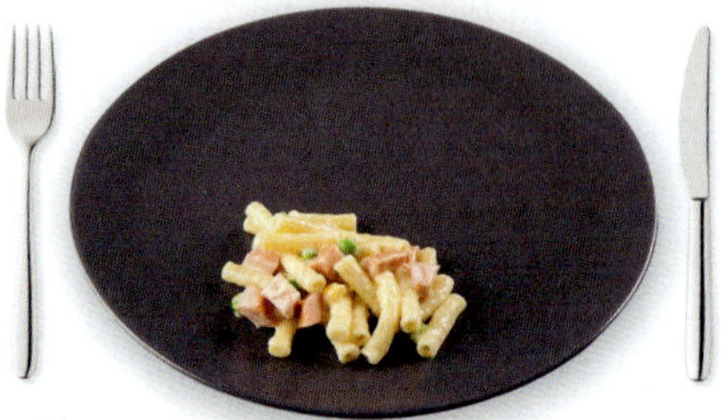

50g				
11g KH			1 KHE	1 BE
75 kcal	2g Ew	2g Fett	1g gFS	1g Ba

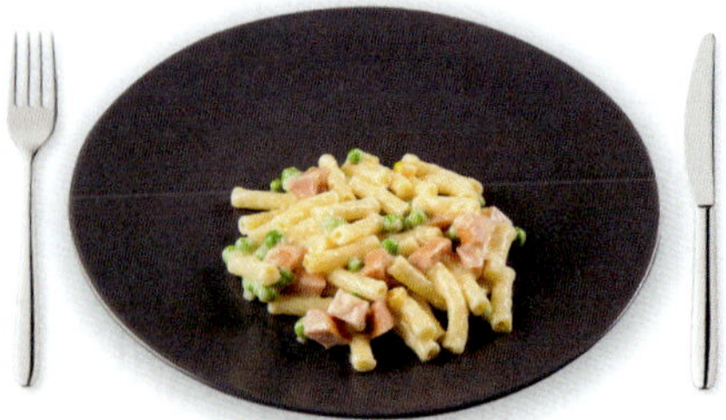

100g				
21g KH			2 KHE	2 BE
145 kcal	4g Ew	5g Fett	2g gFS	2g Ba

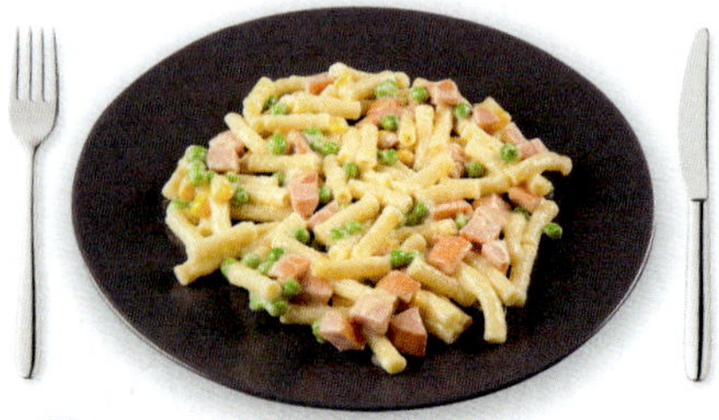

200g				
43g KH			4½ KHE	3½ BE
290 kcal	9g Ew	9g Fett	4g gFS	4g Ba

Salat mit Putenstreifen und Panade

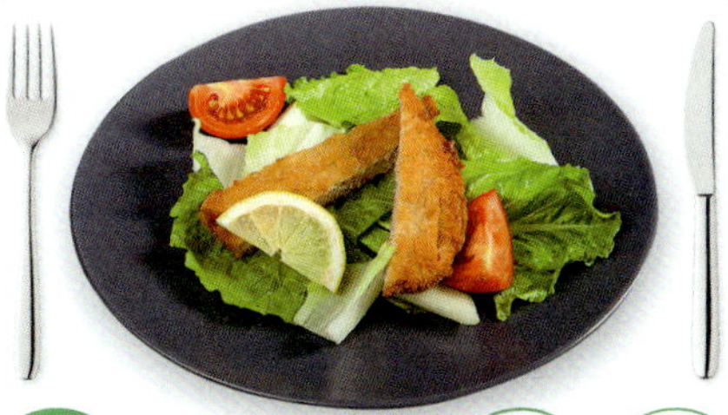

9g KH	130g		1 KHE	½ BE
165 kcal	11g Ew	9g Fett	2g gFS	1g Ba

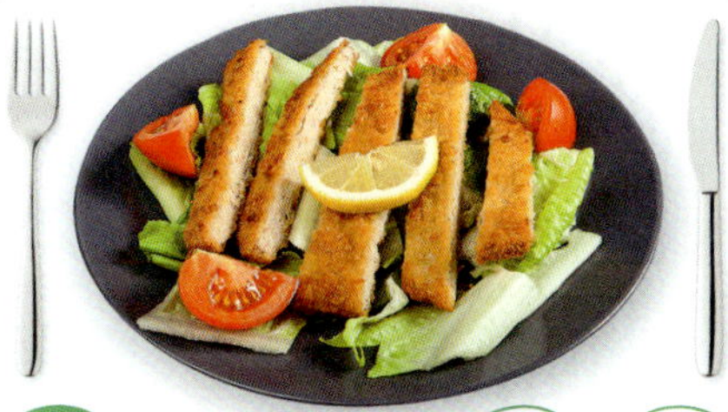

20g KH	290g		2 KHE	1½ BE
365 kcal	27g Ew	19g Fett	5g gFS	3g Ba

Salat mit Putenstreifen (gegrillt)

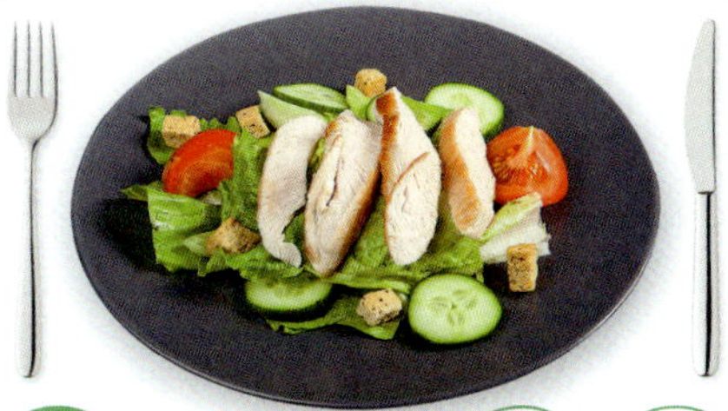

5g KH	180g		½ KHE	½ BE
160 kcal	23g Ew	6g Fett	1g gFS	1g Ba

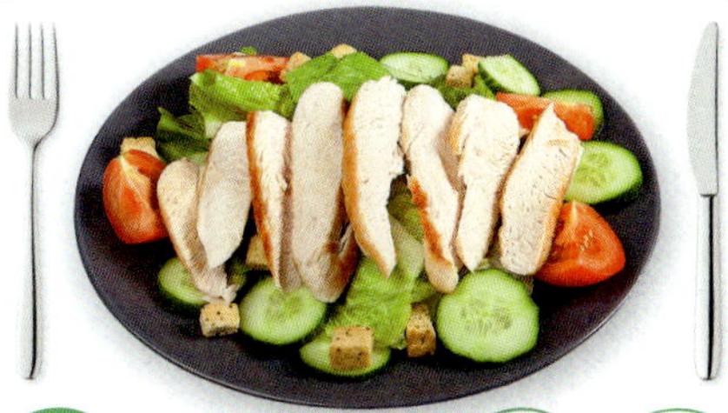

10g KH	360g		1 KHE	1 BE
325 kcal	45g Ew	11g Fett	2g gFS	3g Ba

Salat Nicoise • Thunfischsalat

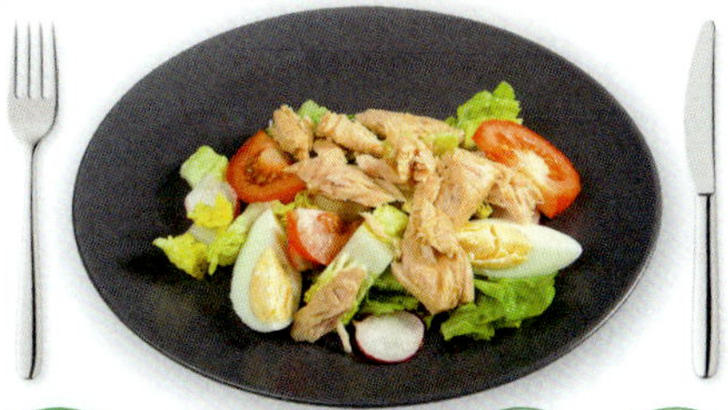

5g KH	160g		½ KHE	½ BE
200 kcal	7g Ew	17g Fett	3g gFS	3g Ba

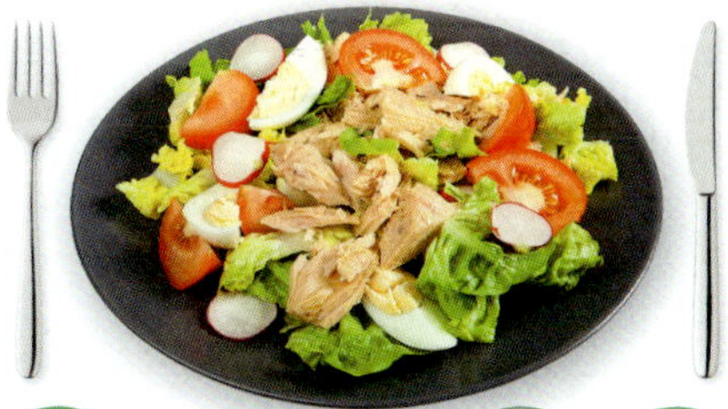

10g KH	320g		1 KHE	1 BE
395 kcal	13g Ew	34g Fett	5g gFS	5g Ba

26-cm-großer Teller

Bratensoße (gebunden)

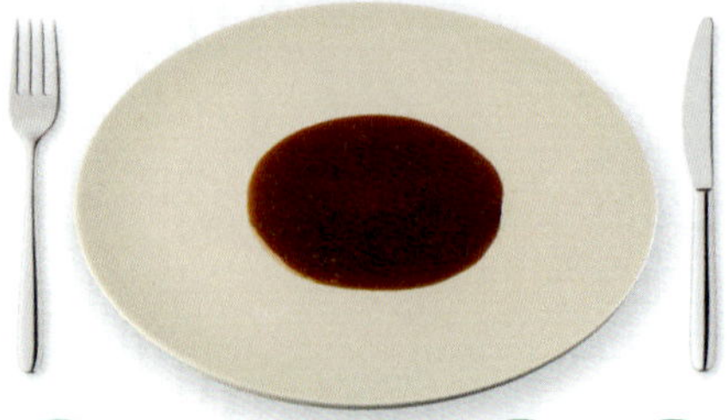

25g

1g KH	0 KHE	0 BE		
20 kcal	0g Ew	1g Fett	1g gFS	0g Ba

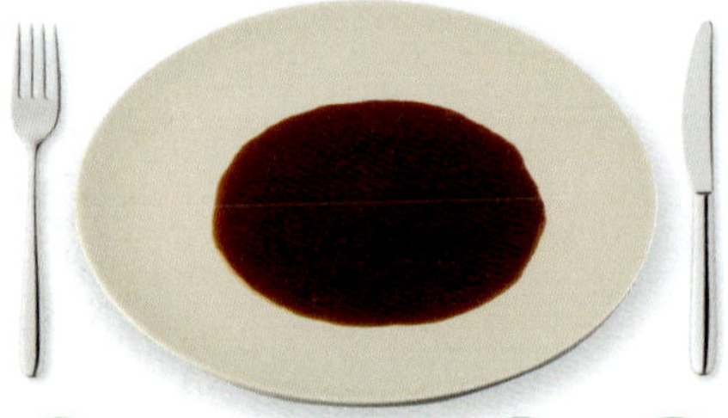

50g

3g KH	½ KHE	0 BE		
40 kcal	0g Ew	3g Fett	2g gFS	0g Ba

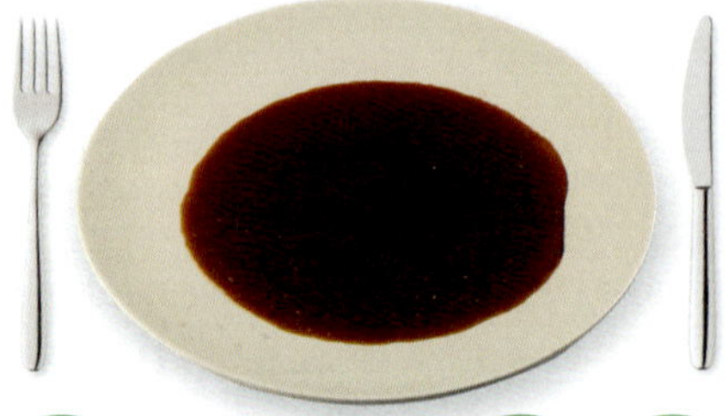

75g

4g KH	½ KHE	½ BE		
55 kcal	1g Ew	4g Fett	3g gFS	0g Ba

Bratensoße (klar)

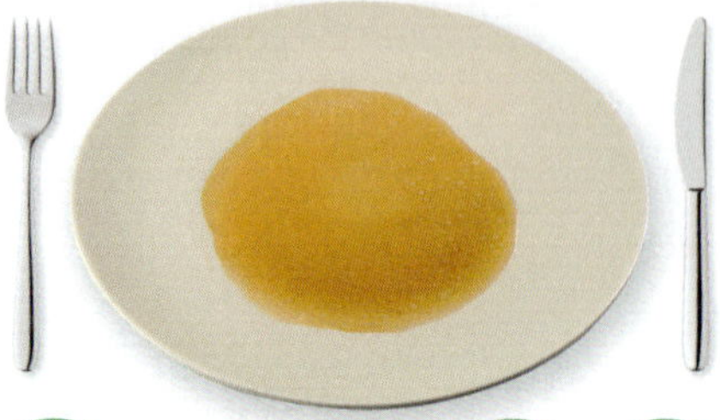

25g

1g KH	0 KHE	0 BE		
10 kcal	0g Ew	0g Fett	0g gFS	0g Ba

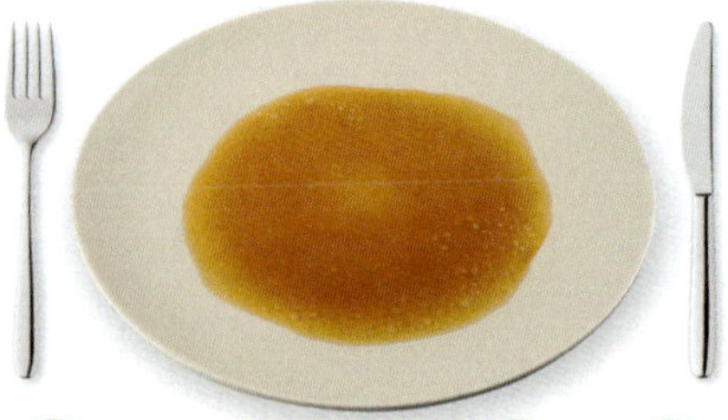

50g

2g KH	0 KHE	0 BE		
20 kcal	1g Ew	1g Fett	0g gFS	0g Ba

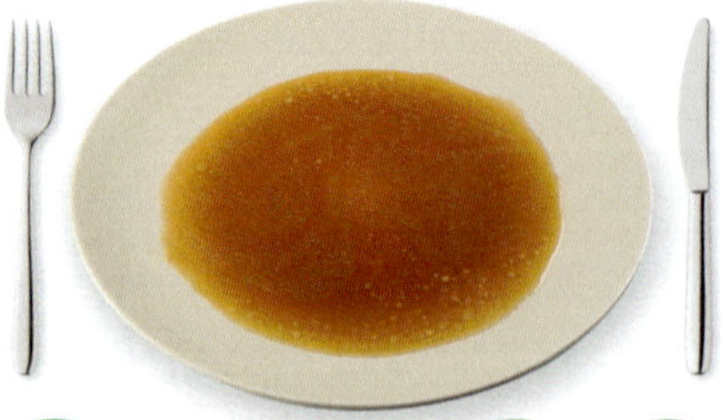

75g

3g KH	½ KHE	½ BE		
30 kcal	1g Ew	1g Fett	1g gFS	0g Ba

20-cm-kleiner Teller, 26-cm-großer Teller

Cocktailsoße

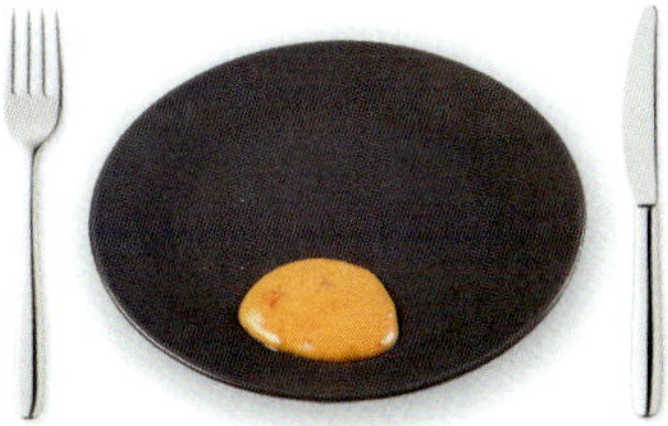

2g KH	15g, 1 EL	0 KHE	0 BE	
50 kcal	0g Ew	4g Fett	0g gFS	0g Ba

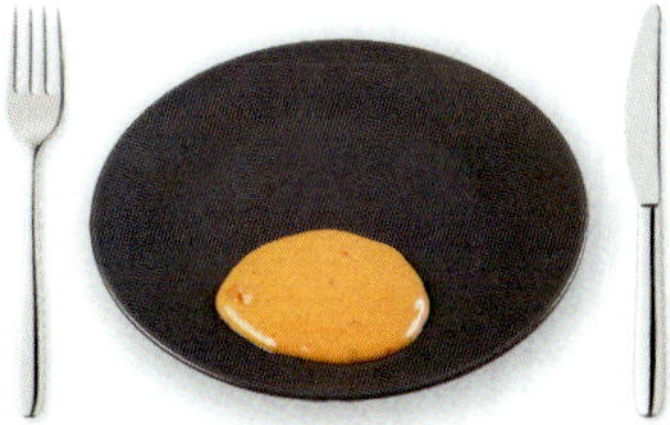

4g KH	30g, 2 EL	½ KHE	½ BE	
95 kcal	0g Ew	9g Fett	1g gFS	0g Ba

Frankfurter Grüne Soße

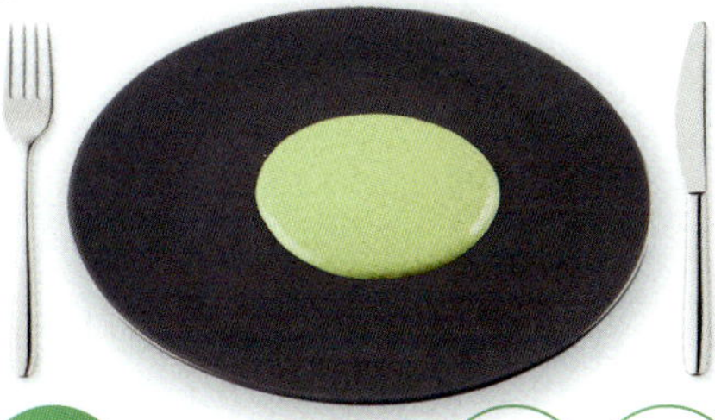

3g KH	50g	½ KHE	½ BE	
95 kcal	2g Ew	8g Fett	3g gFS	1g Ba

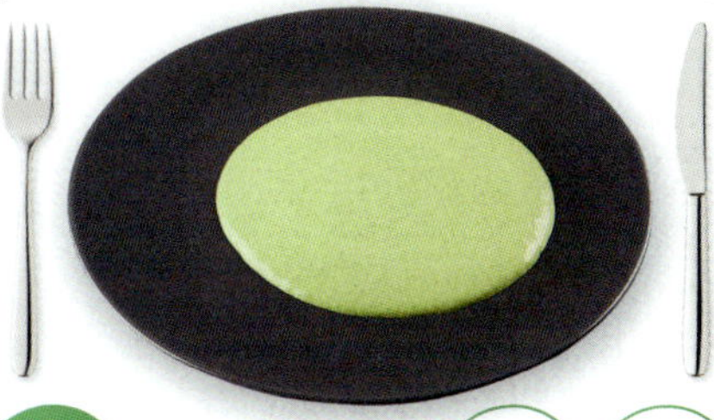

6g KH	100g	½ KHE	½ BE	
190 kcal	4g Ew	16g Fett	6g gFS	1g Ba

Guacamole

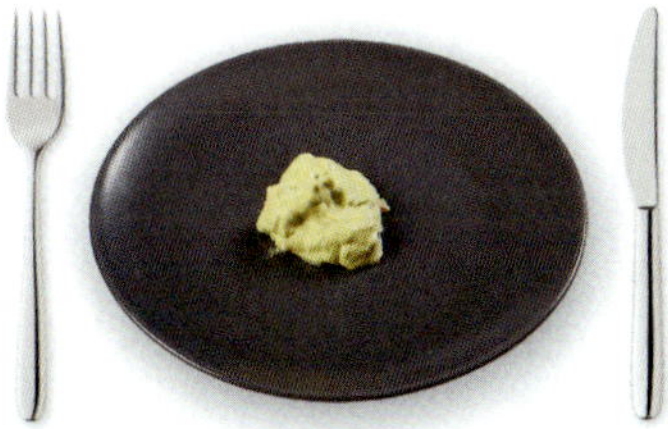

1g KH	30g, 2 EL	0 KHE	0 BE	
45 kcal	0g Ew	5g Fett	1g gFS	1g Ba

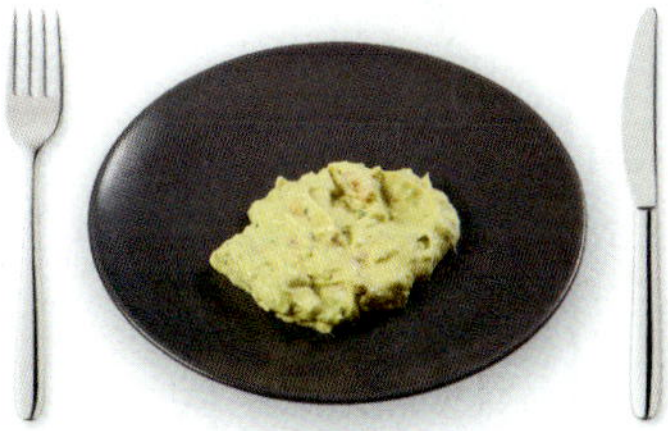

2g KH	60g, 4 EL	0 KHE	0 BE	
90 kcal	1g Ew	9g Fett	3g gFS	2g Ba

20-cm-kleiner Teller

Karamellsoße

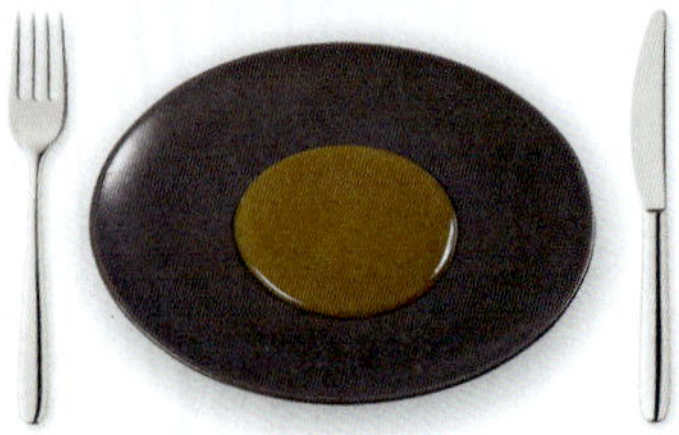

KH	Menge	KHE	BE
21g	30g, 2 EL	2	1½

kcal	Ew	Fett	gFS	Ba
95	1g	1g	1g	0g

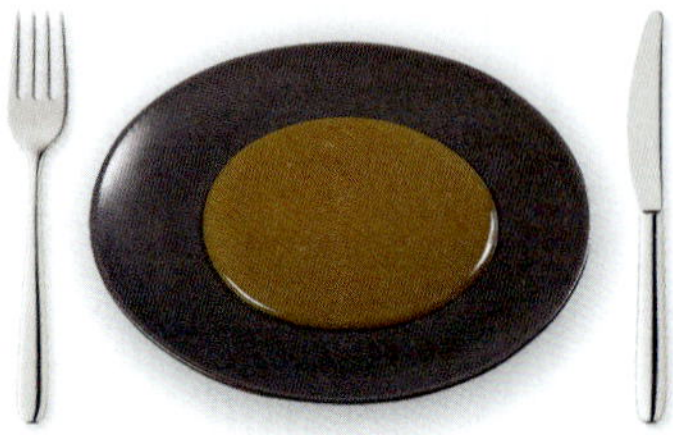

KH	Menge	KHE	BE
42g	60g, 4 EL	4	3½

kcal	Ew	Fett	gFS	Ba
190	1g	2g	1g	0g

Ketchup

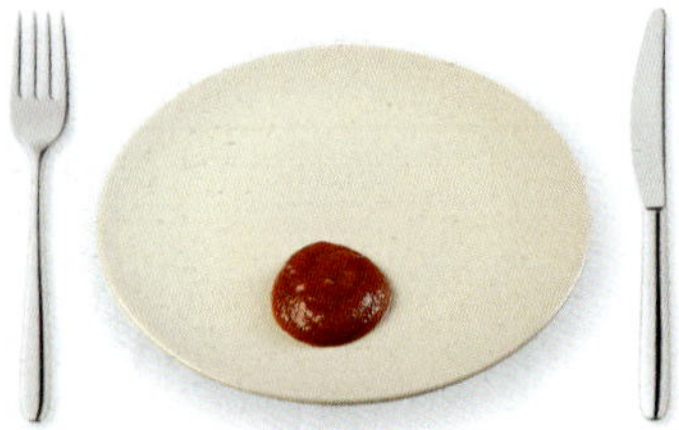

KH	Menge	KHE	BE
4g	15g, 1 EL	½	½

kcal	Ew	Fett	gFS	Ba
15	0g	0g	0g	0g

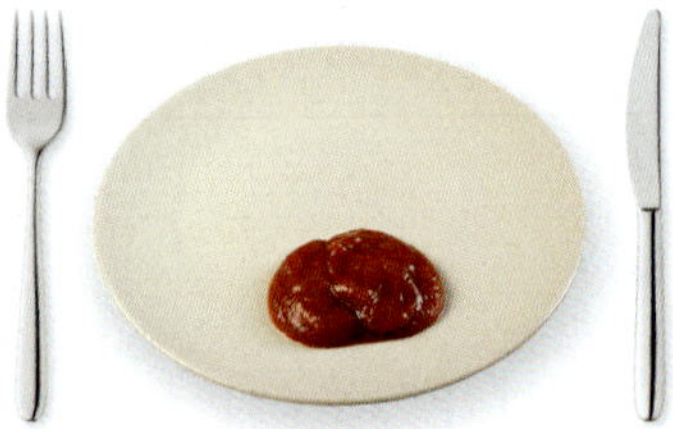

KH	Menge	KHE	BE
7g	30g, 2 EL	½	½

kcal	Ew	Fett	gFS	Ba
35	1g	0g	0g	0g

Oberskren • Sahnemeerrettich

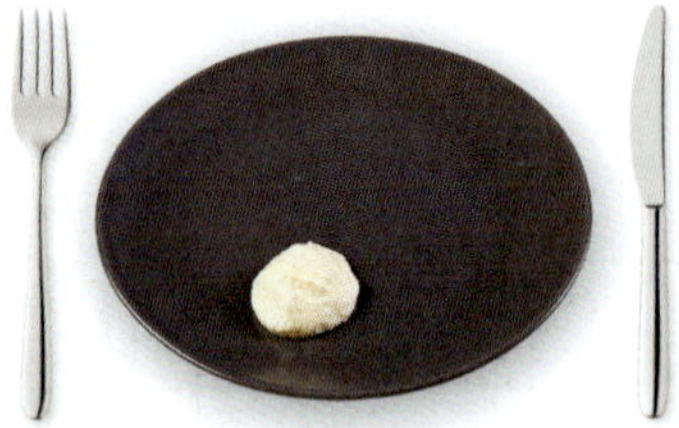

KH	Menge	KHE	BE
1g	15g, 1 EL	0	0

kcal	Ew	Fett	gFS	Ba
20	0g	2g	1g	1g

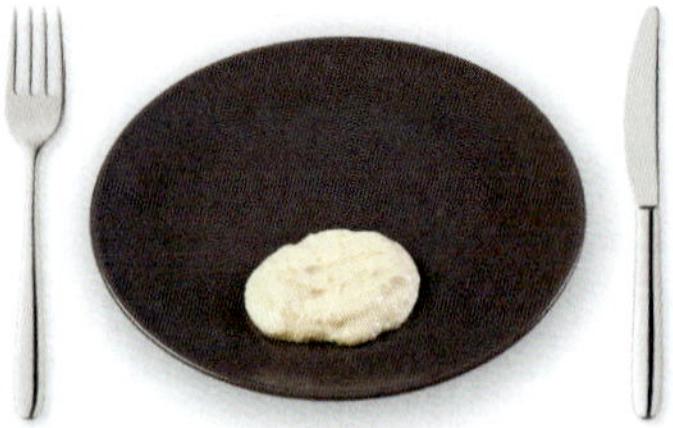

KH	Menge	KHE	BE
3g	30g, 2 EL	½	0

kcal	Ew	Fett	gFS	Ba
45	1g	3g	2g	1g

Mayonnaise

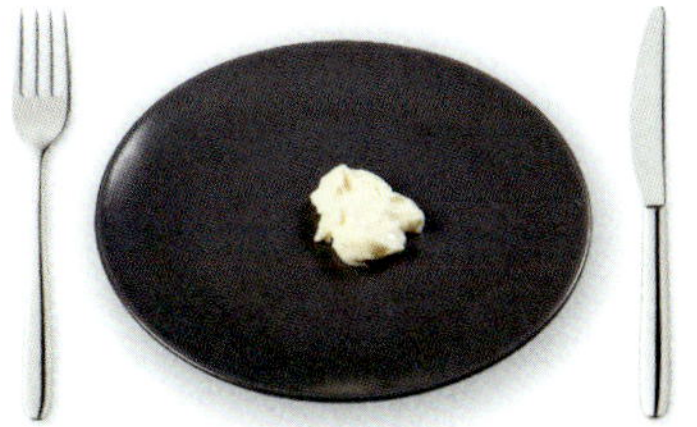

KH	Menge	KHE	BE	kcal	Ew	Fett	gFS	Ba
0g	15g, 1 EL	0	0	110	0g	12g	6g	0g

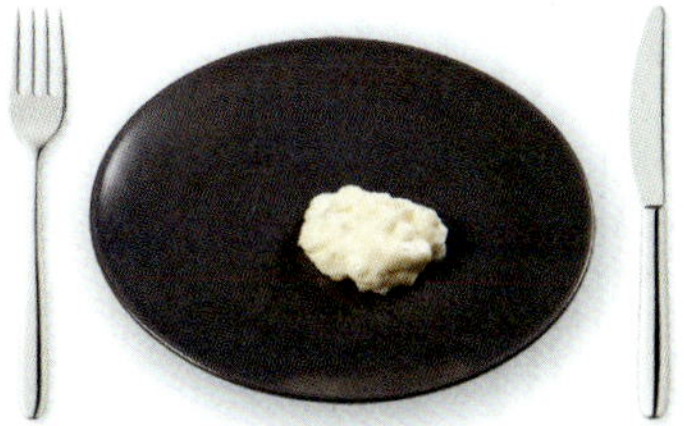

KH	Menge	KHE	BE	kcal	Ew	Fett	gFS	Ba
1g	30g, 2 EL	0	0	225	0g	25g	11g	0g

Mayonnaise (light)

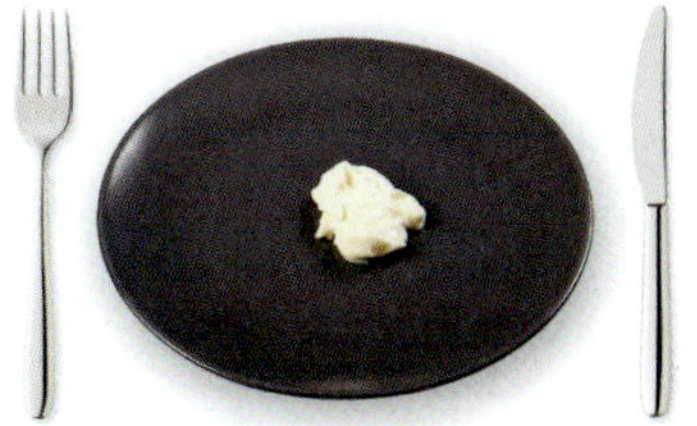

KH	Menge	KHE	BE	kcal	Ew	Fett	gFS	Ba
0g	15g, 1 EL	0	0	65	1g	7g	1g	0g

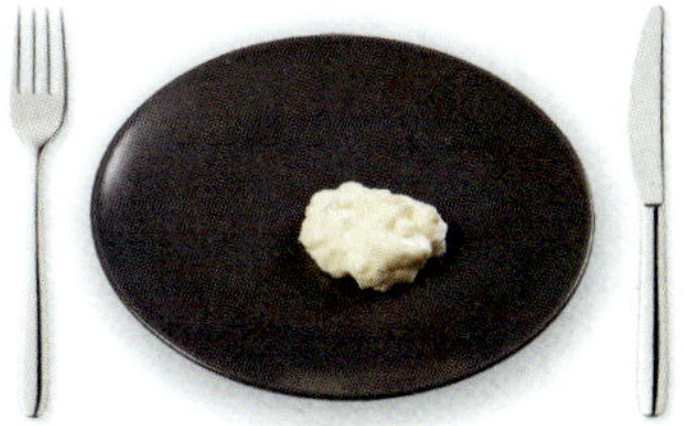

KH	Menge	KHE	BE	kcal	Ew	Fett	gFS	Ba
1g	30g, 2 EL	0	0	130	2g	13g	2g	0g

Pesto

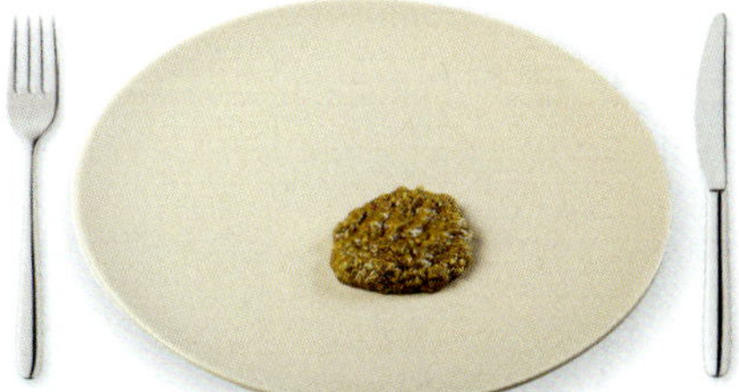

KH	Menge	KHE	BE	kcal	Ew	Fett	gFS	Ba
1g	30g, 2 EL	0	0	155	3g	16g	3g	1g

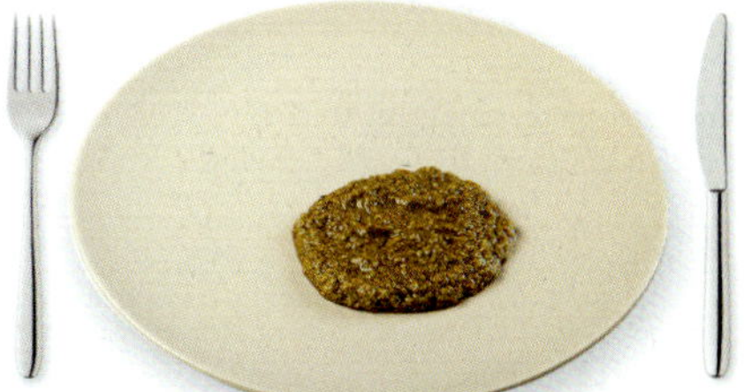

KH	Menge	KHE	BE	kcal	Ew	Fett	gFS	Ba
2g	60g, 4 EL	0	0	310	7g	31g	6g	1g

20-cm-kleiner Teller, 26-cm-großer Teller

Preiselbeerkonfitüre • Preiselbeermarmelade

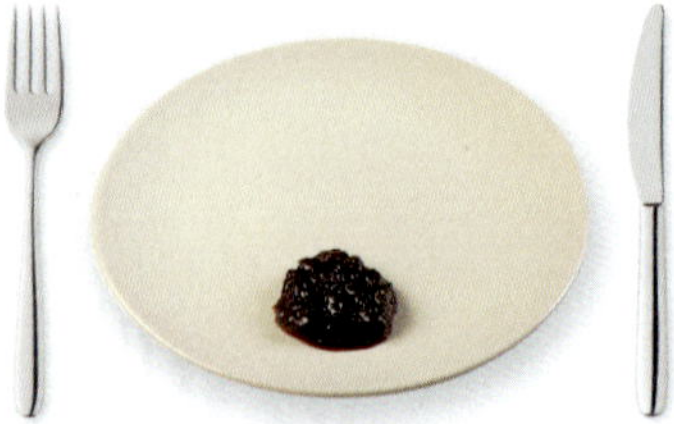

8g KH	20g, 1 EL	1 KHE	½ BE	
35 kcal	0g Ew	0g Fett	0g gFS	0g Ba

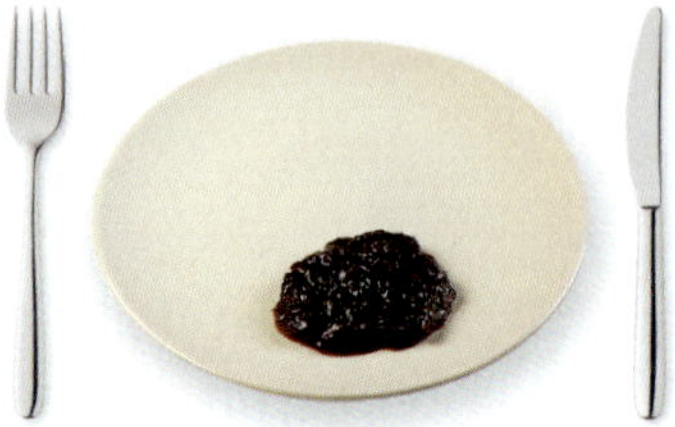

16g KH	40g, 2 EL	1½ KHE	1½ BE	
70 kcal	0g Ew	0g Fett	0g gFS	0g Ba

Schokosoße

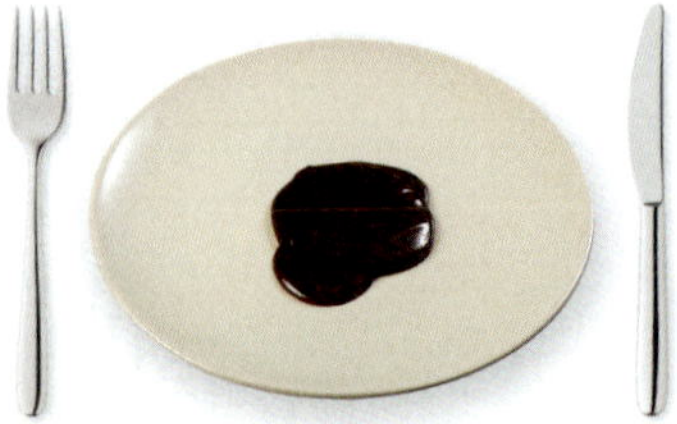

22g KH	30g, 2 EL	2 KHE	2 BE	
100 kcal	1g Ew	1g Fett	0g gFS	0g Ba

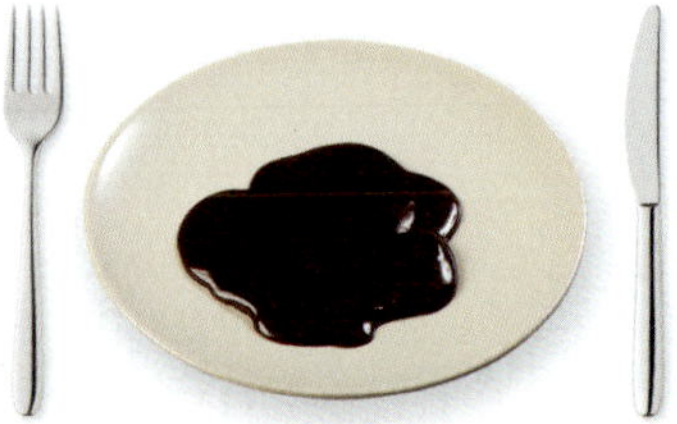

43g KH	60g, 4 EL	4½ KHE	3½ BE	
195 kcal	2g Ew	2g Fett	0g gFS	1g Ba

Semmelkren

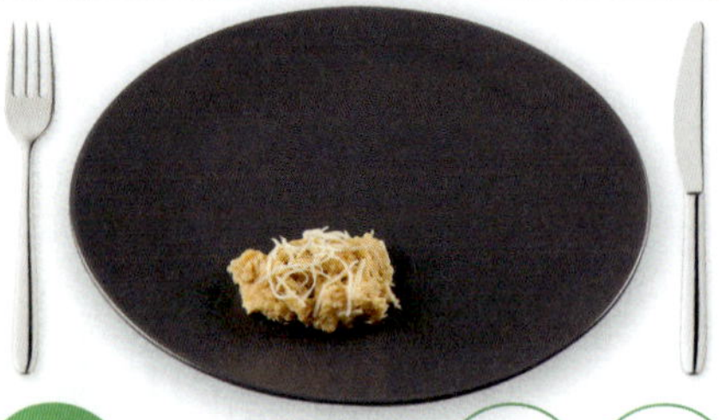

6g KH	40g	½ KHE	½ BE	
45 kcal	2g Ew	2g Fett	1g gFS	0g Ba

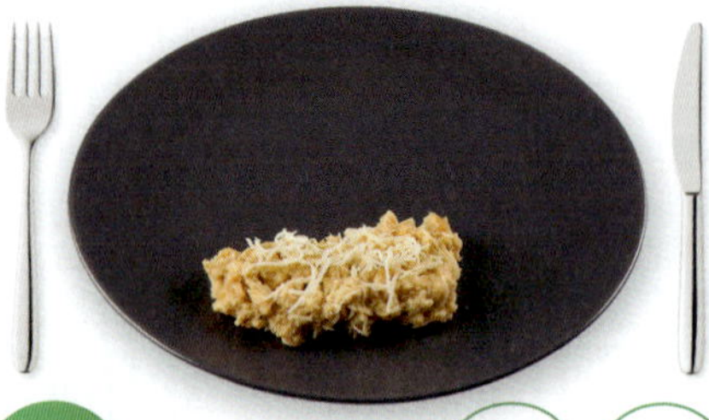

11g KH	80g	1 KHE	1 BE	
95 kcal	4g Ew	4g Fett	2g gFS	1g Ba

Senf (scharf)

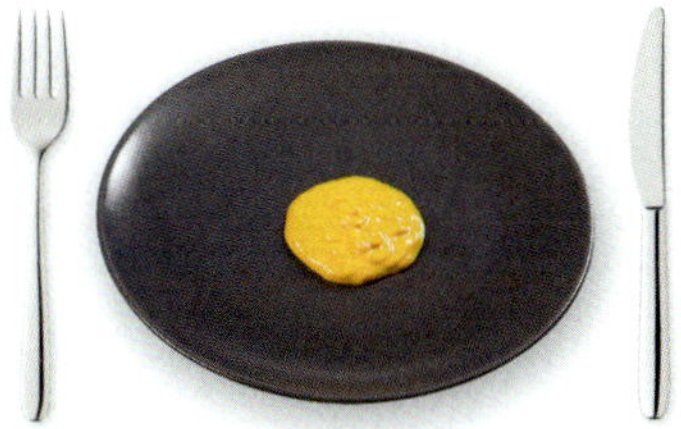

15g, 1 EL

1g KH	0 KHE	0 BE		
20 kcal	1g Ew	2g Fett	0g gFS	0g Ba

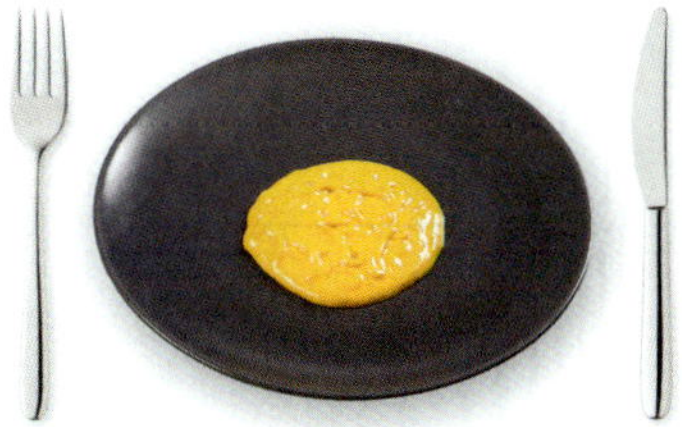

30g, 2 EL

1g KH	0 KHE	0 BE		
40 kcal	2g Ew	3g Fett	0g gFS	0g Ba

Senf (süß)

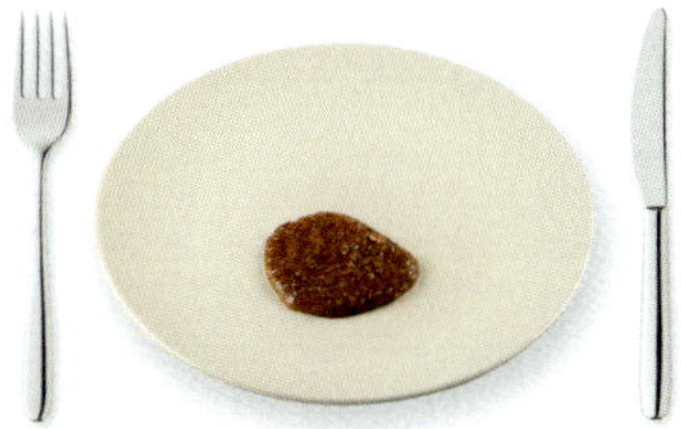

15g, 1 EL

5g KH	½ KHE	½ BE		
35 kcal	1g Ew	1g Fett	0g gFS	0g Ba

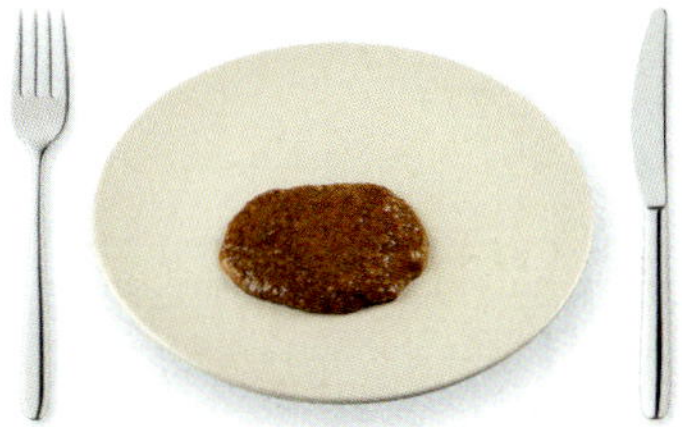

30g, 2 EL

11g KH	1 KHE	1 BE		
70 kcal	2g Ew	1g Fett	0g gFS	0g Ba

Sauce hollandaise

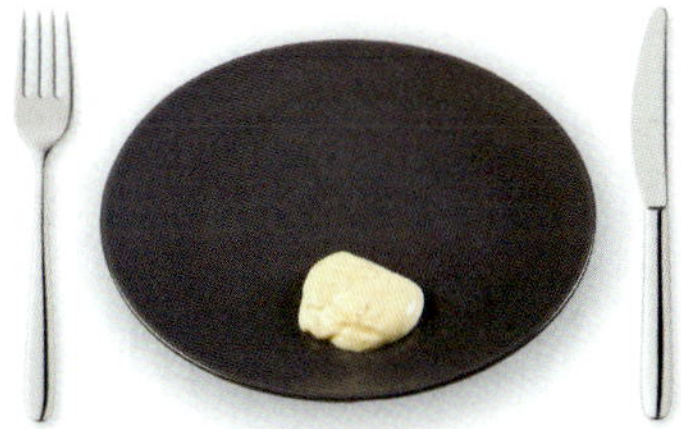

15g, 1 EL

0g KH	0 KHE	0 BE		
95 kcal	1g Ew	11g Fett	7g gFS	0g Ba

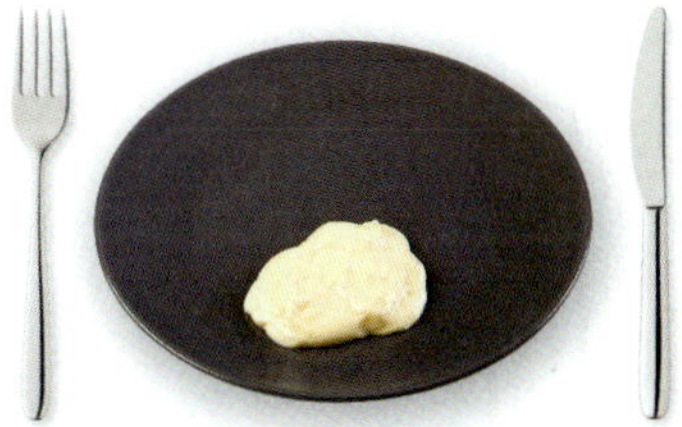

30g, 2 EL

0g KH	0 KHE	0 BE		
195 kcal	1g Ew	21g Fett	13g gFS	0g Ba

20-cm-kleiner Teller

Sauce tartare

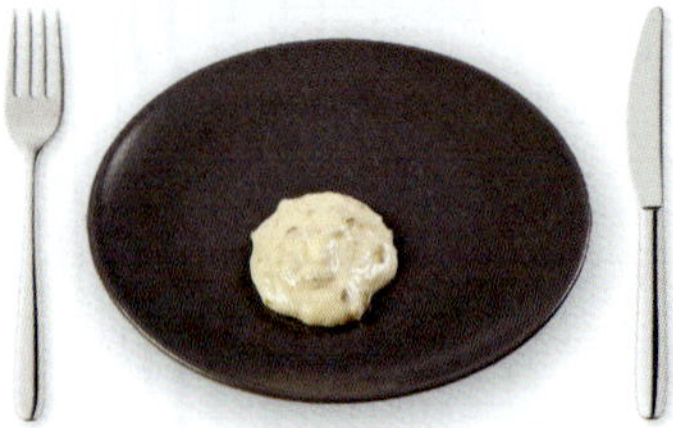

1g KH	30g, 2 EL		0 KHE	0 BE
135 kcal	0g Ew	15g Fett	1g gFS	0g Ba

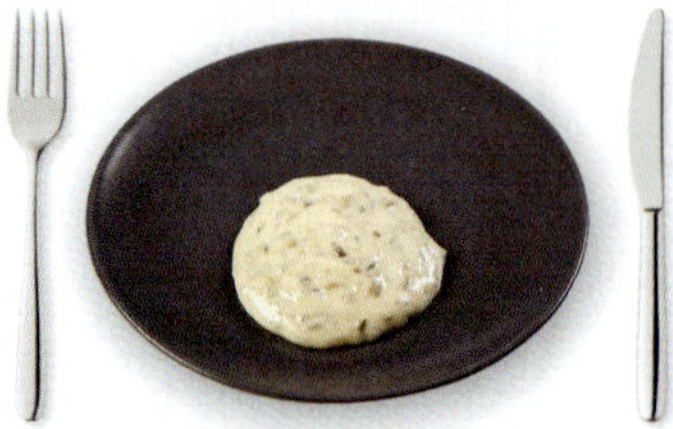

3g KH	60g, 4 EL		½ KHE	0 BE
270 kcal	0g Ew	30g Fett	2g gFS	0g Ba

Sweet-Chilli-Soße

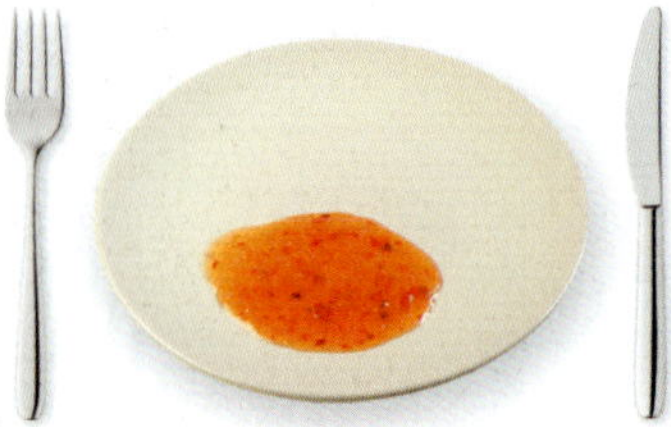

8g KH	20g, 1 EL		1 KHE	½ BE
35 kcal	0g Ew	0g Fett	0g gFS	0g Ba

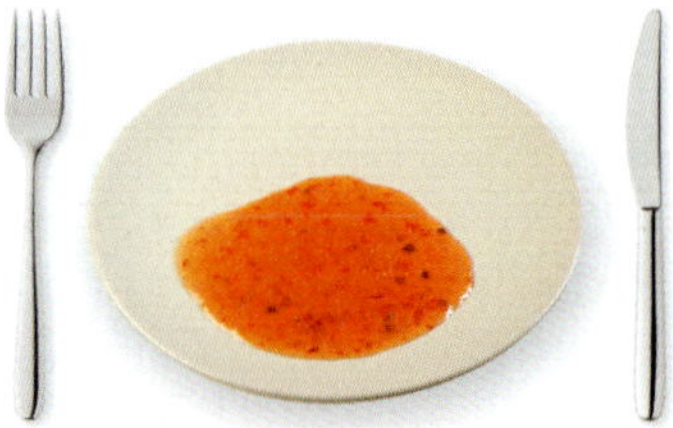

15g KH	40g, 2 EL		1½ KHE	1½ BE
70 kcal	0g Ew	0g Fett	0g gFS	0g Ba

Essig-Öl-Dressing

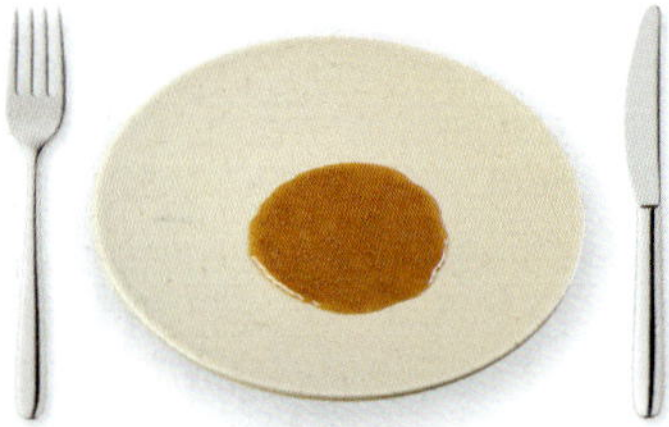

0g KH	15g, 1 EL		0 KHE	0 BE
45 kcal	0g Ew	5g Fett	1g gFS	0g Ba

Joghurt-Dressing

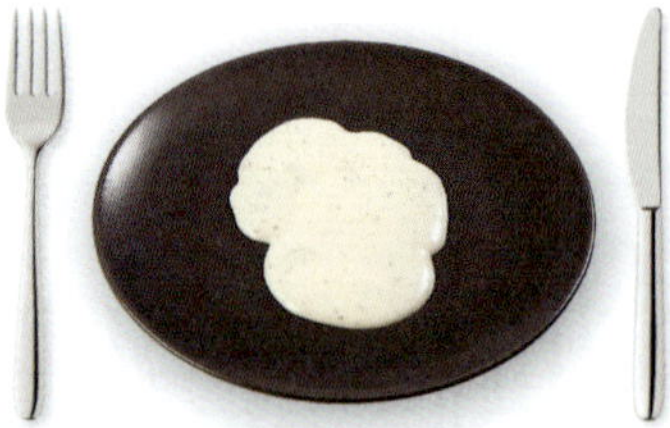

2g KH	30g, 2 EL		0 KHE	0 BE
30 kcal	1g Ew	2g Fett	1g gFS	0g Ba

Apfelstrudel

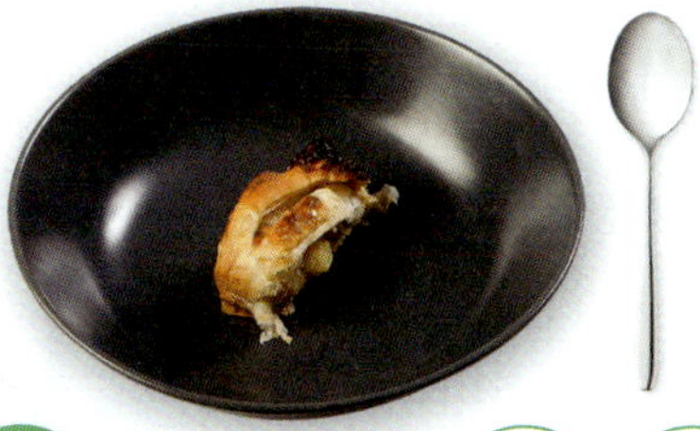

11g KH	45g		1 KHE	1 BE
100 kcal	1g Ew	5g Fett	2g gFS	2g Ba

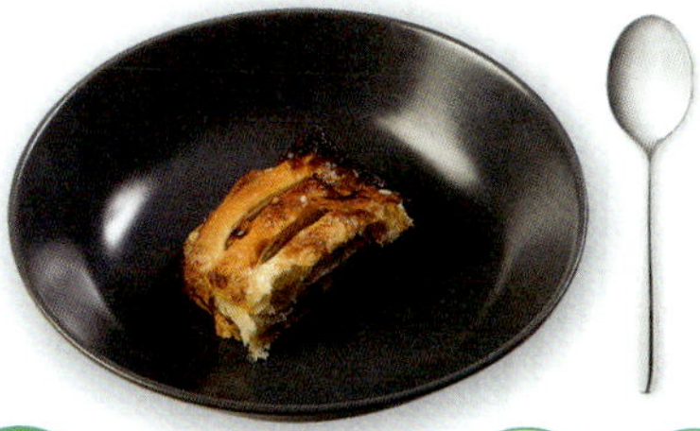

22g KH	90g		2 KHE	2 BE
200 kcal	3g Ew	9g Fett	4g gFS	4g Ba

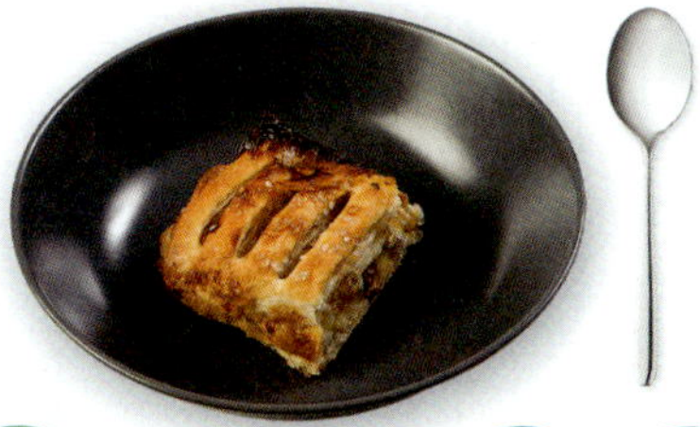

33g KH	135g		3½ KHE	3 BE
300 kcal	4g Ew	14g Fett	7g gFS	6g Ba

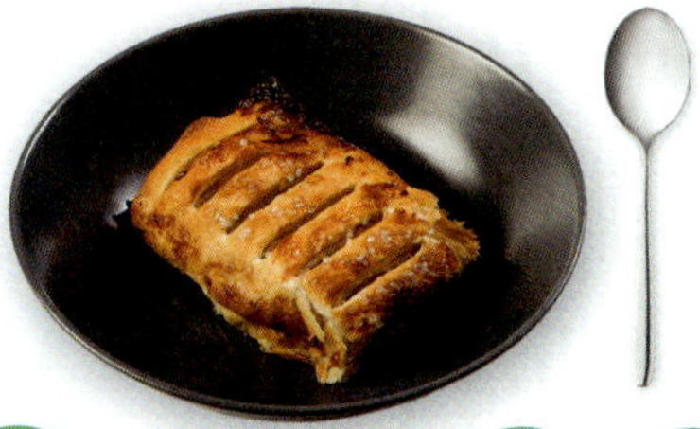

57g KH	230g		5½ KHE	4½ BE
510 kcal	7g Ew	24g Fett	11g gFS	10g Ba

Apfelkuchen (Rührteig)

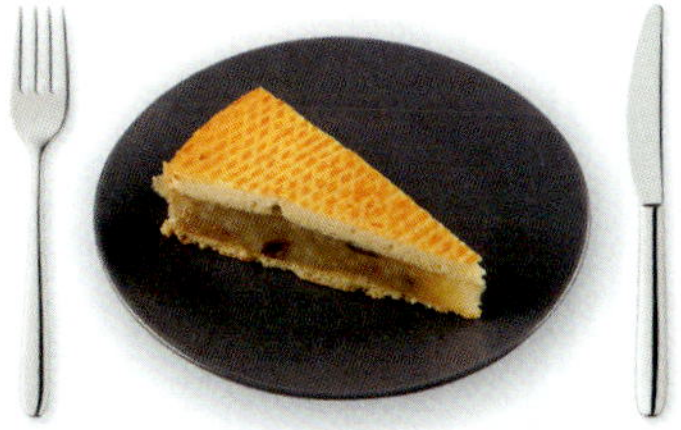

45g KH	150g		4½ KHE	3½ BE
320 kcal	5g Ew	13g Fett	8g gFS	2g Ba

Wähe mit Äpfeln (süß)

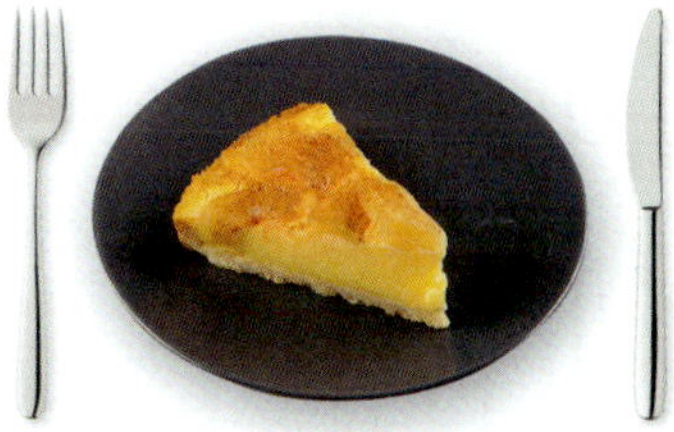

52g KH	150g		5 KHE	4½ BE
345 kcal	4g Ew	13g Fett	5g gFS	3g Ba

20-cm-kleiner Teller, 22-cm-große Schale

Biskuitroulade mit Cremefüllung

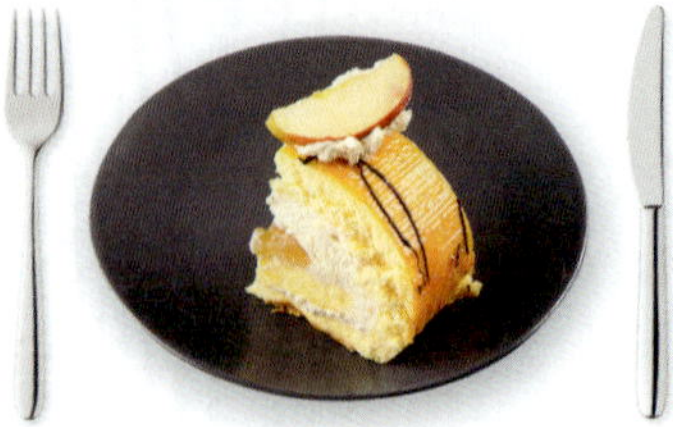

KH	Menge	KHE	BE	kcal	Ew	Fett	gFS	Ba
30g	100g	3	2½	265	6g	14g	7g	0g

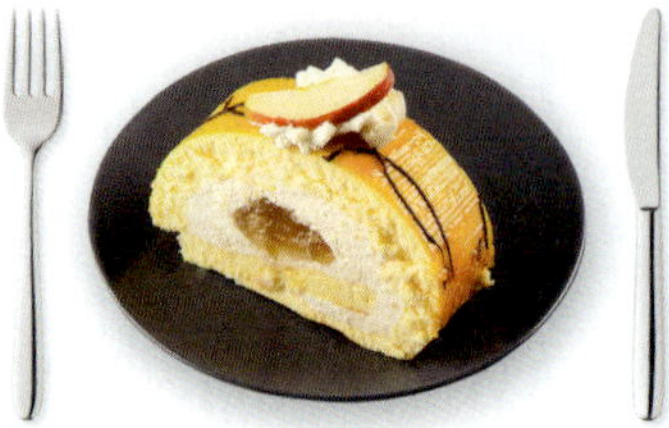

KH	Menge	KHE	BE	kcal	Ew	Fett	gFS	Ba
60g	200g	6	5	530	11g	27g	15g	1g

Biskuitroulade mit Konfitüre • Marmelade

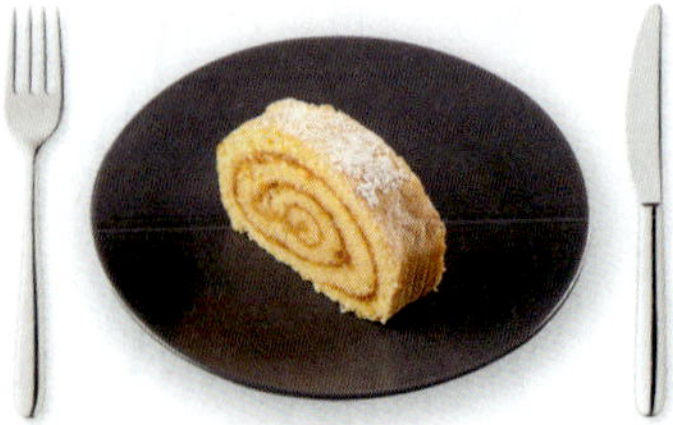

KH	Menge	KHE	BE	kcal	Ew	Fett	gFS	Ba
38g	80g	4	3	215	6g	4g	1g	0g

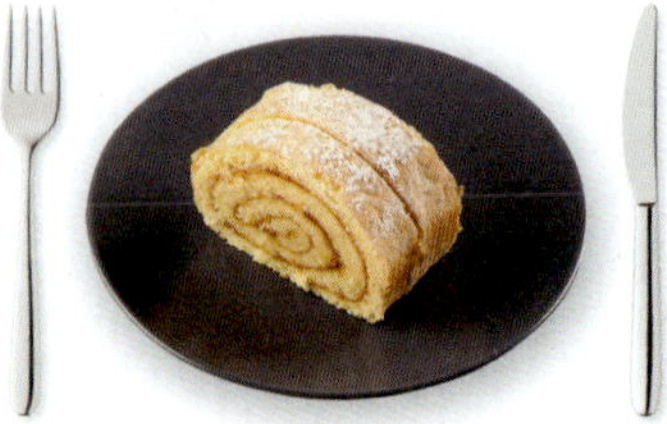

KH	Menge	KHE	BE	kcal	Ew	Fett	gFS	Ba
57g	120g	5½	5	320	9g	6g	2g	1g

Brownie

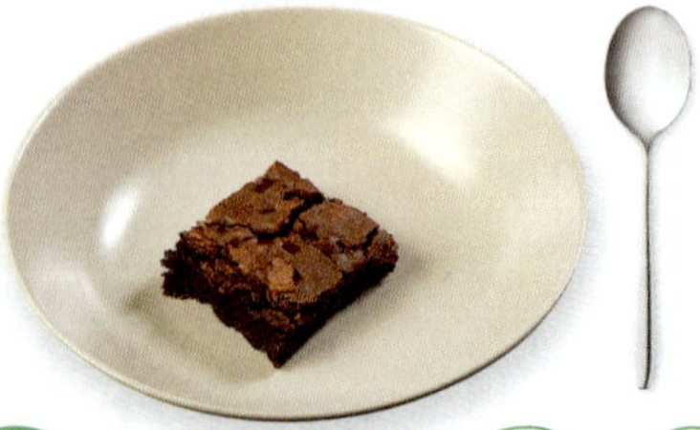

KH	Menge	KHE	BE	kcal	Ew	Fett	gFS	Ba
39g	80g	4	3	290	5g	12g	7g	2g

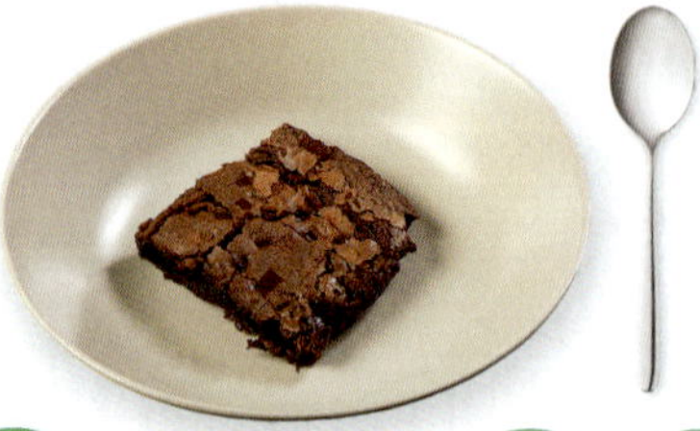

KH	Menge	KHE	BE	kcal	Ew	Fett	gFS	Ba
63g	130g	6½	5	470	8g	20g	11g	2g

Aprikosenkuchen • Marillenkuchen

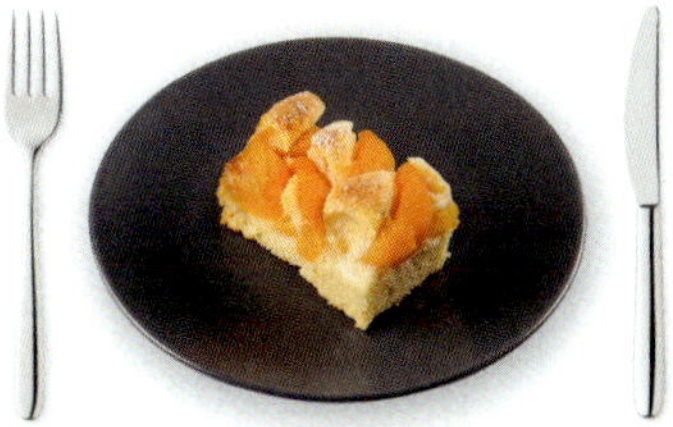

37g KH	115g	3½ KHE	3 BE
305 kcal	5g Ew	15g Fett	9g gFS
	1g Ba		

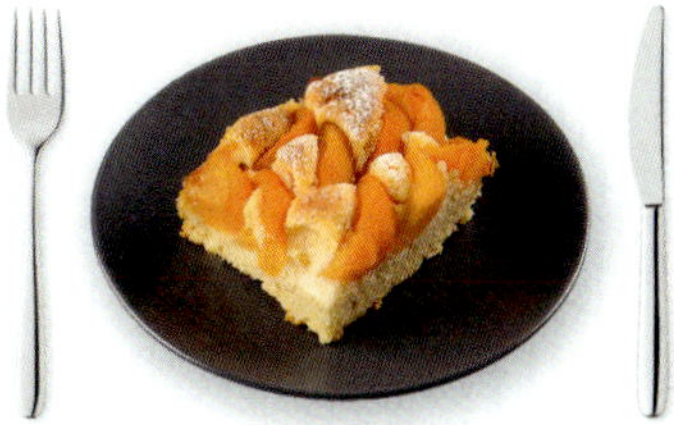

74g KH	230g	7½ KHE	6 BE
615 kcal	11g Ew	30g Fett	18g gFS
	2g Ba		

Linzer Torte

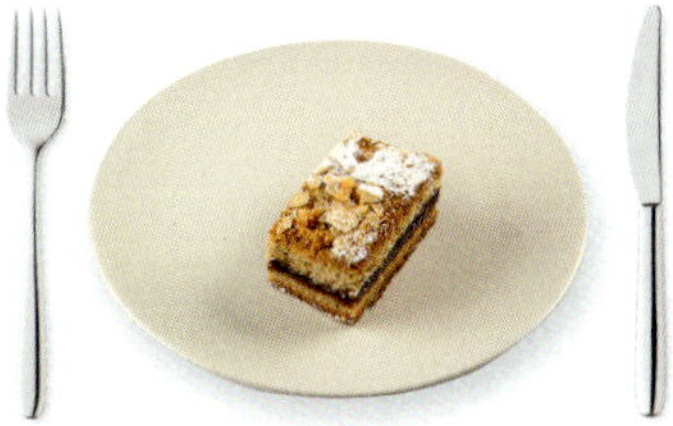

29g KH	65g	3 KHE	2½ BE
270 kcal	5g Ew	15g Fett	6g gFS
	2g Ba		

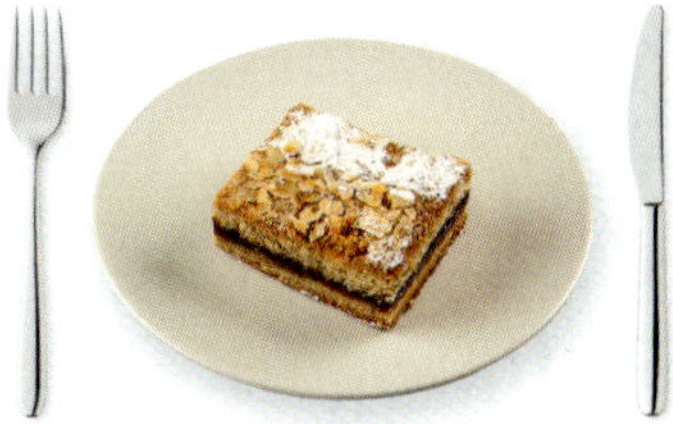

57g KH	130g	5½ KHE	5 BE
545 kcal	11g Ew	30g Fett	13g gFS
	4g Ba		

Zwetschgenkuchen

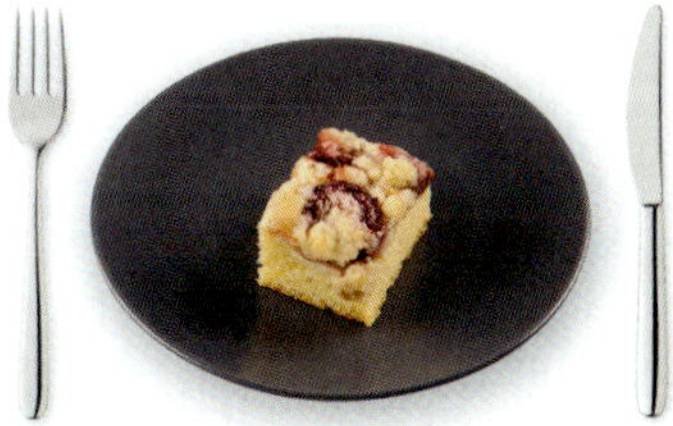

17g KH	60g	1½ KHE	1½ BE
95 kcal	2g Ew	2g Fett	1g gFS
	1g Ba		

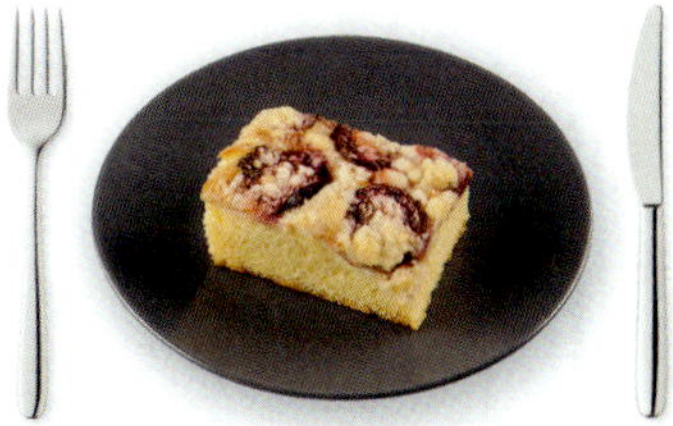

33g KH	120g	3½ KHE	3 BE
185 kcal	4g Ew	4g Fett	2g gFS
	3g Ba		

20-cm-kleiner Teller

Fruchttorte (Erdbeer-Joghurt)

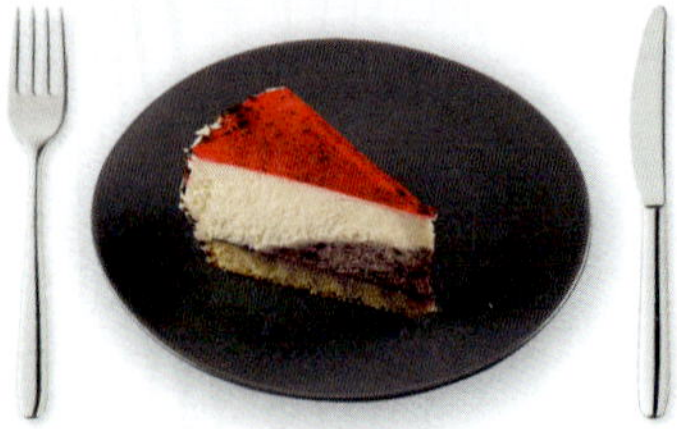

31g KH	125g	3 KHE	2½ BE
350 kcal	6g Ew	23g Fett	13g gFS
			1g Ba

Karottentorte

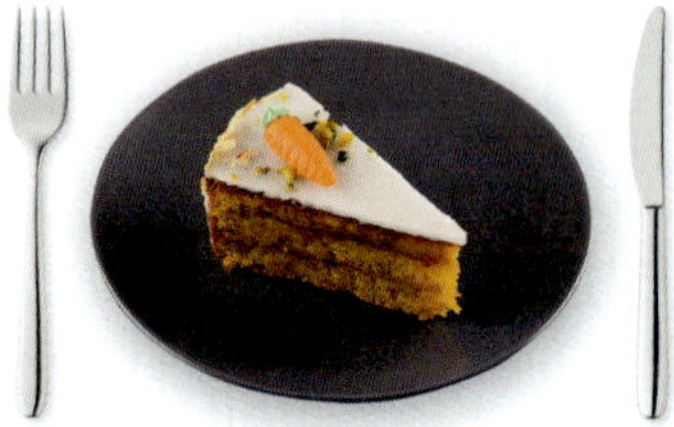

42g KH	125g	4 KHE	3½ BE
400 kcal	9g Ew	21g Fett	3g gFS
			4g Ba

Malakoff-Torte

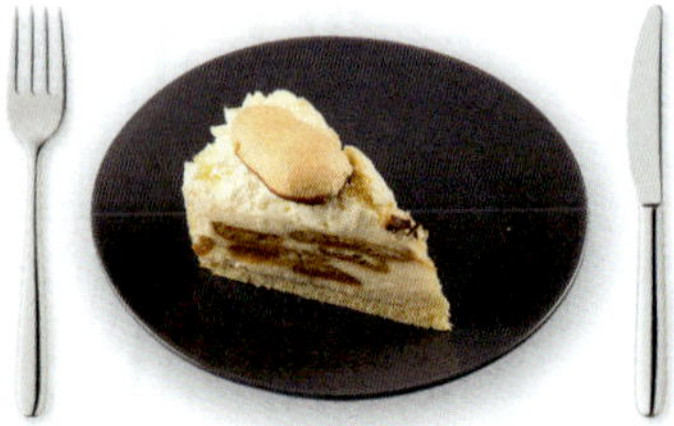

40g KH	125g	4 KHE	3½ BE
355 kcal	7g Ew	19g Fett	10g gFS
			1g Ba

Mohnkuchen

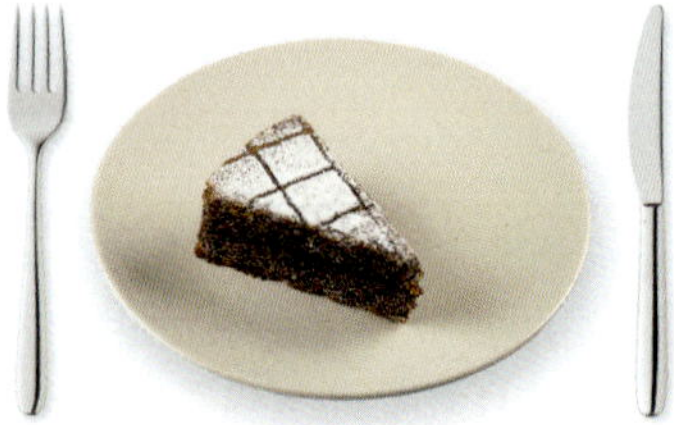

18g KH	60g	2 KHE	1½ BE
175 kcal	3g Ew	10g Fett	3g gFS
			2g Ba

Schokoladentorte • Sachertorte

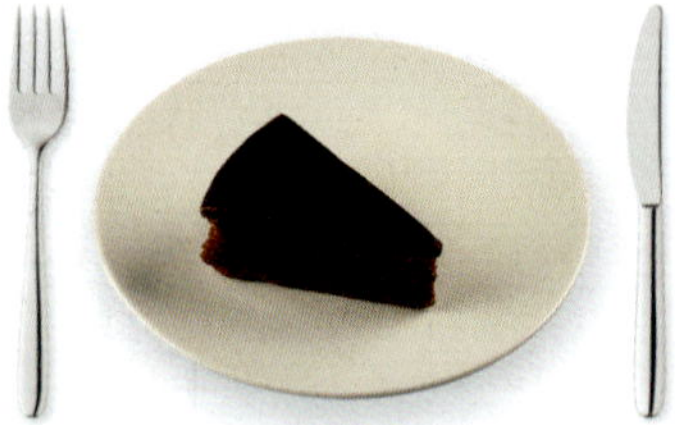

32g KH	75g	3 KHE	2½ BE
290 kcal	5g Ew	16g Fett	9g gFS
			2g Ba

Schwarzwälder Kirschtorte

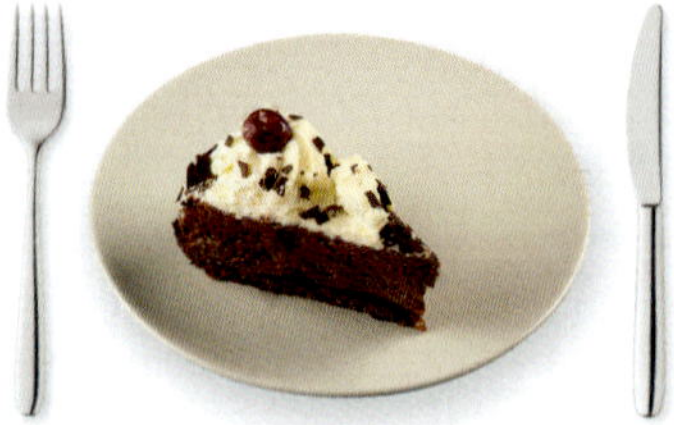

31g KH	100g	3 KHE	2½ BE
280 kcal	5g Ew	15g Fett	8g gFS
			1g Ba

Topfenkuchen

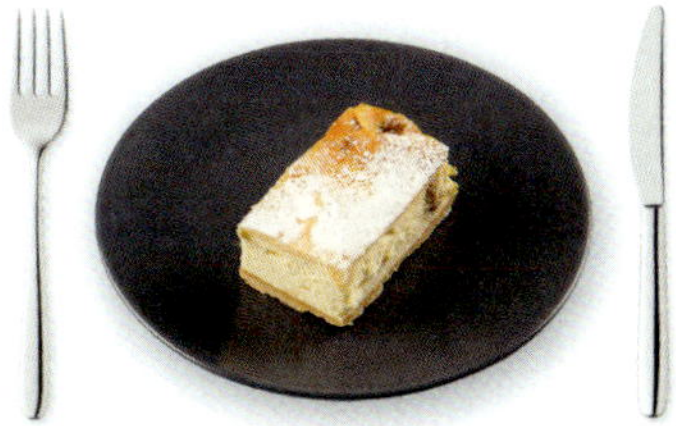

30g KH	105g		3 KHE	2½ BE
290 kcal	9g Ew	14g Fett	8g gFS	1g Ba

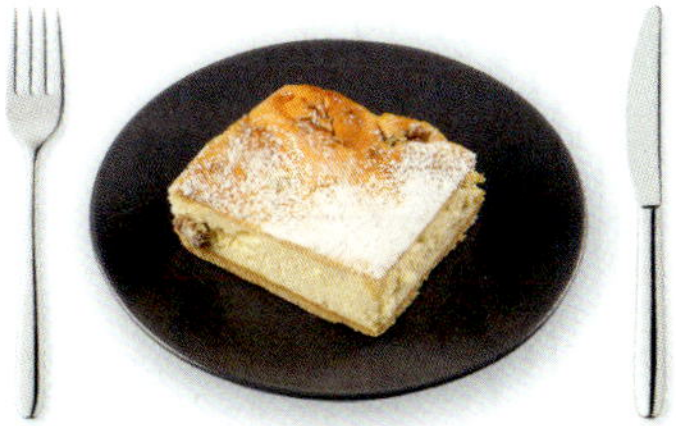

59g KH	210g		6 KHE	5 BE
575 kcal	18g Ew	29g Fett	17g gFS	1g Ba

Topfenstrudel

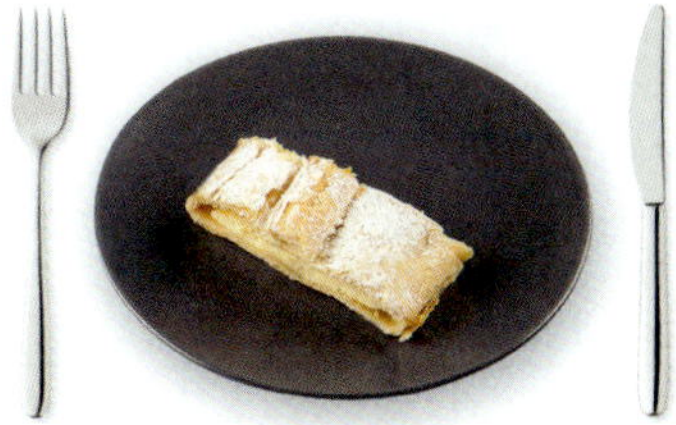

21g KH	70g		2 KHE	2 BE
155 kcal	6g Ew	5g Fett	2g gFS	1g Ba

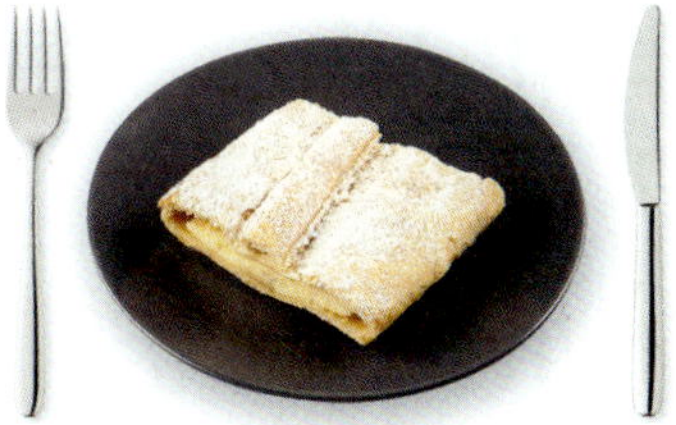

43g KH	140g		4½ KHE	3½ BE
310 kcal	12g Ew	10g Fett	5g gFS	1g Ba

Bauernkrapfen

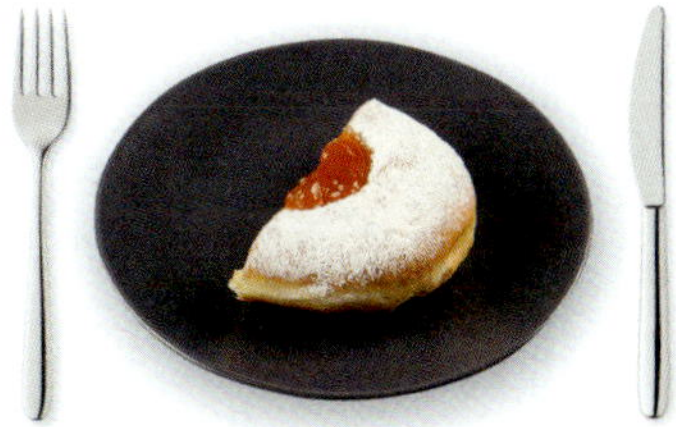

35g KH	85g		3½ KHE	3 BE
300 kcal	6g Ew	15g Fett	4g gFS	1g Ba

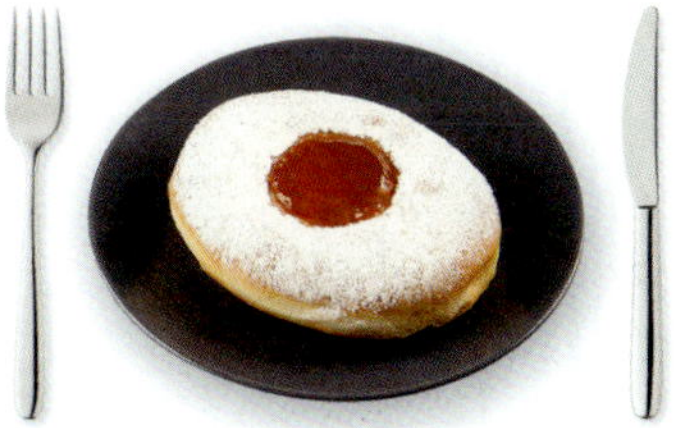

71g KH	170g		7 KHE	6 BE
595 kcal	12g Ew	30g Fett	8g gFS	2g Ba

20-cm-kleiner Teller

Croissant • Brioche

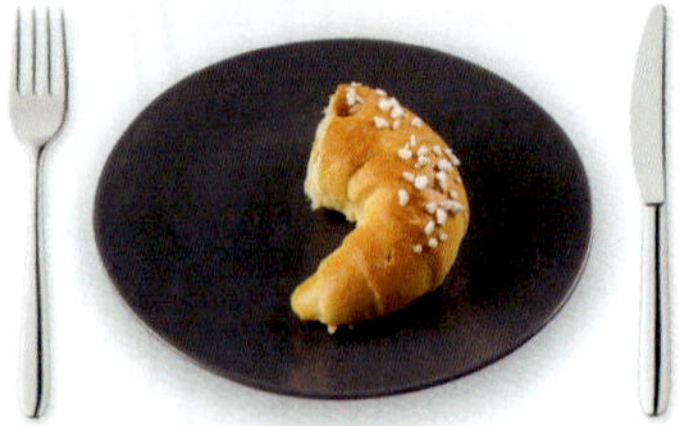

14g KH	30g	1½ KHE	1 BE
135 kcal	2g Ew	8g Fett	3g gFS	1g Ba

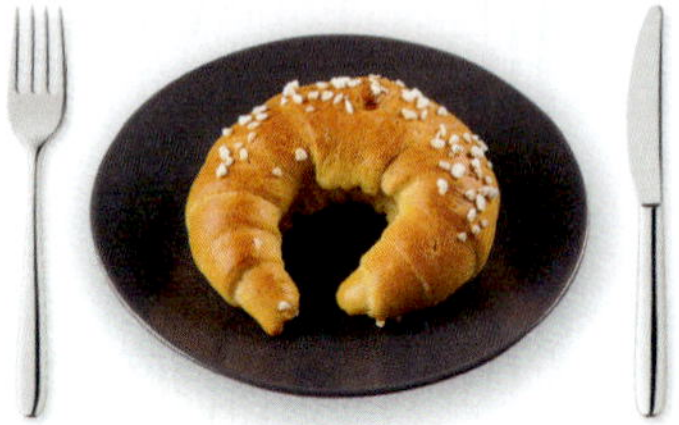

28g KH	60g	3 KHE	2½ BE
270 kcal	4g Ew	16g Fett	7g gFS	1g Ba

Hefezopf • Brioche

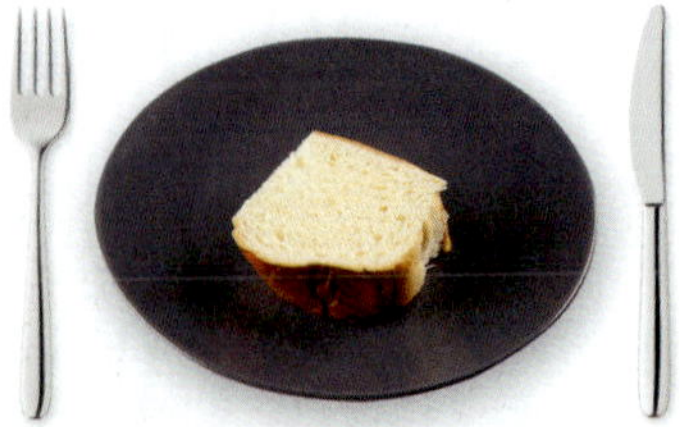

11g KH	30g	1 KHE	1 BE
80 kcal	2g Ew	3g Fett	2g gFS	0g Ba

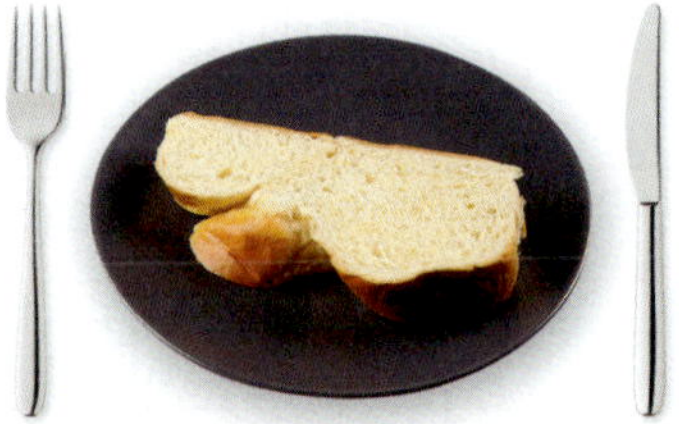

21g KH	60g	2 KHE	2 BE
160 kcal	5g Ew	6g Fett	4g gFS	1g Ba

Berliner • Krapfen mit Marmeladefüllung

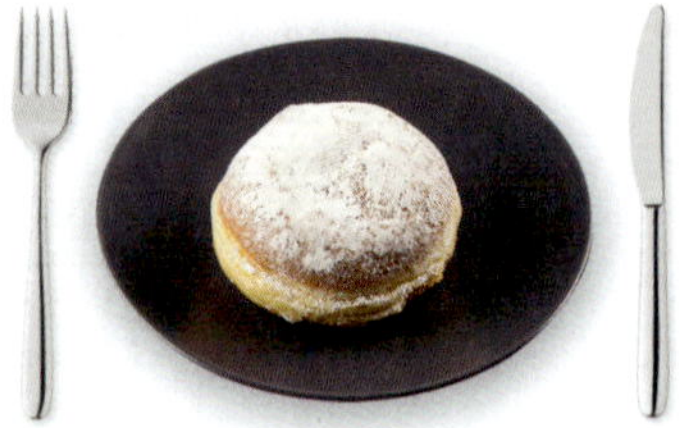

44g KH	95g	4½ KHE	3½ BE
290 kcal	6g Ew	10g Fett	5g gFS	1g Ba

Leipziger Lerchen

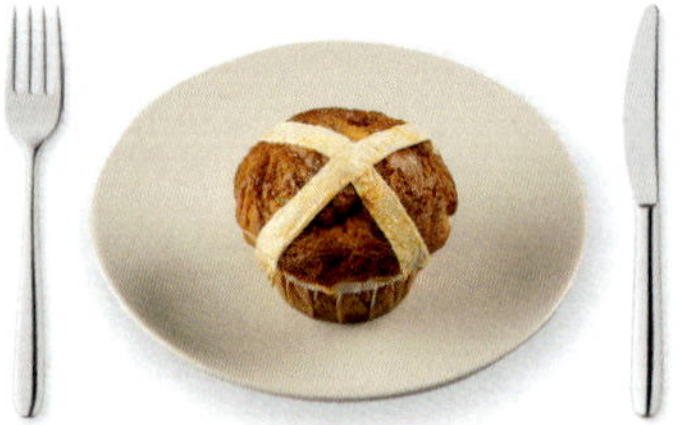

38g KH	85g	4 KHE	3 BE
330 kcal	5g Ew	17g Fett	7g gFS	2g Ba

20-cm-kleiner Teller

Donut gezuckert

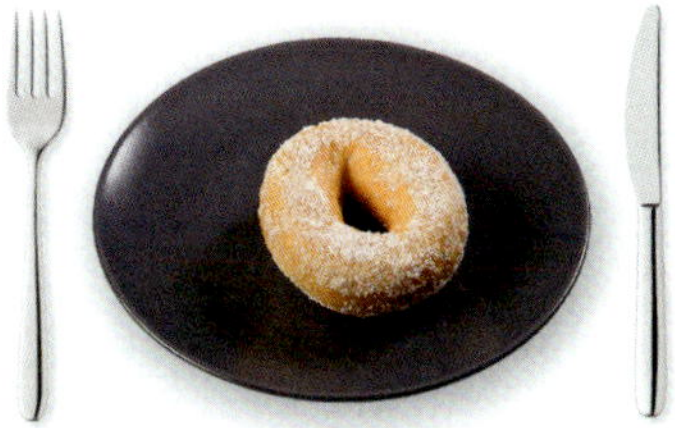

31g KH	65g		3 KHE	2½ BE
255 kcal	5g Ew	12g Fett	2g gFS	1g Ba

Donut mit Zuckerglasur

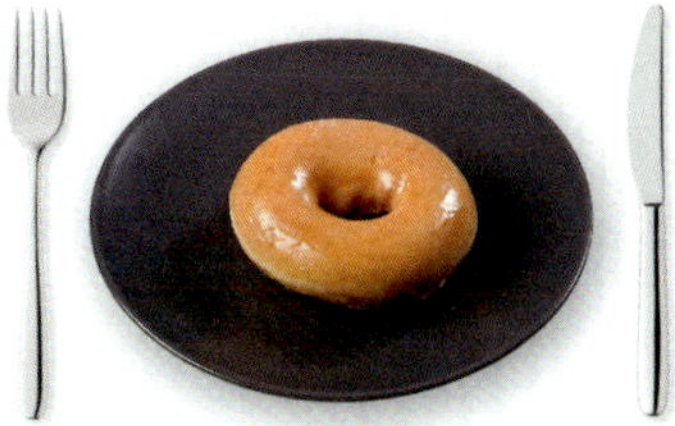

24g KH	50g		2½ KHE	2 BE
200 kcal	4g Ew	10g Fett	2g gFS	1g Ba

Donut Mini

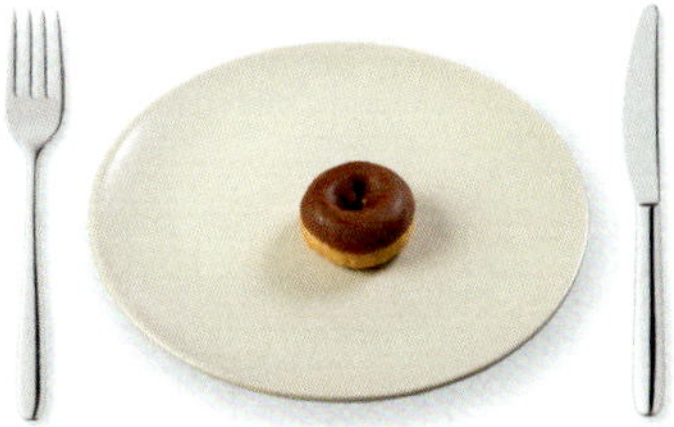

5g KH	11g		½ KHE	½ BE
45 kcal	1g Ew	2g Fett	0g gFS	0g Ba

Dresdner Stollen

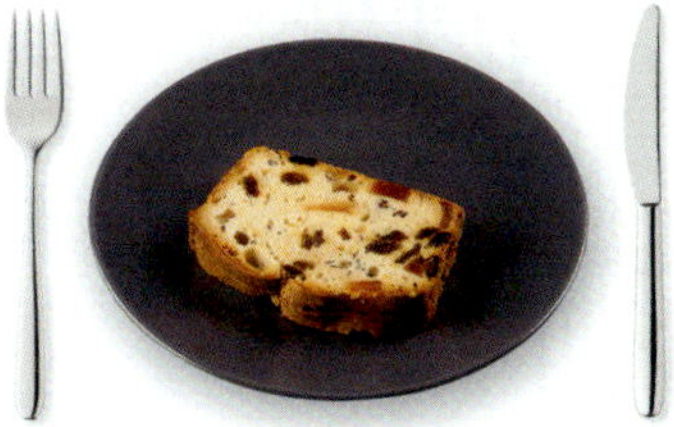

30g KH	60g		3 KHE	2½ BE
235 kcal	4g Ew	11g Fett	6g gFS	5g Ba

Nusshörnchen • Nussbeugerl

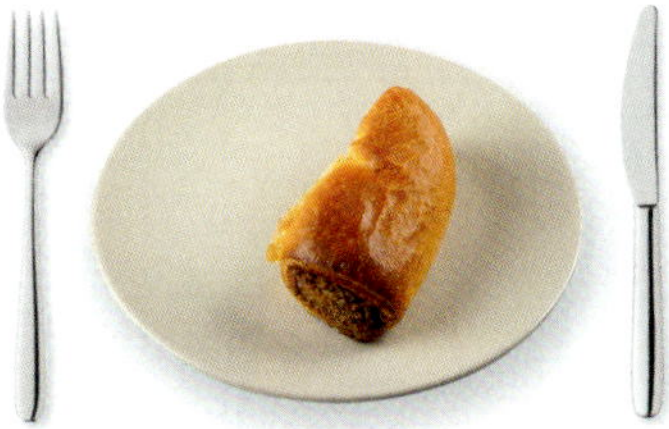

30g KH	75g		3 KHE	2½ BE
295 kcal	5g Ew	17g Fett	5g gFS	2g Ba

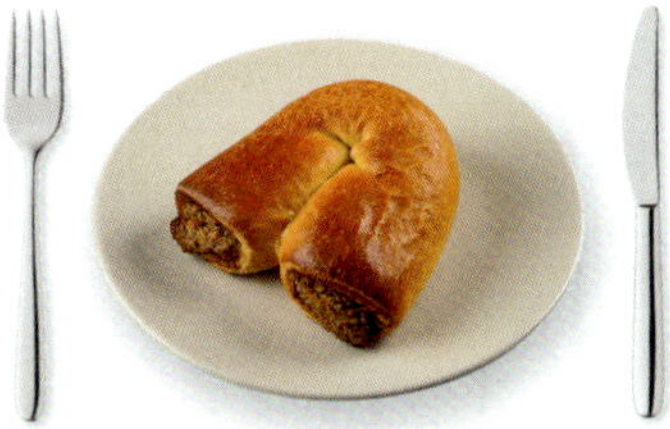

60g KH	150g		6 KHE	5 BE
585 kcal	11g Ew	34g Fett	10g gFS	3g Ba

20-cm-kleiner Teller

Teilchen • Plundergebäck

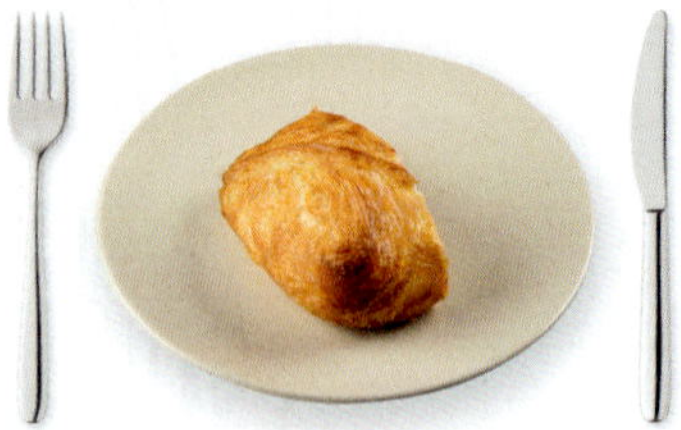

28g KH | 70g | 3 KHE | 2½ BE

215 kcal | 3g Ew | 10g Fett | 6g gFS | 1g Ba

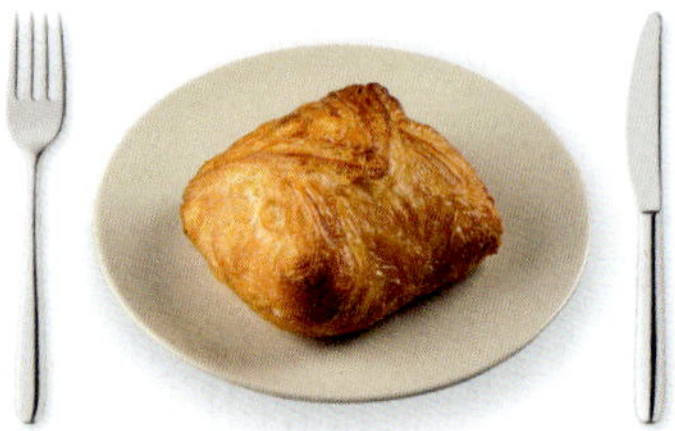

57g KH | 140g | 5½ KHE | 4½ BE

435 kcal | 7g Ew | 20g Fett | 13g gFS | 1g Ba

Schaumrolle

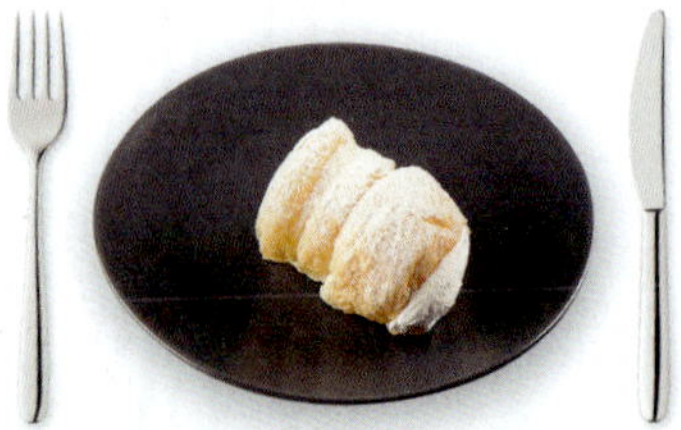

16g KH | 30g | 1½ KHE | 1½ BE

130 kcal | 2g Ew | 7g Fett | 2g gFS | 0g Ba

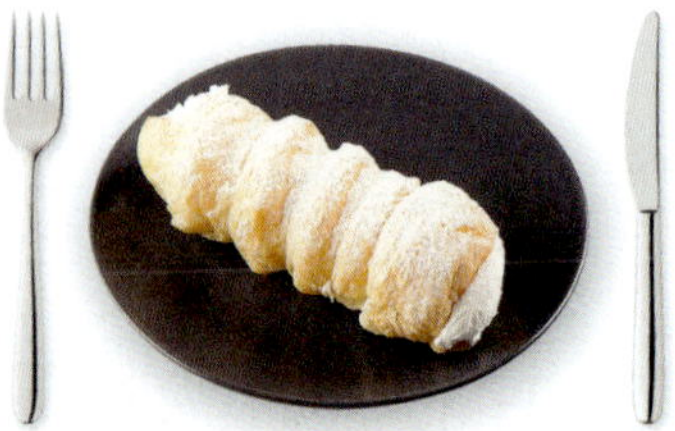

32g KH | 60g | 3 KHE | 2½ BE

265 kcal | 3g Ew | 13g Fett | 4g gFS | 1g Ba

Kokosbusserl

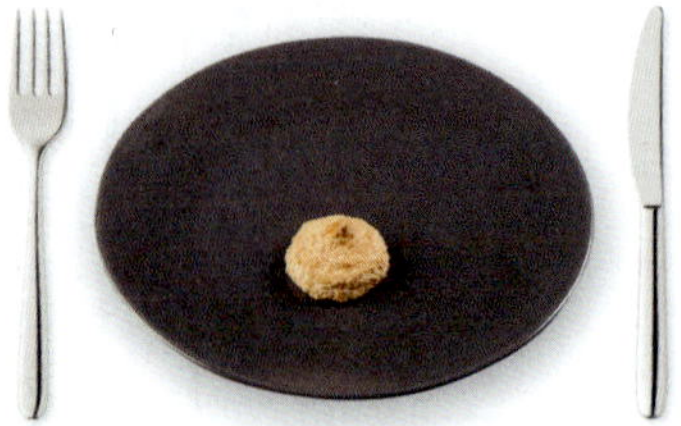

3g KH | 7g | ½ KHE | ½ BE

30 kcal | 0g Ew | 2g Fett | 2g gFS | 0g Ba

Kokosmakrone • Kokoskuppel

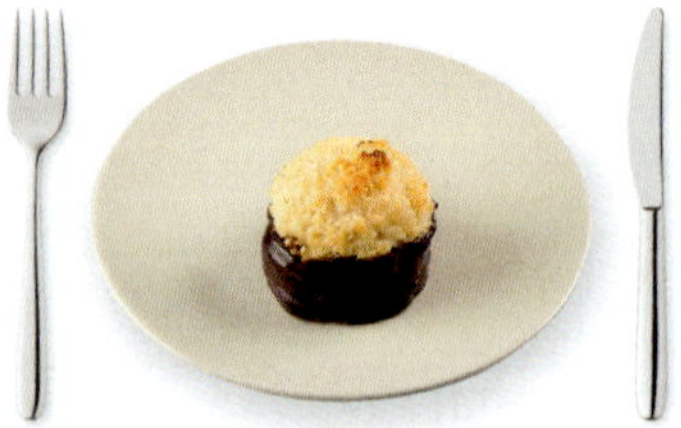

41g KH | 105g | 4 KHE | 3½ BE

470 kcal | 5g Ew | 31g Fett | 15g gFS | 4g Ba

Bitterschokolade

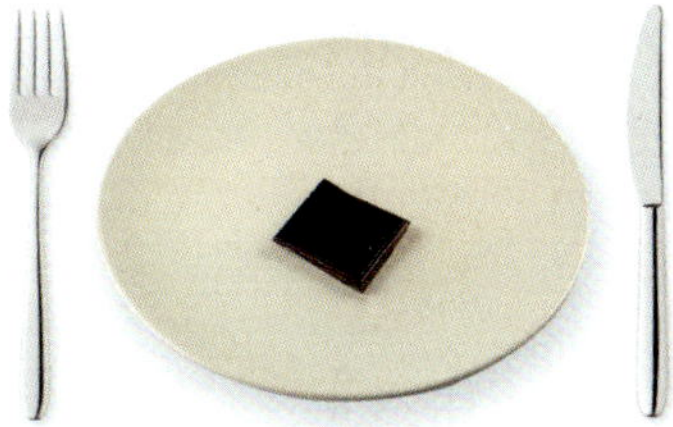

4g KH	10g		½ KHE	½ BE
55 kcal	1g Ew	4g Fett	2g gFS	1g Ba

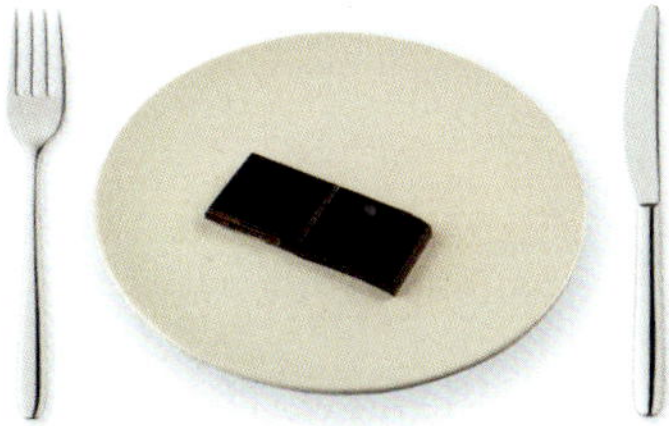

8g KH	20g		1 KHE	½ BE
110 kcal	1g Ew	8g Fett	5g gFS	2g Ba

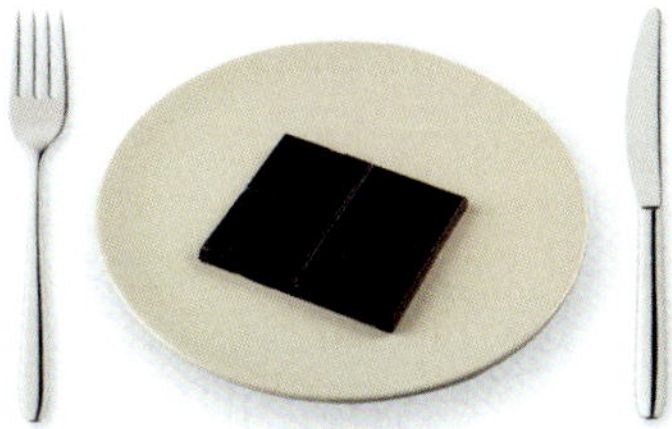

16g KH	40g		1½ KHE	1½ BE
225 kcal	3g Ew	16g Fett	10g gFS	4g Ba

Vollmilchschokolade

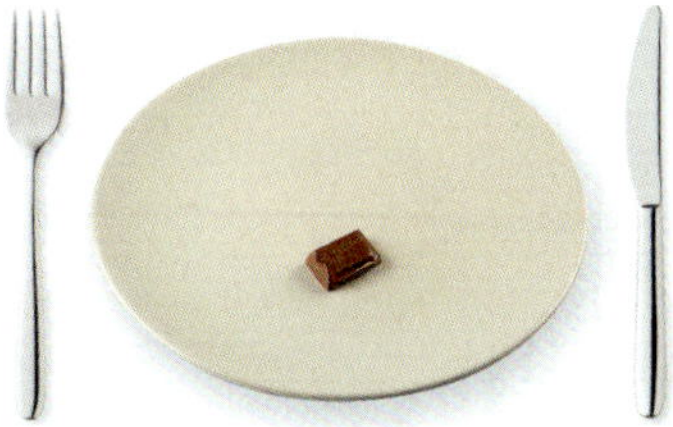

2g KH	4g		0 KHE	0 BE
20 kcal	0g Ew	1g Fett	1g gFS	0g Ba

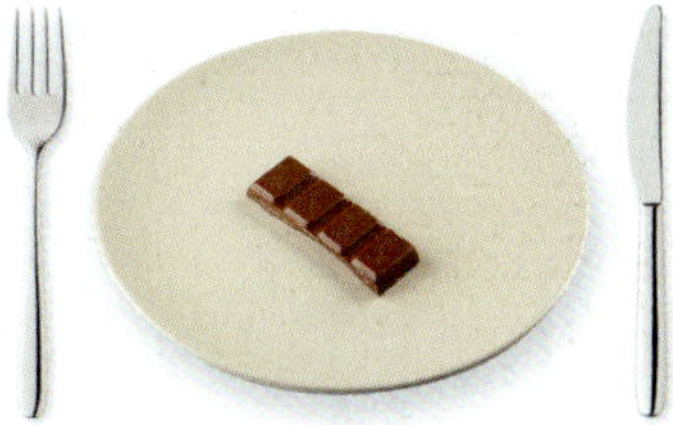

9g KH	18g		1 KHE	1 BE
95 kcal	1g Ew	6g Fett	4g gFS	1g Ba

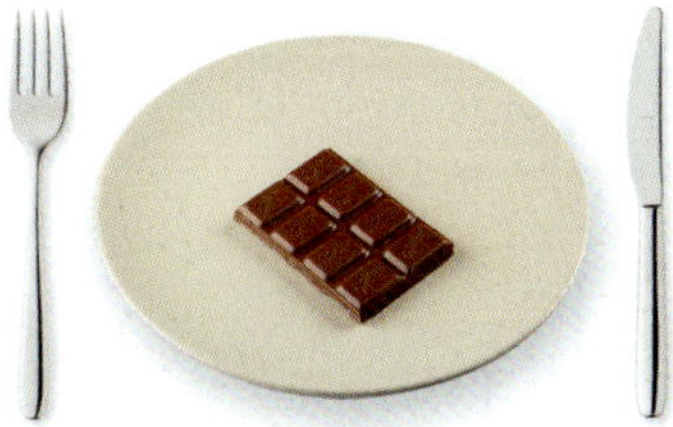

18g KH	35g		2 KHE	1½ BE
185 kcal	3g Ew	12g Fett	7g gFS	1g Ba

20-cm-kleiner Teller

Butterplätzchen • Butterkeks

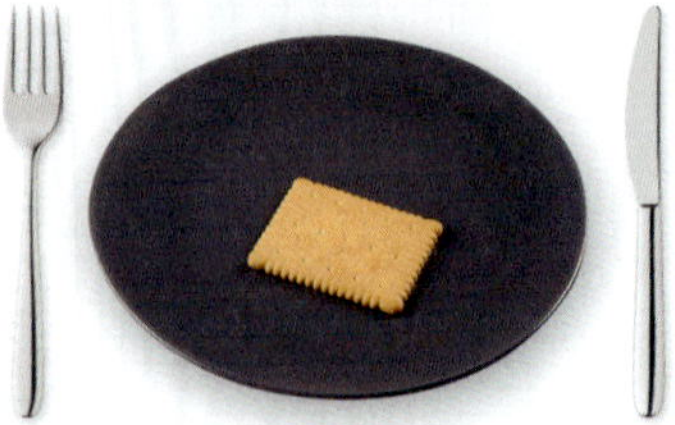

KH	Menge	KHE	BE
4g	5g	½	½

kcal	Ew	Fett	gFS	Ba
20	0g	1g	0g	0g

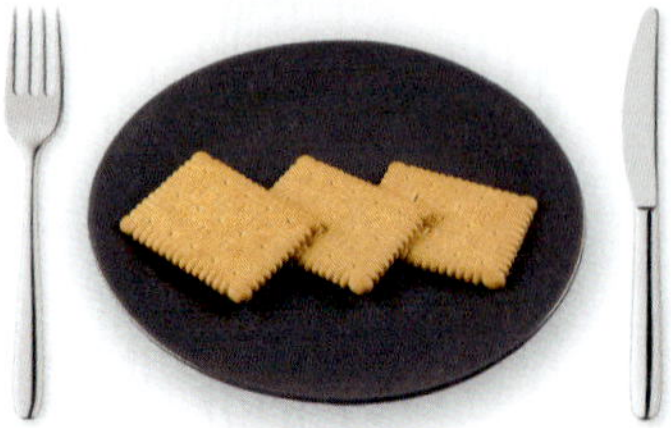

KH	Menge	KHE	BE
11g	15g	1	1

kcal	Ew	Fett	gFS	Ba
65	1g	2g	1g	0g

Butterplätzchen • Butterkeks (Vollkorn)

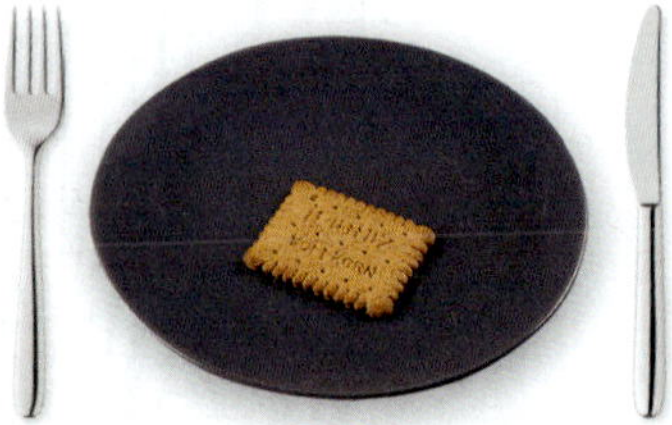

KH	Menge	KHE	BE
4g	6g	½	½

kcal	Ew	Fett	gFS	Ba
25	1g	1g	0g	0g

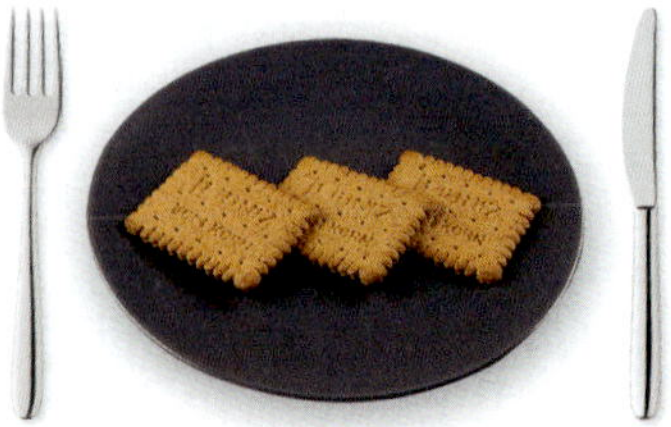

KH	Menge	KHE	BE
11g	18g	1	1

kcal	Ew	Fett	gFS	Ba
75	2g	3g	1g	1g

Cookie mit Schokolade

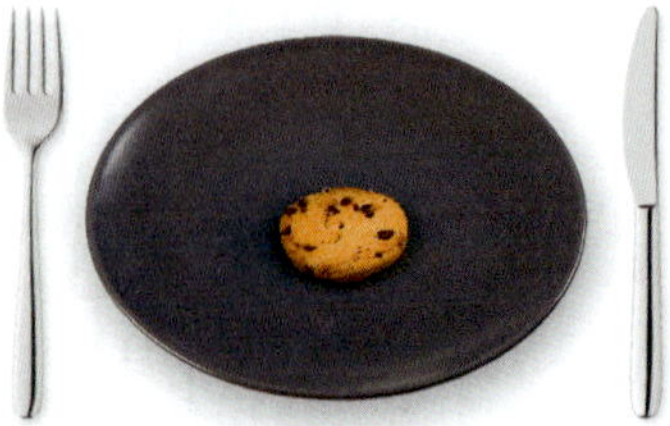

KH	Menge	KHE	BE
7g	10g	½	½

kcal	Ew	Fett	gFS	Ba
40	1g	1g	0g	0g

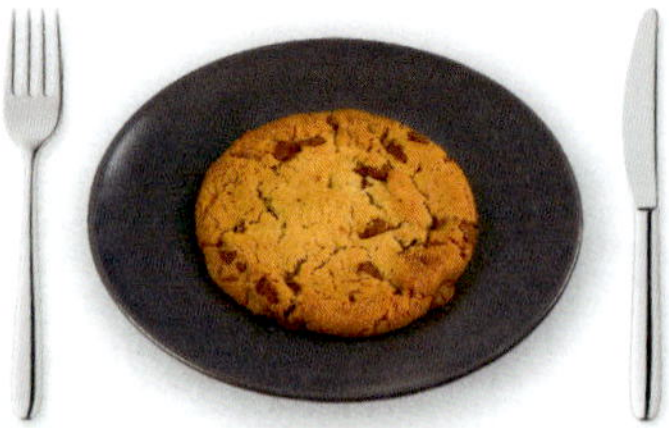

KH	Menge	KHE	BE
47g	70g	4½	4

kcal	Ew	Fett	gFS	Ba
295	9g	7g	3g	3g

20-cm-kleiner Teller

Linzer Auge

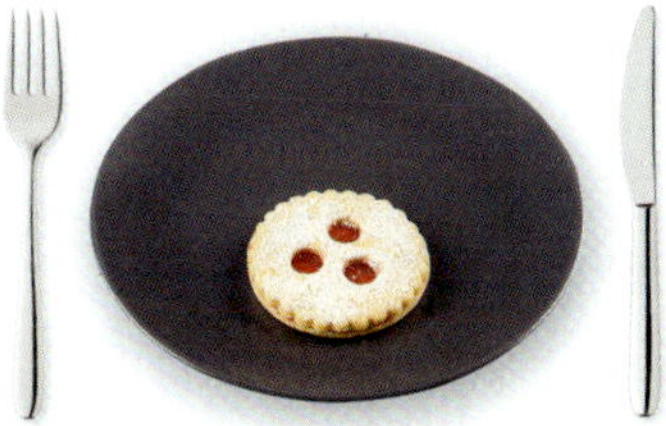

KH	Menge	KHE	BE	kcal	Ew	Fett	gFS	Ba
17g	30g	1½	1½	125	1g	5g	2g	0g

Linzer Kipferl

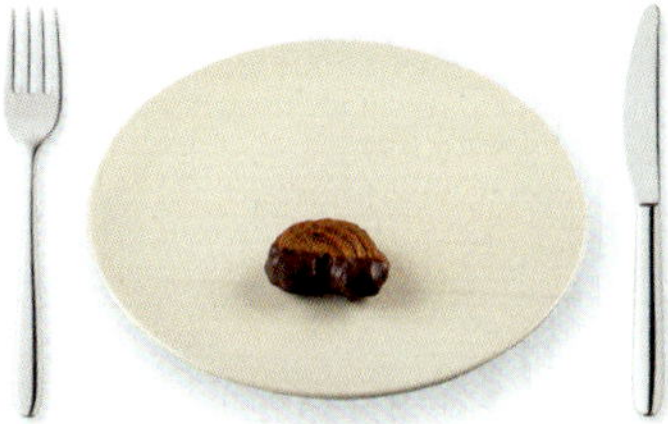

KH	Menge	KHE	BE	kcal	Ew	Fett	gFS	Ba
7g	12g	½	½	60	1g	3g	2g	0g

Linzer Stangerl

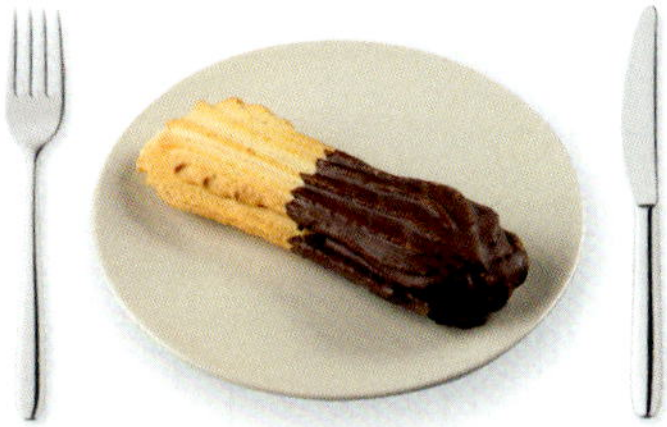

KH	Menge	KHE	BE	kcal	Ew	Fett	gFS	Ba
56g	100g	5½	4½	485	5g	27g	14g	2g

Soft Cake

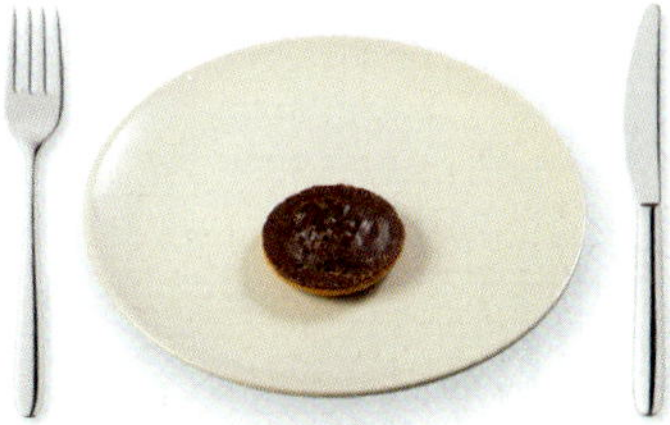

KH	Menge	KHE	BE	kcal	Ew	Fett	gFS	Ba
9g	13g	1	½	50	0g	1g	1g	0g

Vanillekipferl

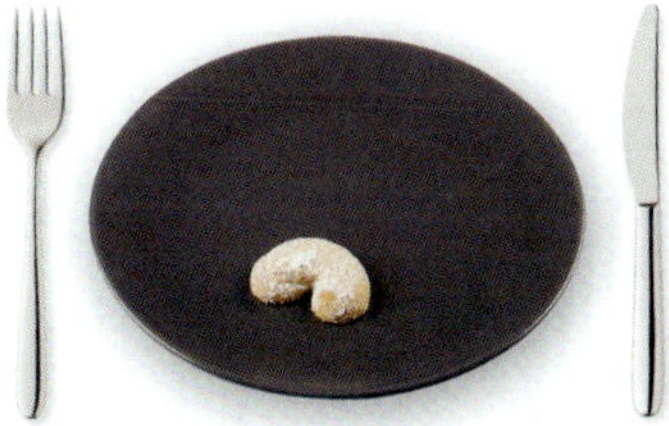

KH	Menge	KHE	BE	kcal	Ew	Fett	gFS	Ba
3g	7g	½	½	35	1g	2g	1g	0g

Punschwürfel • Punschkrapfen

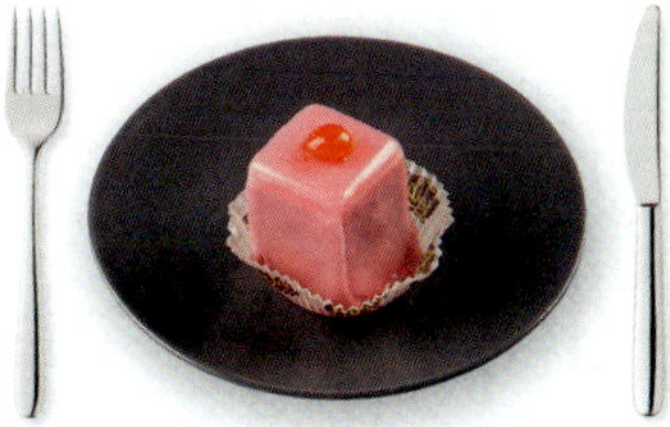

KH	Menge	KHE	BE	kcal	Ew	Fett	gFS	Ba
88g	150g	9	7½	495	6g	12g	5g	1g

20-cm-kleiner Teller, 22-cm-große Schale

Löffelbiskuit • Biskotten (dick)

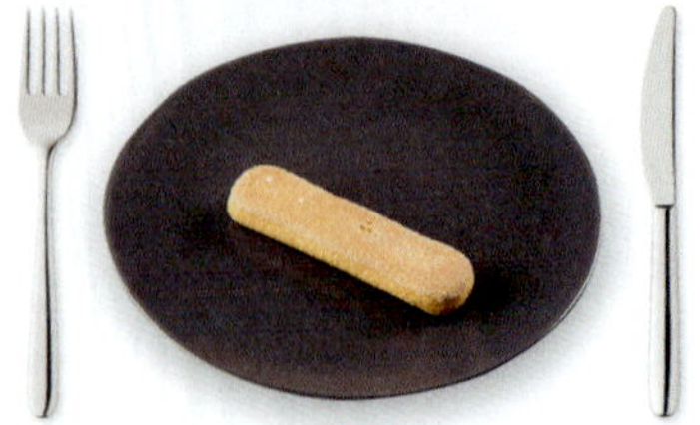

KH	Menge	KHE	BE	kcal	Ew	Fett	gFS	Ba
6g	8g	½	½	35	1g	1g	0g	0g

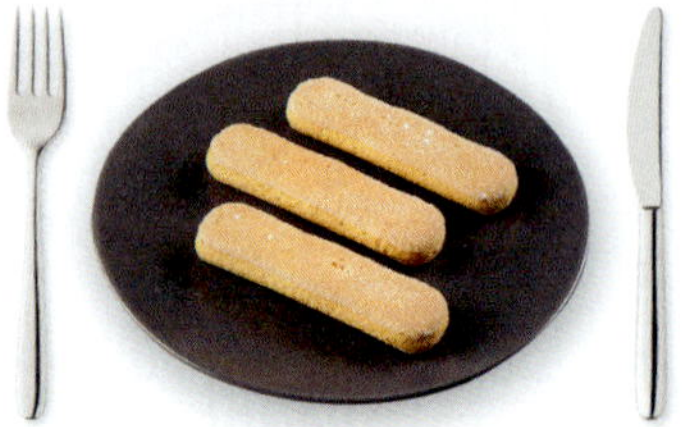

KH	Menge	KHE	BE	kcal	Ew	Fett	gFS	Ba
18g	24g	2	1½	100	3g	2g	0g	0g

Löffelbiskuit • Biskotten (dünn)

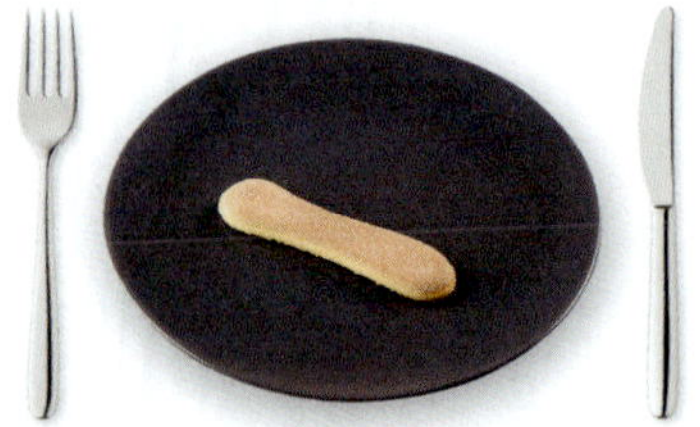

KH	Menge	KHE	BE	kcal	Ew	Fett	gFS	Ba
4g	5g	½	½	20	1g	0g	0g	0g

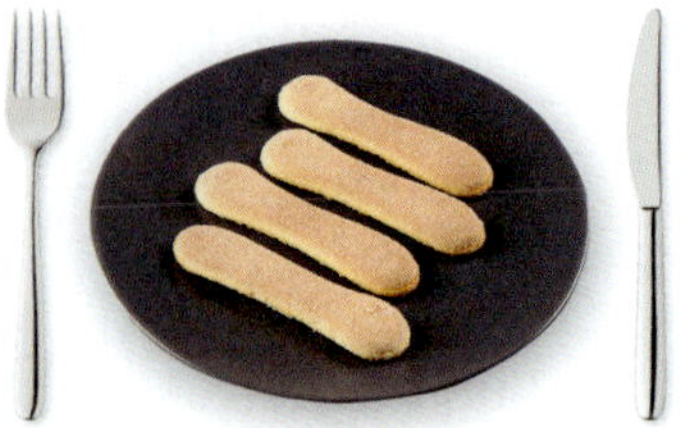

KH	Menge	KHE	BE	kcal	Ew	Fett	gFS	Ba
15g	20g	1½	1	80	2g	1g	0g	0g

Windbeutel • Profiteroles

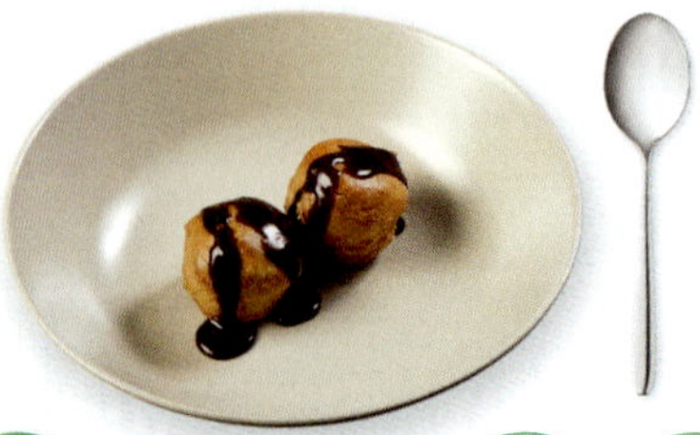

KH	Menge	KHE	BE	kcal	Ew	Fett	gFS	Ba
7g	40g	½	½	120	2g	9g	6g	0g

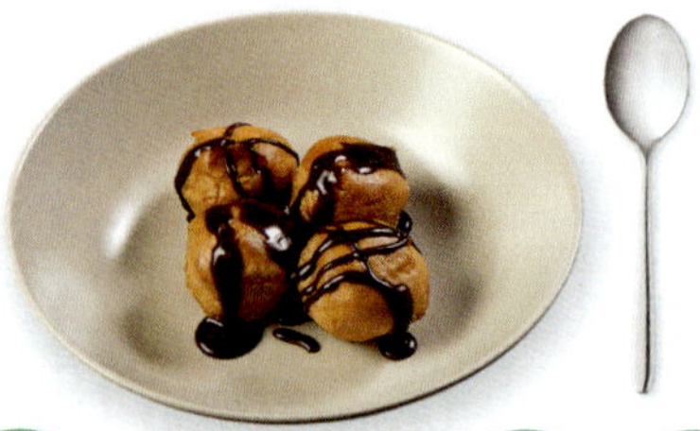

KH	Menge	KHE	BE	kcal	Ew	Fett	gFS	Ba
14g	80g	1½	1	240	4g	19g	11g	0g

20-cm-kleiner Teller, 22-cm-große Schale

Tiramisu

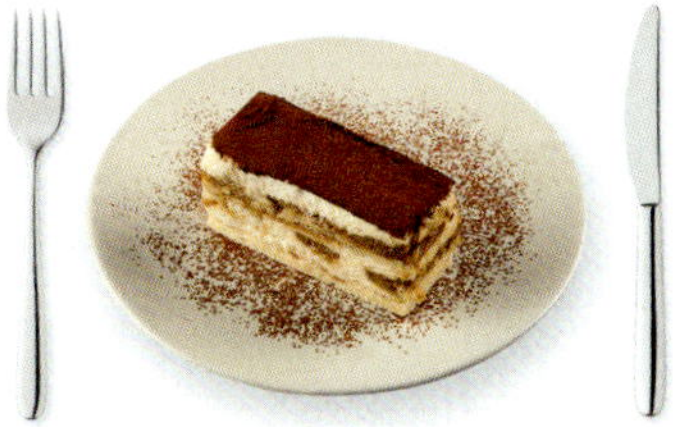

39g KH	100g	4 KHE	3 BE	
310 kcal	8g Ew	13g Fett	7g gFS	0g Ba

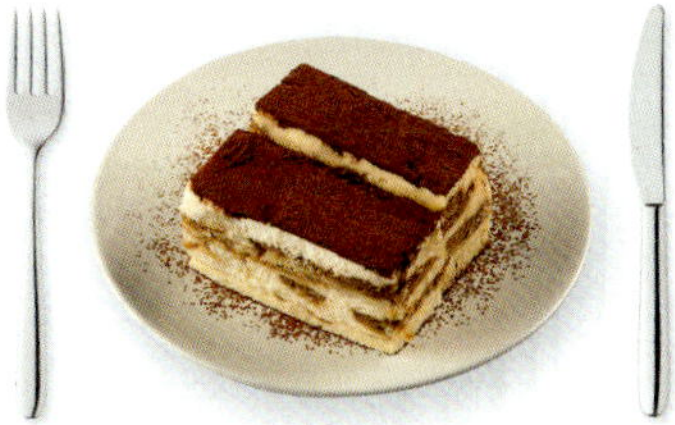

78g KH	200g	8 KHE	6½ BE	
625 kcal	16g Ew	26g Fett	13g gFS	1g Ba

Mohr im Hemd • Schokoladenauflauf

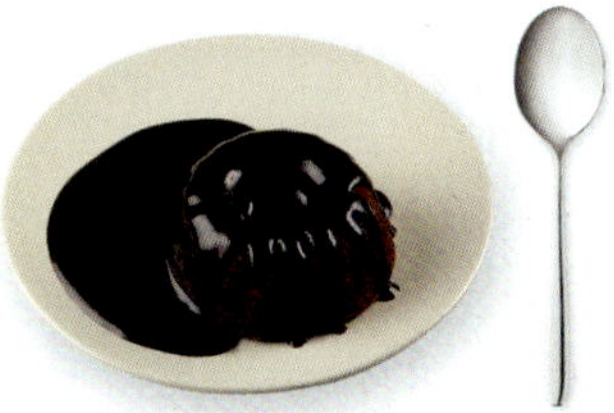

67g KH	160g	6½ KHE	5½ BE	
525 kcal	12g Ew	23g Fett	10g gFS	2g Ba

Mousse au Chocolat

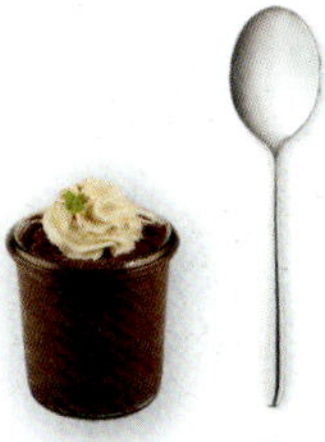

29g KH	135g	3 KHE	2½ BE	
235 kcal	6g Ew	10g Fett	7g gFS	2g Ba

Panna Cotta

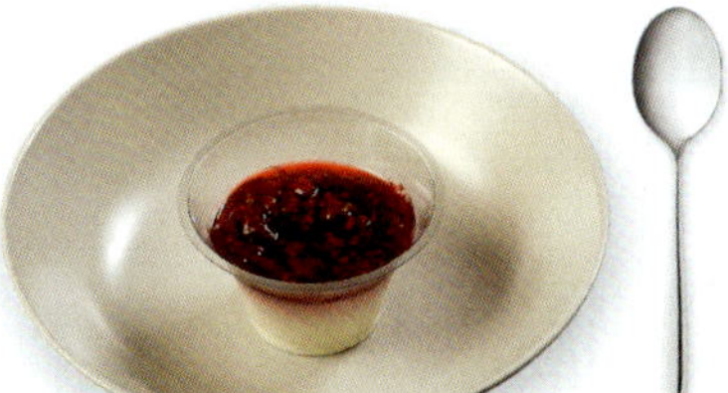

42g KH	145g	4 KHE	3½ BE	
365 kcal	4g Ew	19g Fett	9g gFS	1g Ba

Bayrische Creme

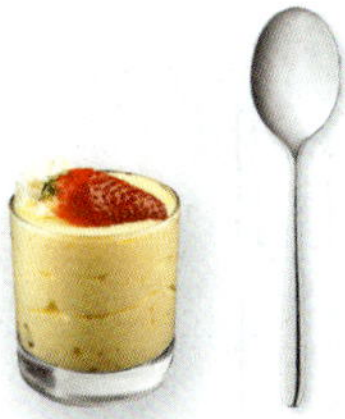

21g KH	140g	2 KHE	2 BE	
345 kcal	6g Ew	27g Fett	14g gFS	1g Ba

20-cm-kleiner Teller

Götterspeise • Wackelpudding

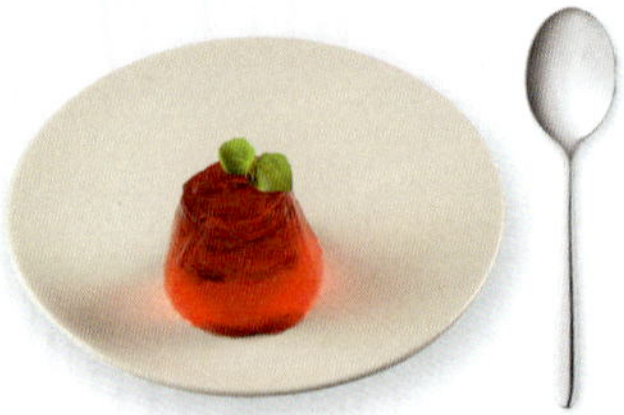

20g KH	125g		2 KHE	1½ BE
90 kcal	2g Ew	0g Fett	0g gFS	0g Ba

Grießflammeri

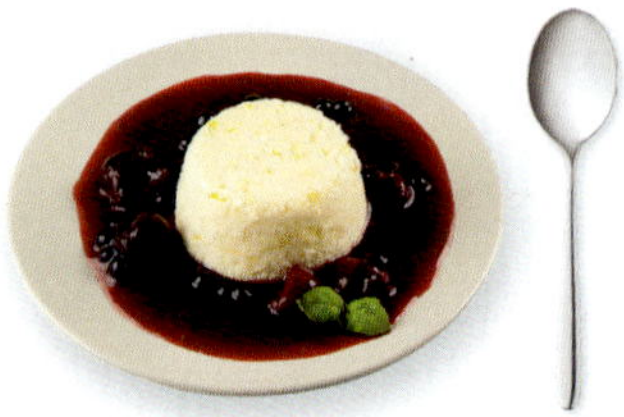

41g KH	230g		4 KHE	3½ BE
280 kcal	9g Ew	9g Fett	5g gFS	2g Ba

Gugelhupf

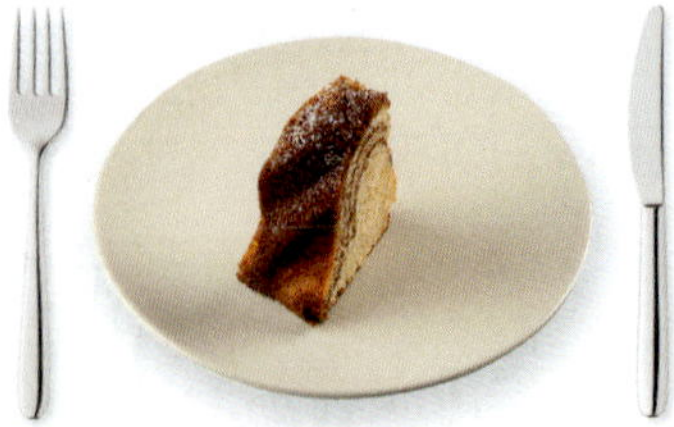

18g KH	40g		2 KHE	1½ BE
150 kcal	3g Ew	7g Fett	4g gFS	1g Ba

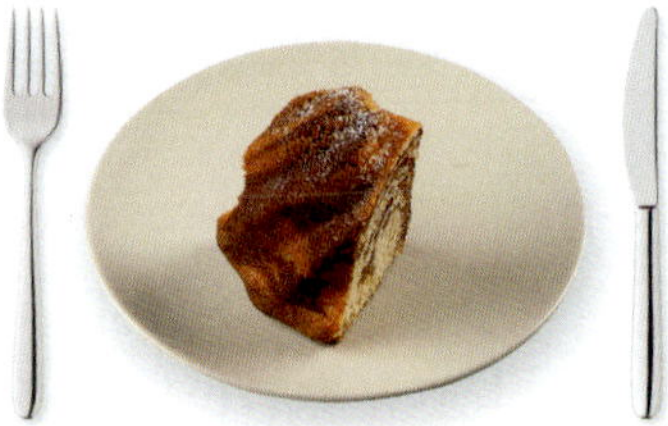

37g KH	80g		3½ KHE	3 BE
300 kcal	6g Ew	14g Fett	8g gFS	2g Ba

Kardinalschnitte

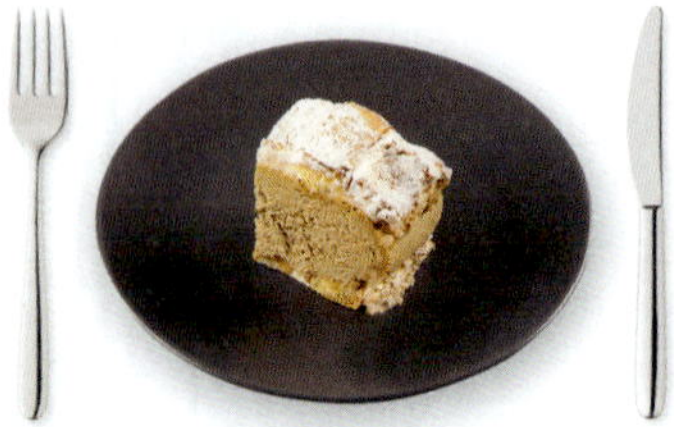

30g KH	80g		3 KHE	2½ BE
235 kcal	5g Ew	10g Fett	4g gFS	0g Ba

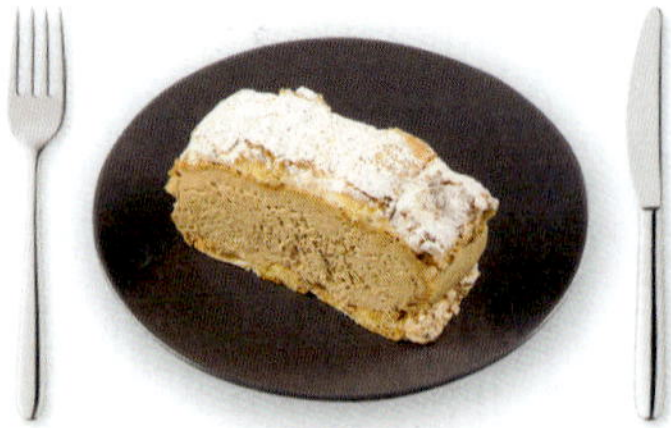

60g KH	160g		6 KHE	5 BE
470 kcal	10g Ew	21g Fett	7g gFS	0g Ba

Rehrücken

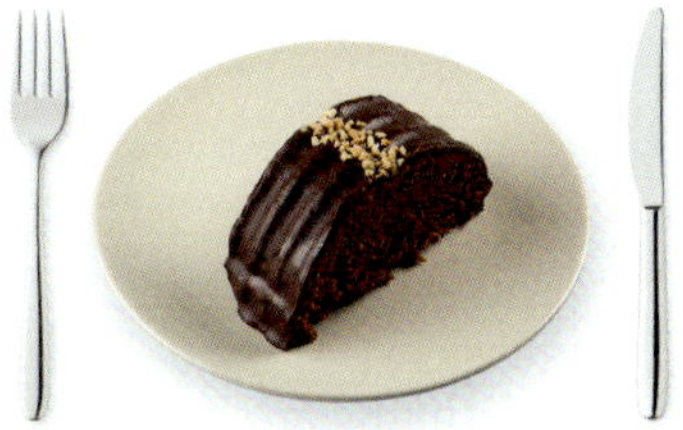

40g KH	100g		4 KHE	3½ BE
410 kcal	8g Ew	24g Fett	11g gFS	3g Ba

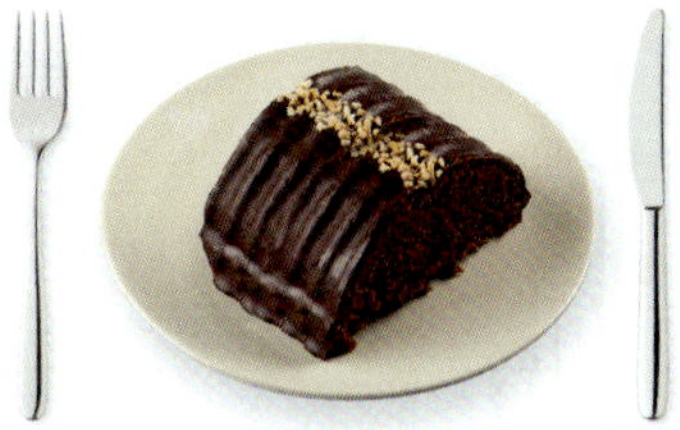

80g KH	200g		8 KHE	6½ BE
815 kcal	17g Ew	48g Fett	22g gFS	5g Ba

Marmorkuchen

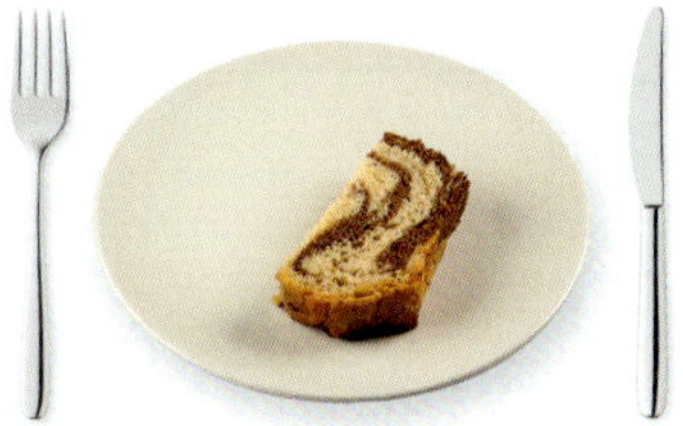

17g KH	40g		1½ KHE	1½ BE
140 kcal	3g Ew	7g Fett	4g gFS	1g Ba

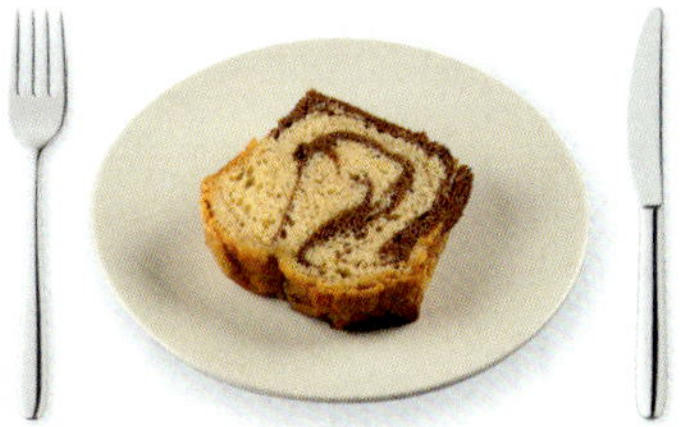

34g KH	80g		3½ KHE	3 BE
285 kcal	6g Ew	14g Fett	8g gFS	2g Ba

Mohnrolle • Mohnstrudel

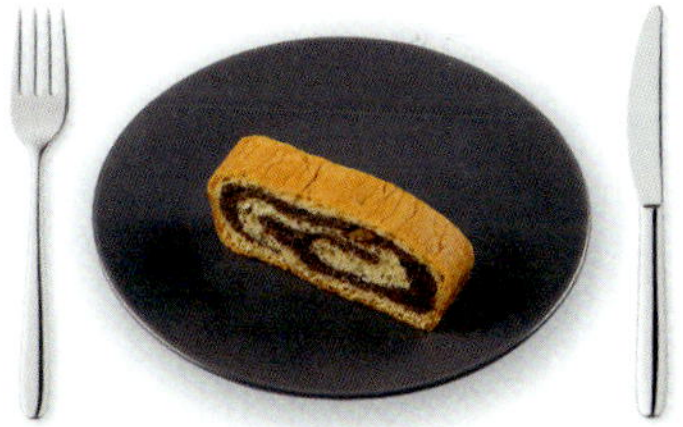

24g KH	55g		2½ KHE	2 BE
185 kcal	4g Ew	8g Fett	2g gFS	2g Ba

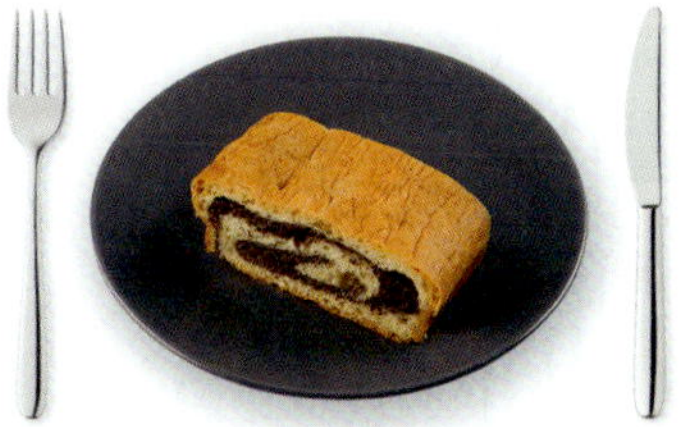

48g KH	110g		5 KHE	4 BE
370 kcal	9g Ew	15g Fett	4g gFS	4g Ba

20-cm-kleiner Teller

Nussrolle • Nussstrudel

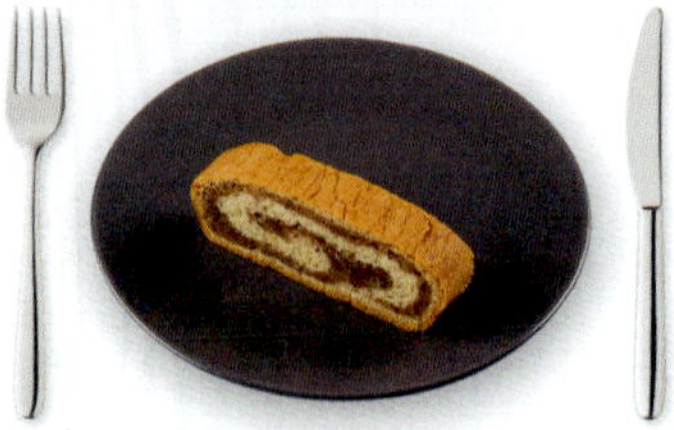

55g

25g KH	2½ KHE	2 BE		
180 kcal	4g Ew	7g Fett	2g gFS	2g Ba

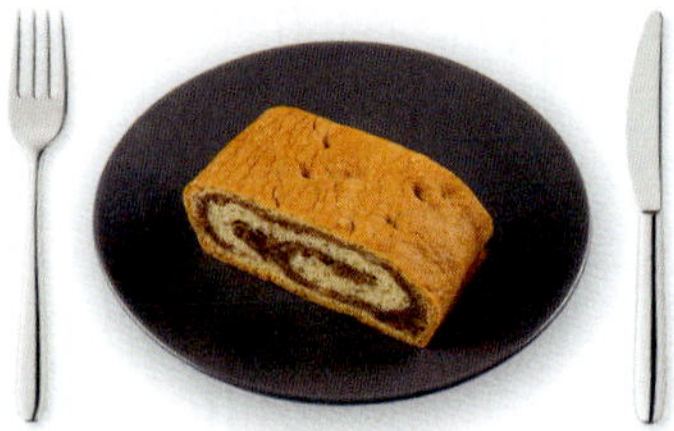

110g

50g KH	5 KHE	4 BE		
360 kcal	8g Ew	14g Fett	4g gFS	5g Ba

Gummibärchen

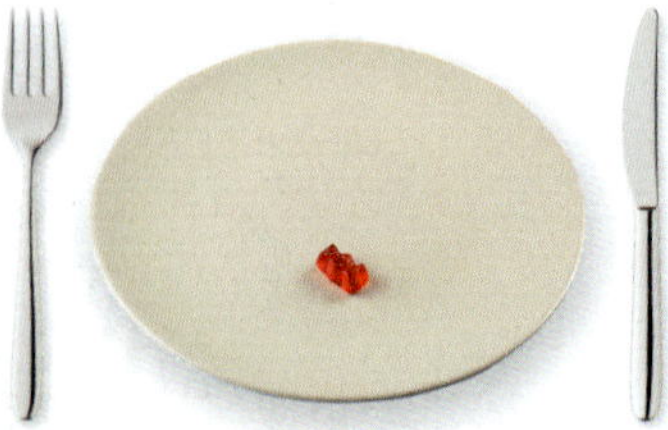

2g

2g KH	0 KHE	0 BE		
5 kcal	0g Ew	0g Fett	0g gFS	0g Ba

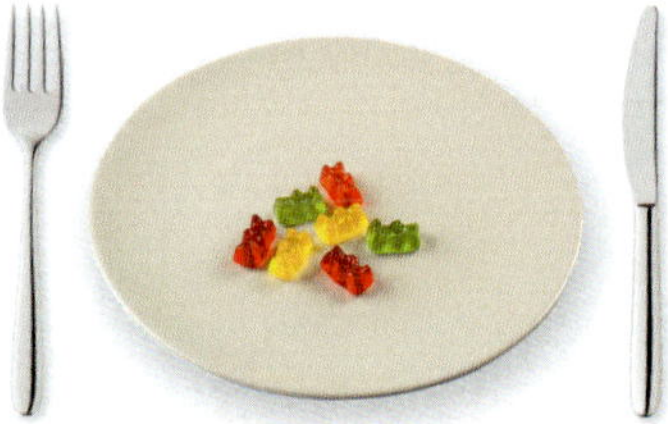

15g

12g KH	1 KHE	1 BE		
50 kcal	1g Ew	0g Fett	0g gFS	0g Ba

Cola-Fläschchen

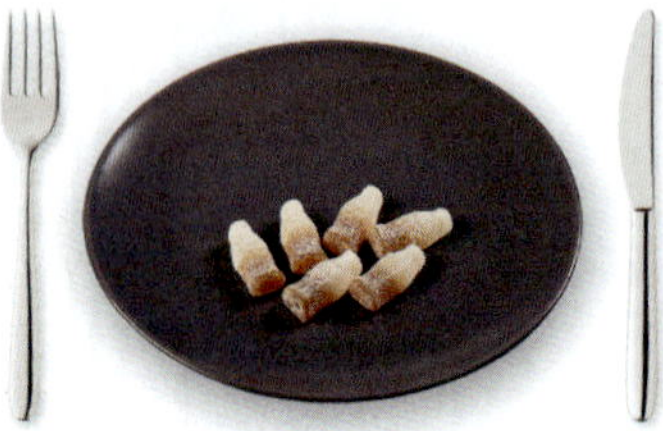

30g

24g KH	2½ KHE	2 BE		
105 kcal	2g Ew	0g Fett	0g gFS	0g Ba

Snickers

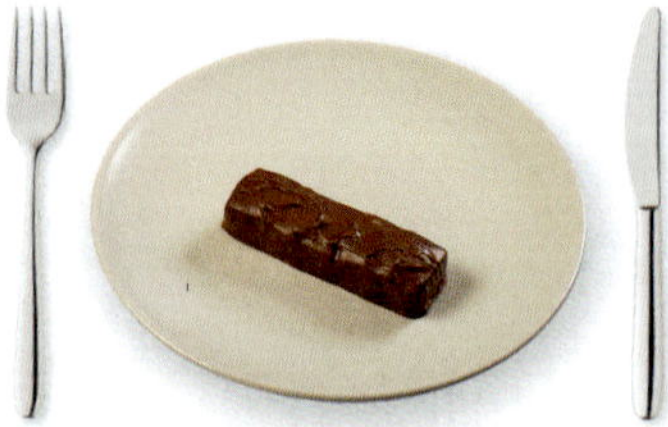

50g

30g KH	3 KHE	2½ BE		
240 kcal	4g Ew	11g Fett	4g gFS	1g Ba

M&M's mit Nüssen

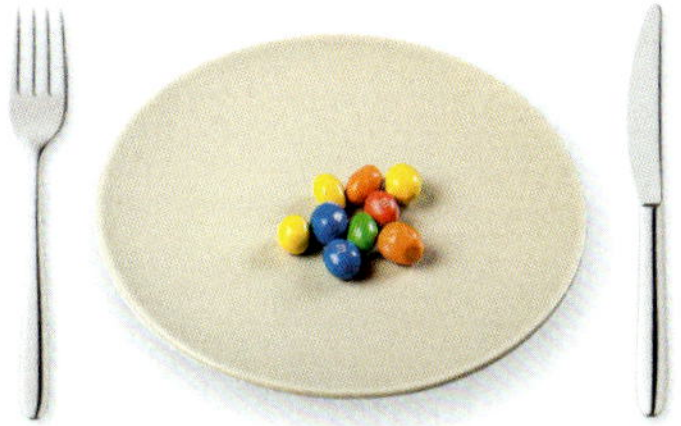

KH	Menge	KHE	BE
13g	22g	1½	1

kcal	Ew	Fett	gFS	Ba
110	2g	6g	2g	1g

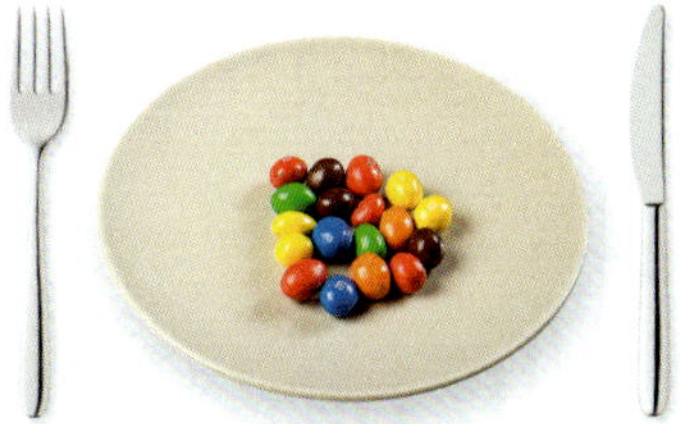

KH	Menge	KHE	BE
27g	45g	2½	2

kcal	Ew	Fett	gFS	Ba
230	4g	11g	5g	1g

M&M's

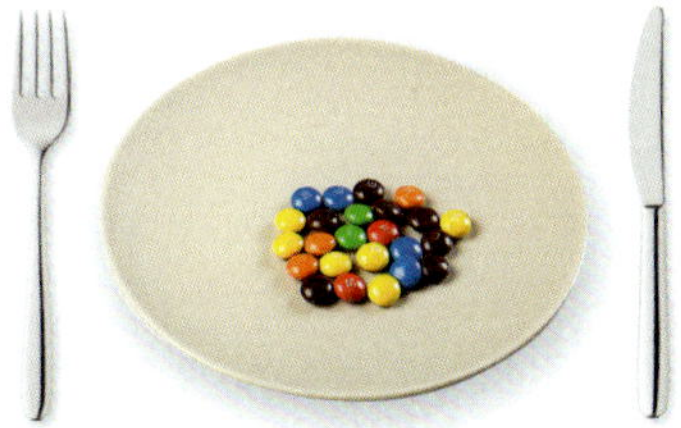

KH	Menge	KHE	BE
15g	22g	1½	1½

kcal	Ew	Fett	gFS	Ba
105	1g	5g	1g	1g

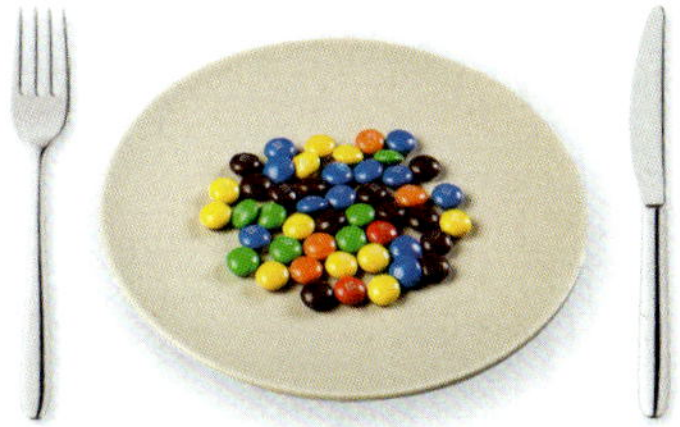

KH	Menge	KHE	BE
31g	45g	3	2½

kcal	Ew	Fett	gFS	Ba
215	2g	9g	1g	2g

Rumkugeln

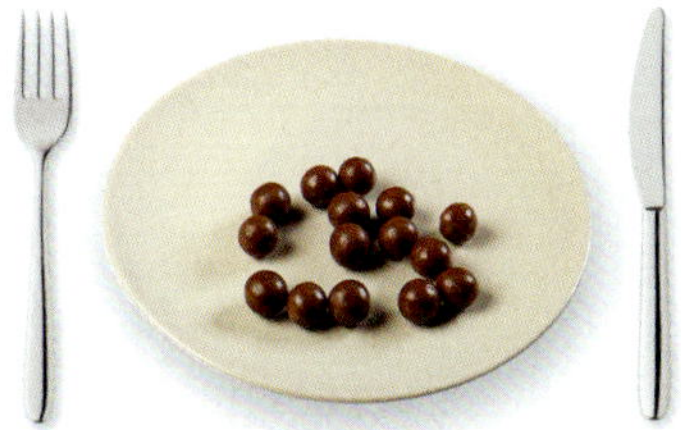

KH	Menge	KHE	BE
21g	30g	2	1½

kcal	Ew	Fett	gFS	Ba
120	1g	3g	2g	1g

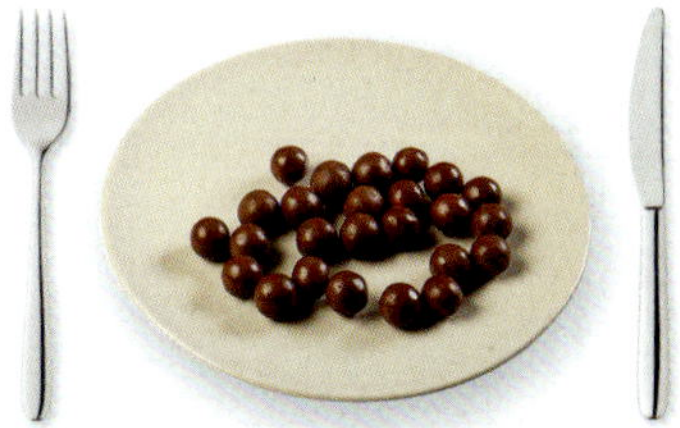

KH	Menge	KHE	BE
35g	50g	3½	3

kcal	Ew	Fett	gFS	Ba
200	1g	5g	3g	1g

14-cm-kleine Schüssel

Milchreis

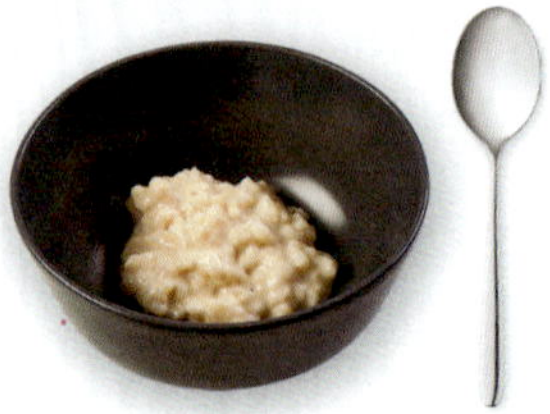

KH	Menge	KHE	BE
11g	70g	1	1

kcal	Ew	Fett	gFS	Ba
65	2g	2g	1g	0g

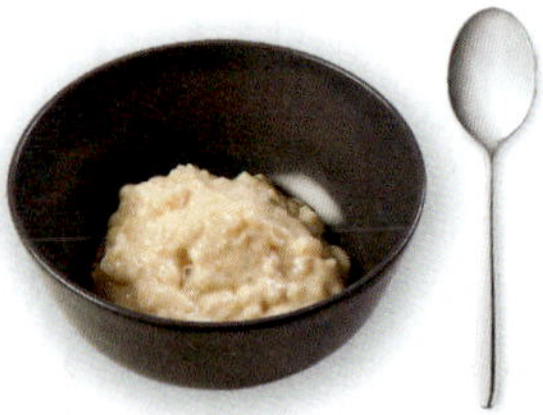

KH	Menge	KHE	BE
21g	140g	2	2

kcal	Ew	Fett	gFS	Ba
130	4g	3g	2g	0g

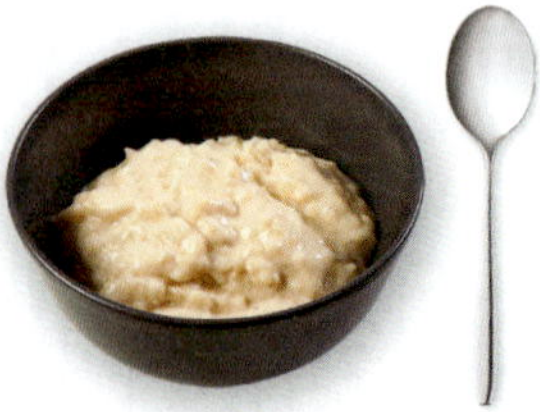

KH	Menge	KHE	BE
43g	280g	4½	3½

kcal	Ew	Fett	gFS	Ba
265	9g	6g	4g	1g

Rote Grütze

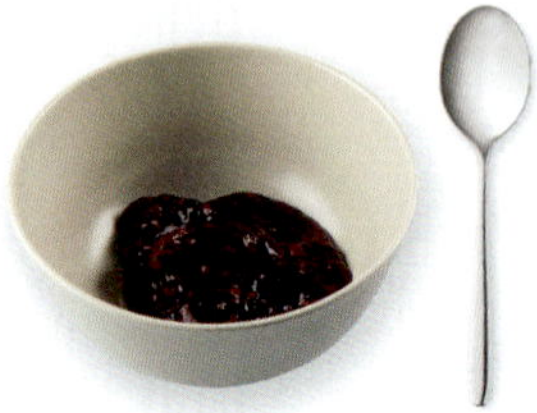

KH	Menge	KHE	BE
20g	75g	2	1½

kcal	Ew	Fett	gFS	Ba
85	0g	0g	0g	1g

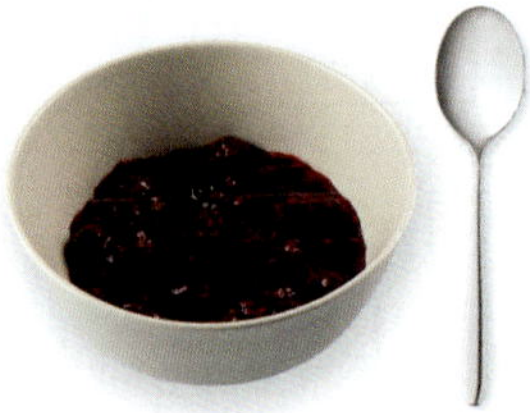

KH	Menge	KHE	BE
40g	150g	4	3½

kcal	Ew	Fett	gFS	Ba
170	1g	0g	0g	1g

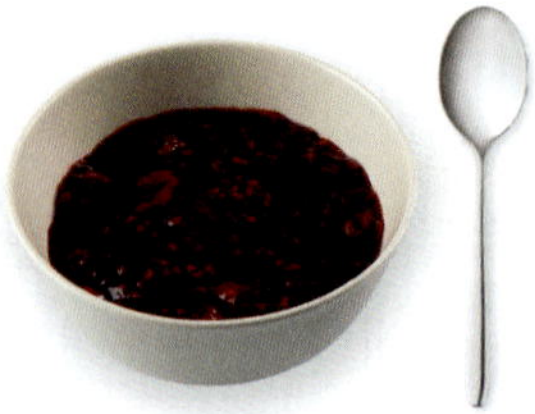

KH	Menge	KHE	BE
79g	300g	8	6½

kcal	Ew	Fett	gFS	Ba
340	2g	0g	0g	2g

14-cm-kleine Schüssel

Schokoladenpudding

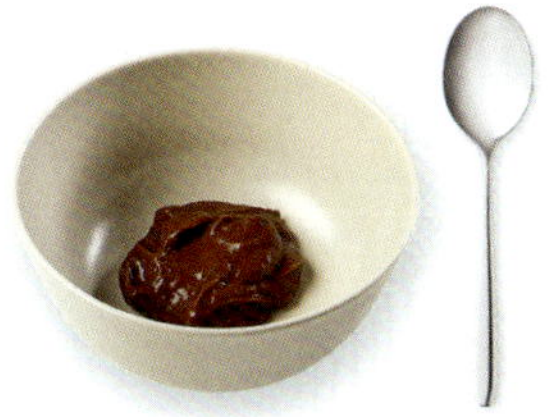

10g KH
60g
1 KHE
1 BE
85 kcal
2g Ew
4g Fett
2g gFS
0g Ba

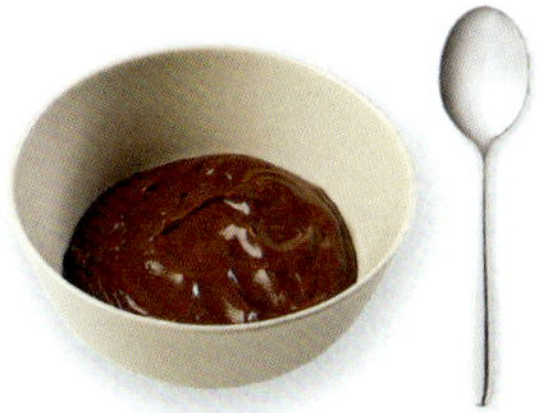

29g KH
170g
3 KHE
2½ BE
245 kcal
6g Ew
11g Fett
7g gFS
1g Ba

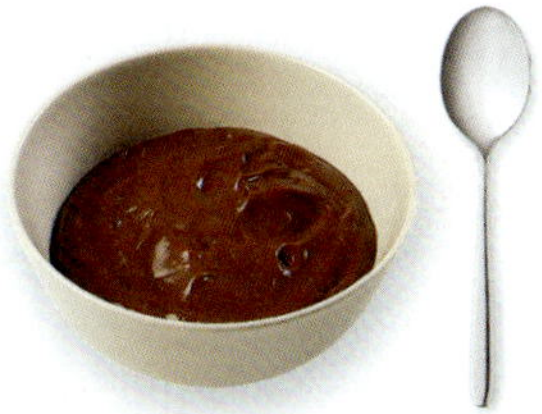

49g KH
280g
5 KHE
4 BE
400 kcal
9g Ew
19g Fett
11g gFS
2g Ba

Vanillepudding mit Vollmilch

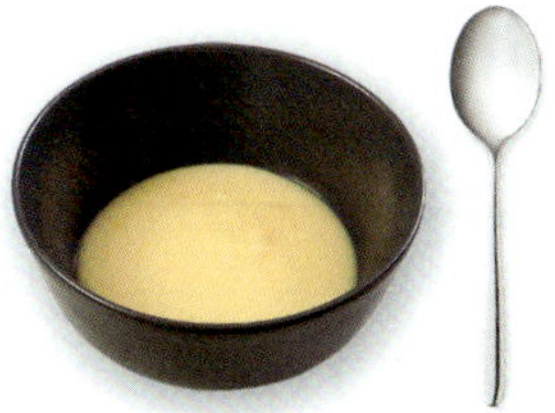

11g KH
60g
1 KHE
1 BE
70 kcal
2g Ew
2g Fett
1g gFS
0g Ba

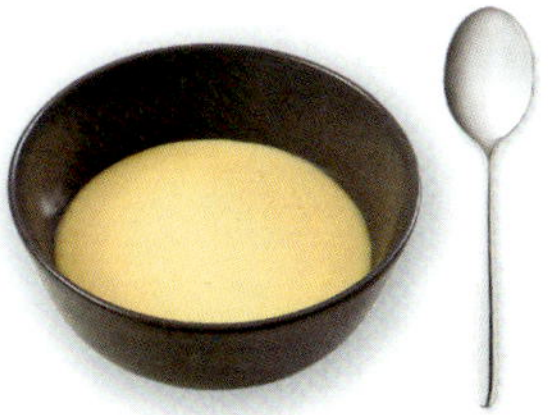

33g KH
180g
3½ KHE
3 BE
210 kcal
5g Ew
6g Fett
4g gFS
0g Ba

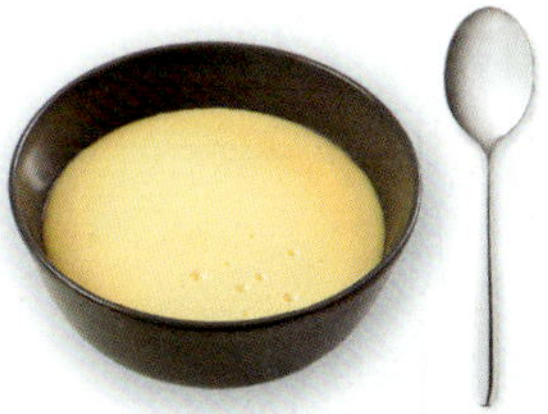

55g KH
300g
5½ KHE
4½ BE
350 kcal
9g Ew
10g Fett
7g gFS
1g Ba

20-cm-kleiner Teller, 26-cm-großer Teller

Muffin mit Früchten

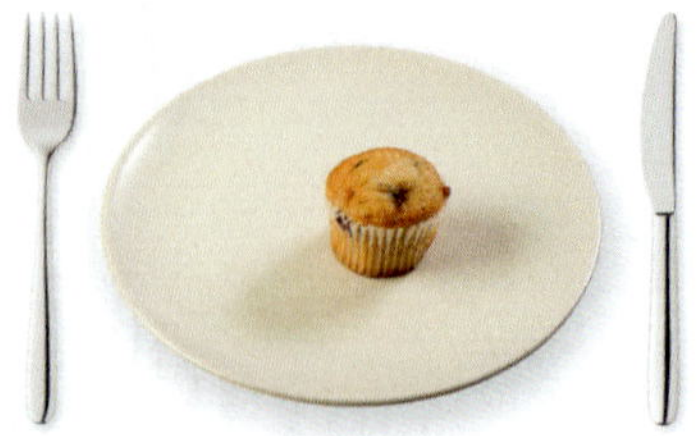

12g KH	30g		1 KHE	1 BE
110 kcal	1g Ew	6g Fett	1g gFS	1g Ba

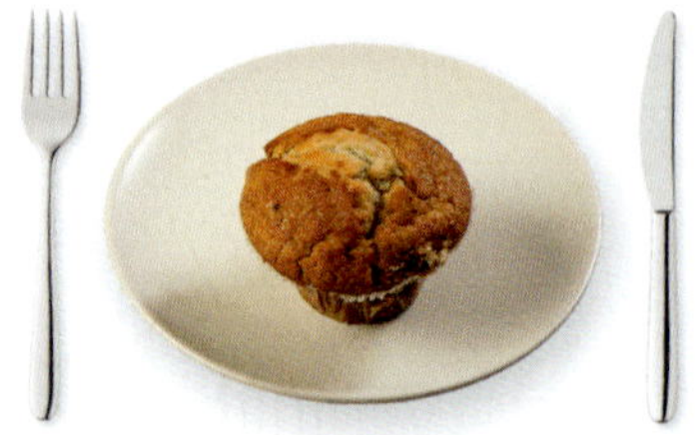

39g KH	100g		4 KHE	3½ BE
365 kcal	4g Ew	21g Fett	2g gFS	3g Ba

Muffin mit Schokolade

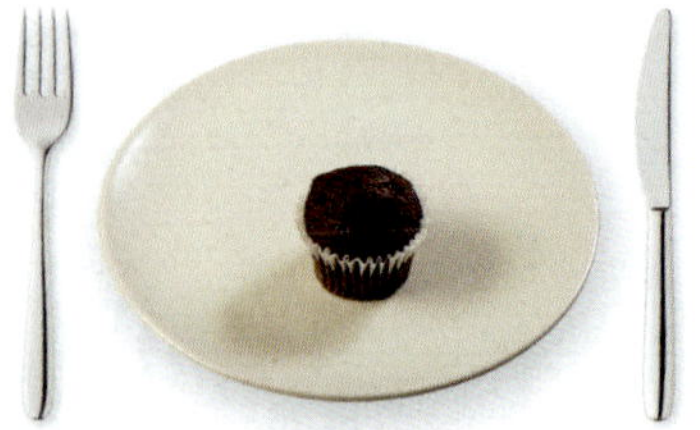

15g KH	30g		1½ KHE	1 BE
125 kcal	2g Ew	6g Fett	2g gFS	1g Ba

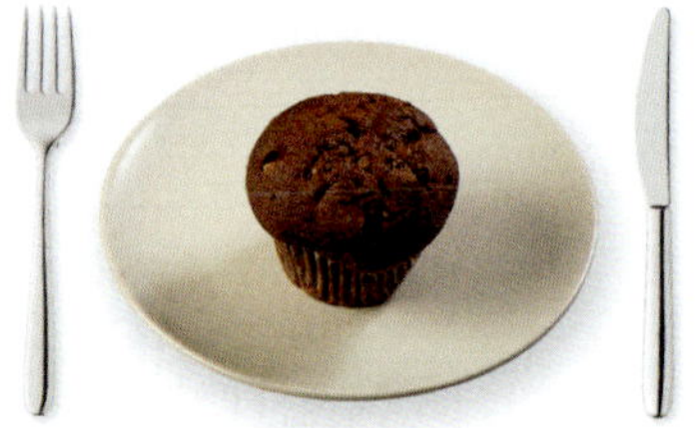

49g KH	100g		5 KHE	4 BE
415 kcal	6g Ew	21g Fett	6g gFS	3g Ba

Plinse • Palatschinken • Eierkuchen mit Marmeladefüllung

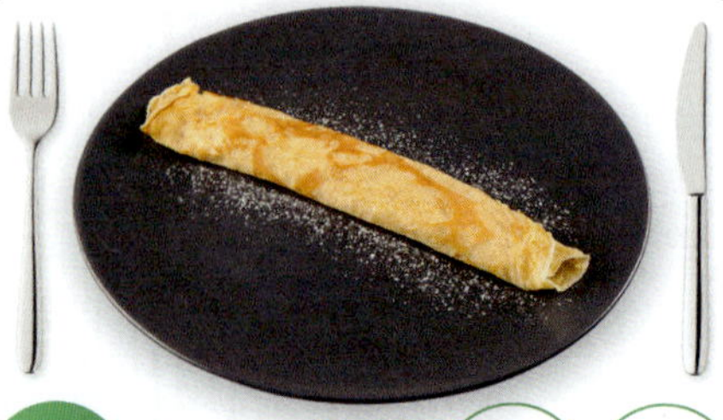

15g KH	60g		1½ KHE	1½ BE
120 kcal	4g Ew	5g Fett	1g gFS	1g Ba

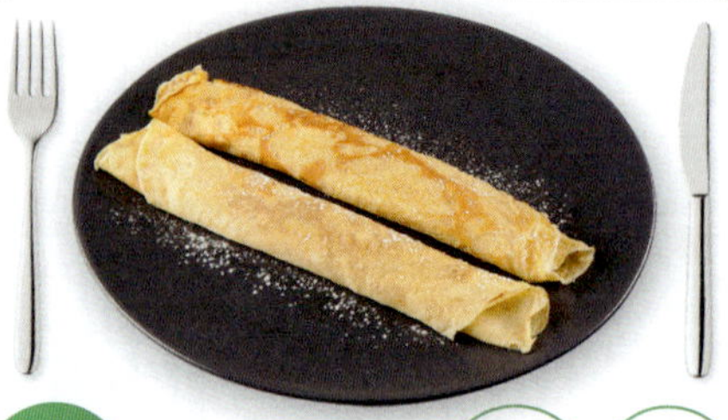

30g KH	120g		3 KHE	2½ BE
235 kcal	7g Ew	9g Fett	2g gFS	1g Ba

Pralinen

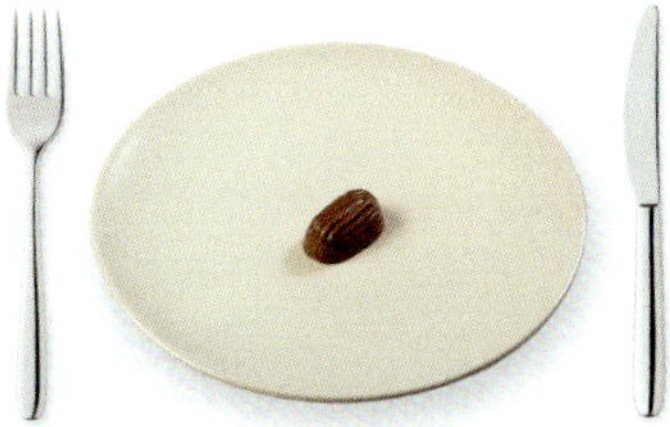

9g KH	11g	1 KHE	1 BE	
45 kcal	0g Ew	1g Fett	0g gFS	0g Ba

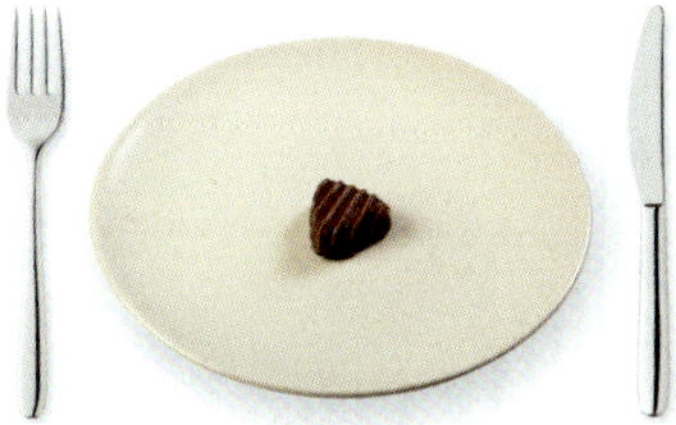

12g KH	14g	1 KHE	1 BE	
55 kcal	0g Ew	1g Fett	1g gFS	0g Ba

Pfefferminz-Schokolade • After Eight

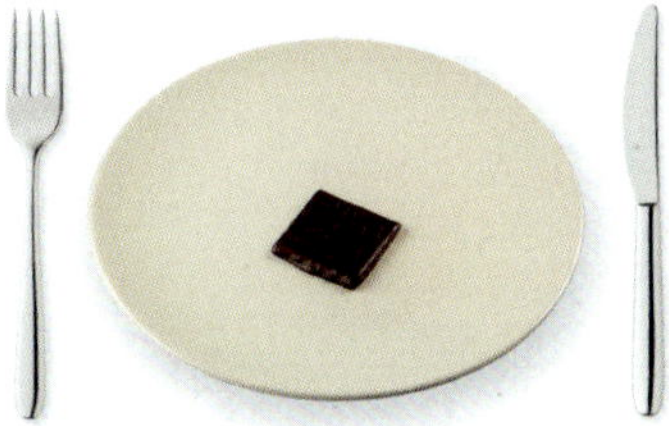

6g KH	8g	½ KHE	½ BE	
35 kcal	0g Ew	1g Fett	1g gFS	0g Ba

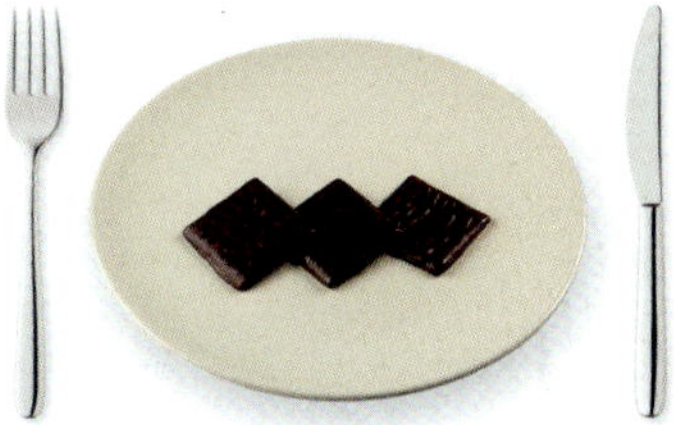

18g KH	24g	2 KHE	1½ BE	
105 kcal	1g Ew	3g Fett	2g gFS	1g Ba

Eiskaffee

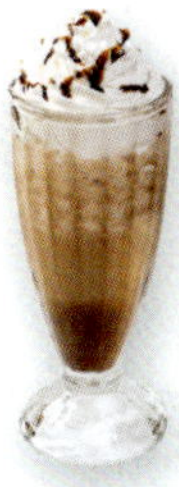

44g KH	350g	4½ KHE	3½ BE	
475 kcal	9g Ew	29g Fett	17g gFS	0g Ba

Eisschokolade

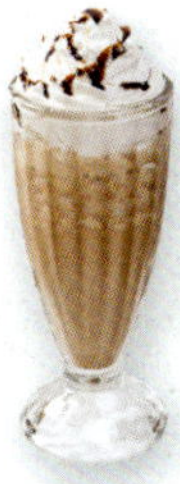

68g KH	350g	7 KHE	5½ BE	
610 kcal	12g Ew	32g Fett	20g gFS	2g Ba

22-cm-Schale, 20-cm-Teller, 26-cm-Teller

Vanilleeis mit Schokohülle

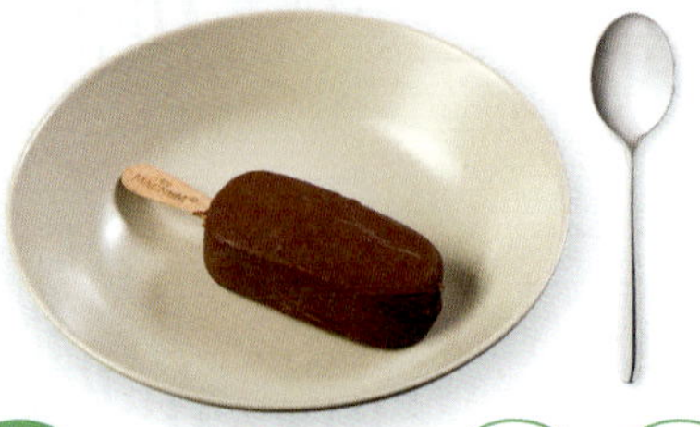

KH	Menge	KHE	BE	kcal	Ew	Fett	gFS	Ba
19g	90g	2	1½	285	3g	22g	13g	2g

Solero

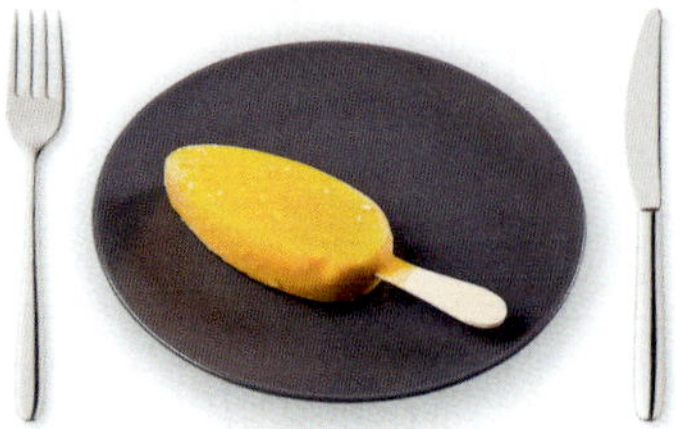

KH	Menge	KHE	BE	kcal	Ew	Fett	gFS	Ba
20g	75g	2	1½	110	1g	2g	2g	0g

Wasser-Eis

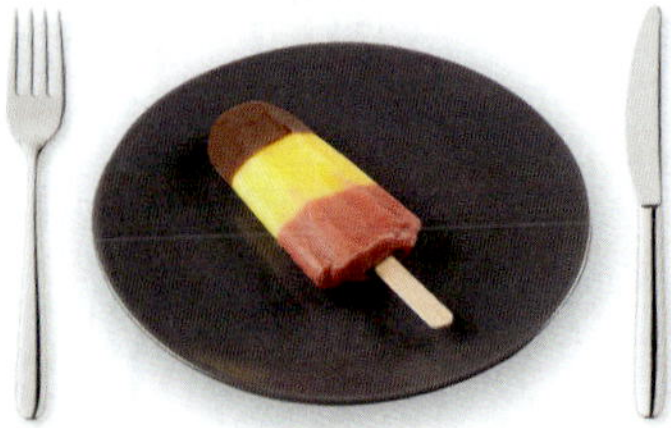

KH	Menge	KHE	BE	kcal	Ew	Fett	gFS	Ba
24g	75g	2½	2	105	0g	0g	0g	0g

Schoko-Nuss-Eis

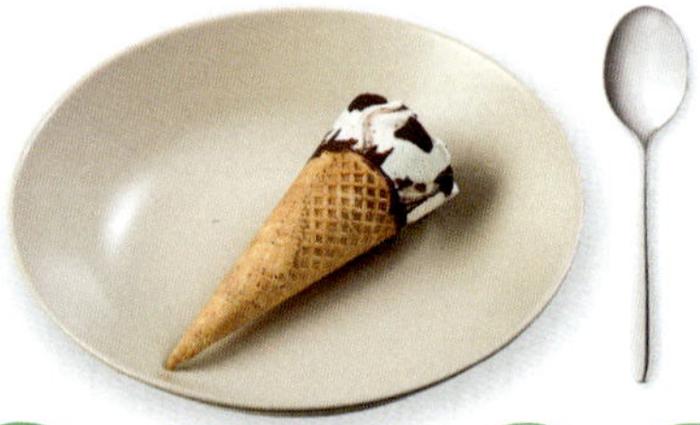

KH	Menge	KHE	BE	kcal	Ew	Fett	gFS	Ba
23g	75g	2½	2	185	4g	9g	5g	1g

Eiswaffel • Hippen

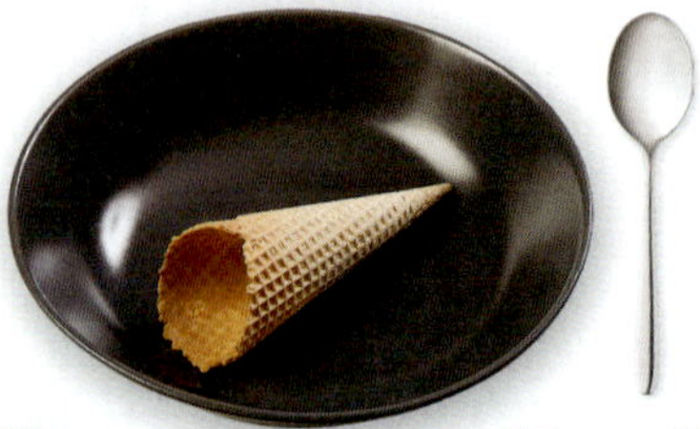

KH	Menge	KHE	BE	kcal	Ew	Fett	gFS	Ba
9g	15g	1	1	70	1g	3g	2g	0g

Bananensplit

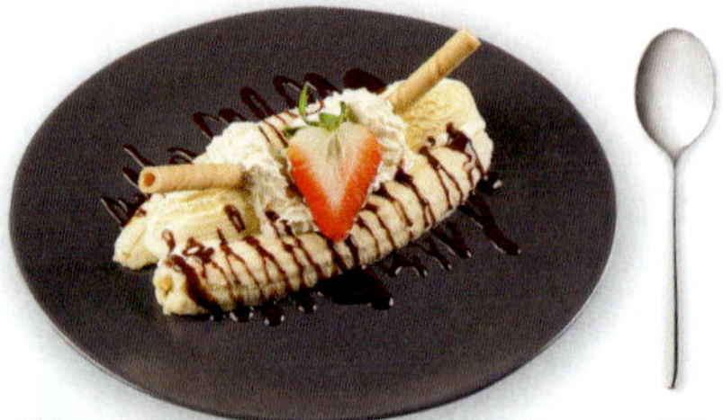

KH	Menge	KHE	BE	kcal	Ew	Fett	gFS	Ba
41g	210g	4	3½	310	6g	14g	7g	2g

22-cm-große Schale

Sorbet (Himbeer)

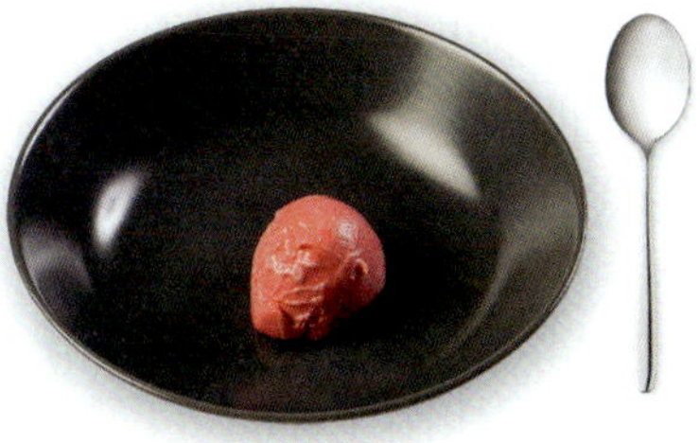

14g KH | 45g | 1½ KHE | 1 BE
65 kcal | 0g Ew | 0g Fett | 0g gFS | 0g Ba

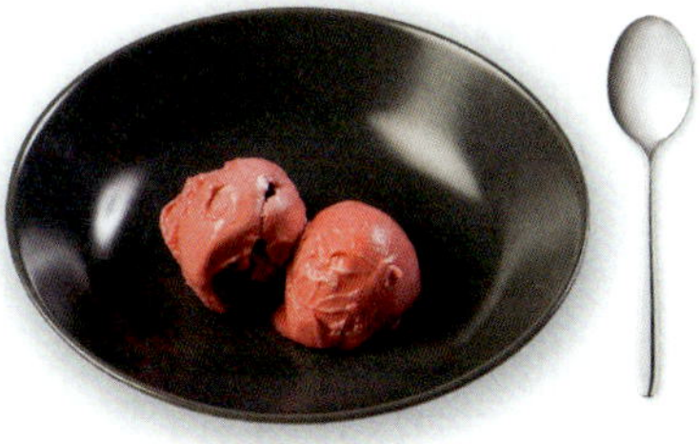

29g KH | 90g | 3 KHE | 2½ BE
125 kcal | 0g Ew | 0g Fett | 0g gFS | 0g Ba

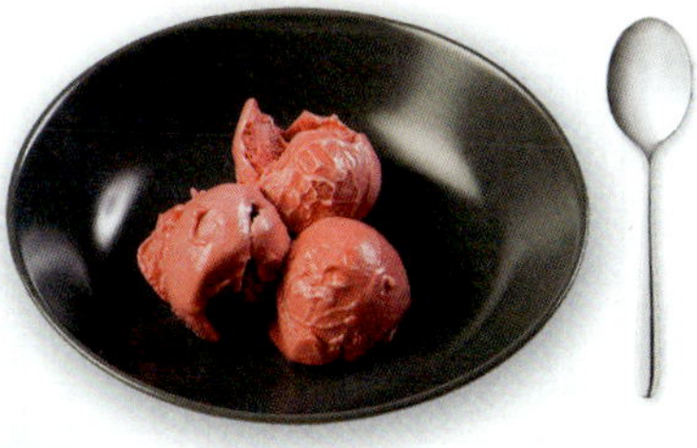

43g KH | 135g | 4½ KHE | 3½ BE
190 kcal | 0g Ew | 0g Fett | 0g gFS | 1g Ba

Sorbet (Zitrone)

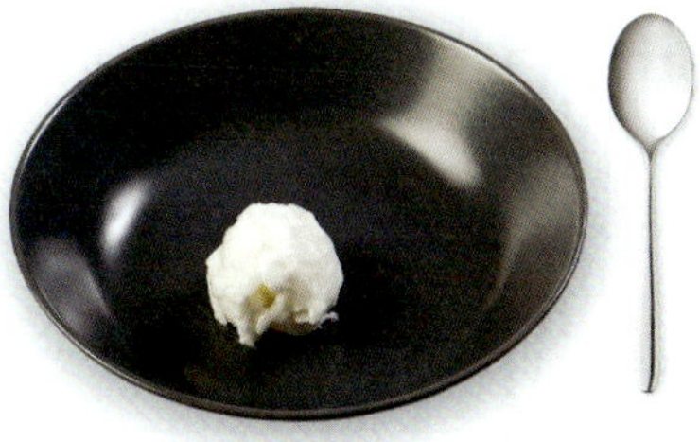

14g KH | 45g | 1½ KHE | 1 BE
60 kcal | 0g Ew | 0g Fett | 0g gFS | 0g Ba

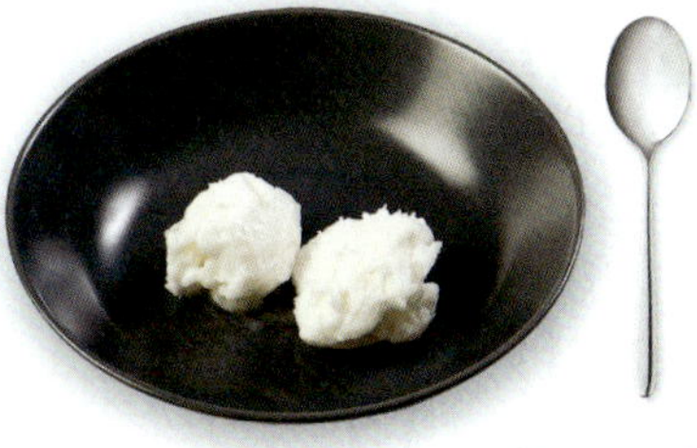

28g KH | 90g | 3 KHE | 2½ BE
125 kcal | 0g Ew | 0g Fett | 0g gFS | 0g Ba

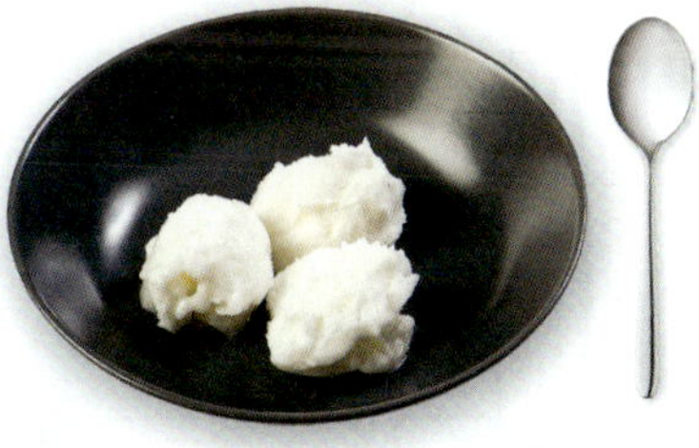

42g KH | 135g | 4 KHE | 3½ BE
185 kcal | 0g Ew | 0g Fett | 0g gFS | 0g Ba

22-cm-große Schale

Schokoladeneis

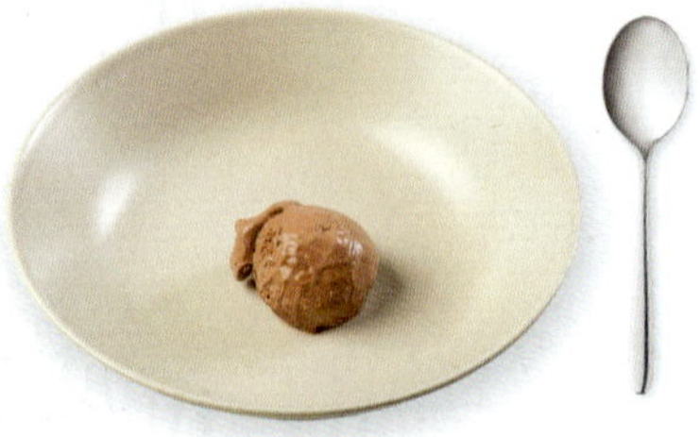

KH	Menge	KHE	BE	kcal	Ew	Fett	gFS	Ba
8g	40g	1	½	70	2g	4g	2g	0g

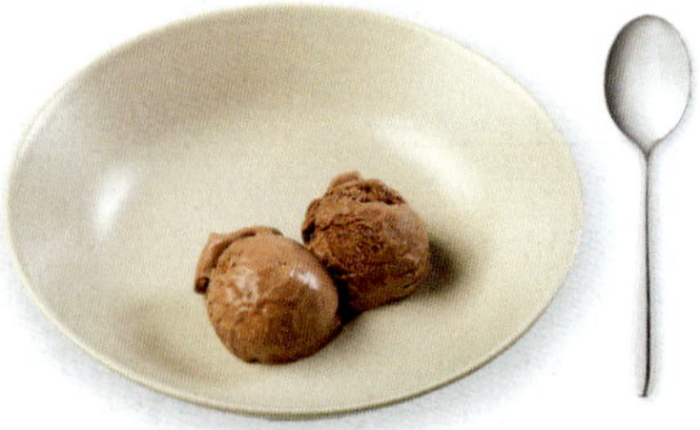

KH	Menge	KHE	BE	kcal	Ew	Fett	gFS	Ba
16g	80g	1½	1½	145	3g	7g	4g	0g

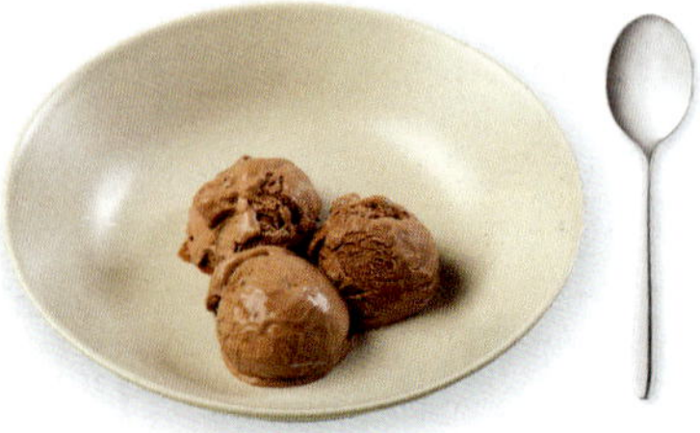

KH	Menge	KHE	BE	kcal	Ew	Fett	gFS	Ba
25g	120g	2½	2	215	5g	11g	5g	0g

Vanilleeis

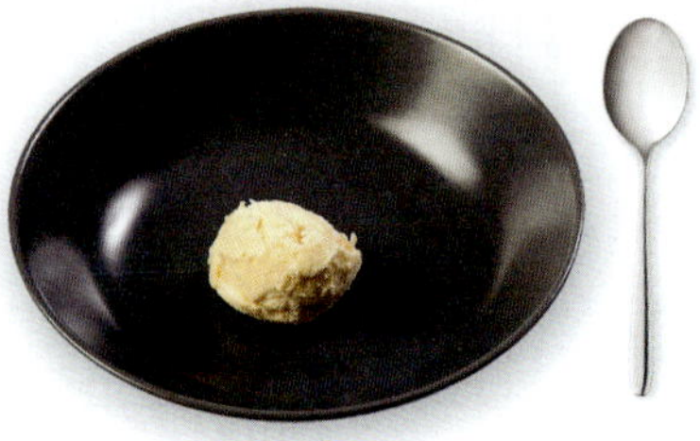

KH	Menge	KHE	BE	kcal	Ew	Fett	gFS	Ba
7g	40g	½	½	70	2g	4g	2g	0g

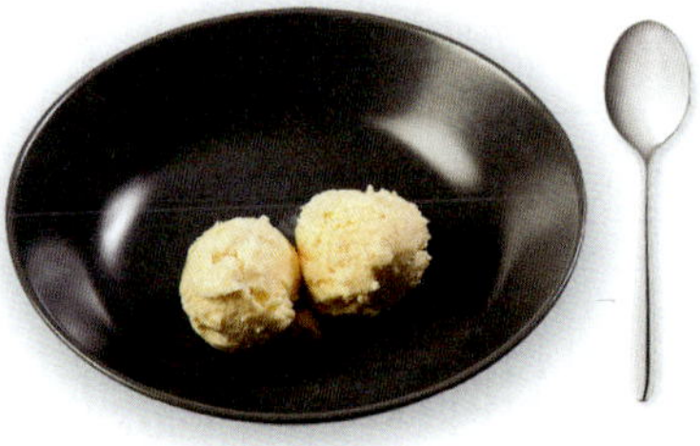

KH	Menge	KHE	BE	kcal	Ew	Fett	gFS	Ba
15g	80g	1½	1	140	3g	8g	4g	0g

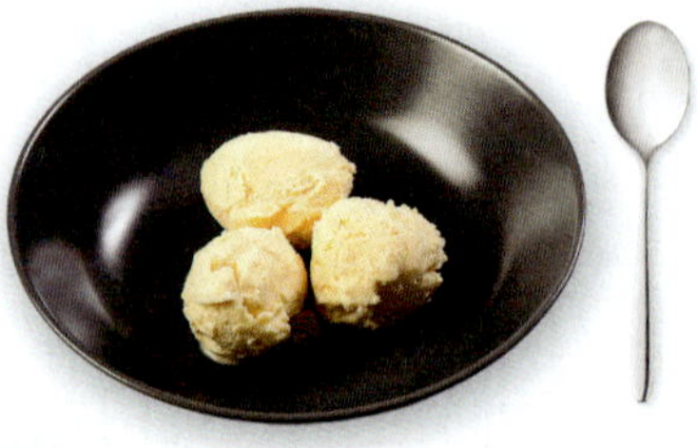

KH	Menge	KHE	BE	kcal	Ew	Fett	gFS	Ba
22g	120g	2	2	210	5g	11g	6g	0g

Literatur

1. Young LR, Nestle M. The contribution of expanding portion sizes to the US obesity epidemic. American Journal of Public Health 2002; 92: 246–249.
2. Rolls BJ. What is the role of portion control in weight management? International Journal of Obesity 2014; 38: 1–8.
3. Gardner CD, Trepanowski JF, Del Gobbo LC, et al. Effect of Low-Fat vs Low-Carbohydrate Diet on 12-Month Weight Loss in Overweight Adults and the Association With Genotype Pattern or Insulin Secretion: The DIETFITS Randomized Clinical Trial. JAMA 2018; 319(7):667–679.
4. Deutsche Adipositas-Gesellschaft (DAG e.V.). Interdisziplinäre Leitlinie der Qualität S3 zur „Prävention und Therapie der Adipositas". April 2014, Version 2.0.
5. Deutsche Gesellschaft für Ernährung (DGE e.V.). DGE-Ernährungskreis. www.dge.de/ernaehrungspraxis/vollwertige-ernaehrung/ernaehrungskreis
6. Bundesministerium für Gesundheit und Frauen (BMGF). Die Österreichische Ernährungspyramide. www.bmgf.gv.at/home/Ernaehrungspyramide
7. Schweizer Gesellschaft für Ernährung (SGE). Schweizer Lebensmittelpyramide. www.sge-ssn.ch/media/sge_pyramid_long_D_20161.pdf
8. Bosy-Westphal A, Fiere-Keller F, Müller MJ. Ernährungstherapie bei Diabetes. Aktuelle Ernährungsmedizin 2017; 42: 211–229.
9. Nussbaumer H. Ernährungsempfehlungen bei Typ-2-Diabetes. Für Diabetesberatung und -schulung. Springer-Verlag Berlin Heidelberg 2019.
10. Food and Drink Federation. Food and drink labelling: a tool to encourage healthier eating. www.foodlabel.org.uk/corporate_pubs/Food_Drink_Labelling_toolkit.pdf
11. Lechner K, Erickson N, Lechner B, Horn F. Ernährungsempfehlungen beim metabolisch-vaskulären Syndrom. Aktuelle Ernährungsmedizin 2018; 43: 113–127.
12. Deutsche Gesellschaft für Ernährung, Österreichische Gesellschaft für Ernährung, Schweizer Gesellschaft für Ernährung. D-A-CH – Referenzwerte für die Nährstoffzufuhr. 2008. DGE, ÖGE, SGE. Verlag: Umschau.
13. American College of Sports Medicine. Position Stand: Exercise and Physical Activity for Older Adults. Medicine & Science in Sports & Exercise, 2009. doi:10.1249/MSS.0b013e3181a3181a0c95c
14. Deutsche Gesellschaft für Ernährung (e.V.). Stellungnahme zur Anwendung von „Guideline Daily Amounts" (GDA) in der freiwilligen Kennzeichnung von Lebensmitteln. 2007. www.dge.de/fileadmin/public/doc/ws/stellungnahme/DGE-Stellungnahme-GDA.pdf
15. American Heart Association. Meal Timing and Frequency: Implications for Cardiovascular Disease Prevention. A Scientific Statement from the American Heart Association. Circulation 2017; 135:e96–e121.
16. Deutsche Gesellschaft für Ernährung (e.V.). Die ernährungsphysiologische Bedeutung von Wasser. DGE info 05/2010. www.dge.de/modules.php?name=News&file=print&sid=1040
17. Mann JI, Morenga LT. Diet and diabetes revisited, yet again. American Journal of Clinical Nutrition 2013; 97:453–454.
18. Catapano AL, Graham I, De Backer G et al. 2016 ESC/EAS Guidelines for the Management of Dyslipidaemias. European Heart Journal 2016; 37(39): 2999–3058.

Details Menükomponenten

Eier

Seite 61: Käseomelette: Ei (50 g, 100 g, 150 g), Butter (5 g, 10 g, 15 g), Käse (10 g, 20 g, 30 g)

Seite 61: Omelette: Ei (50 g, 100 g, 150 g), Butter (5 g, 10 g, 15 g)

Frühstück & Müsli

Seite 67: Müsli (15 g, 30 g, 50 g) mit Joghurt (60 g, 120 g, 200 g)

Seite 69: Pancake/Eierkuchen (25 g, 45 g, 85 g) mit Ahornsirup (5 g, 10 g, 15 g)

Seite 69: Pancake/Eierkuchen (25 g, 45 g, 85 g) mit Haselnusscreme (5 g, 10 g, 15 g)

Seite 70: Vollkornbrot (60 g) mit Honig (10 g) und Butter (20 g)

Seite 70: Vollkornbrot (60 g) mit Honig (10 g) und Halbfettmargarine (20 g)

Seite 70: Vollkornbrot (60 g) mit Konfitüre (10 g) und Butter (20 g)

Seite 70: Vollkornbrot (60 g) mit Konfitüre (10 g) und Halbfettmargarine (20 g)

Seite 70: Vollkornbrot (60 g) mit Nuss-Nougat-Creme (10 g) und Butter (20 g)

Seite 70: Vollkornbrot (60 g) mit Nuss-Nougat-Creme (10 g) und Halbfettmargarine (20 g)

Seite 71: Vollkorntoast (25 g) mit Honig (10 g) und Butter (20 g)

Seite 71: Vollkorntoast (25 g) mit Honig (10 g) und Halbfettmargarine (20 g)

Seite 71: Vollkorntoast (25 g) mit Konfitüre (10 g) und Butter (20 g)

Seite 71: Vollkorntoast (25 g) mit Konfitüre (10 g) und Halbfettmargarine (20 g)

Seite 71: Vollkorntoast (25 g) mit Nuss-Nougat-Creme (10 g) und Butter (20 g)

Seite 71: Vollkorntoast (25 g) mit Nuss-Nougat-Creme (10 g) und Halbfettmargarine (20 g)

Seite 72: Frühstück (pikant): Semmel (65 g), Extrawurst (25 g), Butter (10 g), Käse (25 g)

Seite 72: Frühstück (pikant): Semmel (65 g), Extrawurst (25 g), Butter (10 g), Käse (25 g), Hühnerei gekocht (60 g)

Seite 72: Frühstück (pikant): Vollkornbrot (60 g), Schinken (30 g), Butter (10 g), Käse (25 g), Hühnerei gekocht (60 g), Salatgurke (10 g)

Seite 72: Frühstück (süß): Vollkornbrot (60 g), Butter (10 g), Marmelade (25 g)

Seite 72: Frühstück (süß): Semmel (65 g), Butter (10 g), Marmelade (25 g)

Seite 72: Frühstück (Müsli): Orangensaft (125 ml), Müsli (50 g) mit Joghurt (200 g), Tee ohne Zucker (250 ml)

Sandwich, Jause & Fast Food

Seite 135: Brötchen/Semmel (32 g, 65 g) mit Lyoner/Extrawurst (28 g, 55 g)

Seite 135: Brötchen/Semmel (32 g, 65 g), Fleischkäse/Leberkäse (60 g, 120 g), Senf (3 g, 5 g)

Seite 135: Vollkornbrötchen/Vollkornweckerl (45 g, 90 g) mit Schinken (25 g, 50 g)

Seite 136: Roastbeef-Ciabatta: Ciabatta (90 g, 180 g), Butter (5 g, 10 g), Käse (10 g, 20 g), Roastbeef (50 g, 100 g), Salat (35 g, 70 g)

Seite 136: Salami-&-Käse-Ciabatta: Ciabatta (110 g, 220 g), Butter (5 g, 10 g), Käse (30 g, 60 g), Salami (75 g, 150 g), Salat (50 g, 100 g)

Seite 137: Schinken-Käse-Toast: Toastbrot (50 g, 80 g), Schinken (25 g, 30 g), Käse (25 g, 50 g)

Seite 137: Toast Hawaii: Toastbrot (40 g, 80 g), Schinken (30 g, 60 g), Käse (25 g, 50 g), Ananas (40 g, 80 g)

Seite 138: Shish Kebab: Fleisch (85 g, 170 g), Pittabrot (85 g, 135 g), Salat mit Essig und Öl (80 g, 110 g)

Seite 138: Falafel (75 g, 140 g), Pittabrot (85 g, 135 g), Salat mit Essig und Öl (40 g, 75 g)

Seite 139: Gyros: Fleisch (65 g, 130 g), Salat (55 g, 110 g), Feta (15 g, 30 g)

Seite 139: Hot Dog: Brot (60 g), Debreziner (60 g), Senf (15 g), Ketchup (15 g)

Seite 139: Beef Burger mit Käse: Brot (60 g), Fleisch (100 g), Käse (10 g), Salat (10 g)

Seite 139: Chicken Burger: Brot (60 g), Huhn (100 g), Salat (10 g)

Seite 139: Veggie Burger: Brot (60 g), Gemüsebratling mit Käse (85 g), Salat (15 g)

Wurst & Wurstwaren

Seite 144: Käsekrainer (115 g) mit Semmel (65 g) und Senf (10 g)

Antipasti & Vorspeisen

Seite 152: Antipasti-Platte: Ciabatta (20 g, 40 g), Salami (12 g, 24 g), Chorizo (6 g, 12 g), Schinken (7 g, 14 g), Oliven (13 g, 25 g), Tomaten (12 g, 25 g), Käse (25 g, 50 g)

Seite 152: Bruschetta: Weißbrot (40 g), Tomaten (45 g), Olivenöl (10 g)

Seite 152: Carpaccio: Rindfleisch (80 g), Olivenöl (5 g), Parmesan (10 g)

Hauptgerichte

Seite 178: Hirschbraten (100 g) mit Birne (45 g) und Konfitüre (15 g)

Seite 184: Linseneintopf (70 g, 170 g, 270 g) mit Speck (10 g, 20 g, 30 g)

Seite 187: Pinkel (120 g) mit Grünkohl (150 g) und Kartoffeln (140 g)

Seite 187: Pinkel (120 g) mit Grünkohl (150 g) und Kasseler (75 g)

Seite 193: Sniertjebraa: Fleisch (100 g), Soße (30 g), Rotkraut (120 g), Kartoffeln (100 g)

Seite 193: Tafelspitz (50 g, 90 g, 130 g), Semmelkren (40 g, 50 g, 100 g), Erdäpfelschmarren (75 g, 75 g, 150 g)

Seite 194: Wildragout (70 g, 140 g, 240 g), Birne (45 g, 45 g, 45 g), Konfitüre (15 g, 15 g, 15 g)

Seite 196: Champignonsoße (150 g, 300 g) mit Knödel (160 g, 320 g)

Salate

Seite 256: Salat gemischt: Bohnensalat (50 g), Gurkensalat (50 g), Kartoffelsalat (50 g), Möhrensalat (30 g), Eisbergsalat (10 g), Feldsalat (10 g)

Seite 257: Putenstreifen und Panade (55 g, 130 g), Salat mit Essig und Öl (40 g, 75 g), Tomaten (35 g, 85 g)

Seite 257: Putenstreifen gegrillt (65 g, 130 g), Salat mit Essig und Öl (40 g, 80 g), Tomaten (45 g, 90 g), Gurke (25 g, 50 g), Croutons/Brotwürfel (5 g, 10 g)

Süßes & Eiscreme

Seite 286: Bananensplit: Banane (85 g), Vanilleeis (80 g), Sprühsahne (10 g), Erdbeeren (5 g), Biskuit (10 g), Schokosoße (20 g)

Stichwortverzeichnis

A

B

C

D

E

F

G

H

I

J

K

L

P

Q

R

S

Bibliografische Information der Deutschen Nationalbibliothek

Die Deutsche Nationalbibliothek verzeichnet diese Publikation in der Deutschen Nationalbibliografie; detaillierte bibliografische Daten sind im Internet über http://dnb.d-nb.de abrufbar.

Programmplanung: Uta Spieldiener
Projektmanagement: Annalena Müller
Ernährungsberater: Eleana Papadopoulou MPH MSc (Oxon)
Koch/Ernährungsberater: Helmut Nussbaumer MSc
Designkonzept: George F Malache
Zusätzliches Layout: Yello Balolia BA
Einleitungstext: Alexandra Kolm MSc, Helmut Nussbaumer MSc, Chris Cheyette BSc MSc, Victoria Francis BSc, Eleana Papadopoulou MPH MSc (Oxon)
Umschlaggestaltung: CYCLUS Visuelle Kommunikation, Stuttgart

Bildnachweis

Umschlagfoto: StockFood / Lehmann, Herbert
Fotos im Innenteil: S. 3 (Sushi): vitalis/Shutterstock.com; S. 10: 9dream studio/Shutterstock.com; S. 11: solar22/Shutterstock.com; S. 13 (Salz): Studio KIWI/Shutterstock.com; S. 22, 23, 84, 85, 86 (Biere): Chones/Shutterstock.com; S.23, 87, 89 (Piña Colada und Baileys): Leon Rafael/Shutterstock.com; S. 25 (Soft Cake): Shootdiem/Shutterstock.com; S. 28 (Tee): ILYA AKINISHI/Shutterstock.com; S. 36 (Wurst): stockcreations/Shutterstock.com; S. 39: Allies Interactive/Shutterstock.com; S. 74 (Latte Machhiato und Caffè Latte): Elena Veselova/Shutterstock.com; S. 83, 285 (Eiskaffee): pistolseven/Shutterstock.com; S. 83 (Eiskaffee Fertiggetränk): Omjai Chalard/Shutterstock.com; S. 84 (Bubble Tea): mama_mia/Shutterstock.com; S. 87 (Cognac): Ruslan Semichev/Shutterstock.com; S. 89 (Long Island Ice Tea): baibaz/Shutterstock.com; S. 89 (Margarita): Evgeny Karandaev/Shutterstock.com; S. 89 (Mojito): GANNA MARTYSHEVA/Shutterstock.com; S. 285 (Eisschokolade): Fanfo/Shutterstock.com
Alle weiteren: Yello Balolia & Simon Callaghan

1. Auflage 2019

Printed in Germany. Gedruckt auf chlorfrei gebleichtem Papier.

Satz: Maxine Gregory BA
Druck: AZ Druck und Datentechnik GmbH, Kempten

ISBN 978-3-432-11065-3

1 2 3 4 5 6

Wichtiger Hinweis

Wie jede Wissenschaft ist die Medizin ständigen Entwicklungen unterworfen. Forschung und klinische Erfahrung erweitern unsere Erkenntnisse. Ganz besonders gilt das für die Behandlung und die medikamentöse Therapie. Bei allen in diesem Werk erwähnten Dosierungen oder Applikationen, bei Rezepten und Übungsanleitungen, bei Empfehlungen und Tipps dürfen Sie darauf vertrauen: Autoren, Herausgeber und Verlag haben große Sorgfalt darauf verwandt, dass diese Angaben dem Wissensstand bei Fertigstellung des Werkes entsprechen. Rezepte werden gekocht und ausprobiert. Übungen und Übungsreihen haben sich in der Praxis erfolgreich bewährt.

Eine Garantie kann jedoch nicht übernommen werden. Eine Haftung des Autors, des Verlags oder seiner Beauftragten für Personen-, Sach- oder Vermögensschäden ist ausgeschlossen.

Geschützte Warennamen (Warenzeichen) werden nicht besonders kenntlich gemacht. Aus dem Fehlen eines solchen Hinweises kann also nicht geschlossen werden, dass es sich um einen freien Warennamen handelt.

Datenschutz

Wo datenschutzrechtlich erforderlich, wurden die Namen und weitere Daten von Personen redaktionell verändert (Tarnnamen). Dies ist grundsätzlich der Fall bei Patienten, ihren Angehörigen und Freunden, z.T. auch bei weiteren Personen, die z.B. in die Behandlung von Patienten eingebunden sind.

Die Autoren

Chris Cheyette BSc MSc

Diabetes-Spezialist und Diätologe

Chris Cheyette ist ein in England bekannter und anerkannter Diabetes-Experte, der sich seit 2000 in der Nationalen Gesundheitsbehörde für die Belange der Betroffenen einsetzt. Seine Leidenschaft ist es, die Öffentlichkeit über eine gesunde Ernährung und Diabetes aufzuklären. Er ist Mitbegründer der in England sehr erfolgreichen Buchreihe »Carbs & Cals«, zu der auch dieses Buch gehört, und die dort mehrfach ausgezeichnet wurde, unter anderem 2014 mit dem Care Award für die beste Ernährungsinitiative. Er hält Vorträge auf nationalen Konferenzen, ist Autor zahlreicher Fachartikel und erscheint regelmäßig in den Medien als angesehener Ernährungsexperte.

Alexandra Kolm MSc

Diätologin und International Public Health Nutritionist

Die FH-Professorin Alexandra Kolm hat in Österreich, England und in den Niederlanden Diätologie, International Public Health Nutrition und Health Professions Education studiert. Nach Jahren in der praktischen Ernährungsberatung lehrt sie nun an der Fachhochschule St. Pölten in Österreich und ist Gastdozentin an der Berner Fachhochschule in der Schweiz. Einer ihrer Schwerpunkte ist dabei das Thema Stoffwechsel und Gewichtsmanagement. Für dieses Buch hat sie Lebensmittel und Gerichte für den deutschsprachigen Raum angepasst und dabei beherzt Fish & Chips durch Sauerbraten und Klöße ersetzt.

Yello Balolia BA

Kreativer Unternehmer

Yello Balolia gründete zusammen mit Chris Cheyette den Verlag Chello Publishing, um das meistverkaufte und mehrfach preisgekrönte Buch „Der einfachste Kalorienzähler für Diabetiker“ (in Englisch *Carbs & Cals*), eine App und andere Bücher für Diabetiker zu veröffentlichen (**www.carbsandcals.com**). Auch viele andere kreative Projekte hat er initiiert, unter anderem einen Youtube-Kanal (**www.curefornomal.com**) und ein Musik- und Kunstfestival (**www.magicalfestival.co.uk**).